临床肿瘤疾病诊断要点与治疗方法

（上）

卢亚巍等◎主编

吉林科学技术出版社

图书在版编目（CIP）数据

临床肿瘤疾病诊断要点与治疗方法 / 卢亚巍等主编
. -- 长春：吉林科学技术出版社，2017.5
ISBN 978-7-5578-2506-5

Ⅰ．①临… Ⅱ．①卢… Ⅲ．①肿瘤－诊疗 Ⅳ.
①R73

中国版本图书馆CIP数据核字(2017)第109422号

临床肿瘤疾病诊断要点与治疗方法
LINCHUANG ZHONGLIU JIBING ZHENDUAN YAODIAN YU ZHILIAO FANGFA

主　　编　卢亚巍等
出 版 人　李　梁
责任编辑　许晶刚　陈绘新
封面设计　长春创意广告图文制作有限责任公司
制　　版　长春创意广告图文制作有限责任公司
开　　本　787mm×1092mm　1/16
字　　数　540千字
印　　张　34
印　　数　1—1000册
版　　次　2017年5月第1版
印　　次　2018年3月第1版第2次印刷

出　　版　吉林科学技术出版社
发　　行　吉林科学技术出版社
地　　址　长春市人民大街4646号
邮　　编　130021
发行部电话/传真　0431-85635177　85651759　85651628
　　　　　　　　　85652585　85635176
储运部电话　0431-86059116
编辑部电话　0431-86037565
网　　址　www.jlstp.net
印　　刷　永清县晔盛亚胶印有限公司

书　　号　ISBN 978-7-5578-2506-5
定　　价　135.00元（全二册）

编 委 会

主　编：卢亚巍　高亚杰　丁晓蕾
　　　　宋晓春　陈雪瑜　周　栋
副主编：陈兴华　　　　武　云　姬　瑶
　　　　古丽那尔·阿布拉江　何娜娜　唐　广
　　　　边　丽　　　　肖育红　邢艳丽
编　委：(按照姓氏笔画)

丁晓蕾	大连医科大学附属第二医院
古丽那尔·阿布拉江	新疆医科大学第一附属医院
卢亚巍	内蒙古自治区人民医院
边　丽	吉林大学第二医院
邢艳丽	吉林大学中日联谊医院
李宏宇	沈阳军区总医院
肖育红	中国人民解放军第 202 医院
何娜娜	新疆医科大学附属中医医院
宋晓春	河南省南阳市中心医院
陈兴华	郑州人民医院
陈雪瑜	大连医科大学附属第二医院
武　云	包头市中心医院
周　栋	大连医科大学附属第二医院
胡　彬	牡丹江医学院附属红旗医院
高亚杰	大连医科大学附属第一医院
唐　广	濮阳市安阳地区医院
姬　瑶	新疆兵团四师医院
崔虎军	牡丹江医学院附属红旗医院
穆建平	中国人民解放军第 285 医院

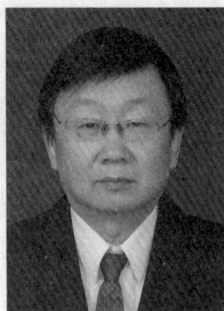

卢亚巍，男，55 岁，1984 年毕业于内蒙古医学院医学系，读医疗专业本科。毕业后于内蒙古医院内科消化专业从事临床教学科研工作。2003 研士研究生毕业于北京大学第三临床医学院消化病研究中心。现任职于内蒙古人民医院消化科，职称主任医师。应聘于内蒙古医科大学硕士研究生导师。专业方向：中西医结合消化内科疾病及全科肿瘤的诊疗。

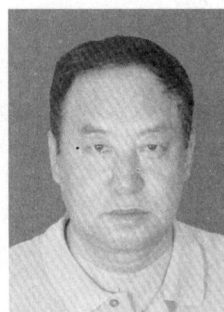

高亚杰，男，1961 年 6 月 9 日大连医科大学附属第一医院肿瘤二科主任教授，硕士研究生导师。1983 年毕业于中国医科大学，从事肿瘤内科，重点胃肠道肿瘤及肺癌的诊断及靶向治疗。现任CSCO 光动力专家委员会委员，中国抗癌协会肿瘤营养与支持治疗专业委员会委员；中国老年医学会与老年肿瘤学肿瘤康复分会委员；中国医药教育协会腹部肿瘤专业委员会委员；中华医学会辽宁省肿瘤分会常委；辽宁省抗癌协会肿瘤心理治疗专业委员会副主委；辽宁省细胞生物学会胸部肿瘤分会副主委。发表国家核心期刊论文 60余篇，SCI 论文 7 篇，学术专著副主编 4 部，省级科技项目立项 4 项，市科研立项 2 项，吴阶平横向课题自然基金 2 项，创建肿瘤多学科联合诊疗平台（MDT），让病人足不出市就可获得一站式著名专家的联合诊治。

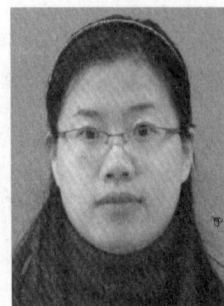

丁晓蕾，女，大连医科大学附属第二医院肿瘤内科主治医师。2009 年毕业于大连医科大学，获得医学硕士学位，同年就职于大连医科大学附属第二医院肿瘤内科工作至今，长期从事肿瘤内科的临床及教学工作，熟练掌握常见恶性肿瘤的诊断和综合治疗以及肿瘤急症、并发症的处理。曾在国家级核心杂志发表专业相关论文多篇。

前　言

当前恶性肿瘤发病率与死亡率的增长速度之快，已成为人们死亡的最主要原因，严重危害人民生命健康，谈癌色变已成为事实。然而全世界对恶性肿瘤的研究也更加深入，包括病因、遗传基因、诊断方法、各种治疗手段等，恶性肿瘤相关进展不断出现，恶性肿瘤受到了医学界的空前关注。目前，恶性肿瘤的研究机遇与挑战并存，对从事肿瘤相关临床工作的医务人员来说，背负了更加艰巨的任务。鉴于肿瘤相关研究的进展速度，本编委会特编写此书，为广大肿瘤相关的一线临床医务人员提供微薄借鉴与帮助，望共同提高肿瘤诊治水平，更好地帮助患者摆脱癌症困扰。

本书共分为十二章，内容涉及临床常见肿瘤的诊治，包括：肿瘤病理学、乳腺癌、食管癌、非小细胞肺癌、胃癌、原发性肝癌、结直肠癌、妇科肿瘤、血液肿瘤、泌尿系统肿瘤、肿瘤中西医结合治疗以及肿瘤患者的护理。

针对各系统临床常见肿瘤均进行了详细介绍，包括肿瘤的流行病学、病因与发病机制、病理分型与分期、临床表现、诊断方法、各种治疗方法，如：药物治疗、手术治疗、放射治疗、化学治疗、介入治疗、中医治疗等，以及预后与预防等内容。重点放在诊断与各种治疗的叙述上，旨在强调本书的临床实用价值，为肿瘤相关临床医务人员提供参考，起到共同提高肿瘤诊治水平的目的。

本书在编写过程中，借鉴了诸多肿瘤相关书籍与论文等资料，在此表示衷心感谢。由于本编委会人员均身负肿瘤临床诊治工作，故编写时间仓促，难免有错误及不足之处，恳请广大读者见谅，并给予批评指正，以更好地总结经验，以起到共同进步、提高肿瘤相关医务人员诊疗水平的目的。

《临床肿瘤疾病诊断要点与治疗方法》编委会

2017 年 5 月

目　　录

第一章　肿瘤病理学

第一节　口腔、口咽部常见肿瘤及相关病变

一、口腔瘤样病变

口腔黏膜白斑(leukoplakia)口腔黏膜白斑是指口腔黏膜表面的白色的斑块,不能被擦掉,也不能诊断为其他任何疾病者。白斑的病因与局部刺激有关,吸烟是白斑最常见的原因。

(一)临床特点

口腔黏膜白斑是黏膜过度角化所致,可发生在口腔的任何部位,以颊、舌黏膜最为常见。白斑属于癌前病变,癌变率为3%～5%,发生在口底的癌变率高。男性发病多于女性,约为13.5∶1。

(二)病理变化

肉眼:白斑为乳白色或灰白色斑块,边界清楚,与黏膜平齐或略为高起,表面粗糙。临床上分为均质型和非均质型,均质型白色,平坦,起皱、细纹或浮石状。非均质型白色病损中夹杂疣状、结节、溃疡或红斑样成分,所以又分为疣状型、颗粒型(结节状)、溃疡型。非均质型癌变率高,尤其是发生在口底、舌腹及舌侧缘者。

镜下:有单纯性白斑、疣状白斑和白斑伴上皮异常增生三种。

1.单纯性白斑

(1)上皮增生,表层呈过度正(不全)角化;

(2)上皮粒层明显和棘层增生,上皮钉突可伸长变粗。但上皮内无非典型性细胞;

(3)基膜清晰,固有层和黏膜下层有淋巴细胞和浆细胞浸润(图1-1)。

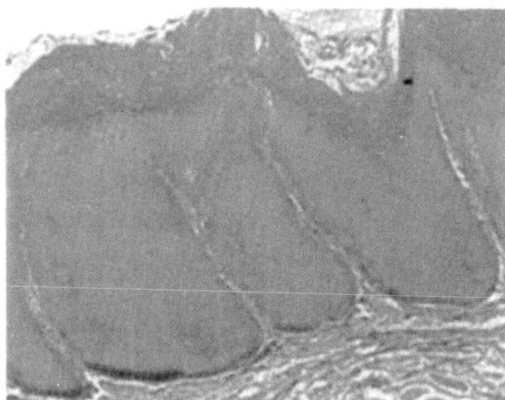

图1-1　单纯性白斑

上皮全层增厚,主要为棘细胞层增生,表层呈过度不全角化,钉突整齐增粗,基膜清晰,固有层少量炎症细胞

2.疣状白斑　上皮表面高低不平,呈刺状或乳头状,表层过度角化,粒层明显,棘层增生,上皮下结缔组织可有慢性炎细胞浸润。

3.白斑伴上皮异常增生　增生的细胞出现不典型性,但基膜完整,其恶变潜能随上皮异常增生程度的增加而增大。

（三）分子遗传学特点

目前为止,尚未能发现独立的预测恶性变的指标。基因组状态(DNA 倍体)研究显示伴异常增生的白斑中大多数呈多倍体(四倍体中的 60%,二倍体中的 3%)者恶变成了鳞状细胞癌。

二、口腔、口咽部常见肿瘤

（一）牙龈瘤（epulis）

牙龈瘤为牙龈局限性慢性炎性增生(新生儿龈瘤除外)。创伤和慢性刺激,特别是龈下菌斑和结石是其主要原因。

1.临床特点　女性多见;80%位于前牙牙间区,其中尖牙区占 50%,上、下颌无明显差异。

2.组织学特征

（1）血管性龈瘤（vascular epulis）:包括肉芽肿性龈瘤和血管性龈瘤,临床也称化脓性肉芽肿(pyogenic granuloma)。大体上呈质软、紫红色包块,常伴溃疡和出血(自发或轻创后)。发生于妊娠妇女时(前 3 月多见)则称妊娠性龈瘤(pregnancy epulis),分娩后自行消退。镜下为炎性肉芽组织(图 1-2),血管内皮细胞增生成片或索,或大的薄壁血管(或小血管)增多;纤维间质常水肿、黏液样变化;伴不同程度的炎症细胞浸润,溃疡下区明显。表面覆盖上皮萎缩、增生,或伴溃疡形成。

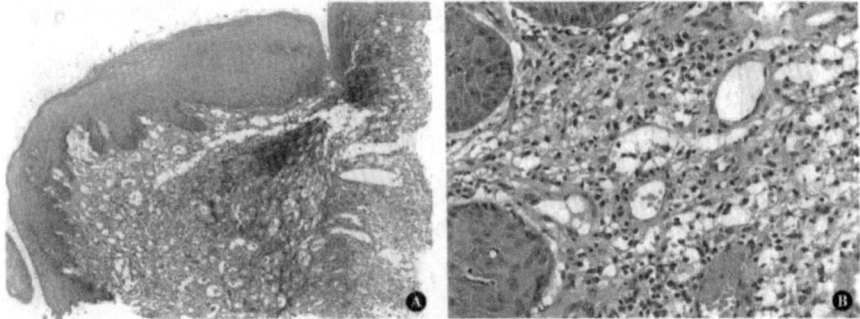

图 1-2　血管性龈瘤

牙龈黏膜下方见炎性肉芽组织,由大量的薄壁血管和纤维组织构成,伴不同程度的炎症细胞浸润

A. 低倍视野;B. 高倍视野

（2）纤维性龈瘤（fibrous epulis）:大体上有蒂或无蒂包块,淡红色与附近牙龈相同,质地坚实,不易出血。各年龄组中,10~40 岁多见。镜下瘤组织由富于细胞的肉芽组织和成熟的胶原纤维束组成(毛细血管、成纤维细胞减少);含多少不等的炎症细胞(主要 PC);约 1/3 病例可见钙化、化生性骨小梁。

（3）巨细胞性龈瘤（giant cell epulis）:也称外周性巨细胞肉芽肿。该型临床较少见,多见于 30~40 岁,女性多于男性,位于牙龈或牙槽黏膜;包块暗红色,有蒂或无蒂,可伴溃疡。若发生在牙间区者,颊和舌侧肿物与牙间狭窄带相连呈时漏状。牙龈瘤术后有复发倾向,复发倾向与组织学特点无明显相关性。镜下主要为富于血管和细胞的纤维结缔组织间质内含多核破骨细胞样细胞(多核巨细胞),灶性聚集。巨细胞灶间、病变区与鳞状上皮间有纤维间隔。

多核巨细胞大小、形态不一,可与周围单核间质细胞混合不分,见出血灶、含铁血黄素沉着。因骨表面缺损,且可发生于无牙的颌骨区,故推测来自于骨膜而不是牙龈组织发生。

(二)先天性颗粒细胞龈瘤(congenital granular cell epulis,CGCE)

又名新生儿先天性龈瘤(congenital epulis of the newborn),是见于新生儿牙龈的一种良性肿瘤。发生率极低,且切除后不复发。女性多见(女:男=10:1),好发于上、下颌的牙龈部,但以上颌切牙区多见。大体上肿块大小不一,直径由数毫米至数厘米,表面被覆鳞状上皮,不出现假上皮瘤样增生。

镜下特征有:①瘤细胞大,胞质丰富,富有嗜酸性颗粒,核小而偏位,圆或卵圆形,大小一致,不见核分裂。②瘤细胞紧密排列成片,间质少,富含毛细血管。③有时可见牙板上皮剩余。免疫组织化学特征:该瘤波形蛋白、神经元特异性烯醇酶(+),CK、CEA、结蛋白、激素受体、S—100蛋白均(阴性)。鉴别诊断:其组织结构与舌肌母细胞瘤极相似,但没有菱形小体。

(三)颗粒细胞瘤(granular cell tumour,ICD—O编码:9580/0)

颗粒细胞瘤是软组织少见的良性肿瘤,常见于舌部。肿瘤由边界不清含颗粒的丰满细胞构成,通常与骨骼肌细胞密切相关,故又名颗粒细胞肌母细胞瘤(granular cell myoblastoma)。保守切除后都很少复发。当肿瘤表现为侵袭性时被描述为恶性颗粒细胞瘤。病因不清。有人认为肿瘤起源于Schwann细胞。肿瘤细胞中的颗粒可能与溶酶体聚集相关的衰老改变有关。

1.临床特点　颗粒细胞瘤为无痛性肿块,可见于任何年龄,高峰年龄在40~60岁。大约有10%~20%的病例呈多发性。女性常见,男女比例为1:2。

2.病理变化　肉眼:肿瘤直径1~2cm,表面光滑、无蒂,无或有假包膜但界限清楚。切面呈灰黄或奶酪状,质硬。

镜下:瘤细胞较大,圆形或多边形,界限不清,合胞体样(图1—3A);细胞质丰富,内含有大量均匀分布的嗜酸性颗粒,核小而圆,深染,均匀一致,多位于中央,无间变;间质稀少,血管少。肿瘤常延伸到邻近组织形成肿瘤小岛(图1—3B),PAS染色阳性(图1—3C)。

免疫组织化学:S—100蛋白强阳性(图1—3C),神经元特异性烯醇酶、calretinin,inhibin—alpha和PGP9.5阳性,溶酶体相关抗原CD68胞质内小颗粒阳性。

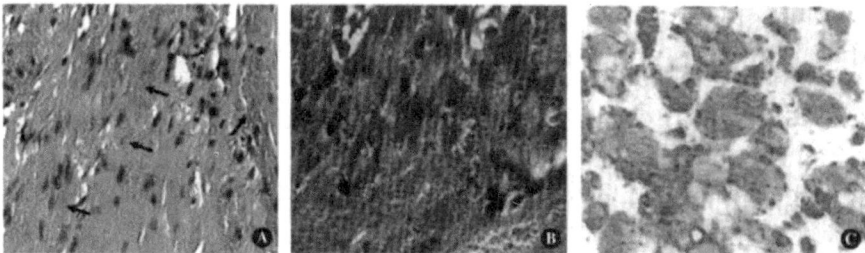

图1—3　颗粒细胞瘤

A.瘤细胞较大,圆形或多边形,界限不清,合胞体样,胞质内含有大量均匀分布的嗜酸性颗粒(↑);B.肿瘤细胞内颗粒呈PAS阳性;C.颗粒细胞S—100蛋白弥漫性强阳性

(四)成釉细胞瘤(ameloblastoma,ICD—O编码:9310/0)

成釉细胞瘤是第二位常见的牙源性肿瘤,约占牙源性肿瘤的60%,组织发生可来自牙源性囊肿的内衬上皮、牙板、成釉器、Serres上皮剩余、缩余釉上皮、Malassez上皮剩余、口腔黏膜的基底细胞层。肿瘤主要含成釉器样结构,但无釉质和其他牙体硬组织。虽属良性肿瘤,

但也可局部浸润性生长，或恶变成癌。

成釉细胞瘤包含多种组织学类型和变异型，这些类型的临床表现间并无明确的相关性。因此，WHO新分类包括四种临床病理行为不同的变异型，即实性或多囊型、骨外或外周型、促结缔组织增生型和单囊型。

1. 实性或多囊型成釉细胞瘤（solid/multicystic ameloblastoma，A−S/M） 是经典的骨内型成釉细胞瘤（classic intraosseous ameloblastoma），可能与牙发育过程中的基因异常有关。本病常见于30～60岁患者，平均年龄40岁，20岁以下很少发生，无性别差异。

(1)临床特点：约80％以上发生于下颌骨，其中70％发生于磨牙区及下颌骨升支，其次在上颌骨后部，极少数发生于鼻腔和上颌窦。肿瘤生长缓慢，颌骨膨大多向唇颊侧发展，面颌变形，骨质变薄，压之有破裂声（乒乓球样感）。肿瘤可向表面溃破形成瘘管，有时可发生病理性骨折。X线可呈单房或多房性透射影，边界清楚，可见硬化带。因其X线与角化囊性瘤和黏液瘤相似，因此建议进一步CT或MRI确诊。肿瘤虽属良性，但有局部侵袭性，可沿骨松质的骨小梁向周围浸润，并可侵犯骨皮质，甚至邻近软组织。发生于上颌骨者可能破坏上颌窦侵入颅内。肿瘤波及范围常超出X线显示，手术不彻底易复发，但无转移倾向。

(2)组织学特征：典型成釉细胞瘤的典型特点为由两种肿瘤上皮细胞构成成釉器样结构，分别为：①栅栏状排列的立方或柱状细胞（位于巢周，核染深远离基膜），类似于成釉细胞或前成釉细胞；②排列松散的多角形或星形细胞（位于巢中央），类似于星网状层细胞。根据其瘤细胞排列特点和细胞形态进一步又被分成6种亚型，即滤泡型、丛状型及其4种变异型，并常见多种结构混合存在(图1−4)。

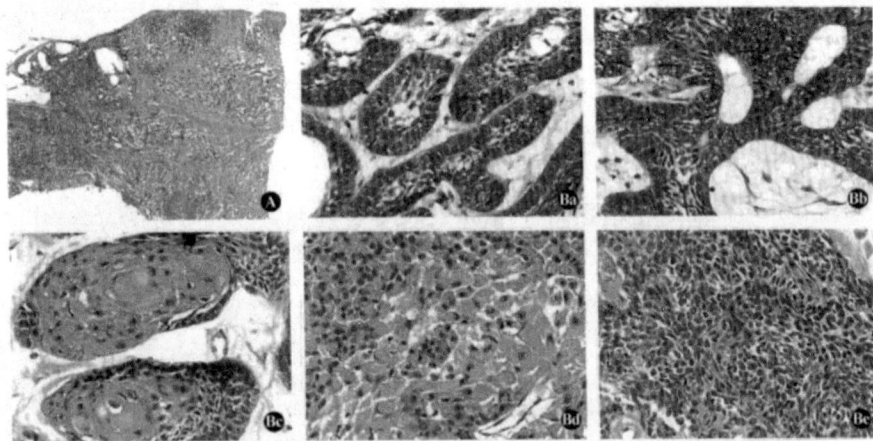

图1−4 实性或多囊型成釉细胞瘤丛状为主型伴多种结构

A. 为低倍视野（×40），示肿瘤细胞巢的多种排列方式混合存在；Ba～Be. 为A图各局部的高倍视野，分别为滤泡状结构区、丛状区、棘皮瘤区、颗粒细胞样结构区及基底细胞样结构区

免疫组织化学：细胞角蛋白（keratin）与波形蛋白（vimentin）的联合表达，提示成釉细胞瘤起源于牙源性上皮，而不是直接起源于口腔黏膜上皮。

(3)分子遗传学特点：原癌基因Fos、肿瘤坏死因子受体TNFRSF−1A呈现过表达，SHH、CDH12、CDH13、GF−β_1等低表达。

2. 骨外或外周型成釉细胞瘤（extraoseous or peripheral ameloblastoma） 是发生于牙槽骨表面牙龈软组织、颊黏膜或口底部等处者未侵犯颌骨的成釉细胞瘤类型。临床患病年龄男女均显著高于骨内型。组织学结构与经典的骨内成釉细胞瘤一致。该型生长局限,易于发现和手术切除,因此,术后无复发。

3. 促结缔组织增生型成釉细胞瘤(desmoplastic ameloblastoma) 常见于颌骨前部,仅6%发生于下颌磨牙区。X线常见肿瘤边界不清,约50%表现为投射阻射混合影,类似于骨纤维病损。肉眼:肿瘤实性质韧,有砂砾感。镜下:肿瘤以间质为主,结缔组织增生显著,胶原丰富,呈扭曲的束状,可见玻璃样变。

4. 单囊型成釉细胞瘤(unicystic ameloblastoma) 指临床和X线表现单囊性颌骨改变,类似于颌骨囊肿,但组织学见其囊腔的衬里上皮可表现成釉细胞瘤样改变,增生的肿瘤结节可突入囊腔内和(或)浸润纤维结缔组织囊壁。青年人多见(10~29岁),平均25岁,下颌磨牙区多见,似含牙囊肿,摘除后复发率低(约10%)。

(五)成釉细胞癌(ameloblastic carcinomas)

这是一组由成釉细胞起源的牙源性上皮性恶性肿瘤,属于牙源性癌(odontogenic carcinomas),可见于颌骨和牙龈。

1. 转移性成釉细胞瘤(metastasizing ameloblastoma,ICD-O编码:9310/3) 转移性成釉细胞瘤是具有良性的组织学表现,但发生了转移,故又称为恶性成釉细胞瘤(malignant ameloblastoma),其临床表现与良性成釉细胞瘤相同。转移时瘤细胞具有非典型性。转移灶主要见于肺,其他部位也有报道。

2. 成釉细胞癌-原发型(ameloblastic carcinoma-primary type,ICD-O编码:9270/3)

成釉细胞癌-原发型是一种少见的原发性牙源性恶性肿瘤,在具有成釉细胞瘤的组织学特点的同时,即使没有发生转移也表现出细胞的异型性。

(1)临床特点:临床上近2/3的成釉细胞癌发生于下颌骨,最常见于颌骨前部。X线显示为界限不清或边缘不整齐的透射影,可侵犯骨皮质造成穿孔,并浸润至邻近组织。

(2)组织学特征:该肿瘤除了具有成釉细胞瘤的组织学特点外,恶性特征包括癌细胞多形性、核深染、核分裂象、局部小灶性坏死或中央粉刺样坏死、神经周浸润(图1-5)。

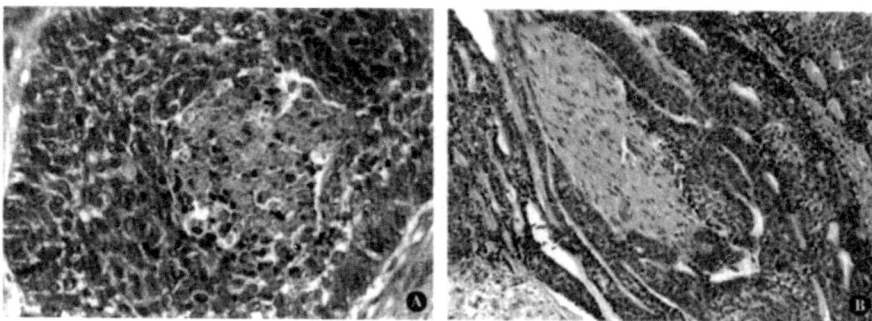

图1-5 成釉细胞癌

A. 肿瘤实质排列似成釉细胞瘤结构,但见癌细胞多形、核深染及核分裂,癌巢中央见粉刺样坏死灶;B. 癌细胞包绕并浸润一中等大小的外周神经束

免疫组织化学显示:增殖细胞核抗原指数及染色体的非整倍性增加,表明其具有较高的增殖活性。出现透明细胞(或梭形细胞)时依据成釉细胞的特征可与牙源性透明细胞癌(或原发性骨内鳞状细胞癌)相鉴别,有时易与成釉细胞瘤(偶见核分裂象)相混淆。

体细胞遗传学显示:染色体的非整倍性的发生率较高。比较性基因组杂交(comparative

genomic hybridization,CGH)显示有 5q13 的扩增。超过 1/3 病例发生与肿瘤相关的死亡或肺转移,且常在转移前出现局部复发。

3. 成釉细胞癌—继发型(去分化)[ameloblastic carcinoma—secondary type(dedifferentiated),ICD—O 编码:9270/3] 由前期已存在的良性的成釉细胞瘤发展而来的成釉细胞癌。"去分化"易与转移性成釉细胞瘤相区分,因为后者不具有细胞的非典型性。该型肿瘤非常少见。通常伴有临床上已证实的长期存在的成釉细胞瘤。大多数病例发生于 60～69 岁老年人,未见明显性别差异。分骨内性(intraosseous)和外周性(peripheral)两类。骨内性通常是在多次的颌骨局部复发及放射治疗后发生。X 线显示原有肿瘤缓慢生长,现呈现快速的骨破坏,并穿透颊、舌侧骨皮质并侵犯邻近的软组织。外周性伴有不同的表面形态改变,如不规则、凹陷、无蒂或有蒂,以及牙槽骨的吸收。一般无触痛。肿瘤细胞不典型性(多形性、核分裂象多见、细胞膜明显),并见沿神经束浸润。外周性瘤细胞还可侵犯牙槽骨。预后取决于与肿瘤的邻近结构及是否彻底清除。外周性需局部大范围切除加受累颌骨区段截骨。

(宋晓春)

第二节　唾液腺常见肿瘤

一、多形性腺瘤(pleomorphic adenoma,ICD—O 编码:8940/0)

唾液腺多形性腺瘤又称唾液腺"混合瘤"("mixed tumor"of salivary gland),是最常见的唾液腺肿瘤,占唾液腺全部肿瘤的 60%、大唾液腺肿瘤的 80%～90%。可发生于任何年龄,以 31～60 岁多见,平均年龄是 33.6 岁,偶见于儿童和新生儿,女性略多于男性。

(一)临床特点

多见于大唾液腺,其中约 80% 位于腮腺(右侧多见),其次是颌下腺(10%),舌下腺较少;小唾液腺约为 10%,其中以腭腺为主,其次为唇、颊、舌等部位。肿瘤多缓慢增长,或无痛长期静止。若肿瘤于数周、数月内迅速增大,预示恶变可能,而当肿瘤发生浸润破坏性生长或转移时应诊断为恶性。

(二)病理变化

1. 肉眼　肿瘤光滑、实性,圆或不规则形,可活动(小原发瘤)或固定(多次复发瘤)。囊性变时可呈波动感。腭部肿瘤可能压迫骨骼,但无骨侵蚀。包膜较完整,厚薄不一,可有不完整包膜或无包膜。切面结节或分叶状,彼此分隔不全。质软硬不等,多呈灰白色,黏液样区呈半透明胶冻状。软骨样区坚实,淡蓝色。角化区带黄色。可伴出血坏死和囊腔形成。

2. 镜下

(1)肿瘤来源于唾液腺闰管或闰管储备细胞。肿瘤成分复杂,组织结构多形,有腺上皮细胞和变异肌上皮细胞成分、黏液、黏液样组织、黏液软骨样组织等(图 1—6)。①肿瘤上皮主要由小立方形、卵圆形或多角形细胞密集排列成实体团或索,常彼此镶嵌和散布于黏液样基质内。②有时瘤细胞排成腺管状,多由两层细胞构成,内为立方形或低柱状细胞,外为胞质清亮而核深染的肌上皮细胞。少数小管仅由单层细胞或复层、假复层细胞构成。而呈明显囊状扩张的腺管,只被覆单层扁平细胞。③有时上皮团周边细胞呈单层柱状排列,而中央区的星状细胞则排列疏松,甚或有囊腔形成,状似成釉细胞瘤。④鳞状细胞团见于腺样区或实体区,有时伴有角化和角化珠形成。⑤上皮团、索之间为纤维组织、黏液样组织、黏液向软骨样过渡组织或软骨样组织,其量多寡不一。黏液样组织,呈小或大片状分布,"黏液池"状,内有星形或梭形细胞,或其胞质突起连接成网状。在黏液浓缩情况下,某些区内的细胞从其网状结构上脱下、集成小团,隔以黏液软骨样基质而彼此分散,酷似透明软骨。黏液软骨样组织和上皮成分之间,显示明显的过渡关系,并常见包膜浸润。

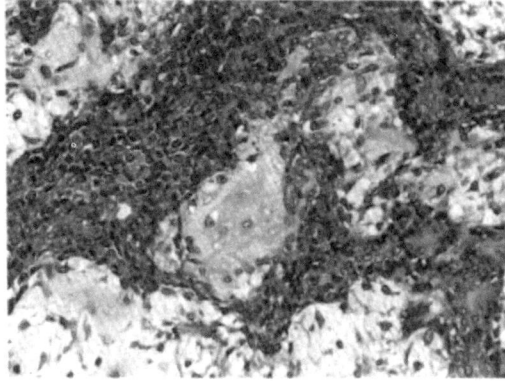

图 1-6　唾液腺多形性腺瘤

肿瘤结构多形,见腺上皮、变异肌上皮构成的腺管样结构和实性上皮团,以及黏液软骨样基质

(2)间质内纤维组织较少,有时可见玻璃样变性、钙化和骨化。

免疫组织化学:管-腺样结构上皮细胞 CK3、6、10、11、13 和 16(+)。肿瘤性肌上皮 CK13、16 和 14 不规则(+),同时肌上皮标记波形蛋白、全角蛋白(+),S-100、α-肌动蛋白、GFAP、调宁蛋白、CD10、肌特异性肌动蛋白(HHF-35)不同程度(+)、p63 部分(+)。软骨样基质中非陷窝细胞波形蛋白、全角蛋白(+);陷窝细胞波形蛋白(+)。

(三)分子遗传学特点

1.细胞遗传学　显示 70% 的肿瘤有核型异常,目前证明有四种遗传学亚型,即伴 8q12 重排型、伴 12q13-15 重排型、不累及 8q12 和 12q13-15 的散发克隆性变化型、核型正常型。

2.分子遗传学　目前已鉴定出 5 个含 PLCA1 和 HMGA2 融合的基因,都是肿瘤特异性的,因此作为多形性腺瘤的诊断标志。

(四)预后

唾液腺"混合"瘤在手术切除后可局部复发或多次复发,复发率可达 50%。此时复发瘤常为多灶性或多结节状,难于清除。鉴于其易复发倾向和恶变的危险,建议初次手术至少应将其所在的腺叶全部切除。

二、Warthin 瘤(Warthin tumour,ICD-O 编码:8561/0)

Warthin 瘤是一种常呈囊性的腺样结构的良性肿瘤,有时呈乳头状腺样结构。其镜下由内层的柱状嗜酸粒细胞或大嗜酸粒细胞和外层的小基底细胞,排列成特征性双层上皮结构,间质含数量不等的含生发中心的淋巴样组织,又称为腺淋巴瘤(adenolymphoma)、淋巴囊腺瘤(cymadenolymphnma)、淋巴乳头状囊腺瘤(papillary cystadenoma lymphomatosum)。

Warthin 瘤是唾液腺第二位的肿瘤(占 4%~15%),几乎都发生于腮腺和腮腺淋巴结,占其良性肿瘤的 10% 和所有腮腺肿瘤的 2%~6%,10% 发生在深叶。单侧多见,5%~14% 为双侧,也见于颈部锁骨上淋巴结、下咽、假声带、胸锁乳突肌前缘及颊部等处。本病可见于任何年龄,以中、老年人较多见,男性多见,男女比 1.5∶1～8∶1。Warthin 瘤的发生与吸烟关系密切,吸烟者是非吸烟者的 8 倍。此外,可能与辐射或自身免疫有关。创伤可引起化生亚型。

(一)临床特点

肿瘤生长缓慢,无痛,有消长史,多位于腮腺包膜下,质较软或有波动感,可活动。继发炎症时偶有疼痛,罕见因炎症纤维化出现面瘫。若位于腮腺下极,且位置表浅者,常误诊为鳃裂囊肿、慢性淋巴结炎、淋巴肉瘤和淋巴结核。在诊断中需与乳头状囊腺瘤(淋巴样组织少)、淋巴上皮性囊性病变、淋巴上皮性涎腺炎伴囊性导管扩张、囊性转移癌等鉴别。包膜完好的肿块,完整切除后预后好,而多灶性肿瘤切除后可复发,复发率可达 2.2%。文献上尚有恶性型的病例报道,多为上皮性成分恶变为鳞状细胞癌或黏液表皮样癌。

(二)病理变化

1.肉眼 肿瘤呈圆或卵圆形,直径多在 1～6cm,平均 2～4cm。包膜完整,质较软。切面外翻,常有溢液;可见多数不规则小囊腔,直径为 0.1～1cm,内含浆液或黏液样物质。尚见或多或少的细乳头。实体区灰红带黄或褐色,水洗后为灰白色。淋巴组织丰富的可呈白色小结。

2.镜下 肿瘤来源于唾液腺导管上皮或腮腺周围淋巴结内的异位腺体。由上皮性成分和淋巴样间质组成,上皮性成分形成大致成两层的腺管或囊腔(图 1-7)。

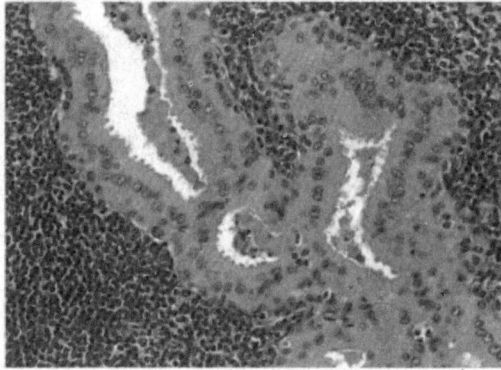

图 1-7 唾液腺 Warthin 瘤

肿瘤由上皮性成分和淋巴样间质组成,上皮性成分形成大致成两层的腺管或囊腔

(1)由大致呈两层的上皮性成分形成大小和形态不一的腺管或囊腔,囊内有乳头突入。近腔面侧为高柱状细胞,大,胞质嗜酸性细颗粒状(电镜证实为肿大的线粒体),核卵圆形、小、固缩深染,腔面常有不规则的凹陷(顶浆分泌);近基底侧细胞,较小,呈扁平或立方状、多角或圆形细胞,浆少,核呈空泡状、淡染,可见 1～2 个核仁,核膜清晰。

(2)有时层次多时中间多为柱状细胞,少见有散在的黏液细胞、杯状细胞和鳞状化生灶。管、囊内分泌物多为粉红色细颗粒状,或均匀胶质样,有时杂以组织碎屑和中性粒细胞等。

(3)肿瘤间质为不同程度的反应性淋巴样组织,可散有多数淋巴滤泡生发中心。

(4)在淋巴细胞中主要为 B 细胞,但也有 T 淋巴细胞,肥大细胞和 S-100 蛋白阳性的树突细胞。

免疫组织化学:腔面柱状细胞 CEA(强+),乳铁蛋白 LF(+或弱+)。近基底立方细胞CEA、LF(+或弱+)、CK(中+),S-100 蛋白、GFAP(-)。淋巴样标志显示含 B 细胞

(CD20)、NK 细胞(CD56)、T 细胞(CD3)[包括 CD4$^+$ 和 CD8$^+$ 细胞]。

（三）分子遗传学特点

三种核型（正常型、仅染色体数量改变型、含 1～2 个易位结构变化型）。X 染色体连锁分析雄性激素受体基因显示：Warthin 瘤属非克隆性增生，因此可能是非肿瘤性的。

三、黏液表皮样癌(mucoepidermoid carcinoma，MEC，ICD－O 编码：8430/3)

黏液表皮样癌是一类由黏液细胞(mucous cell)、表皮样细胞(epidermoid cell)、中间细胞(intermediate cell)按不同比例构成的程度不等的恶性肿瘤，又称为混合性表皮样和黏液分泌癌(mixed epidermoid and mucus secreting carcinoma)。占所有唾液腺肿瘤的 3.4%～6% 和所有小唾液腺肿瘤的 9.5%～23% 及唾液腺恶性肿瘤的 26%～30%。可见于任何年龄(5～81 岁)，以 30～50 岁多见，平均 45 岁，也是儿童中较常见的唾液腺的原发性恶性肿瘤。女性多见，约占病例的 2/3，其在舌和磨牙后区的发生比率更高；而发生于舌的肿瘤更常见于年长者。约一半(53%)发生在大涎腺，其中腮腺 45%(约为大唾液腺的 90%)；另近半数发生于小涎腺，以腭腺多见，其他小唾液腺有颊黏膜、唇、口底和磨牙后区，下唇比上唇好发。

（一）临床特点

多数显示为实性，固定，无痛的包块，常在牙科检查时发现。高分化者似多形性腺瘤，病史较长，无痛，可有波动感，若发生于小唾液腺，症状似黏液囊肿。低分化者，生长快，常伴疼痛、溃疡、感觉异常或麻木、吞咽困难、出血等。发生在舌下腺者即使体积很小也可以有明显的疼痛。

（二）病理变化

1. 肉眼　高分化肿瘤[低度恶性肿瘤＜(2～3cm)]多有包膜，但不完整，切面白色或浅粉红色，有散在小囊，囊内有黏液；低分化肿瘤[(高度恶性肿瘤＞2～3cm)]无包膜，浸润性生长，切面灰白、实性、质地均匀。

2. 镜下　黏液表皮样癌主要由黏液细胞、中间细胞和表皮样细胞组成大小不等的小管、腺样或囊腺样结构。

(1)黏液细胞较大，柱状或杯状，黏液少则呈立方、柱状，胞质内网状空泡，核圆中位，黏液多则细胞呈杯状，胞质透明，核小而深染位于基底部。

(2)表皮样细胞大小形状较一致，多边形，核居中，似鳞状上皮细胞，可见细胞间桥，罕见角化和小而不明显的角化珠。

(3)中间细胞比表皮样细胞和黏液细胞小，立方状，胞质少，核圆形深染，大小一致，似基底细胞。

3. 分级　黏液表皮样癌有多种分级方法，常根据不同细胞所占比例和异型性进行分级，分成三个级别：

(1)低级别(low－grade)(图 1－8A)。高分化肿瘤，黏液细胞和表皮样细胞为主，占 50% 以上，中间细胞少。肿瘤细胞无明显异型性，巢或片状排列，常形成大小不等的囊腔和腺腔，囊内常有黏液细胞构成的乳头和粉染的黏液。若黏液外溢可在周围组织内形成黏液肉芽肿和程度不等的炎性细胞反应，包括淋巴细胞、中性白细胞和异物巨细胞等。黏液细胞 PAS、黏液卡红染色呈强阳性。

(2)高级别(high－grade)(图 1－8C)。低分化肿瘤，主要由中间型(基底细胞样)细胞，或较未成熟的表皮样细胞组成实体细胞索或团,黏液细胞不足 10%。肿瘤细胞明显异型,大小形状不一,排列紊乱,分裂象易见。有时可见团片状的透明细胞,核居中,黏液染色阴性,为富含糖原的表皮样细胞。

(3)中级别(intermediate-grade)(图 1-8B)。中分化肿瘤,特征介于上述之间,黏液细胞多于 10%,中间细胞和表皮样细胞较多,轻度或中度异型,偶见核分裂象。

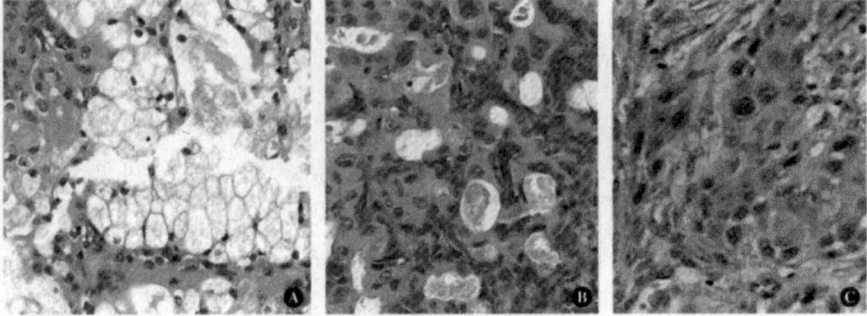

图 1-8 唾液腺黏液表皮样癌
A. 低级别;B. 中级别;C. 高级别

免疫组织化学:表皮样细胞高分子量角蛋白(+)。

(三)分子遗传学特点

多数有 t(11;19)(q21;p13)易位,使位于 19p13 上的 MECT1(mucoepi-dermoid carcinoma translocated 1)的外显子 1 和位于 11q21 上的 MAML2(mastermind-like 2)的外显子 2~5 融合产生融合转录产物 MECT1-MAML2。少数有 9p21,8q,5p,16q 和 12p 缺失。突变主要发生在高级别肿瘤中。

(四)肿瘤扩散与预后

腮腺肿瘤扩散至邻近的耳前淋巴结,然后颌下。颌下腺肿瘤扩散至颌下及颈上淋巴链。腭部可能扩散至上呼吸道和颅底。唇侵犯颌下淋巴结。口内肿瘤转移到颌下、耳后和颈Ⅱ区。远处转移可广泛扩散至肺、肝、骨和脑。

多数预后好,大约 8% 的患者死亡,死亡病例与高级别相关,见于小唾液腺和腮腺,未见于颌下腺。死因为切除不全、远处转移或辅助治疗并发症。

四、腺样囊性癌(adenoid cystic carcinoma,AdCC,ICD-O 编码:8200/3)

腺样囊性癌是由相对一致的基底样细胞构成的一种上皮性恶性肿瘤,由上皮细胞和变异的肌上皮细胞排列成小管型、筛状型和实体型。由于腺样囊性癌主要为筛状型,在其假囊腔内肌上皮细胞分泌的胶原纤维玻璃样变,可占据整个囊性腔隙,形成透明蛋白圆柱体,故又名圆柱瘤(cylindroma)、圆柱瘤型腺癌(cylindromatous adenocarinoma)。

腺样囊性癌约占唾液腺肿瘤总数的 3.82%,所有上皮性唾液腺肿瘤的 10%,唾液腺恶性肿瘤的 28%,小唾液腺恶性肿瘤的 30%。可见于任何年龄,以中老年(40~60 岁)多见,没有显著的性别差异,但在颌下腺者以女性略多。最常见于腮腺和硬腭,颌下腺、舌、颊黏膜、唇和口底亦可发生。发生于舌下腺的肿瘤应首先考虑腺样囊性癌。

(一)临床特点

缓慢生长,症状似多形性腺瘤。肿块界限不清、固定,易早期侵犯神经引起感觉异常,麻木和疼痛,发生于腮腺者可引起面瘫。肿块无完整包膜,故切除后局部复发率高(13%～75%)。

(二)病理变化

1.肉眼　肿瘤圆形或结节状,平均直径 3cm(2～4cm),质稍硬。切面实性无包膜,均质状,灰白或浅褐色。可见出血区和小囊腔。常见程度不等的玻璃样变小梁。

2.镜下　目前认为瘤细胞来源于闰管细胞,后者能向腺上皮或肌上皮分化。

(1)瘤细胞大小一致,圆形,核深染,似基底细胞,主要包含导管内衬上皮细胞和变异肌上皮细胞。①导管内衬上皮细胞呈立方或柱状,胞质少,嗜酸性,核大、淡染、圆形或卵圆形,核仁常较明显。②变异肌上皮细胞为扁梭形或不规则形,核深染有角。

(2)按瘤细胞排列不同分为腺样(筛状)型、小管型、实性型。常见两种以上排列,但以一种为主。

(3)间质多少不一,常有丰富的透明样物质,或为黏液样物质,也可为含量不等的疏松或致密的结缔组织。

(4)具有显著的浸润性,表现为:①神经周和较少的神经内浸润。肿瘤早期易浸润神经是其重要的浸润方式,可见于各种类型。②倾向于沿血管、胶原生长。特别是晚期,多沿血液转移到骨、肺和肝等处,甚至术后 15～22 年发生骨、肺等转移。③淋巴结内转移较少见(20%～30%)。

免疫组织化学:有报道 DNA 含量、C－Kit、E－钙黏蛋白与该肿瘤生物学行为有关,但尚未得到确定。另一方面,Ki67、TP53 与预后的研究未见相关性。

(三)鉴别诊断

主要包括多形性腺瘤、多形性低度恶性腺癌、基底细胞腺瘤或基底细胞腺癌、基底样鳞状细胞癌(表 1－1)。

表 1－1　腺样囊性癌的鉴别诊断

肿瘤类型	结构	细胞特点	周围神经浸润
基底细胞腺瘤	合胞体样/非浸润	一致,基底样	无
上皮肌上皮癌	管状,双向分化	一致,外层细胞透明	罕见
基底样鳞癌	合胞体样	明显的多形性,局部角化	罕见
基底细胞腺癌	合胞体/侵袭性	轻度多形性,浸润性	有
腺样囊性癌实性型	合胞体样	轻度多形性	有
腺样囊性癌管状/筛状	管状/圆柱瘤样	一致双向	有
多形性低度恶性腺癌	管状乳头样不一	轻度多形性	有
富于细胞的多形性腺瘤	合胞体样	一致	无

(四)分子遗传学特点

1.细胞遗传学　最常报道的改变在染色体 6q、9p 和 17p12－13 区。T(6;9)(q21－24;p13－23)也有报道,被认为至少在部分肿瘤中是主要的变化。

2.分子遗传学　常见有 12q(33%),6q23－qler,13q2l－22 和 19q 区(40%)缺失。也见有高频 6q23－25 区 LOH、p16 甲基化、TP53 和 Rb 的改变。

(五)预后

预后影响因素包括组织学类型、肿瘤部位、临床分期、骨侵犯和切缘情况。此瘤的放疗和化疗效果均不佳。

五、基底细胞腺瘤和基底细胞腺癌

（一）基底细胞腺瘤（basal cell adenoma，BCA，ICD－O 编码：8147/0）

是一种罕见的由单一的圆形基底样细胞构成的良性肿瘤，缺乏多形性腺瘤中的黏液软骨样成分。

1.临床特点　基底细胞腺瘤好发于 60 岁以上老年人，女性稍多，占唾液腺肿瘤的 1%～3%。70%～75% 发生于腮腺，其次为颌下腺，小唾液腺罕见；其中上唇最常见，其次为颊黏膜。肿瘤生长缓慢，无痛，实性，界清，活动，较硬。小唾液腺肿瘤多表现为坚实的黏膜下结节。肿瘤局部完整切除疗效好。膜性型复发率 25%。有恶变报道。

2.病理变化　肉眼：肿瘤表面光滑，直径 2～3cm。发生于大唾液腺者多有完整胞膜，小唾液腺，特别是腭腺者常无包膜。可囊性变。

镜下：肿瘤由形态一致的立方或柱状基底样细胞构成，胞质少，核圆形或卵圆形深染，可见核仁（图 1－9）。

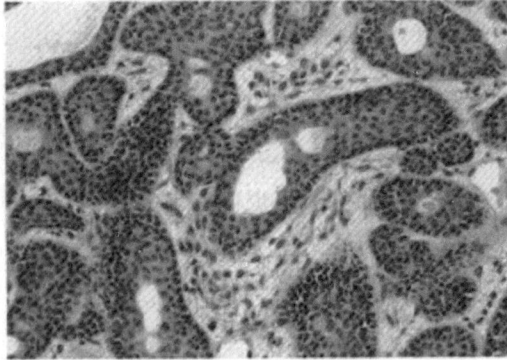

图 1－9　基底细胞腺瘤
基底样瘤细胞形态较一致，浆少，核圆形或卵圆形深染

根据瘤细胞的排列不同，基底细胞腺瘤可分为下列四种类型。

（1）实性型：瘤细胞排列成大小和形状不一的片状或岛状结构，由致密的收原纤维分隔。外围细胞立方或柱状，栅栏状排列；中间细胞较大，多边形，排列疏松；可见不规则的囊腔样腔隙。

（2）小梁型：肿瘤成实性的小梁或条索状结构，粗细不等，可连接成网状或假性腺腔。可含小管状结构，腔内含嗜酸性均质物，PAS（＋）。

（3）管状型：由 2～3 层柱状或立方细胞排成管状结构，腔内含嗜酸性物质，PAS(＋)、Alcian blue(＋)。

（4）膜性型：少见型，遗传相关（常染色体显性遗传性疾病）。特征为细胞团周围、细胞间或间质中毛细血管周围有 PAS 阳性的基膜样物质包绕，呈玻璃样均质带。

免疫组织化学染色：导管内衬上皮 EMA 和 CK 阳性，部分细胞淀粉酶和乳铁蛋白阳性。

（二）基底细胞腺癌（basal cell adenocarcinoma，ICD－O 编码：8147/3）

由基底样细胞构成的恶性肿瘤，在细胞学和组织形态学上与基底细胞腺瘤相似，但具有转移潜能和浸润性生长。可原发或由基底细胞腺瘤恶变而来，又可称为恶性基底细胞腺瘤

(malignant basal cell adenoma)、恶性基底细胞瘤(malignant basal cell tumour)、基底细胞癌(basal cell carcinomna)。婴儿基底细胞腺瘤/癌或杂交瘤的病例最好归类于成唾液细胞瘤中。

1.临床特点　肿瘤 90％以上发生在腮腺,口腔内小唾液腺罕见。平均年龄 60 岁,无性别差别,未见于儿童。多数无症状,仅肿胀,偶有疼痛。部分伴多发性皮肤附属器肿瘤。基底细胞腺癌虽然有局部破坏性并且常复发,但很少转移,致死少见。

2.组织学特征　在细胞学和组织形态学上与基底细胞腺瘤相似,同样可分成实性型、膜性型、梁状型和管状型。肿瘤细胞可浸润腮腺实质、表皮、骨骼肌或腺周脂肪。约 1/4 的病例可见血管和周围神经的侵犯。免疫组织化学:CK(＋),S－100 蛋白、上皮膜抗原、癌胚抗原灶性(＋),伴肌上皮分化时肌动蛋白、波形蛋白(＋)。Ki－67 和 PCNA 指数低。

3.分子遗传学特点

(1)细胞遗传学:已发现有染色体 9p21.1－pter、18q21.1－q22.3、22q11.23－q13.31 扩增和 2q24.2、4q25－q27 缺失。

(2)分子遗传学:发现有 16q12－13 高频 LOH(80％)。小缺失区含 CYLD 基因。

六、上皮肌上皮癌(epithelial－myoepithelial carcinoma,EMC,ICD－O 编码:8562/3)

上皮－肌上皮癌是由两种细胞按不同比例构成的一种低度恶性肿瘤,典型时形成双层导管样结构,其内层为导管上皮细胞,外层为透明的肌上皮细胞。

同义词有腺肌上皮瘤(adenomyoepithelioma)、透明细胞腺瘤(clear cell adenoma)、透明细胞癌(clear cell carcinoma)、富于糖原的腺瘤(glycogen－rich adenoma)、富于糖原的腺癌(glycogen－rich adenocarcinoma)等。

(一)临床特点

约占唾液腺肿瘤的 1％,发病年龄 13～89 岁,多为 50～70 岁。老年女性多见,男:女＝1:2。最多见于大唾液腺,60％发生在腮腺。颌下腺、小唾液腺、上下呼吸道也可发生。肿瘤缓慢生长,无痛,质中等。有时生长较快,伴疼痛、轻度面瘫等症状。

(二)病理变化

肉眼:肿块圆形,多结节性或分叶状,被膜不完整或无包膜,与周围组织粘连,切面质实,灰白色,可见坏死与囊性变。

镜下:肿瘤可能起源于闰管或闰管储备细胞。特征是两种细胞常围成管样结构,内层为单层立方或矮柱状,胞质微嗜酸性或呈双相性,含致密的细颗粒(PAS 阳性),胞核位于中心或近基底部,圆或卵圆形,单个核仁;外层为单层或多层多角形细胞,细胞大,胞质透明状,可含微嗜酸性细颗粒(PAS 和胭脂红染色证实为糖原颗粒,甲基绿派若宁染色证实含 RNA 性蛋白体,后者使胞质透明)。多角形细胞胞核偏位、深染、圆形、卵圆形或梭形(图 1－10)。典型时形成双层套管,采用双标双染法用抗角蛋白抗体标记导管上皮、抗 S－100 蛋白抗体标记肌上皮细胞,则此双层结构更趋明显。瘤周围以较厚的纤维结缔组织。常见神经周和血管侵犯,可能有骨侵犯。

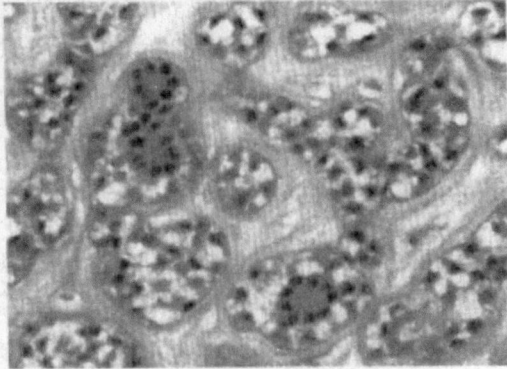

图1—10 上皮—肌上皮癌

肿瘤细胞排成管样结构,内层细胞立方或矮柱状;外层细胞一层或多层,呈多角形,体积大,胞质透明,核偏位

免疫组织化学:透明细胞呈肌上皮细胞标记阳性(平滑肌肌动蛋白、HHF35、P63 和(或)调宁蛋白),腔面细胞呈细胞角蛋白阳性。

(三)肿瘤扩散与预后

该肿瘤浸润生长,复发转移率分别为 40% 和 14%,最常见的转移部位是颈淋巴结、肺、肝和肾。年和 10 年总生存率分别为 80% 和 72%。

七、腺泡细胞癌(acinic cell carcinoma or acinic cell adenocarcinoma,ICD—O 编码:8550/3)

腺泡细胞癌是一种较少见的唾液腺上皮性恶性肿瘤,至少有一些细胞呈浆液性腺泡细胞分化,特征是胞质内含酶原分泌颗粒。

(一)临床特点

腺泡细胞癌生长慢,可复发和转移,是一种少见的低度恶性肿瘤,可见于任何年龄,中年以上女性多见,女:男=(2~3):1。肿瘤约占唾液腺上皮性肿瘤的 2%、唾液腺恶性上皮性肿瘤的 5%。肿瘤中超过 80% 发生在腮腺,占其恶性肿瘤总数的 16.8%~23%,偶为两侧性;其次为颌下腺,占其所有恶性肿瘤的 11%;小唾液腺多见于唇、颊部。肿块缓慢增大,质突较软,活动,病程长;少数生长出来者可与皮肤、肌肉粘连,可有疼痛和面瘫。因是低度恶性肿瘤,发生于腮腺者可保留面神经。

(二)病理变化

1.肉眼 肿瘤圆或卵圆形,直径为 1~3cm。可见薄层包膜,但多不完整。切面多为实性、分叶状、质较软、黄白或棕色。可有出血、坏死和囊性变,囊内含浆液,有时为棕色液体。

2.镜下 肿瘤细胞起源于闰管或闰管储备细胞。

(1)肿瘤细胞中至少部分为腺泡样细胞,该细胞圆形或多角形,胞体较大,与正常浆液性腺泡细胞相似,以富有嗜碱性细颗粒状胞质(酶原颗粒)为其特征,PAS 呈强阳性。瘤细胞边界清楚。核小,固缩状,深染,圆形,居中或偏位,核仁不突出,核分裂象罕见(图1—11)。

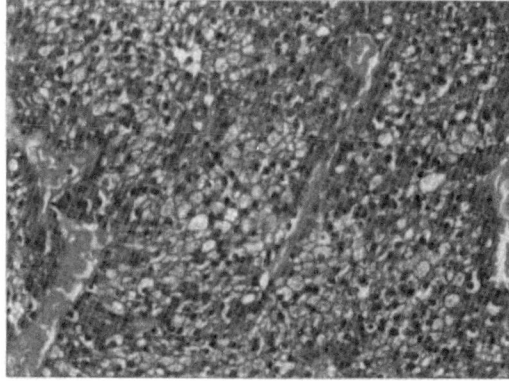

图 1—11　腺泡细胞癌

　　肿瘤实质中部分为腺泡样细胞,胞质中富有嗜碱性细颗粒状物(酶原颗粒),与浆液腺泡细胞相似。瘤细胞核小、固缩状、深染,圆形,居中或偏位,核仁不突出,核分裂象罕见

　　(2)肿瘤中还可能含有闰管样细胞、空泡样细胞、透明细胞和非特异性腺样细胞。①闰管样细胞立方或矮柱状,微嗜酸或双嗜性,均质,胞核居中。②空泡,胞或卵圆形,大小不一,内含数量不等的空泡,胞核固缩挤向一边,PAS 染色阴性。③透明细胞圆形,界清,核居中,小而深染,胞质透明。④非成特异性腺样细胞圆或多边形,核圆,胞质界限不清,合体样。

　　根据肿瘤细胞类型和排列方式不同,组织学上被分为实体型、微囊型、滤泡型、乳头囊状型。①实体型最多见,以腺泡样细胞为主;②微囊型其次,由腺泡样细胞和较多的闰管样细胞、空泡样细胞构成、微囊是由细胞破裂、液体潴留形成;③含甲状腺滤泡样结构的为滤泡型,滤泡间见腺泡样细胞、空泡样细胞和非特异性腺样细胞;④乳头囊状型最少见,以闰管样细胞为主,增生的上皮形成乳头突入囊腔。

　　免疫组织化学:细胞角蛋白(ytokeratin,CK)、转铁蛋白(transferrin)、乳铁蛋白、α_1—抗胰蛋白酶(alpha 1—antitrypsin)、α_1—抗胰糜蛋白酶(alpha 1—antichymotrypsin)、IgA、癌胚抗原(carcinoembryonic antigen,CEA)、Leu M1 抗原(Leu M1 antigen)、环氧合酶 2(cyclooxy-genase—2,Cox—L)、血管活性肠肽(vasoactive intestinal polypeptide)、淀粉酶(amylase)均(＋)。需要注意的是淀粉酶免疫染色中瘤细胞酶原颗粒(—),正常细胞酶原颗粒(＋)。一些肿瘤表达雌孕激素受体(PR)和前列腺特异抗原(PSA)。10％的病例 S—100(＋)。Ki—67阳性细胞低于 5％时,未见复发。

　　(三)分子遗传学特点

　　报道有染色体 6q 缺失、Y 染色体缺失和 21 三体等。发生 LOH 最常见的区域为染色体4p,5p,6p 和 7p。染色体 4p15—16,6p25—qter 和 17p11 改变的概率最高。该肿瘤为多克隆起源。

　　(四)预后与预测因素

　　5 年治愈率超过 80％,20 年生存率达 56％。平均复发率约为 35％,甚至在术后 9～27 年仍可复发。肿瘤多转移至颈淋巴结,远处转移少见。转移和疾病相关的死亡率为 16％。多次复发和颈淋巴结转移提示预后差,远处转移者生存率极差。瘤体大小、累及腮腺深叶和切除不彻底者预后较差。此癌对放疗不敏感,因而初次手术拟以局部广泛切除为宜。

(古丽那尔·阿布拉江)

第三节　支气管和肺常见肿瘤及相关病变

一、支气管、肺常见良性肿瘤

（一）支气管乳头状瘤（papilloma）

1. 鳞状细胞乳头状瘤（squamous cell papilloma，ICD－O 编码：8052/0）　是一种由纤细的结缔组织轴心和表面被覆的鳞状上皮组成的乳头状肿瘤，可为单发或多发，多为外生性，较少为内翻性。孤立性鳞状细胞乳头状瘤主要见于男性，中位年龄 54 岁。人类乳头状瘤病毒（HPV）亚型 6 型或 11 型可能与其发病和演进有关，外生性肿瘤不常发生鳞状细胞癌。内翻性肿瘤虽为良性，但有复发和癌变报道，被认为是一种低度恶性潜能的肿瘤。

病理变化：

（1）肉眼：表现为突入支气管内的菜花样、白褐色、软到中等硬度的赘生物，可引起远端气道的支气管扩张伴继发性肺不张和实变。

（2）镜下：外生性病变的特点是鳞状细胞的有序成熟，从基底层到表面扁平且经常有角化。20% 病例见于与 HPV 感染有关的挖空细胞（图 1－12）。内翻性病变的特点是鳞状上皮的外生性和不规则内陷。包绕内生性巢的基膜与表面上皮下的基膜相连续，中心细胞呈平行和漩涡状。

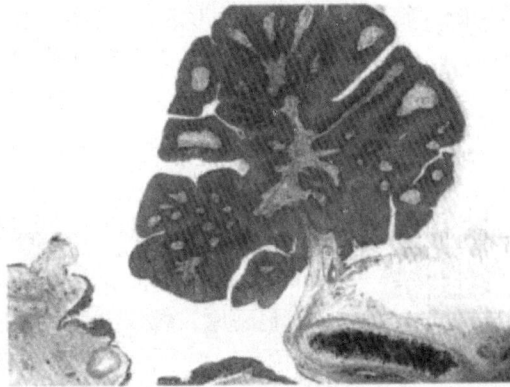

图 1－12　支气管乳头状瘤（外生性）

乳头状结构被覆鳞状上皮

2. 腺样乳头状瘤（glandular papilloma，ICD－O 编码：8260/0）　是一种被覆纤毛或无纤毛柱状细胞的乳头状瘤，伴有数量不等的立方状细胞和杯状细胞。该瘤极少见，男女发病率均等，中位年龄 68 岁。临床主要有阻塞性症状，包括喘鸣和咯血，少数无症状。

病理变化：

（1）肉眼：为白色至棕色的支气管内息肉，0.7～1.5cm 大小，乳头状可不明显。

（2）镜下：中央型病变被覆假复层或柱状上皮，缺乏微乳头状簇和细胞脱屑间质，其中有相对无炎症的、分支粗大，伴有明显的薄壁血管或透明变性，缺乏坏死。周围型病变附着于细支气管黏膜，并含有散在的纤毛细胞。病变为良性，切除不完全可复发，未见癌变。

3. 混合性鳞状细胞与腺性乳头状瘤（mixed squamous cell and glandular papilloma，ICD

—O 编码:8560/0) 是一种混合性鳞状细胞和腺上皮的支气管内乳头状瘤。腺上皮成分至少占 1/3。临床极少见,男女发病率均等,中位年龄 64 岁。吸烟是可能的发病因素。主要特点是被覆鳞状上皮和腺上皮,伴有散在的淋巴浆细胞浸润的纤维血管轴心。其中可见鳞状上皮从轻度到重度不典型增生。但未见病毒性细胞病理改变的报道和腺性异型性及坏死。

(二)错构瘤(harmatoma)

是由不同比例的间叶组织构成的良性肿瘤。较为常见,男性多见。临床常为无症状的、孤立的、界限清楚的结节,伴"爆米花样"钙化。多位于肺周边部,易被完整摘除。

病理变化:

1.肉眼　多呈球形,表面分叶状,质地坚硬。切面包膜完整,灰白透明状。

2.镜下　瘤组织主要为软骨,伴有纤维和脂肪组织,因此又称为纤维软骨脂肪瘤(图 1—13)。具有高频率遗传学突变,以高移动组(high—mobility group,HMG)蛋白(一种非组蛋白家族的染色体相关蛋白)最明显,最常见 6p21、12q14—15 基因突变。

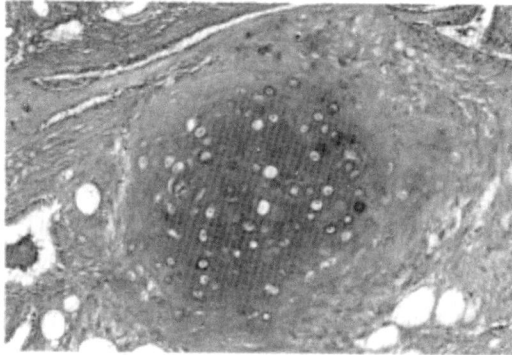

图 1—13　错构瘤

肿瘤被纤维组织分隔形成境界清楚的结节,其中有成熟的软骨岛和支气管上皮被覆的裂隙样结构

(三)硬化性血管瘤(Sclerosing haemangioma,ICD—O 编码:8832/0)

是一种具有一系列特征性组织学所见的肺肿瘤,多见于中年女性。临床多无症状,也可有咯血、咳嗽和胸痛,可播散至局部淋巴结。临床呈良性表现,即使有肺门淋巴结和纵隔淋巴结累及,预后仍较好。

病理变化:

1.肉眼　肿瘤多呈孤立、外周性。

2.镜下　组织病理学含以下三种基本结构。

(1)海绵状血管瘤区,该区血管丰富似海绵状血管瘤样增生,腔内充满红细胞,血管间可见束状及弥漫成片分布的单核瘤细胞、出血灶、含铁血黄素、胆固醇结晶,其间可见多少不等的肥大细胞。

(2)立方状的肺泡,Ⅱ型细胞增生形成肺泡腔内实性细胞区或形成乳头状结构,有时似子宫内膜样。

(3)硬化区在出血区周边、乳头状蒂内或成片实性区,可见致密透明变性的胶原。此外,伴钙化时见砂砾体,还可见层状结构、坏死,罕见成熟的脂肪组织(图 1—14)。

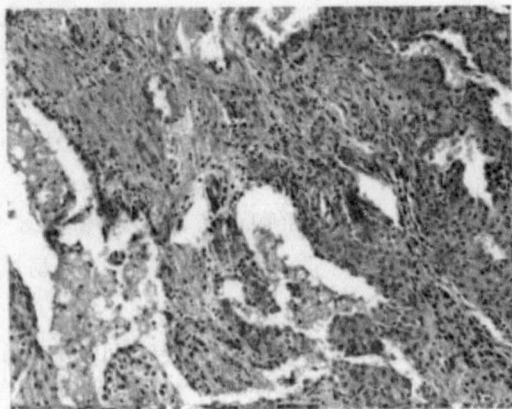

图 1—14　硬化性血管瘤

肿瘤呈乳头状,较粗的纤维核心,被覆单层立方上皮

免疫组化显示肿瘤细胞波形蛋白(vimentin,VIM)(＋)、神经烯醇化酶(NSE)(＋＋)、第八因子(F8)(－)、突触素(Syn)(＋)、细胞角蛋白(CK)(－)。

(四)软骨瘤(chondroma,ICD—O 编码:9220/0)

是一种由透明软骨或黏液样透明软骨构成的良性肿瘤,又名骨软骨瘤。肿瘤通常见于 Carney 三联症(胃间质肉瘤、肺软骨瘤和副节瘤)的患者。常多发,女性多见。肿瘤有包膜,界限清楚,切面见白色有光泽的、不规则的小叶。需与肺错构瘤、转移性软骨肉瘤相鉴别。切除肿瘤可治愈。

(五)透明细胞肿瘤(clear cell tumour,ICD—O 编码:8005/0)

是一种可能起源于血管周上皮样细胞的良性肿瘤,由含有大量糖原和富含透明或嗜酸性胞质的肿瘤细胞构成。临床一般无症状。肿瘤约 2cm 大小、孤立的、界限清楚的包块,切面呈红褐色。镜下瘤细胞圆形或卵圆形,胞质丰富、透明或嗜酸性,PAS 阳性;核大小轻度不等,核仁可能明显,但常无核分裂象。坏死极少见。血管呈薄壁窦样(图 1—15)。HMB45 染色(＋)。依据肿瘤细胞无不典型性、薄壁血窦样血管,S—100 和 HMB45 染色阳性,CK 阴性,可与转移性肾细胞癌、颗粒细胞瘤、转移性黑色素瘤、透明细胞肉瘤相鉴别。肿瘤切除 100％治愈。

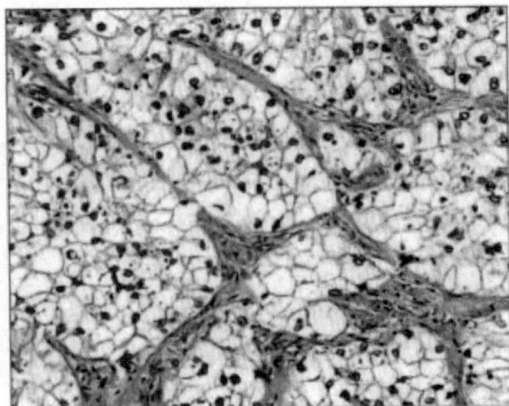

图 1—15　透明细胞肿瘤

瘤细胞胞质丰富透明或嗜酸性

（六）平滑肌瘤（leiomyoma）

1.平滑肌瘤是一种由成熟平滑肌分化的良性间叶源性肿瘤　肺平滑肌瘤是起源于肺支气管、血管、淋巴管或肺周围实质平滑肌的良性肿瘤，占肺良性肿瘤的2％。多见于中年女性。根据其组织来源，分为支气管内型和肺内型，多为单发。

（1）临床特点：肺平滑肌瘤早期可无症状，后期瘤体可压迫阻塞支气管引起肺不张，肿瘤也可压迫周围小血管，导致肺微小血管阻塞后发生出血和含铁血黄素沉积，临床可有咯血。支气管平滑肌瘤源于支气管平滑肌，肿瘤主要向支气管内生长，引起管腔狭窄或阻塞。发生于肺实质的平滑肌瘤，肿块多呈圆形或类圆形，大多边缘较清晰光滑，若有继发感染或阻塞性肺炎时，影像学显示边缘不光滑、模糊或出现细长毛刺表现，肿块密度大多均匀一致。确定细胞类型时，支气管镜或穿刺活检具有重要价值。

（2）病理变化

肉眼：肺内可见孤立性结节，直径大约1.5cm，切面灰白色、无出血坏死，与周围组织界限清楚。

镜下：肿瘤组织由分化好的平滑肌细胞组成。细胞比正常者略大，位于主支气管者，多呈束状平行或编织状排列，表面被覆假复层纤毛柱状上皮。位于肺实质，瘤组织富含薄壁血管。

免疫组化染色显本肿瘤细胞 vim（＋）、肌动蛋白（actin）（＋）、结蛋白（desmin）（＋）、平滑肌肌球蛋白（＋）。

2.肺良性转移性平滑肌瘤（pulmonary benign metastasizing leiomyomatosis）　肺良性转移性平滑肌瘤又称为平滑肌瘤病。多发生于育龄妇女，大部分患者有子宫平滑肌瘤病史。最常见的影像学表现是双肺内的多发性结节影，边缘光滑，可有分叶，也可出现空洞，无法与转移瘤鉴别。病变一般呈慢性方式生长，大部分患者无症状。目前认为，平滑肌瘤病患者平滑肌组织中的雌激素受体表达异常增高，用免疫组织化学法观察到患者雌激素受体染色阳性，且妊娠或口服避孕药均可使本病恶化，闭经期妇女发病与口服雌激素有关，因此推测发病可能与雌激素异常有关。

（1）病理变化

肉眼：大多数病例为双侧、多发、圆形、边界清楚。切面灰白色、质实、无出血、坏死。

镜下：瘤细胞呈梭形、束状、交织状或漩涡状排列，虽然无包膜，但与周围组织分界清楚，瘤细胞无周围浸润性生长倾向。瘤组织内可见上皮细胞衬里的裂隙和腺样结构，可见周围增生的肺泡上皮向瘤内延伸的现象及周围受挤压的肺泡结构；瘤细胞分化成熟，无明显异型性，未见核分裂象，与良性平滑肌瘤形态相似。电镜显示梭形瘤细胞的胞质内有肌丝和粗面内质网，肌丝间有密体，细胞膜下有密斑，有细胞连接，显示分化良好；细胞外有大量的胶原纤维；腺样结构内衬细胞器发达的腺上皮。

（2）鉴别诊断：本病需与平滑肌肉瘤、淋巴管肌瘤病、炎性假瘤和纤维平滑肌瘤性错构瘤鉴别。

1）平滑肌肉瘤：有核分裂象、细胞不典型和恶性肿瘤的特征。

2）淋巴管肌瘤病：肉眼观为严重的蜂窝状变化，切面显示纤维化与囊腔相间并存。镜下肺组织遍布增生的原始平滑肌细胞，形成小结节（图1—16A）。其增生的平滑肌细胞孕激素受体呈强阳性表达，雌激素受体呈弱阳性表达，HMB45阳性（图1—16B）。

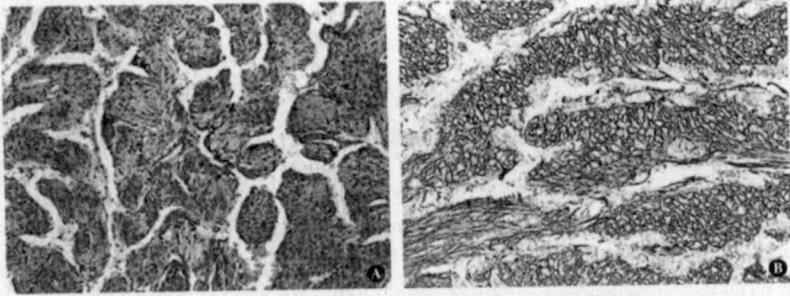

图1—16 淋巴管肌瘤,免疫组织化学 HMB45 阳性
A.肺组织中原始平滑肌细胞增生呈小结节;B.免疫组织化学 HMB45 阳性

3)炎性假瘤:是由肺内多种细胞成分形成的炎性增生性肿块。镜下显示有大量的纤维细胞增生和炎细胞浸润,尤以淋巴细胞、浆细胞为显著,并可见浆细胞内 Russell 小体。

4)纤维平滑肌瘤性错构瘤:在临床表现、胸片和病理表现上难以区分。

（七）畸胎瘤（teratoma）

肺畸胎瘤是指纵隔无畸胎瘤而原发于肺内者,是罕见的肺肿瘤。分为成熟型畸胎瘤（即良性畸胎瘤）和未成熟型畸胎瘤（即恶性畸胎瘤）。

1.临床特点　患者年龄多在 30 岁以上,男、女例数相近。瘤体较大或合并感染后,可有咳嗽、咳痰、呼吸困难甚至咯血等症状,可反复发作,少数患者可以咳出特征性的豆腐渣样物和毛发。胸部 X 线可见圆形、椭圆形、大小不等实性或囊性阴影,囊内密度不均,常可发现牙齿或钙化影,胸部 CT 扫描可更清楚显示囊内结构有助确诊。必要时可行经胸壁肺活检或开胸探查确诊。

2.病理变化

（1）肉眼:肿瘤大多位于肺上叶,左上叶多见,直径平均 6cm,可以延伸至支气管,部分突入支气管腔。成熟型切面呈囊实性,囊内含有毛发、角质、脂肪及骨组织等。而未成熟型为实性。

（2）镜下:良性畸胎瘤由已分化成熟的组织构成,内含有来自三种胚层的组织,为成熟或未成熟的皮肤、牙齿、骨、软骨、神经、肌肉、脂肪、上皮等组织,少数亦可含有胃黏膜、胰、肝、肾、肺、甲状腺及胸腺等组织成分。恶性畸胎瘤常表现为未成熟的不易定型和分辨的组织,畸胎瘤的恶变多表现为神经组织或上皮组织的异常增殖。多为神经胶质或神经管样结构,常有未分化、有丝分裂增多的恶性病理表现。

（八）黏液瘤（myxoma）

黏液瘤起源于原始间充质细胞或成纤维细胞,发生于肺部少见。多见于皮下组织、腱膜组织、骨和肌肉等。肺黏液瘤一般位于肺实质内,有包膜,黏液感,好发于成年女性。

1.临床特点　常无临床症状。偶在 X 线检查时表现为圆形、边缘整齐的分叶状阴影。

2.病理变化

（1）肉眼:肿瘤光滑,呈轻度分叶状,表面有极薄的包膜。切面见棕黄色胶冻样物质。

（2）镜下:肿瘤由具有致密的胞质及有突起的星状细胞所构成。核呈卵圆形,有细小规则的染色质及核仁。在星状细胞间含多量黏性、细颗粒状的嗜碱性物质,极似黏蛋白,未见核分裂。肿瘤呈浸润式或膨胀式生长,但不转移。

（3）免疫组织化学:vimentin（＋）。

3.鉴别诊断 需要与有黏液瘤样变性特征的肿瘤相鉴别,如软骨肉瘤、脂肪肉瘤、胚胎性横纹肌肉瘤等。

二、瘤样病变

(一)肺炎性假瘤(inflammatory pseudotumor)

肺炎性假瘤是一种界限清楚的炎性增生性肺内肿块,由炎细胞(包括浆细胞、淋巴细胞、组织细胞、泡沫细胞、多核巨细胞、肥大细胞等)和梭形间叶细胞(包括肌成纤维细胞、成纤维细胞和胶原纤维)以不同比例混杂而形成。按其组织形态特征,被分为纤维组织细胞型和浆细胞肉芽肿型。目前更倾向命名为炎性肌成纤维细胞肿瘤。

炎性肌成纤维细胞肿瘤(inflammatory fibroblastoma,ICD-O 编码:8825/1) 是炎性假瘤中的一个亚群,由胶原、炎细胞和在细胞学上常显示肌成纤维细胞分化的、温和的梭形细胞不等量混合而成。

1.临床特点 本病可发生于所有年龄,但多见小于 40 岁患者,特别是儿童最常见的支气管内间叶性病变,男女发病率相等。病因学上认为是反应性炎性病变,与先前的病毒感染如HHV8 有关,也有认为是一种低级别的间叶性肿瘤。80%的病例为一边界规则的或带刺轮廓的孤立肿块。临床表现与受累部位有关。支气管内病变可能伴有阻塞后肺炎和肺不张,患者咳嗽、喘鸣、咯血和胸痛。外周型通常无症状,如局部侵袭到胸壁可能引起胸膜炎或胸壁痛。

2.病理变化

(1)肉眼:典型病变呈孤立的圆形肿块无包膜,似橡胶,颜色从黄色到灰色不等(反映炎性浸润的组织与细胞成分)。肿瘤 1~36cm,平均为 3.0cm。5%~10%的病例累及肺门软组织和胸壁。偶见灶性骨化和砂砾样钙化,空洞罕见。

(2)镜下:混合性梭形细胞(成纤维细胞或肌成纤维细胞分化)排列成束或席纹状结构(图1-17)。梭形细胞具有卵圆形核、细染色质、不明显的核仁和丰富的双折光嗜酸性胞质。核分裂象不常见。包括淋巴细胞、浆细胞和组织细胞[包括泡沫细胞(黄色瘤细胞)和 Touton 型巨细胞]在内的炎症细胞浸润与梭形细胞混合(图1-18)。若组织细胞和梭形细胞为主则等同于纤维组织细胞型(fibrohistiocytic type)炎性假瘤,若组织细胞占优势而缺乏梭形细胞则被称为肺良性组织细胞瘤;若浆细胞占主要成分,沿着梭形细胞排列的方向成串或成簇分布,并常伴有淋巴滤泡,则为浆细胞肉芽肿型(plasma cell granuloma type)。罕见情况下,梭形细胞浸润血管或胸膜。

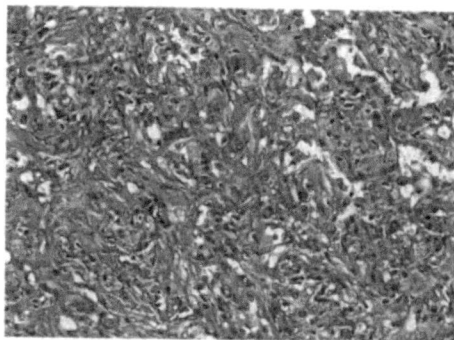

图1-17 炎性肌成纤维细胞肿瘤
肌纤维细胞和成肌纤维细胞束状排列伴炎症细胞浸润

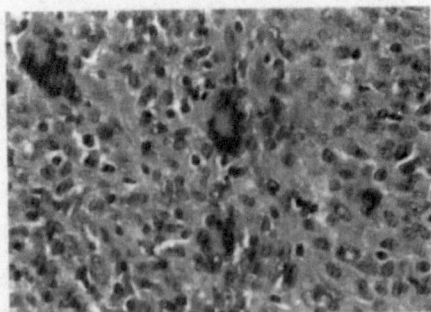

图 1－18　炎性肌成纤维细胞肿瘤
中央可见 Toutou 型巨细胞

免疫组织化学:肺和肺外炎性肌成纤维细胞肿瘤(IMT)显示同样的免疫表达谱。梭形细胞表达 vimentin 和平滑肌抗原(SMA),少数表达 desmin,不表达 myogenin、myoglobin、CD117(cKit)和 S－100 蛋白。约 1/3 病例中可见有局灶性角蛋白反应,也许是由于肺泡陷入所致。大约 40% 的 IMT 病例可见 ALK1 和 p80 表达。p53 免疫反应罕见,但有与复发和恶性变有关的报道。

3.分子遗传学特点　炎性肌成纤维细胞瘤偶尔呈现非整倍体。可有 TP53 突变。2/3 的 IMT 病例显示克隆性改变,有环状染色体和 1,2,4 和 5 号染色体的易位,如 ALK 基因 2p23 位点易位到 5 号染色体产生融合基因产物。

4.预后　大多数病例完全切除后预后很好,少数(5%)可能有肺外侵袭、复发或转移,复发通常发生在不完全切除的病例。组织学特征,包括局部浸润、血管侵犯、细胞成分增加、有奇异巨细胞的核的多形性、高的核分裂率(>3/50HPF)和坏死等可能与预后差有关。

(二)机化性肺炎(organized pneumonia)

机化性肺炎继发于肺炎,由于肺泡内纤维蛋白没有完全吸收,大量纤维组织增生形成。患者一般有肺炎病史。年龄以 50~60 岁为多,男性为主。其胸部 X 线片表现为双侧弥漫性肺泡影,肺容积正常,复发性和游走性阴影常见。

病理变化:

1.肉眼　病灶处边界清楚,灰白色,病变可扩展至肺膜。

2.镜下　气道内出现成纤维细胞栓(fibroblastic plugs 或称 Masson 小体),肺泡腔内增生的成纤维细胞/肌成纤维细胞灶通过肺泡间孔从一个肺泡到邻近的肺泡形成蝴蝶样的结构(图 1－19)。病变于低倍镜下呈斑片状分布是其特点,这是与普通间质性肺炎的重要鉴别点。间质呈慢性炎,肺泡Ⅱ型上皮细胞增生。

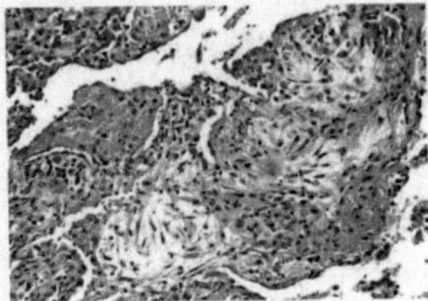

图 1－19　机化性肺炎
肺泡腔内增生的成纤维细胞和肌成纤维细胞通过肺泡间孔累及邻近肺泡

（三）嗜酸性肉芽肿（eosinophilic granuloma）

嗜酸性肉芽肿是一种孤立性的组织细胞的非肿瘤性质的异常分化，又称为肺朗格汉斯细胞组织细胞增生症（Pulmonary Langerhans cell histiocytosis，PLCH），以朗格汉斯细胞增生为特征表现。

1. 病理变化 病灶由朗格汉斯细胞、嗜酸粒细胞、淋巴细胞、浆细胞和少量中性粒细胞组成肉芽肿改变，肺间质呈结节性病变，分散在正常肺组织间，晚期病损内细胞数量减少，纤维组织增多。朗格汉斯细胞以丰富的、通常是空泡状、淡染的胞质，细胞界限不清，但核明显呈小泡状，核沟，核仁明显（咖啡豆状细胞），无吞噬（图1—20A）。电镜可见嗜酸性肉芽肿内大量朗格汉斯细胞。这些细胞来源于单核细胞和髓腔内的树突状细胞。朗格汉斯细胞质内含有Birbeck颗粒（图1—20B）。

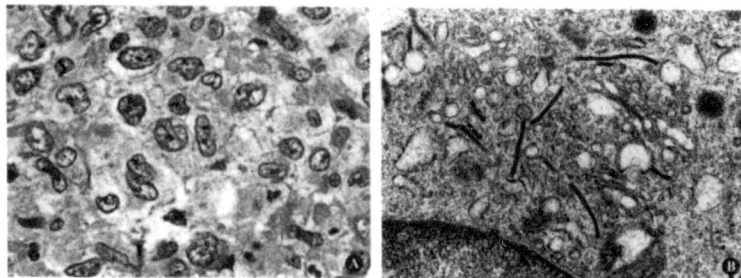

图1—20 肺朗格汉斯细胞组织细胞增生症

A. 光镜下细胞明显核沟、核仁（咖啡豆样）；B. 电镜下显示朗格汉斯细胞中层状、棒管状结构特征的Birbeck颗粒，有时具有一个扩大的终末端（网球拍样外观）

免疫组织化学：S—100（＋），CD1a（＋）。

2. 鉴别诊断 与慢性嗜酸性肺炎、特发性肺纤维化及局灶性结节性间质病变鉴别。

三、支气管上皮内瘤变和肺癌

（一）支气管鳞状上皮不典型增生和原位癌（Bronchial squamous cell dysplasia and carcinoma in situ）

支气管鳞状上皮不典型增生和原位癌75％为浅表或扁平病变，25％为结节或息肉状病变，通常发生于段支气管分叉处附近，向近、远段蔓延。形态学上大致与宫颈上皮内瘤变相似（图1—21，图1—22），可以是鳞癌的癌旁改变。

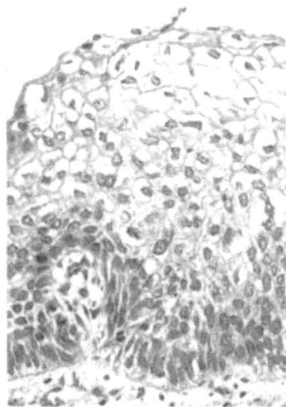

图1—21 支气管上皮不典型增生

纤毛型呼吸上皮发生鳞化，有核中度异型性和表层凹空细胞

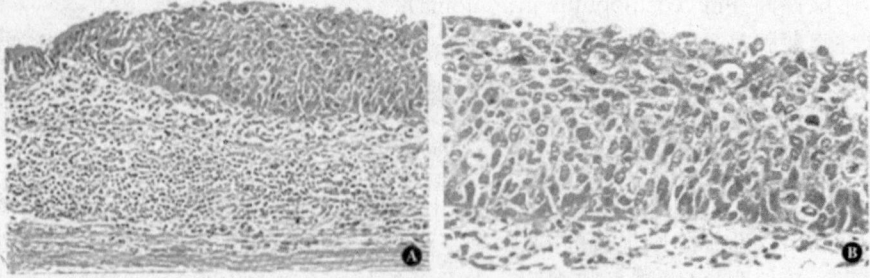

图 1—22　支气管鳞状上皮原位癌

复层上皮厚度超过 10 层细胞,细胞异型性明显,但未突破基底膜。A. 低倍镜;B. 高倍镜

（二）支气管上皮不典型性腺瘤样增生（Atypical adenomatous hyperplasia）

该病变常伴随在支气管肺泡癌、乳头状腺癌的周围,与良性肿瘤或低级别的恶性肿瘤,特别是浸润前(原位癌)的非黏液性支气管肺泡癌十分相似,因此认为该病变属于交界性病变。目前对该病变无需特殊治疗,但必须密切随访。

病理变化:肺泡内衬细胞由具有均匀一致核和空胞质的柱状上皮取代,细胞密度不太高,细胞和胞核没有显著的不典型性(后者为癌),几乎没有病理性核分裂(图 1—23),病灶常小于5mm,几乎都是多灶性的。免疫组织化学显示病变组织对 CEA 反应阴性或弱阳性,检测 PC-NA 显示较低的增生活性。

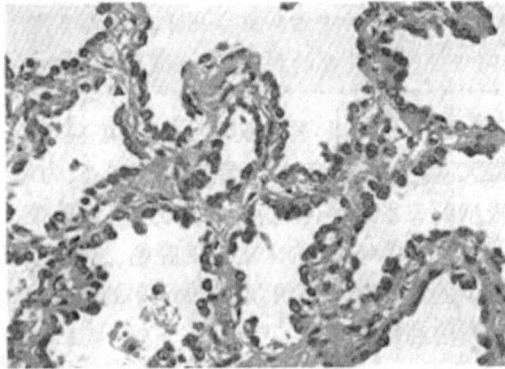

图 1—23　支气管肺泡的不典型性腺瘤样增生

肺泡衬覆细胞体积增大,轻度异型性。肺泡膈增厚

（三）肺癌（lung cancer）

肺癌是起源肺支气管或肺泡上皮的恶性肿瘤,是当今世界最常见的恶性肿瘤,是世界范围内恶性肿瘤的第一位死因,而且绝大多数肺的恶性肿瘤为癌(其他组织类型少于 1％)。男性是女性发病率的 2.7 倍。世界范围内具有明显的地域分布形式,与既往吸烟有很大关系,如在男性,发病率和死亡率最高的地区是欧洲(特别是东欧)、北美、澳大利亚和新西兰。中国、日本和东南亚属于中高发病率地区,而南亚(印度和巴基斯坦)及非洲近撒哈拉沙漠地区的发病率最低。美国黑色人种、新西兰毛利人肺癌发病率最高。但在女性最高发病率在北美和欧洲的西北部(英国、冰岛、丹麦),中等发病率在澳大利亚、新西兰和中国。

在临床上,对肺癌的诊断、治疗及预后的判断是以准确的病理诊断为依据。而肺癌的病理诊断大部分以肺癌的组织学分类为基础。世界范围内,肺鳞状细胞癌以男性为主(占男性的 44％),腺癌男女发病率相等,且在亚洲女性占明显优势(日本占 72％,韩国占 65％,新加坡华人占 61%)。近年来腺癌发生率升高的原因可能是由于现有人群中既往吸烟者的比例升高,因吸烟停止对肺鳞状细胞癌危险性的下降速率比对小细胞癌和腺癌为快;也可能是由于烟草成分的变化(低焦油含量、低尼古丁、过滤嘴香烟)这些所谓"安全"因素,导致吸烟人数更多并吸入更深,使周围肺组织更多地接触这些致癌物,而周围肺组织是腺癌更常发生的部位。苏格兰的小细胞癌是最常见的亚型。随着近年来吸烟人群、吸烟方式、吸烟量、持续时间、烟型等改变,肺癌的组织学类型及男女发病率的差异也发生着改变。

1. 病因学　肺癌的发生与环境、职业、吸烟有关,与遗传易患性也有一定关系。

(1)吸烟:大量证据表明,吸烟是大多数人群肺癌发生的主要因素。相对危险率(RR)吸烟者:不吸烟者分别为男性 8～15(倍),女性 3～10(倍)。持续吸烟者 RR 值可至 20～30。吸烟者吸入的烟雾和其他烟草产物含有 4800 种化学物质的混合体,包括超过 60 种已被国际癌症研究机构认定的致癌物。包括多环芳香族碳氢化合物(PAH)、乙酰芳烃、N-亚硝基胺、芳香族氨基酸、杂环芳香族氨基酸、偶氮类、挥发性碳氢化合物、硝基化合物、各种有机物、金属和其他无机化合物。

(2)大气污染:肺癌的发生与环境、空气污染相关是明确的。近 10～20 年来,肺癌类型的最大变化是腺癌正在逐渐替代鳞癌,成为发病最多的肺癌种类。鳞癌、小细胞癌的发生与吸烟的关系密切,鳞癌多发于男性,而腺癌多发于女性。20 年前,鳞癌是发病最多的种类,而近10 多年来,临床更多见腺癌,男性、女性的腺癌患病比例都在上升。研究表明,腺癌与吸烟的关系并不密切,腺癌发病率的升高可能与空气污染、室内装修污染、接触放射性物质和厨房油烟有关。

(3)职业性暴露:特殊职业暴露因素的重要作用早在 20 世纪 50 年代就已经开始报道。最重要的肺癌职业性致癌物包括石棉、晶状二氧化硅、氡、无机砷化合物、煤烟、焦油和石油中的多环芳香烃混合物和重金属。焊接和涂漆与肺癌危险性有恒定关系。已经显示大多数已知的职业致癌物与烟草烟雾具有某些协同作用。在含放射性物质如铀、镭等场所工作者,因受到电离辐射作用而有较高发病率。

(4)肺癌家族史:有肺癌家族史个体患肺癌的危险率大约是 25 倍。遗传学多态性作为可能的风险修饰物的研究已经集中到涉及一些体内代谢的酶类、DNA 修复和对尼古丁成瘾的作用等。

2. 临床特点　肺癌早期症状不明显(尤其周围型),可出现血痰(这是鳞状细胞癌最常伴有的症状)、呼吸道反复感染和肺炎。少数症状轻微,腺癌常无症状。小细胞肺癌(SCLC)常表现出与远处转移有关的症状,如上腔静脉综合征(占 10%),喘鸣和咯血少见。其他症状,如体重减轻、腹痛和骨痛、神经系统症状(5%～10%)、胸腔血性积液(累及胸膜者),以及其他副肿瘤综合征如 Cushing 综合征、异常 ADH 综合征、Schwarts-Bartter 综合征、Lambert-Eaton 肌无力综合征、高钙血症、肌肉病变、周围神经病变、黑棘皮病、增生性肺骨关节病(杵状指)等。

3. 病理变化

(1)肉眼:大体分型有以下三种。①中央型(central type):肿瘤发生于主、叶、段支气管者,即段支气管以上的部分;②周围型(peripheral type):肿瘤发生于小或细支气管者,即段支气管以下的部分;③弥漫型:肿瘤弥漫分布于肺内,多发生于细支气管和肺泡部分。

(2)镜下:将肺癌的组织学类型分为与组织发生有关、各具有不同分化表型的五大类,即

①来自支气管表面上皮,具有腺、鳞分化特征的癌;②来自细支气管肺泡上皮,具有 Clara 细胞和Ⅱ型肺泡细胞分化特征的细支气管肺泡癌;③来自神经内分泌细胞,具有神经内分泌细胞分化特征的神经内分泌癌;④来自支气管腺体具有唾液腺型癌分化特征的唾液腺型癌;⑤具有两种以上分化特征的癌瘤。该分类符合肺癌具有异质性特点的客观实际。在临床上还分为非小细胞肺癌(NSCLC)和小细胞肺癌(NSCLC)。

4. 主要组织学类型

(1)鳞状细胞癌(squamous cell carcinoma,ICD—O 编码:8070/3):肺鳞状细胞癌是一类起源于支气管上皮、显示角化和(或)细胞间桥的恶性上皮性肿瘤,即癌具有鳞状上皮分化特征。主要发生于段支气管,其次为叶支气管,因此多为中央型。

根据癌组织中是否见角化珠形成和(或)细胞间桥分为高分化、中分化、低分化。高分化即Ⅰ级,也称角化型,少见,癌巢规则,中央见癌珠或角化珠,可找到细胞间桥(图1—24);中分化即Ⅱ级,也称非角化型,最多见,癌细胞大,呈多边形,细胞境界不清,癌巢结构紊乱,边缘可见栅栏状结构,细胞核有异形,核分裂象多;低分化即Ⅲ级,癌巢不明显,癌细胞体积小,或呈梭形,核异型性大,核分裂象更多。有时在同一癌中可显示不同分化程度。

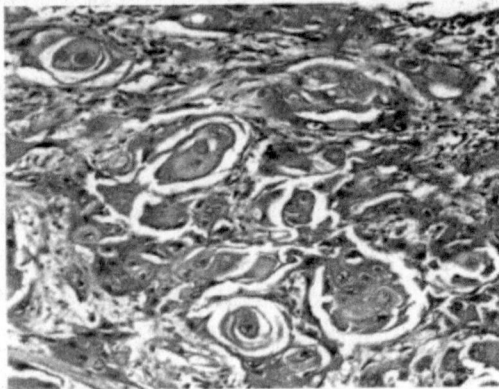

图1—24 肺鳞状细胞
肿瘤中显示明显癌巢与角化珠

(2)腺癌(adenocacinoma,ICD—O 编码:8140/3):肺腺癌是具有腺样分化或有黏液产生的肺癌。表现为腺泡样、乳头样、细支气管肺泡样,具有黏液形成的实性巢或以这些形式混合生长的恶性上皮性肿瘤。约占肺癌的 20%。尽管多数病例见于吸烟者,但与其他组织类型肺癌相比,它更常见于不吸烟的个体,因此在女性较男性多见。

肺腺癌可单发或多发,大小不一,可小至 1cm,大至占据一整肺叶。腺癌周围型常位于胸膜下,为境界清楚的包块,中央常见灰白色"V"形纤维化区伴有胸膜皱褶。有时呈分叶状,中央常有瘢痕形成,并有炭末沉着,称之为"马乔林溃疡",或界限不清伴有卫星结节。切面呈灰白色,可能伴坏死、出血。如癌组织有大量黏液分泌,则质软呈黏液样。如间质纤维组织增生明显则质较硬。肿瘤易沿胸膜侵犯和沿脏层胸膜广泛播散,导致胸膜模拟恶性间皮瘤的树皮样增厚(假间皮瘤样癌)。

腺癌细胞可呈单个,或排列成三维的桑椹样、腺泡样、假乳头样,或为伴有纤维血管轴心的真乳头和(或)细胞团片。大多数病例癌细胞分化好,胞质呈明显的均匀一致或颗粒状;部分分化差的癌细胞核中染色质粗而不规则分布或者深染,并见有从圆而平滑到不规则的单个大核仁。另一部分病例癌细胞胞质中含丰富的小泡而呈泡沫状,或核偏位呈印戒样。高分化者由大小不等的腺泡状或管状结构构成,其上皮细胞常为立方状或柱状细胞,胞质中等,浆内可见黏液,胞核圆形或卵圆形,大小较一致,可见小核仁及分裂象。腺管腔内可见蛋白性分泌物。腺管间纤维性间质多少不等,有少量淋巴细胞浸润。中分化者呈不规则腺管状,由单或多层立方状细胞构成,胞质呈嗜酸性,核呈中度异型性,排列不整齐,多有明显核仁。腔不太规则或仅见一个或多个小腔,间质纤细,富于血管(图1-25)。有时可见大量淋巴细胞和浆细胞浸润。分化差者主要由实性巢构成,其中可伴有含黏液的癌细胞,并可见少数或偶见腺泡状结构的癌组织。在纤维化病变(如普通间质性肺炎)中出现的显著的细支气管化生有可能与肺腺癌混淆。出现乳头或浸润性生长及丰富的细胞内黏液倾向于腺癌。

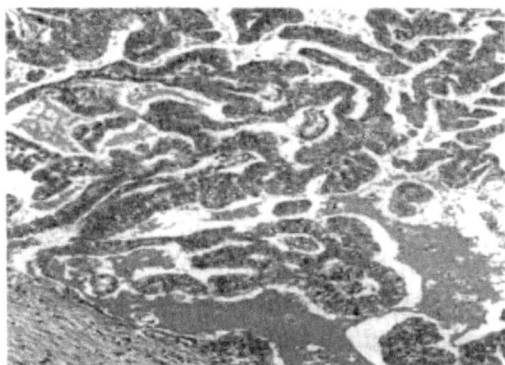

图1-25　肺腺癌

肿瘤呈腺样结构

根据腺癌的细胞、组织结构特征,主要有以下单一亚型及混合型。

1)肺腺泡性腺癌:癌组织呈腺泡状或管状(图1-26)。

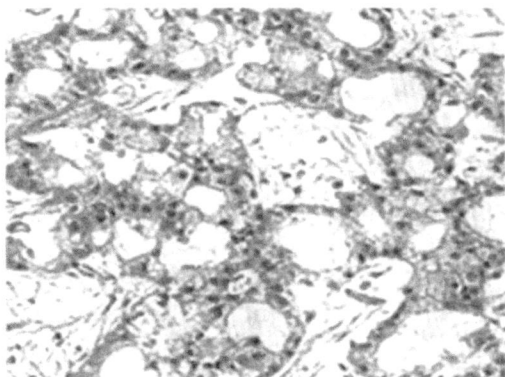

图1-26　肺腺泡性腺癌

肿瘤性腺管由立方细胞构成,有丰富的黏液

2)肺乳头状腺癌:特征为腺管内有大小不等的含纤维血管轴心的乳头形成(图1-27),癌细胞内可有大小不等嗜酸性、均质、分泌性小球,此癌的纤维性间质一般较少,常有淋巴细胞浸润。

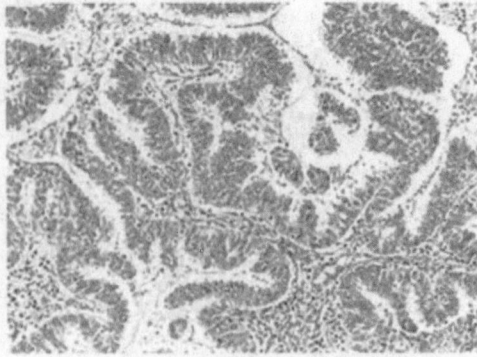

图 1—27　肺乳头状腺癌

乳头结构由高柱状上皮及纤维间质构成,上皮没有纤毛

3)细支气管肺泡癌(bronchiolo alveolar carcinoma,BAC):癌细胞沿着细支气管、肺泡管和肺泡壁及尚存的肺泡结构生长,但无间质、血管、胸膜侵袭的肺癌。根据是否含黏液分为黏液性和非黏液性。黏液性BAC(含有20%～25%,化生的黏液细胞),属低级别肿瘤。由高柱状或柱状、或杯状细胞组成(图1—28)。非黏液型Ⅱ型肺泡上皮或Clara细胞,含有60%～65%大多数孤立性BAC为非黏液亚型。Clara细胞(a—AT+),呈柱状,胞质嗜酸(肺泡形状,单层或多层,核内包含体),核可能位于细胞顶端(图1—29A),电镜下Clara细胞具有胞质突起,含致密颗粒和微绒毛(图1—29B)。Ⅱ型肺泡细胞[表面活性物质蛋白(SP—A,SP—B)阳性],立方形或圆顶形,胞质细颗粒状或泡沫状。可见胞核内有亮晕的嗜酸性包含体(图1—30A)。电镜下细胞中含板层小体(图1—30B)。非黏液性细支气管肺泡癌一般大于5mm,伴有明显的细胞分层(stratification)、细胞密度高及明显的核重叠、核染色质粗及出现核仁、细胞变成拥挤的柱状和微乳头簇。少数BAC由混合性黏液与非黏液细胞组成(12%～14%)。在临床实际病例中BAC常与其他类型的腺癌成分混合存在。局限性切除的无胸膜、血管和间质浸润的BAC后5年生存率达100%。无中央促结缔组织增生反应的小BAC(直径小于2cm),其10年生存率为100%。中心小瘢痕(直径小于0.5cm)的病例(即使出现局部间质侵袭),其预后也很好。肿瘤组织学表现为以BAC为主要类型的腺癌,其直径≤3cm或p—T1(无论有无侵袭)而且中心瘢痕小于0.5cm的肿瘤预后好。对小的(<2cm,CT表现良好,进行全部组织学切片的肿瘤)非侵袭性的周围型、缺乏活跃的中心纤维化的肿瘤进行局部切除(即楔形切除)可能是合理的治疗方法。

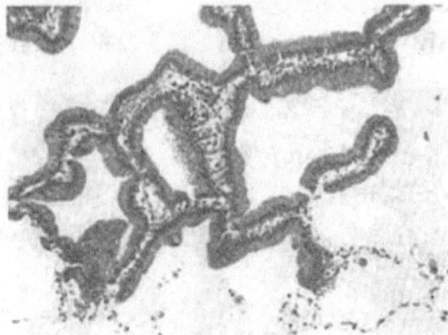

图 1—28　杯状细胞细型支气管肺泡癌

肺泡结构中内衬高柱状肿瘤细胞瘤细胞含有丰富的黏液,核位于基底

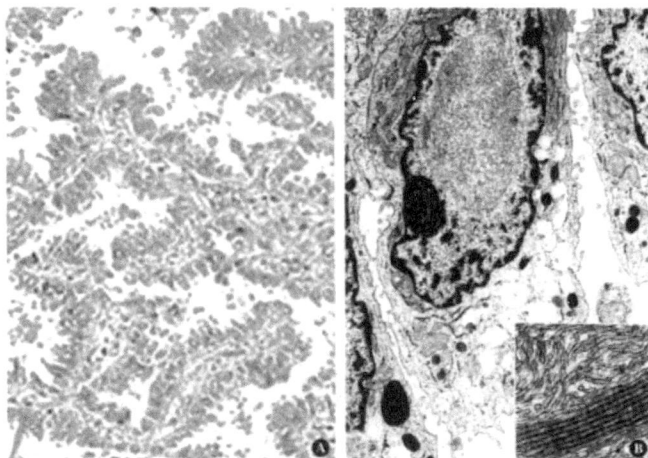

图 1—29　Clara 细胞型细支气管肺泡癌

A. 癌细胞呈鞋钉型、低柱状,排列呈乳头状结构;B. 电镜下癌细胞中具有胞质突起,含致密颗粒和微绒毛及板层小体

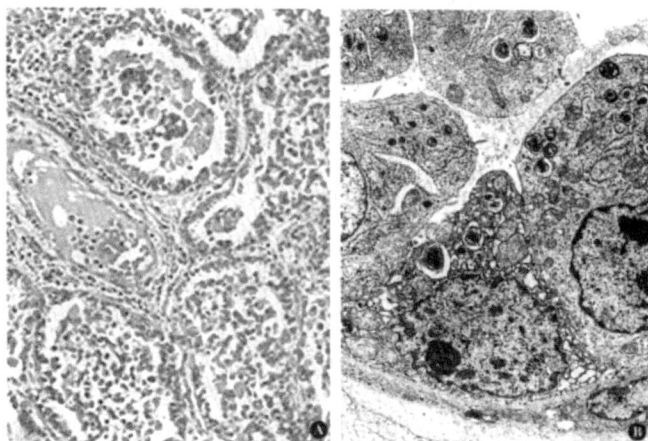

图 1—30　Ⅱ型肺泡细胞型细支气管肺泡癌

肺泡样结构内衬立方型癌细胞。肺泡腔内有较多脱落的癌细胞,间隔纤维增厚

4)实性黏液细胞腺癌:由分化不等的黏液细胞构成,形成较大的实性团块或癌巢,很少或几乎不形成腺管。间质为中等量纤维组织。癌细胞分化好者呈印戒状,PAS 染色呈强阳性;分化较差者,细胞较小,核居中央,胞质内含有黏液不明显;分化中等者,细胞中等大小,核居中或稍偏位。不同分化的癌细胞互相过渡,无明显分界。核分裂象不多见。

5)混合性腺癌:是最常见的亚型,占切除肺腺癌的 80%。常由上述各型腺癌中的任何两种或两种以上的成分构成。如腺癌以某一种组织结构为主,占其肿瘤组织成分的 70%～80% 甚至以上时,则以占主要成分的癌组织来命名;如果几种结构的癌组织之间难以区分主次,即可诊断为混合性腺癌,并按所占比例依次注明包括的各种腺癌成分。混合性腺癌的组织亚型、分化程度、细胞不典型性在不同的区域和组织块之间均存在混合。

其他腺癌亚型还有胎儿型腺癌、黏液性(胶样)腺癌、黏液性囊腺癌、印戒细胞性腺癌、透明细胞性腺癌等。

(3)腺鳞癌(adenosquamous carcinoma,ICD—O 编码:8560/3):腺鳞癌是一类在同一个

肿瘤内有明确的腺癌和鳞癌两种成分并存,其中每种成分至少占全部肿瘤的10%。故腺鳞癌的诊断应建立在对手术切除标本进行全面检查的基础上。

腺鳞癌的发病率占肺癌的0.4%～4%。腺鳞癌通常位于肺的周围,可能含有中央瘢痕,表现为早期转移和预后差。组织发生于多潜能储备细胞,中央型和周围分别起源,分别是伴有不同突变形式的支气管上皮细胞和Clara细胞。因为大多数腺癌是中央(腺泡样、实性)和周围(支气管肺泡样、乳头样)型腺癌的混合形式(图1－31),又被认为是起源于共同的中间型支气管Clara细胞或Ⅱ型肺泡细胞。5年生存率约为21%,Ⅰ～Ⅱ期鳞状细胞癌或腺癌预后相对较好。

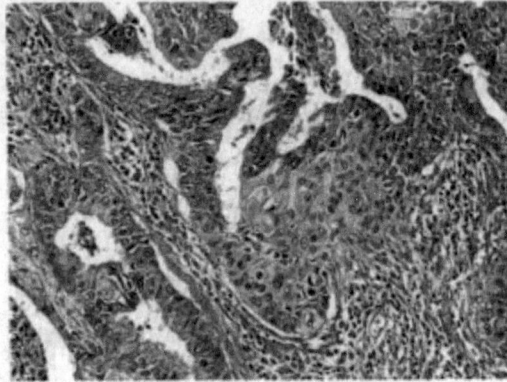

图1－31　肺腺鳞癌
腺癌和鳞癌混合存在

(4)小细胞癌(small cell carcinomas,SCC,ICD－O编码:8041/3):是一种可能来源于多潜能的支气管前体细胞的高度恶性级别的肺上皮性肿瘤,包括肺小细胞癌(small cell lung carcinomas,SCLC)和复合性小细胞癌。

1)临床特点:声音嘶哑和声带麻痹、副肿瘤综合征和后期脑转移较常见。影像学特征常为阴性。

2)病理变化

肉眼:肿瘤主要位于肺中央,周围型的报道少见。实性肿块具有较好的境界,切面呈白褐色,质软鱼肉状或髓样,伴广泛坏死。早期累及纵隔淋巴结。肿瘤常沿支气管壁生长(图1－32),可见支气管黏膜下或支气管周围、淋巴管、淋巴结播散,5%表现为钱币样病变。

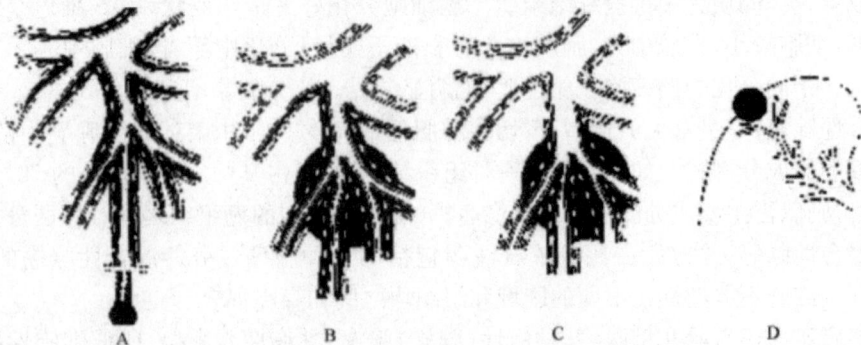

图1－32　肺小细胞癌的生长模式
A.小细胞癌沿支气管上皮下生长;B.或同时形成结节;C.少见在大气管形成结节;D.少见在周围肺形成结节

组织学上肿瘤排列成巢、小梁、栅栏状、菊形团，或片状。瘤细胞体积常小于三个静止的淋巴细胞，胞质少，核呈圆形、卵圆形或梭形（燕麦细胞癌，oat－cell carcinoma）。高核染色质呈细颗粒状，核仁缺乏或不明显，核膜薄，核分裂象和单个细胞坏死常见（图1－33A）。细胞境界不清，间质纤细，血管丰富，很少淋巴细胞浸润。有时肿瘤中可出现较大的瘤细胞，或有散在的多形性或瘤巨细胞，后者表现为分散的核染色质、明显的核仁、广泛的凝固性坏死、活跃的凋亡活性、血管周围被覆的嗜碱性核 DNA 壳（Azzopardi 效应）等。电镜下至少 2/3 的病例显示有直径接近 100nm 的神经内分泌颗粒（图1－33B）。但有少于 10％的 SCLC 病例神经内分泌标记阴性。

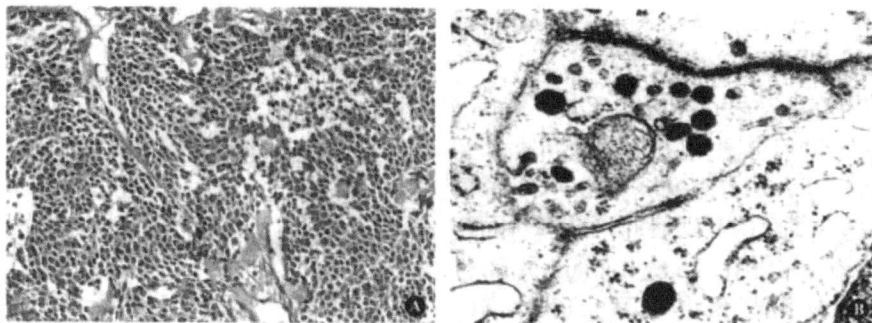

图1－33　肺小细胞癌

A. 小肿瘤细胞弥漫生长。核深染，核仁不明显，胞浆少，细胞边界不清；B. 电镜下有神经内分泌颗粒

复合性小细胞癌是小细胞癌与任何其他非小细胞癌成分复合组成的癌，这种复合成分可以是腺癌、鳞状细胞癌（图1－34）或大细胞癌，也可为少见的梭形细胞或巨细胞癌。在复合性小细胞癌和大细胞癌中，大细胞成分应至少大于 10％。

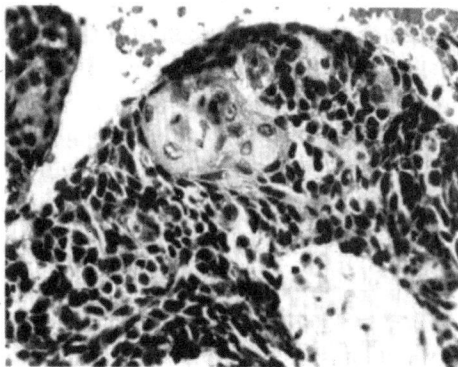

图1－34　复合性小细胞癌

复合成分为鳞状细胞癌

3）免疫组织化学：显示大多数病例 CD56、嗜铬颗粒蛋白 A（CgA）、突触素（Syn）阳性。少数神经内分泌标记阴性。约 90％甲状腺转录因子－1（TTF－1）阳性。

（5）大细胞癌（large cell carcinoma，ICD－O 编码：8012/3）：大细胞癌是一种未分化非小细胞癌，起源于具有多向分化潜能的多能干细胞，缺乏小细胞癌、腺癌或鳞癌细胞分化的细胞和结构特点。典型的大细胞癌细胞核大，核仁明显，胞质量中等。大细胞癌属于分化差的肿瘤个在除了出现鳞状细胞癌、腺癌或小细胞癌成分之后的排除性诊断。

研究显示大细胞癌占所有肺癌的 9％，其亚型有大细胞神经内分泌癌（LCNEC）占肺癌

3%，产生异位激素不常见。诊断的平均年龄大约为 60 岁，而且多数为男性。淋巴上皮瘤样癌（LELC）是非常少见的肿瘤，在中国占肺肿瘤的 1%，多数为女性患者（平均年龄 57 岁），只有 40% 是吸烟者。

多数大细胞癌为周围型，也可累及亚段或大支气管，通常侵犯脏层胸膜、胸壁或邻近结构。切面显示软的、粉褐色肿瘤，通常伴有坏死，偶尔伴有出血，少数伴有空洞。

组织学上 LCNEC 显示神经内分泌特征（核栅栏状和核型一致），与 SCLC 的区分是出现明显的核仁和细胞核大于静止小淋巴细胞直径的 3 倍。细胞聚集，少数呈分散性。细胞界限不明显，偶尔形成合体细胞。细胞核形态变化各异，从圆形到极不规则形。染色质分布不规则。胞质少、嗜碱性，核浆比高（图 1—35）。超微结构上常见少量腺样或鳞状的分化。

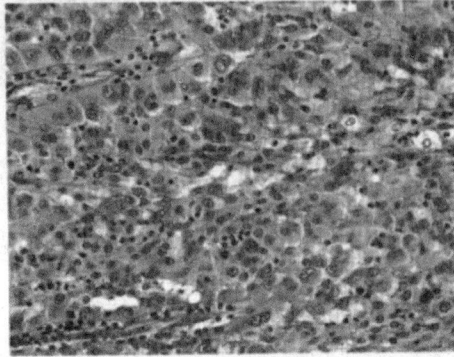

图 1—35　肺大细胞癌
多角形癌细胞胞质丰富，核仁明显

（6）肉瘤样癌（sarcomatoidcarcinoma）：这是一组分化差的、含有肉瘤或肉瘤样［梭形和（或）巨细胞］分化的非小细胞癌（图 1—36）。临床少见，吸烟是其最主要因素，石棉接触也有一定相关性。可为中央型，但更多的是侵犯胸壁的周围型，所以患者临床表现有疼痛。肿瘤直径常大于 5cm，界限清楚，灰黄或褐色奶油状，可呈砂砾样、黏液样、出血及坏死。预后较传统的非小细胞癌差。

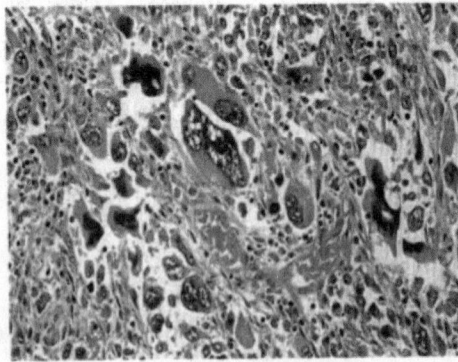

图 1—36　肺肉瘤样癌
肿瘤细胞弥漫性生长，细胞多形性，见有较多瘤巨细胞和梭形细胞

1）肿瘤扩散、分级与分期

①肿瘤扩散

a. 早期侵袭性肺癌可横向沿支气管黏膜生长取代表面上皮，伴有黏膜下微侵袭和腺导管累及（爬行式）；另一种为息肉状黏膜病变向下浸润（穿透式）。晚期直接蔓延至肺组织、肺门、

纵隔淋巴结,或经肺内支气管扩散形成肺内结节,或经心包、喉返神经、食管间隙,并可能通过胸膜直接累及胸壁或横膈。

b.淋巴管播散至肺门、纵隔、隆突下淋巴结,胸膜淋巴渗透。

c.血液转移发生较晚,转移至脑、肾上腺、骨、肝,对侧肺。

②肿瘤分级:根据癌细胞分化程度和异型性大小进行分级。

肺鳞癌和腺癌最常按分化程度划分为Ⅰ～Ⅲ级,分别为高分化、中分化和(或)低分化(分化差)。肺的小细胞癌、大细胞癌,均为分化差的癌,故不再分级。神经内分泌癌中,类癌为分化好的,不典型类癌为中分化的,小细胞癌、大细胞神经内分泌癌为分化差的。肺的其他恶性肿瘤在诊断时一般不予分级。

③肿瘤分期:与分期相关的组织学评估包括胸膜侵犯、切缘的评估、淋巴结评估、寻找肺内转移等。

a.NSCLC的分期(TNM分级)。

隐匿癌　$T_x N_0 M_0$(T_x代表不能评估原发肿瘤,通过痰或支气管灌洗液中发现恶性肿瘤细胞来证实肿瘤,而影像学或支气管镜未显示肿瘤)。

0期　$T_{is} N_0 M_0$:原位癌。

Ⅰ A期　$T_1 N_0 M_0$(T_1癌≤3cm,不在主支气管内)。

Ⅰ B期　$T_2 N_0 M_0$(T_2癌>3cm,或累及主支气管,或侵及脏胸膜,但未累及全肺)。

Ⅱ A期　$T_1 N_1 M_0$(N_1转移到同侧支气管旁和(或)同侧肺门淋巴结或肺内结节)。

Ⅱ B期　$T_2 N_1 M_0 / T_3 N_0 M_0$($T_3$:任何大小肿瘤侵犯到胸壁、横膈、纵隔胸膜、心包壁,或肿瘤位于主支气管内导致全肺不张或阻塞性肺气肿)。

Ⅲ A期　T_1、$T_1 N_2 M_0$(N_2转移到同侧纵隔或隆突下淋巴结)。

Ⅲ B期　任何$T N_3 M_0$(N_3转移到对侧纵隔、对侧肺门,同侧或对侧斜角肌或锁骨上淋巴结)。

Ⅳ期　任何T 任何N M_1(M_1远处转移,包括在同侧或对侧不同肺叶内存在其他不相连的肿瘤结节。

b.SCLC的分期。TNM分期的分类一般不适用SCLC,因为它不能很好地预示SCLC的预后。SCLC通常被按局限性或广泛性疾病进行分期。局限性疾病相当于TNM系统的Ⅰ～Ⅲ期,即肿瘤限于一侧胸腔伴有淋巴结转移者,包括同侧和对侧肺门、同侧和对侧纵隔、同侧和对侧上腔静脉、同侧胸膜渗液(不依赖于细胞学)。广泛性疾病指局限疾病定义以外所有的SCLC患者,与TNM系统中Ⅳ期相同。

2)分子遗传学特点

①三个频发的异常[TP53突变、调控RB1通路的失活和染色体3p的杂合性丢失(LOH)]是所有组织类型肺癌的共同变化。

a.TP53突变　TP53基因(一种肿瘤抑制基因,编码P53蛋白)。TP53突变失活可见于50%的NSCLC和大于70% SCLC(多数是错意突变)。在SCC和ADC的进展早期阶段和从原发、原位病变阶段到进展、转移性癌阶段都有TP53突变增加的证据。

b.调控RB1通路的失活　RB1(视网膜母细胞瘤基因13q11)是编码RB蛋白的抑制基因,后者在细胞周期从G_1到S期的转换过程中起"看门人"的作用。RB1通路中最常见的失活机制是RB1表达丧失、通过LOH(9p21)和启动子超甲基化使INK4(也称为CDKN2a,编码P16

蛋白)沉默和 CCND1(编码 cyclinD1)过表达,有时伴有相邻基因的扩增(11q13)。这三个基因在通过磷酸化而控制 Rb 失活的信号级联反应过程中以顺序的方式起作用。在 Rb 蛋白丢失、p16 失活和 cyclinD1 过表达之间存在一个恒定的负相关性,与这些事件的功能结局基本相同,导致细胞失控性增殖。

　　c. 染色体 3p 的 LOH 见于 80% 以上的 NSCLC 和 SCLC 中。这个区域含 FHIT(脆性组氨酸三联体,3p)、RASSF1 和 SEMA3B 三个潜在的肿瘤抑制基因。FHIT 编码具有 ADP 氢化酶活性的蛋白,它具有各种细胞内包括 DNA 复制的调节和信号应激反应等功能。RASSF1 编码的蛋白涉及控制癌基因 RAS 家族成员的活动。SEMA3B 编码信号素 3B,一个编码具有在神经元和上皮组织发育过程中起重要作用的分泌蛋白基因家族成员。这些基因在肺癌发展过程的作用尚未明确。

　　②肺癌的分子和病理学多样性:肺癌的发生与遗传学改变多步骤累积有关。这些改变包括等位基因缺失(LOH)、染色体不稳定和失衡、癌基因和肿瘤抑制基因突变、通过启动子超甲基化所致的表现遗传性基因沉默和控制细胞增殖基因的异常表达。许多遗传学改变的发生与组织类型有关,在 SCLC(发生于伴有神经内分泌特征上皮)和 NSCLC(起源于支气管或肺泡上皮)中表现遗传学改变发生频率和时期有所不同。起源于支气鳞状上皮化生/不典型增生过程的鳞状细胞癌(SCC)与起源于肺泡或支气管上皮细胞的腺癌(ADC)之间的一些遗传学和表现遗传学改变也不同。

　　a. 细胞遗传学的改变。荧光原位杂交(FISH)检测 7 号染色体数的改变常见,可能预示癌症发展的危险性。比较基因组杂交发现 3 号染色体数量的变化常见,表现为脆性组氨酸三联体基因(3p)在许多肺癌中都缺失。鳞癌可以是近二倍体,或伴有平均染色体数量在三倍体范围内的多倍体肿瘤一非整倍体肿瘤。非整倍体肿瘤预后差。鳞癌表型最显著的比较基因组杂交(GCH)变化是 3q 区扩增,多数出现 3q24—qter 获得或 3p(短臂)缺失。其他包括 4q、5q、8p、9p、10q、11p、13q、17p、18q、21q 缺失和 5p、8q、11q13、12p 过表达。3p12~p14、4p15~p16、8p22~p23、10q、21q 缺失和 1q21~q25、8q11~q25 过表达与转移表型相关。腺癌可能为单一染色体数量改变的近二倍体,特别是 Y 染色体和 1 号、7 号染色体的获得称为超染色体,也可能是亚二倍体。最常见的染色体失衡是 1q 的过度表达可能是腺癌比鳞癌更易血道播散的原因是因为着丝粒的 1q 区与转移有关。其他染色体改变包括 3p、4q、5q、6q、8p、9q、13q 缺失和 5p、8q、20q 获得。SCLC 显示为近二倍体。特征性为染色体不平衡,包括染色体 3p、4q、5q、10q、13q 和 17p 的缺失和 3q、5p、6p、5q、17q、19q、20q 的 DNA 获得。3p 缺失几近100%,并常伴有一个 3q 等臂染色体的形成。肺腺癌合并多发性肺腺瘤病变中经常有 9q 上的 TSC1 和 16q 内的 TSC2 的 LOH,提示它们是周围型肺腺癌肿瘤抑制基因候选位点。染色体 17q24~q25 的 DNA 获得是预测脑转移形成的可能标志物。染色体 5q 的 LOH 常见于 SCLC 的早期阶段而在 NSCLC 中不常见。多数肺大细胞癌是在所有肺癌类型中平均染色体数目和 DNA 含量最多的非整倍体(近 3 倍体或以上)肿瘤,因此核型复杂和高度染色体不稳定性。肿瘤可出现 1q21~q22 和 8q 的扩增,3p12~p14,4p,8p22~23 和 21q 的缺失。大细胞神经内分泌癌的染色体失衡可能与小细胞肺癌相似。侵袭性肺癌显示多种遗传学改变,包括不同位点的改变,如 3p14~p23、8q21~q23、9p21、13q、17q、18q、22p 的 LOH。

　　b. 分子遗传学的改变。多数鳞癌(84%)表达 EGFR。与腺癌相比,鳞癌 HER2/neu 相对少见。鳞癌Ⅳ期普遍有 RB 通路异常,如 p16Ink4 失活是通过纯合性缺失、突变、甲基化引起,另有 cyclinD1、cyclinE 过表达。30%～40%腺癌中显性癌基因 KRAS12 编码区的突变,其他类型的 NSCLC 和 SCLC 中极少见,提示腺癌的侵袭前病变。而且腺癌中 LKB1/STK11 常失活。其他还有 HER2/Neu 和 COX－2 过表达 DSCLC 具有 NE 细胞的所有特征。具有较高的 TP53 突变率、Rb 基因失活和 E2F1 的过表达,有特征性的 MYC 扩增和 caspase－8(重要的抗凋亡基因)的甲基化。SCLC 显示更高频率的 14－3－3σ 和 p14arf(两个重要细胞周期 G_2 检查点基因)失活,而 NSCLC 中很少见。大多数 SCLC 和鳞癌显示大段的 3p 同源缺失,而大多数腺癌和肿瘤前/侵袭前病变则显示小范围的染色体 3p 缺失。大细胞癌与 NSCLC 具有共同的分子和遗传学改变。大细胞神经内分泌癌除了失活通路与 SCLC 相同外,还有高频率的 TP53 突变和 bcl2 过表达、缺乏 bax 表达、高端粒酶活性,但 Rb/P14ARF 蛋白丢失和 E2F1 过表达频率比 SCLC 低。大细胞癌显示 p16 丢失、cyclinD1 和 cyclinE 过表达频率低,并缺乏 MEN1 突变和等位基因缺失。Fas 下调,但其配体 FasL 却明显上调。多形性癌的上皮和肉瘤样成分具有同样的分子谱系,包括相同形式的获得性的等位基因缺失、TP53 突变谱系和 X 染色体失活。多形性癌有变异的 CYP1A12。肺母细胞瘤有 β 连环蛋白突变。吸烟者的所有组织学类型都有过量的 G 到 T 转换,这意味着烟草致癌物与癌的普遍因果关系。女性非吸烟者 G 到 T 转换发生的频率低,其腺癌的发生与 TP53 突变相关。吸烟者与非吸烟者相比 KRAS 的突变、和 WZ/r 基因的超甲基化也更多见。

c. 基因表达谱。有角蛋白 5、6、13、14、16、17 和 19 基因,其他还有胶原Ⅳ α_1、半乳凝素 7、运动失调性毛细血管扩张症小组 D 相关蛋白、S100 钙结合蛋白 A12 和大疱性大疱疮抗原 1。5% 的 SCC 和 SCLC 中有 APC 基因突变(另一个 Wnt 通路成员)。MYC(8q21－23)扩增见于 SCLC 的侵袭前阶段(30%),而在晚期 NSCLC 中少于 5%。在神经内分泌肿瘤谱系中分子异常递增支持典型类癌是低级别、不典型类癌是中等级别、大细胞神经内分泌癌和小细胞癌是高级别肿瘤的概念。MEN1 基因突变和 MEN1 基因位点 11q13 的 LOH 见于 65% 的散发性不典型类癌(高级别神经内分泌肿瘤中未发现)。SCLC、类癌、鳞癌和腺癌具有独特的甲基化基因异常谱系。特别是在腺癌中的 APC、CDH13 和 RARB 甲基化率明显较鳞癌高。TP63 基因编码的位于 3p 染色体上的一个 TP53 基因家族成员 P63 蛋白,在鳞癌中高度表达(有时扩增),可能是鳞癌发展所必需的。

d. 对肺癌预后的预测。检测三个分子标记 K－ras,p53,c－erbB2 有预后意义。研究显示点突变导致 K－ras 癌基因激活则预后差,而 p53 改变与腺癌预后负相关。P185neu(c－erbB2 癌基因编码的蛋白)过度表达也提示预后差。此外,p21 W PFI 与预后好相关,cyclinD 和 bcl－2 表达、Rb 和 p16 基因失活与预后差有关。已经有几项研究开始应用鉴定基因表达谱来估计腺癌亚型的预后。

晚期 NSCLC 的染色体 2q,9p,18q,22q 杂合性缺失对其预测进展和预后差方面也有重要意义。9p,22q 等位基因不平衡伴 p53 改变与生存期短有关。

③清除 DNA 络合物的作用:在靶细胞中大多数致癌物被细胞色素 P450 酶催化加氧使其水溶性增强,提供有效的解毒机制。然而在该过程中,形成亲电子(缺电子)的中间产物,与 DNA 有高度反应性,导致 DNA 络合物的形成。细胞有精密的系统可以从基因组中清除 DNA 络合物,包括核苷剪切修复通路(aucleotide excision repair pathway,HER),擅长清除以共价键与 DNA 结合的所谓的庞大的 DNA 络合物;碱基切除修复系统(base exision repair systems,BER),清除由小的化合物附着或由离子辐射或氧化的碎片 DNA 碱基;以及特化的

直接修复系统［通过 O^6 一甲基鸟嘌呤 DNA 甲基转化酶（O^6 MGMT）发挥作用来修复错编甲基化的碱基 O^6 一甲基鸟嘌呤］。由于不同的个体的代谢活动、解毒和修复之间的平衡存有差异，从而可能影响癌症的危险性。

目前国内外多使用根据 WHO 颁布的肺肿瘤组织学分类（表1—2）。

表1—2　根据 WHO 肺肿瘤组织学分类（2004）

1.恶性上皮性肿瘤	2)梭形细胞癌	a.外生性
(1)鳞状细胞癌	3)巨细胞癌	b.内翻性
1)乳头状鳞癌	4)癌肉瘤	2)腺性乳头状瘤
2)透明细胞鳞癌	5)肺母细胞瘤	3)混合性鳞状细胞及腺性乳头状瘤
3)小细胞鳞癌	(8)类癌	(2)腺瘤
(2)基底样癌	1)典型类癌	1)肺泡性腺瘤
(3)小细胞癌	2)不典型类癌	2)乳头状腺瘤
复合性小细胞癌	(9)唾液腺肿瘤	3)唾液腺型腺瘤
(4)腺癌	1)黏液表皮样癌	a.黏液腺腺瘤
1)腺癌,混合亚型	2)腺样囊性癌	b.多形性腺瘤
2)腺泡性腺癌	3)上皮一肌上皮癌	C.其他
3)乳头状腺癌	(10)侵袭前病变	4)黏液性囊腺瘤
4)细支气管肺泡癌	1)原位鳞癌	4.淋巴增生性肿瘤
a.非黏液性	2)不典型腺瘤样增生	(1)黏膜相关淋巴组织型边缘带 B 细胞淋巴瘤
b.黏液性	3)弥漫性特发性肺神经内分泌增生	(2)弥漫性大细胞淋巴瘤
c.混合性黏液性及非黏液性或未定性	2.间叶性肿瘤	(3)淋巴瘤样肉芽肿病
5)实性腺癌伴黏液分泌	(1)上皮样血管内皮细胞瘤	(4)朗格汉斯细胞组织细胞增生症
6)胎儿型腺癌	(2)血管肉瘤	5.杂类肿瘤
7)黏液性(胶样)腺癌	(3)胸膜肺母细胞瘤	(1)错构瘤
8)黏液性囊腺癌	(4)软骨瘤	(2)硬化性血管瘤
9)印戒细胞腺癌	(5)先天性支气管周肌成纤维细胞瘤	(3)透明细胞瘤
10)透明细胞腺癌	(6)弥漫性肺淋巴管瘤	(4)生殖细胞肿瘤
(5)大细胞癌	(7)炎性肌成纤维细胞肿瘤	1)畸胎瘤,成熟型
1)大细胞神经内分泌癌	(8)淋巴管平滑肌瘤病	2)不成熟型
复合性大细胞神经内分泌癌	(9)滑膜肉瘤	3)其他生殖细胞肿瘤
2)基底样癌	1)单相性	(5)肺内胸腺瘤
3)淋巴上皮瘤样癌	2)双相性	(6)黑色素瘤
4)透明细胞癌	(10)肺动脉肉瘤	6.转移性肿瘤
5)大细胞癌伴横纹肌样表型	(11)肺静脉肉瘤	
(6)腺鳞癌	3.良性上皮性肿瘤	
(7)肉瘤样癌	(1)乳头状瘤	
1)多形性癌	1)鳞状上皮乳头状瘤	

四、肺肿瘤的病理诊断方法

目前,对肺肿瘤特别是肺癌组织学类型及分化表型的诊断有不同的方法可选择。临床影像学检查是肺部病变最常见的方法;中央部位,易于通过支气管镜活检和(或)刷片和(或)痰细胞学而获得诊断。荧光支气管镜检查可能对估计上皮内肿瘤的范围有帮助。周围型病变一般首选经胸 CT 引导的细针穿刺活检。痰液检查可找到癌细胞,即使阴性也不能完全排除癌;一般以肿瘤生长于较大支气管者痰检查阳性率高。不推荐把血清肿瘤标志物作为常规检查。

1. 痰细胞学检查　这是肺癌各项诊断手段中最简便易行的一种方法。患者无痛苦,易接受,且可反复进行。阳性诊断率可随痰检次数的增加而提高。一般一次痰检的阳性率为 40%～60%,五次可提高到 80%。痰细胞学检查可早期发现肺癌,特别是对中央型早期鳞癌的阳性率较高。鳞状细胞癌的细胞学表现常在坏死和细胞碎屑的背景上显示大的肿瘤细胞,细胞核中心有不规则的深染色质,一个或多个小核仁,胞质丰富。常见奇异形(梭形或蝌蚪形),或伴长形、梭形核(图 1—37)。在脱落细胞标本中表现为单个散在的细胞伴有明显的胞质角化和深染固缩的核。相比之下,取自支气管刷片的深层标本,细胞大部分都聚集成片。腺癌(侵袭性腺癌)细胞相对小、圆或卵圆。BAC 细胞在支气管肺泡灌洗液中倾向于均匀一致的圆形、平滑、淡染的核和不明显的核仁。单个 BAC 细胞偶尔与散在于涂片中的肺泡巨噬细胞相似,但由于核比巨噬细胞更圆并经常有少量的黏合细胞簇而能被鉴别。小细胞呈现疏松、不规则或合体细胞簇,单个肿瘤细胞通常呈线性排列。核呈卵圆形到不规则形,核染色质呈细颗粒状,分布均匀,"椒盐"状,或因碎裂呈条纹状(后者在细针活检和刷片更明显),可见深蓝染的无结构物,核仁不明显。LCNEC 涂片中基底细胞样癌由单个肿瘤细胞和黏合聚集的细胞组成。淋巴上皮样癌显示为黏合的扁平合体细胞样。梭形肿瘤细胞具有实性大的核及巨大核仁,混合一定数量的小淋巴细胞。

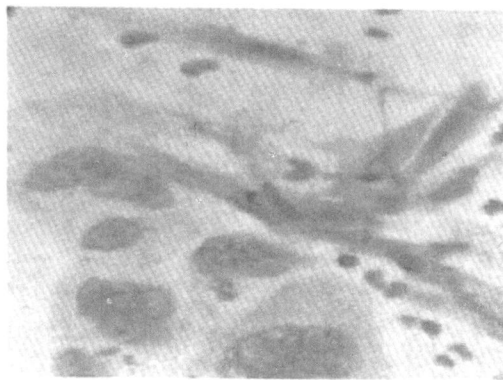

图 1—37　痰细胞学检查肺癌细胞

2. 经皮肺穿细胞学检查及活检　细针吸取细胞学(fine needle aspiration cytology,FNAC)检查及活检。适用于术前胸部 X 线或 CT 不能排除恶性病变,而常规痰细胞学,纤维支气管镜检查又未能确诊病灶性质者。特别是肺外周部病灶较小,或患者年龄大,身体一般状况差,无法耐受纤维支气管镜检查者更为适用。可用穿刺细针经皮肤穿过胸壁、胸腔至肺。细针穿刺至肺实质的肿块内,吸取小块瘤组织做细胞学检查或常规切片观察,能确定肺癌的组织学类型。在肺癌特别是外周型肺癌的诊断上,较痰细胞学检查更为有用。针吸标本的组织框架可能显示肿瘤细胞沿完整的肺泡间隔表面生长的组织学特征,但不能排除未送检标本中有侵犯的可能。FNAC 不仅方法较简便、易行,而且细针吸取的瘤细胞,结构清楚,易于辨认。其安全性高,副作用少,且定位明确,诊断率高。这种方法唯一的不足之处是需要有相应的设备条件才可进行。

3.纤维支气管镜活检　这是一种可靠的诊断肺癌的重要手段,适用于发生在气管和支气管及次段支气管以上的中央型肺癌的诊断,确定肿瘤的性质及肺癌的类型,并准确定位。白光反射支气管镜能检测大约 40％的原位癌病例,5mm 以下病变通常不易发现。所检出的大约 75％原位癌病变表现为浅表或扁平病变;其余 25％呈结节状或息肉样。自动荧光支气管镜用紫色或蓝色光照明替代白光,并将特殊的成像传感器连接到纤维支气管镜来检测异常的自发荧光,能看到微细或白光支气管镜下未见到的病变。不典型增生和恶性组织的绿色自发荧光的强度与红色自发荧光比较则明显减低,因此可通过其棕色或棕红色自发荧光来识别小于 0.5mm 病变。

4.开胸探查进行快速诊断　适用于外周型肺癌,往往是在影像学上考虑为肺癌,但术前未能获得肯定的病理诊断者。开胸探查时切除完整肿块及部分周围正常组织,送病理科作冷冻切片快速诊断。一旦确诊为癌,可进一步扩大切除肺段或肺叶。

5.胸腔积液细胞学检查　对一些胸腔积液患者,而原发癌部位在影像学上又难以定位时,可抽吸胸腔积液做细胞学检查,这也有助于肺癌的诊断与鉴别诊断。

6.免疫组织化学染色检测　可用于那些分化较差的肺癌,在常规染色切片普通光镜下难以准确分类的肺癌患者,尤其是用于小细胞肺癌的分化表型及神经内分泌癌的诊断和鉴别诊断。

常用标记抗体可分为 4 类:①鳞癌标记抗体:有高分子量角蛋白 CK20、CK17(需强阳性)、包壳素;②腺癌标记抗体:有低分子量角蛋白 CK18(有一定特异性)、CK7 阳性、(CK20阴性)、CD15(对肺腺癌有较高敏感性)、分泌成分(SC)、EMA 及 CEA,TTF−1 在 75％以上的肺腺癌中表达,而转移性腺癌(不包括甲状腺来源的癌)TTF−1 表达阴性;③神经内分泌细胞标记抗体有神经元特异性烯醇化酶(NSE)、CgA、Syn、铃蟾肽、leu−7、蛋白基因产物 9.5(PGP9.5)等,上皮性标记 EMA 亦可阳性;④细支气管肺泡癌标记抗体:有表达(SP−A,pro−SP−B,pro−SP−C)、Kp16D 蛋白等。黏液性 BAC 通常是 CK20 阳性而 TTF−1 阴性,在区分黏液性 BAC 与结肠转移性腺癌(后者也是典型的 CK20 阳性)时 CDX2 同源框基因染色阳性是有帮助的。对小细胞癌,包括淋巴细胞浸润、其他神经内分泌肿瘤、其他"小圆蓝细胞肿瘤"(SRBCT)和原发或转移性的非小细胞癌鉴别中,用 CK、LCA、神经内分泌标记和 TTF−1 免疫组织化学染色有助于鉴别诊断。前列腺特异性抗原、前列腺酸性磷酸酶和大囊泡疾病液体蛋白 15 可以分别用于鉴别转移性前列腺和乳腺癌。

7.电子显微镜检查　该法以癌细胞的超微结构特征为依据能对肺癌作出准确的分类。与常规病理检查不同的是活检或手术切除的标本需及时取材,用 3％戊二醛固定,制作超薄切片。在电镜下,各种类型的肺癌均具有某些特征性的超微结构(表 1−3)。

表1－3　各型肺癌的超微结构特征

肺癌主要类型	超微结构
鳞癌	1)细胞间桥粒连接
	2)胞质内见张力微丝束
腺癌	1)癌细胞形成细胞间微腔,有时见细胞内微腔。微腔表面有微绒毛
	2)细胞间有连接复合体
	3)细胞内可见黏液颗粒或分泌颗粒
神经内分泌癌	1)癌细胞胞质内可见多少不等的神经内分泌颗粒
	2)胞质内可见神经微丝及微管
	3)有的细胞有微绒毛,或胞质富于突起
	4)细胞间紧密连接、指突连接、桥粒
细支气管肺泡癌	1)发生自细支气管 Clara 细胞者,在细胞顶端的胞质内可见致密颗粒,表面有微绒毛
	2)发生自Ⅱ型肺泡细胞者,胞质内可见发育不同阶段的板层小体
	3)黏液细胞型的瘤细胞胞质内含有大量黏液颗粒

8.影像学

(1)胸部 X 线片:肺癌在胸部 X 线片显示肺内块状阴影,常呈分叶状,边缘不整齐,呈毛刺状或较模糊;有时无肿块阴影而仅表现为肺炎或肺不张。在中央型 SCC 中,可出现纵隔同侧移位,肺门、肺门周围或纵隔肿块,伴或不伴有肺萎陷或伴有中心透亮区的厚壁、不规则空洞。腺癌是最常见的周围型组织学类型,围型肿瘤呈孤立性结节(一般直径<4cm),很少有空洞。肺门不透明、肺不张或周围肿块可能和胸膜侵袭、纵隔扩大或半侧横膈升高有关。可见胸膜或胸壁累及(约占 15％)。

(2)CT 和螺旋 CT:CT 扫描能够最好地显示原发肿瘤的大致范围。特别是显示小的周围型肺癌(其中腺癌占大部分)。腺癌通常呈实性结节(实性密度),毛玻璃不透光(非实性含气)和混合实性/毛玻璃不透光(部分实性,半实性)。CT 扫描毛玻璃样成分提示与支气管肺泡癌的组织学类型相关。具有一个大的毛玻璃样成分的肿瘤比实性成分者预后好,长期生存率达 100％。腺癌中实性组成部分比毛玻璃成分越多,侵袭性生长的可能性就越大,预后也越差。螺旋 CT 可以更好地估计病变在胸部的范围、在胸部 X 线片上看不到的小的原发灶或继发结节,并且能显示淋巴结播散。

(3)正电子发射断层扫描术(positron emission tomography,PET):是目前鉴定肿瘤转移可选的方法(除脑转移需要 MRI 外)。骨转移时出现典型的溶骨现象。

(宋晓春)

第四节　食管常见肿瘤及相关病变

一、食管常见癌前病变

1.食管白色病变

(1)食管白斑(leukoplakia of esophagus):出现于食管黏膜的白色斑块变化,是由于黏膜角化过度而形成,可作为黏膜白斑病的局部表现或限于食管的疾病。

1)病因:烈性烟酒,辛辣,过热食物,以及口腔不卫生等长期持续性刺激。

2)病理变化

内镜下:食管黏膜由单个或散在白色斑块,略高于正常食管黏膜,边界清楚,也可是整个食管黏膜全部发白。

镜下:表面鳞状上皮过度角化或不全角化,棘层增厚或少数呈萎缩改变,基膜完整,结缔组织中有轻度慢性炎细胞浸润。

(2)糖原性棘皮症(glycogenic acanthosis):食管黏膜面有散在白色隆起、不连续的、圆形、表面光滑的斑,直径<3cm,蒂位于食管黏膜纵褶的表面。镜下鳞状上皮表浅层细胞增生肥大和空泡性变,这些细胞含丰富的糖原。此病变无临床意义。

2.反流性食管炎(reflux esophagitis) 又称胃食管反流性疾病,是胃十二指肠内容物反流到食管的结果。迷走神经功能障碍在本病的发生机制中可能有重要作用。也有报告认为食管反流及其并发症是由硬皮病和 Zollinger—Ellison 综合征引起的。

(1)临床特点:反酸、烧心、胸骨后疼痛,甚至有吞咽困难等。

(2)组织学特征:重度损害表现为明显的充血。早期病变镜下上皮增生及中性粒细胞和嗜酸粒细胞浸润,固有膜乳头变长,有时伴有局灶性上皮坏死。上皮内嗜酸粒细胞浸润在评价反流性食管炎上有一定的参考价值。后期则食管下段形成消化性溃疡,这种溃疡通常较大,卵圆形。境界清楚,边缘隆起,呈深火山口状,可能引起大量出血或穿孔。甚至发生柱状上皮化生,形成 Barrett 食管。此时基底细胞增厚,病变可累及黏膜下层,导致纤维组织增生。黏膜表面可呈息肉状改变,由于纤维组织增生,可导致食管狭窄、短缩,甚至引起食管裂孔疝。

3.Barrett 食管(Barrett esophagus) 食管下端括约肌水平以上的一段远端食管出现特化的柱状上皮内衬称为 Barrett 食管。1950 年由 Barrett 首先报道。有时伴有囊性纤维化(能够引起胃食管反流的一种病变),发生于化疗之后。已发现 Barrett 食管的发生具有遗传倾向。多数临床和实验室证据表明,Barrett 食管是溃疡形成之后原来的食管鳞状上皮通过柱状细胞、再上皮化造成的结果。这种上皮能够很好地对抗局部出现的病变。在 Barrett 食管上的柱状细胞可能来源于胃黏膜的迁移或者(更可能)是黏膜干细胞群中未分化成分的表型转换(化生)的结果。

(1)临床特点:绝大多数患者是成人,中年较多,但也可以发生于儿童。国外报道内镜检出率为 1%～4%,国内较少。临床可有反胃、烧心、胸骨后疼痛,可形成 Barrett 溃疡,偶有吞咽困难。

(2)病理变化

内镜下:鳞柱上皮交界是检测远端食管和胃交界的解剖学标志(图 1—38A)。如果远端食管柱状上皮区域长度≥3cm,就命名为长段型 Barrett 食管(图 1—38B);<3cm 为短段型 Barrett 食管。黏膜柱状上皮单处或多处指状突起(1～3cm)被归为短段型 Barrett 食管。根据 Barrett 化生的周径距离(C)和最大长度(M)的 Prague C 和 M 标准,是一种新的 Barrett 食管分类系统。短段型 Barrett 食管发展成腺癌的危险性要小于长段型 Barrett 食管。

镜下:该病变的本质为食管下段的复层扁平上皮被单层柱状上皮所代替,表现为食管黏膜的胃化生或肠化生(图 1—38C)。病理组织学一般分三种类型。①胃底上皮型(完全胃化生):整个形态与胃底黏膜上皮类似,包括胃底的上皮细胞,胃小凹、主细胞、壁细胞。②交界上皮型(不完全肠化生):只有胃的柱状上皮,无主细胞,也无壁细胞。③特殊型柱状上皮型(不完全肠化生):病变处可见绒毛状结构。绒毛内腺体紧邻着黏膜肌板。绒毛上皮为高柱状的黏液分泌细胞,可见杯状细胞、潘氏细胞等,但无小肠吸收功能。此型恶变率较高。

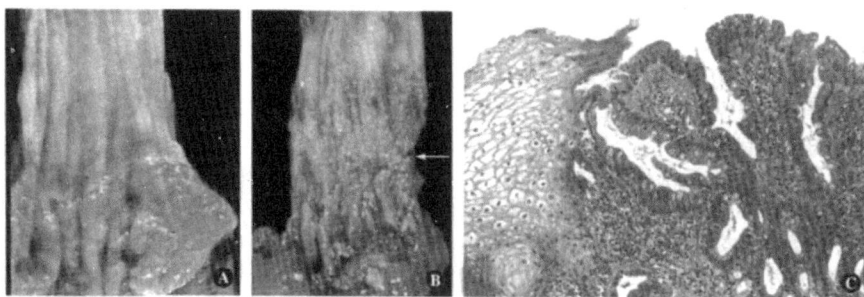

图 1-38　Barrett 食管

A. 正常食管鳞柱状上皮交界;B. Barrett 食管大体;C. Barrett 食管镜下复层扁平上皮被单层柱状上皮所代替

二、食管常见肿瘤

1. 食管鳞状细胞癌(esophageal squamous cell carcinoma,ICD－O 编码:8070/3)　食管鳞状细胞癌是一种具有鳞状细胞分化的恶性上皮性肿瘤。

(1)流行病学:食管癌的地理分布情况的特征是在相对较小的地区存在很大差异。在伊朗伊斯兰共和国的北部和中国的许多省(河南、江苏和陕西),此肿瘤在男女间的发生率均很高,超过 50/10 万,另外,在哈萨克斯坦的特定地区及津巴布韦的男性中也有很高发生率。男性发生率在中等水平的[(10～50)/10 万]地区有非洲东部,巴西南部,加勒比,大部分中国(除了南部的几个省,如湖南,广西,贵州和云南),中亚地区,印度北部以及欧洲南部。在食管癌发生的高危区,鳞状细胞癌是主要的组织学类型。有人提出,种族因素与此癌的发生有关。在性别因素除外的情况下,中亚地区处于高危险度的人群为土耳其人或蒙古人种,而非高加索人。非洲裔美国人比高加索裔美国人的食管癌发生率高出 2～3 倍。一般男性患食管癌的发生率比女性高 2～10 倍。在许多高发地区,食管鳞癌的发生率在近 10 年里有所降低,但在低发区人群(北欧和美国的高加索人)中食管腺癌的发生率锐增。

(2)病因学

1)烟草和乙醇:在西方国家,大约 90% 的食管鳞状细胞癌要归因于烟草和乙醇的危害。每种危害因素的影响方式不同。至于烟草,长时间中等量吸入比短时间大量吸入危害性要大,而乙醇则恰恰相反。如果两种因素结合起来,即便少量饮酒,都会起到倍增效果。

在发病高危区如法国西北部及意大利北部,当地人常饮酒可以部分解释食管癌的高发率。在日本的乙醇中毒者中,编码乙醛脱氢酶 2 的基因 ALDH2 显示有多态性,这个基因与包括鳞状细胞癌在内的多种上消化管肿瘤有明显关联。该观察提示,在食管癌的发生过程中,乙醛是乙醇的一个重要致癌性代谢产物。

2)营养:在世界其他地区,别的危险因素甚至比烟草和乙醇扮演着更重要的角色。有人提出,在中国高危地区的食物中缺乏特定微量元素及当地人吃腐烂、变质食物(产生亚硝胺的潜在根源)与癌的发生有关。

3)热饮料:在世界范围内,常见的一种高危因素就是饮用滚烫的饮料(如南美洲的巴拉圭茶),这样能造成食管的热损伤,导致发生慢性食管炎并最终发展成为癌前病变。

4)人乳头状瘤病毒(human papillomavirus,HPV):感染因素对于此肿瘤发生所起到的作用是有争议的,这些感染因素包括 HPV 的感染。在中国鳞状细胞癌的高发区,尽管 HPV 的 DNA 持续检出率为 20%～40%,但西方国家此癌患者中却普遍检测不到。

另外与食管癌相关的病变还有食管失弛缓症、Plummer－Vinson 综合征(乳糜泻及形成灶状非表皮松解性于掌足底部皮肤角化病)等。

(3)临床特点

1)早期:食管癌一般未形成肿块,X 线仅有黏膜的改变。临床上只有轻微的症状,可进普食。通常症状是食管内有异物感、烧灼感、轻微的吞咽不畅、背痛和胸骨后疼痛。此外,少数患者有呃逆、上腹痛、腹胀、烧心等。但有些患者可完全没有症状,仅在拉网细胞学检查时发现。

2)进展期:食管癌患者最常见的症状表现为进行性吞咽困难、体重减轻、胸骨后或上腹部疼痛及由于肿瘤生长造成食管腔狭窄而导致反胃。只能进软食或流汁。病变晚期,患者消瘦、脱水,甚至恶病质。更晚期可有声音嘶哑,甚至食管癌穿孔,导致各种并发症。以中年男性居多,41～60 岁者占 76.6%。我国中段癌占 63.33%,下段癌占 74.95%,上段癌占 11.72%。这是根据 X 线与细胞学相结合研究的结果。

3)超声波内镜检查术:超声波内镜检查术被用来评估早期和进展期肿瘤的浸润深度,以及食管旁淋巴结的受累情况。高频超声波内镜可用来评估肿瘤的浸润深度。总体来说,食道癌在超声波内镜下表现为局限性或弥漫性管壁增厚,呈显著低回声或回声不均模式。如果肿瘤浸润性生长穿透管壁并且侵及周围组织,那么在超声波内镜下就能看出食管的管壁层次结构已被破坏。

4)计算机体层摄影和磁共振成像:对于进展期癌,计算机体层摄影(computed tomography,CT)和磁共振成像(magnetic resonance imaging,MRI)可以为食道癌的局部生长和全面扩散情况提供信息。肿瘤生长特征性地表现为食管壁肿胀、伴或不伴周围器官受直接浸润。可看到颈部、腹部及纵隔的增大淋巴结。三维 CT 和 MRI 的成像效果可能与内镜相近,可以有效展示 T_2～T_4 期病变,T_1 期效果不好。

(4)病理变化

1)早期食管鳞癌:癌组织局限于黏膜下层以内,未累及肌层,更无淋巴结转移,其中包括原位癌,黏膜内癌及黏膜下癌。不同于早期胃癌的概念。

肉眼分型:

①斑块型。病变处食管黏膜肿胀高起,表面粗糙不平。固定后呈苍白色,酷似牛皮癣样改变。但有时在粗糙病灶中,偶然可见小的糜烂区。病变边界清楚。食管纵行或横行黏膜皱襞变粗或中断。有时病变范围很大。切面局部黏膜增厚,此型约占 51.3%。

②糜烂型。病变处食管黏膜凹陷,边缘不规则,呈地图样。在凹陷糜烂区内,偶见残存正常鳞状上皮小岛。糜烂区内可有渗出物,切面局部黏膜缺损,壁薄。此型占早期食管癌的 33.3%。

③乳头型。病变处黏膜高起呈乳头状或息肉状。通常直径 1～3cm,突向食管腔内。偶见乳头表面有小的糜烂区,此型约占 8.0%。

④潜伏型。病变处黏膜既不高起,也不下凹。标本未固定时,病变处黏膜略呈粉红色,黏膜毛细血管充血。标本固定后,则很难找到病变所在。必须通过组织学检查才能确诊。常规 X 线只能见食管运动障碍、僵硬。多在普查时经脱落细胞发现,约占早期食管癌的 7.3%。

组织学分型：

①原位癌。又称上皮内癌、浸润前癌。主要表现为异型上皮累及食管上皮的全层,极性消失,病变区癌组织可增厚或变薄。细胞可大,呈大细胞原位癌。也可变小,呈小细胞或梭形细胞原位癌,但基膜完整。原位癌也可累及食管腺体。食管原位癌在各大体类型中,其发生率各不相同,其中隐伏型占100%,糜烂型占44%,斑块型占18.2%,乳头型占8.4%。

②黏膜内癌。又称最早期浸润癌,在食管原位癌的基础上,有少数癌细胞穿破基膜,呈条索状或雨滴状侵及黏膜固有膜内或黏膜肌板,但未进入黏膜下层。此种类型在隐伏型中没有,糜烂型中占40%,斑块型中占45.5%,乳头型中占33.3%。

③黏膜下癌。又称早期浸润癌。食管原位癌穿破黏膜肌板,累及黏膜下层,但未累及肌层。此种类型病变较大,累及黏膜下层病变较广泛。此种类型在糜烂型中占16%,斑块型中占36.4%,乳头型中占58.2%。

2)进展期食管鳞癌

肉眼分型：

①髓质型。癌组织主要向食管壁内扩展,食管壁明显增厚,癌的上下呈坡状隆起,表面带有深浅不一的溃疡。病变多累及食管全周或大部。瘤体切面灰白、致密、壁厚。纤维组织不甚丰富,癌多穿透食管壁,此型占60.9%。

②蕈伞型。癌组织呈卵圆形突入食管腔内,边缘高起、外翻,表面多有浅溃疡,病变多累及食管壁之一部或大部。切面多已穿透食管壁,间质中结缔组织增生,有中等量各类炎细胞浸润。此型占12.1%。

③溃疡型。癌多累及食管壁的一部分,癌组织薄,溃疡较深,边缘略高起,溃疡底部常有较多的炎性渗出物,间质中炎细胞较多,此型占12.6%。

④缩窄型。病变处癌组织呈明显管状狭窄与梗阻,局部食管壁缩短,病变多累及食管全周,一般大小为3~5cm。表面一般无溃疡或只有糜烂,只有局部呈放射状皱缩,上段食管常扩张。切面肿瘤见大量纤维组织呈编织状结构,质地僵硬。此型占5.5%。

⑤腔内型。肿物呈巨大息肉状或肿块状突向食管腔内,呈圆形或卵圆形,无蒂、宽基底。表面可有糜烂,肿瘤多浸透肌层。此型占3.3%。

镜下：浸润性鳞状细胞癌,癌组织呈片块状,为纤维组织所分割。癌细胞呈多角形,核圆或卵圆,深染,位于细胞中央。鳞癌约占食管癌的90.6%。根据分化程度,分为三级(图1—39)。

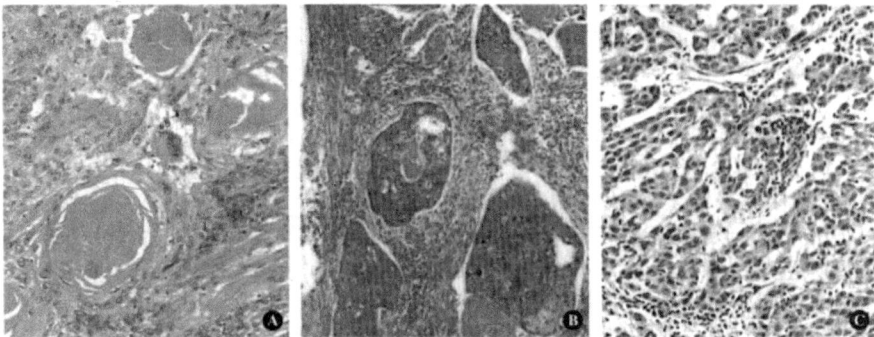

图1—39　食管鳞状细胞癌

A. Ⅰ级(高分化鳞癌);B. Ⅱ级(中分化鳞癌);C. Ⅲ级(低分化鳞癌)

Ⅰ级(高分化鳞癌):细胞体积大,胞质丰富,有明显的角化和细胞间桥,核分裂不多。此型约占26.1%。

Ⅱ级(中分化鳞癌):细胞分化中等,少量角化,细胞呈圆形、卵圆形或多角形,大小较一致,偶见细胞间桥。此型约占65.2%。

Ⅲ级(低分化鳞癌):癌细胞较小,呈圆形、卵圆形、梭形或不规则,形体积小,胞质不多,易见核分裂,不见角化或细胞间桥。此型约占8.6%。

3)食管鳞癌其他少见亚型

①疣状癌(ICD-O编码:8051/3):在组织学上定义为一种恶性乳头状肿瘤,与其他部位产生的疣状癌类似。

肉眼:呈外生性、疣状、菜花样或乳头状。可见于食管任何部位。

镜下:由高分化及角化的鳞状上皮构成,上皮细胞有微小不典型性,常呈膨胀式而非浸润式乳头状生长。

食管的疣状癌生长缓慢且局部浸润,转移能力非常低。

②梭形细胞癌(ICD-O编码:8094/3):在组织学上定义为具有不等量肉瘤样梭形细胞成分的鳞状细胞癌。也有其他一些名字包括癌肉瘤、假肉瘤样鳞状细胞癌、息肉样癌及具有梭形细胞成分的鳞状细胞癌。

肉眼:肿瘤具有特征性的息肉样生长方式。

镜下:大部分病例中癌和肉瘤成分存在不同程度的转化,如梭形细胞或许能够转化形成骨、软骨和骨骼肌。肿瘤的多形性可类似恶性纤维组织细胞瘤。

免疫组织化学和电子显微镜观察表明肉瘤性梭形细胞存在不同程度的上皮分化。因此,肉瘤成分可能是化生来的。然而,最近在对一例梭形细胞癌的病例进行的分子学分析发现,肿瘤中的癌和肉瘤成分具有不同的基因改变,因此考虑两者分属两种独立的恶性细胞株。

③基底细胞样鳞状细胞癌(ICD-O编码:8083/3):这种肿瘤结构上与上呼吸道的基底细胞样鳞状细胞癌完全相同。

镜下:肿瘤细胞排列紧密,核深染,有少量嗜碱性细胞质。呈实性生长方式,可见小腺腔样结构和灶状粉刺样坏死(图1-40)。基底细胞样鳞状细胞癌可合并上皮内肿瘤、侵袭性鳞癌或基底样细胞内鳞状分化岛。本肿瘤的增生活性要高于典型鳞癌。基底细胞样鳞状细胞癌具有凋亡发生率高的特点,预后与普通食管鳞癌没有明显区别。

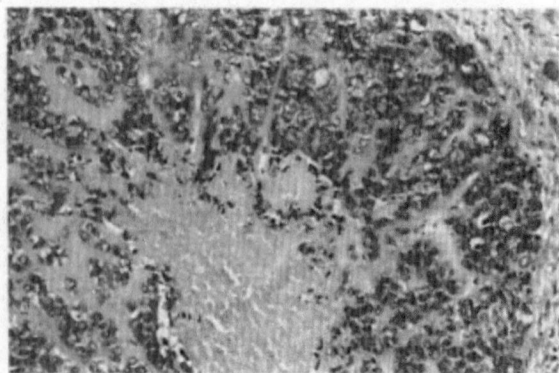

图1-40 基底细胞样鳞状细胞癌
中央为粉刺样坏死

（5）肿瘤扩散与分期

1）肿瘤扩散：食管鳞癌限定为肿瘤性鳞状上皮穿透鳞状上皮基膜并延伸到固有层或更深层次。浸润一般始于原位癌中肿瘤性上皮的增生，呈网状向下突出，推进到固有层后分散成为小的癌细胞簇。在肿瘤细胞垂直向下浸润时，水平生长常常逐渐破坏肿瘤边缘的正常黏膜。在早期病变中，癌组织就已经能侵犯到管壁内的淋巴管和静脉血管。随着浸润深度的增加，淋巴管和血管被浸润的概率不断增大。有时可能发现，位于淋巴管和血管内的肿瘤细胞已远离肿瘤主体数厘米远。癌组织侵犯肌层，进入疏松的纤维性外膜并且可能超出外膜，累及邻近器官或组织，最常见的是气管和支气管，并最终形成食管气管瘘或食管支气管瘘。

①浅表性食管癌。"浅表性食管癌"一词用来表示肿瘤仅限于黏膜层或黏膜下层，不管是否存在区域性淋巴结转移。在中国和日本，早期食管癌一词常限定用来表示肿瘤浸润深度未超过黏膜下层，并且没有转移。日本的一些研究发现，所有切除的癌中有 10％～20％ 为浅表性癌，而西方国家很少有浅表性癌的报道。约 5％ 的固有层受侵犯的浅表性癌发生淋巴结转移，而浸润黏膜下层的癌的淋巴结转移率大约是 35％。肿瘤浸润深度如果超过了黏膜下层，则使用进展期"食管癌"一词。

②管壁内转移。食管鳞癌的一个特殊点在于可以发生管壁内转移，这见于 11％～16％ 的食管切除标本中。转移方式考虑是经由管壁内的淋巴管扩散而致，这样就为继发性管壁内肿瘤提供了落脚点。管壁内转移意味着肿瘤已到了进展期，患者的生存时间将缩短。

③第二个原发性食管鳞癌。在 14％～31％ 的病例中存在多个互为独立的食管鳞癌。第二个肿瘤多为原位癌和浅表性食管鳞癌。

2）转移：食管鳞癌最常见的转移部位是区域性淋巴结。黏膜内癌的淋巴结转移率大约是 5％，浸润至黏膜下层癌的淋巴结转移率＞30％，侵犯邻近器官或组织的癌的淋巴结转移率＞80％。食管癌最常转移至颈部和纵隔淋巴结；中 1/3 癌常转移至纵隔、颈部及胃上淋巴结；下 1/3 癌常转移至下纵隔淋巴结和腹腔淋巴结。血源性转移最常见的部位是肺和肝。相对少见的部位是骨、肾上腺和脑。最近利用免疫染色方法证实，40％ 的食管鳞癌患者的骨髓中存在扩散性肿瘤细胞。食管切除后癌复发可以是局部的或是远处的，两者发生的概率相近。

3）TNM 分期：对于食管鳞癌的分期，国际抗癌联合会（international union against cancer，UICC）建立的 TNM 分期方式（2009 版）被广泛应用。它对于建立肿瘤治疗计划很有用，并且对于预测肿瘤的预后也很有效。

①原发肿瘤（primary tumor，T）

T_x：原发肿瘤不能测定

T_0：无原发肿瘤的证据

T_{is}：高度不典型增生

T_{1a}：肿瘤侵及黏膜固有层

T_{1b}：肿瘤侵及或黏膜下层

T_2：肿瘤侵及肌层

T_3：肿瘤侵及食管纤维膜

T_{4a}：肿瘤侵及胸膜、心包、膈肌

T_{4b}：肿瘤侵及其他邻近器官

②区域淋巴结（Regional Lymph Nodes，N）

N_x:区域淋巴结转移不能确定

N_0:无区域淋巴结转移

N_1:1～2枚区域淋巴结转移

N_2:3～6枚区域淋巴结转移

N_3:≥7枚区域淋巴结转移

注:必须将转移淋巴结数目与清扫淋巴结总数一并记录

③远处转移(Distant Metastasis,M)

M_x:远处转移不能测定

M_0:无远处转移

M_1:有远处转移

④肿瘤分化程度(Histologic Grade,G)

G_x:分化程度不能确定－按 G_1 分期

G_1:高分化癌

G_2:中分化癌

G_3:低分化癌

G_4:未分化癌－按 G_3 分期

⑤食管癌 TNM 分期(表1－4)。

表1－4 食管鳞状细胞癌 TNM 分期(包括其他非腺癌类型)

分期	T	N	M	G	部位*
0	Tis	0	0	1,X	any
ⅠA	1	0	0	1,X	any
ⅠB	1	0	0	2～3	any
	2～3	0	0	1,X	下段,X
ⅡA	2～3	0	0	1,X	中、上段
	2～3	0	0	2～3	下段,X
ⅡB	2～3	0	0	2～3	中、上段
	1～2	1	0	any	any
ⅢA	1～2	2	0	any	any
	3	1	0	any	any
	4a	0	0	any	any
ⅢB	3	2	0	any	any
ⅢC	4a	1－2	0	any	any
	4b	any	0	any	any
	any	3	0	any	any
Ⅳ	any	any	1	any	any

* 肿瘤部位按肿瘤上缘在食管的位置界定,X指未记载肿瘤部位

(6)分子遗传学特点:细胞周期调控紊乱,如 TP53(17p13)、Rb 基因突变、周期蛋白 D1 (11q13)的扩增,CDKN2A 通过纯合子缺失或重新甲基化而灭活、FHIT 基因(脆性组胺三联

体,一种推测性肿瘤抑制因子,位于 3p14)通过 5′CpG 岛甲基化而转录灭活、3p21.3 位点和 5p15 位点杂合子丢失、DLC1 基因在食管癌中缺失、个别原癌基因(HST－1,HST－2,EG-FR,myc)的扩增等与癌进展相关联。但多种不同遗传因素与表型变化之间如何关联,以及它们是如何共同协作最终按顺序进展成为食管鳞癌,还有待于进一步深入研究。

(7)预后:局限于黏膜层的食管鳞癌由于淋巴结转移的危险性很低,所以可采用内镜下黏膜切除术(如肿瘤已经浸润至黏膜下层或进展后期,肿瘤的淋巴结转移率>30%,行内镜治疗就无意义),此术也可用于高级别上皮内肿瘤。通过手术、放疗、多方式治疗,使早期患者术后 5 年存活率可达 90%;那些处于进展期的患者(出现转移或侵犯了气道)只能采用姑息治疗方法,术后 5 年生存率仅 10%～30%。手术切除只适用于不到 50% 的患者,70% 的病例在诊断后 1 年内死亡。

2. 食管腺癌(adenocarcinoma of the oescophagus,ICD－O 编码:8140/3)　一种具有腺性分化的食管恶性上皮性肿瘤。腺癌可以发生在任何存在柱状上皮的部位,最常见于与柱状上皮交界的远端区域,如食管下 1/3 的柱状(Barrett)黏膜、食管上段的异位胃黏膜、黏膜腺体和黏膜下腺体也可发展成腺癌,但罕见。

(1)病理变化

1)肉眼:尽管早期癌常与鳞状上皮相邻,但癌可以发生于 Barrett 食管的任何位置。邻近肿瘤的区域,典型粉色的 Barrett 食管黏膜可能很显眼,尤其是在早期癌中。早期阶段,Barrett 食管性腺癌的大体表现常为不规则黏膜隆起或小斑块状。大多数肿瘤确诊时已浸润到深层食管壁,进展期癌主要为扁平型或溃疡型,1/3 为息肉样型或伞样型。偶尔可见肿瘤多灶性生长。少数腺癌的发生与 Barrett 食管无关,它们由异位的胃腺体发生或由食管腺体发生,这些肿瘤的大体结构主要表现为溃疡型和息肉样,在食管的上、中 1/3 处也可见到,但罕见。

2)镜下:腺癌的组织学形态均类似于胃腺癌,但是多数为高分化和中等分化(图 1－41)。肠型腺体结构常见,但也可见到乳头状结构,不规则的浸润性细胞片块,以及偶尔可见印戒细胞浸润或丰富的细胞外黏液产物。肿瘤分化中可能会出现神经内分泌细胞、潘氏细胞及鳞状上皮。

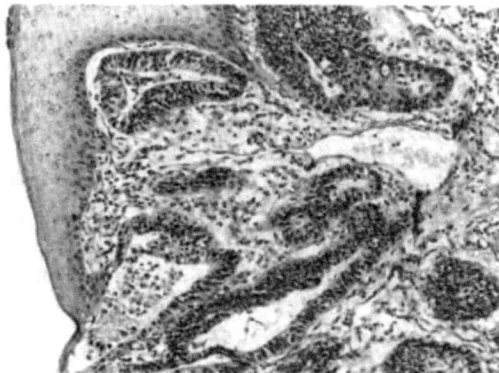

图 1－41　食管腺癌 Barrett 食管中的腺癌组织学改变

(2)预后:影响食管腺癌的因素是癌在管壁浸润的深度、淋巴结转移和远处转移。术后 5 年生存率低于 20%,浅表性腺癌在 65%～80%。

(宋晓春)

第五节　胃常见肿瘤及相关病变

一、胃肿瘤相关病变

1.腺瘤（adenomas，ICD－O 编码：8140/0）

肉眼：一般为单发性，体积较大。可以有蒂或无蒂，来自肠上皮化生的腺上皮。外形与结肠的管状腺瘤、绒毛状腺瘤或绒毛腺管状腺瘤相似。

镜下：腺瘤上皮呈不同程度的不典型增生，形成指状或分支状乳头状（图 1－42）。上皮内有散在的神经内分泌细胞。腺瘤可癌变，特别是伴重度不典型增生和腺瘤直径＞2cm 者易发生癌变。但癌变率较低，仅 3.4%。

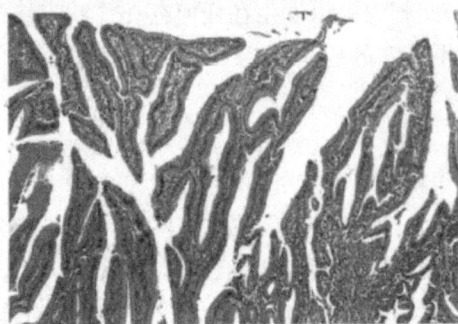

图 1－42　胃腺瘤

腺瘤呈绒毛状增生

2.息肉（polyps）　胃息肉的类型有：增生性息肉、混合型息肉（腺瘤和增生性息肉混合）、胃底腺息肉、炎性纤维性息肉、幼年型息肉、黑斑息肉综合征之息肉和息肉病等。

（1）增生性息肉（hyperplastic polyps）

肉眼：来自增生的腺窝上皮，体积一般较小。直径 1cm 左右，常为多发，有蒂或广基。表面光滑，略呈分叶状。多发的增生性息肉常集中于胃体胃窦交界处。

镜下：息肉表面为增生肥大的腺窝上皮构成的大型腺管，中心部为增生的幽门腺或胃体腺，夹杂血管纤维平滑肌组织，深部腺体常呈囊性扩张。增生的腺体上皮无不典型性。有些增生性息肉中心可见由表面上皮内褶成锯齿状（图 1－43）。

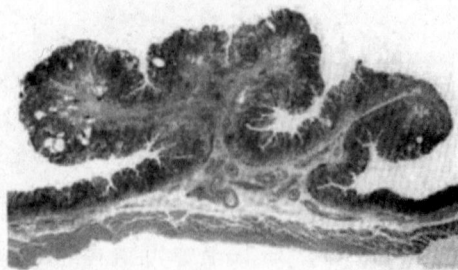

图 1－43　胃增生性息肉

胃小凹变长、扭曲腺体扩张

（2）胃底腺息肉（fundic gland polyps）

肉眼:胃底胃体黏膜形成多发性广基息肉状隆起,直径一般<5mm。

镜下:息肉内有被覆胃底腺上皮即含有壁细胞和主细胞的囊肿,表面腺窝短或缺如。这时息肉表面被覆单层腺窝上皮(图1—44)。

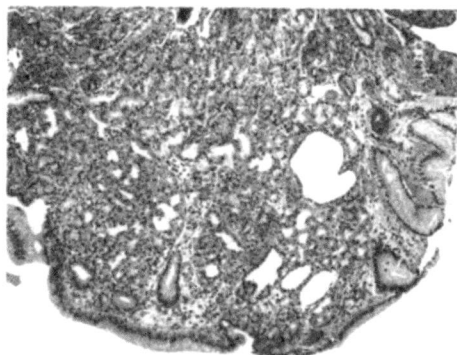

图1—44 胃底腺息肉
息肉内有被覆胃底腺上皮即含有壁细胞和主细胞的囊肿

(3)炎性纤维性息肉(inflammatory fibroid polyp):又名嗜酸细胞肉芽肿性息肉,这种息肉少见。

肉眼:好发于胃窦部,直径很少超过2cm,常呈广基的息肉样肿物突入胃腔。表面被覆胃黏膜并可有溃疡形成。

镜下:息肉由许多小血管和成纤维细胞呈漩涡状生长(图1—45)。

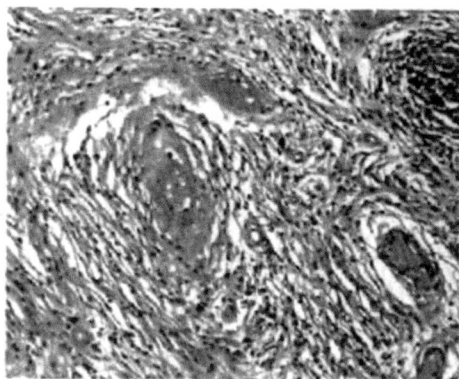

图1—45 炎性纤维性息肉
由成纤维细胞,小血管和炎细胞构成

3.胃上皮不典型增生 胃上皮不典型增生多发生在胃窦部,一般病变范围较小,直径不超过2cm。多数仅在光镜下被发现,是目前公认的主要癌前病变。一般分为轻、中、重3级。

(1)轻度不典型增生:腺管的结构轻度不规则,主要分布于黏膜浅部或仅见于深部。在胃型时上皮呈高柱状,细胞质内黏液样分泌空泡仍保存或轻度减少;肠型时杯状细胞减少,细胞核长圆形或杆状,体积稍增大而深染。核排列较密集,位于细胞基底侧。

(2)中度不典型增生:腺管的结构不规则,形态大小不一,腺管呈分支状,排列较致密。常呈灶性;深部常见囊状扩张腺管,上皮呈柱状,在胃型时细胞质内分泌物减少或消失,肠型时杯状细胞少见或消失。细胞核长圆形或杆状,增大、深染、密集,排列稍显紊乱。

(3)重度不典型增生(ICD—O编码:8418/2):腺管结构紊乱、形状和大小不一。如果是灶性,表面腺管常呈锯齿状。病变常达黏膜全层为原位癌(ICD-O编码:8140/2)。在胃型时上皮立方形,分泌空泡几乎消失;肠型时上皮呈柱状,不见杯状细胞,细胞核增大,浓染或疏松网状,呈杆状或卵圆形,排列紊乱。

轻度不典型增生属于低级别上皮内瘤变,而中度不典型增生和重度不典型增生属于高级别上皮内瘤变。

二、胃常见肿瘤

1. 胃癌(gastric carcinoma,ICD-O编码:8140/3) 胃癌是胃黏膜呈腺样分化的一种恶性上皮性肿瘤。在多种与肿瘤相关的因素中,长期萎缩性胃炎发展为癌最常见。

(1)流行病学

1)地理分布:胃癌是世界上第二常见癌,每年估计有80万新发病例,死亡6.5万人,其中60%发生在发展中国家。发生率最高(男性>40/10万)的地区是东亚、南美的安第斯山区及东欧。北美、北欧及大部分非洲和东南亚国家的发生率较低(<15/10万)。浸润仅局限于黏膜或黏膜下层的胃癌即早期胃癌,它更多见于胃癌高发国家及对那些无症状患者开展筛查的地区(如日本等),比例达30%～50%。相反,在南美和欧洲国家早期胃癌的比例却低得多,仅16%～24%。高危区主要发生的是肠型腺癌,而弥漫型腺癌在低危区相对更为多见。

2)时间趋势:随时间发展趋势,过去几十年里观察了全球胃癌的发生率及死亡率,统计发现它们呈平稳降低,但由于人口的老龄化,所以每年新病例的绝对数量是增加的。将组织学类型进行时间趋势分析,结果显示发生率减少是因为肠型胃癌减少所致。

3)年龄和性别分布:胃癌极少发生在30岁以下患者。但30岁以后呈迅速且稳定增长,在老年组高发,男女性均如此。肠型胃癌随年龄的增长速度高于弥漫型胃癌;男性也较女性发生率高。弥漫型胃癌趋向发生在较年轻患者,主要是女性患者,常表现有遗传特点,也许受环境影响因素调节。

(2)病因学:发生于大部分胃癌之前的癌前病变可延续数10年。它包括以下连续步骤:慢性胃炎-多灶性萎缩-肠上皮化生-上皮内肿瘤-胃癌。由于此过程是缓慢的,基因组中的关键位点受攻击的机会就显著增加了。食物性亚硝酸盐、亚硝胺、幽门螺杆菌(helicobacter pylori,Hp)所致胃炎及如此多的化合物几乎均同胃癌有关联。

1)吸烟:已经证明吸烟与胃癌是有相关性的。此外,吸烟还能加强致病性CagA岛阳性的Hp菌株感染的致癌效果。

2)日常饮食:对不同人群的流行病学研究显示,胃癌与日常饮食有着最恒定的关联。这一点在肠型胃癌中尤其正确。充足摄入新鲜水果和蔬菜会降低发病危险性,因为它们具有抗氧化作用。维生素C、类胡萝卜素、叶酸及维生素E被认为是其中的活性成分。摄入过多食盐存在患胃癌及其癌前病变的危险性。与一些高危人群相关的其他食物还包括熏制或腌制的肉和鱼、泡菜和辣胡椒。对多个群体进行了乙醇、烟草及职业暴露于亚硝胺和无机粉尘中的观察研究,但结果并不一致。

3)胆汁反流:胃手术5～10年后发生胃癌的危险性就会增加,尤其当手术方式为毕氏Ⅱ式时,该术式可以增加胆汁反流。

4)Hp感染:腺癌流行病学中最重要的发展是认识到了它与Hp感染之间的关系。强有力的流行病学证据从3个独立的前瞻性组研究中获得,研究称,如果患者被确诊为癌之前的

10 年或 10 年以上其体内存在 Hp 抗体,那么其癌变危险性显著增加,这可经储藏的血清学样本证实。病理学水平显示,人和实验动物中 Hp 可以诱导表型改变,并最终导致腺癌发生(即黏膜萎缩、肠上皮化生和异型增生)。感染 Hp 的胃增生情况高于未被感染的胃,感染消除后,增生可明显减轻,这提示 Hp 对胃上皮存在促有丝分裂作用。

Hp 作为胃中的病原菌,在致癌链的数个步骤中发挥着重要的作用。是引起慢性胃炎的最常见原因。它减少酸性胃蛋白酶的分泌,并且通过减少胃内维生素 C 的浓度来影响抗氧化剂的功能。这些病原微生物主要存在于正常胃上皮表面的黏液层,但在肿瘤起源的肠上皮化生区表面缺乏。因此,Hp 的致癌作用是经过较长时间、通过可溶性细菌产物或感染引起的炎症反应进行的。

对 Hp 基因组的研究发现 Hp 有遗传异质性,不是所有的菌株在恶性发展中都起到相同作用。存在名为致病性 Cag 岛的菌株较无这些基因菌株所诱导的炎症程度要重。机制是通过一个核因子 KappaB(NF－KB)通路使上皮产生白细胞介素 8(IL－8)。感染了 Cag 阳性的 Hp 菌株与胃癌发展相关。

对两个 Hp 菌株的完整 DNA 序列进行测定,发现在 Hp 基因组中存在其他类似的"岛"。目前研究的目标是测定菌株特异性基因是否定位在那些被称为可塑区中的某一个岛上,或在它们之外的其他染色体上,它们可能与致癌作用有关。Hp 还能产生一种空泡性细胞毒素－VacA。这种细胞毒素可损坏上皮细胞,也与致癌作用有关。通过种植 Cag 和 VacA 阳性菌株到蒙古沙鼠体内可以诱导肠上皮化生和胃癌,这也证实了 Hp 具有致胃癌发生的病因学作用。

5)亚硝基复合物:亚硝基复合物在实验环境中已被认定为致癌物。胃炎及萎缩可以改变胃酸分泌,升高胃内 pH,改变菌株并允许厌氧菌移植到胃中生长。这些细菌产生活性还原酶,可将食物硝酸盐转化为亚硝酸盐,后者能同胺类反应产生致癌性 N－亚硝基复合物。

在 Hp 感染的胃上皮中,由于 Hp 有很强的尿素酶活性,可以导致大量释放氨,氨可以刺激细胞复制。氧化应激反应胃炎与增多的氧化产物和反应性氮的中间产物(包括 NO)有关。胃炎中过量表达这些产物可诱导 NO 合酶产生对碘氧基苯甲醚。对碘氧基苯甲醚可持续导致大量 NO 的产生。NO 也可在胃中经非酶源性产生。亚硝酸盐对 NO 的酸化作用产生了反应性产物 N_2O_3,它是一种有效的亚硝化因子,可导致形成亚硝基硫酸和亚硝胺。

6)干扰抗氧化功能:维生素 C 是一种抗氧化剂,可以通过目前尚不清楚的机制从血中被活跃地运送到胃中。它公认的抗致癌作用是阻断 DNA 被氧化损伤。

Hp 感染者的胃内维生素 C 浓度低于未感染者。经过对 Hp 的治疗,胃内维生素 C 的浓度会上升至与那些未被感染者的水平相似。DNA 损坏自由基、氧化剂和氮反应物均可导致 DNA 的损伤。它们一般引起点突变,最常见的是 G：C→A：T,癌最常见转化类型与化学性致癌物有很强的关联。过氧化亚硝酸盐形成的硝基鸟嘌呤可以诱导 DNA 损伤,引起 DNA 修复或凋亡。后一过程可以祛除那些复制细胞群中包含有 DNA 损伤的细胞,从而避免了将突变导入基因组及加重患癌的危险性。Fpg 是一种 DNA 修复蛋白,NO 通过影响 Fpg 活性来损害 DNA 修复。NO 不但导致 DNA 损害,并且破坏防止基因突变所建立起来的修复机制。

(3)临床特点

1)症状和体征:尽管多达 50% 的患者可能主诉有非特异性的胃肠道消化不良,但早期胃癌常不引起症状。在西方国家,对消化不良患者进行内镜检查,仅在 1%～2% 的患者中发现胃癌(大部分为 50 岁以上的男性患者)。进展期胃癌的症状包括上腹部持续疼痛,吃东西不能缓解。溃疡性肿瘤可能会导致出血和呕血,肿瘤阻挡了胃出血会引起呕吐。如果出现了食欲减退和体重减轻等全身性症状,提示肿瘤已经扩散。

2)影像学和内镜:内镜检查被认为是检测胃癌最敏感和特异的方法。高分辨率内镜能检测出提示早期胃癌黏膜表面的微小变化,包括颜色、影像轮廓及结构。对早期病变的内镜检查可以通过内镜染色检查术加以改进(如用 0.4% 的靛蓝胭脂红溶液)。但即便进行了这样的检查,仍有一定数量的早期胃癌被漏诊。

日本仍然在人群中推行钡餐后进行 X 线诊断的筛查方案。如果检测到异常,随后会对患者进行内镜检查。放射学检查在有些病例中是对内镜检查的补充。对肿瘤进行分期要优先于制订治疗方案,包括经皮超声或 CT 来检测是否存在肝转移和淋巴结远处转移。腹腔镜检查可排除在没有腹水的情况下是否存在腹膜转移。

(4)病理变化

1)大体类型

①早期胃癌,定义为胃癌仅限于黏膜层或黏膜下层,而不论有无淋巴结转移。这是 1962 年日本内镜协会提出的,仍沿用至今,有以下分型。

Ⅰ型(隆起型):突入胃腔内的外生性病变,肿瘤如息肉状,从胃黏膜表面显著隆起,相当于黏膜厚度 2 倍以上。

Ⅱ型(表浅型)

Ⅱa 型　表浅隆起型:隆起的病变高度小于黏膜厚度 2 倍。

Ⅱb 型　表浅平坦型:平坦的病变。

Ⅱc 型　表浅凹陷型:糜烂样但不是深溃疡样的凹陷性病变。

Ⅲ型(凹陷型):溃疡可能扩展到固有肌层而癌本身局限于黏膜和黏膜下层。

混合型:由上述形态的两种或两种以上共存于一个病变中。

②进展期胃癌。

Ⅰ型(息肉型):肿瘤主要向腔内突起形成巨块、息肉或结节,表面可有糜烂。癌呈膨胀性生长。切面与周围胃壁界限清楚。

Ⅱ型(局部溃疡型):肿瘤向胃壁内生长,中心形成大溃疡,溃疡边缘隆起呈火山口状,呈膨胀性生长,切面与周围胃壁界限清楚。

Ⅲ型(浸润溃疡型):形态与Ⅱ型相似但癌的底盘较溃疡大,呈浸润性生长。切面与周围胃壁界限不清。

Ⅳ型(弥漫浸润型):肿瘤在胃壁内弥漫浸润性生长,切面与周围胃壁界限不清,表面可有糜烂或浅溃疡。此型如累及胃的大部或全部者即为皮革胃。

2)组织学类型

①WHO 分类:在 WHO 分类中尽管肿瘤的组织学各异,但常以占优势的组织学形态进行分类为四种主要类型。

a. 管状腺癌(tubular adenocarcinoma,ICD-O 编码:8211/3):此肿瘤中存在显著张或呈裂隙样和分支状的导管,管腔大小各异。也可存在腺泡状结构(图 1-46)。单个肿瘤细胞有柱状、立方状或被腔内黏液压成扁平状,也可见到透明细胞。细胞的不典型程度从低度到高度。一种分化差的亚型有时被称为实体癌。存在显著淋巴间质的肿瘤被称做髓样癌或伴有淋巴间质的癌。间质增生程度也不同,有时会非常显著。

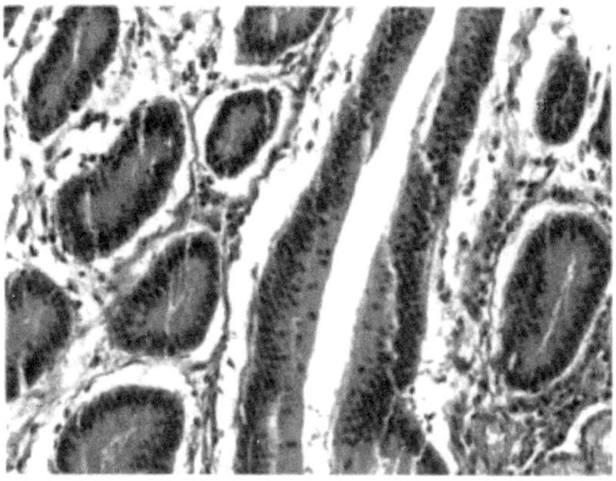

图1-46 胃管状腺癌
有明显的腺管形成,腺腔大小不等,形状不规则

b. 乳头状腺癌(papillary adenocarcinoma,ICD-O 编码:8260/3):此肿瘤为高分化的外生性癌,具有伸长的指状突起,突起表面被覆圆柱状或立方细胞,轴心为纤维血管结缔组织(图1-47)。细胞极向尚存。一些肿瘤显示管状分化(乳头状管状)。极少数情况下,可见到微乳头结构。细胞不典型程度和核分裂指数存在变化,细胞核可见重度不典型性。肿瘤的浸润边缘与周围组织有明确界限;肿瘤中可见急性或慢性炎细胞浸润。

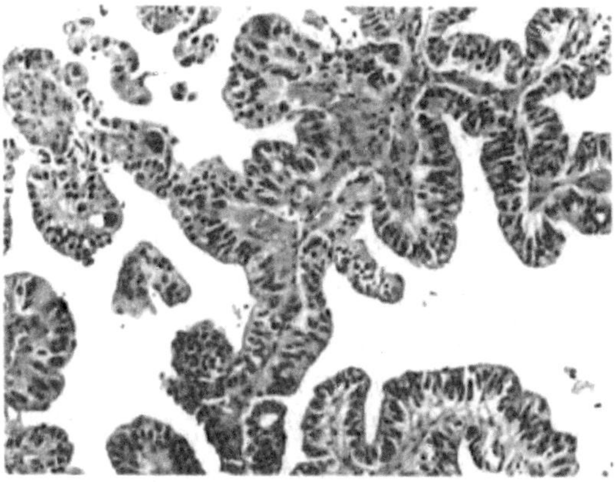

图1-47 胃乳头状腺癌
由被覆立方形肿瘤细胞的外生性突起构成

c. 黏液腺癌(mucinous adenocarcinoma,ICD-O 编码:8480/3):该肿瘤 50% 以上成分包含有细胞外黏液池(图1-48)。两种主要生长方式是:①腺体由柱状黏液分泌上皮组成,间质腔隙中存在黏液。②细胞呈链状或不规则串状散在漂浮于黏液湖内。腺内间质中也可见到黏液。即使存在散在的印戒细胞,也并不决定肿瘤的组织学形态。在肿瘤仅有少量细胞时对黏液腺癌进行分级是不可靠的。注意"产生黏液"与"黏液性"意思并不相同。

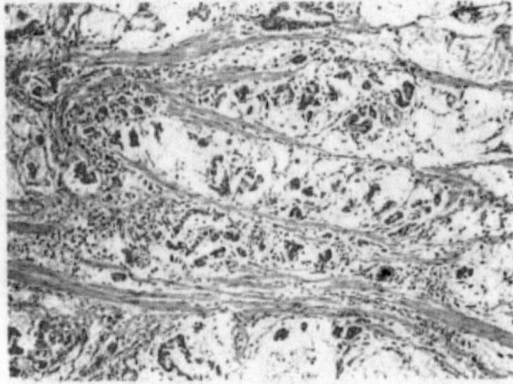

图 1-48　胃黏液腺癌

肿瘤中明显的腺体结构和丰富的黏液沉积

d. 印戒细胞癌(signet-ring cell carcinomas,ICD-O 编码:8490/3):主要成分(超过肿瘤的 50%)是由孤立的或呈小团的、包含有细胞内黏液的恶性细胞组成的一种腺癌。细胞表浅性分散排列于固有层中,使得胃小凹与腺体之间的距离加大,肿瘤细胞有五种形态:A. 核被推至细胞膜,形成经典的印戒细胞形态。胞质因扩张而呈球形,光镜下透亮(图 1-49)。B. 其他弥漫性癌,细胞核位于细胞中央,类似于组织细胞,有少量或无核分裂象。C. 细胞小并且呈强嗜酸性,但胞质内含有明显且微小的中性黏液颗粒。D. 细胞小,有少量或无黏液。E. 退行发育的细胞有少量或无黏液。这些细胞类型混杂在一起,以不同比例存在。印戒细胞癌也可形成花边状或纤细的梁状腺样结构,可呈带状或实性排列。

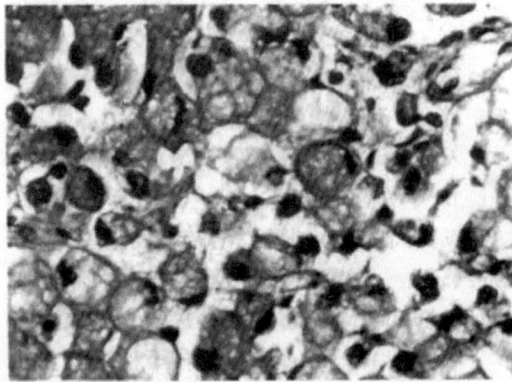

图 1-49　胃印戒细胞癌

癌细胞质透明,含有丰富的黏液核小,多片在胞体一侧

印戒细胞癌有浸润性。恶性细胞数量相对较少但间质纤维化非常显著。特殊染色包括黏液染色[PAS,黏蛋白胭脂红或阿利辛(Alcian)蓝],或用抗角蛋白抗体进行免疫组织化学染色,可以用来帮助检测间质中稀少的且分散排列的肿瘤细胞。角蛋白进行免疫组织化学染色可以检测到比黏液染色更多的肿瘤细胞。有些病变类似印戒细胞癌,包括印戒细胞淋巴瘤、固有层中的黏液吞噬细胞、黄色瘤及存在与胃炎有关的接近死亡的脱落细胞。

②Lanren 分类:分为肠型腺癌和弥漫型腺癌。

a. 肠型腺癌(intestinal type,ICD-O 编码:8144/3):被认为是来源于化生的上皮,这一假设得到了电镜和免疫组织化学研究的支持。肿瘤分化程度差别很大,而且与肿瘤大小呈负相关。分化较好的肿瘤,多数细胞呈柱状且分泌黏液。偶尔肿瘤分化非常好,以致与完全型肠化生十分相似(图1—50)。低分化的肿瘤则主要呈实性生长。罕见的是,分化较好的肿瘤细胞呈纤毛状。产生的黏液量差异很大;当黏液丰富时,常常伴有钙化。有时,在原发性肿瘤或转移性肿瘤中出现化生性骨化。应用银染色或免疫组织化学染色可以证实,有散在的内分泌细胞。易于辨认的 Paneth 细胞并不常见,但有报告。在罕见的情况下,Paneth 细胞可能成为肿瘤的主要成分。偶尔肿瘤间质中有大量中性粒细胞或组织细胞。

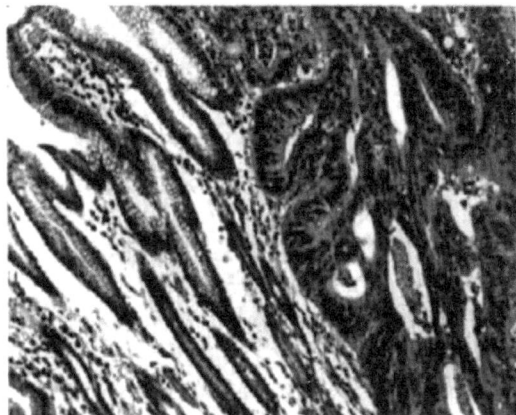

图1—50 胃分化好的肠型腺癌

镜下癌细胞分化较好

b. 弥漫型腺癌(diffuse gastric type,ICD—O 编码:8145/3):最典型的改变是被称为皮革胃的胃癌的表现。由黏附力差的细胞弥漫性地浸润胃壁构成,可见少量腺体或无腺体形成。细胞常呈小圆形,或排列呈印戒细胞形态,或呈中断的花边状腺样或网状结构丛(图1—51)。这些肿瘤类似于 WHO 分类中的印戒细胞癌。弥漫型癌中的核分裂象较肠型癌中的少见,可存在少量的间质黏液。肠型癌较弥漫型癌更多出现明显的结缔组织生成和炎症反应。

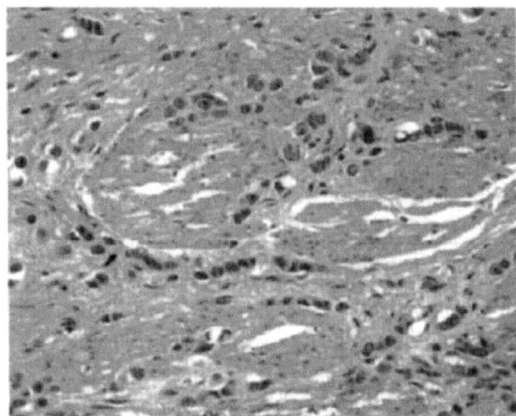

图1—51 胃弥漫型腺癌

可见胃固有肌层内单层排列的肿瘤细胞浸润

(5)扩散与分期

1)肿瘤扩散:胃癌可以直接扩张生长、转移或经腹膜扩散。肿瘤可直接扩张生长至邻近器官。弥漫型胃癌常侵及十二指肠。这类病变浆膜浸润、淋巴管血管浸润及淋巴结转移率都非常高。十二指肠浸润可能是经过黏膜下层、浆膜下层或通过黏膜下层淋巴管扩散而来。

发生十二指肠浸润的情况比大体检查的结果要多,因此,术中应了解手术切缘的情况。肠型胃癌常先通过血行转移至肝,而弥漫型癌常先转移至腹膜表面。两种类型肿瘤(T_2或更高级别)的淋巴结转移发生率是相同的。混合性癌兼有肠型及弥漫型两种类型癌的转移方式。当癌组织浸润至浆膜,腹膜种植就开始活跃起来,卵巢两侧表面被大范围侵及(Krukenberg瘤)可以是穿过腹膜扩散而来,或者是通过血行扩散而来。

淋巴结清扫的重要价值在于检测及清除转移性病灶,并且对肿瘤进行准确的分期。

2)胃癌 TNM 分期标准

①原发肿瘤(T)

T_x:原发肿瘤无法评价

T_0:切除标本中未发现肿瘤

T_{is}:原位癌:肿瘤位于上皮内,未侵犯黏膜固有层

T_{1a}:肿瘤侵犯黏膜固有层或黏膜肌层

T_{1b}:肿瘤侵犯黏膜下层

T_2:肿瘤侵犯固有肌层

T_3:肿瘤穿透浆膜下层结缔组织,未侵犯脏腹膜或邻近结构

T_{4a}:肿瘤侵犯浆膜(脏腹膜)

T_{4b}:肿瘤侵犯邻近组织结构

②区域淋巴结(N)

N_x:区域淋巴结无法评价

N_0:区域淋巴结无转移

N_1:1~2 个区域淋巴结有转移

N_2:3~6 个区域淋巴结有转移

N_3:7 个及以上区域淋巴结转移

N_{3a}:7~15 个区域淋巴结有转移

N_{3b}:16 个(含)以上区域淋巴结有转移

③远处转移(M)

M_0:无远处转移

M_1:存在远处转移

④TNM 分期(表 1-5)

表 1-5　胃癌 TNM 分期

分期	T	N	M
0 期	T_{is}	N_0	M_0
ⅠA 期	T_1	N_0	M_0
ⅠB 期	T_1	N_1	M_0
	T_2	N_0	M_0
ⅡA 期	T_1	N_2	M_0
	T_2	N_1	M_0
	T_3	N_0	M_0
ⅡB 期	T_1	N_3	M_0
	T_2	N_2	M_0
	T_3	N_1	M_0
	T_{4a}	N_0	M_0
ⅢA 期	T_2	N_3	M_0
	T_3	N_2	M_0
	T_{4a}	N_1	M_0
ⅢB 期	T_3	N_3	M_0
	T_{4a}	N_2	M_0
	T_{4b}	N_0	M_0
	T_{4b}	N_1	M_0
ⅢC 期	T_{4a}	N_3	M_0
	T_{4b}	N_2	M_0
	T_{4b}	N_3	M_0
Ⅳ 期	任何 T	任何 N	M_1

（6）分子遗传学特点：经杂合子缺失研究及比较基因组杂交分析证实，存在明显的局灶性等位基因缺失，这表明肿瘤抑制基因可能在胃癌中有很重要的作用。常见的靶基因丢失或增加包括染色体 3p、4、5q（30％～40％位于或近基因位点）、6q255、9q、17p（＞60％位于 TP53 位点）、18q（＞60％位于 DCC 位点）及 20q。发生于近端和远端的胃癌可见一类似的 11p15 处的 LOH 缺失，这提示肿瘤发生的途径是一样的。7q 基因位点（D7S95）的缺失与腹膜转移有关。

在肿瘤 DNA 中存在广泛核苷酸的插入或缺失大量内在不稳定性重复序列，将肿瘤内的微卫星位点与正常组织对比，微卫星不稳定性（MSI）被限定为任何由于插入或缺失重复序列而导致的长度变化，也称为遍布的体细胞突变、DNA 复制错误（RER）或核苷酸不稳定性。散发胃癌中的 MSI 频率范围为 13％～44％。MSI 阳性的肿瘤多为进展性肠型胃癌。整个基因组的改变为显著不稳定（如高 MSI，异常基因位点＞33％），这种情况仅发生在 16％的胃癌中，常为亚肠型或混合型癌，很少伴淋巴结或血管扩散，存在明显的淋巴细胞浸润，预后较好。在所有高 MSI 病例中缺乏 hMILH1 或 hMSH2 蛋白的表达，提示这两个等位基因是通过如过度甲基化作用等机制来灭活的。

MSI 阳性肿瘤，编码区存在串联重复顺序改变的基因，包括 TGFβⅡ受体、BAX、IGFRⅡ、

hMSH3 及 E2F—4。一项对胃癌的研究表明,MSI—H 表型的大部分显示在多腺嘌呤通路中包含有突变的 TGFβⅡ型受体。在 MSI 病变中也可发现转变了的 TGFβⅡ型受体基因。

超过 60%的病例发生 TP53 等位基因的缺失。根据突变筛查方法和样本大小证实在大约 30%~50%的病例中发生了突变。有些肠上皮化生中也可见 TP53 突变。大部分改变发生于晚期肿瘤。胃病变中 TP53 的突变情况同其他癌中见到的相似,出现明确的碱基转换,尤其是在 CpG 二核苷酸处。免疫组织化学分析法检测 TP53 的过表达可间接证实 TP53 的突变,但对于胃癌患者缺乏恒定的预后价值。至于 TP53,其编码脯氨酸而非精氨酸的第 72 个密码子存在多态性,这与胃窦部癌有密切关系。

散发性胃癌,尤其是弥漫型胃癌,表现为 E 钙黏蛋白表达减少或正常、钙黏蛋白基因及其转录存在遗传学异常。E 钙黏蛋白表达减少与生存时间减少有关。E 钙黏蛋白结合位点的改变造成了外显子的缺失和遗漏,也可发生大缺失,包括等位基因缺失和错义点突变。一些肿瘤两个等位基因均发生改变。体细胞 E 钙黏蛋白基因也可影响到混合性肿瘤的弥漫型成分。α—链蛋白与细胞内 E 钙黏蛋白结合,将其连接至基于肌动蛋白的细胞骨架中,在许多肿瘤中表现为表达减少,与浸润性生长和分化差有关。β—链蛋白在胃癌中也可能不正常。

有证据表明,胃癌中的肿瘤抑制基因位点位于染色体 3p。这个区域编码 FHIT 基因。胃癌中形成异常转录,缺失外显子,体细胞外显子 6 错义突变及缺乏 FHIT 蛋白表达。

体细胞的 APC 突变实际上大部分为错义突变,日本的原位癌和浸润癌患者中存在较低发生率。基因位点发生明显等位基因的缺失(30%),提示伴随着胃肿瘤的发生过程存在一个重要的肿瘤抑制基因。事实上,可供选择的基因位点已被绘制在胃癌的常见缺失区域内。

编码色氨酸激酶的 c—met 基因在胃癌中可见扩增或过表达。其他可能涉及的生长因子和受体信号系统包括表皮生长因子、TGFα、白细胞介素 1α、cripto、对苄二甲脒、血小板衍生生长因子及 k—sam。c—erbB—2 是一种跨膜性色氨酸激酶受体癌基因,大约 10%的病变可见其扩增,过表达同预后差有关。用 PCR 方法常能在晚期胃癌中检测到端粒酶活性,观察发现其与肿瘤的预后不好有关。

(7)预后:由于缺乏早期症状常延误对胃癌的诊断。所以 80%~90%的西方胃癌患者就医时肿瘤已发展到进展期,这时的治愈率明显降低。在日本胃癌高发,但政府鼓励在成年人群中对本肿瘤进行大规模筛查,通过筛查可发现大约 80%的早期胃癌。早期胃癌的治愈率可达到 95%,相反进展期癌仅 20%~30%。

2.胃间质瘤(gastrointestinal stromal tumor,GIST,ICD—O 编码:8936/1) GIST 是胃肠道最常见的原发性间叶性肿瘤,以胃最常见(60%~70%),其次是小肠(20%~30%)、大肠和食管(10%),也可见于大网膜和肠系膜、腹膜后、胆囊及膀胱等(5%)。临床谱系包括良性(ICD—O 编码:8936/0)、不确定恶性潜能(ICD—O 编码:8936/1)和恶性(8936/3)。体积小时多为良性,约 30%为恶性。免疫组织化学一般为 KIT(CD117)阳性,表型与 Cajal 细胞分化相同,大部分病例具有 KIT 或 PDGFRA 活化突变。GIST 占恶性胃肿瘤的 2.2%。肿瘤无性别偏向。

(1)病因学:

1)环境因素:环境因素是 GIST 的产生因素中比较重要的一种。GIST 的病因与各地方的饮食习惯密切相关,经常食用霉变、腌制、熏烤等食物,或过多摄入食盐,都可能增加 GIST 发生的危险性。熏制的鱼肉含有较多的 3,4—苯并芘,发霉的食物含有很多真菌毒素,腌制的食物中有亚硝酸类,这些物质都有致癌作用。所以大家要养成良好的生活习惯,拒绝垃圾食品,多吃水果蔬菜。

2)遗传因素:研究表明,GIST 的病因与遗传也有关系,患者家属中 GIST 发病率高于一般人群,这些人可能是由于生活环境与饮食习惯相似,增加了 GIST 的发病机会。

(2)临床特点:GIST 表现为系列性病变,从临床表现为良性、小至中等大小,到明确的肉瘤。大约 30% 的 GIST 临床表现为恶性,一部分进行了根治切除手术的患者可以复发。恶性 GIST 腹腔内扩散形成多发性肿瘤结节,最常见的远处转移是肝,随后依次是肺和骨。肿瘤患者主诉的症状常是腹部存在位置不清的不适。良性和肉瘤性的 GIST 突入胃腔中可形成溃疡,并可引起出血。

(3)病理变化

肉眼:GIST 通常是胃肠壁肌层内的肿块,浸润性或推进式生长,常无包膜,(也可有包膜)可向腔内生长,使黏膜隆起,引起继发性溃疡。有报道胃内的肿瘤可突向腔内呈息肉状,与基底有蒂相连,有些游离在胃腔的肿瘤发生自胃壁固有层同时向内向外生长,胃肠道内外均有肿瘤,呈哑铃状结构。一些肿瘤向外、向浆膜下生长,表现为浆膜下肿块。部分病例则完全表现为肠系膜或大网膜肿块,为境界清楚的孤立性圆形或椭圆形肿块,偶尔呈分叶状、多发性。肿瘤切面平坦,灰白灰红色,由于血管、胶原化、自溶、出血等变化而呈颗粒状或小凹陷。与平滑肌瘤不同,切面不向外突,不呈漩涡状。GIST 实性,偶有囊性变或黏液性变(甚至大部或全部黏液变),偶见较明显出血坏死。

镜下:

1)以梭形细胞和上皮样细胞为主。①梭形细胞:细胞核呈短梭、胖梭或长杆状,核端尖或平钝,可出现核端空泡,胞质略呈嗜酸性或嗜碱性(图 1—52A)。②上皮样细胞圆形、多角形或星状,胞质淡,甚至胞质内显著空泡化,核圆形,核周形成空亮的区域,或将细胞核推向一侧呈镰刀形,形成印戒样(图 1—52B)。

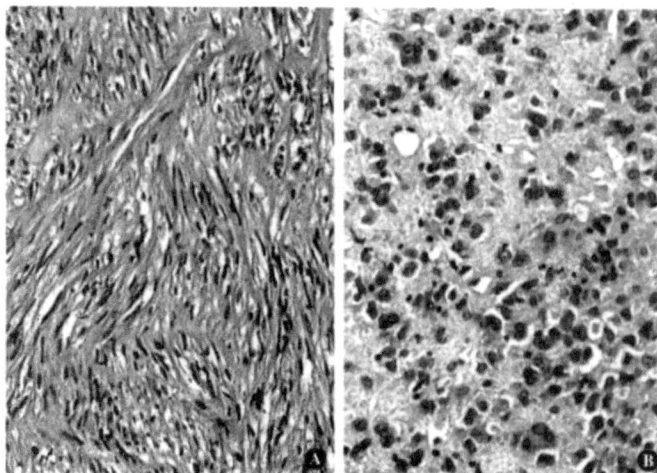

图 1—52　胃间质瘤

A. 梭形细胞为主型;B. 上皮样细胞为主型

2)组织学形态多样。往往呈交叉束状、漩涡状或栅栏状排列,或弥漫片状、巢索状排列。

3)线球状或毛绒团样纤维(skernoid fibers),有一定特异性(束状或毛线团状粗大嗜酸性,PAS 阳性纤维),可能提示一种神经分化。

免疫组织化学 CD117(几乎 100％在胞质内呈弥漫或点状阳性表达);CD34 阳性 60％～70％;SMA 阳性 30％～40％;S－100 阳性 5％;Desmin 很少阳性(＜2％病例有阳性);Kit,PDGFRA 突变;Dog－1 阳性 97.5％。

(4)鉴别诊断:由于胃肠道腺癌与 GIST 的治疗与预后均不同,因此需要进行两者的鉴别(表 1-6)。

表 1-6　胃肠道腺癌与 GIST 的鉴别

鉴别点	胃肠道腺癌	GIST
发生部位	黏膜上皮	间质(非上皮性、非肌源性、非神经源性及非淋巴性肿瘤)
细胞特点	癌细胞具有分泌现象	梭形、上皮样细胞或混合细胞组成
组织结构	腺样或巢状,伴坏死	漩涡状、栅栏状、束状
免疫组织化学	CK、EMA	c－kit(CD117)、CD34、SMA
临床治疗	手术后化疗	手术后格列卫(Gleevec)有效

(5)良恶性判断与分期

1)肿瘤良恶性判断:该肿瘤无绝对良性,因为有小于 2cm、无分裂象、无细胞异型性而发生再发及转移者的报道。肿瘤分为恶性潜能未定的肿瘤或恶性危险性高或低的肿瘤。影响良性或恶性的危险指数很多,目前较公认的危险因素的主要指标:大小、分裂象及部位(独立因素,表 1-7)。参考指标:生长方式、肿瘤坏死、细胞丰富程度、异型性、组织结构、有无黏膜浸润及溃疡,以及其他生物学指标(表 1-8)。

表 1-7　GIST 生物学行为相关因素(主要指标)的分级

生物学行为或恶性潜能级别(4 级)	大小	分裂象计数
Ⅰ级,很低级(几乎完全良性)	＜2cm	＜5 个/50HPF
Ⅱ级,低级(良性,具有一定恶性潜能)	2～5cm	＜5 个/50HPF
Ⅲ级,中间型或交界性或低度恶性	＜5cm	6～10/50HPF
Ⅳ级,高级(恶性)	＞5cm	＞5/50HPF
	＞10cm 不管多少/50HPF	
	不管大小	＞10/50HPF

表 1-8　GIST 生物学行为相关因素分级的参考指标

参考指标	良性	交界性(低度恶性)	恶性
肿瘤坏死	无	无/很少	常有
细胞丰富程度	低	中	高
黏膜浸润	无	无	常有
细胞异型性	无	无/中等	有/较明显/不同程度
血管浸润	无	无	可见
上皮样细胞成分	无/少	无/少/中等	无/中等以上
胶原纤维	常有	有,少量	常无
C－kit 突变	无/少	无/少	常有
DNA	等倍体	不等倍体	常为不等倍体
PCNA	＜30	30±	＞35
免疫表型	常多样	多样/单一	较单一
CD34	常为(－)	－/＋	常为(＋)

虽然主要指标符合良性,但参考指标 3 条以上符合恶性者,也应诊断为恶性;1～2 条符合者诊断为交界性。

2)TNM 分期

①T－原发肿瘤

T_x　原发肿瘤无法评价

T_0　无原发肿瘤证据

T_1　肿瘤长径≤2cm

T_2　肿瘤长径>2cm 但≤5cm

T_3　肿瘤长径>5cm 但≤10cm

T_4　肿瘤长径>10cm

②N－区域淋巴结

N_x　区域淋巴结无法评价

N_0　无区域淋巴结转移

N_1　有区域淋巴结转移

③M－远处转移

M_0　无远处转移

M_1　有远处转移

④核分裂比率

低核分裂比率:≤5 个/50HPF

高核分裂比率:>5 个/50HPF

⑤GIST 的 TNM 分期(表 1－9)。

表 1－9　GIST 的 TNM 分期

分期	T	N	M	核分裂率
ⅠA 期	T_1,T_2	N_0	M_0	低
ⅠB 期	T_3	N_0	M_0	低
Ⅱ期	T_1,T_2	N_0	M_0	高
	T_4	N_0	M_0	低
ⅢA 期	T_3	N_0	M_0	高
ⅢB 期	T_4	N_0	M_0	高
Ⅳ期	任何 T	N_1	M_0	任何分裂率
	任何 T	任何 N	M_1	任何分裂率

(6)分子遗传学特点:KIT 激活突变导致 KIT 信号通路结构上的活化,常见于第 11 外显子,这些肿瘤的大部分都对伊马替尼敏感。以发生率递减排序,突变类型包括符合读框的缺失、单核苷酸替代、复制和插入。一些病例可见到合并上述多种类型的复杂突变。缺失常涉及密码子 557 和 558,最常见的单核苷酸替代导致了 V559D、V559A、V560D、W557R 和 L576P。合并 11 外显子缺失的胃 GIST 预后要差于单核苷酸替代突变的 GIST。1～18 编码子的复制一般累及 11 外显子的 3 部分,这种患者预后较好。KIT 的 13 和 17 外显子极少受累及。这些突变包括 K642E 和 N822K。胃 GIST 的一个亚类,特别是具有上皮样的形态,存在 PDGFRA 突变,后者与 KIT 具有很近的同源性。这种病例大部分为 18 外显子替代 D842V,

这些突变的肿瘤对伊马替尼具有显著抗药。PDGFRA 的 12 外显子缺失及 14 外显子的替代较罕见。大部分 KIT 突变是杂合性的，但也可以发生纯合子突变（通过半合子状态），这些肿瘤常比那些杂合性突变肿瘤更具侵袭性。

儿童发生的 GIST 或合并了 NF1 的 GIST 没有 KIT 或 PDGFRA 突变。其他复发病例的遗传学变化包括染色体 14 和 22 的缺失/单倍体。Carney－Slratakis 综合征（GIST 和副神经节瘤）的 GIST 存在琥珀酸脱氢酶，B、C 和 D 亚单位的胚系突变。但对 Carney 三联征（GIST、肺软骨瘤和副神经节瘤）的遗传学改变尚不清楚。

（7）预后与预测因素：恶性 GIST 可转移到大网膜、肝和胆囊。与生存率负相关的因素有：瘤细胞的 DNA 倍体、MIB－1 指数（针对 Ki－67 抗原的单克隆抗体）、核分裂率、坏死灶、肿瘤大小。根据 2008 年改良的 NIH 危险度评估确定 GIST 切除后危险度分级（表 1－10）。恶性患者 5 年生存率，男性 49%，女性 74%，黑色人种 37%，白色人种 66%。

表 1－10　GIST 切除后危险度分级标准

危险度分级	肿瘤大小(CM)	核分裂数/50HPF	原发肿瘤部位
极低	<2.0	≤5	任意部位
低	2.1～5.0	≤5	任意部位
中	2.1～5.1	>5	胃
	任意	任意	肿瘤破裂
	>10	任意	任意部位
	任意	>10	任意部位
高	>5	>5	任意部位
	2.1～5.0	>5	非胃
	5.1～10.0	≤5	非胃

（宋晓春）

第六节　子宫常见肿瘤及相关病变

一、宫颈常见肿瘤及相关病变

（一）宫颈息肉（cervical polyp）

宫颈息肉是宫颈常见病变，为宫颈管组织的局部过度生长。大多数是由炎症刺激引起的，是慢性宫颈炎的伴发病变。多数患者无症状，少数患者可出现阴道少许出血或不规则出血。息肉常位于子宫颈管处，多数为单发病变，直径一般不超过 1cm。

病理变化：

1. 肉眼　息肉呈圆形、卵圆形或瓜子形，表面可略有分叶，有蒂与子宫颈内膜相连，色泽灰红或发白，质地柔软、脆弱（图 1－53）。表面有黏膜被覆，可有糜烂或溃疡形成，此时表面有出血或炎性渗出。

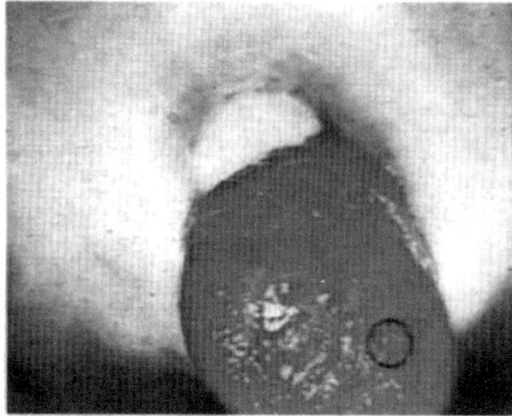

图1—53　宫颈息肉
圈中为黏膜发生糜烂

2.镜下　息肉由子宫颈黏膜上皮、腺体和间质结缔组织局限性增生所形成。表面被覆宫颈柱状上皮及其隐窝腺体,部分上皮可鳞状化生和阻塞子宫颈管腺体的开口,使黏液储留,腺体逐渐扩大呈囊,形成子宫颈囊肿,称为纳博特囊肿(Nabothian cyst)。在息肉表面或子宫颈阴道部鳞状上皮坏死脱落,形成浅表的缺损称为子宫颈真性糜烂,较少见。临床上常见的子宫颈糜烂实际上是子宫颈损伤的鳞状上皮被子宫颈管黏膜柱状上皮增生下移取代,由于柱状上皮较薄,上皮下血管较易显露而呈红色,病变黏膜呈边界清楚的红色糜烂样区,实际上不是真性糜烂。间质血管扩张出血,伴有炎症细胞浸润。

另有约5％的息肉发生在宫颈阴道部,表面由复层扁平上皮覆盖,间质主要为致密的纤维结缔组织。偶尔子宫颈息肉表面的上皮可出现CIN(宫颈上皮内瘤变),多数是由子宫颈移行区或其他部位的CIN病变累及息肉,但偶尔也可见到CIN病变仅局限于息肉。

(二)宫颈上皮内瘤变(cervical intraepithelial neoplasias,CIN)

宫颈上皮从正常形态,经历一个连续谱系的病变发展过程转变为浸润癌,曾使用宫颈上皮非典型增生(dysplasia of cervical epithelium)和宫颈原位癌,目前普遍使用宫颈上皮内瘤变(CIN)的分级系统。

1.组织学特征

(1)CIN组织学形态:①细胞核的异常:细胞核大、浓染、染色质增粗、核大小不一、形状不规则;②核分裂活性的改变:核分裂象增多、出现病理性核分裂、细胞极性紊乱;③细胞分化程度的改变等。

(2)CIN分为三级:CIN—1相当于轻度非典型增生,上皮上2/3有成熟现象,见于基底1/3层细胞有轻度异型性,可能有病毒感染的细胞学表现(挖空细胞)。分裂象不多,异常分裂象罕见(图1—54A)。CIN—2相当于中度非典型增生,上皮上1/2有成熟现象,细胞核异型、分裂象一般局限于上皮下2/3(图1—54B)。CIN—3相当于重度非典型增生(ICD—O编码:8077/2)和原位癌(ICD—O编码:8070/2),上皮无成熟现象(如表面角化)或只有表浅1/3有成熟现象,上皮大部分或全层细胞异型性明显。分裂象多见,常见异常分裂象(图1—54C、D)。我们习惯于把CIN的发展过程看成是一种渐进性的模式,但并非所有的病变都采用这种模式。CIN—1级在宫颈慢性炎症或HPV感染的病变中常可见到,大部分可自然恢复,其恶变率很低。CIN—2级部分可自然恢复,部分可发展为CIN—3级。而CIN—3级和原位发展成浸润癌的风险则大大增强。

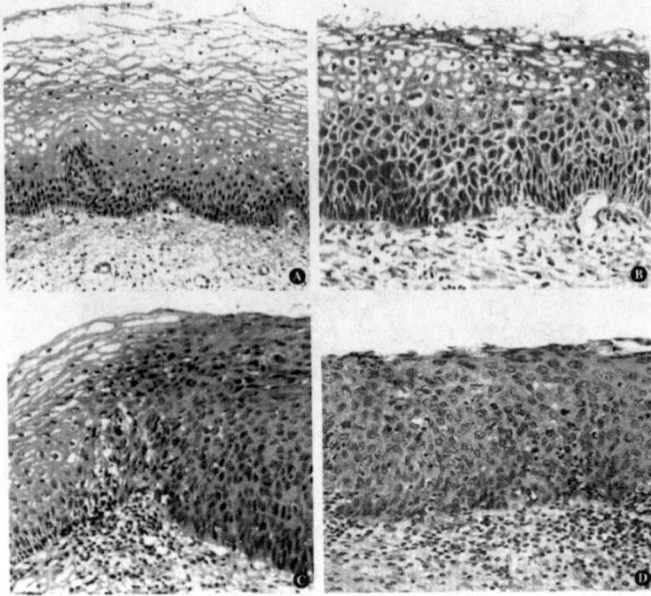

图 1-54　宫颈上皮内瘤变(CIN)

A. CIN-1级,对应于轻度非典型增生;B. CIN-2级,对应于中度非典型增生;C. CIN-3级,对应于重度非典型性增生;D. CIN-3级,对应于宫颈原位癌

近年来国际上倾向于将 CIN 进行两级分法,即低级别 CIN 和高级别 CIN,前者包括湿疣病变及 CIN-1 和部分 CIN-2,而后者涵盖了大部分 CIN-2 和 CIN-3。

(三)宫颈癌(cervical carcinoma)

宫颈癌是起源于宫颈上皮的浸润性癌,常见宫颈鳞状细胞癌和宫颈腺癌。宫颈癌是女性最常见的恶性肿瘤之一,发病率在女性恶性肿瘤中居第二位。据世界范围统计,每年有 50 万左右的宫颈癌新发病例,占所有癌症新发病例的 5%,其中 83% 的病例发生在发展中国家。我国地域广阔、人口众多,每年新发病例约 13.5 万,占世界宫颈癌新发病例总数的 28.8%。宫颈癌的发病率和死亡率具有明显的地域差异,主要与当地的医疗保健系统的优劣、普查程序的强弱、高危因素的接触程度密切相关。与发达国家或地区相比,发展中国家或地区宫颈癌的发病率和死亡率均较高,至今在非洲、美洲中部、中亚、南亚和拉美地区宫颈癌仍是危害妇女的首要肿瘤。在我国宫颈癌的分布主要在中西部地区,不论在省内市或县的分布都有明显的聚集现象,且农村高于城市,山区高于平原,不同人群间的显著差异与当地的地理环境、社会经济、人文背景及宫颈普查的普及程度有关。

在最近的 30 年中,因细胞学筛查方法的推广与应用,妇女生育次数的减少,生活水平的提高,以及诊断、治疗水平的进步,大多数发展中国家宫颈癌的发病率和死亡率呈明显下降趋势。但宫颈腺癌的发病率不断提高且发病年龄越来越年轻。

1.病因学　子宫颈癌发病的最主要原因,经性传播 HPV 感染可能是子宫颈癌致病的主要因素之一。HPV 广泛存在于自然界,它具有高度的组织和宿主特异性,是一类可致人类皮肤和黏膜异常增生、引起宿主组织疣状病变及乳头状瘤的 DNA 病毒。HPV-16、18、31、33 等与子宫颈癌发生密切相关,为高风险性亚型。HPV-16 和 18 的 E6 和 E7 基因是病毒癌基因,和上皮基因整合后,可编码使肿瘤抑制基因 p53 和视网膜母细胞瘤基因(RB)封闭和失活的蛋白,并可活化细胞周期素 E(Cyclin E)导致上皮细胞失控性增生。HIV 感染可使子宫颈原位癌的发生概率增加五倍,从而印证了 HPV 是宫颈癌的致病病毒,也使得宫颈癌成为目前人类所有癌症病变中唯一病因明确的癌症。

吸烟和免疫缺陷可增加致癌风险,某些癌基因和机体的免疫状态可能与 HPV 有协同作用,决定 HPV 是亚临床的潜伏感染,还是促使癌前病变以及癌的发生。

2.临床特点　临床症状的轻重与病情早晚有关,宫颈上皮内瘤变及镜下早期浸润癌一般无症状,多在普查中发现。Ⅰb 期和以后各期最早出现的症状主要有阴道出血和阴道排液。

(1)阴道出血:当癌肿侵及间质内血管时开始出现流血,最早表现为性交后或双合诊检查后少量出血,称接触性出血。以后则可能有经间期或绝经后少量不规则出血。晚期病灶较大时则表现为多量出血,甚至因较大血管被侵蚀而引起致命大出血。一般外生型癌出血较早,血量也多,内生型癌出血较晚。

(2)阴道排液:最初量不多,呈白色或淡黄色,无臭味。随着癌组织破溃和继发感染,阴道可排出大量米汤样、脓性或脓血性液体,伴恶臭。宫颈黏液性腺癌患者,由于癌灶分泌大量黏液,常诉大量水样或黏液样阴道排液。

(3)晚期症状:若癌瘤侵犯盆腔结缔组织,压迫膀胱、直肠和坐骨神经及影响淋巴和静脉回流时,可出现尿频、尿急、肛门坠胀、便秘、下腹痛、坐骨神经痛、下肢肿痛等。癌瘤压迫或侵犯输尿管,可出现肾盂积水、尿毒症。终末期因长期消耗常出现恶液质。

3.病理变化

(1)肉眼:早期的子宫颈浸润癌可以呈现子宫颈黏膜粗糙、隆起及红色颗粒样改变,阴道镜下需与宫颈糜烂鉴别,被称为糜烂型。进展期的肿瘤大体特征可因肿瘤的原发部位、生长方式和坏死情况而表现不同。大多数浸润癌可以见到累及宫颈口的肿物,有时可累及阴道穹,此种为外生型。部分宫颈癌在子宫颈壁弥漫生长,开始时看不到明确的肿块,直到表面正常上皮坏死脱落,形成溃疡,被称为溃疡型。部分肿瘤完全在子宫颈管壁内生长,导致子宫颈管变硬、变粗,形成"桶形子宫颈",但表面黏膜改变轻微,被称为内生型。

(2)镜下:宫颈癌大多累及子宫颈鳞状上皮和柱状上皮交界处,即移行带,或来源于宫颈内膜化生的鳞状上皮。组织学上分为:鳞状细胞癌(图 1—55A),占 80%～85%;腺癌(图 1—55B),约占 15%;鳞腺癌(图 1—55C),占 3%～5%;宫颈恶性腺瘤—"微偏腺癌"。

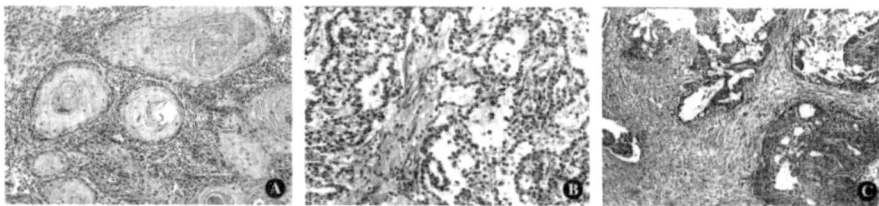

图 1—55　宫颈癌
A. 鳞癌;B. 腺癌;C. 腺鳞癌

1)鳞癌(squamous cell carcinoma of the cervix,ICD—O 编码:8076/3):依据其进展过程,分为早期浸润癌和浸润癌。早期浸润癌或微小浸润性鳞状细胞癌(microinvasive squamous cell carcinoma)指癌细胞突破基膜,向固有层间质内浸润,但浸润深度不超过基膜下 5mm 者。

①根据肿瘤细胞的大小及是否有角化,将鳞状细胞癌分为三类。

a.大细胞非角化型鳞状细胞癌,宫颈鳞状细胞癌中最常见的类型,约占鳞状细胞癌总数的 2/3,肿瘤细胞具有鳞状上皮细胞的特征,细胞呈多角形,边界通常较清楚,有时可见细胞间桥,胞质较丰富,但不出现角化珠,细胞核异型程度不等,核分裂象可多可少。

b. 大细胞角化型鳞状细胞癌,约占鳞状细胞癌总数的 1/6。肿瘤中必须出现角珠,才能诊断为角化型鳞状细胞癌。角珠是指由复层扁平上皮围成的类圆形漩涡状结构,中心为无细胞的角化巢。

c. 小细胞非角化型鳞状细胞癌,约占鳞状细胞癌总数的 1/6,由小的基底样细胞构成,细胞形态一致,呈卵圆形,胞质稀少,细胞核深染,核分裂象多见,局部可以偶见鳞状上皮分化或细胞角化,但是没有角珠形成。肿瘤细胞呈片状或巢状分布,常伴有坏死。这类患者预后非常差。

②按照修订的 Broder 分级系统,可以将子宫颈鳞状细胞分为 3 级,但其与临床相关性并不明显。a. 高分化(1)级:肿瘤主要由成熟的鳞状细胞组成,伴有大量角化珠,有时可见细胞间桥。b. 中分化(2)级:肿瘤细胞胞质不太丰富,细胞间桥不清,细胞核多形性较明显,核分裂象多见。c. 低分化(3)级:肿瘤由片状和巢状小的原始样卵圆形细胞组成,瘤细胞胞质稀少,深染,细胞核梭形,核分裂象多见。

③少见组织类型:a. 疣状癌。是一种变异型鳞状细胞癌,多见于外阴,偶可发生于子宫颈。预后很好,很少出现转移。b. 湿疣状癌。WHO 分类中,将其列入浸润性鳞状细胞癌的变异亚型。c. 乳头状鳞状细胞癌。这一肿瘤好发于生育后期及绝经后妇女。d. 梭形细胞鳞状细胞癌。也称肉瘤样鳞状细胞癌,发生在子宫颈较为罕见,多发生生育后期及绝经后妇女。肿瘤进展快,部分患者在就诊后数月就死亡。e. 淋巴上皮样癌。f. 鳞状移行细胞癌。g. 基底细胞样鳞状细胞癌。

2)腺癌(cervical adenocarcinoma,ICD-O 编码:8140/3)

①黏液腺癌:宫颈腺癌中最常见的类型。宫颈内膜细胞癌由类似宫颈管内膜腺体上皮的细胞构成。

②肠上皮型腺癌:是宫颈黏液腺癌的另一种类型,由类似于结肠腺癌的细胞成分构成;其最具特征性的病变是出现杯状细胞。

③子宫内膜样腺癌:子宫内膜样腺癌的组织形态和一般概念上的子宫内膜癌相同,约占宫颈内膜腺癌的 30%。

4. 分子遗传学特点　宫颈癌的发病原因为一种复杂性易感基因在其发生中起重要作用,其涉及多个基因的变异,包括肿瘤易感基因、甲基化、基因表达异常、基因突变/缺失等。随着分子生物学相关技术的发展,宫颈癌发病原因、致病机制、病程进展和治疗预后的分子机制研究将会更加深入。

(1)与宫颈癌发病密切相关的高危型 HPV 是 HPV16 和 HPV18。HPV 的致癌作用与其 DNA 的整合有关。HPV 感染宫颈癌细胞后,其 DNA 作为独立的外源染色体游离于细胞核内,病毒核酸整合到宿主细胞内,使宿主细胞发生突变。

(2)宫颈原位癌和浸润癌均有频发的基因学改变,包括多个染色体部位的杂合性丢失(LOH)和某些基因功能异常。

(3)基因的单核酸多态性(single nucleotide polymorphism,SNP)和特定 SNP 组合是影响复杂性多基因遗传病发病风险的最重要原因。SNP 位点和宫颈癌遗感性的研究大多涉及的是癌基因和抑癌基因。

(4)人类许多肿瘤都存在相关基因蛋白产物的过表达,并与肿瘤的组织类型、浸润、转移倾向及预后、治疗有关。宫颈癌相关基因表达研究包括:VEGF、myc、bcl－2、p21、p27、Survivin、p16、nm23、c－erbB－2、细胞周期调节蛋白。

(5)宫颈癌的发生、发展中存在 DNA 甲基化水平和模式的紊乱,DNA 甲基化异常可通过影响染色体结构及癌基因和抑癌基因的表达而参与肿瘤的形成,DNA 甲基化在宫颈癌的早期发现、治疗以及预测肿瘤转移复发等方面有重要意义。

5.肿瘤扩散、分期与预后

(1)肿瘤扩散

1)直接蔓延:是宫颈癌最常见的扩散方式。向下侵犯阴道;向上由宫颈管累及宫腔;向两侧扩散到宫颈旁组织、主、骶韧带、压迫输尿管并侵犯阴道旁组织至骨盆;向前后可侵犯膀胱和直肠。

2)淋巴转移:是子宫颈癌转移的主要途径,转移率与临床期别有关。①一级淋巴结转移:宫旁、宫颈旁、闭孔、髂内、髂外、髂总、骶前淋巴结。②二级淋巴结转移:腹股沟深浅和腹主动脉旁淋巴结。

3)血道播散:少见,常见的转移部位是肺脏、肝脏、骨骼和脑。

(2)宫颈癌临床分期:在妇产科恶性肿瘤中,宫颈癌是唯一一种通过体检、胸部 X 线、静脉内造影、膀胱镜和直肠镜进行临床分期的肿瘤,常用的分期方法是 FIGO 分期(表1－11)。

表1－11 宫颈癌 FIGO 分期(2009 年)

分期	癌肿累及范围
0 期	原位癌(浸润前癌)
Ⅰ 期	癌灶局限在宫颈(包括累及宫体)
Ⅰ A 期	肉眼未见癌灶,仅在显微镜下可见浸润癌
Ⅰ A1 期	间质浸润深度≤3mm,水平扩散≤7mm
Ⅰ A2 期	间质浸润深度>3～5mm,水平扩散≤7mm
Ⅰ B 期	肉眼可见癌灶局限于宫颈,或临床前病灶>Ⅰa 期
Ⅰ B1 期	肉眼可见癌灶最大径线≤4cm
Ⅰ B2 期	肉眼可见癌灶最大径线>4cm
Ⅱ 期	癌灶已超出宫颈,但未达盆壁;癌累及阴道,但未及阴道的下 1/3
Ⅱ A 期	无宫旁浸润
Ⅱ A1 期	肉眼可见癌灶最大径线≤4cm
Ⅱ A2 期	肉眼可见癌灶最大径线>4cm
Ⅱ B 期	有宫旁浸润
Ⅲ 期	癌肿扩散骨盆壁和(或)累及阴道下 1/3,导致肾盂积水或无功能肾
Ⅲ A 期	肿瘤浸润至阴道下 1/3,未浸润至骨盆壁
Ⅲ B 期	肿瘤浸润至骨盆壁,或者导致肾积水或肾无功能
Ⅳ 期	癌灶播散超出真骨盆或(活检证实)浸润膀胱黏膜或直肠黏膜。泡状水肿不能分为Ⅳ期
Ⅳ A 期	癌灶播散至邻近器官
Ⅳ B 期	癌灶播散至远处器官

　　肿瘤扩散时,子宫体经常受累。卵巢转移少见,多发生于巨块癌和腺癌,少见于鳞状细胞癌。临床检查宫旁扩散阴性而组织学检查阳性的病例,在ⅠB期有$31\%\sim63\%$、ⅡA期有58%。宫颈癌沿筋膜平面扩散,浸润至宫旁组织后,盆腔淋巴结受累的概率增加至36%。所有主动脉旁淋巴结的转移都同时伴有盆腔淋巴结转移。ⅠB期、ⅡA和ⅡB期发生盆腔淋巴结转移和主动脉旁淋巴结受累的比例分别为11.5%,26.7%、40%、2.1%、0和7.2%。肺和脑转移是血行扩散的结果,与淋巴结扩散的有序性有所不同,根据肿瘤分期情况难以预测。子宫颈腺癌对放疗和化学药物疗法均不敏感,预后较差。

二、子宫体常见肿瘤及相关病变

(一)子宫内膜增生症(endometrial hyperplasia)

　　子宫内膜增生症是由于内源性或外源性雌激素增高引起的子宫内膜腺体或间质增生,临床主要表现为功能性子宫出血,育龄期和更年期妇女均可发病。子宫内膜增生、不典型增生和子宫内膜癌,无论是形态学还是生物学都为一连续的演变过程,病因和发生机制也极为相似。

　　组织学特征:基于细胞形态和腺体结构增生和分化程度的不同,分型如下:

　　1.单纯性增生(simple hyperplasia)　以往称为轻度增生或囊性增生,腺体数量增加,某些腺体扩张成小囊。衬覆腺体的上皮一般为单层或假复层,细胞呈柱状,无异型性,细胞形态和排列与增生期子宫内膜相似(图1-56A),1%的单纯性子宫内膜增生可进展为子宫内膜腺癌。

　　2.复杂性增生(complex hyperplasia)　以往称腺瘤型增生,腺体明显增生拥挤,结构复杂且不规则,内膜间质明显减少,无细胞异型性(图1-56B)。约3%可发展为腺癌。

　　3.非典型增生(atypical hyperplasia)　腺体显著拥挤,出现背靠背现象。由于腺上皮细胞增生,可向腺腔内呈乳头状或向间质内出芽样生长。在复杂性增生的基础上,伴有上皮细胞异型性,细胞极性紊乱,体积增大,核质比例增加,核染色质浓聚,核仁醒目,可见多少不等的核分裂象(图1-56C)。重度不典型增生有时和子宫内膜癌较难鉴别,若有间质浸润则归属为癌,往往需经子宫切除后全面检查才能确诊。1/3的患者在五年内可发展为腺癌。

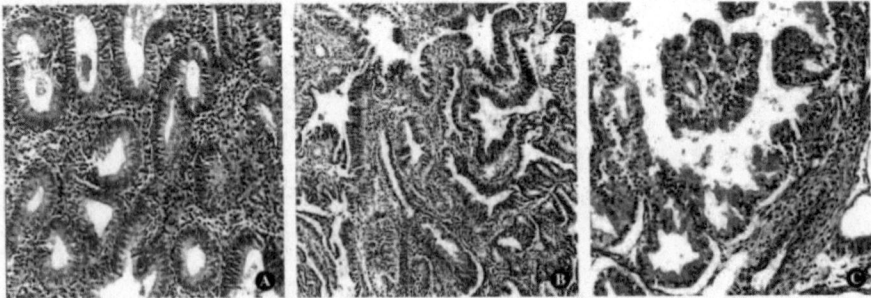

图1-56　子宫内膜增生症
A.单纯性增生;B.复杂性增生;C.非典型增生

(二)子宫内膜腺癌(endometrial adenocarcinoma)

　　起源于子宫内膜腺体的恶性肿瘤,又称子宫体癌。子宫内膜癌是女性生殖道三大恶性肿瘤之一,在西方国家其发病率已占妇科恶性肿瘤的第一位,发展中国家发病率低于发达国家,但其死亡率明显高于发达国家。近年来,包括我国在内的发展中国家的子宫内膜癌发病率明显上升,已成为严重影响女性健康的生殖道恶性肿瘤。

1.病因学与发生机制 子宫内膜癌的发生机制可分为两类:雌激素依赖型和非雌激素依赖型。特别是雌激素与子宫内膜癌的发生密切相关性已得到证实,有资料显示雌激素长期刺激而缺乏孕激素的保护是子宫内膜癌的重要原因,任何原因导致雌激素水平升高从而引起子宫内膜增生过长,至不典型增生,进而发生内膜癌。

(1)雌激素替代治疗:单纯雌激素替代治疗围绝经期综合征一度使子宫内膜癌发生率升高,添加孕激素后减少内膜癌的发生率,前提是每个月中孕激素的使用时间至少为 10 天,有证据表明雌孕激素联合治疗不增加子宫内膜癌的患病风险。

(2)他莫昔芬:是一种选择性雌激素修饰剂,在不同器官表现出不同的作用,可表现出类雌激素或抗雌激素作用,被用于治疗和预防乳腺癌,但对子宫内膜有类雌激素样作用,长期使用可增加内膜癌发病风险,却可明显降低患者再次乳腺癌的风险,与其不良反应相比,他莫昔芬作为乳腺癌的预防性用药仍然是适宜的,用药期间需检测子宫内膜情况。

(3)肥胖:是内膜癌主要的危险因素之一,体重指数在人群中的 75% 以上者其发病风险是体重指数在人群的 15% 以下者的 3~4 倍,其导致内膜癌的发病机制可能为绝经后女性体内的雄稀二酮在脂肪组织中的芳香化酶的作用下转变为雌酮,长期刺激子宫内膜的增生导致癌变。

(4)糖尿病和高血压:这两种病是与子宫内膜癌的发生相关,糖尿病特别是非胰岛素依赖型糖尿病与高胰岛素血症有关,而高胰岛素血症使雌激素处于一个高水平状态。也有研究表明,对于不超重或不肥胖的患者,糖尿病可能并不会增加内膜癌的风险,高血压与子宫内膜癌的关系多项研究结论不同,亦尚未最终定论。

(5)孕产史:从未生育的女性发生内膜癌的风险是已产女性的 2 倍,妊娠期间高水平的孕激素对子宫内膜起保护作用。

(6)月经因素:月经初潮早及绝经晚者都可能增加内膜癌的风险,并与月经持续的时间长短显著相关,长期无排卵者其内膜癌的发病风险也显著增高。

(7)遗传因素:子宫内膜癌患者有家族聚集倾向。

综上所述,子宫内膜癌的发生主要与雌激素的持续性作用相关,而晚绝经、糖尿病、高血压、肥胖、孕产次等作为高危因素,与子宫内膜癌的关系目前尚不能得出确切结论,仍有待更多循证医学证据来证实。

2.临床特点 极早期患者可无明显症状,仅在普查或其他原因作妇科检查时偶然发现。患者晚期因癌肿消耗、疼痛、食欲减退、发热等,出现恶病质。

(1)常见的临床症状

1)子宫出血。经期前后的不规则阴道出血是子宫内膜癌的主要症状,常为少量至中等量出血,很少为大量出血。不仅较年轻或近绝经期患者易误认为月经不调,不及时就诊,即使医生亦往往疏忽。个别也有月经周期延迟者,但表现不规律。在绝经后患者多表现为持续或间断性阴道出血。子宫内膜癌患者一般无接触性出血。晚期出血中可杂有烂肉样组织。

2)阴道排液。腺癌生长于宫腔内,感染机会较宫颈癌少,故在初期可能仅有少量血性白带,但后期发生感染、坏死,则有大量恶臭的脓血样液体排出。有时排液可夹杂癌组织的小碎片。倘若宫颈腔积脓,引起发热、腹痛、白细胞计数增多。一般情况也迅速恶化。

3)疼痛。于癌肿及其出血与排液的瘀积,刺激子宫不规则收缩而引起阵发性疼痛,占

10％～46％。这种症状多半发生在晚期。如癌组织穿透浆膜或浸蚀宫旁结缔组织、膀胱、直肠或压迫其他组织也可引起疼痛，往往呈顽固性和进行性加重；且多从腰骶部、下腹向大腿及膝放射。

4）其他。晚期患者自己可触及下腹部增大的子宫和（或）邻近组织器官可致该侧下肢肿痛，或压迫输尿管引起该侧肾盂输尿管积水或致肾脏萎缩；或出现贫血、消瘦、发热、恶液质等全身衰竭表现。子宫内膜癌发生年龄较晚，合并妊娠似不可能，但文献曾有个别合并妊娠或输卵管妊娠的病例报道。

（2）妇科检查所见：早期盆腔生殖器官多无明显变化，子宫正常者占40％左右，合并肌瘤或病变至晚期，则子宫增大。绝经后妇女子宫不显萎缩反而饱满、变硬，尤应提高警惕。卵巢可正常或增大或伴有女性化肿瘤的可能。双合诊时如因患者肥胖、疼痛或者缺乏合作而触诊不清，不必坚持非要查明，因诊断的依据并不在于子宫的大小。患者的子宫颈多无病变可见。只是在晚期侵犯子宫颈时，可见癌组织自宫颈口突出。宫旁有浸润系宫颈受累后所致。

（3）转移病灶症状：晚期患者可于腹股沟处触及肿大变硬或融合成块的淋巴结，或有肺、肝等处转移体征。

3.病理变化

（1）肉眼：可分为弥漫型、局限型和息肉型3种。

1）弥漫型：病变可累及全部或大部内膜。黏膜增厚、粗糙并有大小不规则的息肉样突起，而良性的子宫内膜增生则较软，表面光滑。恶性的息肉样突起体积较大，硬、脆，表面有表浅溃疡，病变晚期有溃疡及坏死，累及整个子宫内膜；少数病例甚至可蔓延并侵入子宫颈管内膜或扩展到阴道穹隆。癌肿除在子宫内膜蔓延外，发展到一定阶段可向肌层侵犯，甚至浸润到子宫浆膜并可转移到卵巢、子宫旁、直肠与膀胱等。晚期肿瘤表面坏死、溃疡，常继发感染。

2）局限型：较少见。癌肿的范围局限，仅累及一部分子宫内膜，外观则与弥漫型相同。表面的癌变范围不大，而往深部侵犯肌层，致使子宫体增大或坏死感染形成宫壁溃疡，甚至穿通。晚期同样有周围侵蚀或转移。局限型可表现为息肉状、菜花状、结节状。晚期常伴肌层浸润。局限型肿瘤多位于宫底部或宫角部。

3）息肉型：息肉状癌颇似普通的良性子宫内膜息肉，但又和柔软而覆有平滑黏膜的一般良性内膜息肉不同；癌肿的息肉状赘生物体积可较大，质脆，表面常有坏死等。有时息肉状癌很小，但已全部为恶性组织，且已向深部发展或侵犯肌层。有时息肉型癌肿数目不多，可能在作诊断性刮宫时全部刮除，以致使切除子宫标本中找不到癌瘤的痕迹。息肉型子宫内膜癌好发于子宫角，且常见于绝经后。

（2）镜下：宫内膜发生癌时，不但可形成与原组织相同类型的子宫内膜样腺癌，而且可以出现米勒管上皮分化为其他部位组织类型的癌，如浆液性腺癌、透明细胞腺癌、黏液性腺癌、鳞状细胞癌、混合性癌及未分化癌等。

1）子宫内膜样腺癌（endometrioid carcinoma，ICD－O 编码：8380/3）：子宫内膜样腺癌是最常见的类型，占子宫内膜癌的3/4。癌组织分化好时，其组织结构与增生期的宫内膜腺体相似，但细胞及腺体结构均有一定的非典型性（图 1－57）。细胞呈柱状或矮柱状，核长圆形，染色质较粗较深染，胞质少，核仁明显，排列紧密，呈假复层；腺体大小不等，形态不规则，或背靠背，或腺腔共壁，或呈筛状腺腔结构，向间质浸润。癌组织分化差时，细胞异型性较大，呈实性条索状或弥散片状排列，构成非鳞状的实性区。

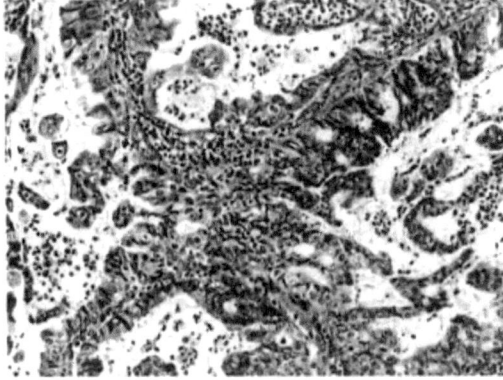

图 1—57　子宫内膜样腺癌

浸润的腺体背靠背,结构紊乱,腺体被覆异型柱状上皮

少数情况中子宫内膜样腺癌伴鳞状分化(ICD—O 编码:8570/3),依子宫内膜样腺癌中鳞状成分的分化程度不同分为:①子宫内膜样腺癌伴鳞状化生。指癌内的扁平上皮成分是良性者,过去称子宫内膜腺棘皮癌,但 WHO 肿瘤国际组织学分类第二版建议不再用此名称。②子宫内膜样腺癌伴鳞状分化。指癌内的扁平上皮成分是恶性者,过去称子宫内膜腺鳞癌,WHO 第二版分类中也建议不用。

2)浆液性腺癌(serous adenocarcinoma,ICD—O 编码:8441/3):子宫内膜的浆液性腺癌,很少见,不到子宫内膜腺癌的 10%。其形态特征与输卵管腺癌和卵巢浆液性腺癌十分相似,癌组织常呈复杂的乳头状分支,故常称浆液性乳头状腺癌。其乳头结构突向大小囊腔,乳头中心为纤维组织和血管组成的轴心,轴心宽窄不一,常有水肿或玻璃样变;表面被覆细胞层次不等,分化较差的为立方状或矮柱状细胞,细胞核常呈高度非典型性,约半数病例有多核、巨核或畸形核,核分裂多,常见灶性坏死,约 1/3 的病例有砂砾体形成(图 1—58)。分化好的癌乳头分支明显,可见次级分支或细胞性芽或簇;分化差的癌乳头融合,或排列成实性片状。此癌侵袭性强,常浸润肌层及其中的淋巴管或血管,易转移到脊柱内,确诊时常已广泛播散。此型癌即使细胞分化好,其侵袭力也强,约有一半病例,在临床 Ⅰ 期,手术时已有盆腹腔的播散。

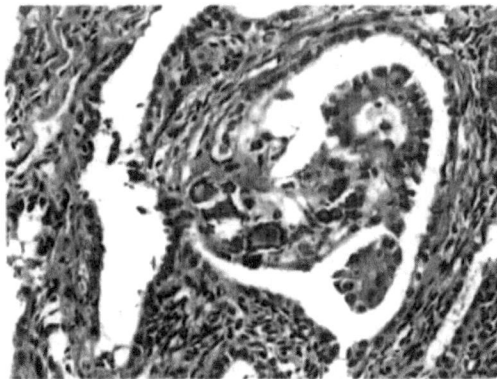

图 1—58　子宫内膜浆液性乳头状腺癌

肿瘤中可见砂砾体形成

3)透明细胞腺癌(clear cell adenocarcinoma,ICD—O 编码:8310/3):少见,占子宫内膜癌的 1.5%～5%。此腺癌的形态特征是由胞质透明、富含糖原的透明细胞和鞋钉样细胞构成;

透明细胞经组织化学 PAS-酶消化后仍阳性,电镜观察细胞质内有大量糖原聚积,证明癌细胞之所以透明,系因含大量糖原所致;鞋钉细胞的特征是细胞基底部细长,顶端膨大,内含1～2个大而深染的核,突起于上皮层表面,或突向腺腔。癌细胞的排列结构,可呈实性片状、管囊状、乳头状,或这些结构的混合。

4)黏液性腺癌(mucinous adenocarcinoma,ICD-O 编码:8480/3):此腺癌细胞为高柱状或杯状,胞质富含黏液,核位于基底部;细胞单层或复层构成大小、形状不一的弯曲腺体,有的癌细胞向腔内生长,形成折叠突起的乳头样结构,有的腺腔扩张呈囊状,癌细胞向间质浸润。组织化学用阿尔新兰、黏液卡红及 PAS-酶消化,可见癌细胞胞质和腺腔内黏液物质均呈阳性反应。

此型腺癌的形态特征与宫颈黏液腺癌和卵巢黏液腺癌十分相似,故在诊断子宫内膜原发的黏液性腺癌之前,必须排除由宫颈管黏膜或卵巢的黏液性腺癌扩散到子宫内膜的可能性。要排除宫颈是否为原发部位,主要靠分段刮宫诊断。也要与子宫内膜腺体的黏液化生相区别,化生是良性病变,而黏液性腺癌的细胞有非典型性,细胞复层化,并向间质浸润。

5)鳞状细胞癌(squamous cell carcinoma,ICD-O 编码:8070/3):鳞状细胞癌由不同分化程度的鳞状细胞组成。原发于子宫内膜的鳞状细胞癌罕见。肿瘤多发生在子宫内膜的柱状上皮发生扁平上皮化生的基础上。多见于老年妇女,因绝经后萎缩的子宫内膜常发生老年性子宫内膜炎,或因老年妇女宫颈阻塞,子宫腔积脓及慢性发炎伴扁平上皮化生。少数严重的病例整个子宫内膜被扁平上皮替代,即所谓的子宫鱼鳞癣。

6)混合性癌(mixed carcinoma,ICD-O 编码:8323/3):子宫内膜癌中有两种或更多上述组织类型的癌同时存在,并且其中一种癌至少要占全肿瘤的 10%,即称为子宫内膜混合性癌。分类和分级则根据占优势的成分而定,次要成分的类型、分级及所占比例均应在病理诊断中注明。

7)未分化癌(undifferentiated carcinoma,ICD-O 编码:8020/3):此癌十分少见。其特点是不具备或只有轻度分化成上述的任何一种细胞类型或结构的癌。此癌几乎全由实性结构组成,癌细胞的非典型性显著,核分裂数多,恶性程度高。未分化癌包括小细胞、大细胞、巨细胞及梭形细胞型,它们也可以不同比例混合存在。

4.分子遗传学特点　子宫内膜癌在分子水平致癌机制的研究主要考虑与癌基因、抑癌基因、DNA 损伤修复基因三大类基因的异常表达有关,多数情况下,细胞的癌变并非由单一因素引起,往往是显性的癌基因与隐性的抑癌基因等经过多阶段的协同作用而促成。

分子遗传学研究支持不同类型的子宫内膜癌在发生发展过程中有不同的遗传学改变这一假说:Ⅰ型子宫内膜癌往往出现 DNA 错配修复基因,PTEN、K-ras 基因的变化;Ⅱ型则经常出现 p53 和 C-erB-2(HER-2/neu)基因的突变和扩增;子宫内膜癌中 PTEN 基因突变率最高,多发生在早期,可达 30%～40%。

5.肿瘤扩散与分期

(1)肿瘤扩散

1)直接蔓延:初起时癌灶沿子宫内膜蔓延生长,向上经宫角至输卵管,向下至宫颈管,并继续蔓延至阴道。也可经肌层浸润至子宫浆膜面而延至输卵管、卵巢。并可广泛种植在盆腔腹膜、直肠子宫陷凹及大网膜。

2)淋巴转移:子宫内膜癌的主要转移途径。当癌肿浸润至深肌层,或扩散到宫颈管,或癌组织分化不良时,易发生淋巴结转移。其转移途径与癌灶生长部位有关。宫底部的癌灶沿阔韧带上部的淋巴管网,经骨盆漏斗韧带至卵巢。向上至腹主动脉旁淋巴结。子宫角部癌灶沿圆韧带至腹股沟淋巴结。子宫下段及宫颈管的癌灶与宫颈癌的淋巴转移途径相同,可至宫旁、髂内、髂外、髂总淋巴结。子宫后壁癌灶可沿宫骶韧带扩散到直肠淋巴结。内膜癌也可向子宫前方扩散到膀胱,通过逆行引流到阴道前壁。

3)血行转移:较少见。晚期经血道转移至肺、肝、骨等处。

(2)子宫内膜癌的临床 FIGO 分期(表 1-12)

表 1-12　子宫内膜癌的临床 FIGO 分期(2009 年)

分期	癌肿累及范围
Ⅰ期	肿瘤局限于子宫体
ⅠA 期	肿瘤浸润深度<1/2 肌层
ⅠB 期	肿瘤浸润深度≥1/2 肌层
Ⅱ期	肿瘤侵犯子宫间质,但无宫体外蔓延▲
Ⅲ期	肿瘤局部和(或)区域扩散
ⅢA 期	肿瘤累及浆膜层和(或)附件★
ⅢB 期	阴道和(或)宫旁受累★
ⅢC 期	盆腔淋巴结和(或)腹主动脉旁淋巴结转移★
ⅢC$_1$ 期	盆腔淋巴结阳性
ⅢC$_2$ 期	腹主动脉旁淋巴结阳性和(或)盆腔淋巴结阳性
Ⅳ期	肿瘤侵及膀胱和(或)直肠黏膜,和(或)远处转移
ⅣA 期	肿瘤侵及膀胱或直肠黏膜
ⅣB 期	远处转移,包括腹腔内和(或)腹股沟淋巴结转移

▲仅有宫颈内膜腺体受累应当视为Ⅰ期;★细胞学检查阳性应单独报告,并没有改变分期。所有各期均可以是 G$_1$、G$_2$、G$_3$ 任何一种

(3)WHO 推荐子宫内膜癌分级:Ⅰ级:在 5％的肿瘤呈非鳞状上皮的实性生长;Ⅱ级:6％~50％肿瘤呈非鳞状上皮的实性生长;Ⅲ级:>50％的肿瘤呈非鳞状上皮的实性生长;当核的非典型性明显,以致达到与肿瘤的结构分级不相称时,分级应该提高一级(最大到Ⅲ级)。依上述癌的分化程度分为 3 级,在各级子宫内膜样腺癌中,以高分化型最常见,Ⅰ、Ⅱ、Ⅲ级癌的发生率分别为 50％、35％和 15％。约 1/4 癌内可见细长或短的乳头状或绒毛腺状结构,则应根据癌细胞的形态特征,与下述浆液性乳头状腺癌和透明细胞乳头状腺癌鉴别。后两种癌更具侵袭性,预后更差。

(三)子宫内膜间质肿瘤(endometrial stromal tumor)

子宫内膜间质肿瘤起源于子宫颈内膜的间质细胞。根据肿瘤的组织学和临床特征将其分为 3 类,即子宫内膜间质结节,低度恶性子宫内膜间质肉瘤和高度恶性子宫内膜间质肉瘤。高度恶性子宫内膜间质肉瘤大多数发生在绝经后,好发年龄在 55 岁左右(30~75 岁),一半以上为绝经后妇女。子宫内膜间质结节及低度恶性子宫内膜间质肉瘤发病年龄较高度恶性子宫内膜间质肉瘤年轻,40~50 岁,多为绝经前妇女。但在生育年龄和儿童也可发生,约占生殖道恶性肿瘤的 0.2％。

1. 临床特点

(1)最常见的症状是不规则阴道流血、月经增多、阴道排液、贫血、下腹痛、压迫症状、下腹包块等。

(2)在宫颈口或阴道内发现软脆、易出血的息肉样肿物,如肿物破溃合并感染,可有极臭的阴道分泌物,也常合并贫血,子宫增大,盆腔肿物。

(3)盆腔检查:子宫有不同程度增大,早期的盆腔检查所见与子宫壁间肌瘤相似,当肿瘤发展时,可见宫颈口息肉样或菜花样脱出物。

2. 病理变化

(1)子宫内膜间质结节(endometrial stromal nodule,ESN,ICD—O编码:8930/0):肉眼:常表现为孤立性的实性圆形病变,界限清楚,边缘光滑,大小从1cm到15cm不等。少数位于子宫内膜,大部分完全位于子宫肌层,结节状,也可以在腔内形成息肉状。质软,切面呈黄色。有可能与子宫肌瘤误诊。

镜下:肿瘤细胞与子宫内膜间质细胞一样,其大小、形状和染色均匀一致,没有细胞学非典型性。富于血管,但没有血管浸润。

(2)低度恶性子宫内膜间质肉瘤(low grade endometrial stromal sarcoma,LGESS,ICD—O编码:8931/3):或称为低级别子宫内膜间质肉瘤。

肉眼:①有两种大体形态:其一肿瘤形成息肉状或结节,子宫内膜突向宫腔或突至宫颈口外,肿瘤体积比一般息肉大蒂宽,质软脆,表面光滑或破溃而继发感染。其二肿瘤似平滑肌瘤,位于子宫肌层内,常浸润子宫肌层,呈结节状或弥漫性生长,与子宫肌层之间界限不清。②肿瘤切面质地柔软、均匀,似生鱼肉状,组织水肿,伴出血、坏死时,则可见暗红、棕褐或灰黄色区域;亦可见囊性变区。但出血坏死不如高度恶性内膜间质肉瘤多见。③宫旁组织或子宫外盆腔内可见似蚯蚓状淋巴管内肿瘤,质如橡皮,富有弹性,此为低度恶性内膜间质肉瘤常见的特征。

镜下:①瘤细胞像增殖期子宫内膜间质细胞,大小一致,卵圆形或小梭形。②核分裂象≤(5~10)/10HPF。③肿瘤内血管较多,肿瘤沿扩张的血管淋巴管生长,呈舌状浸润周围平滑肌组织。④具有广泛的间质透明变性。

(3)尚度恶性子宫内膜间质肉瘤(high grade endometrial stromal sarcoma,HGESS,ICD—O编码:8930/3):或称为未分化子宫内膜肉瘤。

肉眼:与低度恶性子宫内膜间质肉瘤相似,但肿瘤体积更大,出血坏死更明显,有的病灶类似子宫内膜癌和子宫中胚叶多形性腺瘤,缺乏蚯蚓状淋巴管内肿瘤的特征。

镜下:①瘤细胞呈梭形或多角形,大小不一异型性明显,可找到瘤巨细胞。②核分裂象≥10个/10HPFs常超过20~30/10HPF。③瘤细胞可排列成上皮样细胞巢、索和片状。④瘤细胞可沿淋巴窦或血窦生长或侵入肌层(图1—59)。高度恶性内膜间质肉瘤恶性程度高、生长快,常有局部复发及远处转移,可有肉眼侵犯肌层。

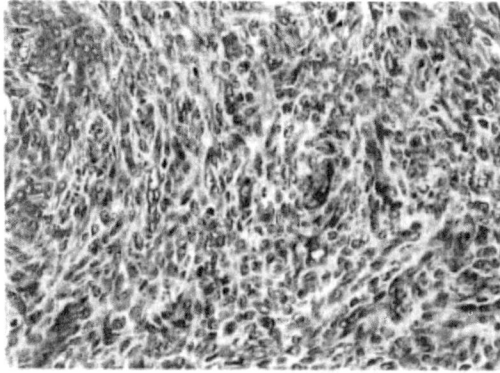

图 1—59　高度恶性子宫内膜间质肉瘤
非典型性肿瘤细胞,出现较多异常核分裂

3.肿瘤扩散与分期

(1)肿瘤扩散:低度恶性子宫内膜间质肉瘤的宫旁血管内瘤栓及肺转移尤为多见,其次为局部浸润和淋巴转移。高度恶性子宫内膜间质肉瘤局部侵袭性强,常有肌层浸润、破坏性生长及血管瘤栓、远处转移。

(2)分期:子宫内膜间质肉瘤起源于子宫内膜间质,有学者认为其病情发展变化与子宫内膜癌有许多相同之处,建议其分期采用同期 FIGO 分期标准。

(四)子宫腺肌病(adenomyosis)

子宫腺肌病是子宫内膜腺体和间质侵入子宫肌层形成弥漫或局限性的病变,是妇科常见病。它常常会导致继发性痛经及月经量增多等症状,因而严重影响女性的身心健康。子宫腺肌病过去多发生于 40 岁以上的经产妇,但近些年呈逐渐年轻化趋势,这可能与剖宫产、人工流产等手术的增多相关。

子宫腺肌病病因至今不明。目前的共识是因为子宫缺乏黏膜下层,因此子宫内膜的基底层细胞增生、侵袭到子宫肌层,并伴以周围的肌层细胞代偿性肥大增生而形成了病变。

引起内膜基底层细胞增生侵袭的因素现有五种理论:①与遗传有关;②子宫损伤,如刮宫和剖宫产均会增加子宫腺肌病的发生;③高雌激素血症和高泌乳素血症;④病毒感染;⑤生殖道梗阻,使月经时宫腔压力增大,导致子宫内膜异位到子宫的肌层。

1.临床特点

(1)月经失调(40%～50%):主要表现为经期延长、月经量增多,部分患者还可能出现月经前后点滴出血。

(2)痛经(25%):特点是继发性进行性加重的痛经。邻近经期,子宫有触痛感;经期,子宫增大,质地变软,压痛比平时更明显;经期后,子宫缩小。当经期结束痛经即缓解。这种周期性出现的体征改变是诊断本病的重要依据之一。

(3)妇科检查子宫常均匀增大呈球形,子宫腺肌瘤可表现为质硬的结节。子宫一般不超过孕 12 周大小。子宫常与周围尤其是后面的直肠粘连而活动较差。15%～40%合并子宫内膜异位症,约半数患者合并子宫肌瘤。大约有 35%的患者无明显症状。

2.病理变化

(1)肉眼:子宫多均匀增大,呈球形,常发生在子宫后壁。肌层病灶有弥漫型及局限型两种,前者称为子宫腺肌症,后者称为子宫腺肌瘤。剖开子宫壁可见肌层明显增厚、变硬,在肌壁中见到粗厚的肌纤维束和微囊腔,腔中偶见陈旧血液,往往与正常平滑肌组织界限不清。

(2)镜下:子宫肌层内呈岛状分布的子宫内膜腺体与间质是本病的镜下特征(图1-60)。因为其他疾病的子宫标本中10%~30%会发现在子宫肌层中有子宫内膜组织,故诊断子宫腺肌病时需满足内膜腺体细胞侵袭深度大于3mm或者侵袭到内膜基底层细胞的下一个低倍镜视野。但这种诊断标准仍有争议。

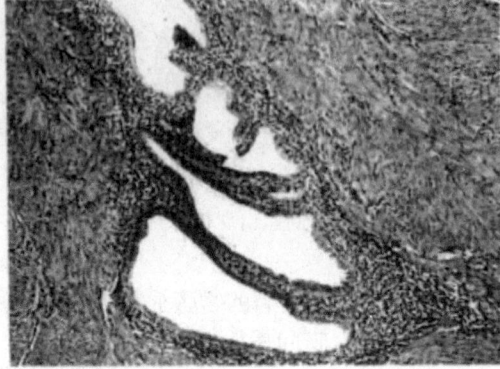

图1-60 子宫腺肌病
子宫肌层内有岛状分布的子宫内膜腺体与间质

(五)子宫平滑肌瘤(leiomyoma of uterus,ICD-O编码8890/0)

子宫平滑肌瘤是女性生殖器官中最常见的一种良性肿瘤,也是人体中最常见的肿瘤之一。有关子宫肌瘤的病因迄今仍不十分清楚,可能是多因素共同作用的结果。大量临床观察和实验结果表明子宫肌瘤是一种激素依赖性肿瘤,雌激素是促使肌瘤生长的主要因素,还有学者认为生长激素(GH)与肌瘤生长亦有关,GH能协同雌激素促进有丝分裂而促进肌瘤生长,并推测人胎盘催乳素(HPL)也能协同雌激素促有丝分裂作用,认为妊娠期子宫肌瘤生长加速除与妊娠期高激素环境有关外,可能HPL也参加了作用。

1.临床特点 多数患者无症状,仅在盆腔检查或超声检查时偶被发现。如有症状则与肌瘤生长部位、速度、有无变性及有无并发症关系密切,而与肌瘤大小、数目多少关系相对较小。最主要的症状是由黏膜下平滑肌瘤引起的出血,或压迫膀胱引起的尿频。血流阻断可引起突发性疼痛。其次,平滑肌瘤可导致自然流产,胎儿先露异常和绝经后流血。

(1)腹部检查:子宫增大超过3个月妊娠大小或较大宫底部浆膜下肌瘤,可在耻骨联合上方或下腹部正中扪及包块,实性,无压痛,若为多发性子宫肌瘤则肿块之外形呈不规则状。

(2)妇科检查:子宫肌瘤的体征根据其不同类型而异,带蒂浆膜下肌瘤若蒂较长,子宫旁可扪及实质性包块,活动自如,此种情况易与卵巢肿瘤混淆。黏膜下肌瘤下降至宫颈管口处,宫口松,检查者手指伸入宫颈口内可触及光滑球形的瘤体,若已脱出于宫颈口外则可见到肿瘤,表面呈暗红色,有时有溃疡,坏死。

2.病理变化

(1)肉眼:多数肿瘤发生于子宫肌层,一部分可位于黏膜下或浆膜下,脱垂于子宫腔或子宫颈口。肌瘤小者仅镜下可见,大者可超过30cm。单发或多发,多者达数十个,称多发性子宫肌瘤。肿瘤表面光滑,界清,无包膜。切面灰白,质韧,编织状或旋涡状。有时肿瘤可出现透明均质的黏液变性或钙化。当肌瘤间质血管内有血栓形成时,肿瘤局部可发生梗死伴出血呈暗红色,称红色变性。

（2）镜下:瘤细胞与正常子宫平滑肌细胞相似,梭形,束状或旋涡状排列,胞质红染,核呈长杆状,两端钝圆,核分裂少见,缺乏异型性(图1-61)。肿瘤与周围正常平滑肌界限清楚。

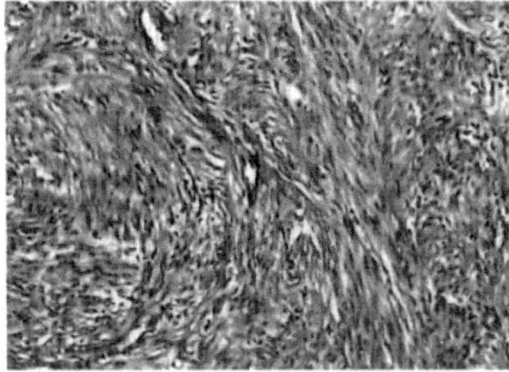

图1-61　子宫平滑肌瘤

肿瘤细胞类似于正常的平滑肌细胞

平滑肌瘤极少恶变,多数子宫平滑肌肉瘤从开始即为恶性。如肿瘤组织出现坏死,边界不清,细胞异型,核分裂象增多,应考虑为平滑肌肉瘤(leiomyosarcoma)。平滑肌肉瘤切除后有很高的复发倾向,一半以上可通过血道转移到肺、骨、脑等远隔器官,也可在腹腔内播散。

（古丽那尔·阿布拉江）

第二章　乳腺癌

第一节　乳腺癌的手术治疗

一、乳腺癌根治术

(一)乳腺癌根治术的适应证和禁忌证

1.适应证　符合国际临床分期 0、Ⅰ、Ⅱ期及部分Ⅲ期而无以下禁忌证的患者。

2.禁忌证

(1)有远处转移者。

(2)机体健康状态不佳,不能耐受根治性手术者。

(3)Ⅲ期患者有下列情况之一时。

1)橘皮样变范围超过乳房面积 1/2。

2)皮肤上出现卫星结节。

3)肿瘤侵犯胸壁而固定者。

4)胸骨旁淋巴结被证实发生了转移。

5)锁骨上淋巴结肿大,病理证实为转移。

6)患侧上肢水肿。

7)炎性乳腺癌。

(4)出现以下情况中的任何 2 项以上者。

1)癌肿破溃。

2)橘皮样变超过全乳面积 1/3。

3)癌肿与胸大肌固定。

4)腋窝淋巴结最大直径超过 2.5cm。

5)腋窝淋巴结相互粘连或与周围组织粘连。

(二)乳腺癌根治术的术前准备

1.必须经病理学检查证实为乳腺癌。

2.血、尿、粪三大常规检查及心、肺、肝、肾功能检查。

3.与患者及其家属说明手术可能造成的身心健康问题及克服方法。

4.手术区及需植皮时供皮区的皮肤准备。

5.对有冰冻条件者,尽可能在手术中行快速冰冻检查,对结果阴性患者,常规结果如为癌者,可在 1 周内行根治手术,不会影响预后。

(三)乳腺癌根治术的手术原则

1.原发灶及区域淋巴结应整块切除。

2.切除全部乳房组织及广泛切除其表面的皮肤(肿瘤切口边缘距正常皮肤不小于 3cm)。

3.切除胸大肌、胸小肌。

4.彻底清除腋窝淋巴结。

（四）乳腺癌根治术的麻醉

1.高位硬脊膜外麻醉。

2.高血压、精神紧张者或硬脊膜外麻醉失败者,可采用全身麻醉。

（五）乳腺癌根治术的手术步骤

1.体位 仰卧位,患侧肩背部垫高 10°～15°,上肢外展 90°～120°,消毒包裹后固定。

2.皮肤消毒范围 包括整个胸壁,上至颈部,下至脐部,外至上肢肘关节,后方至腋后线,对侧至腋前线。

3.皮肤切口 根据肿瘤的位置,选择切口,应便于肿瘤的彻底切除,便于清除腋窝淋巴结,便于术后上肢功能恢复,利于伤口愈合,利于手术后美容,可采取不同的梭形切口或横行切口。用墨水在皮肤上划出切口及皮瓣剥离界限,以便准确观察皮瓣剥离范围,切除皮肤的范围应距肿瘤 3～5cm。

（1）Halsted－Meyer 纵形切口:Halsted（1882）的切口以癌肿为中心包括乳头和乳晕向上、下两方延伸,近似于圆形或椭圆形,上面的延长切口大概沿着肩部前面的凹陷,直到锁骨下缘,下面的延长切口达肋缘以下,到剑突和脐的中点为止。Halsted 的圆形或椭圆形切口比较简单,它在肩部前面的延长切口大致沿着裤子吊带或其他背带的挂线,通常不会影响上肢的活动;但对所造成的创面不适于一期缝合,多需植皮才能使之闭合;对腋窝的暴露也不够充分。

Meyer 的原切口是梭形的,也以肿块为中心包括乳头和乳晕,它向上的延长切口是沿胸大肌前缘到上臂前面。Meyer 切口易于暴露腋窝,皮瓣多能一期缝合,不需植皮;它形成的瘢痕有碍观瞻,且术后常会影响上臂的外展活动。

总的说来,纵向切口有一定优点:不论癌肿是乳腺的中央区或稍偏内、外侧,除位于乳腺外上方、靠近腋窝的肿块以外,这个纵向切口都能很方便地将它包括在内,这个切口能良好的暴露腋窝和锁骨下区。因此,纵向切口是临床上应用较普遍的一种切口。Halsted 和 Meyer 两者的原切口各有利弊,有学者将两者综合,即按 Meyer 法做梭形切口,但其上端的延长切口应指向肩部凹陷的内侧,这样在解剖腋窝时既可以有良好的暴露,术后又不致因瘢痕收缩而影响手臂的活动。这样的纵向切口称之为 Halsted－Meyer 切口。

（2）Rodman－Greenough 斜向切口:Rodman（1908）和 Greenough（1935）先后倡行的斜切口能很好地将位于乳腺内侧、中部或外侧的癌肿包括在内。

这个切口有一条从腋中线横过腋窝到肩部内侧凹陷的交叉切口,突出优点是既便于解剖腋窝,又不影响上臂活动。手术结束时如皮瓣一期缝合有困难,可在两侧创缘上作若干交叉切口,这样缝合后创口便呈若干"Z"形切开之连续缝合,可以减少张力而有利于皮瓣之愈合。

（3）Stewart 横行切口:Stewart（1915）主张在乳腺癌根治切除时用横向梭形口。他认为横切口术后瘢痕较小,不致影响上臂活动。但这种切口的缺点是对腋窝和锁骨区解剖颇为不便。只适用于癌肿位于乳腺中部偏下缘且乳腺肥大下垂的妇女。现在有人将 Stewart 切口加以改良,切口上起腋前部胸大肌外缘,然后向下向内以肿块为中心包括乳头乳晕区做横向月牙形切口,切口线可根据肿瘤部位不同调整,一般距癌缘约 5cm。皮瓣剥离范围及手术切除范围与常规根治术相同。对于癌肿位于乳腺组织上下象限交界处内侧或外侧的边缘,采用改良的 Stewart 切口比采用常规的纵形切口优越,因纵切口所造成的皮肤缺损往往过大,需植皮来修复创面。

以上 3 种手术切口可根据手术医师掌握程度和患者的具体情况作出不同的选择。其中以 Halsted－Meyer 纵形切口和 Stewart 横行切口最为临床常用。下面将以 Halsted－Meyer 纵形切口为基础加以叙述。

4.分离皮瓣　临床惯用的是 Haagersen 提倡的薄皮瓣。

(1)在皮肤和浅筋膜层之间进行解剖分离,浅筋膜表面的毛细血管丛应保留在皮瓣上,以防术后皮瓣坏死,但浅筋膜内静脉则应留在标本上。

(2)皮瓣分离范围:向内至胸骨缘,外达背阔肌前缘,上至锁骨,下达肋弓处腹直肌上端。

(3)分离皮瓣厚度:应从切缘至基底部逐渐增厚,范围以 0.3～0.5cm 为宜,一般将皮瓣剥至 4～5cm 之后,可少许保留脂肪,近终点时,皮瓣上可保留全层脂肪组织,所剥皮瓣应为斜形,近肿瘤处薄,远离肿瘤处渐厚的斜形状。

(4)分离皮瓣的具体操作,减少分离皮瓣出血的方法:在所划的皮瓣剥离范围内用 1：1000 的肾上腺素生理盐水 200～300ml,用长的麻醉针头均匀地注射到所要游离的皮下组织区,造成分离皮瓣区的皮肤与皮下之间一个重度水肿区,使此区中的组织密度减少,形成一个类似的潜在的腔隙,便于分离皮瓣,而且由于肾上腺素的局部作用,可以减少游离皮瓣时的出血,在应用此法时应注意以下几个方面。

①有高血压或心脏病及明显的心律失常者禁用肾上腺素,可单纯用生理盐水皮下封闭。

②为防肿瘤扩散,对有肿瘤破溃或皮肤改变者及炎性乳腺癌,禁用皮下生理盐水封闭。

③注射肾上腺素生理盐水,应在手术切线上进行,禁在保留的皮肤上注射,防止医源性肿瘤细胞扩散,最好在切开皮肤后,深筋膜下进行。

④在全部注射肾上腺盐水过程中,应始终按无瘤技术进行,笔者习惯于在切口皮肤处深筋膜与脂肪组织间,常规用 1～2 点进行,扇面向外注射。剥离皮瓣的具体方法:剥离皮瓣可用普通手术刀、电刀,为减少皮瓣坏死机会,切口Ⅰ期愈合,皮瓣分离应平而均匀。先做外缘切口,再切内缘。切皮时,仅切开皮肤层,勿过深,以便于剥离皮下脂肪。用皮肤镊提起外侧皮瓣,右手操刀沿脂肪组织浅层进行锐性分离。边分离边用手指扪测皮瓣的厚度,使皮瓣上不保留脂肪组织。皮瓣分离至 4～5cm 之后,可保留少许脂肪组织。腋窝部皮瓣不应保留脂肪。由于腋窝部皮肤松弛,且皮肤与皮下脂肪连接紧密,分离皮瓣至腋窝时,注意勿割破皮肤。可用手将皮肤绷紧进行分离,边剥离边结扎止血,用同法剥离内侧皮瓣。分离范围,上至锁骨,下到肋弓下缘,内到胸骨中线,外达背阔肌前缘。

干纱垫填塞止血法:游离皮瓣时,边游离边向皮瓣下填塞干纱垫以起止血作用,皮肤的出血点,尽量不用或少用结扎止血而用电凝止血,以免术后线结所致的硬结难以与复发病灶区别。

(5)牵开皮瓣暴露全部手术野:游离皮达所预定界限后用 7 号线,将皮瓣缝牵至皮瓣牵开架上,以充分暴露手术野,以便手术操作。

(6)切开乳房周围胸壁的脂肪结缔组织,分别显露出胸大肌胸骨缘的附着处,胸大肌的锁骨与胸骨部背阔肌前缘、腹直肌前鞘上端的解剖间隙。

5.切断胸大肌、胸小肌　提起创口上端,沿锁骨下切开胸大肌浅面脂肪组织,显露胸大肌。此时,应注意避免损伤胸大肌、三角肌之间的头静脉。在锁骨下方约一横指宽处,沿肌纤维方向由内向外钝性分开胸大肌,直至止点处(肱骨大结节嵴),以食指挑起完全分离的胸大肌腱,靠近肱骨大结节嵴切断其肌腱。需注意的是,在切断胸大肌的附着点时,用左手食指插在胸大肌的近肱骨结节处,然后用刀在肱骨的附着处切断,一般不会出血,在切断肌腱时有"沙沙"的响声,说明切在肌腱。分离与初步结扎自深部进入胸大肌的胸肩峰动、静脉的胸肌支。然后,沿胸大肌纤维方向分离至锁骨附着部并将其切断。保留这束胸大肌可防止损伤头静脉,并有助于术后恢复上肢的功能。向下牵拉胸大肌断腱,显露胸小肌。沿胸小肌上、下缘分别切开喙锁筋膜,用手指伸到胸小肌的后面,充分游离该肌。用手指垫在胸小肌的后面,靠近喙突切断其肌腱。一般不会出血,如有出血,可行结扎止血。初步结扎走行在胸小肌下缘的胸外侧动、静脉,将胸小肌翻转向下。

6. 解剖腋静脉和清扫腋窝 腋静脉起始于大圆肌下缘,向内侧走行,在锁骨内侧段下缘与锁骨下静脉相接,有腋鞘将其与腋动脉及臂丛包被。腋静脉位于腋动脉的前内侧,上肢外展时基本上将后者覆盖。极个别患者中,腋静脉呈音叉状分为两支,两支均须保留。在腋静脉中段的前面有一片薄的脂肪结缔组织包埋在腋鞘内。在臂丛平面横行切开腋鞘,向下轻轻拔开该脂肪结缔组织,就可显露出腋静脉。从中段部分开始解剖腋静脉,依次解剖外侧段及内侧段。将位于腋静脉腹侧及内侧的腋动、静脉各个分支和属支逐一分离、钳夹、切断并结扎之。腋静脉内 1/3 段的内侧,为锁骨下区,又称腋顶。解剖腋静脉内侧段时,将该处脂肪结缔组织与胸壁分离,分离、切除过程中,应仔细钳夹与结扎,再切断、结扎胸外侧血管(沿胸壁外侧下行达前锯肌)及肩胛下血管(沿肩胛骨腋前缘下行在肩胛下肌与前锯肌之间)。将上述分离的组织与乳腺、胸肌连成一大块准备切除。清除腋窝后,位于腋后壁的肩胛下肌、大圆肌及背阔肌,以及位于腋内侧壁的前锯肌将完全裸露。操作过程中应注意保护胸长神经和胸背神经。

7. 切除标本 提起胸大、小肌、乳房与腋窝处分离的组织,从胸锁关节处开始依次从上、内、外、下向中心做整块切除。将胸肌向下牵拉,用利刀或电刀与胸壁呈切线方向切断胸大肌、胸小肌在肋骨及胸骨附着处。切除过程中,刀尖不要与胸壁垂直,以免损伤肋间肌及胸膜;同时注意结扎乳腺内血管及肋间血管向胸肌的穿支。遇此血管时,应先钳夹后切断,以防止血管回缩引起出血,如血管断端已回缩,可行缝合结扎止血。整个标本切除后,以温盐水冲洗创面,对清洗后所见到的出血点应严密止血。此时,腋窝仅留有腋动静脉主干、臂丛神经、胸长神经及胸背神经。

8. 冲洗手术野 大量生理盐水冲洗术野,恶性肿瘤时采用无菌蒸馏水→化疗药液(生理盐水 500ml＋CT×2.0g 或氮芥 50mg,浸泡 10min)→无菌蒸馏水→生理盐水顺序冲洗。

9. 缝合切口与放置引流 为了减少手术后皮瓣的坏死,缝合时注意将皮瓣与胸壁做适当的固定,使皮瓣紧贴于胸壁。缝合时皮肤应基本无张力,稍有张力时,可行减张缝合。皮瓣太多或张力过大都可能引起皮瓣坏死,缝合完毕后,在缝合的创口上面先用凡士林油纱条覆盖,然后再用 6~8 层普通 8cm 宽的纱布加压外面,腋窝及其他凹陷处应用碎纱布填塞,而后用绷带或胸带适当加压包扎,术后一般可以用负压吸引,使皮瓣和胸壁间减少积液及积血,以利于新生血管的建立。引流管一般放置 2 根,以内径 0.6~0.8cm 的乳胶管为好,其中一根剪 2~3 个侧孔,置于腋下,腋中线第 4 肋间引出固定,引流腋窝、肱骨头部及上臂外侧部、胸大小肌区域,持续负压吸引。另一根剪 6~8 个侧孔,置于锁骨内 1/3 及胸骨旁,剑突下引出固定,引流锁骨下区及胸骨旁区域,持续负压吸引。胸骨旁引流管一般放置 72h 左右可拔除。腋下吸引管一般留置 5~7 天或每天引流量在 10ml 以下时拔除。拔除后注意有无腋部或皮下积液,如有积液应及时用注射器抽出,这样防止皮下、腋窝积液,减少皮瓣坏死,有利于伤口愈合。

皮肤缝线在术后 10~14 天拆除。

二、乳腺癌扩大根治术

(一)乳腺癌扩大根治术的适应证和禁忌证

1.适应证

(1)非特殊型乳腺癌。

(2)癌肿位于乳房内侧或中央区有明显腋窝淋巴结转移的Ⅱ、Ⅲ期乳腺癌。

(3)患者术后因某些原因,不能接受内乳区放疗者。

(4)术前有关检查提示有内乳淋巴结转移者。

(5)患者无严重的心肺疾病,能耐受开胸手术者。

2.禁忌证

(1)全身状况欠佳者。

(2)有严重心肺疾病不能耐受开胸手术者。

(二)乳腺癌扩大根治术的麻醉

因术中有损伤胸膜的可能,选用气管插管,静脉复合麻醉。

(三)乳腺癌扩大根治术的术前准备

体位、切口等同乳腺癌根治术。但尽量避免横过 2~5 肋软骨处的切口。

(四)乳腺癌扩大根治术的手术步骤

1.胸膜外扩大根治术(系按 Margottini 及 Brinier 演变而来)

(1)以肿瘤为中心取梭形切口,但内侧要较一般乳腺癌根治术略为偏近胸骨,以利胸骨旁的显露。内侧皮瓣分离要超过胸骨的对侧边缘,因内侧皮瓣的游离度较大,手术终了缝合切口时易使胸壁切除肋骨处得到妥善的覆盖。

(2)顺序切断胸大、小肌以及清除腋窝静脉周围的脂肪淋巴组织与一般乳腺癌根治术相同。不同之点是,为达到将胸骨旁淋巴结和乳腺做整块切除的目的,在进行上述步骤时,暂不切断胸大肌的肋软骨、胸骨止点,在清除腋窝后应接着先从胸壁外侧沿背阔肌前缘分离胸大肌,并切断胸小肌的肋骨附着点,然后将整个乳腺联同胸大肌、胸小肌和腋窝脂肪淋巴组织向内侧翻到胸骨前面,仅在创口内侧缘保留胸大肌与肋软骨、胸骨的联系。

(3)在完成上述步骤后,即可结扎胸骨旁的乳内动、静脉。一般先结扎上端:在第 1 肋间离胸骨边缘 1~1.5cm 处切开肋间肌,显露其深面的脂肪组织及其中的乳内动、静脉,再深面是极薄的胸膜,用小弯血管钳在脂肪组织中小心分离,即可找到并行的小血管即乳内动、静脉,分离时必须注意勿伤及胸膜,万一戳破胸膜可立即用小块肌肉组织填塞破口,并加缝补,此时注意患者的呼吸情况。乳内动、静脉分离出后可一并结扎,近端双重,远端一道。

继此即可处理乳内血管的下端,结扎点通常是在第 4 肋间。此处在胸膜与乳内动、静脉之间,常有胸横肌,胸横肌的肌束与肋间外肌走行相同,由外上方向内下方行走,切开肋间肌时要切记这个特点,避免切开过深误伤胸膜。而第 4 肋骨与胸骨呈锐角,胸骨旁的间隙很小,寻找乳内动、静脉常有困难,为增宽此肋间隙,可先将第 4 肋软骨外端切断,用纱布条向上牵拉胸骨侧肋软骨,就可增加暴露,较方便找到乳内动、静脉,用食指将胸横肌同胸膜一起推开,找到乳内动、静脉以上法结扎、切断。

(4)可以先将胸膜自第 4 到第 1 肋间,从肋软骨到胸骨的范围内,用手指或小弯钳夹着小纱布球轻轻加以推开、保护。小心切断第 2、3 肋软骨的外侧端,因乳内动、静脉和淋巴结是紧贴肋软骨内侧端的,因而在切断第 2、3 肋软骨内侧端时,可先将肋软骨内侧端翻转折断,然后沿胸骨边缘直视下将胸大肌止点和肋软骨内侧端切断,这样可避免切入淋巴结。最后即可将第 2、3、4 各肋软骨,以及附在肋软骨内侧端上的乳内动、静脉和淋巴脂肪组织连同乳腺和胸大肌、胸小肌等一并整块切除。

(5)检查创面,彻底止血,切口缝合同一般根治术,但内侧皮瓣应固定在胸壁缺损处的四周,以免发生皮瓣坏死和反常呼吸;切口引流同根治术,为减少反常呼吸,术后用多头胸带加压包扎胸壁缺损处。

在操作的过程中胸膜有破损,如为小的破损,不必修补,只用肌肉填塞修补即可;缺损较大者,手术后用负压吸引,在彻底止血后不必修补。有时小的不易修补,反可引起张力性气胸,此时可以将破损部稍予以扩大,如为全麻可以做辅助性呼吸,硬外麻醉时可用氧气面罩加压给氧。

2.胸膜内扩大根治术　目前,该术式已很少应用。

应用患者自己阔筋膜修补胸膜缺损,则手术操作分两部分,即胸膜内扩大根治术和阔筋膜的切取,这两部分可同时进行,也可由一组医师由先切取阔筋膜后再行扩大根治术,但应注意器械的消毒隔离,以防肿瘤的种植及交叉感染的发生。

乳腺癌的胸膜内扩大根治术,在下述步骤与胸膜外扩大根治术相同:①皮肤切口;②皮瓣分离;③切断胸大肌的肱骨止点,保留其锁骨部和头静脉;④切断胸小肌的喙突止点;⑤清除腋静脉周围的脂肪淋巴组织;⑥沿背阔肌前缘从胸壁外侧面上分离胸大肌,再切断胸小肌的肋骨附点,将整个乳腺连同胸大肌、胸小肌和腋窝的脂肪淋巴组织内翻到胸骨前面,仅保留胸大肌与肋软骨和胸骨的联系。有些学者在清除腋窝以后,先切断胸大肌的锁骨胸骨附着,将标本翻向外侧亦可在完成上述步骤后,即可切开胸壁,清除胸膜内的乳内淋巴链。

(1)先在第 1 肋骨下缘,距胸骨边缘 3~4cm 处切开肋间肌和胸膜;再沿第 1 肋骨下缘向着胸骨将肋间肌、胸膜前脂肪组织和胸膜全部切断,同时用手指从胸腔内扪清乳内动、静脉,并加以结扎、切断;再在第 4 肋间近第 5 肋骨上缘部切开肋间肌、胸膜,同样沿第 5 肋切断肋间肌,结扎乳内动、静脉下端。

(2)将第 2、3、4 各肋软骨外侧端切断,从第 1 肋间至第 4 肋间纵行劈开约 1cm 宽胸骨(有的学者认为劈开胸骨不必要),然后将整块胸壁(包括一片胸膜、第 2、3、4 肋软骨,一段乳内血管淋巴链),连同胸大肌、胸小肌和乳腺以及腋窝脂肪淋巴组织整块切除。

(3)检查上纵隔、锁骨下静脉周围和第 4 肋间以下各肋间有无肿大淋巴结,如有可个别予以摘除。在第 8 肋间腋中线部做一戳孔,插一支引流管做闭式胸腔引流。

(4)将胸壁缺损处的胸膜缘外翻缝合固定在肋间和胸骨前,以遮盖胸骨的粗糙面和肋软骨的断端。然后用预先切取的阔筋膜(也可用不锈钢网、白纺绸等),按缺损大小修整成行盖在缺口上。并将其周边用间断褥式缝合固定在胸壁软组织上;阔筋膜的边缘还可以与胸壁表面组织作若干间断缝合,以进一步固定阔筋膜,缝合时应尽量使阔筋膜保持紧张,以防胸壁软化和反常呼吸的发生。

(5)皮肤创缘缝合后,其内侧皮瓣应与胸壁缺损的周围组织作若干间断缝合,因外侧皮瓣游离度较大,易发生缺血坏死,也须广泛的与肋间组织作若干固定缝合,皮瓣下放置橡皮管引流,以备术后负压吸引。

（五）术中注意事项及并发症防治

1.胸膜外扩大根治术

（1）剥破胸膜的患者，如术后呼吸、循环无变化，说明胸腔内气体较少，可自行吸收，不必处理。如有呼吸困难，应将患者置于半坐位，于锁骨中线第2肋间作胸腔穿刺排气，术后鼓励患者咳嗽，以利肺部早期膨胀。

（2）采用综合疗法，防止血行播散。

（3）其他处理与乳腺癌根治术相同。

2.胸膜内扩大根治术

（1）多头胸带包扎胸部，胸壁缺损处应多垫纱布包扎，以防发生反常呼吸。

（2）胸腔的闭式引流，注意引流管的通畅，3～4天胸腔引流液明显减少甚至消失后拔除引流管。

（3）负压吸引皮下引流管，1～2天拔除。

（4）注意患者呼吸情况，鼓励咳嗽、排痰及下床活动，如呼吸特殊困难应查明原因对症处理。

（5）术后如仍有大量胸腔积液可穿刺抽液。

三、乳腺癌改良根治术

（一）乳腺癌改良根治术的适应证和禁忌证

1.适应证　改良根治的手术适应证，Urban等认为，最理想的是微小癌、非浸润性管内癌或浸润性癌在1cm以下，肿瘤位居外侧面，腋窝无淋巴结转移者，以及未转移的特殊型癌，尽管这类乳腺癌可能为多中心性，但淋巴转移较少。Wanebo报道改良根治术治疗微小癌，10年生存率为95％，非浸润性癌10年生存率97％，小叶浸润性癌86％，Namoto等认为Ⅰ、Ⅱ期患者此术式与根治有相同的效果，故改良根治术适用于以下两大类。

（1）非浸润的导管癌，原位癌。

（2）临床Ⅰ、Ⅱ期乳腺癌，肿瘤未累及胸肌筋膜。

2.禁忌证　胸肌受侵或腋窝淋巴结转移较多者不宜采用该术式。

乳腺癌改良根治术又分为保留胸大肌，切除胸小肌的改良根治术（Patey手术，改良根治Ⅱ式）；保留胸大肌、胸小肌的改良根治术（Auchineoss式，改良根治Ⅰ式）。

（二）保留胸大肌，切除胸小肌的改良根治术（Patey手术，改良根治Ⅱ式）

1.手术前的麻醉及体位　一切准备工作均与根治术相同，但术时患侧上肢用消毒巾包扎，而不固定，为了移动上肢位置，便于解剖腋窝淋巴结及脂肪组织。

2.切口和皮瓣分离　与一般乳腺癌根治术相同。皮肤切口可选择直式或斜式两种。切口的位置同样须随癌肿的部位而有所变动，切线距癌瘤边缘一般也需3～5cm，皮瓣分离也必须在皮肤与浅层筋膜之间进行，且一般须先从乳腺内侧开始。

3.乳腺切除　自内侧开始将整个乳腺连同其深面的胸大肌筋膜自胸大肌上分离，直到胸大肌外侧缘。必要时可将癌肿深面的胸大肌切除一部分肌纤维，乳腺外侧部需与腋窝组织相连，不必完全切断。

4.保留胸大肌，切除胸小肌　先将胸大肌与其深面的胸锁筋膜和胸小肌分离，将胸大肌牵向内上方。仔细分离并保留附着于胸大肌背面的胸肩峰动脉的胸肌支，以及胸前神经的外侧支,随同胸大肌将它们一起拉开,不要损伤;切断穿过胸小肌的胸前神经内侧支。此时便可把胸小肌于喙突止点切断,使之下翻,暴露出腋静脉。

5.廓清腋窝　与乳腺癌根治术同样方法廓清腋静脉周围的脂肪与淋巴组织。自内方的腋尖组开始,由内向外,依次廓清中央组、外侧组、前组与后组淋巴结。应注意保留胸长神经、胸背神经和肩胛下动、静脉。然后,将胸小肌的肋骨止点予以切断,这样整块切除乳腺、胸小肌以及腋静脉周围的脂肪淋巴组织,使胸大肌得以保留。

6.放置引流,缝合皮肤。

7.术中注意事项及异常情况的处理。

(1)切口除采用纵行的梭形切口外,还可行横切口。

(2)在切除胸小肌过程中,可能损伤胸外侧神经,造成胸大肌部分萎缩,故在术中应注意胸小肌要在紧靠喙突的止点处切断,将其断端用 Kocher 钳钳住轻轻向前牵拉,用食指在胸小肌后方触诊,则能触及如琴弦般的胸外侧神经。

胸外侧神经常以 2~3 个分支穿胸小肌后支配胸大肌,但有时可出现不穿过胸小肌,只紧靠其外缘绕过后直接分布到胸大肌的一个分枝。对此分枝在廓清外侧组淋巴结时,应给予注意,防止误伤。

8.术后处理同乳腺癌根治术。

(三)保留胸大肌、胸小肌的改良根治术(Auchineoss 式,改良根治Ⅰ式)

1.术前准备、麻醉、手术体位、切口、皮瓣分离、乳房切除、胸大肌筋膜的切除以及将患侧上肢牵向对侧等步骤均与 Pateys 手术相似。

2.切除乳腺　自内侧开始,将乳腺连同胸大肌筋膜与胸大肌分离,在牵开胸大肌,显露胸小肌后,只将胸小肌前面的胸锁筋膜连同胸肌间淋巴结(Rotter 结)从胸小肌上分离出来,使这些筋膜组织及其上的淋巴结连同标本一并切除,而保留胸小肌。之后将胸小肌和胸大肌一同向内上牵开,以显露腋静脉。

3.廓清腋窝　与乳腺癌根治术同样方法廓清腋静脉周围的脂肪与淋巴组织,保留胸长神经时最好将前锯肌筋膜与前锯肌分离;保留胸背神经时最好将肩胛下肌、背阔肌在腋窝部的筋膜也分离出。最后可将乳腺连同腋静脉周围的脂肪、淋巴组织以及上述各肌群的筋膜一并整块切除。

4.放置引流、缝合切口同乳腺癌根治术。

5.术中注意事项及异常情况处理。

在皮瓣游离后,将皮下脂肪连同胸大肌肌膜一并切除达胸大肌外缘时,再延续转向胸大肌后方,助手将胸大肌拉起后可将胸大、小肌间的脂肪组织全部清扫,从而可彻底廓清肌间淋巴结。

在清扫腋窝(Ⅱ、Ⅲ)水平淋巴结时,将患者术侧前臂屈曲,放置于患者的前额,使胸大肌放松以利于助手钩起胸大肌,容易进行腋窝廓清,这是使腋顶淋巴结得以彻底廓清的关键。

四、单纯乳房切除术

(一)乳房单纯切除术的适应证

1.极早期乳腺癌(包括原位癌),尚未出现区域淋巴结转移者(术后视情况辅以放射治疗)。

2.患者年龄过高、全身情况不佳、难以接受根治术者。

3.乳腺肉瘤及晚期乳腺癌的姑息治疗。

4.某些特殊型乳腺癌,如乳头湿疹样癌、乳头状囊腺癌等。

5.乳腺多发性或弥漫性恶性病变者。

6.具有某些恶性倾向的巨大良性肿瘤。

(二)手术步骤

手术方式分为单纯乳房切除及皮下全乳切除术,后者是在皮下切除乳房全部组织,保留了乳房的皮肤及乳头、乳晕。良性多采取皮下切除,恶性多采取全乳切除。

1.乳腺皮下腺体切除术

(1)在乳腺皮肤下皱襞处做半圆形切口,将切开的皮肤和皮下脂肪向上翻转,在浅筋膜浅层下面进行充分的皮瓣分离,上至乳腺的上界,内侧到胸骨旁,外侧达腋前线,边分离边止血,一侧皮瓣分离完后,先用热盐水纱布填塞,再分离另一侧皮瓣,然后自乳腺的尾部将整个乳腺自上而下,由外向内,沿胸大肌筋膜前面切下。

(2)切除乳腺后应检查创面有无渗血,彻底止血后,于创面放一橡皮引流条。要注意引流腋窝部位,皮肤与皮下组织分层间断缝合,这样便于保留乳头和乳晕的外观。

2.乳腺单纯切除术

(1)切口:以乳头为中心环绕乳腺做梭形切口,可选用横向或斜向。横切口形成的瘢痕较纤细,尤其适用于乳腺较大且下垂的患者;斜向切口的优点在于能较好地暴露乳腺尾部,并有利于术后创口的引流。如为乳腺癌患者,切口至少须距肿瘤边缘5cm,斜向切口的上端须至锁骨下近腋前线处。

(2)游离皮瓣:切开皮肤和皮下组织,并潜行分离皮下组织。游离范围,上起第2或第3肋骨,下至第6或第7肋骨,内侧达胸骨旁,外侧达腋前线。皮瓣游离的平面也应在浅筋膜浅层的深面。如为恶性肿瘤,皮瓣不应保留脂肪。一侧皮瓣分离完毕后,用热盐水纱布填塞,压迫止血,再进行另一侧的皮瓣游离。

(3)切除乳腺:皮瓣游离后,沿胸大肌筋膜前自乳腺尾部由上而下将整个乳腺及周围脂肪组织切除。如为乳腺癌或肉瘤,应同时切除胸大肌筋膜。遇有胸壁穿出的血管,应钳夹,切断并结扎。用温盐水冲洗创面,查无出血后,在皮下组织内放置橡皮引流管,要伸至腋前线。

(4)创口缝合:皮肤1层缝合(或2层缝合),固定橡皮引流管。创口覆盖敷料,加压包扎。

(三)术后处理

视病情给予抗生素,24~72h拔除引流,7~9天拆除缝线。

五、乳腺癌的保乳手术

(一)Ⅰ、Ⅱ期乳腺癌保留乳房治疗的适应证

1.最佳适应证

(1)肿瘤大小:中等大小的乳房,原发肿瘤直径≤3cm。

(2)肿瘤不是多中心病灶:单一孤立的肿瘤,X线示局限性细小簇状钙化灶。

(3)肿瘤分期:N分期的$N_0 \sim N_{1a}$。

(4)肿瘤的部位:肿瘤距乳晕>2.0cm,乳腺区段切除可获镜下切缘癌阴性者及广泛导管内癌(EIC)阴性者。

(5)肿瘤组织分型:组织学为高分化型癌或癌分级为Ⅰ～Ⅱ级者。

(6)患者自愿保留乳房,年龄 35～60 岁者。

(7)无胶原血管性疾病。

(8)有条件进行放疗及长期随访者。

2.相对禁忌证

(1)过大而悬垂的乳房。

(2)原发瘤直径>3cm,而乳房过小。

(3)单一孤立的肿瘤,X 线示区域性云雾状钙化灶。

(4)N_{1b} 而怀疑与深筋膜固定者,肿瘤距乳晕≤2cm,但无侵犯乳头的临床征象。

(5)组织学分化不良或核分化Ⅲ级者,伴周围淋巴管浸润(PBLI)阳性或者其他组织学、分子生物学明显不利因素者,有乳腺癌家族史者。

(6)患者合作困难或者有妨碍复查的因素。

(7)年龄≤35 岁或妊娠、哺乳期患者。

3.绝对禁忌证

(1)原发瘤浸润胸肌。

(2)多发瘤灶,X 线示弥漫性星状钙化灶。

(3)N_2 或与深筋膜固定者,肿瘤原发于乳晕区域,累及乳头或广泛的 Paget 病,有肉眼癌残留或 EIC 重复切除镜下切缘癌阳性者。

(4)既往有血管胶原病史者。

(5)不接受保留乳房治疗者。

(二)手术步骤

1.术前准备 手术体位、麻醉同改良根治术。

2.皮肤切口 原则是不论肿瘤部位,均采取弧形切口。但可根据肿瘤部位选择不同部位弧形的切口。

(1)肿块位于乳房外上及内侧,可选择弧形切口,下侧可做乳腺底部胸乳皱褶处皮纹切口。

(2)近乳晕的肿块可选择乳晕切口,但注意切口不要超过乳晕的 1/2,以免影响乳晕及乳头的血供。

(3)在肿瘤切除不能达切缘的无肿瘤细胞者,必须行全乳切除时,两边切口皮肤要能吻合上为度。

3.切除 1/4 乳腺或扩大的肿瘤切除术 切开皮肤后,用电刀在距肿瘤边缘 2～3cm 的正常乳腺组织内,将肿瘤连同周围部分正常乳腺组织及部分胸大肌筋膜在内一并切除。然后用线标记出切除肿块的各边界的方位,送病理科做冰冻病理检查,标记的目的是为了解镜下切缘有无癌细胞残留。肿瘤切除后,创腔要严密止血,乳腺边缘的缝合视乳腺的厚度做 1 层或 2 层缝合,然后缝合皮肤。

4.腋窝淋巴结的清扫 可与原发灶一并或分开切除,做腋淋巴结清扫时,应更换在切除肿瘤时所有使用的手术器械。

(1)腋窝切口选择,一般情况下,腋窝淋巴结清扫另做切口,可做腋前线与腋后线间的弧向上的横弧形切口,长 5～6cm。若肿瘤位于乳腺外上象限,位置靠近腋窝时,做原切口的延长切口。

(2)切开皮肤后,用电刀在皮下分离皮瓣,皮瓣可以保留少量的脂肪及血供,皮瓣上、下分离 5cm。

(3)用电刀分离胸大肌前的脂肪至胸大肌下,然后向内分离出胸小肌,再沿胸小肌向上到腋静脉,沿腋静脉下缘切开喙锁筋膜,将腋静脉周围的脂肪、淋巴组织分离,保留胸长神经及胸背神经,同时清除胸大肌与胸小肌间肿大淋巴结。

(4)将整块组织送病理检查,若病理检查在 7 个淋巴结以上均无淋巴结转移,清扫中低位组淋巴即可;若淋巴结有癌肿侵犯,应进一步探查高位组淋巴结。

腋淋巴结侵犯与否是乳腺癌重要的预后因素,准确了解腋窝淋巴结情况不仅是提供预后的依据,也是确定是否辅助化疗的参考指证。一般认为临床检查腋淋巴结的假阴性率为 20%～40%,假阳性率为 25%～30%。因此,全腋淋巴结清除,无疑是最准确了解腋淋巴结受侵的最好方法。然而术后上肢水肿等并发症会明显增加,而取样活检,很难反映淋巴结受累的全貌。

(5)腋窝放置负压引流管,另戳口引出,缝合皮肤,引流管术后 24～48h 拔出。术后注意点同一般改良根治术。

(6)术后 10～14 天起给予放射治疗,在放疗前考虑需化疗,可先行 1 个或几个疗程化疗后再放射治疗。放射治疗,用内外 2 个切线野投照,剂量 45～50Gy,手术切口处增量照射 10Gy。

(三)乳腺癌的保乳手术后放射治疗原则

目前各家多采用双切线位全乳放疗,先给予 45～50Gy 的中等剂量,然后肿瘤床缩野照射追加 15～20Gy,使瘤床总量达 60～65Gy。Harris 报道局部追加放疗者,局部复发率仅为 6%,而未追加者为 12%。放疗争议的是区域淋巴结是否常规给予术后放疗,Fisher 等认为无论腋窝淋巴结阳性与否,区域淋巴结放疗均是有益的。而 Sarrazin,Jewell 及 Veronesi 等资料表明,全腋清除后腋区放疗,未改善预后并增加了上肢水肿等并发症,目前大多数接受 Danoff 的观点,即当肿瘤位于外侧且腋淋巴结阴性仅行乳腺放疗;而肿瘤位居中央或内侧,腋淋巴结阴性可另加内乳区放疗;乳腺任何部位的原发肿瘤伴有腋淋巴结转移时,放疗包括内乳、腋区及锁骨上全部区域淋巴结。应注意到以下几点。

1.腋窝淋巴侵犯与否是决定预后因素之一,也是确定化疗的依据。

2.临床检查腋窝淋巴结的假阴性率为 20%～40%,假阳性率为 25%～30%。

3.术中寻找腋窝 7 枚淋巴结,其中有转移时,即行全腋清扫。

4.腋淋巴结的转移阳性率,随淋巴结的数目增加而增加,1～5 枚,其阳性率为 17%,而 5 枚以上则为 26%。

5.放疗前行中位腋淋巴结的清除为妥。

6.肿瘤位居外侧,腋淋巴结阴性,仅行乳腺放疗。

7.肿瘤位居内或中央,腋淋巴结阴性,可加内乳区放疗。

8.乳腺任何部位的肿瘤,伴腋淋巴结转移者,放疗应包括内乳区,腋窝及锁骨上各区。

(四)特殊乳腺癌的保乳治疗

1.乳腺导管原位癌的保乳问题 保乳手术在浸润性乳腺癌应用的成功,促使人们考虑将此术式用于导管原位癌患者。根据美国国家肿瘤数据库资料统计,在全部乳腺癌患者中,保乳手术由 1985 年的 31.3% 上升至 1996 年的 61.2%。毫无疑问,并非全部导管原位癌均适合保乳手术,确定适合此术式的患者及相应的指标显得尤为重要。导管原位癌行保乳手术的适应证为普查或临床检查确诊的患者,病变局限(无证据表明为多中心或存在弥漫性恶性钙化),病变范围最好在 4cm 以内,切缘保证阴性。

日本学者采用三维重建研究认为:导管原位癌起源于终末导管—小叶单位,解剖学上定位于终末导管—小叶单位的正常乳腺上皮显示与癌变有关的生物学改变,尤其在后来发展成浸润性癌的标本更是如此。导管上皮非典型增生和导管原位癌均表达乳腺癌相关抗原,为终末导管—小叶单位的非典型增生病变是癌前病变的理论提供了进一步的依据。癌的导管内播散表现为导管原位癌病变明显超出了终末导管—小叶单位和主要出现在大导管。该研究认为象限切除是去除全部原发癌细胞的一种根治性手段。

腋窝淋巴结清扫目前资料证实,导管原位癌的腋窝淋巴结转移率为 0~2%,故无须行腋窝淋巴结清扫。如伴有肿块并可疑有镜下浸润者,腋窝淋巴结清扫术有一定作用,这只占导管原位癌的很小一部分。腋窝淋巴结清扫与上肢淋巴水肿的发生率密切相关,一旦发生,处理颇为棘手。

2. 老年人的保乳问题 实际上,保乳手术并不存在年龄的限制,年龄越大,保乳手术后局部复发的机会越小。Deutsch 等对 47 例 80~89 岁女性的 48 个乳腺癌进行局部切除(31 个)或局部切除加腋窝淋巴结清扫(17 个),均加术后放疗,其中 42 例浸润性癌,5 例导管原位癌。经平均 43 个月的随访,无 1 例局部复发。对于部分老年早期乳腺癌,缩小手术范围并不影响术后生存。1988—1993 年美国肿瘤监测、流行病学调查与最终结果(surveilrance, epidemiology and endresults, SEER)研究机构和 1991—1993 年 SEER 医疗资助机构的资料中,25 岁以上的早期乳腺癌行保乳手术过程中有 27% 未行腋窝淋巴结清扫,其中 74% 为 65 岁以上的老年患者。尽管总体上保乳手术行腋窝淋巴结清扫者比未行腋窝淋巴结清扫者的 7 年乳腺癌特异性病死率低(危险比 HR=0.53),但对老年患者,保乳手术行腋窝淋巴结清扫或术后放疗,与两种手段同时应用者相比生存率无差异,而既不行腋窝淋巴结清扫又不做术后放疗者生存率下降(HR=1.76)。Shah 等的报道也强调 65 岁以上的老年乳腺癌患者可行保乳手术。TAM 能进一步降低手术及放疗后的复发率。乳腺癌的保乳治疗,除美容等心理因素的考虑之外,手术创伤小,对患者的打击小也十分重要,从这一点考虑更适于老年患者。

3. 局部进展期乳腺癌辅助化疗后的保乳问题 根据乳房的大小,一般保乳手术选择肿瘤在 4cm 以下的患者施行。对于 4cm 以上的肿瘤,若患者选择保乳手术,可先行化疗,新辅助化疗的主要作用之一即“降期保乳”。已有多篇文章报道应用新辅助化疗使原本不适合保乳的患者成功实施保乳,且未影响其生存率。2002 年,日本学者 Inaji 等报道 86 例 3.1~6.0cm 的乳腺癌应用以表柔比星为主的新辅助化疗,最后为 64 例(74.4%)患者成功进行了保乳手术,切缘阳性率只有 14.1%(9/64)。平均随访 30 个月,只有 3 例局部复发,与早期患者相当。美国国家乳腺癌肠癌外科辅助治疗研究项目(National Surgieal Adjuvant Breast and Bowel Projeet, NSABP)B—18 试验中,新辅助化疗使 22% 的 T_3 肿瘤可行保乳手术。NSABP B—27 试验中的保乳率略低于 B—18 试验,但 B—27 的肿瘤更大。密执根大学 Merajver 等报道 89 例临床Ⅲ期乳腺癌,保乳手术率达 28%。法国 Touboul 等报道 97 例临床Ⅱ~Ⅲ期乳腺癌经新辅助化疗保乳手术率达 62%。

2002 年，美国北卡罗来纳大学报道局部进展期乳腺癌新辅助化疗及保乳手术的长期结果令人鼓舞。该研究所选择的患者共 62 例，51 例（82%）为临床Ⅲ期（其中 34 例ⅢA 期，17 例ⅢB 期），3 例Ⅳ期，13 例炎性乳腺癌（T_{4d}）。新辅助化疗方案，无论剂量和时间均为加强型（dose and time intense），多柔比星 90mg/m²，每周期 2 周半，连用 4 个周期。化疗后若肿瘤缩小至 4cm 以下可试行保乳手术。手术后 2～3 周开始强化 CMF（环磷酸胺、甲氨蝶呤、氟尿嘧啶）方案辅助化疗。结果临床完全缓解（cCR）为 22%，部分缓解（PR）为 62%，总有效率为84%。在 49 例非炎性乳腺癌中，28 例（57%）患者符合保乳条件，22 例（45%）保乳成功。手术后病理学检查，9 例（15%）完全缓解（pCR），其中 6 例为保乳手术后。经平均 70 个月的随访观察，除去 3 例Ⅳ期患者，总局部复发率为 14%，其中保乳手术为 10%（2/21），改良根治手术为 16%（6/38）；对侧乳腺癌发生率为 12%（7/58），其中保乳手术 1 例，改良根治手术 6 例；远处转移率为 32%，病死率为 30%。全组 5 年总生存率为 76%。非炎性乳腺癌保乳手术组 5年总生存率高达 96%；改良根治手术组 5 年总生存率为 51%；12 例炎性乳腺癌的 5 年总生存率达 67%。尽管该项研究的病例数不多，但至少可以提示新辅助化疗对局部进展期乳腺癌的"降期保乳"作用。另外，该项研究中对炎性乳腺癌的良好效果，也为肿瘤医生治疗此型病变增强了信心。

4.乳头佩吉特病的保乳问题　乳头佩吉特（Paget）病是一种生物学行为较好的恶性疾病，占全部乳腺癌的 2%～3%，以乳头皮肤腺癌细胞浸润为特征，导致乳头乳晕区湿疹样渗出。大多数患者为导管原位癌，临床检查无可触及肿块。Bijker 等报道 1987—1998 年欧洲癌症研究与治疗组织（European Organization for Research and Treatment of Cancer，EORTC）10573 试验组的 61 例乳头佩吉特病行保乳手术的结果，其中 97%未触及肿块，93%乳晕下有导管原位癌，手术包括乳头乳晕区的锥形切除，四周切缘阴性，手术后全乳外照射 50Gy。经平均随访 6 年 4 个月，5 年局部复发率仅为 5.2%。

但 2002 年英国学者 Kothari 等的报道与以上结果完全相反。文献回顾分析了 70 例临床确诊的乳头佩吉特病，1/3 有可触及的肿块，58%有浸润性癌，病变范围常较广泛，局限于乳晕者仅占 25%，43%的患者乳房 X 线照相低估病变的范围。96.5%导管原位癌病例细胞核分级高，100%浸润性癌为高分级核，83%的患者存在 c－erbB－2 基因过表达。乳头佩吉特病的预后明显差于其他类型的对照组，该研究的结果认为，乳头佩吉特病常病变广泛，乳头乳晕区的锥形切除会造成 75%的患者切除不彻底，加之预后不佳，局部治疗应更为积极。

对乳头佩吉特病的研究为何会出现截然不同的结果有待更为深入的研究，可能与病例选择差异和地域发病差异有关。

5.乳腺癌保乳手术局部复发后的再保乳问题　乳腺癌保乳手术后若出现局部复发，再手术的术式选择成为人们关注的焦点。一般而言，出于美容方面的考虑（再次保乳的美容效果可能欠佳）以及患者对再次复发的恐惧心理，大多数会选择全乳腺切除术；但对于某些有保乳要求且乳房较大的患者，再次保乳仍有可能。既往已行乳房放疗的患者也不应成为再次保乳的禁忌。美国匹兹堡大学医学院放射肿瘤中心的 Deutsch 报道：39 例乳腺癌保乳手术加全乳放疗后局部复发的患者，行复发灶局部切除并再次对手术区外照射 50Gy（分 25 次）。复发灶浸润性癌 31 例，原位癌 8 例，首次放疗结束至复发的时间为 16～291 个月（平均 63 个月）。结果全部患者对二次放疗均能很好耐受，除照射局部皮肤色素沉着之外，无后期并发症发生。

经 1~181 个月(平均 51.5 个月)随访,76.9% 的患者乳腺内无再复发,5 年总生存率和无病生存率分别为 77.9% 和 68.5%。

(姬瑶)

第二节　乳腺癌的化学药物治疗

一、化学药物治疗

(一)化学药物治疗(化疗)的生物学基础

经数十年的研究,人们已经认识到,在一定程度上,正常和肿瘤群体的细胞动力学性质决定了细胞周期特异性药物所产生的效应。一般地说,在细胞群体中,处于活跃增殖状态的细胞越多,则该细胞群体受细胞周期特异性药物的影响越大。这个概念已经成功地应用于细胞周期时相特异性药物治疗快速增殖的肿瘤上,细胞动力学原理已经成为制订肿瘤方案的重要理论基础。

测定治疗前细胞群体的动力学性质,可为治疗提供不同的信息。肿瘤与正常增殖细胞群体的生存状态取决于三个动力学参数:细胞周期时间(Tc)、增值比率(GF)和细胞的丢失率(KI)。

1. 细胞周期　细胞周期是指细胞自上一次分裂结束起,到下一次分裂完成止,称为一个细胞增殖周期。所需要的时间为细胞周期时间。所更新的细胞在细胞周期中进行着一系列复杂、有秩序的变化。可分为以下四期。

(1)G_1 期(DMA 合成前期):由数小时到数天,G_1 期物质代谢,RNA 和蛋白质合成迅速地进行,细胞质比例明显增大,细胞体积增长迅速。为下一个 DNA 合成作准备,不断地合成单核苷酸,DNA 聚合酶及 ATP。

(2)S 期(DNA 合成期):同时组蛋白合成,并进行 DNA 复制,RNA 及组蛋白质亦继续合成。本期结束时,细胞核内 RNA 含量加倍,此期在各类细胞变异不大,一般 2~30h。

(3)G_2 期(DNA 合成后期):DNA 合成结束,为分裂准备期,继续合成 RNA 和蛋白质,所占的时间恒定 2~3h。

(4)M 期:有丝分裂期,1~2h,其中又可以分四个时期。

1)前期:染色质变为染色体,核膜核仁消失,此期在分裂中占时间最长。

2)中期:染色体排列在纺锤线中部平面,染色体纵裂为二,中心粒分离到两级。

3)后期:染色体平均分到细胞两端,每个中心粒又分为 2 个。

4)末期:细胞质分成 2 个。

经过细胞周期,每个细胞产生 2 个子代细胞。细胞的增殖是按指数方式增长。从 1 个癌细胞发展到体积 1cm³ 即重 1g 时,细胞数目约为 10^9 个,需要 30 代分裂(30×Tc),才能被临床检测出。如果癌细胞没有丢失,增殖比例为 1,再经过 10 代(40×Tc)癌细胞的数目达 10^{12},此时肿瘤为 1000g。

2. 癌细胞群组成　癌细胞依其肿瘤增长关系可分为以下三种状态。

(1)处于增殖周期中的细胞(A),不断增殖的细胞与肿瘤生长有关,对化疗药物敏感。

(2)无增殖能力的细胞(B),称终细胞。

(3)有增殖能力但暂时不分裂的细胞(C),称静止期细胞,又称 G_0 期细胞。

静止期细胞,即 G_0 期细胞暂时不产生 DNA 复制,对肿瘤的生长不起作用,对化疗不敏感,一旦受到分裂的刺激再进入细胞周期,参加分裂繁殖的行列,故 G_0 期细胞成为肿瘤复发的根源。

肿瘤中只有增殖期细胞增加肿瘤细胞总数,其细胞增殖率超过细胞丢失时,则肿瘤增大;增殖小于丢失时,肿瘤缩小;增殖等于丢失时,肿瘤持续稳定。事实上肿瘤在缓慢生长,肿瘤中细胞丢失率高于70%时,才能使肿瘤组织近于正常组织的稳定状态。

3.决定肿瘤生长速度的因素

(1)细胞周期(Tc):每个周期基本上是恒定的。

(2)增殖比率(GF):参加分裂增殖细胞所占的比例,此比例随着生长情况变化。

(3)丢失细胞数:包括由于死亡和脱落而丢失的细胞数,肿瘤增长的情况,在丢失细胞不变的情况下,与增殖比率的大小呈正比。

(4)肿瘤的倍增时间(Td):表示增长的快慢,如下列公式 $GF = Tc \div Td$。肿瘤生长的初期,组织中多数与分裂增殖的 GF 较高,甚至于接近100%,因之肿瘤迅速增大。随着肿瘤增大,其 GF 逐渐下降,Td 随之延长。巨大的肿瘤倍增时间延长,也与肿瘤细胞相挤压及血流供应不足有关。

4.癌的生长特性　细胞总数达到一定临界值后,细胞增殖不停止,这种无控制的生长最终导致宿主死亡。然而癌细胞除肿瘤早期外,大多数肿瘤呈指数增长并非常见,随着癌体积的增大,所需要的时间增加,增长变缓,其中,癌细胞的拥挤以及血管供应不足等因素与此有关。时间延长与倍增时间延长及细胞增殖比率降低有关。

在增殖的细胞群体中,无论是肿瘤或是正常增殖群体,都有一些不增殖的细胞。这些细胞可能是停止增殖进入终末分化的细胞,或是由于缺乏营养或其他原因进入休止态(G_0)的细胞。终末分化细胞如丢失细胞核的红细胞及角化的上皮细胞等永远不再进入 S 期合成 DNA。

但 G_0 期细胞在适宜的刺激下,可重新进入 S 期合成 DNA。例如,当大量失血、化疗药物和放射治疗后,骨髓中 G_0 细胞可重新进入 S 期。所以细胞群体的增殖状态不仅取决于 Tc,也决定于增殖细胞数与细胞群体中所有细胞包括增殖和非增殖细胞数的比例即增殖比率,增殖比高的则细胞群体增殖快。

此外,细胞群体增殖状态也取决于细胞群从群体中丢失的速度(K_1)。丢失的原因可能是肿瘤细胞的转移、细胞死亡以及细胞成熟。用各种方法可以定量测定各种细胞动力学的参数。乳腺癌的细胞周期一般为51h,G_1 期19h,S 期20h,G_2 期6h。

(二)抗癌药物的分类与作用机制

按抗癌药物的来源分为:烷化剂、抗代谢药物、抗生素、植物碱、激素和杂类。乳腺癌化疗药物,从20世纪70年代环磷酰胺、甲氨蝶呤、氟尿嘧啶,发展到20世纪80年代含蒽环类药物阿霉素、表阿霉素的联合治疗,20世纪90年代紫杉醇、多西紫杉醇的问世成为乳腺癌化疗的一个重大突破。蒽环类作为乳腺癌化疗中最常用的药物,无论在乳腺癌术前新辅助、复发转移解救治疗和早期乳腺癌术后辅助治疗中都占有非常重要的地位。

根据细胞动力学,抗癌药物分为细胞周期特异性药物和细胞周期非特异性药物。

细胞周期非特异性药物对癌细胞作用强而快,能迅速杀死癌细胞,剂量反应曲线随着剂量的增加而呈直线型下降,在浓度(C)和时限(T)的关系中,浓度是主要因素。因此,此类药物宜一次静脉推入。细胞周期特异性药物,作用慢而弱,需要一定的时间才能发挥其杀伤作用,其剂量反应曲线是一条渐近线,即在小剂量时类似于直线,达到一定剂量后不再上升,出现一个坪。在影响疗效的C与T的关系中,T是主要因素,因此,在使用特异性药物时,则以缓慢静脉滴注、肌内注射或口服为宜。

1.细胞增殖动力学分类

(1)细胞周期非特异性药物

1)抗肿瘤抗生素:阿霉素。

2)烷化剂:环磷酰胺、异环磷酰胺。

3)杂类:顺氯氨铂、卡铂。

(2)细胞周期特异性药物

1)M期特异性药物:长春新碱、长春花碱、长春花碱酰胺秋水仙碱衍生物、VP－16(鬼臼乙叉甙)、紫杉醇、诺维本。

2)G_1期特异性药物:肾上腺皮质类固醇。

3)G_2期特异性药物:博莱霉素、平阳霉素。

4)S期特异性药物:5－氟尿嘧啶、呋喃氟尿嘧啶、甲氨蝶呤。

2.药物作用机制分类 按照作用机制,又可以分为四大类。

(1)干扰核酸合成的药物:分别通过不同的环节,阻止DNA的合成,抑制细胞分裂增殖,属于抗代谢类药物。

根据干扰生化步骤或所抑制的靶酶的不同分为:

1)二氢叶酸还原酶抑制剂,如甲氨蝶呤(methotrexate,MTX)等。

2)胸苷酸合成酶抑制剂,影响尿嘧啶核苷酸的甲基化,如氟尿嘧啶(5－FU)等。

3)嘌呤核苷酸抑制剂,如巯嘌呤(mercaptopurine,6－MP)、6－硫鸟嘌呤(6－sulfur gua-nine,6－TG)等。

4)核苷酸还原酶抑制剂,如羟基脲(hydroxyurea,HU)。

5)DNA多聚酶抑制剂,如阿糖胞苷(cytosine arabinoside,Ara－C)等。

(2)干扰蛋白质合成的药物

1)干扰微管蛋白合成的药物,干扰有丝分裂中纺锤体的形成,使细胞停止于分裂中期,如长春新碱(vincristine,VCR)、长春花碱(vinblastine,VLB)、依托泊苷(Etoposide,VP－16)和紫杉醇(paclitaxel taxol,PTX)等。

2)干扰核蛋白体功能、阻止蛋白质合成的药物,如三尖杉酯碱。

3)影响氨基酸供应阻止蛋白合成的药物如L－门冬酰胺酶(ASP),可降解血中门冬酰胺,使瘤细胞缺乏氨基酸,不能合成蛋白质。

(3)直接与DNA结合,影响其结构与功能的药物

1)烷化剂如环磷酰胺(cyclophosphamide,CTX),能与细胞中的亲和基团发生烷化作用。DNA中鸟嘌呤N－T易被烷化,使DNA复制中发生核碱基配对,受烷化的鸟嘌呤可以从DNA链上脱失,引起密码解释错乱。双功能基的烷化剂常与DMA双链上各一鸟嘌呤结合形成交叉连接,妨碍DNA复制,也可以使染色体断裂,使细胞增殖停止而死亡,少数受损细胞的DNA可修复而存在下来,引起抗药性。

2)破坏 DNA 的金属化合物如顺铂(cisplatin,DDP)亦可与 DNA 结合,破坏其结构与功能。

3)抗生素为 DNA 嵌入剂,可嵌入 DNA 核酸之间,干扰转录过程,阻止 mRNA 的形成,如阿霉素(adriamycm,ADM)、表阿霉素(E—ADM)和米托蒽醌(mitoxantron,MIT)。

4)破坏 DNA 的抗生素有丝裂霉素,作用机制与烷化剂相同,博莱霉素(BLM)可使 DNA 的单链断裂而抑制肿瘤增殖。

5)抑制拓扑异构酶,从而使 DNA 不能修复,如喜树碱类(HCPT)化合物。

(三)治疗乳腺癌常用抗癌药物的药理作用及药代动力学

1.烷化剂

(1)药理作用:烷化剂是一类可与多种有机物质的亲核基团(如羟基、氨基、巯基、核酸的氨基、羟基、硫酸根)结合的化合物,它以烷基取代这些化合物的氢原子。核酸的烷化部位皆在鸟嘌呤的第 7 位氮上。用双功能基烷化剂可得两类产物,一是 7—烷化鸟嘌呤,另一是二边都在位上连接鸟嘌呤;单功能基烷化剂时只得到前一类产物。因此认为 DNA 的交叉是 HN2 引起细胞损伤的主要原因。烷化剂对细胞周期各期都有作用,属细胞周期非特异性药物,G_1 期及 M 期的细胞最敏感。

(2)药代动力学:患者注射 CTX 60mg/kg,静脉注射血浆内 CTX 峰浓度 500mol/L,半衰期($t_{1/2}$)3~10h。然后迅速下降,磷酰胺氮芥一直处于较低水平。在低 pH 值下,去甲氮芥是一强的烷化剂,CTX 对肾和膀胱的毒性与它有一定关系,磷酰胺氮芥是从醛磷酰胺代谢而来,血浆内磷酰胺氮芥的浓度对体外培养细胞有细胞毒作用,在 CTX 的治疗和毒性作用中磷酰胺氮芥可能有一定作用。给予 CTX 后,24h 内约 25% 的给予量从尿排出,此后尿中含量很少,去甲氮芥占 10%~14%,磷酰胺氮芥排出量少,故 CTX 及其主要代谢物主要从肾排出。

(3)临床应用:口服 50mg/次,2~3 次/天。静脉注射 600~750mg/m²,1 次/3~4 周。大剂量化疗可达 60mg/kg。

2.抗代谢药物 抗代谢药物可干扰核酸、蛋白质的生物合成作用,可导致肿瘤细胞死亡。它们作用于核酸合成过程中不同的环节,按其作用可分为胸苷酸合成酶抑制剂,嘌呤核苷酸合成抑制剂和 DNA 多聚酶抑制剂。

胸苷酸合成酶抑制剂:有氟尿嘧啶(5—FU)及其衍生物如呋喃氟尿嘧啶(FT—207)、二喃氟啶(双呋啶 FD—1)、嘧福禄(HCFU)、优福定即优氟泰(UFT)和氟铁龙(5—DFUR)。

(1)氟尿嘧啶(5—Fluorouracil,5—FU)

1)药理作用:在体内必须转化为相应的核苷酸才能发挥作用。5—FU 的代谢主要有三种途径:一是在体内转变成三磷酸氟尿苷(FUTP),以伪代谢物形式掺入 RNA 中,干扰 RNA 的合成;二是在体内转变成三磷酸脱氧氟尿苷(FDUTP)后以伪代谢形式掺入 DNA 中干扰 DNA 的合成;三是在体内活化成脱氧氟尿单苷磷酸盐(FDUMP)后,抑制胸苷酸合成酶,阻止尿苷酸向胸苷酸转变,最终影响 DNA 的合成。后一种途径中需要一碳位(CH_3)的供体还原型叶酸参与。在正常情况下,由于还原型叶酸供给不足,三种化合物脱氧氟尿单苷磷酸盐(氟去氧尿一磷 FDUMP)、胸苷酸合成酶(TMPS)和活化型叶酸甲酰四氢叶酸,在细胞内形成三重化合物易于分离,此为 5—FU 抗药性的机制之一。如果外源性地供给大剂量的醛氢叶酸(CF),细胞内可形成结合牢固、稳定的三重复合物,对 TMPS 的抑制作用大大延长,5—FU 的抗肿瘤作用大大增强。5—FU 对 S 期细胞有作用,而对 G_1/S 边界细胞有延缓作用。

2)药代动力学:口服后肠道吸收不完全且不可靠。多采用静脉注射给药,在体内主要被肝脏分解。其产物有二氢氟尿嘧啶及尿素,从尿中排出,另一部分变成 CO_2 从尿中排出。它在体内分布广泛,肝与肿瘤中的浓度较高,难以通过血脑屏障,腔内注射在 12h 内维持相当量。注射给药,在快速静脉注射后血浓度达 0.1～1mol/L,人体的 $t_{1\sim2}$ 仅 10～20min,故治疗效果有赖于方案的选择。一次给药用 ^{14}C 标记的 5－FU 后,12h 内从尿中排出仅 11%,而呼气排出的 ^{14}C 为 63%。连续静脉滴注 24h 后血浆浓度为 0.5～30mol/L,尿中排出 4%,呼气中排出 ^{14}C 为 90%,这可能是连续静脉给药较单剂静脉注射毒性低的原因。5－FU 较易进入脑脊液中,在静脉滴注 30min 内,达 7mol/L,持续约 30min。

3)临床应用:口服 300mg/天,分 3 次服,总量 10～15g。静脉注射:500～700mg/次或 12～15mg/kg;静脉滴注 2～8h 连续 5d。

(2)氟尿苷(Floxuridine,FUDR)

1)药理作用:本品为 5－FU 的脱氧核苷衍生物,药理作用同 5－FU。本品疗效为 5－FU 的 2 倍,而毒性仅为 1/5～1/6,但对 RNA 的抑制作用不如 5－FU。

2)临床应用:800～1200mg/d,分 4 次服。

(3)氟铁龙(Furluilon,脱氧氟尿苷,5－DFUR)

1)药理作用:5－DFUR 在肿瘤组织中高活性的嘧啶核苷酸磷酸酶作用下转变为 5－FU,从而发挥抗肿瘤作用。其作用过程如下:氟铁龙转变成 5－FU 发挥作用,在嘧啶核苷酸磷酸酶(Pynpase)作用下转变成 5－FU。Pynpase 在肿瘤组织中活性高,促使肿瘤组织内得到高浓度的 5－FU,故具有选择性杀伤肿瘤组织作用。

2)药代动力学:小鼠试验投予 5－DFUR 200μg/kg1 次口服时,测定给药后 4h,呼气排出药量占 23%,尿中药排泄占 61%,大便占 10%;吸收率 90%,在肝脏组织中为正常组织的 4 倍,且 Pynpase 活性也比正常组织高,经测定术前 7 天给予氟铁龙 600mg/d,测定 Pynpase 活性 5－FU 浓度,结果肿瘤组织均比正常组织为高,特别是乳腺癌的 5－FU 浓度,约为正常组织的 10 倍。细胞周期测定可见 S 期蓄积,G_2、M 期减少。组织学上,可见坏死细胞,纤维化细胞。

3)临床应用:口服 400mg/次,每日 3 次。

3.植物来源的抗癌药物

(1)长春花生物碱

1)长春花碱(vinblastine,VLB):对微管蛋白有很强的亲和力,抑制细胞中微管的聚合并使其解聚,抑制纺锤体的形成,从而使细胞停止在有丝分裂的中期。长春新碱、长春酰胺的作用机制与药代动力学同其他长春花生物碱相似。本品口服不吸收,迅速从血中消除。静脉注射时几分钟内即可在肝脏中见到标记的 VLB,不到 1h 血中即消失。

临床应用:静脉注射,每次 0.1mg/kg,1 次/周。

2)长春新碱(vincristine,VCR):VCR 与 VLB 化学结构上差别不大,但抗肿瘤谱及毒性明显不同。VCR 是细胞周期非特异性物,它通过抑制细胞中微管蛋白的聚合而抑制有丝分裂。VCR 还可以抑制细胞膜类脂质合成,抑制氨基酸在细胞膜上的运转。另外 VCR 与 VLB 之间没有交叉耐药性。

①药代动力学:一次静脉注射后,$t_{1/2\alpha}$ 和 $t_{1/2\beta}$,分别为 6～10min 和 190min。在胆汁中浓度最高,其次是肿瘤、脾、肝等,脑和脂肪中浓度最低。

②临床应用:静脉注射,每次 1.4mg/m²,每次最大量 2mg,总量不超过 20mg。

3)异长春花碱(navelbine,NVB,诺维本):属长春花生物碱类抗肿瘤药物。

①药理作用:诱导有丝分裂微管崩解,使细胞停止在有丝分裂中期。抑制微管蛋白的聚合作用均逊于 VCR 和 VLB。NVB 的作用则是浓度依赖性的,当 NVB 高浓度时(40mol/L)可诱导大量的微管集聚,即导致微管蛋白的解聚作用,又可导致聚集作用,从而使微管发生改变。

②药代动力学:吸收高峰于 45 和 30min 出现,在第 1 小时血浆浓度呈急剧地下降(>90%)。与血浆蛋白结合 80%,在 96h 后,降至 50%。清除相 $t_{1/2}$ 为 39.5h。

③临床应用:静脉注射 25mg/m²,每周 1 次,每周期 1~2 次。

(2)鬼臼毒类药物:鬼臼乙叉甙(etotxoside,VP—16)是半合成的鬼臼毒的甙类化合物,与微管蛋白结合抑制其聚合,尚有抗有丝分裂作用。药代动力学研究静脉注射 VP—16 290μg/m² 后血浆峰浓度可达 30μg/ml,$t_{1/2\alpha}$ 为 2.8h,$t_{1/2\beta}$ 为 15.1h。约 45% 药物从尿中排泄,其中 2/3 为原形药物;15% 由粪便中排除。它可以通过血脑屏障进入脑组织,其浓度约为血浆浓度的 10%。单一用药 60~120mg/m²,静脉滴注和短时静脉输入 3~5 天,或隔日静脉滴注 1 次,共 3~5 次,每 3~4 周重复或缓慢静脉滴注。口服剂量 60~100mg/m²,连服 10d 或加倍剂量连服 5 天,每 3~4 周重复 1 次。

(3)紫杉类:紫杉类有 2 种衍生物,紫杉醇(泰素,taxol)和多西紫杉醇(泰素帝,docetaxel)。它们的结构和作用机制的主要部分是相同的,但在某些方面又有不同。泰素($C_{47}H_{51}$,NO_{14}),由一个紫杉环和一个 oxctanc 环及一个于 C—13 位上的庞大的酯侧链所组成,高度酯溶性而不溶于水。泰素帝($C_{43}H_{53}NO_{14}$)与泰素不同之处在浆果赤霉素环的 10 位和侧链的 3 位上。与原形化合物相似,泰素帝不溶于水,因而用于临床时以多乙氧基醚配制。

1)药理作用:泰素与泰素帝有相似的作用机制,促进微管聚合及抑制微管蛋白解聚,两者可导致微管在细胞中成束。细胞被阻断于细胞周期的 G_1 和 M 期,不能形成正常的有丝分裂纺锤体和分裂。紫杉醇类的作用机制并不完全一致。泰素能改变微管的原丝的数目,而泰素帝却无此作用。另一不同之处是它们的微管蛋白的聚合物的产生,泰素帝在解聚抑制上有 2 倍的活性,还具有改变某些种类微管的独特能力,并证明对耐泰素的细胞株有活性。临床前细胞毒性的测定中,2 种药物也有不同。对于某些细胞株,研究模型以及泰素耐药细胞泰素帝更为有效。某些细胞株,延长暴露于泰素表明有细胞毒性的增强。在较长时间给药方案中出现的剂量限制毒性,泰素帝研究已限于 1h 输注。

2)药代动力学:在人体内两者药物在分布和消除上十分相似。2 种紫杉类似均呈现三相动力学行为,而且均高度与蛋白结合,尿中以代谢物形式排出甚微,经胆道排出,或分布与组织结合对药物的廓清起主要作用。测定人血浆和尿中在 60~120min 静脉滴注后,紫杉醇的血浆消失呈双相,$t_{1/2\alpha}$ 为 16.2min,$t_{1/2\beta}$ 为 6.4h,中央分布容积和稳态分布容积分别为 8.6L/m² 和 67.1L/m²,平均血浆消除率是 253ml/(min·m²),尿中消除率为 29.3ml/(min·m²)。用紫杉醇 275mg/m² 静脉滴注 6h,得到类似结果,达峰浓度为 8mol/L,为 21min,为 8.9h,分布容积为 65.71/(min·m²),患者自尿中原型药(24h)只有 5%,肾消除率约为 7.8ml/(min·m²)。

3)临床应用:静脉注射 135mg/m²。为了预防过敏反应,于治疗前 1 天给予口服地塞米松 7.5mg,静脉注射甲氰咪胍 300mg,肌内注射苯海拉明 20mg。

4.抗肿瘤抗生素　目前临床用于治疗乳腺癌的抗肿瘤抗生素多为蒽环类药物如阿霉素（多柔比星）、柔红霉素（柔毛霉素）、半合成的表阿霉素（表柔比星）和全合成的米托蒽醌,这些药物大多数为细胞周期非特异性药物。

（1）阿霉素（Doxorubicin,DOX;Adriamycin,ADM）、柔红霉素（daunorubicin,DNR）

1）药理作用:阿霉素、柔红霉素作用机制包括:①与 DNA 结合;②与金属离子结合;③与细胞膜结合;④自由基形成。与 DNA 结合是蒽环类药物的主要作用机制。另外,阿霉素与各种金属离子如铜、铁形成螯合物,可增强阿霉素和 DNA 的结合;蒽环类化合物与细胞膜的磷脂结合,损伤存在于膜的酶如腺苷酸环化酶,均可造成细胞的生长抑制和损伤。阿霉素在酶的作用下能还原为半醌自由基或氧反应形成氧自由基,可能是蒽环类化合物心脏毒性的主要原因。阿霉素为细胞周期非特异性药物,但对 S 期细胞杀伤力最强,对早 S 期比晚 S 期敏感,M 期比 G_1 期敏感,影响 G_1、S、G_2 期各期的移行。

2）药代动力学:通过主动转运进入细胞,多集中于细胞核,并与核蛋白结合。对阿霉素抗药的肿瘤细胞显示药物的排出增加,并对长春新碱及多种抗肿瘤抗生素有交叉抗药性;目前认为细胞膜 P－糖蛋白的高度表达是产生多药抗药性的机制之一。静脉滴注的心肌毒性小于大剂量静脉注射,且静脉滴注后血浆药物浓度很快下降。其血浆半衰期分为三相,分别为 8～25min、1.5～10h、24～48h,不易通过血脑屏障,主要在肝脏代谢转化为阿霉醇,经胆汁排出,代谢产物脱氧配基可能与心脏毒性有关。

3）临床应用:静脉注射每次 $40mg/m^2$,1 次/3 周。终生累积剂量 $450～550mg/m^2$。

（2）表阿霉素（4－epirubicin）

1）药理作用:表阿霉素是阿霉素的立体异构体,抗瘤谱与阿霉素接近,治疗指数高。因表阿霉素的脱氧配基产生率低,故对骨髓与心脏的毒性也比阿霉素低。其作用机制与阿霉素相似,能够嵌入 DNA 双螺旋而与 DNA 结合并抑制 DNA、RNA 的合成。对细胞周期各阶段都有作用,对 S 期最敏感。

2）药代动力学:表阿霉素静脉滴注后,12min 达血浆峰浓度,静脉注射则于 55min 内达平衡浓度。分布半衰期为 10min,排除半衰期为 42h,主要在肝内代谢为 4′－O－β－D 葡萄糖苷酸,经胆汁排泄;约 2% 以原形药从尿中排出。

3）临床应用:静脉注射每次 $60mg/m^2$,1 次/3 周。终生累积剂量 $1000mg/m^2$。

（3）米托蒽醌（mitoxantron,MIT）

1）药理作用:米托蒽醌为合成的化合物,在结构上与蒽环类化合物接近,其抗肿瘤活性优于蒽环类的阿霉素。作用机制可能是嵌入 DNA 并与其结合而引起细胞损伤。与阿霉素不同,它能抑制 NADPH 依赖的细胞脂质过氧化反应,因而心脏毒性较小,可杀灭任何细胞周期的癌细胞,对分裂期细胞比休止期细胞更敏感,对 S 后期最敏感。

2）药代动力学:静脉注射,以 1～4mg/kg 的量给患者注射后测血浆半衰期为 37h,分布容积为 13.8L/kg,总血浆清除率为 4ml/(kg·min),24h 后 9.4% 从尿中排泄,其中 6.8% 为原药;72h 后排泄 11.3%,其中 7.3% 为原药。小剂量以原形及代谢产物从尿中及胆道中排出,主要在肝中代谢,分解为一羧基和二羧基酸。不良反应轻微,常见的有骨髓抑制、恶心、呕吐、口腔炎及脱发。该药的优点是心脏毒性低。

3）临床应用:静脉注射 $8～12mg/m^2$,1 次/3 周。

5.铂类化合物

(1)顺铂(Cisplatin,DDP)

1)药理作用:DDP 进入人体后以被动扩散的形式进入细胞,在细胞内低氯的环境下迅速解离,以水合阳离子的形式与细胞内生物大分子结合,主要靶点为 DNA,形成 DNA 链内交联,链间交联及蛋白质交联,主要与 DNA 链上相邻两个鸟嘌呤 N 为原子共价结合,形成铂-DNA 合成物。这种结构较 DNA 双螺旋中 2 个鸟嘌呤中 N7 位间距离小,从而阻止 DNA 聚合酶的移动,影响 DNA 链的合成、复制,造成细胞死亡。

2)药代动力学:静脉注射以后在血浆中主要与血浆蛋白结合。给药后 2min 就有 22% 与血浆蛋白结合,1h 有 89% 结合。血浆白蛋白由于含有可结合的巯基,是铂结合的主要位点。其次铂也可以和红细胞、γ-球蛋白、转铁蛋白等结合。结合型的铂无抗肿瘤活性。DDP 在人体内代谢,属于二室模型。血浆清除有两相,静脉注射后 $1\sim4h$,血浆中水平下降很快,以后维持一定水平达很长时间。血浆快速分布相 $t_{1/2\alpha}$ 为 $25\sim49min$,慢速清除相 $t_{1/2\beta}$ 为 $58\sim73h$。Patton 等学者报道人血浆游离铂的半衰期随给药方式有所变化,如静脉 1 次快速($100mg/m^2$),血中最大浓度可达 $14.5\sim24.5\mu mol/L$,$t_{1/2}$ 为 $32\sim54min$;如果慢速(6h 内静脉输入给药),最大血药浓度为 $2.3\sim2.7\mu mol/L$,$t_{1/2\alpha}$ 为 $17\sim37min$,$t_{1/2\beta}$ 可持续几天到几周。循环中的铂可很快进入组织,以被动扩散的方式进入细胞。DDP 在狗的组织中分布依次为肾>肝>卵巢,子宫>肺>皮肤>肾上腺>,结肠>肌肉>心脏>肠、胰腺、脾脏等。DDP 及其降解产物主要经肾脏排出 $70\%\sim90\%$。静脉给顺铂后,肾排泄 6h 排出 $15\%\sim27\%$,24h 排出 $18\%\sim34\%$,第 5 天排出 $27\%\sim54\%$。胆道也排泄部分铂及其代谢产物。

3)临床应用:静脉滴注,每次 $70mg/m^2$,或分 3 天静脉滴注,1 次/3 周。注意保护肾功能每日要水化至 2000ml,同时加利尿药。

(2)第二代铂类化合物:铂类化合物近年出现了许多高效低毒化合物。其中卡铂(carboplatin,碳铂)、草酸铂(lproplatin,CHIP)对人体肿瘤异种移植等均有与顺铂相似或稍弱的抗肿瘤活性,其抗肿瘤活性,抗瘤谱与顺铂相似。卡铂在某些细胞系与顺铂有交叉耐药性,而在另一些细胞系统则无交叉耐药性。对动物的半致死量大约比顺铂大 10 倍,为 $130\mu g/kg$。而对大鼠的肾脏毒性远远低于顺铂,胃肠反应也低,骨髓毒性较顺铂强。血浆半衰期与顺铂相似,均为 7min,$t_{1/2}$ 却较顺铂长,经肾脏排出。

临床应用:静脉滴射,每次 $350mg/m^2$,溶于 5%GS 500ml 中,1 次/3 周。

(四)晚期乳腺癌的化疗适应证和禁忌证

1.适应证

(1)局部晚期的乳腺癌,可先行化疗,以后争取手术。

(2)乳腺癌已有广泛或远处转移,不适于手术切除或放疗者。

(3)手术或放疗后复发或播散者。

(4)癌性体腔积液:包括胸腔、腹腔或心包腔。采用腔内注射化疗药物,可使腔内积液控制或消失。

(5)肿瘤所致上腔静脉压迫、呼吸道压迫、脊髓压迫或脑转移所致颅内压增高,先化疗后缩小体积,缓解症状,然后进行放疗。

2.注意事项

(1)诊断明确,必须有确切的病理学诊断或细胞学检查,才能指导化疗药物治疗。化疗不作为诊断性治疗,更不可以作为安慰剂使用,以免造成不必要的损害。

(2)一般状况较好,周围血象与肝肾功能正常,可耐受化疗。每周查血象 1~2 次,如血象下降应周密进行观察,采取适当的措施,同时注意药物的毒性,对于不良反应采取适当的措施。

(3)确定化疗后,制定具体治疗计划,选用适合的药物、配伍、剂量、途径、方法、疗程。治疗中密切观察药物的效果和毒性,给予相应的处理。

(4)疗程结束后,进行长期随访,以观察缓解期与远期毒性。

(5)化疗中停止用药的指征如下。

1)用药时间超过一般显效时间,或累积剂量超过可能显效的剂量,继续用药有效的机会不大者。

2)血象下降[白细胞 $2.0×10^9/L$ 血小板 $(500~800)×10^9/L$],血象锐降也应及时停药,以免发生严重骨髓抑制。

3)出现发热 38℃以上者(肿瘤发热除外)。

4)出现并发症。

5)出现重要脏器毒性,如心肌毒性,中毒性肝炎、中毒性肾炎和膀胱炎、化学性肺炎或纤维化等。以上现象出现应给予适当治疗与抢救。

3.禁忌证

(1)年老体质衰弱或恶病质。

(2)既往化疗而血象长期低下有出血倾向者。

(3)有肝功能异常及心血管严重疾病者。

(4)贫血有严重营养障碍及血浆蛋白低下者。

(5)肾上腺皮质功能不全者。

(6)有感染、发热及其他并发症。

(五)乳腺癌辅助化疗原则

1.早期乳腺癌术后辅助化疗　早期乳腺癌术后辅助化疗加用蒽环类药物能显著提高疗效,而且常规剂量并不增加心脏毒性。蒽环类基础上加紫杉类药物可进一步提高早期乳腺癌术后辅助化疗的疗效。2005 年 St. Gallen 共识关于早期乳腺癌辅助治疗选择的基本原则,提出首先要考虑肿瘤对内分泌治疗的反应性,分为 Endocrine responsive(内分泌治疗有反应)、Endocrine nonresponsive(内分泌治疗无反应)、Uncertain endocrine responsivenss(内分泌治疗反应不确定)。在按照月经状况和其他因素风险细分为:低度危险、中度危险和高度危险。

(1)低度危险的定义:腋淋巴结阴性,并同时具备以下所有特征:pT≤2cm、病理分级 1级、未侵犯肿瘤周边血管、HER-2(-)、年龄≥35 岁。化疗方案可以选择:CMF×6 或 AC/EC×(4~6)。

(2)中度危险的定义

1)腋淋巴结阴性,并至少具备以下特征中的一项:pT>2cm、病理分级 2~3 级、有肿瘤周边血管侵犯、HER-2 基因过表达或扩增、年龄<35 岁;

2)腋窝淋巴结转移 1~3 个和 HER-2(-)。可以选择的方案有:FAC/FEC×6。

(3)高度危险的定义

1)腋窝淋巴结转移 1~3 个和 HER-2(+);

2)腋窝淋巴结转移＞3个。可以选择的方案有：AC→T(AC序贯紫杉醇)，FEC×3→T×3(FEC序贯紫杉醇)，TAC(多西紫杉醇/多柔比星/环磷酰胺)，A→T→C。也可以在G－CSF支持下采用每2周1次的剂量密集化疗(多柔比兴序贯紫杉醇序贯环磷酰胺)。

2.复发转移乳腺癌的解救化疗 蒽环类联合紫杉醇仍是既往未用过蒽环和紫杉类的复发转移乳腺癌患者最有活性的联合方案之一。

卡培他滨(希罗达，Xeloda)是肿瘤选择性靶向化疗药物的代表，可以用于紫杉醇、蒽环类耐药得晚期乳腺癌患者的治疗。在卡培他滨/多西紫杉醇(Taxotere，TXT)Ⅲ期临床试验结果显示卡培他滨联合组(XT)疗效优于单药组，卡培他滨联合多西紫杉醇的安全性良好。吉西他滨(gemeitabine)在乳腺癌治疗中显示毒性低的优势，在晚期乳腺癌，吉西他滨单药缓解率达25％～46％，而紫杉醇(Faxol)与吉西他滨合用(GT)也成为蒽环类耐药乳腺癌的又一选择。

复发转移乳腺癌化疗药物选择原则如下。

(1)辅助治疗仅用内分泌治疗而未用化疗的患者可以选择CMF或CAF方案。

(2)辅助治疗未用过蒽环类和紫杉类化疗的患者首选AT(蒽环类联合紫杉类)方案，如CMF辅助治疗失败的患者，部分辅助治疗用过蒽环类或紫杉类化疗，但临床未判定耐药和治疗失败的患者也可使用AT方案。

(3)蒽环类辅助治疗失败的患者，可以选择的方案有：XT(卡培他滨联合多西紫杉醇GT(吉西他滨联合紫杉醇)方案。

(4)紫杉类治疗失败者的患者，目前尚无标准方案推荐。可以考虑的药物有卡培他滨、长春瑞滨、吉西他滨和铂类，采取单药或联合化疗。

(六)乳腺癌常用的联合化疗方案

1.Ⅱ期乳腺癌的辅助化疗

(1)方案Ⅰ：CMF方案(3周方案)，见表2－1。

表2－1 Ⅱ期乳腺癌的辅助化疗CMF方案(3周方案)

药物	剂量	途径	时间及程序
环磷酰胺	600mg/m²	静脉注射	d1 q21d×6
甲氨蝶呤	40mg/m²	静脉注射	d1 q21d×6
氟尿嘧啶	600mg/m²	静脉注射	d1 q21d×6

评价：该方案来自意大利米兰肿瘤研究所。与"4周方案"不一样的是这一"3周方案"，从强度来看略低，但对1～3个淋巴结阳性的乳腺癌患者术后辅助化疗的结果是相似的。Molitemi等的研究表明：手术后的患者经过12个周期的CMF辅助化疗后有89％的患者可以生存5年。有1～3个阳性淋巴结者，5年无复发生存率为75％。此后的一系列对比研究显示6个月的化疗与12个月或24个月的化疗效果一样，但毒性较低。因此，超过6个周期的化疗在这一群体中实际上是无意义的。

(2)方案Ⅱ：AC方案，见表2－2。

表2－2 Ⅱ期乳腺癌的辅助化疗AC方案

药物	剂量	途径	时间及程序
阿霉素	60mg/m²	静脉注射	d1 q21d×4
环磷酰胺	600mg/m²	静脉注射	d1 q21d×4

评价：NSABP 进行了一系列的研究来评价 AC 方案在乳腺癌辅助治疗中的作用。其中，B—15 计划比较了 4 个周期的 AC、6 个周期的 CMF、4 个周期 AC 后加 3 个周期的 CMF 的 3 组方案。对 2194 名受体阴性、腋窝淋巴结阳性乳腺癌患者的最后观察结果表明：AC4 个周期与 CMF6 个周期的作用是完全一样的，AC 后增加 3 个周期 CMF 并未增加任何好处。因此，AC 方案就成为辅助治疗的标准方案被广泛采用。此后，NSABP 在 B—22 和 B—25 两项研究中又比较了环磷酰胺剂量强度增加到 $1200mg/m^2$，甚至 $2400mg/m^2$ 加 OCSF 支持，与标准剂量相比均未发现无病生存期和总生存期有任何区别。相反在 2548 名参加的 B—25 研究中 6 例患者发生了粒系白血病。Henderson 等还比较了固定环磷酰胺剂量（$600mg/m^2$），将阿霉素剂量升高为 $75mg/m^2$ 和 $90mg/m^2$，除了不良反应升高外，也未能改进无病生存和总生存率。这些资料证明了只增加剂量强度是不能进一步提高疗效的，也从反面确认了 AC 标准剂量的地位。

（3）方案Ⅲ：DOX—CMF 方案，见表 2—3。

表 2—3　Ⅱ期乳腺癌的辅助化疗 DOX—CMF 方案

药物	剂量	途径	时间及程序
多柔比星	$75mg/m^2$	静脉注射	d1 q21d×4
环磷酰胺	紧接 4 个周期后输 $600mg/m^2$	静脉注射	d1 q21d×8
甲氨蝶呤	$40mg/m^2$	静脉注射	d1 q21d×8
氟尿嘧啶	$600mg/m^2$	静脉注射	d1 q21d×8

评价：对于腋窝淋巴结 3 个以上阳性者的辅助治疗，意大利米兰研究所 Bonadonna 等学者做了一系列的研究，在证实 CMF→DOX 优于 CMF 后，又进一步在 403 名可评价患者中对比了 DOX→CMF 序贯给药和 CMF/DOX 交替给药的方法。结果证实了 10 年无复发生存率 42%：28%（$P=0.002$）和 10 年总生存率 58%：44%（$P=0.002$），均是 DOX→CMF 序贯给药明显占优势。这是一个疗效好、耐受性好、被高度重视的方案。

（4）方案Ⅳ：FAC 或 CAF 方案，见表 2—4。

表 2—4　Ⅱ期乳腺癌的辅助化疗 FAC 或 CAF 方案

药物	剂量	途径	时间及程序
氟尿嘧啶	$500mg/m^2$	静脉注射	d1,d8 q21d×6
多柔比星	$50mg/m^2$	静脉注射	d1 q21d×6
环磷酰胺	$500mg/m^2$	静脉注射	d1 q21d×6

评价：此方案及其各类改良方案从 1974 年就开始使用了，因此它的效果和毒性已为大家所熟知。虽然并未作随机对比研究来证明这一含有蒽环类的方案一定优于 CMF 方案，但从治疗转移性乳腺癌的各种资料来看，多柔比星（阿霉素）如果说不是最好的也是最好的药物之一。因此，对于腋窝淋巴结 3 个以上阳性者，若不放心 CMF 方案，FAC 显然是选择之一。

CALGB 曾对 FAC 方案的强度在 1572 名腋窝淋巴结阳性患者中进行过对比，（低剂量组为：F $300mg/m^2$，A $30mg/m^2$，C $300mg/m^2$；中剂量组为：F $400mg/m^2$，A $40mg/m^2$，C $400mg/m^2$；高剂量组为：F $600mg/m^2$，A $60mg/m^2$，C $600mg/m^2$。4 周 1 次均为第 1 天给药）。经中位随访 9 年后，中剂量和高剂量 2 组无病生存率（$P<0.0001$）和总生存率（$P<0.004$）均明显超过低剂量组，5 年生存率高、低剂量 2 组的差别为 7%（79%：72%）。而所谓的高剂量组目前被认为是标准剂量。

(5)方案Ⅴ:AC→T,见表2—5。

表2—5　Ⅱ期乳腺癌的辅助化疗 AC→T

药物	剂量	途径	时间及程序
阿霉素	$60mg/m^2$	静脉注射	d1 q21d×4
环磷酰胺	$600mg/m^2$	静脉注射	d1 q21d×4
泰素	紧接4个周期后输 $175mg/m^2$	静脉注射	d1 q21d×4

评价:CALGB9344研究计划试图回答2个问题,①是否增加 AC 方案中的阿霉素剂量(60、75、90mg/m²)能够增加生存期,结果是否定的;②是否增加序贯使用4周期的泰素能达同样的目的,结果是肯定的。发现减少复发率22%,减少病死率26%。而主要受益者是 ER 阴性的患者,ER 阳性患者的泰素作用有可能被三苯氧胺掩盖。若真是这样,泰素可以留待以后复发转移时使用。近年的随访证实该方案可以减少17%的5年复发率(P=0.0023)和18%的5年病死率(P=0.0064)。

由于紫杉类的使用使乳腺癌的辅助治疗又进了一步,因此对于 ER 阴性、经济条件较好的患者,AC→T 不失为较好的选择。此外,腋窝淋巴结>3个者也应选择。

NSABP B—28研究计划也试图回答同样的问题,但只增加了无病生存率,即复发风险下降17%(P=0.008),而未见总生存率有统计学意义上的差别。原因可能是本组老年患者较多,相当多数服用了三苯氧胺,泰素的作用被三苯氧胺抵消。

(6)方案Ⅵ:AC→T(剂量密度疗法)方案,见表8—5。

评价:长期以来,化疗在乳腺癌辅助治疗中的作用是明确的,但发展也是艰难的,疗效能否进一步提高颇有争议,近年来,似乎已到了一个瓶颈期。2002年12月在 San Antonio 国际乳腺癌会议让发表了随访5年的2005名患者参加的 CALGB9741 号研究结果,即21天周期的标准方案(AC→T)(CALGB 9344 号)一旦变成14天周期再用 G—CSF 支持后又明显提高了疗效,且不增加不良反应。从而肿瘤复发的风险性减少了26%(4年 DFSS82%∶75%,P=0.01),3年病死率减少了31%(P=0.013)。这一结果使人们深刻地认识到只探讨给药强度是不行的,如 CTX 1200mg/m² 和 2400mg/m² 再加 OCSF 支持;ADM 改为 75mg/m² 和 90mg/m²;甚至采用骨髓移植和干细胞技术都未能进一步提高疗效。但采用 Norton—Simon 理论(即根据肿瘤生长动力学的数学模型每2周给药能最大限度地打击肿瘤,最少地引起耐药瘤株重新进入细胞周期)后,就使原本辅助化疗的平顶状态有所突破。不良反应方面,由于使用了 G—CSF 支持,中性粒细胞下降等反而较对照组更低。

本方案也可采用14天间隔的单药序贯,BPA×4→T×4→C×4 加 G—CSF 支持,疗效无区别。只是时间要拖24周之久,不太利于其后的放疗。因此,对于老年人腋下淋巴结<3个不考虑放疗者较为合适。

(7)方案Ⅷ:TAC方案,见表2—6。

表2—6　Ⅱ期乳腺癌的辅助化疗 TAC 方案

药物	剂量	途径	时间及程序
泰素帝(Docetaxel,Taxotere)预处理:地塞米松8mg Bid,连用3天(—1,1,2)	$75mg/m^2$	静脉注射	d1 q21×6
阿霉素	$50mg/m^2$	静脉注射	d1 q21d×6
环磷酰胺	$500mg/m^2$	静脉注射	d1 q21d×6

评价:国际乳腺癌研究组在1491名患者参加的随机临床Ⅲ期(BCIRG 001 号)研究中证

实,TAC 方案比标准方案 FAC 占有明显优势。经 33 个月的随访,3 年无病生存率(DFS)为 82%：74%(P＝0.0011)。复发的相对风险值(RR)为 0.68,即 TAC 组有 119 例复发,而 FAC 组有 170 例复发。如果按淋巴结状态分,1～3 个阳性者 DFS 2 组差别为 90%：79%(P ＝0.0002),而 4 个或以上阳性者 2 组无差别。3 年的总生存期(OS)2 组无差别,为 92%： 87%(P＝0.11),但其中 1～3 个淋巴结阳性者 2 组比为 96%：89%(P＝0.006),明显显示 TAC 方案的优越性。4 个或以上淋巴结阳性者,2 组总生存率(OS)无差别。值得注意的是, 与 CALGB 9344 号不同的是不管 ER 状态阳性还是阴性,TAC 方案均比 FAC 方案好,分别 为 P＝0.02 和 P＝0.005。此外,HER－2 阳性者 TAC 更好(P＝0.02),阴性者也接近有意义 (P＝0.06)。不良反应上,Ⅲ～Ⅳ度中性粒细胞下降 2 组比为 35.1%：49.5%(P≤0.05);发 热性粒细胞减少 23.9%：2.4%(P≤0.05),均是 TAC 方案更重,但并不造成感染(3.1%： 1.5%)和败血症死亡(0%：0%)。同时,通过使用 G－CSF 和环丙沙星等抗生素可以预防。 对此,建议可以采用泰素帝的每周给法(30～35mg/m² 静脉,d1,8)以减少骨髓抑制。非血液 学毒性的恶心呕吐 FAC 高于 TAC(P≤0.05),腹泻、口炎和疲劳 TAC 高于 FAC(P≤0.05), 但发生率均不严重(<11%)。因此,TAC 方案是对淋巴结阳性乳腺癌术后辅助治疗的较好 的化疗方案。

2.Ⅰ期乳腺癌的辅助化疗　Ⅰ期乳腺癌术后需不需要辅助化疗一直是有争议的课题。 由于 25%～30%的Ⅰ期乳腺癌最终要复发并死于该病,因此Ⅰ期患者什么情况下需或不需辅 助化疗成为焦点。在众多的危险因素中,预示术后复发概率的最可靠因素是腋窝淋巴结状 态。在淋巴结阴性的前提下,B 前最具可重复性的预后因素是原发肿瘤的大小,若原发肿瘤 直径<1cm 者 10 年的无病生存率为 92%;而直径在 1.0～1.9cm 者为 78%;直径>2cm 者为 69%。因此,腋窝淋巴结阴性且原发肿瘤直径<1cm 者无需术后化疗。

但最近 NSABP 的一项对 10302 名乳腺癌患者的回顾性调查表明,其中 1259 名淋巴结阴 性原发病灶≤1cm 者,若 ER 阳性,术后的三苯氧胺治疗能增进无复发生存(RFS),若 ER 阴 性能从术后化疗中增进 RFS。因此,认为不管原发病灶多大都应按浸润性乳腺癌进行全身辅 助治疗。

化疗患者,可视 HER－2/neu、组织蛋白酶 D(cathepsin D)、nm23RNA、Ki－67 免疫染 色、DNA 整倍体状态、S 期组分等情况选用Ⅱ期乳腺癌辅助化疗中的方案来进行。

近年来发展的微阵列(microarray)分析技术,认为转移能力在发生的早期就已是程序化 (programmed)了的,与淋巴结转移是完全无关的独立预后因素。只要基因分析落入"坏预后 印迹组",不管在淋巴结阳性还是阴性的患者中都是很强的血行转移标志。因此,都应及早治 疗。这些发现对传统观念有所挑战,值得我们注意。

3.转移性乳腺癌的一线或二、三线化疗方案

(1)方案Ⅰ:FAC 或 CAF 方案,见表 2－7。

表 2－7　转移性乳腺癌的 FAC 或 CAF 方案

药物	剂量	途径	时间及程序
氟尿嘧啶	500mg/(m²·d)	静脉注射	d1,d8 q21d×6 或以上
阿霉素	50mg/m²	静脉注射	48h 滴注 d1～d2 q21d×6 或以上
环磷酰胺	500mg/m²	静脉注射	d1 q21d×6 或以上

评价:在以前未接受过化疗的患者中,FAC 方案是一个很有效的方案,首次报道于 1974

年,并一直作为一个标准方案在使用。由于当今越来越多的患者接受含蒽环类的药物进行辅助和新辅助治疗,使得复发或转移后的治疗方案不得不转向其他药物。如紫杉类、铂类、长春瑞滨、吉西他滨、卡培他滨等。

转移性乳腺癌所用治疗周期数可能较多。因此,阿霉素的连续灌注(48~96h)很有助于减少心脏毒性和胃肠反应。一般来说 $450mg/m^2$ 的阿霉素是临床确认的最高上界累积量的标准。若改为96h持续灌注,Legha 等认为可高达 $800mg/m^2$ 而无明显心脏不良反应出现。此外,也可在阿霉素给药前小壶给予 dexrazoxane 以减少充血性心力衰竭的发生。

(2)方案Ⅱ:NFL 方案,见表 2-8。

表 2-8　转移性乳腺癌的 NFL 方案

药物	剂量	途径	时间及程序
米托蒽醌	$12mg/m^2$	静脉注射	d1,q21d×6 或以上
氟尿嘧啶	$350mg/(m^2 \cdot d)$	静脉注射	d1~d3,q21d×6 或以上
亚叶酸钙	300mg/d	静脉注射	d1~d3,q21d×6 或以上
		(在 5-FU 前用)	

评价:转移性乳腺癌目前仍是不易被治愈的肿瘤,因此任何姑息性化疗方案的有效性和毒性的权衡都是应被考虑的重要因素。NFL 方案是一个既有效、毒性又相对小的选择,对于身体差和不能使用阿霉素者可以考虑。

NFL 方案作为一线方案治疗转移性乳腺癌比 CMF 方案有更高的有效率和更长的 TTP。作为二线方案使用有效率范围为 45%~65%。意大利巴里肿瘤研究所从 1993 年 5 月后连续收治了 67 例经病理证实的转移性乳腺癌的患者。将 NFL 中 leucovonn 剂量改成 150mg/d。在可评价的 66 例患者中,ER 受体阳性者 11 例,阴性者 12 例,不明者 43 例。主要转移部位:内脏 31 例,骨 16 例,软组织 19 例。1 年前进行过辅助化疗者 30 例,其中 17 例用过蒽环类药物,经过激素治疗者 25 例。总的有效率为 53%,包括 CR27%。该方案毒性可耐受,脱发15%,恶心呕吐 16%,Ⅲ~Ⅳ度白细胞下降 30%,Ⅲ~Ⅳ度血小板下降 7%,口腔炎和腹泻10.5%,患者较容易接受。

(3)方案Ⅲ:PA 方案,见表 2-9。

表 2-9　转移性乳腺癌的 PA 方案

药物	剂量	途径	时间及程序
泰素(Paclitaxel)(需用地塞米松、甲氰咪胍、苯海拉明预处理)	$200mg/m^2$	静脉注射	3h 输注 d1 q21d×6
阿霉素	$60mg/m^2$	静脉注射	d1 q21d×6

评价:泰素和阿霉素在乳腺癌的治疗中都是最强的药物。紫杉类单药使用于一线治疗乳腺癌时有效率就可达 50%~60%,超过 CMF 或 CAF 的联合化疗。Gianni 等的研究表明两药合用的总有效率为 94%,包括 CR41%。随访 1 年后,CR 者的中位缓解期为 8 个月(2~18个月),PR 者的中位缓解期为 11 个月(1~15 个月)。

由于 PA 方案可产生高达 21%的充血性心力衰竭,应引起特别注意。可采用 48~96h 连续输注阿霉素或用心脏保护剂,或限制阿霉素总累积剂量不得超过 $360mg/m^2$ 的方法来解决。

有学者报道东方民族的患者在使用这类方案时,泰素剂量最好不要超过 $175mg/m^2$,甚至可以用 G－CSF 或 GM－CSF 保护骨髓的造血功能。

（4）方案Ⅳ：DA 方案，见表 2－10。

表 2－10 转移性乳腺癌的 DA 方案

药物	剂量	途径	时间及程序
泰素帝（Docetaxel）（需用地塞米松预处理）	$75mg/m^2$	静脉注射	1h 输注 d1 q21d×6
阿霉素	$50mg/m^2$	静脉注射	d1 q21d×6

评价：DA 方案与 PA 方案一样具有较强的抗肿瘤作用，有效率可高达 74％～81％。同时，对心脏的毒性作用较轻。在与标准方案 AC 做对比的 TAX306 号Ⅲ期随机研究中，可评价患者的 CR 为 11.5％：8.0％；总有效率为 64.9％：50.3％（P＝0.009）；TTP 为 37.3 周：31.9 周（P＝0.014）；1 年的 PFS 为 29％：19％。均明显超过 AC 方案。对有不良预后因素的患者如肝转移、多器官侵犯等不失为较好的选择。由于有较高比例的Ⅲ、Ⅳ度骨髓抑制，泰素帝最好改为每周给药。根据中国医科院肿瘤医院Ⅰ期临床的资料，在联合化疗中泰素帝 $35mg/m^2$，每周 1 次、连续 3 周、休息 1 周为 1 周期，比较安全，可连续用几个周期。Mendez 等在一个多中心Ⅱ期前瞻性研究中用 28 天的每周方案有效率为 70％，Ⅲ～Ⅳ度粒细胞减少为 29％。

（5）方案Ⅴ：XD 方案，见表 2－11。

表 2－11 转移性乳腺癌的 XD 方案

药物	剂量	途径	时间及程序
希罗达	$1275mg/(m^2 \cdot d)$	口服	Bid,d1～d14 q21d cycle,until progression
泰素帝	$75mg/m^2$	静脉注射	d1 q21d Cycle,until progression

评价：O'Shaughnessy 等在一个总数为 511 名患者的大型随机Ⅲ期临床研究中，比较了希罗达加泰素帝（XD）联合方案和泰素帝单药作为蒽环类治疗后的二线方案的疗效。发现有效率为 42％：30％（P＝0.006）；中位 TTP 为 6.1 个月：4.2 个月（P＝0.0001）；中位生存期为 14.5 个月：11.5 个月（P＝0.0126）。这一生存期优势从治疗的早期就已显示出来，表现为两条曲线明显分开。不良反应主要为胃肠道反应，如腹泻和口角炎以及手足综合征，一般均能耐受和可处理。此后，Miles 等经 15 个月的随访又证实生存期上 3 个月的差别优势未受后续性治疗方案的影响。因此，XD 方案是作用明确的优秀二线或三线方案。目前，已被国际广泛承认。

若担心泰素帝（$75mg/m^2$）引起的粒细胞下降，可采用每周给药法［30～35mg/（$m^2 \cdot d$）静脉滴注，d1,8］。这样，剂量强度并未变而骨髓抑制可以明显减轻。

（6）方案Ⅵ：GC 方案，见表 2－12。

表 2－12 转移性乳腺癌的 GC 方案

药物	剂量	途径	时间及程序
吉西他滨	$1000mg/m^2$	静脉注射	d1,d8 q28d×（4～6）
顺铂	$75mg/m^2$	静脉注射	d2 q28d×（4～6）

评价：吉西他滨 800～1200mg/m² 单药使用在一线治疗中的有效率为 25％～37％，在二

线治疗中为 18%～28%。顺铂在晚期乳腺癌中单药的有效率为 20%，且两者之间有协同作用。这就为当今大量蒽环类、紫杉类方案用于辅助治疗和一线方案后的二、三线方案选择提供了基础。Calderillo Ruiz 等用 GC 作为一线方案时在 31 名转移性乳腺癌中获 80%的有效率，包括 12.4%CR 和 67.6%PR。Ia Pena 等在 16 名需姑息治疗的晚期患者中（用过 FAC、CMF、NVB 和紫杉类联合方案）获 62.5%的有效率，其中 CR 为 25%，PR 为 37.5%，中位 TTP 为 11.2 个月，另有 25%稳定。提示了 GC 方案既是一个很好的一线方案，也是很好的二、三线方案。

（7）方案Ⅶ：Xeloda（Capecitabine）单药方案，见表 2—13。

表 2—13　转移性乳腺癌的 Xeloda（Capecitabine）单药方案

药物	剂量	途径	时间及程序
希罗达	1275mg/(m² · d)	口服	Bid,d1～d14 q21d cycle,until progression

评价：Blum 等在 163 名晚期、转移性乳腺癌患者的Ⅱ期临床研究中，观察了 Xeloda 单药的疗效。其中，100%的患者以前接受过泰素、91%接受过蒽环类、82%接受过氟尿嘧啶治疗。总的有效率是 20%，稳定率为 43%，其中在 42 名对泰素和蒽环类都抗拒者的有效率是 29%；中位有效时间（DR）为 7.9 个月；中位 TTP 为 3 个月；中位生存期为 12.6 个月。其他Ⅱ期研究也证实了在方案选择上有困难的这一群体的有效率为 17%～26%，生存期为 1 年左右。在蒽环类耐药的患者中，Xeloda 比泰素单药有更高的有效率 36%：26%。国内储大同等也在一个 70 名患者参加的多中心研究中观察到，Xeloda 单药在二线和三线治疗中可以取得 25%的 RR 和 34%的 SD。不良反应主要为Ⅰ～Ⅱ度的手足综合征（28%），腹泻（28%），疲劳（25%），恶心（22%），白细胞下降（22%）和 AKP 增加（16%），但均可处理。因此，Xeloda 单药的确是适合老人和体弱者首选的二、三线方案。

（七）抗癌药物的不良反应及对症处理

由于肿瘤细胞与正常细胞间缺乏根本性的代谢差别，因此，抗癌药物缺乏理想的选择性，所以在杀癌细胞的同时，往往对机体增殖旺盛的细胞例如骨髓、消化道上皮细胞毛囊具有一定的影响。各抗癌药物均具有共有的不良反应与部分抗癌药物特有的不良反应两大类。近期的毒性出现的早，主要是对增殖迅速的组织，如骨髓、消化道上皮、毛囊。抗癌药的外溢，引起局部组织损害。远期不良反应有心肌损害，肺纤维化，肝、肾损害，末梢神经毒性，致癌致畸作用。

1.各种抗癌药物共有的不良反应

（1）骨髓抑制：各种类的造血细胞经化疗后数目的减少决定于各种造血细胞的半衰期的长短，白细胞与血小板的半衰期较短，分别为 5～7 天及 6h，因此容易发生减少；红细胞的半衰期 120 天，因此红细胞的干细胞减少，不易反映出来。由于骨髓造血细胞并不处于增殖期，一般抗癌药物骨髓抑制并不严重，但烷化剂、亚硝脲类的药物对增殖与不增殖的造血细胞均有影响。

骨髓抑制，目前粒细胞集落刺激因子，可刺激多能造血干细胞向粒单系祖细胞分化，从而提高外周血中粒细胞数。有出血倾向者给予血小板输入。大剂量化疗前将外周血干细胞分离，在程序降温贮存下于大剂量化疗后再回输，避免了抗癌药物对造血干细胞的摧毁，输入的干细胞在体内骨髓重建。

　　(2)消化道反应:大多数的抗癌药物都可引起不同程度的恶心呕吐。除了抗癌药物直接刺激局部胃肠道引起的呕吐外,血液中的化疗药物作用于延脑的呕吐中枢引起呕吐,也可刺激第四脑室底的化学感受器触发带而引起恶心、呕吐。5-羟色胺与多巴胺等均为化学感受器触发带受体的传导介质,因此抗多巴胺类药物灭吐灵和抗5-羟色胺类药物均可用于抑制抗癌药物引起的呕吐。

　　(3)肝肾脏毒性

　　1)肝毒性:多发生在长期或大剂量使用抗癌药物时,例如丙卡巴肼(PCB)、CTX、放线菌素D(DACT)、ADM、6-MP、ASP。目前常用抗癌药物对肝功能影响不大,因为这些药物大多数是作用于DMA合成阶段(S期)及有丝分裂阶段(M期)5肝细胞的增殖周期很长,只有某些细胞损伤后,才会有部分细胞进入增殖周期参加修复,所以对细胞分裂周期特异性药物来讲,损伤不大,但在原来肝功能不太好的情况下,易引起肝功能损害。长期应用MTX可引起纤维化肝硬化。肝动脉注射抗癌药物后可引起化学性肝炎肝功能改变,使外周血中药物半衰期延长。

　　2)肾毒性:抗癌药物所致肾脏的毒性时刻在发生,亦可以在长期用药或停药以后延迟发生。可能发生肾脏毒性的抗癌药物,归纳以下几种类型:易发生急性,肾脏毒性的抗癌药物有DDP、HD-MTX、STZ;长期应用易发生肾脏毒性的抗癌药有洛莫司汀(CCNU)、丝裂霉素(MMC)、司莫司汀(me-CCNU);可能发生肾脏毒性的有静脉FID-MTX,静脉注射大剂量6-TG;仅有氮质血症而无肾脏毒性的抗癌药有氮烯咪胺和门冬酰胺酶;偶有肾脏毒性的药物有卡氮芥、环磷酰胺和阿霉素。MMC可以引起肾小管坏死。少数患者可有肌酐增高,个别的因并发肾功能衰竭而死亡,并同时伴有微血管病、溶血性贫血。提示MMC可以引起迟发性肾毒性。其机制可能是抗原-抗体复合物沉着的脉管炎而引起。因此长期应用MMC中,应严密定期监测肾功能。

　　(4)脱发:抗癌药物均可引起程度不同的脱发,其中以阿霉素、鬼臼乙叉苷(足叶乙苷)为主,因为头发中只有10%～15%处于静止状态,其余均在活跃生长,故抗癌药物对活跃生长的细胞敏感。用阻止头皮的血流措施效果并不大。在停止化疗后,头发可以再生长。

　　(5)局部刺激:刺激性的化疗药物若外溢至皮下会引起红肿或溃烂,若抗癌药物漏至血管外,可用无菌生理盐水注射于皮下,并用冰袋冷敷。在注射化疗药物时,应从远至近端,从小静脉至大静脉,每日更换注射部位,以免发生静脉栓塞。

　　(6)过敏反应:博莱霉素、某些蛋白制剂及门冬酰胺易引起过敏反应。VP-16属大分子药物,快速静推可引起喉头痉挛、虚脱过敏反应。预防的措施为预先做过敏试验。

　　2.部分抗癌药物的特殊反应

　　(1)神经系统毒性:VCR最易引起外周神经毒性,主要远端麻木,感觉减退、肌无力,深腱反射抑制,便秘、肠麻痹,严重时肠梗阻。5-FU及其衍生物冲击治疗时可发生小脑共济失调;DDP发生听力减退。MTX鞘内注射,也可引起脑组织损伤,产生化学性脑膜炎,出现恶心、呕吐、发热、偏瘫。

　　(2)心脏毒性:蒽环类抗肿瘤毒性以心脏为主。

　　1)心律失常和传导阻滞:10%～15%发生急性心脏改变,心电图异常一般为ST段、T波改变,在1～2周内消失。心律紊乱为数分钟,数小时内消失或1～2周消失。

　　2)急性心力衰竭、心包炎、心肌炎、心律紊乱,多见心动过速,以及药物引起心血管痉挛:

其中急性心力衰竭是致命的,可发生在治疗后 280 天,病情发展迅速死亡。发生率 1.5%。累积剂量 501~600mg/m² 时,心力衰竭发生率 10%;>600mg/m²,则可增至 30%~40%。

3)心肌病:ADM 的剂量>400mg/m² 时,心功能下降,50%的患者心脏损伤无症状,ADM 在 480~550mg/m² 有心功能异常。为减少心肌病的发生率应把累积量限定在 550mg/m²。诱发心肌病的因素:①既往纵隔放疗史或放射治疗 4000cGy 以上,ADM 累积剂量不应大于 450mg/m²;②70 岁以上或有用蒽环类药物史累积量应<450mg/m²;③有其他心脏病者,必须用 ADM 者亦应限定在 450mg/m² 以下;④用过 CTX 者 ADM 累积量也应限定在 400mg/m² 以下。心肌中毒的预测和预防:监护 ADM 引起的心脏毒性,用心电图是不敏感的。急性心律不齐、S~T 段 T 波改变都不能预测 ADM 的心肌病,QRS 波(肢体导联)电压下降≥30% 时,已经有显著的心脏损害。心内膜活检可评价药物毒性,但操作困难,危险性大,也难以确定何时停药。目前认为敏感的是心电图、心音图和颈动脉转动描记记录,标出收缩间期,射血间期与右心室射血时间之比。有心肌病者收缩间期延长。

防止心肌毒性的发生,可并用一些阻滞剂:①维生素 E 和 N-乙酰半胱氨酸有抑制氧游离基作用,能减弱 ADM 对心肌的毒性;近来发现维生素 B₁₂ 具有解毒作用。辅酶 Q₁₀ 有调节细胞内线粒体电子传递酶的作用,可以提高缺氧组织对氧的利用。②剂量控制在 450~500mg/m²。小剂量每周 1 次,可以耐受高剂量。③QRS 波(肢体导联)电压治疗前降低 30% 以上为停药的指征。严格控制在 550mg/m²,早期发现心肌病,及时停药是降低病死率的关键。

CTX 的心肌毒性:近几年以来大剂量 CTX120~240mg/kg 引起少数患者心脏性猝死,临床上在最后一次给药的 2 周后出现急性或亚急性充血性心力衰竭。心电图表现为非特异性 T 波改变。例如低电压 Q-T 间期延长及非特异性 T 波改变。病理上与蒽环类所致心脏毒性类似。少数患者可发生斑状出血性坏死及冠状动脉非炎性中毒性脉管炎。5-FU 所致的心脏毒性少见,但用药后发生心绞痛、S-T 段抬高和心肌酶学的升高,停药后可以疼痛消失,再给药症状重现。冠状动脉痉挛和心肌炎的发生,可能是产生本病的机制。DDP 也可以引起心电图的改变,应用马利兰后发生心肌纤维变性及用丝裂霉素治疗后的患者出现类似放射所致心肌损伤改变。但这些药物所致心肌损伤极少见。

(3)肺毒性:主要是博莱霉素为最多见,其次是马利兰(BUS)、甲氨蝶呤、环磷酰胺、苯丙氨酸氮芥、瘤可宁、甲基苄肼、甲基-环乙亚硝脲、卡氮芥、丝裂霉素等,均可引起间质性肺炎和肺纤维化。其原因,据推测药物对肺直接产生毒性与药物使肺组织产生敏感作用有关。甲氨蝶呤引起的肺病变为肉芽肿性肺炎,属于过敏反应。至今抗癌药物所致肺毒性病因不明,而产生的期限也不肯定,据报道 MMC、BUS、CTX、BCNU、me-CCNU 所致肺毒性用皮质激素奏效。

(4)致癌作用:关于抗癌药物续发恶性肿瘤的报道屡见不鲜。CTX、BUS、MMC、PCB、MTX、VCR、VLB、ADM、DACT 等均有致癌作用。其推想可能是由抗癌药物抑制机体的免疫功能。正常人每天新生 10¹¹ 个细胞中,就有 10⁴~10⁶ 个细胞缺陷,但这些有癌变倾向的细胞,能不断地被体内"免疫监视系统"所识别、消灭而不发生癌变。只有当免疫功能缺陷时,突变和转化的细胞有可能转变为癌细胞与克隆。据统计肾移植患者用免疫抑制后,约 5%的患者续发恶性肿瘤。

(5)致畸胎作用:由于抗癌药物对染色体的作用,在动物试验中均可引起流产或畸胎,主要发生在妊娠前 3 个月,引起染色体的退行性改变,故在妊娠 16 周以后使用抗癌药物比较安全。临床报告 MTX 可引起胎儿脑积水、脑膜膨出、兔唇、腭裂或四肢畸形,BUS 可致多发性畸形;PAM 可能引起肾、输尿管缺损;CTX 能引起四肢、上腭、鼻等畸形。为了避免畸胎,妊娠 6 个月后,必要时可作化疗。在早期妊娠 3 个月内已做过化疗者,应考虑中止妊娠。

二、乳腺癌新辅助化疗

乳腺癌新辅助化疗是指开始于治疗之前的一种辅助化学治疗模式,至今已有 30 年的历史。早期多应用于难以手术治疗的局部进展期乳腺癌和炎性乳腺癌的治疗,以期缩小病变,为手术治疗创造机会。目前已越来越多地应用于可手术乳腺癌的治疗中,成为乳腺癌多种治疗手段中的一种。乳腺癌新辅助化疗的目的在于缩小肿瘤,为手术治疗创造条件;同时作为一种辅助化学治疗方法,消灭微转移病灶,降低复发转移的风险。目前认为,乳腺癌新辅助化疗可增加乳腺癌患者接受保乳治疗的机会;其远期疗效等同于相同实施方式的术后辅助化疗;通过新辅助化疗,可判断肿瘤对化疗方案的敏感性,结果可用于后续治疗;新辅助化疗的疗效与预后相关。

(一)乳腺癌的生物学特性及新辅助化疗的合理性

目前认为乳腺癌是一种全身性、系统性疾病。在疾病早期,肿瘤细胞就已进入循环系统,引发血行转移,且血行转移的发生有可能早于淋巴转移。骨髓是乳腺癌的常见转移部位。应用免疫组织化学方法,Hawes 等发现 23% 的 I 期和 38% 的 II 期乳腺癌患者骨髓中存在肿瘤细胞。Braun 等调查了 150 例未经辅助治疗且腋窝淋巴结阴性 I、II 期乳腺癌病例,发现 44% 的病例骨髓中存在肿瘤细胞,而且这部分病例的无病生存率及总生存率低于正常骨髓者;同时多因素分析结果表明,骨髓中存在肿瘤细胞是独立的预后因素。因此认为,在治疗开始前,部分乳腺癌患者已存在亚临床阶段的微转移病灶,而这些亚临床病灶是日后发生复发转移的根源。研究表明,针对这些亚临床灶的全身治疗手段(辅助性化疗和辅助性内分泌治疗)可明显改善治疗效果。以辅助性化疗为例,对于 50 岁以下的早期乳腺癌患者,全身治疗可使 10 年生存率提高 7%～10%,使年复发率及病死率分别下降 37% 和 27%。

在没有血液供应的情况下,实体瘤的病灶可长到 1～2mm³,以后的生长有赖于新生毛细血管的支持。Reilly 及 Hanahan 等发现:肿瘤原发病灶能分泌血管抑素和内皮抑素,这些因子可抑制转移病灶的生长;当手术切除原发病灶后,循环中血管抑素和内皮抑素的水平大幅下降,转移病灶失去抑制,进而快速生长。

动物实验表明,对于不同恶性肿瘤的动物模型,去除主要病灶可导致残留病灶的加速生长。Braunsch Weiger 等发现,在 C3H/HeJ 乳腺癌小鼠,部分切除肿瘤可导致残余病灶的肿瘤细胞增殖。Fisher 等在一系列动物实验中观察到,对于几种不同的乳腺癌的小鼠模型,去除主要病灶,会导致残留病灶的标记指数(Labeling index,LI,反映进入 DNA 合成期的细胞比例)在术后的数天内明显增高,而这种变化与手术损伤无关;去除主要病灶有可能改变细胞因子的分泌水平,切除肿瘤后的实验小鼠血清可以使其他带有相同肿瘤的小鼠肿瘤病灶的标记指数明显升高;在手术后,早期应用化疗药物(环磷酰胺)可抑制残留病灶标记指数的升高;而在术前应用化疗、内分泌治疗等手段可有效防止残留病灶标记指数的升高,消除其血清对其他荷瘤小鼠肿瘤病灶的刺激作用。

据此推断,相同的情况也可能发生在人类肿瘤个体,在有效实施系统性治疗以前,手术切除原发灶有可能会刺激转移灶的加速生长。

美国国家乳腺癌肠癌外科辅助治疗计划（National Surgical Adjuvant Breast and Bowl Project，NSABP）及欧洲肿瘤研究与治疗组织（European Organization for Research and Treatmeat of Cancer，EORTC）设计并完成了两项有关新辅助化疗的多中心、随机、前瞻性临床研究—NSABP B-18 和 EORTC10902。在 NSABPB-18 中，1523 例可手术乳腺癌（$T_{1\sim3}$，$N_{0\sim1}$，M_0）患者随机在术前或术后应用 4 周期 AC（多柔比星、环磷酰胺）方案化疗，其 9 年随访结果显示，新辅助化疗与术后辅助化疗相比，无论是无病生存率，还是总体生存率，都不存在统计学差异（55%：P=0.50；69%：70%，P=0.80）。同样，在 EORTC10902 中，698 例乳腺癌（$T_{1\sim4b}$，$N_{0\sim1}$，M_0）患者应用 4 周期 CEF（环磷酰胺、表柔比星、氟尿嘧啶）方案随机进行术前或术后化疗，中位随访 56 个月后发现，两组的无病生存率及总体生存率不存在统计学差异，即新辅助化疗可获得与术后辅助化疗相同的远期效果。

但是新辅助化疗可为局部进展期乳腺癌的手术治疗创造条件，使原本无法手术治疗的病灶得以手术切除。Boanadonna 等对 162 例直径＞3cm 的可手术乳腺癌病例应用 3～4 周期 CMF（环磷酰胺、甲氨蝶呤、氟尿嘧啶）、3～4 周期 CAF（环磷酰胺、表柔比星、氟尿嘧啶）方案的新辅助化疗，总有效率为 77%，临床完全缓解率为 17%，79% 的患者分期得以下降。Makris 等报道对 309 例可手术乳腺癌病例随机做 3M（丝裂霉素、甲氨蝶呤、米托蒽醌）方案术前或术后辅助化疗，新辅助化疗总有效率为 84%，临床完全缓解率为 22%；与术后辅助化疗相比，新辅助化疗可明显降低全乳切除术的实行比例（11%：22%，P＜0.003）。Powles 等报道 212 例 $T_{1\sim3}$ 乳腺癌患者，接受新辅助化疗的患者有更多的机会保留乳房（28%：13%，P＜0.005）。在 NSABPB-18 中，新辅助化疗组的乳腺癌有更多的机会接受保乳手术（Lumpectomy）治疗（67%：60%，P=0.002），在肿瘤直径≥5cm 的患者中这种优势更为明显（22%：8%）。

（二）新辅助化疗的优势

新辅助化疗的意义在于为后续的治疗创造条件并提供指导，与常规的术后辅助性化疗相比，新辅助化疗存在以下优势。

1.新辅助化疗能缩小肿瘤，降低分期，为局部治疗创造条件，增加保乳治疗机会。

2.新辅助化疗提供了通过提高完全缓解率改善乳腺癌远期生存率的可能性。

3.新辅助化疗可作为药物敏感性试验手段，了解肿瘤个体对某一特定方案的敏感性，进而为治疗方法的调整提供依据，使治疗个体化。

4.新辅助化疗为乳腺癌的相关研究，如新的化疗药物、化疗方案的研究等，提供了良好的工作平台。

新辅助化疗可使乳腺癌的分期下降甚至使肿瘤消失，这会给后续治疗带来一些不利影响。有学者提出：新辅助化疗会使部分病例资料丢失；未在治疗前获得腋窝淋巴结病理检查结果，治疗有可能过度或不足；肿瘤定位困难；通过降级达到保乳目的的病例局部复发率略高等。但这些并非难以解决。例如：在治疗前采用穿刺组织病理学而不是细胞学的确诊方法，可有效避免对原位癌实施化疗以及患者资料丢失；目前认为腋窝淋巴结阴性的病例也是辅助性化疗的受益者，腋窝淋巴结状况对治疗决策的影响仅局限于少数情况下，如肿瘤＜2cm 的乳腺癌患者；肿瘤内部放置金属标记物，或在肿瘤表面皮肤文身可以帮助确定肿瘤部位和边缘；降级保乳后的局部复发率与新辅助化疗的疗效有关，Fisher 等报道 NSABPB-18 中临床完全缓解患者的局部复发率为 5%，低于全组保乳患者的局部复发率。

（三）新辅助化疗的适应证

全身治疗针对的是导致肿瘤复发的微转移灶，应用于高复发转移风险的个体，因此新辅助化疗与常规的术后辅助化疗有相同的适应证。至于需要通过新辅助化疗缩小肿瘤保留乳房的患者，本身就是辅助化疗的对象。

1. 适应证

（1）局部晚期的乳腺癌，可先行化疗，以后争取手术。

（2）乳腺癌已有广泛或远处转移，不适于手术切除或放疗者。

（3）癌性体腔积液：包括胸腔、腹腔或心包腔。采用腔内注射化疗药物，可使腔内积液控制或消失。

（4）肿瘤所致上腔静脉压迫、呼吸道压迫、脊髓压迫或脑转移所致颅内压增高，先化疗后缩小体积，缓解症状，然后进行放疗。

2. 注意事项

（1）诊断明确，必须有确切的病理学诊断或细胞学检查，才能指导化疗药物治疗。化疗不作为诊断性治疗，更不可以作为安慰剂使用，以免造成不必要的损失。

（2）一般状况较好，周围血象与肝肾功能正常，可耐受化疗。每周查血象 1～2 次，如血象下降应周密进行观察，采取适当的措施，同时注意药物的毒性，对于不良反应采取适当的措施。

（3）确定化疗后，制定具体治疗计划，选用适合的药物、配伍、剂量、途径、方法、疗程。治疗中密切观察药物的效果和毒性，给予相应的处理。

（4）疗程结束后，进行长期随访，以观察缓解期与远期毒性。

（5）化疗中停止用药的指征

1）用药时间超过一般显效时间，或累积剂量超过可能显效的剂量，继续用药有效的机会不大者。

2）血象下降[白细胞在 $2.0×10^9/L$ 以下，血小板在（500～800）$×10^9/L$ 以下]也应及时停药，以免发生严重骨髓抑制。

3）出现发热 38℃ 以上者（肿瘤发热除外）。

4）出现并发症。

5）出现重要脏器毒性，如心肌毒性、中毒性肝炎、中毒性肾炎和膀胱炎、化学性肺炎或纤维化等。以上现象出现应给予适当治疗与抢救。

3. 禁忌证

（1）年老体衰或恶病质。

（2）有肝功能异常及心血管严重疾病者。

（3）贫血、严重营养障碍及血浆蛋白低下者。

（4）肾上腺皮质功能不全者。

（5）有感染、发热及其他并发症。

（四）乳腺癌新辅助化疗疗效的评价

新辅助化疗的疗效反映了肿瘤对化疗方案的敏感性，可用于指导后续的治疗。疗效的评判可分为临床和病理两方面。临床评价可采取体检或影像学手段，依据国际抗癌联盟的标准:肿瘤完全消失为临床完全缓解(clinical complete response,cCR);肿瘤最大径及其垂直径乘积减少 50%以上为临床部分缓解(clinical partial response,cPR);增加 25%以上为疾病进展(progressive disease,PD);减少不足 50%,增加不及 25%为稳定(stable disease,SD)。病理评价以组织病理学检查为基础,有几种不同的分级体系。NSABPB—18 使用的是 Fisher 分级方法:将原病灶部位无浸润性癌残留定义为病理完全缓解(pathologic complete response,pCR),其中又可分为无癌残留和原位癌;其他为浸润性癌残留(pINV)。Miller 和 Payne 分级方法将化疗反应从病灶无反应到完全消失分为 5 级;5 级为无浸润性癌残留,可以认为等同于 Fisher 分级方法的 pCR;1 级为病灶无变化;同时还将淋巴结的反应进行分类。此外还有其他几种病理评价方法,详见表 2—14。

表 2—14　新辅助化疗疗效病理评价方法

原发灶	淋巴结
Fisher 分级方法	Miller 分级方法
pCR 原病灶无浸润性癌残留(可残留原位癌)	N—A:无转移灶
pINV 原病灶有浸润性癌残留	N—B:无治疗反应,转移灶残留
Miller 分级方法	N—C:有治疗反应,但仍转移灶残留
1 级病灶基本无变化	N—D:有转移灶,但治疗后消失
2 级病灶有变化,但大量肿瘤细胞残留	
3 级大量肿瘤细胞消失	
4 级仅极少量小癌灶分散残留	
5 级原病灶无浸润性癌残留(可残留原位癌)	
Chevallier 分级方法	
1 级原病灶无癌残留	
2 级残留原位癌,同时淋巴结阴性	
3 级原病灶残留浸润性癌灶	
4 级原病灶基本无变化	

病理评价方法需要经手术获得原肿瘤病变部位的组织,而临床评价方法简便,易行,无创,可在新辅助化疗进行过程中评价疗效,但临床完全缓解常常难以代表病灶的真实情况。在 NSABP B—18 中,仅 37%的临床完全缓解患者经病理检查证实无浸润性癌残留。Feldman 等报道,33%的临床完全缓解患者病理检查时发现有浸润性癌残留,而 33%的病理完全缓解患者为临床部分缓解。与临床完全缓解相比,病理完全缓解与预后的关系更为密切,很可能是体现化疗有效性的最好指标,被认为是衡量新辅助化疗效果的"金标准"。

在新辅助化疗进行过程中,通过了解肿瘤的变化情况可以对化疗的有效性作出初步评估,同时还可以判断治疗后的病灶范围,指导随后进行的手术治疗,如降级后的保乳治疗。究竟哪一种临床检查手段(体检、超声或乳房钼靶照相)更能准确地体现肿瘤在新辅助化疗后的真实情况,目前尚无定论。有学者研究正电子发射体层摄影术(positron emission tomography,PET)在这一领域的应用前景。Smith 等应用 PET 观察 30 例局部进展期乳腺癌在新辅助化疗中[18]F 标记的氟代脱氧葡萄糖在病灶的摄取聚集情况,发现完全缓解患者的变化最大,利用 PET 预测 PCR 的敏感性为 90%,特异性为 74%。

(五)新辅助化疗疗效与预后

目前,在相关的报道中,乳腺癌新辅助化疗的总有效率(cCR＋cPR)为 70%～90%(其中

cCR 为 10％～55％),病理完全率为 3％～34％。新辅助化疗还可以降低腋窝淋巴结的病理分级。NSABP B－18 试验通过手术后检查腋窝淋巴结发现:与辅助化疗组比较,新辅助化疗组腋窝淋巴结阳性患者比例较低(59％:41％,$P < 0.001$);而且腋窝淋巴结情况与原发灶对化疗的反应有关,pCR 组淋巴结阴性者占 87％,pINV 组阴性者占 62％,Rouzier 等曾报道 152 例细胞学诊断腋窝淋巴结的 $T_{1\sim3}$ 乳腺癌,经新辅助化疗后,35 例(23％)腋窝淋巴结达到完全缓解。Kuerer 也曾报道 191 例细胞学明确诊断的腋窝淋巴结阳性患者,含蒽环类方案新辅助化疗后,43 例(23％)达腋窝淋巴结病理完全缓解,其 5 年无病生存率优于腋窝淋巴结有癌残留者(87％:51％)。在 Kuerer 的另一项报道中,原发病灶 pCR 组腋窝淋巴结阴性者占 72％,pINV 组腋窝淋巴结阴性者占 26％,差别有统计学意义。Cure 等总结 227 例接受不同方案新辅助化疗的 II、III 期乳腺癌患者资料,也发现新辅助化疗后腋窝淋巴结阴性与原发病灶对化疗反应有相关性,即临床或病理完全缓解时,腋窝淋巴结阳性的机会较低。

有关术前化疗的临床研究结果显示,新辅助化疗后的完全缓解是与预后相关的因素。Kuerer 等报道 372 例肿瘤>4cm 的乳腺癌接受 FAC(氟尿嘧啶、多柔比星、环磷酰胺)方案新辅助化疗,中位随访 58 个月后发现,与淋巴结或乳腺还残留有浸润性病灶者相比,pCR 组(占 12％)有明显的生存优势,5 年无病生存(disease－free survival, DFS)为 58％:87％,$P = 0.0005$,5 年总生存(overall survival, OS)为 64％:89％,$P = 0.003$。EORTC 10902 的随访资料分析也证实病理完全缓解患者(3.7％)有较长的生存期($P = 0.008$)。Bonadonna 等结合 2 项前瞻性临床研究的数据,分析了 536 例接受新辅助化疗的可手术乳腺癌(肿瘤直径≥2.5cm)患者的随访资料,发现新辅助化疗后的腋窝淋巴结状况与原发灶对化疗的反应是独立的预后因素;Pierga 等随访了 $T_{2\sim3}$、$N_{0\sim1}$ 接受新辅助化疗的乳腺癌患者(中位随访 8.5 年)多因素分析结果显示,临床完全缓解是一项独立的预后影响因素($RR = 1.45$, $P = 0.0013$)。NSABP B－18 的 9 年随访资料分析显示,肿瘤对新辅助化疗的反应与预后相关;临床缓解率(cCR)及病理完全缓解率(pCR)都可有效改善 DFS(cCR:$P = 0.0008$;pCR:$P = 0.0005$)及 OS(cCR:$P = 0.0005$;pCR:$P = 0.0008$),用治疗前肿瘤大小、淋巴结状况及年龄调整后,临床及病理完全缓解率的生存优势仍然具有统计学意义(DFS:$P = 004$ 和 $P = 0.0004$;OS:$P = 0.04$ 和 $P = 0.006$)。同时,来源于上述临床研究的资料也显示,在新辅助化疗后,腋窝淋巴结状况依然是首要的预后因素。

乳腺癌原发病灶及腋窝淋巴结转移病灶的病理完全缓解与乳腺癌良好预后的关系提示:①在同一乳腺癌个体,转移病灶对新辅助化疗的敏感性与原发肿瘤、腋窝淋巴结很可能是一致的,即原发病灶或腋窝淋巴结转移病灶的病理完全缓解,体现出为转移病灶(系统性治疗的首要目标)对这一化疗方案的高度敏感性。②有可能通过提高新辅助化疗的病理完全缓解率来改善乳腺癌的预后。设计 NSABP B－27 比较 4 周期 AC(多柔比星、环磷酰胺)后再追加 4 周期 T(多西紫杉醇)是否能提高新辅助化疗 pCR 的比例,同时观察是否能通过提高 pCR 进一步改善生存率。

总结对复发性乳腺癌救援性化疗的经验发现,没有完全消灭病灶的治疗是不彻底的,难以获得理想疗效。新辅助化疗 pCR 的结果并非意味着微转移病灶的完全消失,因为这组患者中仍有复发转移发生,继续治疗仍然是必要的;但 pCR 体现了微转移病灶对某一化疗方案的高度敏感性,使局部治疗后的辅助化疗方向明确。

（六）新辅助化疗疗效的预测

目前，对肿瘤大小、腋窝淋巴结状况等临床指标以及 ER、PR、p53、c－erbB－2、Ki67、由此分裂指数、MDR 等标记物进行了大量研究。一般认为：ER、PR 及 MDR 阳性与肿瘤对新辅助化疗不敏感相关；c－erbB－2 和 p53 的高表达可能与某些化疗方案的敏感性有关，如 c－erbB－2 和 p53 的高表达可能与蒽环类耐药有关，p53 的高表达可能与紫杉类的敏感性有关。

Chang 等发现化疗后的 Ki67 表达下降与化疗有效性有关。Billgren 等报道，第一周期蒽环类化疗后 Ki67 表达下降 25％以上与新辅助化疗有效患者以后的复发风险有关。

（七）新辅助化疗的实施方式

乳腺癌主要对蒽环类、紫杉类和长春瑞滨（异长春花碱，vinorebine）较敏感，单药总有效率在 50％以上；对蒽环类耐药者还有 20％～50％的机会对紫杉类和长春瑞滨敏感。目前常用的联合化疗方案多以这 3 类药物为基础，相互结合或联合其他药物，如铂类、5－氟尿嘧啶及其前体、环磷酰胺等。与常规术后化疗一样，新辅助化疗的最优持续时间并不清楚。在有关新辅助化疗文献报道中，统一方案使用时间为 3～8 周期。由于与预后的相关性，病理完全缓解被认为是衡量新辅助化疗效果的"金标准"，能否提高病理完全缓解率成为衡量新辅助化疗不同实施方式有效性的依据。目前对同一方案的最佳持续时间并无统一意见。Antonio 乳腺癌论坛上报道 2 周期 TAC（多西紫杉醇、多柔比星、环磷酰胺）方案新辅助化疗后达 cCR 或 PCR 的患者在随访后的 4 周期化疗后达到 pCR 的机会是其他患者的 16 倍。Smith 等报道 52 例 4 周期蒽环类新辅助化疗有效的患者中有 2 例在随后相同方案的治疗中出现疾病进展。Von Praagh 等在 4 周期 VEM（长春瑞滨、表柔比星、甲氨蝶呤）方案新辅助化疗的基础上，延长 2 周期相同方案的化疗可使总有效率增加 10％。

由于肿瘤细胞普遍存在的异质性，应用单一方案有时难以杀灭所有肿瘤细胞，更换无交叉耐药的化疗方案是提高新辅助化疗的另一途径。NSABP B－27 的目的之一是 4 周期 AC 后再追加 4 周期 T 是否能提高辅助化疗 pCR 的比例，资料显示，追加 4 周期 T 确实比单用 AC 治疗病理完全缓解率提高了（pCR：18.7％：9.8％）。Smith 等报道 168 例 T_2（≥3cm）～T_4、$N_{0～2}$、M_0 乳腺癌患者首先接受 4 周期 CVAP（环磷酰胺、长春瑞滨、多柔比星、强的松）方案的新辅助化疗，达到 cCR 或 pCR 的患者随机再继续 4 周期 CVAP，或与未达 pCR 的患者一样换用紫杉类继续化疗 4 周期，结果发现，最初 CVAP 无效的患者再换用紫杉类化疗，cCR 为 11％，cPR 为 36％，其中 1.8％获得 pCR；而最初 CVAP 有效患者中，换用紫杉类化疗者比继续 CVAP 化疗者可获得更高的完全缓解率（cCR：56％：33％，pCR：30.8％：15.4％）。由此可见，更换无交叉耐药的方案比单纯增加化疗周期数更有效。

（八）乳腺癌新辅助治疗的常用方案

1.方案 I　FAC 或 CAF 方案，见表 2－15。

表 2－15　乳腺癌新辅助治疗的 FAC 或 CAF 方案

药物	剂量	途径	时间及程序
氟尿嘧啶（Fluorouracil）	500mg/m²	静脉注射	d1,8 q21d×3
阿霉素（Doxorubicin）	50mg/m²	静脉注射	48h 输注 d1～2 q21d×3
环磷酰胺（Cyclophospamide）	500mg/m²	静脉注射	d1 q21d×3

评价：新辅助治疗可给局部晚期患者带来 70％～89％的有效率，其中 CR 为 12％～17％。现已证明它和术后辅助治疗的效果是一样的，但增加了外科处理局部晚期癌症的机会和保留

乳房手术(breast conserving therapy)的机会。同时它可以预测对化疗的敏感性和根据残存肿瘤来判断预后和决定术后的治疗方针。据统计ⅢA和ⅢB期乳腺癌新辅助化疗后腋窝淋巴结为0、1~3、4~10和>10个者,10年生存率分别为65%、44%、32%和9%。可见,经新辅助治疗后的术后残留在乳腺和腋窝淋巴结的肿瘤数量是判断预后至关重要。

2.方案Ⅱ　AC方案,见表2-16。

表2-16　乳腺癌新辅助治疗的AC方案

药物	剂量	途径	时间及程序
阿霉素(Doxorubicin)	60mg/m²	静脉注射	d1 q21d×4
环磷酰胺(Cyclophospamide)	600mg/m²	静脉注射	d1 q21d×4

评价:NSABP的B-18研究计划在1523名乳腺癌患者中比较了AC方案4个周期在术前和术后给药的区别。结果在549名术前化疗的患者中有80%的患者可触知肿瘤体积缩小50%以上,大大增加了保乳手术的机会。同时,发现无病生存期和总生存期2组之间无区别。经过9年的随访,无病生存期和总生存期仍无差别,术前化疗和术后化疗比分别为55%：53%(P=0.50),69%：70%(P=0.80)。但在原发肿瘤化疗敏感性和最终结果之间还是密切相关的。倾向建议年轻者接受术前化疗,年长者接受术后化疗。预后最好的是病理上获CR的患者。

3.方案Ⅲ　AC-D方案,见表2-17。

表2-17　乳腺癌新辅助治疗的AC-D方案

药物	剂量	途径	时间及程序
阿霉素(Doxorubicin)	60mg/m²	静脉注射	d1 q21d×4
环磷酰胺(Cyclophospamide)	600mg/m²	静脉注射	d1 q21d×4
泰素帝(Docetaxel)	紧接着75mg/m²	静脉注射	d1 q21d×4

评价:2411名可手术切除原发病灶的乳腺癌患者参加的NSABP B-27研究,将患者分为3个组:AC4周期后手术(1组),AC4周期后接着D4周期后手术(2组),AC4周期后手术再接着D4周期(3组)。1组与2组比较,CR为40.1%：63.6%(P<0.001);RR为85.5%：90.7%(P<0.001);病理CR为13.7%：26.1%(P<0.001);阴性淋巴结率为50.8%：58.2%(P<0.001)。结论为AC4周期后D4周期能显著增加临床和病理有效率。生存期的结果尚有待进一步观察。

较小规模的Aberdeen研究是在CVDP(cyclophosphamide,vicristine,doxorubicin,prednisone)4周期后加D4周期。发现与单用CVDP比较,RR为94%：64%;病理CR为34%：16%;保乳手术率为67%：48%,中位随访3年后发现增加了生存期。

(九)新辅助化疗与后续治疗

1.新辅助化疗后的保乳手术治疗　新辅助化疗的优势之一就是降低肿瘤的临床分期,使部分原本不能保留乳房的患者免于全乳切除;但研究发现,通过降级而达到保乳标准的患者,其保乳治疗后的局部复发率高于原来就有保乳适应证的患者。在EORTC 10902中,降级保乳患者的整体生存效果不如化疗前就计划保乳的患者(P=0.04)。NSABP B-18也得出了相似的结论,降级保乳患者的局部复发率高于化疗前就计划保乳的患者(14.5%：6.9%,P=0.04)。

Rouzier 等研究表明,病理切缘<2mm 及肿瘤>2cm 是影响新辅助化疗后保乳手术局部控制的独立因素。新辅助化疗后肿瘤会缩小,甚至消失,这给术中肿瘤的部位及边缘带来困难;肿瘤细胞的变性也会对术中判断切缘是否无瘤造成影响。新辅助化疗后的部分缓解患者残留的肿瘤细胞会存在于原肿瘤病灶的范围内,除非浸润性生长的肿瘤发生了向心性消退。如果切除区域没有包含原肿瘤病灶或小于原肿瘤病灶,则有可能无法获得安全的切缘,留下局部复发的隐患。

开始新辅助化疗前,在肿瘤中央放置金属标记物,或于手术体位在皮肤上文身标记肿瘤部位,有助于在术中掌握原肿瘤病灶部位,使手术切除准确、可靠。改善新辅助化疗的疗效也是降低局部复发率的途径,Fisher 等报道 NSABP B－18 中临床完全缓解患者的局部复发率为 5％,低于全组保乳患者的局部复发率。

2. 新辅助化疗后的前哨淋巴结活检　　前哨淋巴结活检可替代腋窝淋巴结清扫来判断腋窝淋巴结是否有转移,使腋窝淋巴结的清扫局部治疗作用体现在真正有需要的个体上,进而使相当比例的乳腺癌患者免于遭受腋窝淋巴结清扫术的并发症之苦。新辅助化疗能降低腋窝淋巴结癌转移阳性患者的比例,使部分癌转移阳性的腋窝淋巴结完全转为阴性。在曾经接受新辅助化疗的患者中,有两种情况有可能从前哨淋巴结活检中获益:原本就没有淋巴结转移或确有淋巴结转移但经治疗后转移病灶完全消失。如何使这部分患者免于已不需要的腋窝淋巴结清扫,这给前哨淋巴结活检提出了新的课题;同时,新辅助化疗给前哨淋巴结活检带来了一些不确定性。对前哨淋巴结活检是否可用于新辅助化疗后的患者,目前尚无一致意见。Anderson 报道 69 例新辅助化疗后接受前哨淋巴结活检,55 例检测出前哨淋巴结,假阴性率为 20％(14/69),并因此认为新辅助化疗后是前哨淋巴结活检的相对禁忌证。NSABP B－27 中 280 例乳腺癌患者新辅助化疗后接受前哨淋巴结活检,假阴性率为 9％,Bedrosian 等报道 104 例 2～5cm 乳腺癌病例新辅助化疗后的前哨淋巴结活检结果,检出率为 99％,59％前哨淋巴结癌转移阳性,假阴性率为 2％。

可靠的前哨淋巴结活检在很大程度上有赖于正常的淋巴引流途径,而有效的新辅助化疗有可能对其造成影响。Baslaim 等报道,新辅助化疗后阳性腋窝淋巴结数目有所减少(P<0.001),同时,腋窝淋巴结清扫术所获得的淋巴结数量也有所减少,并认为这一现象与新辅助化疗后原受累淋巴结被纤维组织或脂肪组织代替有关。治疗中转移淋巴结的反应很可能是不均衡的,这也可能影响前哨淋巴结活检的可靠性。

3. 新辅助化疗与后续的辅助治疗　　理想的乳腺癌辅助化疗应是针对复发转移高风险个体进行的充分有效的治疗。在新辅助化疗的实践中发现:20％～30％的患者对以往常规应用的化疗方案有可能完全无效。由于缺乏特定乳腺癌个体对特定化疗方案药物敏感性的资料,仅凭统计学资料对乳腺癌个体实施化疗使常规术后辅助化疗带有较大的盲目性。作为药物敏感性的观察窗口,新辅助化疗可划分出高度敏感(pCR)、中度敏感(cPR)和不敏感(SD 和PD)个体,使后续的辅助治疗更具有针对性。高度敏感个体自然可继续用原方案治疗;中度敏感个体换用不同的化疗方案应是明智的选择;不敏感个体则需要换用无交叉耐药的化疗方案,或采用内分泌治疗。

术后辅助放射治疗被认为可改善局部进展期及腋窝 4 个以上转移淋巴结患者的局部控制。新辅助化疗给如何选择辅助放射治疗的适应证提出了新问题。有报道,新辅助化疗和全乳切除后 5 年局部复发率为 27％,局部复发与治疗前分期、治疗后的病变残留有关,即便是达到 pCR 的患者,也有一定的局部反应发生率(19%),认为辅助放射治疗有助于改善局部控制。

三、乳腺癌分子靶向治疗

人类基因组计划的研究成果给肿瘤分子诊断和分子靶向治疗带来了巨大的影响,人类可以在分子水平上去研究乳腺癌等恶性肿瘤的发生发展,还可以在分子水平上设计针对不同靶点的新型药物。赫赛汀(Herceptin)是针对 HER-2 的单克隆抗体,因其在乳腺癌治疗取得的卓越疗效,成为肿瘤分子靶向治疗的代表。随着分子生物学技术的进步,对肿瘤发生、侵袭的机制从分子水平的认识越来越深入,开始了针对细胞受体、关键基因和调控分子为靶点的治疗,近几年针对人表皮生长因子受体(HER)家族、血管生成通路、细胞增殖通路、细胞周期调节、凋亡通路等为靶点的治疗已取得可喜的进步。

(一)HER 受体家族为靶点的药物

HER 家族是一组跨膜的受体,由胞外配体结合域、跨膜结构域和胞内酪氨酸激酶结构域组成。该家族包括 4 个成员,即 HER-1、HER-2、HER-3 和 HER-4。当配体与受体的胞外域结合后,HER 家族形成同型二聚体或异型二聚体,导致胞内域酪氨酸激酶磷酸化,从而激化细胞内信号通路,导致细胞增殖、血管形成、凋亡及其他细胞内效应。

临床前期研究认为,HER-2 过表达是肿瘤形成的早期事件,通过细胞周期在肿瘤生长过程中扮演重要角色。HER-1 过表达是肿瘤发展过程中的较晚期事件。同时表达 HER-1 和 HER-2 的乳腺癌,多对内分泌治疗耐药。因此,针对 HER 家族为靶点的药物是研究的热点。

1. HER-2 抑制剂　曲妥株单抗(赫赛汀)是重组的人源化单克隆抗体,是乳腺癌治疗领域的第一个分子靶向药物。赫赛汀单药治疗的有效率为 15%~30%,与化疗联合可以提高疗效。Herceptin 的一项 469 例 HER-2 阳性复发转移乳腺癌患者的Ⅲ期临床研究证实,Herceptin 联合紫杉醇组较单药紫杉醇治疗,有效率明显提高,并且能够延长生存期。基于该研究结果,美国于 1998 年、欧盟于 2000 年批准 Herceptin 联合紫杉醇用于治疗 HER-2 过表达晚期乳腺癌。在中国孙燕教授组织的国内临床研究,治疗 31 例 HER-2 过表达晚期乳腺癌的临床研究,有效率为 25.8%,且证实其可提高肿瘤对化疗的敏感性。赫赛汀于 2002 年在我国上市。赫赛汀在晚期乳腺癌领域取得疗效,在早期乳腺癌术后辅助治疗领域也取得很好疗效。有中国学者参加的国际多中心临床研究 NASBP-31 研究、NCCTGN9831、BCIRG006 研究和 HERA 研究相继公布了初步研究成果,证实了赫赛汀在乳腺癌辅助治疗中的积极作用。四项研究总计入组 13000 名早期乳腺癌患者,全部为 HER-2(人类表皮生长因子-2)IHC 检测(3+)或 FISH 检测阳性。研究证实赫赛汀能使早期乳腺癌患者在常规放化疗基础上,复发风险下降 39%~52%,因此赫赛汀为 HER-2 阳性的早期乳腺癌患者提供了一个重要的治疗手段,对 HER-2 阳性患者的治疗具有里程碑的意义。美国和中国 2006 年 NCCN 治疗指南都将赫赛汀列入 HER-2 阳性乳腺癌辅助治疗的推荐。

2. HER-1 抑制剂　以 HER-1 为靶点的有小分子酪氨酸激酶抑制剂艾罗替尼和吉非替尼,还有大分子的单克隆抗体西妥昔单抗。吉非替尼治疗乳腺癌的临床前研究较多,但临床研究多数显示单药吉非替尼治疗复发转移乳腺癌疗效较差,Fountzilas 等进行的吉非替尼与泰素、卡铂的联合治疗研究,取得了 57.3% 的有效率,但与既往泰素与卡铂联合治疗报道的结果相似,即联合吉非替尼后疗效未见增加。这些研究失败的原因可能是并没有找对吉非替尼有效的靶人群。在肺癌研究中显示吉非替尼与 EGFR 的基因突变、拷贝数相关,因此其治疗可能需要多项分子指标以预测疗效,指导个体化治疗。艾罗替尼在非小细胞肺癌和胰腺癌治疗中取得了较好疗效,但在乳腺癌治疗中还没有更多阳性结果的报告。单克隆抗体西妥昔单抗临床上证实对结肠癌和头颈部肿瘤有效,在乳腺癌治疗领域有其与化疗药物联合的研究正在进行中。

3. HER 受体多靶点的抑制剂　Lapatinib 是 HER－1 和 HER－2 两个受体的小分子抑制剂。临床前研究显示,通过降低两种受体同型二聚体或异型二聚体的酪氨酸激酶域磷酸化,阻断信号传导,从而抑制 HER－1 或 HER－2 表达的乳腺癌细胞系生长,并诱导凋亡。Burris 等进行了一项 I 期临床研究,总计入组 66 例,其中复发转移患者 30 例,有效患者 4 例(13%),4 例患者全部是赫赛汀治疗失败的,10 例经 5 个月中位随访病情维持稳定。一项单药拉帕替尼(Lapatinib)治疗赫赛汀失败的晚期乳腺癌 II 期研究中,入组 41 例患者,有效率为 10%,在 16 周时有 25% 的患者病情稳定。2006 年 ASCO 会议上报告了一项 Lapatinib 联合希罗达与单药希罗达比较的 III 期临床研究结果。该研究入组 HER－2 阳性,既往曾接受过蒽环、紫杉醇和赫赛汀治疗的复发转移乳腺癌患者。联合组 160 例,单药组 161 例,两组患者的基线特征相似。联合组接受的治疗是 Lapatinib 1250mg/d,希罗达 2000mg/m²,第 1～14 天;单药组希罗达剂量为 2500mg/m²,第 1～14 天,3 周为一周期。结果显示,联合组的中位疾病进展时间为 36.9 周,单药组为 19.7 周;联合组和单药组的无进展生存分别是 36.9 周和 17.9 周;2 组的总有效率差异无统计学意义。但值得注意的是中枢神经系统的转移联合治疗组少于单药组。该研究为难治性乳腺癌提供了又一新希望。

2006 年 ASCO 会议上报告 Lapatinib 在 HER－2 过表达晚期乳腺癌脑转移患者中的疗效更令人振奋。正在进行的研究,现入组 39 例,全部是在赫赛汀治疗过程中出现脑转移的,其中 38 例为放疗后进展,接受 Lapatinib 治疗(750mg 口服,2 次/天)。结果显示,2 例患者 PR,并维持治疗分别为 158 天和 347 天,证明 Lapatinib 可以穿透血脑屏障。

在难治的炎性乳腺癌治疗中,Lapatinib 也显示了良好疗效。EGF103009 研究报告了初步结果。34 例炎性乳腺癌,17 例进行了分子指标测定,11 例 HER－2 过表达(A 组),6 例 HER－1 阳性而 HER－2 阴性(B 组),结果显示 A 组有效率为 72%,B 组无 1 例有效。

目前有关 Lapatinib 有一系列 III 期研究正在进行,包括 Lapatinib 联合泰素、联合希罗达、联合来曲唑、同时联合赫赛汀和泰素以及单药治疗脑转移等。相信随着更多临床研究结果的报告,在赫赛汀之后,将为 HER－2 过表达乳腺癌患者治疗再次带来新的惊喜。

(二)HER－2 过度表达转移性乳腺癌的常用治疗方案

1. 方案 I　AC＋Trastuzumab(Herceptin),见表 2－18。

表 2－18　HER－2 过度表达转移性乳腺癌的 AC①＋Trastuzumab(Herceptin)

药物	剂量	途径	时间及程序
阿霉素(Doxorubicin)	60mg/m²	静脉注射	d1 q21d×6
	或 75mg/m²	静脉注射	d1 q21d×6
表阿霉素(Epirubicin)	600mg/m²	静脉注射	d1 q21×6
环磷酰胺(Cyclophosphamide)	4mg/kg(首次量)	静脉注射	每周 1 次,直至
赫赛汀(Trastuzumab)	2mg/kg(维持量)	静脉注射	病情好转

①适合过去从未用过蒽环类药物者。

2.方案Ⅱ T+Trastuzumab(Herceptin),见表2-19。

表2-19 HER-2过度表达转移性乳腺癌的T+Trastuzumab(Herceptin)

药物	剂量	途径	时间及程序
泰素(Paclitaxel)	175mg/m²	静脉注射	3h输注 d1 q21d×6
赫赛汀(Trastuzumab)	4mg/kg(首次量)	静脉注射	每周1次,直至
	2mg/kg(维持量)	静脉注射	病情好转

评价:在这一Ⅲ期临床研究中共469例HER-2(++)以上患者随机分入2个组,其中单纯化疗组234例,化疗加赫赛汀组235例。化疗方案根据用过蒽环类药与否制定为AC或T方案。经过中位30个月(30~51个月)的随访发现:化疗加赫赛汀组与单纯化疗组相比时,中位TTP为7.4个月:4.6个月($P<0.001$),其中AC组为7.8个月:6.1个月($P<0.001$),T组为6.9个月:3个月($P<0.001$)。总有效率为50%:32%($P<0.001$),中位有效维持时间(DR)为9.1个月:6.1个月($P<0.001$),到治疗失败时间(TTF)为6.9个月:4.5个月($P<0.001$)。此外,由于加用了赫赛汀1年病死率也减少,2组分别为22%:33%($P=0.008$),中位生存期为25.1个月:20.3个月($P=0.046$)。因此,赫赛汀在过度表达HER-2的转移性乳腺癌的治疗中明显增加了临床益处。

本方案的最主要不良反应为对心脏功能的影响,与单纯化疗方案比时,AC组为27%:8%,T组为13%:1%。因此,如果可能,特别是在老年人应尽量慎用蒽环类与赫赛汀的联合方案。一旦发生,可以用常规处理心脏病的方法来解决。

3.方案Ⅲ TPC方案,见表2-20。

表2-20 HER-2过度表达转移性乳腺癌的TPC方案

药物	剂量	途径	时间及程序
泰素(Paclitaxel)	175mg/m²	静脉注射	3h输注 d1 q21d×6
卡铂(Carboplatin)	AUC①6	静脉注射	d1 q21d×6
赫赛汀(Trastuzumab)	4mg/kg(首次量)	静脉注射	每周1次,直至
	2mg/kg(维持量)		病情好转

①曲线下面积。

评价:对于HER-2阳性的晚期乳腺癌,当赫赛汀加泰素(TP)和单药泰素(P)比时,有效率为41%:17%($P<0.001$),TTP为6.9个月:3.0个月($P<0.001$)。是否还能再提高一步呢?Robert等在一个随机Ⅲ期临床研究中回答了这一问题。当卡铂加入到TP方案后就成为TPC方案,与单纯TP比时,有效率为57%:38%($P<0.01$);中位TTP为13个月:7个月($P=0.002$)。若以IHC、HER-2(+++)或FISH阳性计算,中位TTP为17个月:9个月($P=0.004$),均明显超出,显示了TPC方案的优越性。但Ⅲ~Ⅳ度中性粒细胞下降(54%:23%)和Ⅲ度血小板下降(8%:1%)也是TPC更严重。因此,东方民族用该方案时,建议卡铂AUC可降为5,泰素可用每周给法(90mg/m² 静脉注射,d1,8)。

(三)血管生成抑制剂

新生血管是肿瘤发生、增殖、侵袭的必要条件,血管内皮生长因子(VEGF)是影响新生血管形成的最重要因素。贝伐单抗是一种重组的人源化单克隆抗体,通过与内源化的VEGF竞争性结合VEGF受体,使内源的VEGF生物活性失效,从而抑制内皮细胞的有丝分裂,增加血管通透性,减少新生血管形成,最终达到抑制肿瘤生长的作用。2004年美国FDA批准用于转移性大肠癌的一线治疗。

E2100研究是一项比较贝伐单抗联合泰素与单药泰素,一线治疗晚期乳腺癌的Ⅲ期临床研究。研究中泰素治疗采用了每周治疗(90mg/m²,第1、8、15天),贝伐单抗10mg/kg,每2周1次,4周为一周期。总计入组715例患者,联合治疗提高了有效率(28.2%∶14.2%),延长了无进展生存时间(10.97个月∶6.11个月)。B前,美国NCCN治疗指南已经将该治疗方案列入其中。

除贝伐单抗外,还有其他的抗血管形成的药物正在研究中,如SU11248是一种多靶点的小分子酪氨酸激酶抑制剂,通过靶向作用于血小板衍生生长因子受体(PDGFR)、血管内皮生长因子受体(VEGFR)KIT蛋白和FLT3蛋白,而发挥抗肿瘤和抗血管生成作用。其中,PDGFR、VEGFR和KIT蛋白在乳腺癌发生发展中起重要作用,SU11248作为抑制剂可以发挥治疗乳腺癌作用。一项Ⅱ期研究结果看到17%的有效率,进一步的研究正在进行中。

(四)其他分子靶点

在治疗乳腺癌领域,还有其他一些靶点的药物正在研究中,如针对RAS家族、法尼基转移酶抑制剂、泛素-蛋白酶通路等。这些相关药物还在Ⅰ、Ⅱ期临床研究阶段。随着人类对肿瘤发生发展分子机制认识的逐步深入,必将有更多的针对不同分子靶点的药物问世。加上药物基因组学研究结果的丰富,将使肿瘤治疗最终达到"真正的个体化治疗",即按照每个患者的遗传学状况用药,使患者受益最大,而面临最小的不良反应。

通过多学科协作,从整体、器官、细胞、分子水平,深入探讨乳腺癌生物学特点和临床预后及治疗效果的关系,指导医生制定带有预见性的个体化规范治疗方案,从而提高乳腺癌治疗的总体水平,改进患者的生活质量。

(丁晓蕾)

第三节 乳腺癌的放射治疗

一、保乳手术后根治性放射治疗

乳房是放疗技术最复杂的部位之一。原因在于乳腺癌放射治疗的照射范围不仅涉及乳房,还包括内乳区、锁骨上和腋窝3处淋巴引流区域;除此之外,照射部位和剂量与原发灶的大小、病变位置、淋巴结转移数目、手术范围、合并化疗等诸多综合因素密切相关。

早期乳腺癌保乳治疗手术成功的标志不仅仅是治愈肿瘤,同时还包括应获得患者和医生均认为满意的乳房美容效果。这两个目标对保乳手术后的放射治疗提出了比常规乳腺癌放疗更为严格的要求。

乳腺癌保乳术后的放射治疗技术复杂。由于乳房的形态各异,胸壁外形不规则,照射部位涉及乳房与内乳区、锁骨上和腋窝3处区域淋巴结的衔接,因此照射野衔接面和照射野内的剂量分布不易控制。为保证保乳后放射治疗的质量,根据剂量学基本原则的要求,对保乳手术后放射治疗做如下规定:①区域内的剂量分布应均匀,用楔型板和等效组织填充等技术使剂量变动的范围在±5%以内。②尽可能减少正常组织如肺、纵隔被照射的体积,保护诸如肱骨头、健侧乳房和心脏免于射线照射。③避免因相邻照射野的重叠、交错所产生的高剂量区域,或因照射野间隔设置不当导致的低剂量区域。④剂量准确,射线能量选择要适当。摆位技术应简单,实用,重复性好。⑤尽可能在放疗前进行计算机治疗规划设计,提倡使用适形和强调放射治疗技术。

(一)适应证与禁忌证

1.适应证　乳腺癌保乳手术后放射治疗的适应证与保乳手术适应证相同。

2.禁忌证

(1)乳房区既往有放射治疗史。

(2)妊娠期妇女。

(3)乳房内不同象限的多发病灶。

(4)合并免疫系统疾病,特别是硬皮病、红斑狼疮和全身性银屑病。

(二)照射野和照射剂量

标准乳腺癌保乳手术应包括切除乳腺肿瘤和同侧腋窝淋巴结清扫术,手术切口愈合后进行术后放射治疗。保乳术后放射治疗是有效减少肿瘤局部复发的治疗手段,照射的区域分为乳房和区域淋巴结两部分。乳房的照射野包括全乳切线野和瘤床局部照射野;区域淋巴结照射野包括内乳、锁骨上和腋窝照射野。

确定保乳术后放射治疗照射部位的一般原则是:肿瘤位于外象限时,保乳术后病理检查腋窝淋巴结阴性者仅行全乳和胸壁照射,腋窝淋巴结有癌转移者加照内乳、锁骨上、腋顶淋巴结区。肿瘤位于内象限时腋窝淋巴结阴性者照射全乳、胸壁、内乳淋巴结,腋窝淋巴结癌转移者加照锁骨上、腋顶淋巴结区。腋窝淋巴结清扫术后的腋窝淋巴结区不是常规照射部位。但术后病理检查腋窝淋巴结转移数在 4 个以上,或腋窝淋巴结仅作低位取样有癌转移者,可行全腋窝淋巴结照射。

保乳术后全乳照射剂量为 45~50Gy,4.5~5.5 周完成,每日治疗 1 次,每周治疗 5 次,单次分割剂量为 1.8~2.0Gy。

瘤床局部:手术切缘阴性者追加照射剂量 10~15Gy,切缘阳性者追加剂量应大于 20Gy(包括外照射和组织间照射)。区域淋巴结引流区照射剂量为 45~50Gy,4.5~5 周完成。

1.全乳腺切线野

(1)乳腺切线野的设定:乳腺切线野是射线从乳房的内侧和外侧沿胸壁入射,对全乳进行相互对穿两野照射技术,目前是使乳腺整体和胸壁能得到均匀的高剂量照射而又不致引起肺的放射损伤。切线照射野的范围:上界一般在第 2 肋水平,下界在乳房皱襞下 2cm,外切野后界在腋中线或腋后线,内切野后界一般在人体中心线上。临床医生设计全乳切线野照射时应根据乳房肿块的具体情况将照射野的范围进行适当的调整:如果乳房肿块在外象限,而且要用切线野来照射内乳淋巴结,内切野后界的位置就应在体中线健侧 3cm;如果乳房肿块在上象限,根据肿块的大小和手术后切缘的病理检查结果,切线野的上界可以适当上移。以此类推,任何符合治疗个体化的调整方案都可行。

切线野的宽度应足以包括全部乳腺组织及小部分肺组织,乳腺切线野底部应尽量减少照射的肺组织体积,一般情况下以 2cm 厚为宜。上界超出乳房轮廓 1~2cm。

由于第 1 前肋至第 5 前肋轮廓的弯曲度和宽度不同,切线照射时照射野底与胸廓的走向不平衡,照射野底部包括的肺组织较多,左乳切线野照射时心脏的一部分可能被照射。临床定位时需要通过转动准直器角度或在患者背部放置锲型板的方法进行调整,以减少肺组织被照射的体积。两种方法各有利弊,既可单独使用,又可同时应用。前者在定位时仅将准直器角度调整至切线野的底边与胸廓走向基本平行即可,简单易行。左乳切线野用此方法也可以有效地避开心脏。但是,如果准直器旋转的角度过大,照射野上部和下部组织厚度可能发生较大的偏差,使内外两个切线野的上部组织厚度明显大于下部,如果准直器旋转的角度大于15°,这种差距将可能严重影响全乳照射剂量的均匀性。后一种方法是在患者的背部放置锲型板,使患者胸廓上半部抬高。垫入锲型板的角度应尽可能使胸廓的上下走向与照射底边平行为宜。锲型垫板的角度因人而异,临床常用的锲型板是10°或15°。因为垫入的锲型板角度固定,不可能因人而异达到最理想的状态,仍需要旋转准直器角度微调。此方法缺点是每次治疗摆位锲型板放置的位置重复性差,加大了摆位误差。目前有乳腺照射的专用体架商品出售。其后背垫板的角度可以在0°~20°调节,胸部有体模固定,是最理想的乳腺切线定位的辅助设备。

乳腺切线野照射采用仰卧位,患侧上臂向外上方上举至上臂内侧软组织超出切线野的上界水平。切线野的入射角可在胸部 CT 或模拟机下确定。

切线野模拟机定位法:患者仰卧,患侧上臂外展大于90°,用手握住固定架把手。在胸壁皮肤上画出内、外切线野中心点的位置。定内切线野的入射角时先把铅丝贴在外切线野的中心皮肤表面,转动机头至一定的角度,使灯光野的底边与内切线野重叠,调整床的位置,使源皮距达到要求的距离,灯光野的宽度以超出乳腺的轮廓1~2cm为宜,以备治疗中附加补偿材料提高皮肤受量,并保证患者呼吸时乳腺靶区不超出切线野外。

内切线野入射角确定方法:在透视下调整机架角,使内切线野的底边与外切线野底边体表的铅线吻合,此时的机架角即为内切线野的入射角。调整准直器角度,使切线野底边的走向与胸壁的走向平行。如肺组织过多,应调整切线野的入射角或两切线野的位置;如准直器角度大于15°,后背加垫适当角度锲型板。

外切线野入射角确定方法:将铅丝同时贴在内、外切线野的皮肤上,机架由内切线野的位置旋转180°,然后调整机架和准直器至内、外切线野的皮肤表面铅丝完全重合。

乳腺切线野常规用源轴距(source axis distance,SAD)方式照射比源皮距(source skin distance,SSD)方式准确,易操作。如治疗机有独立准直器功能,应采用半野照射方法。

(2)照射剂量

1)射线选择和照射剂量:全乳乳腺照射多采用^{60}Co γ 线或 4~6MV X 线切线照射,照射剂量 45~50Gy,常规分割 1.8~2.0Gy/次,每日治疗 1 次,每周 5 次。

^{60}Co γ 线或 4~6MV X 线切线照射的最大剂量点在皮肤下 0.5~1cm,保乳术后做切线照射时乳房皮肤表面不需要加填充物。如果肿瘤部位较表浅,可以根据病情需要在肿瘤侧适当加用填充物以提高皮肤剂量。

2)切线野的剂量计算方法:乳腺切线野的剂量参考点一般设定在乳腺切线野中心轴平面胸壁上方 1cm 处。

乳腺和胸壁构成的靶区形状可以简单地认为是一个不等边三角形,射线穿射的组织厚度在切线的底部和顶部明显不同,取切线野任一点作为参考进行剂量计算都不能使乳腺得到均匀照射,因此需要进行修饰补充。方法是在切线野两侧加入适当角度的锲型板,以改变乳腺内的剂量分布。锲型板的角度的计算方法如下:运用组织补偿的方法在靶区周围建立一个以切线野底部间距为长边、射野宽度为高的等效长方形体模,乳腺外形与长边形体模的斜面角,就是楔型板的楔型角。

切线野用楔型补偿后,剂量的均匀性可以满足临床要求。沿患者纵轴方向剂量分布的均匀度随着不同断面的等效三角形底角的不同而变化,因此,应以靶区内上、中、下三层断面的等效三角形的底角平均值作为选择楔型补偿板楔型角的参数。切线野的剂量计算点取在切线野间距的中心点处,从楔型板角度、楔型因子和百分深度量可以计算出预定肿瘤剂量的处方剂量。

2.瘤床局部照射野 乳腺癌保乳治疗对原发病灶区追加剂量照射,常规选用适当能量的电子束或高剂量率^{192}Ir组织间插植后装。

(1)电子束照射的优点:方法简便,适用于任何部位的病变;缺点是高剂量照射容易引起皮肤及皮下组织的晚期放疗损伤,照射剂量一般限制在15Gy以下。照射能量的选择相当重要:射线能量选择过低,肿瘤后界和皮肤表面剂量不足;射线能量选择过高,增加肋骨和肺组织损伤。

(2)^{192}Ir组织间插植的优点:可以给较高的追加剂量,肿瘤局部控制率高,美容效果好。但是操作复杂,剂量计算的专业技术性较强。

瘤床局部照射野的设计相当简单,照射范围是在原肿瘤部位的边缘外扩2~3cm,由于术后对原肿瘤无法精确定位,一般以手术切口瘢痕外扩2~3cm作为照射范围。

瘤床局部照射野多采用电子束单野照射。确定电子束能量参考深度最简单的方法是以皮肤表面至胸壁的垂直距离作为参考深度。精确的参考深度应结合术前肿瘤触诊、B型超声或CT检查结果,手术中放置银夹位置,术后切缘病理检查结果综合考虑。

选择适合的电子线能量的最终目的是在肿瘤瘤床部位得到准确的照射剂量的同时,尽量减少皮肤和肋骨的照射剂量,降低皮肤和肋骨的晚期损伤。

瘤床局部追加推量照射仍采用常规分次照射方式,照射剂量为10~20Gy,电子束的能量为6~18MeV。虽然采用电子束单野照射,但是要求机架旋转一定的角度,使射线入射角与胸廓垂直。

3.内乳淋巴结的照射技术 内乳淋巴结区照射适应证为乳腺原发肿瘤在内象限者,或原发肿瘤位于外象限伴腋窝淋巴结转移者,保乳手术后放射治疗常规照射内乳淋巴结区。

内乳区照射野的照射区域为上界在胸骨切迹,下界在第5肋间,外界在胸骨缘外2cm,内界在胸骨中心线或健侧胸骨缘。

计量参考深度为3~3.5cm。采用11~15MeV电子束照射或电子束和^{60}Co γ线及4~6MV X线的混合射线。

内乳淋巴结的照射野与乳腺内切线野紧密相邻,照射野的设计应考虑两野的衔接问题。临床治疗计划时要将内乳和乳腺切线野同时设计,几种处理相邻野衔接的方法如下。

(1)垂直一野照射:内乳野的内界为体中线,外界在体中线患侧4~5cm,与内切线野相邻接,上界在胸骨切迹,下界在第5肋间隙。

1)优点:肺组织受照射的体积小。

2)缺点:与内切野邻接处的胸壁出现一个楔型低剂量区。对体形瘦小、小乳房、胸壁较薄的患者影响不大,而体胖、胸廓宽大、大乳房患者,楔型低剂量区的体积较大,使部分乳腺组织、胸壁和内乳淋巴结的照射剂量偏低。为了弥补这一缺点,必要时可以把内切野向中线方向移位。这样虽然减少了楔型的低剂量区,但是乳腺内切野和内乳野产生部分重叠区。

3)禁忌:垂直一野禁忌使用单一^{60}Co γ线或高能 X 线照射,尤其是左侧乳腺癌。因为在此照射方式下,纵隔内被较高剂量照射,可引发心脏和大血管的晚期损伤。在临床实践中,常选用电子束和^{60}Co γ线或高能 X 线的混合线束治疗,或单独使用电子束治疗。

(2)内乳切线野照射:将乳腺内切野底边扩展到体中线健侧 3cm 处,使内切野可以照射到内乳淋巴区。这个方案特别适合肿瘤接近体中线或体形较窄小的患者。

1)最大的优点:采用扩大的内切野同时照射全乳和内乳淋巴结区,解决了内乳野和全乳切线野的衔接问题,而且纵隔器官被照射体积小,对血象的影响也较小。

2)缺点:①内乳淋巴结剂量不够可靠,其受深度变化的影响较大,当深度超过皮下 3cm 时就不容易得到足够剂量的照射。如有可能,应在放疗前行内乳淋巴结造影以确定内乳淋巴结的位置和深度;②外切野的底边必须在腋前线,否则肺组织受照射的体积较大。

(3)内乳淋巴结区单独一野偏角照射:内乳野的外缘置于患侧距体中线 1～2cm 处,与内切野衔接,照射野的宽度在 4～5cm。治疗时机架与内切野同方向旋转,旋转的角度比内切野小 15°～20°。

1)内乳淋巴结单独一野偏角照射时应注意下列几点:①应用 14～18MeV 电子束,要制作特定的电子束限光筒,其目的是使射野中心束源皮距保持不变的情况下,转动机架时电子束限光筒端与患者身体不相碰。②加用体表限光筒,目的是消除电子束限光筒斜入射角时筒端远离皮肤造成等剂量线发散对剂量分布造成的影响。体表限光筒可用铅或铅合金制作,厚度依据能量和射野大小而定,用 14MeV 电子束时铅厚度为 5～6mm,用 18MeV 电子束时铅厚度为 7～8mm。体表限光筒的大小和形状与皮肤野完全一致。③由于每个患者肿瘤的位置、大小及胸廓宽窄的不同,内乳野入射角及能量的选择尽管可借用一些经验公式或数据,但欲找到内乳野和乳腺切线野最准确的衔接方法,仍需在计算机治疗计划系统上直接设计和评估。否则,由于不正确和不准确的估算产生的结果,未必较内乳区正面一野与乳腺切线野衔接的方式优越。

2)内乳野偏角照射的优点:①内乳淋巴结的剂量确实可靠,受其深度变化的影响较小;②与内切野邻接处胸壁或乳腺组织内不产生低剂量区;③对纵隔及肺组织的照射少;④不受乳腺病变部位及胸廓宽窄的影响。

3)内乳野偏角照射的缺点:①只能用电子束照射,而且电子束的能量要提高到 15～18MeV,皮肤反应严重。如果使用高能 X 线,射线从肺组织中穿射,可引起严重的肺组织放射损伤。②照射技术比较复杂,内乳野旋转的角度与内切野旋转的角度之差不易确定。

4.锁骨上及腋窝淋巴结的照射技术　锁骨上淋巴结及腋顶淋巴结可单用一个前野照射,照射野的上界达环状软骨水平;下界在第 1 肋骨端水平或锁骨下缘 1cm 处;内界应充分包括位于胸锁关节深部的淋巴结,头偏向健侧时在体中线健侧 1cm 处,机架角向健侧偏 15°,以保护气管、食管及脊髓;外界在肩关节内侧或斜方肌与锁骨外端交点。剂量参考深度为 3cm。

腋窝和锁骨上区照射可用一个前野照射,其上界、内界与前述锁骨上腋顶淋巴结照射野相同,外侧界应包括腋窝在内,下界一般在第 2 肋水平,与乳腺切线野上界邻接。由于腋窝淋巴结及锁骨上淋巴结不在同一深度,用前面单野照射时腋窝淋巴剂量不足部分可从背部另设野补充。腋窝后野上界在锁骨下缘,内界应包括 1cm 的肺组织,外界包括部分肱骨。

锁骨上及腋窝淋巴照射可用^{60}Co γ线或 4～6MV X 线照射。锁骨上区剂量计算参考点为皮下 3cm 处,腋窝淋巴结为腋窝前后径中点,腋窝背后野剂量参考深度为 5cm。

5.锁骨上和腋窝野与乳腺切线野的邻接 由于射线有扩散的特性,在两野邻接处易产生剂量重叠区。剂量重叠区可引起明显的皮下组织纤维化,甚至肋骨骨折。为了消除两野邻接处的剂量重叠,可用半野照射技术:即以锁骨上野的下界为中心,把照射野放大一倍,然后用铅挡去射野下半部,使无扩散的中心线与锁骨上野下界吻合。新型的加速器有独立准直器装置,可直接进行半野照射。另外,可以通过转动治疗床的位置来消除切线野扩散,具体的方法是:右乳切线野内切野顺时针转动治疗床,外切野逆时针转动治疗床,使切线野上界与锁骨上野下界重合;左乳切线野床位运动与之相反。但是,半野照射的剂量分布和转动治疗床消除切线野扩散所要求床转动的角度都是相当复杂的剂量学计算,简单地应用相邻接野公式进行计算会产生较大误差,因此有必要进行计算机治疗计划设计以提高治疗精度。

(三)组织间后装治疗

组织间照射最关键的是在肿瘤部位放置施源器,具体实施插植施源器的方法有以下两种。

1.术中置管法 在切除肿瘤手术后,即可在瘤床位置插植施源器(一般为软管施源器),由外科医生和放射科医生共同完成。术中置管的优点是肿瘤位置最直观,定位最准确。根据肿瘤位置及形状选择不同的模板,组织间插植方法应尽量遵循巴黎系统(一种排源方式),各施源管之间平行、等距,断面可呈三角形或正方形。置管术后2~3天予以近距离放疗。

2.常规组织间插植法 插植的操作应在无菌条件下进行(后装室应按手术室要求消毒和设置,由手术室协助)。

(1)患者取仰卧位,身体不同程度侧倾,务使插植平面与床面大致平行。

(2)常规消毒皮肤,用2%利多卡因做局部麻醉。

(3)横夹固定治疗靶区,务使乳腺组织在体积上符合预定治疗方案。

(4)按计划在模板上顺序插入带芯的中空插植针并固定。

治疗时导入步进源进行照射,每次1针,自动完成各针照射剂量,治疗结束后依次拔针,插植区用消毒敷料覆盖。

组织间后装治疗在全乳照射后1~2周进行。用于乳腺瘤床推量照射的高剂量率后装常规照射剂量为15Gy,6次分割,单次剂量为2.5Gy,每日2次;或2次分割,单次照射8~10Gy或10~12Gy,每日治疗或隔日治疗。

保乳手术后不行全乳照射,单一瘤床高剂量率后装术中置管照射的剂量和分割方式很多。目前应用最成熟的治疗方案为:照射剂量32Gy,单次剂量4Gy,8次分割,每日2次,4天完成治疗。

二、乳腺癌保乳手术后的调强放疗

全乳切线照射45~50Gy,单一中心轴等剂量分布,不进行组织密度矫正的乳腺癌保乳术后放射治疗局部控制率90%~95%,并发症少于3%~5%,已被公认为行之有效的治疗方案。尽管此照射方式对乳腺癌保乳治疗是成功的治疗方案,但是在治疗中进一步改进照射技术,可使无论是乳房还是周边正常组织的急性和晚期放疗反应还有进一步减少的可能性。

(一)乳腺癌调强放疗的优越性

多治疗中心研究证实:如单纯应用锲型板技术,由于未考虑乳房形状的不规则和肺密度的校正等因素,乳房内剂量分布极不均匀,乳房的上部和上、下边缘部位的照射剂量最高可超出等中心轴参考剂量点的 15%～20%,照射剂量大于 110%的体积最高可以达到靶区体积的 20%,大于 105%的体积平均占到靶体积的 24%;而应用调强放疗技术行全乳照射,可以显著提高剂量的均匀性。Larry 对比了多叶光栅调强和锲型板技术的剂量分布发现:与锲型板技术比较,多叶光栅热点小,剂量均匀,靠近乳头剂量没有增加,腋窝、乳房下皱襞剂量有所提高,而又保持了相似的治疗体积范围。多叶光栅调强仅有 0.1%受到 110%以上的处方剂量照射的治疗体积,而传统锲型板为 10%,最大剂量点剂量从 125%降低到 105%左右。

保乳术后应用调强技术放疗可使治疗并发症比常规放疗减少 50%,尤其是可以杜绝心脏等重要器官的高剂量照射。由于全乳照射的剂量均匀,减少了常规治疗中乳腺内的热点,预计保乳治疗的美容效果会有进一步提高。如果应用多叶光栅调强技术全乳腺切线治疗同时对瘤床追加推量照射,还可以减少 1～2 周的总治疗时间。

(二)调强放疗治疗实例

调强放疗要求,在照射方向上照射野形状与靶区形状一致,高剂量分布在三维方向与肿瘤形状一致,靶区照射野内诸点的剂量强度可按要求的方式进行调整。

利用多叶光栅进行非共面多个固定野适形调强是目前应用最广泛的调强放疗方式,具体的方法是:首先根据逆向计划结果形成射野内强度分布图,再将每个照射野按照剂量大小分成 n 个等级(D0,D1,…,Dn),每次照射射野的全部或一部分,每次照射的范围成为一个子野。这样,第一子野照射全射野第一个剂量等级 D1;第二次照射第二子野,照射的剂量比第一次大一个阶梯的部分(D2－D1);第三次照射第三子野,照射的剂量又大一个阶梯(D3－D2),直到第 n 次完成全部子野,即最高台阶的照射剂量,对于保乳术后放射治疗全乳照射一般 n 取 4 或 5(4～5 个子野)。

下面是一个全乳调强放疗的应用实例:开野照射全乳(不加用任何挡块、填充物和锲型板)以照射野中心(一般设定在乳腺射野中心轴平面胸壁上 1cm)的照射剂量为 100%得到被照射的全乳腺的剂量分布,将 100%～120%等剂量范围以 5%的间隔分为 100%、105%、110%、115%和 120%等 5 个剂量区域,利用多叶准直器分设为 5 个子野,分别应用前述方式进行照射,使每个区域的乳腺组织都接受到相同剂量的照射剂量,患者在治疗室治疗需要 8～10min。

(三)乳腺癌调强放疗的基本设备

1. 直线加速器 直线加速器产生射线的能量范围为 4～6MV X 线,切线的最大深度超过 22cm,应用 6MV 和 18MV 的混合 X 线。

2. 多叶准直器(multi－leaf collimator,MLC) 20 世纪 80 年代末期,多叶准直器开始临床应用。MLC 的构成单元是单个叶片,这些叶片普遍用钨或钨合金制成,相邻叶片沿宽度方向平行排列,构成叶片组,2 个相对的叶片组组合成多叶光栅。每个叶片都可以独立运动,通过手动或电子计算机控制下的机械运动组成各种锯齿边状的不规则照射野。

叶片的宽度决定了多叶光栅形成的不规则射野与靶区(planning target volume,PTV)形状的几何适合度,叶片宽度越窄,适形度越好,但制作越困难,造价也越高。

3. CT(simulator－CT) 调强放疗患者资料主要是通过 CT 模拟机获取。CT 模拟机是场规模拟机与三维治疗计划系统的特性相结合的产物。CT 模拟机的组成包括 3 部分:CT 扫描机、具有虚拟模拟软件的图形工作站和患者位置对准系统或标记系统,CT 模拟机通过接口与三维治疗计划系统相连。

4.三维治疗计划系统　三维治疗计划系统可以完成 CT 图像三维重建,确定照射部位和照射技术,剂量计算以及优化治疗方案。

5.计算机网络系统　计算机网络系统用作 CT 模拟机－治疗计划系统－加速器间相互的信息传递。

(四)乳腺癌调强放疗的步骤

1.确定治疗体位　患者仰卧双手抱头固定在乳腺固定架上。

2.携带体位固定装置进行 CT 扫描,获取患者治疗体位的解剖断层数据,CT 扫描前在网模上设置几个金属标志,以确定在 CT 扫描后图像重建的精度。CT 层厚 5mm,间隔 5mm。

3.获得的 CT 数据传输到 CT 模拟工作站或三维治疗计划系统中,由医生根据 I－CRU50 及 62 号报道的要求勾画出靶区轮廓,由医生或物理师勾画重要器官和正常组织的轮廓。

4.医生提供处方剂量和对计划的具体要求。

5.由物理师按照医生要求在三维计划系统制定患者的治疗计划。

6.物理师认为计划符合要求时,请医生来检查。如果医生提出异议,就要进一步改进;如果医生同意,则可以将计划打印出来,或通过网络系统输出到加速器控制系统,以备实施治疗。

7.CT 模拟工作站生成患者治疗部位的数字重建放射图(Digitally reconstructed radiographs,DRR)片(一般要正、侧位),然后在加速器为患者拍实际治疗体位的正、侧位验证片,并与 DRR 片相比较,检查中心位置是否正确,如无差异即可开始治疗。

三、根治术后或改良根治术后辅助性放射治疗

I、II 期乳腺癌在根治术或改良根治术后局部和区域淋巴结复发是治疗失败的主要原因之一,术后放射治疗的目的是降低局部和区域淋巴结复发率,提高治愈率。

(一)术后放射治疗对降低局部和区域淋巴结的作用

在未用全身性辅助治疗的时代,大量资料证实,早期乳腺癌术后放疗可使局部和区域淋巴结复发率降低。国际早期乳腺癌试验协作组 1995 年对 36 组随机试验的综合分析表明,乳癌根治术后放疗和未放疗组局部和区域淋巴结复发率分别为 6.7% 和 19.6%(P=0.001),术后放疗使局部和区域淋巴结复发率降低 2/3。近年来,随着化疗和内分泌治疗的发展,其应用日益广泛,全身治疗不但可以提高总生存率,还能一定程度降低局部和区域淋巴结复发率。因此,根治术后或改良根治术后进行化疗或内分泌治疗的早期乳腺癌患者是否还需要放疗,尚有争论。

Fowble 对多组术后、化疗或内分泌治疗后局部和区域淋巴结复发的资料进行总结,结果显示:化疗或内分泌治疗对局部或区域淋巴结复发率的作用与腋窝淋巴结转移程度及肿瘤的大小有关。腋窝淋巴结阴性或 1~3 个阳性或 $T_{1~2}$ 病变术后、化疗后复发率低(≤10%),再予术后放疗,对降低局部和区域淋巴结复发率作用不大;腋窝淋巴结≥4 个阳性和/或 T_3,化疗或内分泌治疗后复发率仍高达 14%~36%,与单纯手术相似,化疗或内分泌治疗未能明显降低这部分患者的局部和区域淋巴结复发率,还须作术后放疗。Diab 等对 618 例腋窝淋巴结阳性≥10 个、术后化疗的患者进行回顾性分析,随访 7.5 年放疗和未放疗组局部和区域淋巴结复发率分别为 13% 和 38%,差异有统计学意义。国内学者报道,≥8 个腋窝淋巴结阳性术后

化疗者放疗和未放疗组 5 年局部及区域淋巴结复发率分别为 30.8% 和 57.4%（P=0.010），显示对这组高危患者单独用术后化疗局部和区域淋巴结复发率高，而加用术后放疗可使复发率明显下降。Marks 等对 49 例≥10 个腋窝淋巴结阳性的乳腺癌患者行高剂量化疗加自体骨髓移植治疗，开始 9 例未行术后放疗，有 3 例复发(3/9)，后 40 例均辅以放疗，仅 2 例复发(2/40)，提示即使采用高剂量化疗，也必须辅以放疗才能最大程度提高局部和区域淋巴结控制率。

所以，对腋窝淋巴结阳性≥4 个或 T_3 患者，术后化疗或内分泌治疗在降低局部和区域淋巴结复发率方面的作用相对较弱，放疗仍是最有效的手段。

（二）术后放疗适应证

目前多数学者认为乳腺癌术后普遍辅助性化疗或内分泌治疗的前提下，术后放疗主要适用于局部和区域淋巴结复发高危(25%～40%)的患者，即 T_3、腋窝淋巴结阳性≥4 个患者，或 1～3 个淋巴结阳性，但腋窝淋巴结阳性检测不彻底者；而 1～3 个淋巴结阳性、腋窝淋巴结检测不彻底者是否也应行术后放疗，尚需进一步评价。

关于判定腋窝淋巴结检测是否彻底的问题是临床上的一个难点。近年来，Lyer 等建立了评价腋窝检测是否彻底的标准，认为腋窝淋巴结转移程度的准确性与淋巴结阳性数目及检测的淋巴结总数有关：T_1 病变淋巴结 1 个阳性者，至少需要检测 8 个淋巴结才能使淋巴结转移≥4 个的可能性≤10%，要达到同样标准，2、3 个淋巴结阳性者分别检测 15、20 个腋窝淋巴结；T_2 病变 1、2、3 个淋巴结阳性者则分别需要检测 10、16、20 个淋巴结。可见，如果检测的淋巴结数目太少，会影响对淋巴结转移严重程度的评价，影响治疗方案的选择和疗效的评价。

（三）照射靶区

术后残留的亚临床病灶不但会导致局部和区域淋巴结复发，还可能成为以后转移的根源，对腋窝淋巴结阳性患者做术后放疗时靶区应包括胸壁和区域淋巴结(内乳、锁骨上、腋窝)在内，结果局部和区域淋巴结控制率及生存率均显著提高。Kuske 等认为，胸壁手术瘢痕、内乳、锁骨上及腋窝淋巴结在术后、化疗或内分泌治疗后都可能残留亚临床病灶，在有可能的手段区分哪一部位受侵或非受侵前，建议对胸壁及淋巴结区广泛照射，但是不少学者对此持有异议。

1.腋窝　早期乳腺癌经根治术或改良根治术后，腋窝区控制满意，复发率 0～4%，仅占所有局部和区域淋巴结复发的 5%。以往的原则是，腋窝淋巴结阳性或 1～3 个阳性患者不予腋窝照射。但是淋巴结阳性≥4 个或淋巴结包膜受侵者应予腋窝照射。但是近年来的一些临床研究结果却说明根治术或改良根治术后照射腋窝没有好处，术后照射腋窝对降低复发率收益不大，也不增加生存率，而且还会导致同侧上肢水肿、皮肤感觉异常及上肢乏力等并发症明显增多，严重影响了患者的生存质量，故不建议术后行腋窝放疗。

2.内乳淋巴结　是否应行内乳淋巴结照射至今仍争议很大。资料报道，腋窝淋巴结阴性患者肿瘤位于外象限时，内乳淋巴结受侵率为 5%，肿瘤位于内象限，10%～15% 受侵；腋窝淋巴结阳性，内乳淋巴结受侵率高达 20%～70%。Kuske 等报道，进行内乳淋巴结解剖、腋窝淋巴结阳性的乳腺癌患者，20%～50% 有内乳淋巴结亚临床转移。

尽管内乳淋巴结受侵率很高，但临床上内乳淋巴结复发较为少见，而且一些研究认为，术后内乳淋巴结照射会导致心血管病变和肺损伤，增加患者的非肿瘤病死率。所以，目前不支持术后放疗时照射内乳淋巴结，对内乳淋巴结的处理有两个可行方案：①不作内乳照射；②改善照射技术,在不增加心肺并发症的前提下行内乳区照射。根据患者情况,可采用电子线或电子线/X线混合射线进行直角或偏角照射,推荐使用 CT 治疗计划系统以减少对心肺照射。Marks 等认为上 3 个肋间内乳淋巴结占大多数(80%)而且更易受侵,故缩小内乳区照射范围,只包括同侧第 1~3 肋间,从而使心肺照射体积进一步减少,有一定的参考价值。

3.胸壁　乳腺原发灶≥5cm,皮肤有水肿、破溃、红斑或与胸肌固定;腋窝淋巴结>20%或≥4 个者,术后放疗应加照胸壁。Toonkel 对Ⅰ、Ⅱ期乳癌根治术后胸壁照射的作用进行了临床研究,Ⅰ期患者术后单独照射淋巴引流区者 5 年及 10 年生存率为 83%及 58%,术后照射淋巴引流区及胸壁者依次为 90%及 74%;Ⅱ期患者术后单独照射淋巴引流区者 5 年及 10 年生存率为 54%及 36%,而加照胸壁者依次为 71%及 49%,差异显著。因此,术后放疗时常规照射胸壁。

4.锁骨上淋巴结　锁骨上淋巴结转移率与腋窝淋巴结转移的程度有关。文献报道,腋窝淋巴结转移为 1~3 个时,锁骨上淋巴结转移率为 1%~4%,但腋窝淋巴结转移≥4 个时,锁骨上淋巴结转移率为 13%~17%,对这组患者作术后放疗后,锁骨上淋巴结转移率降为 2%~4%。因此术后放疗时应常规照射锁骨上区。

总之,乳腺癌在根治术或改良根治术后辅助性放疗时,照射范围主要包括胸壁和锁骨上、下淋巴区,腋窝及内乳淋巴结区辅助性放疗的疗效不肯定,需待临床研究进一步确定。

(四)照射剂量

Fletcher 等的研究指出乳腺癌亚临床病灶的控制率与照射剂量有关。常规分割方法照射剂量在 3500cGy 控制率在 60%~70%;4000cGy 时接近 80%;5000cGy 局部控制率在 95%以上。临床结果表明术后放射治疗剂量在 3500cGy/4 周局部和区域复发率为 7%,剂量在 5000~5500cGy/5 周时降为 1.3%,目前主张术后放射治疗的剂量以 5000cGy/5 周为宜。

四、局部晚期乳腺癌的放射治疗

局部晚期乳腺癌是指乳腺和区域淋巴引流区有严重病变,但尚无远地脏器转移的一组病变。这组病变相当于 UICC 分期中的Ⅲ期或Ⅳ期(锁骨上淋巴结转移),其中ⅢA 期病变尚可手术,而ⅢB 期病变是不能手术的病变,局部晚期乳腺癌单独手术治疗效果差。Haagensen 报告 5 年局部控制率不到 50%,5 年生存率仅 1%。Henderson 报告的结果相同,5 年复发率为 48%,5 年无瘤生存率仅为 3%。有时单独手术还可能促进病变的扩散,术后短时期内就可出现广泛的胸壁复发,甚至形成"铠甲状"癌,更增加了患者的痛苦。因此,不宜单独手术。

局部晚期乳腺癌单独放射治疗后 5 年局部和区域复发率为 16%~81%,5 年生存率为 11%~69%,肿瘤的大小及照射剂量与局部控制率有关。

文献资料表明单独放射治疗时要达到满意的局部控制率,照射剂量应在 8000cGy 以上,这远远地超过了正常组织耐受量,在长期生存的患者中可产生严重的放疗并发症。文献报告 40%的患者有严重的纤维化,主要发生在乳腺区,其次为腋窝,由此而引起肩关节活动障碍。15%的患者有软组织及骨坏死,13%患者发生肋骨骨折,其他的并发症还有肺损伤、上肢淋巴水肿、臂丛神经损伤等。因此,单独放疗对局部晚期乳腺癌来说不是一个理想的治疗方法。

放射治疗和手术的结合可提高局部控制率,5 年局部和区域复发率为 9%~45%,但对生存率的影响不明显,为 33%~55%。

局部晚期乳腺癌治疗失败的原因主要在于远地转移。Lang-land 等报告其发生率可高达70％左右,因此,合理的综合治疗方案应包括全身性化疗在内。

目前,一致的意见是局部晚期乳腺癌应采用包括化疗、放疗和手术在内的综合治疗,多数学者主张新辅助化疗,其优点如下。

1.及早开始全身性治疗,这时原发肿瘤的血供未受到放疗的干扰,肿瘤细胞还未产生耐药性,可以提高对显微病灶的疗效。

2.可以在患者体内评估所用化疗方案的疗效,为选择有效的化疗方案提供可靠的依据。

3.可以使不能手术的病变转变为可手术病变,并且为一部分患者作保乳手术创造了条件。

目前,普遍采用的治疗方案为先做新辅助化疗3～4周期,然后做局部治疗(手术、放疗或手术＋放疗),最后再做辅助性化疗。文献报道新辅助化疗的有效率为72％～93％,完全缓解率在10％～20％。局部晚期乳腺癌采用新辅助化疗的综合治疗后5年生存率为35％～76％,在局部治疗方面,单独手术或单独放疗的疗效相同,但有的临床研究报告放疗和手术的综合局部控制率最高。局部晚期乳腺癌作放疗时,照射范围应包括乳腺、腋窝、锁骨上和内乳淋巴结,全乳剂量为5000～6000cGy,然后缩野对残留病灶作追加剂量照射,依据残留病灶的大小,追加剂量为1000～2500cGy。淋巴引流区剂量为4500～5000cGy/4.5～5周,然后对有肿大淋巴结部位加照1000～1500cGy。在诱导化疗后做改良根治术者,术后放疗范围包括胸壁、锁骨上、下淋巴结和内乳淋巴结。只是在腋窝淋巴结转移≥4个或有淋巴结包膜外侵犯时才照射全腋窝。局部晚期乳腺癌皮肤及皮下区有肿瘤侵犯的概率很大,作放疗时应提高皮肤及皮下区的照射量,可采用隔日加用填充物的办法来解决。

炎性乳腺癌的治疗原则与局部晚期乳癌相同。

五、根治术后局部和区域淋巴结复发及远地转移的放射治疗

(一)根治术或改良根治术后局部和区域淋巴结复发的治疗

根治术或改良根治术后孤立的局部和区域淋巴结的复发率为3％～27％,其中半数患者中胸壁为惟一的复发部位。但根治或改良根治术后腋窝淋巴结复发少见,为1.5％～6％。局部和区域淋巴结的复发率与腋窝淋巴结有无转移和原发灶大小有关,根治术或改良根治术后局部和区域淋巴结的复发者中,同时或以后出现远地转移的约35％,因此,其预后比保乳手术和放射治疗后复发者差,前者复发后的5年生存率为35％左右,而后者为68％。局部和区域复发患者中只有一小部分适合手术治疗,大多数患者均需做放射治疗。

1.照射范围　局部和区域淋巴结复发作放射治疗时,不同学者应用的照射范围大小不一,从局部小野照射到包括胸壁和淋巴结引流区在内的大范围照射。Bedwinnek等则强调要用大范围照射,胸壁复发时只用局部小野照射复发病灶者胸壁第2次复发率为14/26(53.8％),而做全胸壁照射后为3/53(5.6％);锁骨上淋巴结转移用小野照射者第2次复发为2/7(28.6％),锁骨上全区照射后则未见有第2次复发者。区域淋巴结复发时不做胸壁预防照射者,胸壁复发率为17/40(42.5％),做预防照射后降为1/13(7.7％),胸壁、腋窝或内乳复发,锁骨上做预防照射时复发为2/28(7.1％),不做预防照射时复发为17/60(28.3％)。国内学者报告结果大致相同:有胸壁复发的患者中,局部野照射后胸壁第2次复发率为52.9％,全胸壁照射后则降为27.3％。区域淋巴结复发的患者胸壁未做预防照射者,胸壁复发率为44.1％,胸壁复发未做区域淋巴结预防照射者淋巴结复发率为16.6％,做预防照射后无淋巴

结复发。照射范围不同对生存率也有影响:胸壁及淋巴结引流区均做照射者 5 年生存率比局部野或单区照射组的好,依次为 45.5% 和 11.1%,有显著差异。Toonkel 等报告胸壁和淋巴结引流区均做照射时 5 年局部肿瘤控制率为 71%,只照射胸壁或淋巴引流区者局部控制率仅为 50%;前者无瘤生存率为 37%,后者为 8%。

2.照射剂量 病灶区剂量与复发灶大小有关,<3cm 者,6000cGy 即可;病灶更大者,剂量应在 6500～7000cGy。预防照射剂量以 5000cGy 为宜。

3.影响疗效的因素

(1)根治术至复发时的间隔期:Aberizk 等认为复发前无瘤生存期的长短是影响预后的重要因素。无瘤生存期≥2 年者,治疗后 3 年无瘤生存率为 36%;<2 年者为 20%。Danoff 的结果相同,无瘤期≥2 年者 3 年生存率为 63%;<2 年者为 39%。

(2)复发病灶缓解程度:Danoff 报告放疗后达 CR 者 3 年生存率为 62%,病变未控者无 3 年生存率。Chen 等报道胸壁复发 CR 者 5 年生存率为 63%,病变未控者为 34%。

(3)复发的部位:文献报告单独胸壁复发者 5 年生存率为 20%～50%;锁骨上淋巴结复发者 5 年生存率为 10%～24%,多个淋巴结复发者 5 年生存率为 22%,胸壁和淋巴结都有复发者为 21%。Aberizk 报告单独胸壁复发局部控制率为 47%,单独淋巴结转移者为 78%,胸壁和淋巴结均有复发者局部控制率仅为 10%。

总之,根治术后局部和区域淋巴结复发时积极治疗后 CR 者>75%,但其中的 40% 以后又会出现野内复发,5 年局部控制率为 31%～67%,这与复发病变的范围、照射剂量及照射范围大小有关。放射治疗后 5 年生存率为 20%～50%,影响生存率的因素为复发前无瘤生存期的长短,复发的部位及复发灶的控制程度。复发时应对患者做全面的检查,无远处转移时应作根治性放疗。对以往未做过放射治疗的患者,胸壁复发时应照射全胸壁及锁骨上区;单独淋巴结复发者应对胸壁做预防性照射,预防剂量为 5000cGy,然后对病灶区小野加照 1500～2000cGy。以往已做过辅助性放射治疗者照射范围以局部野为宜,放射治疗后应做全身性化疗。

(二)乳腺癌远地转移的放射治疗

远地脏器转移在乳腺癌患者中相当常见,文献统计初诊时 30% 的患者就已有远地转移存在,可手术病变在根治术或改良根治术后 50% 的患者最终会出现远地转移,远地转移中 20% 为多个器官受累,单个器官转移的患者中,骨转移占 50%,肺或胸膜转移占 1/3 左右,肝转移<5%。但随着病情的发展大多数患者都会出现其他脏器的受侵,其中中枢神经系统是比较常见的侵犯部位,因此,治疗的目的是姑息性的,主要是缓解症状,减轻患者的痛苦,改善生活质量。目前,晚期乳腺癌的治疗以内分泌治疗及化疗为主,但对某些部位的转移,如骨转移和脑转移仍以放射治疗为首选的治疗手段,其他部位的转移有时也需做放射治疗。

姑息性放射治疗的原则:①应考虑到患者在姑息性治疗后生存期的长短,如治疗后生存期很短,就不一定要采用放射治疗,可用其他更为简便的方法来治疗;②不能因治疗而产生不良反应,加重患者的痛苦;③治疗期限应尽可能缩短。

骨转移、脑转移及脊髓压迫的放射治疗与其他病种引起的相同。恶性肿瘤转移到眼球及眼眶者比较少见,乳腺癌是比较常见的原发灶。脉络膜转移双侧发生率较高,同期或先后发生的可占 50%;眼眶双侧转移较少见,在 10% 左右。脉络膜转移放疗有效率为 60%～90%,症状完全消失者占 25%,放射治疗是惟一有效的治疗方法。脉络膜转移预后差,平均生存期为 7~17 个月。眼眶转移放疗后病变有明显改进者占 39%,中度改进者 33%,照射剂量为 3000cGy/2 周或 4000cGy/4 周。

肺、肝转移的治疗以化疗为主,一般不做普通放疗,国内学者报告:体部伽玛刀放射治疗肺、肝转移瘤效果肯定。

(武云)

第四节 乳腺癌的辅助内分泌治疗

一、乳腺癌内分泌治疗的适宜人群

激素受体阳性的乳腺癌患者推荐辅助内分泌治疗,激素受体阴性的乳腺癌患者,在辅助治疗中不应考虑内分泌治疗。

2010 年 ASCO/CAP 指南定义 ER、PR 阳性为:大于 1% 的肿瘤细胞细胞核染色。ER/PR 阳性的乳腺癌患者均应考虑辅助内分泌治疗,即便 ER-、PR+的患者也可从辅助内分泌治疗中获益。

牛津大学 EBCTCG 荟萃分析显示:对于激素受体阳性乳腺癌患者,5 年的辅助他莫昔芬(tamoxifen,TAM)治疗可以显著降低乳腺癌的复发风险以及死亡风险,15 年的绝对获益分别为 13.2% 与 9.2%。同时,亚组分析提示:无论是否接受化疗、化疗与内分泌治疗的给药方式(联合或序贯)、淋巴结状态、肿瘤分级、肿瘤大小、激素受体表达量,激素受体阳性患者均可从辅助 TAM 治疗中获益。另外,最新的荟萃分析也显示:在绝经后激素受体阳性乳腺癌患者中,第三代芳香化酶抑制剂(aromatase inhibitors,AI)疗效优于他莫昔芬治疗。

目前国际乳腺癌治疗指南,如 NCCN、ASCO、St. Gallen,ESMO 等推荐激素受体阳性的患者应接受辅助内分泌治疗。

二、绝经的判断标准

目前临床常用的辅助内分泌治疗药物有选择性雌激素受体调节剂 TAM 以及第三代 AI,卵巢功能抑制剂(LHRHa)。绝经前女性由于卵巢功能尚存,第三代 AI 对雌激素合成的阻断将引起垂体性腺轴的负反馈从而刺激卵巢分泌雌激素。所以,在讨论如何为患者选择合适的内分泌治疗方案之前,需明确患者的绝经状态。

对于绝经的定义,NCCN 乳腺癌指南给出了详尽的说明:

1. 如曾接受双侧卵巢全切除或年龄大于 60 岁则可直接判定为绝经。

2. 对于未接受化疗或选择性雌激素受体调节剂(SERM)治疗的患者,若年龄小于 60 岁,则需同时满足停经不少于 12 个月并且卵泡刺激素(FSH)与雌二醇水平符合绝经后标准,才可判定为绝经。

3. 对于接受选择性雌激素受体调节剂(SERM)治疗的患者,如年龄小于 60 岁,则需明确 FSH 与雌二醇水平符合绝经后范围可判定为绝经。

4. 对于接受化疗的患者,如化疗前处于绝经前状态,化疗引起的闭经并不能作为判定绝经的可靠依据,因为部分患者仍能在化疗后恢复月经。如需考虑 AI 治疗,双侧卵巢全切除或连续监测 FSH 与雌二醇水平符合绝经状态是必须的。

5. 对于正接受 LHRHa 治疗的患者，无法评估其是否处于绝经状态。

由于中国女性月经状态与欧美女性有所差异，对于化疗或内分泌治疗引起闭经的患者，《中国绝经前女性乳腺癌患者辅助治疗后绝经判断标准及芳香化酶抑制剂临床应用共识》（中国癌症杂志，2011 年第 21 卷第 5 期）可以指导我们判定其是否处于绝经状态。①对于年龄大于 50 岁的患者，须同时满足治疗引起闭经不小于 12 个月并且连续 3 次检测 FSH 与雌二醇水平处于绝经后状态。②对于年龄在 45～50 岁的患者，须同时满足治疗引起闭经不小于 24 个月并且连续 3 次检测 FSH 与雌二醇水平处于绝经后状态。③对于小于 45 岁的患者，由于其恢复月经的可能性较大，原则上不适宜本标准。

三、绝经前乳腺癌患者内分泌治疗方案的选择

（一）有关 TAM 治疗时间

2004 年，EBCTCG 荟萃分析入组了 194 项研究，其中 44 项研究比较了 1 年或 2 年使用 TAM 与未用内分泌治疗的疗效、12 项比较 5 年使用 TAM 与未用 TAM，以及 15 项比较 5 年 TAM 与 1～2 年 TAM 或 10 年 TAM 治疗，共入组了 80000 多例激素受体阳性或状态未知的患者。与不用 TAM 相比，5 年 TAM 辅助治疗可降低近 41% 的复发风险以及近 1/3 的乳腺癌死亡风险。同时，对于不同年龄组及淋巴结状态、肿瘤大小的患者，均显示 5 年 TAM 治疗较优。5 年 TAM 是标准方案。在 1989 年及 1992 年 Lancet 发表的两篇荟萃分析显示，对于年龄小于 50 岁的患者，辅助 1～2 年 TAM 治疗并不显著优于对照组患者，故不推荐 1～2 年 TAM 作为绝经前女性的辅助内分泌治疗方案。

激素受体阳性的乳腺癌患者，在接受 5 年 TAM 治疗后，TAM 仍有后续效应，在术后 6～10 年的随访期间，初始 5 年的 TAM 治疗可降低 31% 左右的复发风险和 35% 的死亡风险，从而提示更长时间的 TAM 有可能获得更好的效果。同时，在 2004 年以及 2011 年 EBCTCG 的荟萃分析中也显示，第三个 5 年内，5 年 TAM 组与安慰剂组患者的复发风险无显著差异，从而提示延长 TAM 治疗疗程可能会进一步降低乳腺癌患者，特别是 10 年以后的疾病复发风险。

在 NSABP B-14 中，将完成 5 年 TAM 治疗后仍未复发的患者，随机分至继续 5 年 TAM 治疗或对照安慰剂组。中位随访 7 年的结果显示，两组患者在无复发生存率以及总生存率方面无显著差异，这可能与患者复发风险较低，延长 5 年 TAM 治疗获益程度较小相关，可能需入组复发风险更高的患者来比较 5 年与 10 年 TAM 治疗的效果，这尚需要进一步临床研究证实。另外，两项大型研究，ATLAS 和 aTTOm，比较 5 年 TAM 治疗后，继续 TAM 治疗与空白对照组的疗效，分别入组了 11500 与 6934 例患者，经过中位随访 4.2 年显示，两组患者的复发与死亡风险相似。故在临床治疗上，对于激素受体阳性绝经前患者，在完成 5 年 TAM 治疗后，不推荐继续使用 5 年 TAM 治疗。10 年 TAM 治疗仍有待更强数据支持。

（二）Luminal A 型患者是否可考虑单用 TAM 内分泌治疗

NCCN 指南推荐，对于淋巴结阴性，肿瘤小于 5mm 的 Luminal A 型（ER+、HER2-、Ki-67 低表达）乳腺癌患者，可考虑仅用内分泌治疗；对于淋巴结阴性，肿瘤大于 5mm 的 Luminal A 型患者，推荐先行 Oncotype DX 复发风险检测，若 RS 评分小于 18 分，可考虑只行内分泌治疗，而 RS 大于 31 的患者，需考虑在内分泌治疗的基础上联合辅助化疗。如患者未进行 RS 检测或者 RS 介于 18～30 之间，则可考虑在辅助内分泌治疗的基础上，加用辅助化疗。

但是 NCCN 指南并不适用我国目前情况,绝大多数地区患者不能接受 RS 检测。对于 Luminal A 型患者,在接受内分泌治疗的基础上,常规的临床病理指标能否帮助我们判断是否需要辅助化疗? 例如,对于 Luminal A 型,伴有年轻、肿瘤分级高、淋巴结转移较多等不良预后的患者,是否已足够帮助我们选择辅助化疗? IBCSG Ⅷ 与 Ⅸ、PACS 01、BCIRG 001 及 CALGB 9344 等回顾性研究显示,对于 ER+、HER2-的患者,在内分泌治疗的基础上,部分患者,如 Ki-67 高表达、高 RS,仍能从辅助化疗中获益;而对于低 RS 患者、ER 高表达或者 Ki-67 低表达的患者,从辅助化疗中的获益程度较低。然而,这些临床试验入组患者包括绝经前与绝经后的女性,主要结果均来自回顾性分析,循证医学证据等级并不高。2011 年 St. Gallen 指南也提出,对于部分 Luminal A 型患者,需要考虑其具体的复发风险,从而决定是否需要在内分泌治疗的基础上,联合辅助化疗。期待目前三项正在进行的前瞻性临床试验—TailoRx、SWOGS1007、MinDACT 为我们提供更有力的证据。

(三)绝经前激素受体阳性患者接受单独 LHRHa 内分泌治疗的疗效

2004 年的 EBCTCG 荟萃分析显示,未行 TAM 和辅助化疗的患者中,相比不进行卵巢去势的患者,行手术或 LHRHa 卵巢去势的患者能显著地降低激素受体阳性绝经前患者的复发风险和死亡风险,分别为 30% 与 31%(<40 岁)、33% 与 32%(40~49 岁)。在 ZIPP 临床试验中,2710 例绝经前乳腺癌患者随机分为接受 2 年戈舍瑞林、2 年他莫昔芬、双药联合,以及未接受内分泌治疗组,5.5 年的中位随访结果显示,戈舍瑞林较未接受辅助内分泌治疗,可显著降低 20% 的复发风险(HR=0.80,95% CI 为 0.69~0.92,P=0.002)以及 19% 的死亡风险(HR=0.81,95% CI 为 0.67~0.99,P=0.038)。对于接受辅助化疗的亚组中,戈舍瑞林较未接受内分泌治疗,仍能降低 17% 的复发风险和 23% 的死亡风险。同样,在 IBCSG Ⅷ 临床研究中也得到了类似的结果。2007 年一项 LHRHa 的荟萃分析比较了辅助化疗+/-LHRHa 效果的差异,中位随访 6.7 年,结果显示:LHRHa 可以降低 15% 的复发风险(=0.88,95% CI 为 0.77~0.99,P=0.04)和 15% 的死亡风险(HR=0.85,95% CI 为 0.73~0.99,P=0.04),特别在小于 40 岁的患者中,LHRHa 带来的获益更为显著。但 Intergroup 0101 等临床试验显示,CAF 化疗结束后辅助 LHRHa 治疗并未较对照组提高治疗效果,提示需要寻找合适的患者接受 LHRHa 辅助治疗。另外,由于 5 年 TAM 是绝经前女性辅助内分泌治疗的标准方案,比较 LHRHa 辅助治疗疗效的临床研究,尚缺乏直接比较 5 年 TAM+/-LHRHa 的效果,特别是接受辅助化疗后的患者。故选用单独 LHRHa 治疗需慎重,对于有严重并发症,如肝功能严重损害的患者,无法耐受 TAM 治疗,可考虑 LHRHa 进行辅助内分泌治疗。

(四)LHRHa 尚不能代替辅助化疗

2007 年 TABLE 临床试验 4.8 年的随访结果显示,对于淋巴结阳性、激素受体阳性的绝经前患者,LHRHa 的效果并不比 CMF 方案差。另一项针对淋巴结阴性患者的研究中,762 例患者被随机入组 9 个周期的 CMF 与放射卵巢去势,中位随访 8.5 年显示,两组预后相似。2007 年的荟萃分析也提示同样的结果,故卵巢功能去势可以达到与 CMF 化疗相似的治疗效果。

虽然上述临床试验发现 LHRHa 可以达到与 CMF 方案相当的治疗效果,但目前临床已少见 CMF 方案,大都使用含蒽环类或紫杉类药物的化疗方案。同时,这些临床研究较少使用 TAM 进行内分泌治疗,与目前临床实践不符,故目前仍不推荐在绝经前激素受体阳性乳腺癌患者中用 LHRHa 取代辅助化疗。

（五）不推荐 LHRHa＋TAM 代替辅助化疗

两项比较 LHRHa 联合 TAM 与 6 疗程 CMF 方案疗效的临床试验（ABCSG 05、GROC-TA 02）分别入组了 1099 例与 244 例绝经前激素受体阳性乳腺癌患者，随机为接受化疗或 2 年（GROCTA 02）LHRHa＋5 年 TAM/3 年（ABCSG 05）LHRHa＋5 年 TAM；ABCSG 05 临床试验的 5 年随访结果显示：5 年 TAM 联合 LHRHa 与 6 个疗程 CMF 方案相比，可以降低 40％的疾病复发风险；在样本量较小的 GROCTA 02 研究中，TAM 联合 LHRHa 并比 6 个疗程 CMF 方案的疗效差。另外一项比较 TAM 联合 LHRHa 与蒽环类联合化疗方案之间疗效的临床研究（FASG 06），共入组了 333 例患者，中位随访 83 个月后，两组患者在无病生存率和总生存率上无显著差异。但是该临床试验 TAM 中位治疗时间仅为 36 个月，最长也不到 5 年（53 个月）。另外，对照辅助化疗组患者并未接受辅助 TAM 治疗，所以 LHRHa 联合 TAM 与化疗＋TAM 的疗效差别不明确。最后，尚缺乏 5 年 TAM＋LHRHa 与蒽环类或紫杉类联合化疗方案疗效的比较，故目前尚不推荐以 LHRHa＋TAM 替代辅助化疗＋内分泌治疗。

（六）LHRHa＋TAM 并不优于标准 TAM 内分泌治疗

2007 年的荟萃分析入组了 5 项比较 TAM 与 TAM＋LHRHa 的临床试验，其中 4 项来自 ZIPP 临床实验，TAM 治疗时间为 2 年，6.8 年的中位随访结果显示，联合 LHRHa 并没有较单用 TAM 治疗显著降低疾病复发风险（HR＝0.85,95％ CI 为 0.67～1.09,P＝0.20）和死亡风险（HR＝0.84,95％ CI 为 0.59～1.19,P＝0.33）。2009 年及 2011 年两次更新的 ZIPP 临床试验，也得到了与 2007 年荟萃分析同样的结果，但亚组分析显示，对于 ER＋＋＋的患者，可能从 TAM 联合 LHRHa 治疗组获益较多，但需要前瞻性研究证实。故目前对于绝经前、雌激素受体阳性患者，5 年 TAM 还是其标准治疗方案。

四、绝经后乳腺癌患者内分泌治疗方案的选择

（一）推荐使用含 AI 的辅助内分泌治疗方案

5 年 AI、TAM 与 AI 序贯/转化治疗均合适

1. 起始 5 年 AI 治疗优于 5 年 TAM　两项多中心、Ⅲ期随机对照临床试验比较了 5 年 AI 与 5 年 TAM 治疗之间的疗效。在 ATAC 临床试验中，入组患者随机接受 5 年 TAM 或 5 年阿那曲唑治疗，中位随访 33 个月、100 个月和 10 年结果都显示，阿那曲唑较 TAM 显著改善患者的无病生存率（HR＝0.85,P＝0.003），并且两组患者之间的 TTR(time to recurrence，至复发时间)的绝对差异随着随访时间的延长而显著增加。

BIG1-98 临床试验同样比较了 5 年 AI 与 TAM 的疗效，2005 年中位随访 25.8 个月的结果显示与 5 年 TAM 相比，5 年来曲唑显著提高了患者的无病生存率（DFS）（HR＝0.81,P＝0.003）以及无远处疾病生存率（DDFS）（HR＝0.73,P＝0.001）。随后 76 个月、8.1 年及 12 年中位随访结果同样提示，5 年来曲唑治疗优于 5 年 TAM。

最近的一项荟萃分析显示，在绝经后激素受体阳性乳腺癌患者中，5 年 AI 治疗在无病生存率和 DDFS 方面显著优于 5 年 TAM 治疗，故 NCCN、St. Gallen 及 ESMO 等指南均推荐 5 年 AI 作为辅助内分泌治疗的方案。

2. TAM 序贯/转化 AI 治疗优于 5 年 TAM 治疗　4 项临床试验（IES031、ARNO 9519、ITA20 及 ABCSG8）与一项荟萃分析显示，在绝经后激素受体阳性乳腺癌患者中，TAM 序贯/转化 AI 优于 5 年 TAM 治疗。在 IES 031 临床试验中，入组患者随机接受 TAM→依西

美坦或 TAM 治疗,中位随访 56 个月结果显示,TAM→依西美坦较 TAM 显著降低疾病复发风险(HR=0.68,P=0.001);并且在 2007 年更新的数据中,依西美坦治疗组显示出总生存的获益(HR=0.86,P=0.04),从而提示可将 TAM 序贯/转化 AI 作为绝经后乳腺癌患者的辅助内分泌治疗方案。

3. TAM→AI 与 5 年 AI 哪个更优　TEAM 临床试验 5 年随访结果显示,对于绝经后激素受体阳性乳腺癌患者,TAM→依西美坦与 5 年依西美坦方案的疗效无显著差异;BIG1-98 也比较了 TAM→来曲唑与 5 年来曲唑治疗的效果,两者之间无显著疗效差别。但对于腋淋巴结转移的亚组分析中发现,5 年来曲唑具有优于 TAM→LET 疗效的趋势。另外,BIG1-98 临床试验 8 年的随访结果显示也显示,LET→TAM 与 5 年 LET 疗效无显著差异,故对于部分不能耐受 AI 治疗的患者,可考虑在 2~3 年 AI 治疗后,序贯 TAM 治疗。

综上所述,NCCN、St. Gallen 以及 ESMO 等指南均推荐,对于绝经后激素受体阳性的乳腺癌患者,内分泌治疗方案需包括 AI 治疗,5 年 AI、TAM 序贯 AI 都是合适的、可选择的治疗方案。

(二)哪些患者从 5 年 AI 或 AI→TAM 治疗获益更多

BIG1-98 临床研究显示,5 年来曲唑与 TAM→来曲唑无显著的疗效差异,目前也缺乏理想的预测因子帮助我们挑选更需要接受起始 AI 治疗的患者。在 BIG1-98 临床研究中,对于淋巴结阳性的患者,与 TAM→来曲唑相比,5 年初始来曲唑治疗的复发风险相对较低,但是未进行统计学差异比较。故目前对于绝经后激素受体阳性患者,5 年 AI、TAM→AI 以及 AI→TAM 都可以选择,并未发现哪组患者从初始 AI 治疗中获益较多,需要进一步开展新的临床研究来得到结论。

(三)接受 5 年 TAM 治疗中或治疗后的绝经患者,可以考虑换用或加用 5 年 AI 治疗

MA-17 是一项Ⅲ期、随机、双盲的前瞻性临床试验,5000 例已完成 5 年 TAM 治疗的绝经后患者,随机接受继续 5 年来曲唑治疗或安慰剂治疗,随访结果显示,后续来曲唑治疗可以显著提高该类患者的无病生存率。另外,其他两项入组较少患者的临床研究也得到了与 MA-17 同样的结果。故我们推荐对于接受完 5 年 TAM 治疗的患者,其在治疗中或后处于绝经状态,后续可考虑换用或加用 5 年 AI 治疗。

(四)三种 AI 疗效相当,均可作为绝经后激素受体阳性乳腺癌的辅助内分泌治疗

MA-27 临床试验结果显示,5 年依西美坦与 5 年阿那曲唑在绝经后激素受体阳性乳腺癌辅助内分泌治疗中具有相同的疗效。另外,在新辅助内分泌治疗中,ACOSOG Z1031 临床试验显示,局部晚期乳腺癌患者接受 4~5 个月的来曲唑、阿那曲唑或依西美坦治疗具有相似的总反应率、保乳比例,提示三种 AI 药物具有相似的抗肿瘤活性。最后,FACE 临床研究在绝经后激素受体阳性乳腺癌中,直接比较两种非甾体类 AI 的疗效,目前已完成入组,期待其研究结果的发表,从而可以直接回答来曲唑和阿那曲唑哪个疗效更优。目前,对于绝经后激素受体阳性乳腺癌的辅助内分泌治疗,三种 AI 均可考虑使用。

(丁晓蕾)

第五节　乳腺癌术后乳房再造术

一、乳腺癌切除术后Ⅱ期乳房再造术

（一）背阔肌皮瓣乳房再造术

1.相关解剖　背阔肌的解剖：背阔肌为全身最大的扁肌，位于背的下半部及胸的后外侧。肌腹扁平宽大，腱膜起始于第7～12胸椎和全部腰椎的棘突、骶正中棘及髂嵴后部，并以4个肌齿起自下4对肋骨的外面。肌纤维斜向外上方走行聚合，止于肱骨上端的小结节嵴的结节间沟底，构成腋窝后壁。起始部的上方部分被斜方肌覆盖。

背阔肌受胸背神经支配，血液供应由胸背动静脉供给，部分血供来自肋间动脉和腰动脉及颈横动脉的降支，血管在肌肉内有丰富的吻合支。胸背动脉起自肩胛下动脉，途中发出分支至前锯肌。乳房手术损伤肩胛下动脉时，可以以此分支为蒂转移形成背阔肌肌皮瓣。胸背动脉沿背阔肌前缘深面向后下方走行，分成内侧支和外侧支进入肌肉。内侧支支配肌肉的上1/3，外侧支支配肌肉的下2/3。背阔肌表面皮肤在肌肉部分的肌皮血管吻合丰富，腱膜部分吻合少。因此，背阔肌肌皮瓣肌肉部分表面皮肤较易成活，而腱膜表面的皮肤转移后易坏死。

2.适应证　适用于胸部皮肤过紧，瘢痕挛缩严重，缺乏良好的组织覆盖，不能直接放置乳房假体或扩张器，不适合或患者不愿采用横形下腹直肌肌皮瓣（TRAM flap）乳房再造者。

术前应检测背阔肌功能：患肢外展，检查者用手托起患肢，嘱其内收，观察背阔肌肌腹收缩情况，背阔肌收缩功能丧失表明胸背神经受损，同时也意味着胸背血管遭到损伤。乳癌根治手术时，损伤胸背神经，背阔肌失神经萎缩，背阔肌肌皮瓣的组织量缩小，应采用其他方法进行乳房再造。

3.术前设计

（1）让患者取直立位，标记胸前部组织缺损的范围，也就是标记需填充的部位。

（2）标记乳房下皱襞并尽量与健侧对称。

（3）标记手术侧的背阔肌轮廓。

（4）肌皮瓣设计：首先在背部大致标出胸罩吊带的轮廓，根据患者胸部皮肤缺损的情况在胸罩吊带处设计椭圆形皮瓣。皮瓣位于背阔肌上方肌腹部位，呈横形或斜形。根据胸部肌肉缺损的情况标记背阔肌切取的大小和形状。一般肌肉瓣大于皮瓣。皮瓣大小要求既满足乳房再造要求，供区又能直接拉拢缝合。如果采用保留皮肤的乳腺癌根治术，则只需要很少的皮肤。

（5）对于胸部肌肉缺损的患者，由于背阔肌提供的组织量较少，单靠背阔肌难以与健侧乳房对称。可根据组织缺损的程度，选择一个合适的假体填充在背阔肌肌皮瓣下，以补充组织量的不足，从而使两侧对称。

4.麻醉　背阔肌皮瓣乳房再造术采用全身麻醉。

5.手术操作　取患侧在上的侧卧位。胸部瘢痕切除和皮瓣游离均可在此体位下进行。术区消毒铺巾后，患侧上肢用无菌单包扎，便于术中移动。

（1）沿手术前设计的皮瓣切开皮肤、皮下组织至背阔肌，显露背阔肌前缘。然后在背阔肌表面向四周分离至手术前标记的肌瓣分离范围。

(2)在背阔肌前缘底面确认血管走行,由背阔肌前缘向下切断该肌部分起点。在背阔肌筋膜表面,潜行分离皮瓣上方和后方,按所需肌肉的多少切断背阔肌的起点,劈开肌纤维,采用由远及近的皮瓣切取方法,在肌肉深层分离包括胸背血管,将肌皮瓣掀起,向腋窝方向分离。胸背血管在进入背阔肌以前,发出分支进入前锯肌。特殊情况下,肩胛下血管遭到破坏时,背阔肌肌皮瓣依靠该分支可以维持血供。因此,找到该分支后,先暂时阻断,确认不影响胸背血管血供时,再结扎切断。背阔肌的起点可以部分切断或切断后重建腋前襞。

(3)切除胸部瘢痕,在胸大肌下分离腔隙,在腋窝附近打通胸前、后两切口间的皮下隧道,将背阔肌肌皮瓣经此皮下隧道转移到胸前,暂时固定。

(4)供区创缘两侧游离后,放置负压引流,将切口直接拉拢缝合。

(5)调整患者体位于平卧位,重新消毒铺巾。根据患者受区组织缺损的情况对乳房进行塑形。对于胸部肌肉正常的患者,可将肌皮瓣折叠,按健侧乳房的形态进行塑形。对于胸部肌肉缺损的患者,首先将肌皮瓣尽量靠下与胸部肌肉、肋软骨膜和乳房下皱襞皮瓣固定,然后将背阔肌起点分别与锁骨内侧、胸骨旁线缝合固定。在腋前线处将肌瓣缝合在前锯肌筋膜,防止肌瓣回缩和限制乳房假体外移。皮瓣大部分缝合后,留外侧切口,以便从此放置乳房假体。

(6)调整体位使患者处于半坐位,可在肌瓣后置入乳房假体,调控两侧对称后,放置负压引流,关闭切口。

6.手术后处理

(1)上肢局部制动3~4天。

(2)手术后3天内密切观察皮瓣的血供,及时处理造成皮瓣血供障碍的原因。

(3)保持大小便通畅。

(4)手术后4~5天拔出引流管。

(5)手术后10天左右拆线。

(6)常规静脉滴注抗生素5~7天,预防感染。

(7)手术后3个月可行乳头再造。

7.并发症

(1)供区血肿和血清肿:供区血肿和血清肿是最常见的并发症,与手术中止血不彻底有关。防治措施为术中仔细止血,于最低点放置负压引流并保持引流通畅。一旦手术后出现血肿或血清肿,应进行穿刺抽吸并加压包扎。必要时,通过手术放置负压引流管。

(2)供区瘢痕外露或增生:供区瘢痕位于胸罩下,可被胸罩遮盖,个别患者出现瘢痕增生。

(3)假体渗漏破裂。

(4)包膜挛缩。

(二)扩大背阔肌肌皮瓣乳房再造术

传统的背阔肌肌皮瓣不携带周围脂肪组织,组织量小,多需要联合应用乳房假体进行乳房再造,达到与健侧乳房对称。乳房假体作为异物,有发生假体渗漏破裂、包膜挛缩等并发症的可能。为了避免使用乳房假体,Bohme(1982)、Hoekin(1983)提出,单纯应用背阔肌肌皮瓣,不使用乳房假体进行乳房再造。

1.相关解剖 背阔肌周围脂肪分区 Delay(1998)将背阔肌周围可利用的脂肪组织分为5个区。

（1）Ⅰ区：是位于皮瓣的皮肤部分与背阔肌之间的组织。任何形式的背阔肌肌皮瓣都包含这部分脂肪组织,由肌皮穿支血管供血。

（2）Ⅱ区：是去除皮肤部分,背阔肌肌瓣表面的脂肪组织。和Ⅰ区一样由肌皮、肌脂肪穿支血管供应。该部分面积大,可利用的脂肪组织看似菲薄,累积组织量也很可观。假定一侧背阔肌的面积为 450cm²,肌肉表面有 0.5cm 厚的脂肪,脂肪总量可达 225ml。

（3）Ⅲ区：为肩胛脂肪区。位于背阔肌的上内侧缘,作为肌瓣的延续,可以折叠使用,增加肌皮瓣的体积。该部分沿背阔肌内上缘向头侧走行,由发自背阔肌的小穿支血管供应。

（4）Ⅳ区：为背阔肌前缘的脂肪区。位于背阔肌外侧缘的前方 3～4cm,由背阔肌发出的小穿支血管供血。

（5）Ⅴ区：为髂骨上脂肪区。位于髂嵴上方,是背阔肌下缘的延续,由背阔肌的肌脂肪穿支血管供血。该部分位于皮瓣最远端,背阔肌在此移行为腱膜部分,因此,该区血供最为脆弱。

2.适应证　同背阔肌皮瓣乳房再造术。

3.术前检查与皮瓣设计　除去常规进行有关肿瘤全身复发的检查外,重点检查健侧乳房和供区的情况。

（1）背部可以利用的组织：将食指和拇指置于背阔肌前缘,将皮肤捏起,估测可以利用的脂肪厚度。注意观察髂嵴上方脂肪厚度与范围。背部瘦削者仅能再造体积较小的乳房,体态中等者可以用来再造中等大小的乳房,脂肪肥厚者可以再造较大的乳房。

（2）测量背阔肌的功能：背阔肌功能良好者意味着胸背血管神经保持完整,未被损伤。

术前应告知患者背部手术瘢痕的情况。皮瓣部分可以为横形也可以为斜形。由于横形的瘢痕为胸罩所遮盖,瘢痕不明显,较为常用。斜形皮瓣造成背部纵形瘢痕,有碍美观,但方便手术操作,特别是易于Ⅴ区脂肪的切取。

患者站立位或坐位标画出胸部分离范围腔隙和背部脂肪皮瓣的切取范围。皮瓣部分呈新月形,向头侧弯曲,新月形皮瓣内侧离背部正中线 3cm,外侧到腋前线皮瓣宽度 7cm,以能直接拉拢缝合为度。皮瓣过宽增加的脂肪组织量有限,反而会造成供区严重并发症。

4.麻醉　扩大背阔肌肌皮瓣乳房再造术采用全身麻醉。

5.手术操作　操作方法和传统的背阔肌肌皮瓣乳房再造手术相似。患者取患侧朝上的侧卧位,术区消毒铺巾,供区范围用加入肾上腺素的局麻药皮下浸润注射。一方面利于止血,另一方面便于皮下分离。切开皮肤后,保留皮下 0.5cm 厚的脂肪,其余脂肪保留在肌肉表面,潜行剥离肌肉。潜行剥离时,应保持一定的皮下脂肪厚度,保护真皮下血管网,防止供区皮肤部分坏死。切取背阔肌周围脂肪瓣以后,于肌肉下向腋窝部游离。至胸背动脉的前锯肌分支时,游离血管周围,不切断该血管,形成胸背血管之外的前锯肌血管蒂,既便于肌皮瓣转移,又增加手术安全性。背阔肌止点大部分可切断,保留部分止点,保护肩胛下胸背血管蒂。肌皮瓣游离后,经皮下隧道转移到胸前区,暂时固定。供区仔细止血,放置负压引流管后缝合。调整患者于仰卧半坐位,进行皮瓣塑形。皮瓣折叠,将脂肪瓣置于皮瓣下,调整与健侧对称,去除多余的表皮,沿乳房下皱襞放置引流管,缝合皮肤切口。术后当时再造乳房体积应稍大于健侧,术中保护胸背神经,减少以后肌肉失神经萎缩。切口包扎时防止蒂部受压。

6.手术后处理　同背阔肌皮瓣乳房再造术。

7.并发症　同背阔肌皮瓣乳房再造术。

(三)单蒂横行腹直肌肌皮瓣乳房再造术

应用横形下腹直肌肌皮瓣(TRAM flap)再造乳房已有近 20 年的历史,其安全性及可行性已得到证实,是目前乳房自体组织移植再造最常用的一种方法。根据 TRAM 皮瓣的蒂部不同,分为单蒂 TRAM 皮瓣乳房再造术、双蒂 TRAM 皮瓣乳房再造术、游离 TRAM 皮瓣乳房再造术和 super－charged TRAM 皮瓣或 turbo－charged TRAM 皮瓣乳房再造术等。

1. 相关解剖　腹直肌位于腹部正中线两侧,上宽下窄,上端起于剑突及第 5~7 肋软骨处,下端止于耻骨联合及耻骨嵴。腹直肌位于腹直肌鞘内,有 3~4 个腱划,左右两鞘间为腹白线。腹直肌前鞘完整,后鞘在脐下 5.8cm 处形成半环线,此线以下无后鞘。

腹直肌肌皮瓣的血液供应主要来自腹壁上、下动脉与伴行静脉。腹直肌的上 1/3 主要由腹壁上血管,中、下部由腹壁下血管供血,腹壁上、下血管吻合的个体差异很大,一般认为两者间在肌肉内有吻合支存在。单蒂 TRAM 皮瓣根据血供的优劣分为 4 个区域:Ⅰ区位于腹直肌蒂表面,血液供应最好;Ⅱ区位于蒂部对侧腹直肌表面,血供次之;Ⅲ区为Ⅰ区外侧的组织,血供又次之;Ⅳ区为Ⅱ区外侧的组织,与Ⅲ区对称,血供最差。

2. 适应证

(1)类同于背扩肌肌皮瓣移植乳房再造,但本术式更具有皮肤及皮下组织量大的优点,乳房再造常无需植入假体。

(2)本术式可同时进行腹壁整形,对于腹壁肥胖松弛者更为适用。

3. 术前设计　让患者取直立位。

(1)标记胸前组织缺损的范围,也就是标记需填充的部位。

(2)标记乳房下皱襞并尽量与健侧对称。

(3)标记剑突正中点。

(4)标记阴毛上部正中点。

(5)在保证供区能直接缝合的基础上,根据胸部组织缺损的多少,设计 TRAM 皮瓣。TRAM 皮瓣一般设计成纺锤形,左右两端以两侧髂前上嵴为界,上缘位于脐上 0.5~1cm,下缘位于阴毛的上缘。为避免皮瓣转移时肌肉蒂过度扭转影响皮瓣的血供,一般选择对侧的腹直肌为肌肉蒂。

4. 麻醉　单蒂横行腹直肌肌皮瓣乳房再造术采用全身麻醉。

5. 手术操作

(1)受区的准备:麻醉后,分离前胸部皮瓣,上至锁骨下,外到腋中线,内为胸骨旁,向下分离至乳房下皱襞。于胸部正中向腹部做皮下隧道。制作皮下隧道时,应防止患侧乳房下皱襞过多分离和破坏乳间沟形态。

(2)TRAM 皮瓣的制作

1)切开肚脐周围,将脐部从皮瓣分离。然后切开 TRAM 皮瓣上缘,脂肪层切开时向头部斜形进入,利于皮瓣多带入脂肪组织和脐周主要穿支血管。在腹直肌鞘膜表面向头侧分离,越过肋弓边缘,与胸部创面皮下隧道相通。分离腹部皮瓣时,腹直肌鞘膜表面保留部分脂肪组织,利于淋巴回流。切开 TRAM 皮瓣下缘,在深筋膜深面,自Ⅳ区外侧端向内游离至腹白线,然后自Ⅲ区外侧端向内游离皮瓣,一直到显露出腹直肌的外侧皮肤穿支为止。如果腹直肌外侧的肋间动脉穿支影响手术操作,可给予切断。

2)于皮瓣中下 1/3 交界处,皮肤穿支的外侧切开腹直肌鞘膜,分开腹直肌找到腹壁下动静脉,确认血管的走行,最小限度的将肌肉带进皮瓣。为了准备必要时血管吻合,腹壁下血管分离至股动静脉,尽可能长的采取备用。

3)自腹股沟韧带中点处切断腹壁下血管,自皮瓣的下方向上分离皮瓣的肌肉蒂。为了防止术后腹壁疝的形成,下腹部应尽量多保留腹直肌及其鞘膜。即脐下部分切取中央约 3cm 宽的腹直肌及其鞘膜,保留内外两侧的部分腹直肌及其鞘膜。脐上部分则优先保证皮瓣的血液供应,仅保留腹直肌的外侧 1/3,切取中间 2～3cm 宽的腹直肌前鞘,将内侧约 2/3 的肌肉带进腹直肌蒂。向上分离肌肉蒂至肋弓缘,确认自肋软骨下进入肌体的腹壁上动静脉,将皮瓣旋转移植到胸部,暂时固定。

4)腹直肌前鞘的闭合自上而下进行,用 4 号丝线"8"字双层缝合。对侧腹直肌前鞘同样部分缝合,维持腹壁紧张性的对称。

5)将脐部与腹直肌前鞘固定,使脐部位于正中位置。或切开部分对侧腹直肌前鞘,将脐部固定于正中位置。调整患者于半坐位,于皮肤正中开洞,剪除皮肤内面洞穴周围的脂肪组织,使新形成的肚脐有较深的凹陷。于脐上腹部正中脂肪层纵向切开,反转皮瓣,剪除纵向切口边缘部分脂肪组织,形成一皮下凹陷。自外向内缝合腹壁的横切口,然后再缝合脐周,避免两侧形成"猫耳朵"。

(3)胸部乳房成形

1)皮瓣的修剪:由于单个肌肉蒂只能提供 60％TRAM 皮瓣的血供,故在乳房成形前应仔细观察皮瓣的血供,修剪皮瓣血供不好的部分(主要是Ⅳ区和部分Ⅲ区)。如果手术需要整个皮瓣塑形,应将腹壁下血管与胸廓内血管吻合,以保证皮瓣的血供。

2)皮瓣的放置:根据胸部软组织缺损的类型放置皮瓣。对于胸大肌与胸小肌正常的患者,由于腋前襞的形态完整,应将皮瓣内上外下放置,重点突出再造乳房的内侧弧线。对于胸大肌缺失的患者,由于胸部组织缺损严重,应将皮瓣外上内下放置,以充填锁骨下和腋窝部的凹陷以及塑造球形乳房,重点突出腋前线和乳房的弧线。对于胸部组织严重缺损的患者,需要将皮瓣固定于上臂内侧,以模拟胸大肌的止点和形态。

3)再造乳房的塑形:将皮瓣放置后,修剪掉多余皮肤的表皮,将真皮折叠塑形。根据对侧乳房的正常形态制作出乳房的尾叶、腋前襞及乳间沟,使再造的乳房适当突出和下垂,并与健侧对称。

乳房塑形完毕后,依次缝合切口,胸部切口放置引流条,在腹部切口的左右两侧各放置一根引流管,用腹带包扎腹部,使供区皮瓣与基底贴附,同时加强腹壁,防止腹壁疝的形成。剑突部位有蒂部通过,应注意防止局部受压,影响皮瓣血液供应。

6.手术后处理

(1)手术后 3 天内密切观察皮瓣的血供,及时处理造成皮瓣血供障碍的原因。

(2)保持大小便通畅。

(3)手术后 4～5 天拔出引流管。

(4)手术后 10 天左右拆线。

(5)常规静脉滴注抗生素 5～7 天,预防感染。

(6)手术后 1 个月内用腹带包扎腹部,防止形成腹壁疝,手术后 3 个月可行乳头再造。

7.术后并发症

(1)全部皮瓣坏死。

（2）部分皮瓣坏死。

（3）深静脉血栓形成。

（4）腹壁血肿及感染。

（5）乳房处皮瓣部分裂开。

（6）脂肪液化。

（7）腹壁软弱和腹壁疝。

（四）双蒂 TRAM 皮瓣乳房再造术

1. 相关解剖　同单蒂横行腹直肌肌皮瓣乳房再造术。

2. 适应证　腹部有正中瘢痕和乳腺癌根治术后胸部肌肉缺损需要用整个 TRAM 皮瓣来再造乳房的患者。与单蒂相比，双蒂可以保证整个 TRAM 皮瓣的血液供应。

3. 术前设计　同单蒂 TRAM 皮瓣乳房再造术。

4. 麻醉　采用全身麻醉。

5. 手术操作　与单蒂 TRAM 皮瓣乳房再造术基本相同。

（1）在皮瓣形成方面：切开皮瓣后，自皮瓣两侧向内分离，至显露外侧血管为止。然后在脐部和皮瓣下缘正中腹白线处做深筋膜上隧道，注意防止损伤腹直肌内侧的穿支血管。于穿支血管外侧切开腹直肌前鞘，首先找到腹壁下动静脉，确认血管走行后，在每条腹直肌的内外侧和劈开腹直肌，使包含腹壁下血管的中间肌肉条及其表面的鞘膜作为皮瓣的脐下蒂部。剪开腹直肌内侧鞘膜，逐步向头侧分离，和单蒂皮瓣一样，脐上部分仅切取中间 2～3cm 宽的腹直肌前鞘和内侧 2/3 腹直肌，保留外侧 1/3 的腹直肌前鞘及腹直肌。由于双蒂 TRAM 皮瓣切取两侧腹直肌，对腹壁功能影响较大，术中切取部分腹直肌鞘膜，采用肌肉内分离技术，一般情况下不需要人工合成补片加强腹壁。对腹直肌鞘膜和腹直肌切除过多者，术中应用自体筋膜、真皮组织或人工补片（涤纶网）等加强腹壁。

（2）在乳房塑形方面：双蒂 TRAM 皮瓣的血供好，可将多余部分切除表皮，将真皮翻转填充在胸部皮瓣下，以修复锁骨下凹陷，塑出腋前壁形态和乳房外形。

（五）游离 TRAM（free－TRAM）皮瓣乳房再造术

以腹壁下动静脉为蒂的 TRAM 皮瓣游离移植，保持了腹壁下血管为下腹部皮肤皮下组织的主要供血血管，TRAM 皮瓣血供良好，和带蒂移植相比较少发生脂肪变性硬结；皮瓣仅切取部分腹直肌，减少了腹壁肌肉的损伤。在掌握熟练显微外科技术技巧者，皮瓣坏死发生率为 1％～3％。在 20 世纪 90 年代 TRAM 皮瓣游离移植乳房再造有增加的趋势，不足之处是和带蒂移植相比，手术时间延长 1～2h，要求有熟练的显微外科操作技术。

1. 相关解剖　同单蒂横行腹直肌肌皮瓣乳房再造术。

2. 适应证　腹部有正中瘢痕和乳腺癌根治术后胸部肌肉缺损需要用整个 TRAM 皮瓣来再造乳房的患者。与单蒂相比，双蒂可以保证整个 TRAM 皮瓣的血液供应。

3. 术前设计、麻醉、　同单蒂 TRAM 皮瓣乳房再造术。

4. 手术操作　手术操作和带蒂移植基本相同。分离皮瓣时要求尽可能长的保留腹壁下血管。受区血管一般选用胸背血管、胸廓内血管和腋动静脉的分支血管等。选择胸廓内血管吻合时，虽然所需腹壁下血管长度有限，但仍建议尽可能长的分离腹壁下血管，保留备用，以便术后发生吻合口阻塞，患侧胸廓内血管不能使用时，改为与健侧胸廓内血管或胸背血管吻合。胸廓内血管位于胸骨旁 1cm，紧贴软骨下。显露胸廓内血管时，用骨膜剥离子剥离肋软骨前面的软骨膜,用咬骨钳咬除肋软骨,然后用眼科小剪刀剪开肋软骨底面的肋软骨膜。如果按一般方法剥离肋软骨四周软骨膜后再切除肋软骨,易于损伤胸廓内动静脉。胸廓内静脉过细不能使用时,需要取下肢隐静脉移植与胸背静脉吻合。

5. 术后处理

(1)广谱抗生素预防感染。

(2)常规应用低分子右旋糖酐 500ml,静脉滴注,每日 1～2 次。

(3)常规应用复方丹参注射液,每日 8～16ml,溶于 10％葡萄糖溶液中静脉滴注。

(4)必要时给予阿司匹林,每日 100～300mg;或妥拉苏林 25mg,每日 3 次。

(5)对移植皮瓣的温度、色泽、水肿情况、毛细血管反应等进行监护,每小时 1 次。

6. 术后并发症

(1)血管并发症,包括静脉吻合口血栓形成、静脉瘀血及动脉缺血。

(2)全部皮瓣坏死。

(3)部分皮瓣坏死。

(4)深静脉血栓形成。

(5)腹壁血肿及感染。

(6)乳房处皮瓣部分裂开。

(7)脂肪液化。

(8)腹壁软弱和腹壁疝。

二、乳腺癌切除术后Ⅰ期乳房再造术

(一)乳癌改良根治术与即时乳房再造

1882 年 Halsted 创用乳癌根治手术(radical mastectomy),切除整个乳腺组织包括大部分乳房皮肤,分离薄的胸部皮瓣,切除胸部肌肉,彻底清除腋窝淋巴结,很长时间内成为标准的手术方式。20 世纪 60 年代,逐步开始缩小局部手术切除范围,保留胸大肌,随后研究资料表明 2 组治疗方法的生存率没有显著差异。因而改良根治术逐步取代了乳腺癌根治术,成为世界范围内最常用的乳腺癌的治疗方法之一。

改良根治术的手术方法虽然大同小异,却每个人都有所不同,包括切口的位置、方向、大小、切除的顺序、腋窝淋巴结清扫的范围、引流管的放置、术后包扎等各个环节。国内将改良根治手术分为保留胸大肌和胸小肌的乳腺癌Ⅰ式改良根治术和保留胸大肌切除胸小肌的乳腺癌Ⅱ式改良根治术。一般情况下改良根治术是指保留胸大肌和胸小肌的Ⅰ式改良根治术。

乳腺癌改良根治术后即时乳房再造由乳腺癌改良根治术和乳房再造两部分组成。需要乳腺外科医师和整形科医师的合作,手术可以分切除组和再造组 2 组同时进行,也可以 2 组先后进行。关于即时乳房再造手术,要重视肿瘤学上的安全和美容形态的满意两方面的因素。普外科在行乳腺癌根治时,重点考虑肿瘤切除的彻底性,手术后的综合治疗和定期随访,及时发现肿瘤复发等,防止因顾虑美容整形效果,造成手术不彻底。整形科重点考虑再造乳房的形态美容效果,增强皮瓣的血液供应,减少供区并发症。

1. 适应证　适用于有再造要求,原位癌或Ⅰ、Ⅱ期的早期乳腺癌,无严重心肺疾病、糖尿病等一般手术禁忌证的患者。

2. 再造方法　即时乳房再造的方法和Ⅱ期乳房再造相同。每种再造方法各有优缺点,依据患者的情况和手术者的经验加以选择。除原有乳房体积较小者外,背阔肌肌皮瓣常需要和乳房假体联合应用,应用自体组织移植进行乳房再造时,常采用下腹直肌肌皮瓣或扩大背阔肌肌皮瓣。由于改良根治手术保留完整的胸大肌,不破坏腋前襞形态,锁骨下区不需要充填,因此组织需要量相对不大,切除皮瓣血供欠佳的 4 区和部分 3 区的单蒂 TRAM 皮瓣可以满足再造要求。术中发现静脉回流障碍,皮瓣淤血,有紫斑,单纯附加吻合一条静脉即可。扩大背阔肌肌皮瓣供区严重并发症较 TRAM 轻而少,组织量充分,尤其适合于中、小乳房的再造。

乳房塑形时,患者取半卧位,将皮瓣上端固定于锁骨下。由于腋前襞的形态得以保留,皮瓣不需固定于上臂内侧。皮瓣量较少时,可以不塑造尾叶。乳房下皱襞剥离时,应与健侧对称,缝合固定形成新的乳房下皱襞。

3. 术后处理

(1)采用横行腹直肌肌皮瓣乳房再造术者术后取折刀位,减小腹壁张力。

(2)腹部用腹带加压包扎,胸部上端近腋窝处用棉垫衬垫,用胸带适当压力包扎,使腋窝皮瓣与基底贴附。

(3)TRAM 皮瓣带蒂转移时,剑突部位防止压迫蒂部,造成皮瓣血运障碍。采用雾化吸入和祛痰,通便措施防止便秘,避免腹压过度增高。

(4)全身应用抗生素。开始时进流质饮食,以后根据食欲逐渐增加。

(5)术后上肢短时间内制动,可以减少血肿或血清肿的形成。待渗出停止,切口基本愈合后,加强上肢功能锻炼。也有学者主张上肢不应制动,鼓励早期活动。另外防止血清肿形成的重要措施是术后缝合腋窝皮下筋膜层,然后缝合真皮皮肤。发现局部皮下积液,应穿刺抽吸后,重新加压包扎。

(6)负压吸引要确实。引流量少于 10ml/24h 后,拔除负压引流管。术后引流量较多时,引流管应放置较长时间。

(7)若切口皮肤坏死,一般不应过早剪除坏死组织,防治切口裂开,减少感染机会。切口边缘小部分皮肤坏死,可于切口愈合后自行脱落。

4. 并发症及处理

(1)血肿和皮下积液是乳腺癌术后最常见的并发症。切口内血肿形成多因术中止血不彻底所致。术中彻底止血是预防血肿的关键。切口内留置负压引流管和局部可靠的加压包扎,有利于防止术后切口内血肿形成。血肿较大时,应及时开放切口,清除淤血,重新止血,防止造成感染。

皮下积液呈淡黄色,是血清渗出和淋巴渗出的混合成分。多因皮瓣固定不佳或引流不畅所致。术中缝合腋窝皮下筋膜,术后保持通畅的持续负压引流是预防皮下积液的关键。皮下积液常见于腋窝部和切口的下端。放置负压引流管时,应防止漏气,于皮瓣的最低点引出。发现皮下积液时,量少者可穿刺加压包扎,量多者应戳孔重新放置负压引流管,或拆除数针缝线扩开切口引流,局部加压包扎。

(2)腋静脉损伤和静脉炎:静脉损伤发生在解剖腋静脉周围脂肪组织时,多因解剖不清或切断腋静脉分支时,过于靠近腋静脉而致。腋静脉损伤后,先用纱布压迫,切忌慌忙用血管钳钳夹,加重损伤。腋静脉轻微裂伤时,压迫一定时间后出血即止,裂伤较大时应缝合修补。腋静脉炎多发生于静脉外膜剥脱后,术中避免静脉外膜剥脱过度是预防的关键。

(3)皮瓣边缘坏死:是术后的常见并发症。多因皮瓣分离过薄和皮肤缝合张力过大所致。

提高皮瓣分离技术,保留皮下约5mm厚的脂肪层以及皮肤缺损过多时植皮是预防的关键。

(4)肋间臂神经和胸长神经损伤:肋间臂神经损伤后引起腋窝后外侧及上臂内侧麻木,感觉减退,重点在于预防。损伤后周围皮神经可部分代偿,但需要一段较长时间。胸长神经损伤后导致前锯肌瘫痪,形成翼状肩畸形。翼状肩畸形多为暂时性,一般在1个月至半年内消失。

(5)患肢上举受限:是手术后的常见并发症。多因手术后皮下瘢痕挛缩或上肢制动时间过长所致。

5.即时乳房再造术后的有关肿瘤学因素

(1)即时乳房再造的肿瘤安全性:传统上选择在乳腺癌根治术后2~3年,局部无复发和远处转移的情况下,进行乳房再造。随着乳腺癌治疗的进步,早期乳腺癌的5年生存率已达到80%以上。20世纪80年代后期至20世纪90年代初期欧、日、美等国家相继开展即时乳房再造,Webster报道85例在乳癌切除的同时再造乳房,并且与单纯做乳腺癌根治性切除做了比较,表明即时乳房再造安全有效,不但没有增加并发症和病死率,而且又获得了乳房的形态,有利上肢的淋巴回流和切口愈合,实践表明在乳腺癌切除的同时可以进行再造。

(2)肿瘤复发的监测:乳房再造术后是否影响肿瘤复发的检测和早期发现,成为议论的焦点之一。实践证明应用乳腺钼靶和超声检查可以早期发现再造乳房内的肿块,选择有经验的乳腺外科医师和定期随访,是早期发现肿瘤复发的关键。单蒂TRAM皮瓣再造乳房后有25%~50%的患者因血供不稳定发生脂肪变性,形成局部硬块或结节,一般随着时间逐渐吸收,个别的结节可以在乳头再造时一并切除。肿块穿刺有助于鉴别变性脂肪结节或肿瘤复发。

(3)乳房再造术后的化疗与放疗:即时乳房再造术后不影响术后化疗的进行。Hidalgo(1998)应用TRAM即时乳房再造28例患者中,有8例术后病理检查显示腋窝淋巴结阳性,其中4例有3枚以上淋巴结阳性,术后11例接受化疗,1例接受放疗,5例同时接受化疗和放疗。国内学者亓发芝报道24例TRAM即时乳房再造中,有6例术后病理检查显示腋窝淋巴结阳性,其中1例有3枚淋巴结阳性;术后常规接受化疗,1例同时接受化疗和放疗,有1例患者由于切口延迟愈合,化疗推迟到术后一个半月开始进行。

即时乳房再造在乳房切除的同时塑造新的乳房外形,恢复女性的形体美,改善患者的生存质量,患者只需要接受一次手术治疗,减少了患者的痛苦和经济负担。即时乳房再造与患者的预后无明显关系,很少有局部复发,远处转移一般和肿瘤的生物学特性有关。即使局部复发和远处转移,也和一般的乳癌根治术后一样,进行化疗、放疗和激素治疗。

(二)保留皮肤乳腺癌改良根治术与即时乳房再造

乳腺癌的手术治疗经历Halsted乳腺癌根治手术、扩大根治术、改良根治术的变迁,向肿块切除或象限切除辅以放射治疗的保乳手术方向发展,局部切除范围日趋缩小。传统的乳癌改良根治手术切除乳腺组织的同时,切除包括乳头乳晕在内的大块椭圆形乳房皮肤。随着乳腺癌的治疗进展,对乳房皮肤的认识有了质的变化,乳腺癌是发生于乳房腺体内的恶性肿瘤,早期归属于全身系统性疾患,很少累及乳房皮肤。对局部早、中期肿瘤,未累及局部皮肤者,切除乳房皮肤对患者的生存率没有影响。因而,20世纪90年代初开始逐步开展保留皮肤的乳腺癌根治手术,目前保留皮肤的乳腺癌根治手术在欧美国家已广泛开展。

即时乳房再造是保留皮肤的乳腺癌根治手术的重要组成部分,是手术改进的意义所在。

保留皮肤的乳腺癌根治术后不进行乳房再造,应切除多余的皮肤,单纯进行乳头再造或调整缝合切口,否则,多余的皮肤会导致液体潴留,皮肤粘连挛缩。保留皮肤的乳腺癌改良根治术后即时乳房再造,和传统的改良根治术一样,彻底切除乳腺组织侧腋窝淋巴结,同时胸部切口少,位置隐蔽,极大地改善了再造乳房的形态效果。除乳头乳晕外,再造乳房的皮肤为原有乳房皮肤,保留了皮肤感觉,有助于再造乳房的感觉恢复。

1.适应证　保留皮肤乳腺癌改良根治术与即时乳房再造主要适用于有乳房再造要求,无一般手术禁忌证的早期乳腺癌,包括 0 期、Ⅰ期、Ⅱ期、Ⅱa 期肿瘤。

2.再造方法

(1)保留皮肤乳腺癌改良根治术。

(2)即时乳房再造:保留皮肤乳腺癌根治术后即时乳房再造,可以选用下腹直肌肌皮瓣或扩大背阔肌肌皮瓣等方法。保留皮肤的乳腺癌根治术后即时乳房再造,所需皮肤组织仅限于乳头乳晕部分,由于Ⅱ期局部皮瓣乳头再造时乳晕圆形皮肤有所牵拉变形,需要做部分调整,因此即时再造时乳晕部皮肤应较对侧稍大一些,Ⅱ期乳头再造时调整到与对侧对称。

1)TRAM 皮瓣乳房再造:保留皮肤的乳腺癌根治术在改良根治术的基础上,保留了胸大肌和乳房皮肤,乳房再造只需要重建乳腺腺体,和乳腺癌根治术后相比,所需组织量不大,以腹壁上血管为蒂的 TRAM 皮瓣去除Ⅳ区和部分Ⅲ区组织,可以满足乳房再造的需要,是一种有效可行的手术方法。腹部切口缝合后,术中检查皮瓣血供,有皮肤花斑静脉淤血迹象时,应吻合腹壁下血管和胸背血管,增加手术安全性,一般吻合一条静脉已足够。

2)扩大背阔肌肌皮瓣乳房再造:患者取侧卧位完成乳房切除、腋窝淋巴结清扫和乳房再造。于背部胸罩覆盖部位做新月形切口,向头侧弯曲,皮瓣宽约 7cm,切取背阔肌肌皮瓣及其周围的脂肪组织,游离保护胸背动脉的前锯肌支,经皮下隧道转移到胸部。术后肩臀部垫枕,防止受压供区皮瓣坏死,麻醉恢复后鼓励早期活动。应用扩大背阔肌肌皮瓣乳房再造一般不需要使用乳房假体。

3)乳房塑形:乳房塑形的关键是保持与健侧对称的乳房下皱襞,如果乳腺切除时乳房下皱襞被剥离,应将皮肤与底部组织缝合固定形成乳房下皱襞。固定乳房下皱襞时应保持乳晕到皱襞的距离与健侧相等,否则,易导致乳头位置偏位或乳房下半部分不够丰满。乳房塑形时将皮瓣的上端和外侧缝合固定于前胸部腔隙的上缘与外上方,保留乳晕部位皮肤,去除表皮,皮瓣折叠塑形,缝合创缘。

3.术后处理、并发症及处理　保留皮肤乳腺癌改良根治术与即时乳房再造同乳腺癌改良根治术与即时乳房再造。

(三)乳腺癌根治术与即时乳房再造

1.适应证　乳腺癌根治术后即时乳房再造由于乳腺癌根治术的手术适应证越来越少,主要适用于中晚期乳腺癌,因此即时乳房再造的机会很少。根治术后即时乳房再造适用于手术适应证掌握较宽,应用乳腺癌根治术治疗早期乳腺癌者均可采用。

2.再造方法

(1)乳腺癌根治术。

(2)乳腺癌根治术后胸部组织缺损较大,锁骨下区凹陷,腋前襞形态消失,乳房再造所需材料较多,常选用双蒂横形下腹直肌肌皮瓣(d-TRAM),附加吻合血管的单蒂下腹直肌肌皮瓣(super-charge TRAM),或纵形下腹直肌肌皮瓣(VRAM),也可联合选用背阔肌肌皮瓣和乳房假体进行乳房再造。乳房塑形时皮瓣上端固定于锁骨下区,充填锁骨下区凹陷,外上方固定于上臂内侧,塑造出腋前襞形态。

(四)保乳治疗与即时乳房再造

随着乳腺癌的治疗进展,现在认为早期乳腺癌属于全身性疾患,远处转移与肿瘤的生物学特性密切相关,手术切除乳腺组织的目的在于切除肿瘤组织,控制肿瘤的局部生长与复发,手术切除范围呈缩小趋势。近年来国外逐步推广乳房部分切除配合术后放疗为主的保乳治疗。在欧美等国家保乳治疗占到早期乳腺癌的50%。国内上海、北京、天津等地区也逐步开展了这方面的工作,但由于国内乳腺癌的科普宣传教育不足,就诊时多属于中、晚期等因素,保乳治疗尚未普及推广应用,多数患者仍以改良根治手术为主。

1.适应证 保乳治疗与即时乳房再造主要适用于有乳房再造要求,无一般手术禁忌证的早期乳腺癌,包括0期、Ⅰ期、Ⅱ期、Ⅱa期肿瘤,最佳适应证为局灶性原位导管癌和$T_1N_0M_0$期浸润性癌。保乳治疗患者应定期随访,保乳治疗失败随时进行手术切除,因此,缺乏定期随访保证者,也应慎用保乳治疗。

2.再造方法

(1)保乳手术操作。

(2)保乳术后的即时乳房再造:可分为两类:一类是原有乳腺组织的调整手术,一类是组织充填手术。

1)乳腺组织调整手术:适合于乳房体积较大的患者。手术方法取决于乳房体积和乳腺切除范围。①对乳房较大而切除范围较小的患者,不需要做特殊的调整。②乳房体积较大而切除范围中等大小的患者游离切口两侧皮瓣,然后将两侧乳腺基底稍分离,将乳腺体重新缝合。近乳晕处乳腺组织较厚,应做两层缝合。近外侧乳腺变薄,只需缝一层。③切除范围较大的患者,可以应用乳房缩小手术的原则。乳房上半部分的缺损应用下蒂瓣,乳房下半部分的缺损应用上蒂瓣修复。

2)组织充填手术:适用于乳房体积较小,切除组织量相对较大的患者。由于原有组织量少,缺乏调整的余地,需要进行组织移植充填,常用的移植物为背阔肌肌皮瓣。根据皮肤缺损的多少,可以去除整个皮瓣的表皮,也可以保留部分皮瓣的皮肤。多数学者认为下腹直肌肌皮瓣应用于整个乳房切除术后的再造,不应使用TRAM皮瓣修复部分乳房缺损。值得注意的是,对于体积较小的乳房,切除的乳腺组织量相对过多,乳房变形严重的患者,保留皮肤的乳房改良根治术配合乳房再造的形态效果会更好。

3.术后处理 保乳治疗与即时乳房再造同乳腺癌改良根治术与即时乳房再造。

4.并发症及处理 血肿和血清肿是乳房部分切除术后最常见的并发症,预防的方法是术中止血要彻底,术后放置引流条,用适当的压力加压包扎。乳房内小的血肿可自行吸收,较大的血肿需要反复穿刺抽吸加压包扎或重新放置引流。

三、再造乳房局部修整手术

乳房再造术后3个月内组织经过自我调整,再造乳房的形态发生变化并基本稳定。对一些局部畸形,根据患者的要求做局部调整。手术多在门诊手术室进行,不需住院。

(一)局部脂肪抽吸术

局部脂肪抽吸术主要适用于再造的乳房体积偏大或外形不流畅的患者。TRAM皮瓣的蒂为肌肉蒂,3个月内肌肉发生组织变性,蒂部隆突部位也可以用抽吸法矫正。

1.手术前设计 局部脂肪抽吸术让患者取站立位,标画出脂肪抽吸的范围。

2.麻醉 由于此时患者的感觉尚未恢复,一般不需注射局麻药或肿胀液,即采用干吸法。

3.手术操作

(1)将连接20ml或60ml注射器的16~18号长针头经原手术瘢痕插入抽吸部位,然后将注射器的针栓外拉形成负压。

(2)来回做抽吸动作,可见脂肪组织进入空针内。

(3)两侧对称后,挤压出残留积液,缝合切口,放置一根引流管,加压包扎。

4.手术后处理

(1)加压包扎7~10天,前3天,每天换药1次,保持切口处清洁干燥。

(2)手术后3天拔除引流管。

(3)常规静脉滴注抗生素3~5天。

(二)腹部供区"猫耳朵"的修整

TRAM皮瓣的供区缝合后,会在两侧髂嵴处留有"猫耳朵",可作为术后3个月乳头乳晕再造时的皮肤供区。当需要植皮时,在局麻下切除"猫耳朵",将其修整成全厚皮片移植到乳晕区域。另外,也可以择期直接切除缝合。

(三)腋前襞重新塑形

乳房再造很重要的一步就是重塑腋前襞的形态。但在手术中,由于种种原因很难通过一次手术就使乳房呈现出良好的腋前襞,往往在肩关节与乳房之间存在凹陷,缺乏良好的移行。对该类患者,可于手术后3个月,设计皮下组织瓣,将其转移后衬垫在凹陷处,重新塑造腋前襞。

(四)变性脂肪硬结切除术

脂肪硬结多见于TRAM皮瓣乳房再造术后。由于TRAM皮瓣携带的脂肪组织量大,在皮瓣边缘脂肪组织因血供不佳或组织损伤发生变性形成硬结,随着时间的推移,大部分被吸收,个别形成孤立性结节者,易与肿瘤复发相混淆,应择期在局麻下予以切除。也可以与其他修整手术一并进行。

(五)瘢痕及创缘修整

瘢痕增生可以发生在受区皮瓣边缘部分坏死,伤口二期愈合后,也可以发生在皮瓣供区。个别患者,再造乳房脂肪部分吸收后,受区创缘与皮瓣创缘缝合处出现阶梯样落差,待皮瓣稳定后,切除修整缝合。增生性瘢痕的治疗按瘢痕的治疗原则进行,需要瘢痕切除后皮下减张缝合。

(六)乳房假体置入术

如再造的乳房体积过小,可待乳房形态稳定后,置入乳房假体,使之与健侧对称。

(七)对侧乳房修整手术

一般情况下,乳房再造应遵循与健侧对称的原则,尽量减少对健侧乳房的手术操作。在特殊情况下,如健侧乳房明显下垂或体积过小。酌情对健侧乳房行乳房缩小、增大或悬吊手术。

(姬瑶)

第三章　食管癌

第一节　可切除食管癌的手术治疗原则

自 1940 年我国吴英恺教授成功开展了第一例食管癌切除胸内食管胃吻合术以来。食管癌外科治疗已有 70 余年历史和经验,经过广大医务工作者的努力,外科技术明显提高,手术切除率从 50 年代的 60.7%,上升到现在的 90%。选择 1994—2009 年间的几组较大报道,其结果显示,总共手术治疗食管癌 19842 例,吻合口瘘发生率为 0.8%~3.6%,手术死亡率为 0~3.5%,5 年生存率为 30.0%~55.5%。虽然食管癌外科治疗技术发展迅速,但由于早期食管癌在外科治疗中所占比例较少,大部分均为中晚期,因此,我国食管癌外科治疗的总的疗效在近 30 余年基本上处于平台期,徘徊在 30% 左右。但早期食管癌外科治疗后 5 年生存率可达 70%~90%。因此,食管癌的根本出路在于早诊早治和早期预防。

目前我国食管癌外科治疗趋势是手术扩大化、微创化、机械化、普及化、个体化和综合化。手术扩大化的体现在于适应证扩大化和手术程度的扩大化。由于经济的不断发展,生活方式逐步改变,高龄和伴有心血管疾病及糖尿病的患者愈来愈多。适应证的扩大表现为高龄、高难、复杂食管癌手术增多和越来越多的伴有其他疾病的患者接受外科手术治疗。但由于麻醉,手术技巧和器械及围手术期监护技术的进步,手术并发症率和死亡率正逐步降低。由于食管吻合器,闭合器及超声刀和胸腔镜器械的使用,一方面使得食管癌手术逐步普及到县级医院也可进行,另一方面手术创伤也在减轻,有些技术先进的医院已可以应用胸腔镜和腹腔镜开展全腔镜下食管癌手术治疗。由于术前分期技术的进一步发展和临床综合治疗措施的改进,目前,食管癌的治疗已不再是一种模式(单纯手术或单纯放疗等),一种切口(左后外一切口为主体)或一种清扫淋巴结的方式(经左胸不完全二野淋巴结清扫)。随着国内国际交流的增加,对食管癌治疗的模式已逐步个体化,依据术前分期情况,给予最佳治疗手段以达到预后最佳化,如早期的只侵及食管黏膜的患者给予内镜下黏膜切除;早中期者给予胸腔镜和腹腔镜手术以减少创伤;中晚期者应用右后外两切口以达到完全清扫胸腹部食管引流区域淋巴结,外侵明显或有较多淋巴结转移者术前给予放化疗等。术后再依据手术切除情况给予放疗或化疗+放疗。

一、食管癌外科治疗的适应证及禁忌证

适应证包括:①病变未侵及重要器官($T_{0~4a}$),淋巴结无转移或转移不多($N_{0~2}$)。身体其他器官无转移者(M_0)。即 2009 版 UICC 食管癌新分期中的 0、Ⅰ、Ⅱ 及 Ⅲ 期(除 T_{4b} 和 N_3 的患者);②放射治疗未控或复发病例,无局部明显外侵或远处转移征象;③少数虽高龄(>80 岁)但身体强健无伴随疾病者也可慎重考虑;④无严重心脑肝肺肾等重要器官功能障碍,无严重伴随疾病,身体状况可耐受开胸手术者。

手术禁忌证包括:①一般状况和营养状况很差,呈恶病质样;②病变严重外侵(T_{4b}),多野(两野以上)和多个淋巴结转移(N_3),全身其他器官转移(M_1),即 2009 版新 UICC 分期中的 Ⅲc~Ⅳ 期(T_{4b} 或 N_3 或 M_1);③心肺肝脑肾重要脏器有严重功能不全者,如合并低肺功能、心

力衰竭、半年以内的心肌梗死、严重肝硬化、严重肾功能不全等。相对手术禁忌证包括食管癌伴有穿孔至肺内形成肺脓肿,胸下段食管癌出现颈部淋巴结转移或颈段食管癌出现腹腔动脉旁淋巴结转移等。因为这类患者病情较晚,且手术范围大创伤大,但预后却不好。

二、手术入路选择与优缺点比较（图3—1）

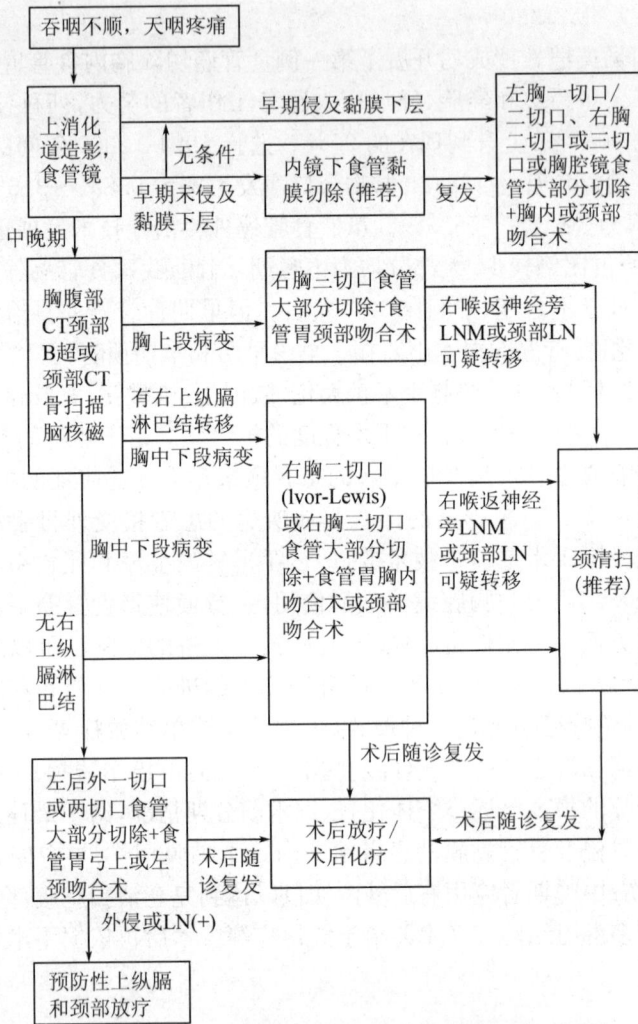

吞咽不顺,天咽疼痛

上消化道造影,食管镜 → 早期侵及黏膜下层 → 左胸一切口/二切口、右胸二切口或三切口或胸腔镜食管大部分切除+胸内或颈部吻合术

上消化道造影,食管镜 → 无条件 / 早期未侵及黏膜下层 → 内镜下食管黏膜切除（推荐）→ 复发

中晚期 → 胸腹部CT颈部B超或颈部CT骨扫描脑核磁

胸上段病变 → 右胸三切口食管大部分切除+食管胃颈部吻合术 → 右喉返神经旁LNM或颈部LN可疑转移

有右上纵膈淋巴结转移胸中下段病变 → 右胸二切口(Ivor-Lewis)或右胸三切口食管大部分切除+食管胃胸内吻合术或颈部吻合术 → 右喉返神经旁LNM或颈部LN可疑转移 → 颈清扫（推荐）

胸中下段病变 / 无右上纵膈淋巴结 → 左后外一切口或两切口食管大部分切除+食管胃弓上或左颈吻合术 → 术后随诊复发

术后随诊复发 → 术后放疗/术后化疗 ← 术后随诊复发

外侵或LN(+) → 预防性上纵膈和颈部放疗

图3—1 食管癌规范化治疗途径选择流程图

食管癌外科治疗的手术入路有左侧和右侧开胸和不开胸等3种入路。左侧开胸途径包括:左后外侧开胸一切口、左后外侧切口开胸+左颈(左侧两切口),左侧胸腹联合切口,开腹+左后外侧开胸等路径。右侧开胸途径包括:右后外开胸一切口(经食管裂孔游离胃)、右后外侧开胸+腹正中切口开胸(右侧两切口,Ivor—Lewis)、右后外侧切口开胸+腹正中切口开腹+左颈(右侧三切口)。不开胸途径包括:不开胸颈腹二切口食管拔脱术(食管翻转拔脱),纵隔镜辅助不开胸颈腹二切口食管剥脱术,经膈肌裂孔不开胸颈腹二切口食管剥脱术。因此,食管癌外科治疗途径繁多。选择的依据包括:患者一般状况、心肺功能状况、病变部位,病期早晚(TNM分期)、既往伴随疾病或手术史情况、外科医生的习惯等。

中晚期胸段食管癌可依据上述食管癌规范化治疗标准推荐的治疗途径选择流程图,结合患者的具体情况和术者的习惯再具体选择。左侧开胸途径在我国应用时间长,已有70年的历史,目前在我国北方地区仍很流行。左后外侧一切口通常适合于主动脉弓以下的胸中下段病变,且不伴有右上纵隔淋巴结转移的患者。根据病变部位以及吻合口部位通常选择经第六(弓上吻合)或七肋间(弓下吻合)的后外侧切口,左后外径路之主要优点:①为胸中下段食管癌及贲门癌提供良好显露;②因为主动脉显露良好,故与主动脉关系密切的食管癌适合选择此切口,因此不易误伤主动脉,即使发生也易于采取措施加以修补止血;③通过切开左侧膈肌的切口比较易于游离解剖胃、清扫胃贲门部、胃左血管周围及中下段食管周围淋巴结,方便直视下将胃纳入胸腔进行弓下或弓上食管胃吻合术;④当病变广泛,如贲门癌病变较术前估计的更广泛需要施行如全胃切除或胃、脾及胰部分切除时易于向前下延长切口到腹部(切断肋软骨弓,延长膈肌切口及切开部分腹肌),即变成左侧胸腹联合切口。此种切口可以满意地显露上腹部,较容易游离全胃或结肠。方便行全胃切除后食管一空肠吻合术,或用结肠间置代替食管行结肠一食管吻合术和结肠一胃吻合或结肠一空肠吻合术及结肠一结肠吻合术。左后外切口的缺点是因有主动脉弓的遮挡,弓上三角狭小,不适合弓后和弓以上病变的解剖切除。不便于清扫上纵隔气管食管沟淋巴结。左后外侧两切口适用于病变较早期但发生部位在食管胸上段者,经左后外一切口行胸顶吻合仍不能切除干净时,应加左颈切口,在颈部切除病变行食管胃颈部吻合术。左侧胸腹联合切口适合于较晚期的贲门癌累及胸下段食管或需要用结肠间置代替食管的中下段食管癌,如既往有胃大部切除史。因经腹切除食管长度有限,故贲门癌经腹手术时常发现食管切缘不净,因此需选择开腹后再加左后外侧开胸切口再切除部分食管行弓下吻合或甚至弓上吻合。当食管下段癌选择右后外两切口,若开腹游离胃时发现病变侵及膈肌角或可疑侵及降主动脉时,宜改行左后外切口以保障手术安全。

右侧开胸途径由于没有主动脉弓的遮挡,其优点包括:①可在直视下解剖气管膜部、隆凸、奇静脉、左右两侧喉返神经和胸导管,因此,当病变与这些结构关系密切或侵及这些结构时易于解剖和处理;②易于解剖左右两侧气管食管沟的淋巴结,因此,对于清扫上纵隔的淋巴结比左侧要容易得多,锁骨平面以下的食管旁淋巴结一般均能清扫干净;③开腹游离胃时,对胃左动脉区域淋巴结清扫要比经左侧开胸时容易、彻底和安全;④因不切开膈肌,对术后的咳嗽和呼吸功能的影响也要比左侧轻;⑤因不过弓,对心血管系统的影响要少,因此,对于胸中下段食管癌选择右后外两切口的安全性和根治性要好于左后外侧一切口,文献报告结果显示其术后生存率也优于左侧开胸径路。右后外侧两切口的缺点是由于需要翻身和重新消毒,因此手术时间要比左后外侧一切口长一些,比左侧入路费时费力。另外,若食管侵及主动脉时,右侧开胸处理时要比左侧困难,因此,在怀疑食管病变侵及主脉时最好选择左胸入路。对于胸上段病变(主动脉弓以上)需行颈部食管胃吻合术者,适合选择经左颈+右后外侧切口开胸+上腹正中切口开腹的右侧三切口。先右后外开胸解剖游离病变段及正常食管,然后关胸。患者摆成仰卧位,开腹游离胃或结肠,经食管床上提至颈部进行消化道重建。右后外侧三切口如加上颈清扫,则是完全的三野淋巴结清扫。如颈部未发现可疑肿大淋巴结也可只行胸腹部完全二野淋巴结清扫。虽手术时间长,创伤大,围手术期并发症的比率高,但清扫淋巴结彻底,提高了根治性。国内部分单位尝试右前外切口+右颈及腹正中切口的改良三切口,摆位消毒铺单一次完成,两组手术人员同时行胸腹部手术可节省时间,但其缺点是显露不及右后外侧切口,解剖食管时术野暴露不良,清扫淋巴结时不彻底,游离胃时也较困难,尤其患者较胖时更困难。两组手术人员互相干扰。文献报告远期的生存效果也不如右后外侧开胸三切口效果好。右后外侧一切口经膈肌裂孔游离胃时比较困难,而且不易解剖切除贲门旁和胃左动脉旁淋巴结,手术安全性和根治性较差,并不值得去尝试。但腹腔镜开展好的单位可以先用腹腔镜游离胃和清扫贲门旁及胃左动脉旁淋巴结后再行右后外侧一切口不但可以减少腹部创伤,也可以使手术根治性和安全性提高。

不开胸经颈腹二切口食管内翻剥脱术或经膈肌裂孔食管剥脱术+食管胃颈部吻合术,适用于心肺功能低下不能耐受开胸的早期食管癌患者,并不适合中晚期的食管癌患者。食管分离是经颈部切口向下游离,经腹部切口通过裂孔向上或用手指或用器械钝性向上游离,将食管剥脱或内翻拔脱,然后将胃牵拉到颈部行食管胃吻合术。其优点在于术后患者呼吸功能影响轻,恢复较快。但这种术式不符合外科手术需要良好显露的基本原则,因不能直视下将病变和转移淋巴结彻底切除,故也不符合肿瘤外科需要根治性切除的基本原则,而且内翻拔脱术中常常发生一些严重并发症,如大出血、气管膜部撕裂等。因此,这种术式并不值得推崇。有些单位尝试用纵隔镜结合腹腔镜来游离食管和胃,然后将胃拉至颈部进行重建。但由于纵隔内空间狭小,不利于解剖食管周围结构和清扫纵隔内淋巴结,因此,手术安全性和根治性不够。也只适合那些无外侵和无淋巴结转移的心肺功能不容许开胸的食管癌患者。

近年随着对食管癌淋巴结转移规律的研究的深入,胸段食管癌的淋巴结转移沿食管纵向上下转移,上至颈部气管食管沟和颈深淋巴结,下至贲门胃左和腹腔动脉旁。尤其以下颈和右上纵隔(右侧喉返神经旁)淋巴结转移率较高(20.4%～32.3%)。而左后外侧开胸途径有其致命的弱点,由于主动脉弓的遮挡,弓上三角狭小,不能清扫右上纵隔淋巴结(左右两侧气管食管沟和喉返神经旁)因此,术后下颈上纵隔的淋巴结复发率较高(约30%左右)。我国2000年以前报道的各大组外科治疗的分析结果显示,经左后外侧一切口的食管癌手术治疗后的效果在近30年内没有明显进步,5年生存率一直徘徊于30%～40%之间,其中淋巴结转移是影响术后5年生存的最主要因素之一。佘志廉等报道下颈上纵隔淋巴结复发占总淋巴结复发病例的47.7%,成为淋巴结主要复发区域。肖泽芬等报道以左后外一切口手术治疗的胸段食管癌术后颈部和胸部淋巴结复发转移率分别为19.7%和27.8%。这充分说明左后外侧开胸入路对于右胸顶和右上纵隔气管食管沟的淋巴结清扫不完全,容易导致术后右上纵隔和颈部淋巴结复发而影响术后5年生存。因此,左后外侧开胸入路不适合伴有右胸顶和气管食管沟有淋巴结转移的胸中下段食管癌的治疗。近年来,国内少部分单位应用右后外侧开胸和腹正中开腹二切口行较完整的二野淋巴结清扫,总体5年生存率为49.2%～54.8%,与左后外一切口手术治疗效果相比,5年生存率提高了10%～20%。日本同行报道的经右后外侧开胸+腹正中切口+颈部U形切口行食管癌切除和完全三野淋巴结清扫,与左侧开胸治疗效果相比,总体5年生存率在50%左右。国内少数单位也实施了三野淋巴结清扫,所报道的结果与日本报道的类似,但5年生存率要偏低一些。在实行这种右后外三切口+三野淋巴结清扫手术的初期,由于经验不足和手术操作的不熟练,术后并发症会明显增多(28.57%～54.3%)。最主要的问题是呼吸道并发症和喉返神经麻痹所带来的问题比较常见和严重。虽然这些报道并非来源于同一组患者,而且均为不同单位的回顾性研究,询证医学证据并不十分有力,但足以表明经右后外侧开胸二切口或三切口行完全的二野或三野淋巴结清扫均能明显提高胸段食管癌的术后5年生存率。因此,目前对于胸段食管癌切口选择已逐步倾向于右胸二切口或三切口途径,并行完全二野或三野淋巴结清扫以提高术后长期生存。

三、移植器官及移植径路的选择

由于胃与食管邻近相接,又有良好血运,韧性和抗牵拉性好、黏膜上皮与食管上皮有良好的相容性,便于游离操作和长度充分等优点。因此,胃是食管癌手术切除后最常用的替代器官。用胃替代食管是将胃直接上提与食管相吻合。其替代的方式可以是全胃或管状胃。用全胃上提替代食管,移植胃会占据部分胸腔容积,压迫肺组织影响心肺功能,造成患者心悸、气短等不适。可以用纵向缝缩胃的方法来解决和预防。但全胃替代后由于分泌胃酸的胃黏膜组织较多,术后吻合口反酸症状明显。要克服这两大缺点,可以用切割闭合器切除部分小弯侧的胃组织将胃塑形成为管状胃来替代食管。这样既减轻了返酸的症状,也少占据胸腔的空间。对呼吸功能影响明显减小。既往人们担心做管状胃后会影响血运和吻合口及断面的愈合,最后会导致瘘的发生率增加,实际上近些年的临床实践证明管状胃并不影响血运,也不影响吻合口及断面的愈合,需要注意的是一定要按规范操作,先将切割闭合器压紧,把胃组织压榨15秒后使其中的部分液体成分流向周边区域后再推拉操作钮将胃组织切割缝合。这样不容易出血,缝合也牢靠。另外,两把缝钉相接处和钉合末端一定要加固缝合。以减少发生管状胃断面瘘的机会。其次,食管切除后可选择替代的器官是空肠。空肠的血运丰富,黏膜与食管的黏膜相容性也好,管径大小合适。但因血管弓短,所能提供的长度不够,因此,只能用于贲门癌全胃切除后的食管替代,一般情况下只能拉至下肺静脉水平。但如果利用小血管吻合技术,可以用游离空肠段替代食管。用于颈段早期食管癌或食管良性疾病的治疗具有较好应用前景。但医师需要经过特殊训练,存在一定比率的吻合血管血运障碍导致移植空肠坏死问题。第三个可选择替代的器官是结肠。结肠具备长度充足、血供丰富、血管弓长、黏膜相容性好等优点,移植后胃仍处于腹中,能保持较好的消化功能。术后营养状况维持较胃替代后的效果要好许多。但手术操作繁杂,需进行三个吻合和一个闭合,出现瘘的概率增加。另外,如果不游离切除近端部分胃,贲门胃周围和胃左动脉旁的淋巴结不能清除。手术并发症及死亡率皆比胃代食管高,而且根治性也不够。一般不列为首选。但是在下列情况下则需要选择结肠代食管:①由于胃溃疡病或胃癌曾行远端胃大部切除而无法用胃代食管;②贲门癌或胸中下段食管癌术后复发或残胃癌;③下咽癌切除后需要在口底作吻合;④晚期贲门癌侵及胃和食管下段广泛,需作全胃和食管下段切除,空肠间置不够而受限时;⑤晚期食管癌已无切除可能,但梗阻严重时,结肠移植短路手术以缓解症状。在过去几十年中食管癌手术后结肠代的情况都基本是因为上述情况而实行,由于结肠移植手术术前准备复杂,手术操作繁琐,术后并发症较多而很少作为常规替代选择器官。但近年由于术前肠道准备措施的改善、吻合器的应用、手术技巧的发展与提高,使得食管癌术后结肠代食管手术的成功率明显提高,而术后并发症率明显下降。以前很少在胸内行结肠吻合,而实践证明在胸内用吻合器行食管结肠吻合也是很安全的。

替代食管的移植物可通过以下一些途径与食管进行吻合。包括:食管床、胸内、胸骨后隧道及胸前皮下隧道等。其中以食管床的距离最短,胸内次之,均为常用途径。胸骨后隧道稍远,胸前皮下隧道距离最远。各种途径均有其优缺点。行胸内吻合时,常用途径为食管床和胸内途径。直视下可以检查移植物的血运和张力及方向是否扭转等情况。但一旦出现吻合口瘘,必然产生脓胸,处理比较困难,风险较大。行颈部吻合时,可以走皮下和胸骨后途径。胸前皮下移植途径最安全,一旦发生吻合口瘘或移植器官血运障碍坏死等严重并发症时,很容易进行处理，也易于治愈。胸骨后途径由于空间狭小，易压迫移植物而影响血运。这两种途径均不能直视下将移植物拉至颈部，因此，不能检查移植物血运、张力与方向是否扭转等情况。因此，牵拉移植物时外面要加套保护。如果肿瘤未能完全切除干净，建议移植物（胃或结肠）上提时最好避开有肿瘤残存的食管床途径，以便于术后放疗。

（高亚杰）

第二节　食管癌内镜和微创外科治疗

外科手术切除仍旧是治愈可切除食管癌的主要治疗方案。据统计，在可切除的食管癌患者中，手术切除食管癌的治愈率可达到 40%。不开胸经食管裂孔食管癌切除术和 Ivor Lewis 食管切除术是传统的开放食管切除术（open esophagectomy，OE）中最主要的两种手术方式。无论是经食管裂孔食管癌切除术还是 Ivor Lewis 食管切除术都是复杂的手术，并且手术创伤大，在有经验的医疗中心仍有高达 20%～40% 的术后并发症和 6%～7% 的死亡率。尽管存在争议，部分临床观察已经发现，与传统的开放手术相比，食管微创切除手术（minimal invasive esophagectomy，MIE）术后的并发症和病死率不增加，但能减少患者疼痛，利于患者术后的恢复，从而早日返回正常的生活和工作当中。目前，微创外科技术已有很大提高，有关 MIE 的治疗经验在不断丰富，国内外对于 MIE 的长期临床疗效也在进一步的研究之中。此外，对于早期食管癌，内镜下黏膜切除（endoscopic mucosal resection，EMR）和内镜黏膜下切除（endoscopic submucosal dissection，ESD）的 5 年生存率可达 70%～100%，已成为部分选择性早期食管癌的首选治疗方案。

一、早期食管癌内镜下治疗

早期食管癌内镜下治疗的主要方式是内镜下病变切除，其他方法包括内镜下冷冻消融、射频消融和光动力治疗等。在这里主要介绍内镜下病变切除（包括 EMR 和 ESD）。

1. 早期食管癌内镜下病变切除的适应证　根据 2012 年 NCCN 食管癌指南，EMR 主要适用于食管重度不典型增生、食管原位癌和黏膜内癌，即 T_{is} 和 T_{1a} 病变。因为黏膜下食管癌（T_{1b}）的淋巴结转移率高，故不选择 EMR，而选择 ESD、常规或腔镜食管切除术。Motoyama 等报道 17 例食管癌患者在接受 EMR 后，病理证实为 T_{1b} 病变，继而接受食管切除术，结果发现：5 例患者存在淋巴结转移（29%），13 例有脉管瘤栓（76%），说明 T_{1b} 期患者不适合内镜下黏膜切除术治疗。但是如果 T_{1b} 患者合并严重疾病，或一般状况差，不能接受食管切除，亦可考虑内镜下黏膜下切除（ESD）。

对于食管胃连接部癌，适应证同食管癌。

对于需行内镜下病变切除的食管癌或食管胃连接部癌，选择 EMR 还是 ESD，主要取决于治疗前超声内镜分期。

2. 食管癌内镜下病变切除的主要方式　内镜下黏膜切除术（EMR）分为吸引切除法和非吸引切除法。吸引切除法包括透明帽辅助内镜黏膜切除术（EMRC）、套扎辅助内镜黏膜切除术（EMRL）、分片透明帽辅助内镜黏膜切除术和分片套扎辅助内镜黏膜切除术；非吸引切除法包括直接电凝环切除法、双孔道协助电凝环切除法、切开电凝环切除法、黏膜分次切除法（EPMR）和电凝环分片切除法。以上各种操作方法的步骤虽略有不同，但其基本原则大体相同,其方法多是局部注射将黏膜与固有肌层分离,切除局部隆起的黏膜。

内镜黏膜下层剥离术(ESD)虽由内镜下黏膜切除术发展而来,但它更主要是强调黏膜下剥离过程,主要包括以下步骤:确定并标记边界(食管与食管胃连接部的病变)、黏膜下注射液体使病变组织充分抬举、肿瘤周边黏膜的预切除、肿瘤黏膜下层结缔组织的切除和术后基底的止血、防治穿孔处理。

内镜下黏膜切除术和内镜黏膜下层剥离术的主要并发症为出血和穿孔,均可在内镜下处理。

中国医学科学院肿瘤医院腔镜科对透明帽法内镜下黏膜切除术(endoscopic mucosal resection with cap,EMR-Cap)与多环黏膜套扎切除术(multi-band mucosectomy,MBM)的研究发现:EMR-Cap组平均病变切除时间和治疗总时间分别为 26min 和 43min,明显长于 MBM 组的 10min 和 32min(P=0.036,P=0.038)。切除病变总厚度和黏膜下切除深度两组差异无统计学意义(均 P>0.05)。EMR-Cap 组平均治疗费用为 5466±354 元,明显高于 MBM 组的 4014±368 元(P=0.008)。EMR-Cap 组出现术后狭窄 1 例,MBM 组出现术中穿孔 1 例。术后随访 17~42 个月,无 1 例局部复发,EMR-Cap 组出现 1 例淋巴结转移。因此,EMR-Cap 和 MBM 均是治疗早期食管癌和癌前病变微创、安全和有效的手段。在保证相同治疗效果的前提下,与 EMR-Cap 相比,MBM 具有操作简单、治疗时间短、治疗成本低的优点,适宜广泛推广和开展。

3. 食管癌内镜下病变切除的治疗效果 Yamashina 等报道了 408 例早期食管癌 EMR 的治疗结果,其中 280 例原位癌的 5 年生存率为 90.5%,70 例黏膜癌的 5 年生存率为 71.1%,而 52 例侵犯黏膜下的食管癌 5 年生存率为 70.8%。Ono 等报道 84 例早期食管癌 ESD 的结果,其中 T_{is} 和 T_{1a} 病变组切除率和 5 年生存率均为 100%,而 T_{1b} 病变组的切除率为 88%,5 年生存率为 85%。Li 等报道 143 例食管胃连接部早期癌患者接受 ESD,随访 2 年无复发。但是因随访时间短,尚需进一步资料。

二、食管癌微创外科治疗

1. 食管癌微创手术的适应证和禁忌证

(1)食管癌微创手术的适应证:随着微创外科技术的不断发展,MIE 的适应证被不断拓宽。一般来说,能在传统 OE 下切除的早中期食管癌患者大多数都能进行 MIE。中晚期食管癌经过术前化疗/放疗后,如病变降期,也可进行 MIE。此外,MIE 还具有某些特殊的适应证,包括:患者全身状况较差,不能耐受 OE 者;晚期食管癌的姑息性手术等。

(2)食管癌微创手术的禁忌证:传统 OE 的禁忌证一般也是 MIE 的禁忌证。由于 MIE 大部分需行单肺通气,因此有严重心肺功能障碍而不能耐受者为 MIE 的禁忌证;由于食管周围解剖结构异常或周围组织紧密粘连,于腔镜下探查确实无法完整剥离肿瘤和淋巴组织者亦为禁忌证。过去认为经新辅助放化疗的食管癌患者是 MIE 的禁忌证,原因是经放化疗后,尤其是放疗,使得食管周围组织广泛粘连,从而导致肿瘤和淋巴组织难以在腔镜下完整剥离和清除。但是,国外已有报道称新辅助放化疗后进行 MIE 是安全和有效的。Bizekis 等报道 50 例 MIE 患者,其中 25 例(50%)接受术前化疗或放疗的食管癌患者成功接受了 MIE 治疗,全组术后病死率 6%(3/50)。Ben-David 等报道 58 例食管 MIE 患者,其中 41 例接受术前放化疗,另外 17 例未接受术前放化疗,结果两组的术中出血量和术后并发症的发生率没有明显差异。因此，术前放化疗已不再是的绝对禁忌证。总之，MIE 的禁忌证随着微创手术技巧的提高而越来越少。

2.食管癌微创手术的主要方式　MIE 的手术方式是多种多样的。最初阶段以腹腔镜联合胸部小切口为主，后随着微创技术的提高和治疗经验的积累，陆续出现胸腹腔镜联合颈部小切口、微创 Ivor Lewis 手术及机器人辅助食管癌切除术等方式。外科医生应该根据患者的具体情况和术者掌握各术式的娴熟程度选择最佳的手术方式，以期获得最好的治疗效果。现将目前应用较为广泛的胸腹腔镜联合颈部小切口食管切除术和两种新发展起来的微创 Ivor Lewis 手术与机器人辅助食管癌切除术介绍如下。

(1)胸腹腔镜联合颈部小切口：其手术的基本步骤是：首先，患者取左侧卧位或者左侧腹卧位在胸腔镜下游离胸段食管和区域淋巴结尤其是右上纵隔淋巴结清扫；随后，将患者改为仰卧位在腹腔镜下完成胃的游离、管状胃的制作和腹部区域淋巴结的清扫，然后将胃上提至颈部经颈部小切口行胃食管吻合。Luketich 等曾报道了应用该手术方式成功完成了 206 例食管癌患者的治疗，术后吻合口漏发生率 11.7%(26/206)，围术期病死率 1.4%(3/206)。但是，该术式的不足之处在于：需行颈部小切口，游离颈部组织时易损伤喉返神经且术后可导致咽喉功能紊乱；颈部吻合口的张力较大，易发生术后吻合口漏，且吻合口漏的发生率高于胸内吻合者。

(2)微创 Ivor Lewis 手术：即全胸腹腔镜下食管切除术。该术式的基本步骤是：首先患者取仰卧位于腹腔镜下完成胃游离、管状胃的制作和幽门成形术，以及经裂孔食管下段的游离和腹部淋巴结清扫；然后改变患者为左侧卧位或者左侧腹卧位行胸腔镜下食管切除及胸部淋巴结清扫，将管状胃经裂孔提至胸部完成胸内胃食管吻合。该术式的最大优点是避免了颈部切口及颈部组织结构的损伤；经胸内吻合，吻合口的张力小，管状胃的血运好，进而减少了吻合口漏的发生率。此外，对于有贲门侵犯的食管胃交界处的癌，为了使残胃边缘无癌残留，肿瘤和大部分的胃组织尽可能被切除，使残胃没有足够的长度到达颈部吻合，而微创 Ivor Lewis 手术的胸内吻合使其在此类患者的微创治疗中表现出明显的优势。但是，微创 Ivor Lewis 手术也有不足之处，如手术时间过长、腹腔镜下幽门成形术操作困难，尤其是目前国内外的吻合器都需要右胸做 4～5cm 的小切口。

(3)机器人辅助食管癌切除术：机器人手术系统是有 4 只操作臂和手术器械组成的一个可移动的操作平台，手术器械通过特定的切口进入人体。外科医生坐在远程主控台操作，通过观察胸腹腔镜头所拍摄的立体影像，得到现场的实况，其手指的动作通过达芬奇机器人操作系统传送到操作平台，使得机器臂根据术者指令使用胸腹腔镜器械。机器人技术的应用克服了腹腔镜和胸腔镜的不足，可以提供更高清晰度的立体视觉和器械设备的足够空间，允许在一个局限的手术空间内进行更精准更精细的操作。Boone 等报道 47 例机器人辅助下食管癌切除术，7 例中转开胸，中位手术时间 450min，术后死亡 3 例，切除淋巴结中位数为 29 个，36 例为 R_0 切除，中位无病生存期 15 个月。初步显示机器人辅助下食管切除术安全可行。但是，由于机器人辅助设备的费用昂贵，手术时间长，对机器平台操作者的技术要求高，目前国内外应用还并不广泛，其安全性和有效性有待进一步研究。

3.食管癌微创手术的效果和优势　食管切除总是与高并发症发生率和高病死率密切相关，因为食管手术本身涉及腹部、胸部和纵隔的操作，而且术后往往伴有营养不良和心肺功能紊乱等并发症。食管切除术后最常见的两种呼吸系统并发症是肺感染和呼吸功能不全。避免同期胸部和腹部切口可以减少这些并发症的发生率。meta 分析表明,MIE 术后患者的并发症发生率较 OE 下降。此外,MIE 术后患者的生存率也不逊于 OE。

(1)MIE 能减少术后全身反应和呼吸系统并发症:Tsujimnoto 等报道,在接受 OE 的食管癌患者中,肺部并发症包括肺不张、肺感染和急性呼吸窘迫综合征的发生率高达 30%,并且术后全身炎症反应综合征(systemic inflammatory response syndrome,SIRS)的发生率较高。而接受 MIE 的患者,其术后肺部并发症发生率明显低于 OE 者,并且通过检测不同手术方式后患者的血清 IL-6、IL-8 和 IL-10 等炎症因子水平后发现,MIE 组的炎症因子水平明显低于 OE 组,故 MIE 能降低术后全身炎症反应综合征(SIRS)的发生率。Biere 等的随机对照研究则显示:MIE 组术后肺感染发生率为 12%,而 OE 组高达 30%。

(2)微创手术能减少术后 ICU 的停留时间和总的住院时间:由于 MIE 创伤小,术中失血量少,术后患者恢复快,故患者术后 ICU 的停留时间和术后住院时间均较 OE 减少。Bizekis 等报道接受 MIE 的食管癌患者,术后 ICU 的平均停留时间为 1d,平均总住院时间为 7d。Luketich 等报道 206 例 MIE 后 ICU 平均停留时间为 1d,平均总住院天数为 7d,与 Bizekis 等的报道一致。

(3)微创手术利于患者术后功能恢复,提高患者术后生活质量和满意度:OE 术后慢性疼痛是影响患者术后生活质量的重要因素。肋间神经损伤是导致术后慢性疼痛最主要的原因。与 OE 相比,MIE 创伤小,可避免损伤肋间神经,从而减少术后慢性疼痛的发生率,利于患者术后机体功能的尽快恢复。同时,术后疼痛减少也可间接降低由于胸部疼痛使患者不愿自觉咳嗽而引起坠积性肺炎的发生率。Zeng 等基于生物-社会-心理医学模式的转变,通过比较 MIE 组与 OE 组在术后疼痛、机体功能的恢复情况、社会角色的恢复和精神情绪等方面的差异,发现 MIE 术后患者的生存质量和满意度明显高于开放手术组。

(4)微创手术能获得与开放手术相近的淋巴结清除率:MIE 的术后生存率与转移淋巴结的清除率密切相关。规范化清扫淋巴结是直接影响 MIE 治疗效果的重要因素。众多研究显示 MIE 能获得与 OE 相同的淋巴结清除率。Derker 等总结报道,胸腹腔镜联合颈部小切口的淋巴结清扫个数平均为 16.5 个,微创 Ivor Lewis 手术的淋巴结清扫个数平均为 17 个,机器人辅助食管癌切除术的淋巴结清扫个数平均为 17 个,与 OE 的淋巴结清除率相当。

(5)微创术后获得与开放手术相近的长期生存率:Zingg 等报道 OE 组术后中位生存期为 29 个月,而 MIE 组中位生存期为 35 个月。Schoppmann 等报道 OE 组术后 3 年生存率为 46%,而 MIE 组术后 3 年生存率为 64%。郭明等报道 MIE 与 OE 术后患者的生存期无差异。上述研究结果均提示 MIE 组术后长期生存率优于或与 OE 组无明显差别。

总的来说,食管癌内镜微创治疗和微创外科手术治疗是近十余年来新出现的治疗方式,还有许多值得深入研究的地方。因此,在有经验的食管癌治疗中心,应尽可能开展这方面的研究,尤其是积极开展多中心前瞻性随机分组对照研究,总结出适合中国人的诊治方案,更好地造福广大食管癌患者。

(高亚杰)

第三节　食管癌化疗原则

一、局部晚期食管癌的术前新辅助化疗和术后辅助化疗

1.术前新辅助化疗　临床研究结果表明术前给予 2～4 个周期的化疗或放化疗可使 60％左右的患者获得临床疗效,手术难度及术后并发症或死亡发生率未见增高,而治疗有效者术后长期生存率却有明显提高。目前,食管癌的术前治疗的结果虽然不完全一致,但可使患者临床获益的结论,已越来越被多数临床专家肯定。

(1)新辅助化疗原则:新辅助化疗可降低肿瘤期别,缩小原发肿瘤体积,控制和消除微小或隐匿性远处转移灶。目的是提高手术切除率和提高术后长期生存率,故除 $T_{1\sim2}N_0$ 期患者可给予单纯手术治疗外,凡超过 T_2 期及有任何淋巴结阳性的局部晚期食管癌患者可以考虑行术前新辅助化疗。

(2)新辅助化疗方案:常用方案:DDP－5－FU、DDP－CF/5－FU、PTX－DDP、CPT11－DDP 等。用法如下:

1)NDP－Tegafur 或 DDP－5－FU 方案

NDP　15～20mg/m² 　静脉滴注(1h)　第 1～5 天

或 DDP　15～20mg/m² 　静脉滴注(1h)　第 1～5 天

Tegafur　500～600mg/m² 　静脉滴注(3h)　第 1～5 天

或 5－FU　750mg/m² 　持续静滴(24h)　第 1～5 天

每 3 周重复,共 4 周期

DDP－5－FU 方案国内外应用较多,方案中 DDP 消化道反应较重,患者耐受较差;5－FU 需每天持续静滴 24h,用 5 天需 120h,患者不易耐受。

DDP－Tegafur 方案的疗效等于或优于 DDP－5－FU 方案,国内外在综合治疗中应用较少,尚无共识的临床结果。方案中的 NDP 虽骨髓抑制作用大于 DDP,而低剂量分割应用,可能会减轻,或用 G－CSF 支持治疗,其消化道反应较轻,患者易耐受;Tegafur 每次静滴 3h 即可,使用方便。

NDP－Tegafur 或 DDP－5－FU 均有放射增敏作用。NDP－Tegafur 的售价高于 DDP－5－FU。因此,建议用 NDP－Tegafur 作为综合治疗的主要观察方案。

2)DDP(或 NDP)－CF/5－FU 方案

DDP　15～20mg/m² 　静脉滴注(1h)　第 1～5 天

或 NDP　15～20mg/m² 　静脉滴注(1h)　第 1～5 天

CF　70mg/m² 　静脉滴注(2h)　第 1～5 天

5－FU　350mg/m² 　持续静滴(2～3h)　第 1～5 天

每 3 周重复,共 4 周期

此方案用法简便,药价低廉,耐受性好,可供选用。

3)PTX－DDP 方案

PTX　150～160mg/m² 　静脉滴注(3h)　第 1 天

或 PTX　70～80mg/m² 　静脉滴注(2～3h)　第 1,8 天

DDP　25mg/m² 静脉滴注(1～2h)　第3～5天

每3周重复,共4周期

4)CPT—11—DDP方案

CPT—11　60～65mg/m² 静脉滴注(>1.5h)　第1,8,15,22天

DDP或NDP　25～30mg/m² 静脉滴注(1～2h)　第1,8,15,22天

每6周重复,共2～4周期

若把PTX、CPT—11等新药组成的化疗方案,进行的术前化疗,可能会进一步提高术前化疗的作用。

(3)术前辅助同期放化疗:由于同期放化疗(CRT)的肿瘤控制作用高于单纯化疗或放疗,因此自1992年Nygaard等第一次食管癌术前放化疗的临床研究报道以来,术前CRT越来越多地被采用。但因病例选择、治疗方案、样本大小、随机分组等方面的差异,所以文献报道的结果很不一致。可多数临床研究倾向术前CRT加手术,对局部晚期食管癌患者有生存优势,并已列入NCCN临床指引。

术前化疗方案多为DDP—5—FU、DDP—PTX,其次是DDP—NVB、NDP—5—FU及DDP—CPT—11,放疗剂量为40～45Gy的常规分割(4～5周完成)。(据NCCN 2010指南,对于术前放化疗,DDP+5—FU/CAP被推荐为2A类证据。其他方案包括CPT—11—DDP、PTX—DDP/CBP、DOC/PTX—5—FU/CAP、OXA—5—FU/CAP均为为2B类证据。)根据患者机体状态选一种方案,先诱导化疗2个周期后,再与放疗同时应用2个周期。放化疗后4～5周左右手术。

综合术前放化疗+手术与单纯手术对比研究,认为术前CRT对于局部肿瘤的控制和降低分期的作用是比较肯定的。放化疗后RR(response rate)可达80%以上,pCR23%～43%。目前公认术前CRT(chemoradiation therapy)后病理分期下降者,术后DFS(disease free survival)和OS(overall survival)都明显提高,病理完全缓解者,预后更好。放化疗+手术后3年OS可达88%,5年OS26%～56%,最高可达67%～78.1%。虽同期放化疗毒性增加,但手术死亡率并不高。到目前为止,治疗食管癌尚无公认的标准治疗方案,但多数临床研究显示,局部晚期食管癌术前DDP—5—FU联合放疗及手术是一个可提高临床有效率和长期生存率较为现实可行的、有发展前景的、值得进一步研究的三联综合治疗模式,有可能会成为标准治疗方案。

2.术后辅助化疗

(1)辅助化疗原则:食管癌术后辅助化疗的目的主要是杀灭手术残留的肿瘤细胞及减瘤术后因副反馈作用而大量进入增殖周期的肿瘤细胞;消灭微小转移灶及主癌灶外的遗留癌灶和切缘阳性病灶,防止局部复发和远处转移,提高术后长期生存率。据NCCN 2010指南,手术后的治疗取决于手术切缘是否为阳性、淋巴结有无转移和组织学特点等。具体建议如下:

1)癌已侵及食管黏膜下层的T_1N_0患者,如食管切除长度不足,伴有低分化或未分化,年龄小于40岁者。

2)癌侵及食管肌层的T_2N_0患者,伴有淋巴管、血管及神经浸润或切缘阳性者。

3)外侵严重或淋巴结转移者:$T_{3\sim4}N_0$或$T_{1\sim4}N_{1\sim3}$患者。

4)发现或可疑有远处转移的任何T,任何N的M_1患者。

(2)辅助化疗方案:治疗对象一般是Ⅱ期以上有高危复发因素的食管癌患者,治疗时机宜

在术后3周左右加用联合化疗。故对Ⅱ期以上高危患者,可参照辅助治疗适应证,于术后3～4周开始术后辅助化疗。化疗方案多用DDP-5-FU、DDP-CF-5-FU、DDP-PTX(或TXT),一般用4～6周期。据NCCN 2010指南,只要患者未接受术前放化疗,则推荐以氟尿嘧啶为基础的化疗用于T_3N_0和高危的T_2N_0患者(低分化肿瘤、年轻人、有淋巴血管或神经血管侵犯者)。如术前曾接受化疗或放化疗患者,术后根据癌残留程度判断术前化疗或放化疗的有效性,再决定是用原治疗方案或更换新方案进行术后辅助治疗应是一个合理的治疗模式。但目前尚缺乏多中心大样本的临床对比研究。

(3)辅助放化疗:对于外侵明显或伴有淋巴结转移者如$T_{1\sim4}N_1$患者,可考虑于术后3～4周开始同期放化疗。多数研究结果表明对于局部晚期食管癌患者行术后放化疗优于单一手术及术后化疗。治疗方案多用DDP-5-FU+放疗,一般为同期放化疗后再化疗4周期。据NCCN 2010指南,推荐以氟尿嘧啶为基础的放化疗用于食管下段和胃食管连接处腺癌(Ⅰ类证据)。

二、晚期、复发转移食管癌的化疗或放化疗

1.化疗 对于晚期、复发、转移性的食管癌,应予以姑息性治疗,其目的是提高生活质量及/或延长生存期。在随机临床试验中,对于晚期患者,化疗与最佳支持治疗对比没有显示出生存优势。所以治疗的强度不宜过分,有效的患者维持治疗4～6个周期,无效或失效的患者可以考虑应用新的药物组成的方案治疗,亦可以考虑进行包括靶向治疗在内的临床试验或最佳支持治疗。

食管癌单药治疗有效药物主要有:BLM(30%),PYM(21%),PLM(20%),MMC(26%),DDP(21%,24%),NDP(25%),LBP(28%),MGAG(23%),5-FU(38%),MTX(36%),PTX(31%,33%),TXT(18%,23%),NVB(20%,25%),VDS(23%),CPT-11(14%,15%,22%)等,有效率(RR)多在20%～30%之间。多数药物对鳞癌的疗效高于腺癌,但缓解期较短。

现有的多数联合化疗方案都是由单药治疗食管癌有效的药物所组成。虽然目前尚无公认的标准化疗方案,可含铂的DDP-5-FU和DDP-CF/5-FU方案被认可为一线治疗食管癌的基本方案。一般对食管鳞癌有较好的疗效,而治疗食管腺癌也有效,但因病例数有限,疗效不及食管鳞癌。NCCN 2010指南推荐以下方案:DCF(DOC+DDP+5-FU)方案或其改良方案;ECF(EPI+DDP+5-FU)或其改良方案;CPT-11联合DDP或5-FU/CAP方案;OXA联合5-FU/CAP方案;PTX为基础方案。其中ECF或其改良方案和DCF方案为Ⅰ类证据。DCF改良方案和其他方案为2B类证据。因我国食管癌鳞癌占大多数,而西方大规模的临床试验主要为腺癌患者,所以指南仅供参考。

尽管在以铂为基础联合Taxanes、NVB、GEM、CPT-11等形成的新型联合化疗方案显示出较高的有效率和较长的缓解期,但除食管动脉灌注化疗外,全身化疗没有显著提高长期生存率。故仍主张化疗与放疗、手术联合应用。

治疗食管癌有一定疗效的化疗方案有多种,而临床上一线化疗多选择疗效较肯定、耐受性较好、药价低廉、应用简便的DDP-5-FU、DDP-CF/5-FU、DDP-PTX及CPT-11-DDP/NDP方案,4～6个周期一疗程,如应用得当,近期缓解率可达50%～60%,MST 5～10个月。局部晚期食管癌若采用食管动脉灌注化疗,近期缓解率可达80%～90%,其中CR达

30％～40％,1、2、3、5 年 OS 可分别达 86.5％～92.9％、38.8％～51.5％、20.2％～28.6％和 19.6％。与全身化疗相比显著提高了缓解率和长期生存率。有限的临床经验和文献资料认为晚期食管癌化疗疗效是肯定的,特别是食管动脉灌注化疗更显示了突出的疗效和生存优势,颇值得开展多中心、大样本、随机对照研究,进一步验证其疗效。

(1)铂类联合化疗:铂类是一大类研究最多、临床应用最广、疗效较好的抗实体肿瘤的骨干药物。治疗食管癌最早的是 DDP,RR 21％、24％,NDP 25％,LBP 28％。CBP 治疗食管癌疗效低于 5％,故在联合化疗中不推荐 CBP 替代 DDP,OXA 单药治疗食管癌的有效性正在观察中。

1)顺铂为主方案

DDP－5－FU 方案:利用 DDP 与 5－FU 的相互生化调节增效作用机制组成的 DDP 和持续静脉输注 5－FU 方案(NCCN 为 I 类证据)是治疗食管癌研究和应用最多的联合化疗方案,报道的有效率在 20％～50％之间。

DDP－CF/5－FU:DDP－CF/5－FU 方案为生化调节增效方案,系采用 CF 对 5－FU 的增效作用,避免 5－FU 24h 输注传统给药的复杂性,疗效高于 DDP－5－FU。经过多年的临床实践和验证,该方案疗效肯定、毒性较轻、价格低廉、用法简便、患者易接受,宜与手术、放疗联合,适合基层医院使用,已被认同为治疗食管癌的基本化疗方案。

其他含 DDP 方案:

a. DDP－IFO－MMC

b. DDP－5－FU－EPI

c. DDP－5－FU－MMC

2)奈达铂为主方案:奈达铂(捷佰舒,nedapl－atin,NDP)是第二代铂类化合物,抗肿瘤作用优于 DDP,肾毒性、胃肠道毒性较低,与 5－FU 具有协同抗癌作用,也可作为放射增敏剂。单药治疗食管癌 RR 25％左右。联合化疗方案有 NDP－5－FU、NDP－Tegafur、NDP－CPT－11 等。

3)洛铂为主方案:洛铂(lobaplatin,LBP)是第三代的铂类抗癌药,与顺铂抗癌活性相似,但肾毒性和消化道反应较轻,且可能对部分顺铂耐药的肿瘤有效,对小细胞肺癌、乳腺癌、慢性粒细胞性白血病疗效突出。治疗食管癌单药 RR 为 28％。联合化疗方案有 LBP－CF/5－FU,主要不良反应为骨髓抑制。

4)奥沙利铂为主方案

奥沙利铂(草酸铂,乐沙定,艾恒,oxaliplatin,简称 OXA,L－OHP)为第三代铂类药物,与 DDP 无交叉耐药性,尚未查到单药治疗食管癌有效率的数据。在食管癌及食管－胃癌的联合化疗中以其毒性反应较轻,耐受性较好的特点而被越来越多的采用,并显示出疗效。联合化疗方案有 OXA－5－FU/CAP、OXA－5－FU－EPI、OXA－CF/5－FU、FOL－FOX4、OXA－5－FU－EPI、OXA－CAP－EPI 均显示奥沙利铂对晚期食管癌尤其腺癌疗效确切。但应注意 OXA 的累积性和迟发性神经毒性。

(2)紫杉类联合化疗

1)紫杉醇为主方案:紫杉醇(paclitaxel,PTX;Taxol,TAX)是治疗食管癌最有效的药物之一,单药 RR 32％。含 PTX 的联合化疗 RR 可达 50％～60％。现有文献报道提示,PTX 联合 DDP 是目前治疗晚期食管癌有较好疗效的方案之一。

2)多西他赛为主方案:多西他赛(docetaxel,DOC;多西紫杉醇,Taxotere,TXT)的作用机制与 PTX 相同,稳定微管作用比 PTX 大 2 倍,与 5－FU、VP－16、CTX 合用有协同作用,而与 ADM、DDP 合用不显示协同作用。但与 PTX 相似,有放射增敏作用。

(3)长春瑞滨联合化疗:长春瑞滨(去甲长春花碱,vinorelbine;诺维本,navelbine,NVB)据 EORTC 报道,初治食管癌 RR 20%。NVB 联合 DDP 化疗方案初步显示出较好疗效和耐受性。因此,该类方案不失为治疗晚期食管癌的较好选择,值得扩大病例进一步临床研究。

(4)吉西他滨联合化疗:吉西他滨(gemcit－abine,gemzar,GEM,健择,)是一种新型抗代谢类抗癌药,是胞嘧啶类似物,具有抗瘤谱广、使用方便、毒性较小的特点,也是一种较强的辐射增敏药,与 DDP、5－FU 合用有协同作用,与放疗合用有增敏作用。虽尚无单药治疗食管癌公认的有效率,但在治疗实体瘤的联合化疗中已显示出了较好疗效在食管癌化疗中有小样本报道。联合方案有 GEM－DDP;GEM－CF/5－FU。

(5)伊立替康联合化疗:伊立替康(irinotecan,开普拓;camptosar,CPT－11,艾力)为半合成水溶性喜树碱衍生物,是 DNA 拓扑异构酶 I 抑制剂。单药 125mg/(m^2·w)治疗食管癌和食管－胃癌 RR 15%。联合方案有 CPT－11－MMC、CPT－11－MMC－DDP、CPT－11－CF/5－FU、CPT－11－DDP,CPT－11－TXT、CPT－11－TXT－DDP、CPT－11－PTX－DDP 等,尤其目前临床应用较多的 CPT－11－DDP/NDP6 周方案疗效较高,耐受性较好。

(6)卡培他滨联合化疗:卡培他滨(capecit－ahine,CAPE,希罗达,xeloda)是对肿瘤细胞具有选择性活性的口服细胞毒药物。由于 xeloda 本身在肝脏转化为 5'－DFCR 和 5'－DFUR 并无明显毒性,只有经在肿瘤组织中活性更高的胸腺嘧啶磷酸化酶(TP)催化为 5－FU 才起细胞毒作用,从而降低了正常细胞的损害。临床上可以 xeloda 代替 5－FU 或 CF/5－FU 组成的联合化疗方案,治疗胃和结直肠癌,来降低毒性,提高疗效。而在食管癌治疗中应用不多,但也初步取得了一定疗效。有研究表明 xeloda 与 OXA 在进展期胃食管癌患者治疗中并不亚于 5－FU 和 DDP 的结论。联合方案有 OXA－xeloda、EPI－DDP－xeloda、DDP－xeloda、TXT－xeloda。

食管癌特别是食管鳞癌是化疗相对敏感的肿瘤。目前临床应用的 DDP－5－FU、DDP－CF/5－FU、NDP－5－FU 或 Tegafur 及 taxanes－platinum、NVB－platinum、GEM－platinum 和 CPT－11－platinum 等化疗方案治疗晚期或复发转移食管癌近期有效率(RR)可达50%～60%。对鳞癌、腺癌均有效,远高于胃癌、结直肠癌、非小细胞肺癌等常见实体瘤的疗效,但 CR 仅 10%左右,MST 仅 10 个月左右,长期生存率较低。

(7)食管癌临床常用联合化疗方案的组成和用法:

一线方案举例:

1)DDP－5－FU 方案

DDP　80～100mg/m^2　静脉滴注(1h)　第 1 天或分割为 2～5 天

5－FU　750～1000mg/m^2　持续静注(24h)　第 1～5 天

每 3 周重复,共 4～6 周期

2)DDP－CF/5－FU 方案

DDP　15～20mg/m^2　静脉滴注(1h)　第 1～5 天

CF　70～140mg/m^2　静脉滴注(2h)　第 1～5 天

5－FU　350～400mg/m^2　静脉滴注(2～3h)　第 1～5 天

每 3 周重复,共 4～6 周期

3)DDP－PTX 方案

DDP 80～100mg/m² 静脉滴注(1～2h) 第 1 天或分割为 2～5 天

或 DDP 40mg/m² 静脉滴注(1～2h) 第 2,3 天

PTX 140～170mg/m² 静脉滴注(3h) 第 1 天

或 PTX 70～85mg/m² 静脉滴注(2h) 第 1,8 天

每 3 周重复,共 4～6 周期

4)NDP－5－FU/Tegafur/CAP 方案

NDP 80～100mg/m² 静脉滴注(2h) 第 1 天或分割为 2～5 天

或 NDP 75～80mg/m² 静脉滴注(2h) 第 1 天

5－FU 500～750mg/m² 持续静滴(24h) 第 1～5 天

或 Tegafur 500mg/m² 静脉滴注(3h) 第 1～5 天

或 CAP 1000mg/m² 口服,2 次/天 第 1～14 天

每 3 周重复,共 4～6 周期

5)DDP/NDP－CPT－11 方案

CPT－11 60～65mg/m² 静脉滴注(＞1.5h) 第 1,8,15,22 天

DDP 25～30mg/m² 静脉滴注(1h) 第 1,8,15,22 天

或 NDP 30mg/m² 静脉滴注(1h) 第 1,8,15,22 天

每 6 周重复,共 2～4 周期

二线方案组成原则:

1)一线用 DDP 者二线改为 NDP 或 LBP 或 OXA。

2)一线用 5－FU 者二线改为 CAP 或 S－1 或 Te－gafur 或加 CF。

3)一线用 PTX 者二线改为 GEM 或 NVB 或 CPT－11 或 TXT。

4)不宜用 Platinum 或 Taxanes 患者二线可用 GEM、NVB,CPT－11,PYM、BLM 等二药联合。

5)体弱或骨髓功能低下者可用 VCR－PYM(或 BLM)同步化序贯疗法或低剂量 DDP－5－FU 的生化调节疗法或单药节拍化疗。

可供选择的二线治疗方案举例:

1)TXT－NVB 方案

TXT 75mg/m² 静脉滴注(2h) 第 1 天

或 TXT 30mg/m² 静脉滴注(1～2h) 第 1,8 天

NVB 25mg/m² 静脉滴注(6～10min)或深静脉输注 第 1,8 天

每 3 周重复,共 4～6 周期

2)NVB－DDP/NDP/OXA 方案

NVB 25mg/m² 静脉滴注(6～10min)或深静脉输注 第 1,8 天

DDP 40mg/m² 静脉滴注(1h) 第 1,8 天

或 NDP 40mg/m² 静脉滴注(2h) 第 1,8 天

或 OXA 60mg/m² 静脉滴注(2h) 第 1,8 天

每 3 周重复,共 4～6 周期

3)GEM－DDP/NDP/OXA 方案

GEM　1000mg/m²　静脉滴注(0.5h)　第 1,8 天

DDP　40mg/m²　静脉滴注(1h)　第 2,9 天

或 NDP　40mg/m²　静脉滴注(2h)　第 2,9 天或第 2,5 天

或 OXA　60mg/m²　静脉滴注(2h)　第 2,9 天或第 2,5 天

每 3 周重复,共 4～6 周期

4)CAP－OXA/NDP/DDP 方案

CAP　1000mg/m²　口服,2 次/天　第 1～14 天

OXA　120mg/m²　静脉滴注(2h)　第 1 天

或 OXA　60mg/m²　静脉滴注(1～2h)　第 1,8 天

或 NDP　80mg/m²　静脉滴注(2h)　第 1 天

或 NDP　40mg/m²　静脉滴注(1～2h)　第 1,8 天

或 DDP　30mg/m²　静脉滴注(1h)　第 1～3 天

每 3 周重复,共 4～6 周期

5)DDP－5－FU 生化修饰方案

DDP　3.5～7.5mg/m²　静脉推注　5 天/周,共 4 周

5－FU　160～320mg/m²　静滴 24h　6 天/周,共 4 周或第 1～28 天

每 6 周重复,共 2～4 周期

6)VCR－PYM 方案

VCR　0.5mg　静脉推注　8～93am,每周 1、3、5

PYM　8mg　肌内注射　3～4pm,每周 1、3、5

每 5～6 周为一周期

2.联合放化疗　过去的单一化疗或放疗,已被放化疗从理论到实践的科学结合所代替,以化学药物作为放疗的增敏剂,在提高射线加强对肿瘤局部控制的同时,杀灭靶体积之外的肿瘤细胞和全身微转移性瘤灶,放化疗结合得当,其疗效优于单一放疗或单一化疗。在 2006 年美国胃肠道肿瘤研讨会上一项研究证明,111 例接受食管完全切除的患者,5 年 OS 26%,实际上与非手术性放化疗治疗得到的生存率相同。因此,局部放疗和全身化疗科学合理的联合应用已被认为是治疗进展期食管癌的标准方法。对食管鳞癌和腺癌同样有效,代表了食管癌非手术治疗的一大进步。术前放化疗不增加手术并发症和死亡率。

放化疗在食管癌临床应用形式上有同时、序贯、交替和诱导化疗 2 个周期后再放化疗等。其选择原则为:①以远处脏器及淋巴结转移为主的应首选全身化疗,病灶局限后再序贯放疗;②以远处转移和局部梗阻并存的,以往未作过放疗者,先作 2 个周期诱导化疗后,再同期放化疗或放化疗交替;③以局部进展和梗阻为主的,以往未作过放疗者,可同期放化疗;④肿瘤压迫危及生命功能时,可先行放疗,解除压迫,再考虑进一步治疗;⑤完全梗阻不能进食者,先行支架/造瘘进行肠内营养或肠外营养支持等对症治疗,一般状态改善后放疗或化疗或放化疗。总原则是以同期放化疗为主或先化疗后放疗。

(1)同期放化疗:同期放化疗的理论依据为:①化疗的局部细胞减少效应和放射增敏效应有效结合,增加或协同提高局部控制,降低或消除远处转移;②放疗期间由于射线的打击 G_0 期细胞大量进入增殖周期,加速肿瘤细胞的增殖,GF 值增大,而化疗又对迅速分裂的肿瘤细

胞特别有效的放射生物学原理,是放化疗同时应用的理论基础;③S 期细胞对放射抗拒,但对 5-FU 敏感;乏氧细胞对放射不敏感,但对 DDP、MMC 敏感;肿瘤细胞放射损伤的修复可被 DDP 所抑制;TAX 可使放射敏感时相细胞集聚;而对化疗抗药细胞又可被射线杀灭;④食管癌的常用化疗方案可有效减少放射区域内肿瘤细胞数目,改善局部血液供应,减少乏氧细胞,增加放射敏感性,并治疗全身微转移癌;⑤同期放化疗会毒性叠加,因此化疗和放疗各自剂量、时间的选择,十分重要。一项同期放化疗的研究评估结果显示,显著提高了 1 年和 2 年生存率,故同期放化疗已成为晚期食管癌非手术治疗的最常采用的标准治疗方法。

同期放化疗应用最多的化疗方案是 DDP-5-FU、DDP-CF/5-FU 以及以 PTX、CPT-11 等为基础的方案。目前多数学者认为在同期放化疗中 50.4Gy 是标准放疗剂量。

1)铂类为主方案+放疗

DDP+放疗

DDP-5-FU+放疗

DDP-CF/5-FU+放疗

DDP-S-1(替吉奥)+放疗

NDP-5-FU+放疗

OXA-5-FU+放疗

2)紫杉类为主方案+放疗

FrX-DDP-5-FU+放疗

TXT+放疗

3)CPT-11-DDP+放疗

(2)序贯放化疗:对已有远处转移或相对晚期或不符合放疗适应证的患者,可采用先化疗后放疗的序贯疗法。①避免毒性相加,化疗、放疗均可全量应用;②先化疗可大量杀灭对化疗敏感的肿瘤细胞,使肿瘤体积缩小,降低肿瘤负荷,改善肿瘤细胞供氧,消除远处转移病灶为放疗创造条件,变不宜放疗为可放疗;③放疗后纤维化引起血管闭塞,使化疗药物很难进入肿瘤组织,一旦放疗失败或放疗后复发,再化疗就甚难奏效,失去了综合治疗中化疗的机会,故除非重要器官严重受压、颅内转移或骨转移,急需尽快缓解病情而先作放疗外,食管癌患者应用序贯放化疗时一般均应先化疗后放疗,才能提高生存率。

(3)交替放化疗:交替放化疗的方法(alternating therapy):即化疗—放疗—化疗。此疗法毒性较轻,患者耐受性较好,疗效较佳。

放化疗结合治疗局部晚期食管癌 OR 可达 80%,CR 40%~60%,5 年 OS 可达 20%~30%,疗效高于单一放疗和单一化疗。以 DDP-5-FU+放疗及 PTX-DDP+放疗同时应用较多,疗效较好。目前公认放化疗结合得当,疗效与手术切除相当。

(崔虎军)

第四节 食管癌的放射治疗

一、放疗在食管癌治疗中的地位

肿瘤放射治疗(简称放疗)是利用放射线如放射性核素产生的 α、β、γ 射线和各类 X 射线治疗机或加速器产生的 X 射线、电子线、质子束及其他粒子束等治疗恶性肿瘤的一种方法。

肿瘤放疗就是用放射线治疗癌症。放射治疗已经历了一个多世纪的发展历史。在伦琴发现 X 射线、居里夫人发现镭之后,放射线很快就分别用于临床治疗恶性肿瘤,直到目前放疗仍是恶性肿瘤重要的局部治疗方法。大约 70% 的癌症患者在治疗的过程中需要用放疗,约有 40% 的癌症可以用放疗根治。放疗在肿瘤治疗中的作用和地位日益突出。放疗已成为治疗恶性肿瘤的主要手段之一。

放疗仅有几十年的历史,但发展较快。由于超高压治疗机的使用,辅助工具的改进和经验的积累,治疗效果得到显著提高。中国有 70% 以上的癌症需用放射治疗,美国统计也有 50% 以上的癌症需用放射治疗。放疗几乎可用于所有的癌症治疗,对许多癌症患者而言,放疗是唯一必须用的治疗方法。

成千上万的人单用放疗或并用放疗、手术治疗、化学治疗和生物治疗后,达到了治愈目的。医生在患者手术前,可以用放疗来缩小肿瘤,使之易于切除;手术后,可用放疗来抑制残存癌细胞的生长。

在我国,手术仍是治疗食管癌的主要手段,但局部晚期食管癌患者的预后不尽人意,ⅡA～Ⅲ期食管鳞状细胞癌患者接受单纯手术治疗后的 5 年生存率仅为 20.64%～34%,多数患者在术后 3 年内出现转移或局部复发。中晚期食管癌单纯手术治疗的不良预后促使医生们探索在治疗方案中加入放疗、化疗或放化疗,但目前的证据显示,术后化疗或放疗均未明显改善患者预后,亦无足够的证据证明术前放疗有效。而新辅助治疗,包括术前放化疗和术前化疗,尤其是前者有望提高食管癌患者预后。

具体方案应根据病理形态、病期早晚、病变部位、患者一般情况及有无淋巴结转移等情况来决定。有资料表明,病变长度小于 3cm 者(阳泉会议 0～Ⅰ期)的早期食管癌单纯放疗 5 年生存率在 80% 以上。胸上段及胸中段食管癌放射治疗的生存率不低于手术治疗,而胸下段稍低于手术治疗。所以,对于颈段和胸上段食管癌,应首先选用放疗。胸下段食管癌应以手术治疗为首选,胸中段食管癌应选择放疗和手术综合治疗。单纯药物治疗食管癌疗效仍差,只能做姑息治疗。放射增敏剂及物理增敏方法的研究,提高了放射线和某些化疗药物对食管癌的敏感性,也可以作为综合治疗的手段使用。

食管癌放疗反应少、危险性小,又有肯定的疗效,所以适应证范围宽。一般情况中等,无锁骨上淋巴结转移,无声带麻痹,无远处转移,病变短于 7cm,狭窄不显著,无穿孔前 X 线征象,无显著胸背痛者,均可视为根治性放疗的适应证。为缓解症状、减轻痛苦、改善生存质量可行姑息性放疗。在放疗过程中,由于患者一般状况的改变和病情的变化,治疗方针也要随之而改变。

二、放疗前检查

(一)血液生化检查

对于食管癌,目前无特异性血液生化检查。食管癌患者血液碱性磷酸酶或血钙升高考虑骨转移的可能,血液碱性磷酸酶、谷草转氨酶、乳酸脱氢酶或胆红素升高考虑肝转移的可能。

(二)影像学检查

1.食管造影检查 是可疑食管癌患者影像学诊断的首选检查,应尽可能采用低张双对比方法。对隐伏型等早期食管癌无明确食管造影阳性征象者应进行食管镜检查,对食管造影提示有外侵可能者应进行胸部 CT 检查,食管造影是食管癌患者定期复查的重要项目。

2.CT 检查　胸部 CT 检查目前主要用于食管癌临床分期、确定治疗方案和治疗后随访,增强扫描有利于提高诊断准确率。CT 能够观察肿瘤外侵范围,T 分期的准确率较高,CT 片以食管壁厚≥0.5cm 为病变存在,可以帮助临床判断肿瘤切除的可能性及制订放疗计划;对有远处转移者,可以避免不必要的探查术。

1981 年 Moss 首先提出食管癌 CT 的 T 分期标准,与临床分期对照,一致性较差。1989 年 Tio 分期:T_1,食管壁厚 5~10min,无明显纵隔侵犯;T_2,食管壁厚>10mm;T_3,食管壁厚>15mm;T_4,明显侵犯纵隔和邻近结构如主动脉、气管。CT 诊断食管癌 T 分期的敏感性为 25%~87%,特异性为 60%~94%。术前 CT 分期与手术标本的 TNM 分期相比,局部晚期病变(T_3~T_4)的符合率高达 54%~94%,表浅病变(T_1~T_2)的准确率低于 33%。CT 对评估食管旁淋巴结有无转移并无太多意义:①因为淋巴结即使已有转移直径也不太大,部分转移淋巴结直径≤10mm(正常一般≤7mm)。②食管旁区域淋巴结转移并不是手术禁忌。CT 预测食管癌患者气管支气管受侵的准确率高达 85%~100%;CT 对 N 分期与手术标本的病理结果相比:准确率为 40%~86%,敏感性为 55%~77%,特异性为 79%~97%。CT 诊断远处转移:准确率为 63%~90%,敏感性为 8%~53%,特异性为 86%~100%,腹腔淋巴结的准确率为 67%~81%。

彭俊杰等提出改良 T 分期标准,与术后病理 T 分期有较好的一致性:T_1,壁厚 5~10mm;T_2,壁厚 10~20mm;T_3,>10mm,与周围组织间隙消失,溃疡型>5mm;T_4,包括任何 T,和周围组织、淋巴结融合。刘明等分析 472 例的 X 线造影和 CT 片,长度 0~15cm,平均 5.897cm,中位数 6.0cm;浸润深度 0~7.0cm,平均 2.0551cm,中位数 2.0cm。食管癌病变长度与浸润深度两者关系呈正相关,相关系数 R=0.459(P<0.001)但不呈直线关系。

3.PET/CT　不作为常规应用,PET 诊断肿瘤的基础是利用肿瘤与正常组织之间生理、代谢和功能结构的差异。肿瘤细胞增殖速度快,葡萄糖酵解和氧化代谢均增加,所以葡萄糖利用率增高,并发现恶性程度越高的肿瘤,糖利用率增高越明显;肿瘤细胞能浓聚[18]FDG 是其表面转运葡萄糖的分子表达增加,且已糖激酶的表达增高,活性增强。由于肿瘤细胞内酶异常导致糖代谢不能继续进行,使肿瘤细胞内被标记的 FDG 聚集而得以显示。PET 预测淋巴结转移:准确率 48%~92%,敏感性 42%~52%,特异性 79%~100%。PET 对 T 的分期:PET 的局限性表现为不能评估 T 分期,原因是 PET 无法显示食管壁的解剖层次。

PET/CT 有助于鉴别放化疗后肿瘤未控制、复发和瘢痕组织。PET 检查还能发现胸部以外更多的远处转移。FDG/PET 检查,有人研究发现,和 CT+EUS 比较,FDG/PET 特异性较高(98%~90%,P=0.025),而敏感性相似(43% 比 46%,NS);最新研究,对探测食管癌原发瘤的敏感性高达 95%,而对探测淋巴结的敏感性只有 33%~46%。有一研究,共纳入 30 例病例,10% 的病例因扫描阳性,照射野要改变,有的要加锁骨上野,有的要加腹腔淋巴引流区照射野,提示了 FDG/PET 在食管癌放疗计划中的潜在作用。FDG/PET 还可以用来判断放化疗后原发瘤和淋巴结对治疗的反应,敏感性分别达 78% 和 75%。现在市场上已经有 PET/CT,二者的图像可以融合,更有助于放疗计划的制订。

4.EUS　即超声内镜检查,正常食管在 EUS 时管壁从内向外显示高低回声 5 层结构,即黏膜、黏膜肌层、黏膜下层、固有肌层、外膜或浆膜层。

EUS 是目前食管癌治疗前临床分期的金标准:T 分期准确率 81%~92%,敏感性 82%~

85%,特异性 82%~91%。其中准确率 T_1 83%~100%,T_2 61%~81%,T_3 89%~95%,T_4 82%~100%;EUS 诊断早期食管癌(T_{is},T_1)的准确率高达 97%。EUS 诊断的淋巴结转移与手术标本或活检结果相比,准确率 71%~88%,敏感性 31%~68%,特异性 75%~89%;准确率 N_0 64%~75%,N_1 68%~97%。EUS 诊断食管癌 T、N 期的关系:Rice 分析了 359 例食管癌治疗结果,黏膜内癌区域淋巴结转移 2.8%,黏膜下癌区域淋巴结转移 20.8%,P=0.033d 按浸润深度分为:T_1 期,侵及 1、2、3 层,4 层完整无增厚;T_2 期,侵及第 4 层,不规则增厚,第 5 层完整光滑;T_3 期,第 4 层断裂,第 5 层向外突出,断裂不规则;T_4 期,侵及邻近脏器组织,与其分界不清。判断转移淋巴结的标准为:直径大于 1cm,形态呈类圆形或圆形,边界清楚,低回声,内部回声均质。EUS 诊断食管癌 T、N 期的关系:原位癌区域淋巴结转移率为 0,T_1 期区域淋巴结转移率为 11%,T_2 期淋巴结转移率为 43%,T_3 期淋巴结转移率为 77%,T_4 期淋巴结转移率为 67%(P=0.001)。EUS 用于诊断食管癌 T 分期存在局限性:①食管癌病变梗阻严重时,超声探头无法通过管腔;②探头频率低,一般为 5.0~7.5MHz,超声图像分辨率低,清晰度差,区别 T_{1a} 与 T_{1b} 病变困难;③裸体探头易受肿瘤组织挤压,形成图像伪影。EUS 诊断食管癌分期(TNM)总的准确率仅达 60%,其中 Ⅱ、Ⅲ、Ⅳ 期的准确率分别为 70%、95%、71%;EUS 准确性与肿瘤大小有关:原发肿瘤大于 5cm 的准确率为 82%,原发肿瘤小于 5cm 的准确率为 52%,P=0.05;EUS 对 N 的分期:原发肿瘤大于 5cm 的淋巴结准确率为 88%,原发肿瘤小于 5cm 的淋巴结准确率为 59%,P=0.05;对 M 的分期:分别为 92% 和 56%,P=0.001。

5.MRI　正常食管壁的 MRI 表现,尤其是 FSE T_2WI 的观察结果,拟定的食管癌 T 分期判断标准如下:$T_{1~2}$ 期,病灶周边肌层线状低至中等信号影完整;T_3 期,病灶周边肌层线状低至中等信号影中断或消失;T_4 期,病灶与邻近结构间脂肪间隙消失并伴邻近结构受侵征象;MRI 对癌肿浸润至黏膜层及黏膜下层,即 T_1 期和 T_2 期的区分尚有一定困难;正常食管壁为 3 层不同信号:T_2WI 上最内层高信号影为黏膜层和黏膜下层,中间层低至中等信号影为肌层,最外层高信号影即外膜。

越顺磁性氧化铁(SPIO)增强 MRI 检查为新型的检查技术,成像原理为利用正常淋巴结内有巨噬细胞,而转移淋巴结内巨噬细胞数量明显减少,吞噬 SPIO 能力减弱,在 T_2 上表现为高信号,其为功能成像。Nishimura 等指出,SPIO 增强 MRI 诊断食管癌淋巴结转移的灵敏度、特异度、准确率分别为 100%,95.4%,96.2%;Will 等综合分析 MRI 增强扫描和 MRI 平扫对各种肿瘤淋巴结转移的诊断准确性指出,SPIO 增强 MRI 检查诊断淋巴结转移的整体灵敏度、特异度为 88%、96%,而 MRI 平扫的灵敏度、特异度则为 63%、93%;Choi 等用兔子髂淋巴结转移作为研究对象,研究结果表明,SPIO 增强 MRI 对淋巴结转移诊断的灵敏度比 PET/CT 高,对直径<5mm 的淋巴结尤其显著,而二者特异性差别不大,整体准确性则 SPIO 增强 MRI 比 PET/CT 高;但是 SPIO 增强 MRI 也有一定的假阳性,原因可能为造影剂所给的剂量不足及炎性反应淋巴结。由于炎性增大的淋巴结巨噬细胞仍存在于髓窦内,因此其对造影剂的吸收会相对正常大小淋巴结有所减少。

6.内镜检查　是食管癌诊断中最重要的手段之一,对于食管癌的定性定位诊断和手术方案的选择有重要的作用;是对拟行手术治疗的患者必需的常规检查项目。此外,内镜检查前必须充分准备,建议应用去泡剂和去黏液剂,仔细观察各部位,采集图片,对可疑部位应用碘染色和放大技术进一步观察,进行指示性活检,这是提高早期食管癌检出率的关键。提高食管癌的发现率,是现阶段降低食管癌死亡率的重要手段之一。

7.超声检查　主要用于发现腹部脏器、腹部及颈部淋巴结有无转移。

三、根治性放疗及同步放化疗

根治性放疗的适应证:患者一般情况在中等以上(KPS 评分>70);病变长度以不超过8cm 为宜;没有穿孔或窦道瘘管形成,没有穿孔前兆或胸背剧痛;可以进半流食或普食;无锁骨上和腹腔淋巴结转移,无声带麻痹,无远处转移;初次治疗(仅指放射治疗);争取有细胞学或病理学诊断依据(特别是表浅癌)。食管癌根治性放疗的照射剂量为 $60\sim70Gy/6\sim7$ 周。食管癌后程加速超分割放疗国内外已有许多报道,其方法为放射治疗总剂量开始的 2/3(40Gy 左右)采用常规分割照射,后 1/3 剂量改用加速超分割照射。与常规分割相比,分割次数增加,总疗程缩短,总剂量相同。荟萃分析表明,后程加速超分割放疗比常规分割放疗提高了食管癌的 3 年生存率。

(一)照射野的设计

根据食管钡餐造影和 CT 检查结果,在模拟定位机上吞钡定位;有条件者采用 TPS 计划优化照射野;近年来 CT 模拟定位计划系统的应用,可以使食管癌放疗设野更加精确,对颈段及胸廓入口处食管肿瘤尤为适用。照射野的长度,在模拟机下观察,一般超出病变上下端各 3~4cm,宽度根据 CT 检查结果而定,如无明显外侵一般为 5~6cm;如果外侵明显或伴淋巴转移,照射野适当放宽至 6~8cm。常规采用三野照射,即前一个垂直野,后两个角度野;患者仰卧位,机架角正负 120°~130°,根据二维 TPS 显示,此种方法剂量分布比较合理,使脊髓和肺的照射量在正常耐受范围内;颈和胸上段食管由于与脊柱距离近,采用常规三野照射时往往脊髓难以避开,此时可以采用两个前野角度照射,机架角正负 45°~50°。或用左后右前斜野以避开脊髓为原则;有时上段食管癌患者由于脊柱弯曲,上端几乎靠近脊柱,两后斜野照射时上端脊髓无法避开,如遇这种病例可以采用不规则野,将上端靠脊柱侧用铅块遮挡。若用 CT 模拟定位、采取三维 CRT 技术,会取得优化的放疗计划,治疗更理想。

(二)照射剂量

有关食管癌的根治性放射剂量,根据多年研究认为,适宜剂量为 60~70Gy,研究者分别以 4 个剂量组进行统计发现:41~50Gy 组,5 年生存率为 3.5%,10 年生存率为 0;51~60Gy 组,5 年生存率为 9.2%,10 年生存率为 5%~6%;61~70Gy 组,5 年和 10 年生存率分别为 15.9% 和 6.6%;大于 70Gy 剂量组,5 年和 10 年生存率各为 4.6% 和 1.1%。

中国医学科学院肿瘤医院总结经放疗手术切除标本的病理检查结果发现,无癌率在 40Gy 以上为 24%,50Gy 以上为 33.3%,60Gy 以上为 31.8%,70Gy 以上为 33%。可见食管癌放射治疗局部切除标本的无癌率与剂量增加并不完全成正比。60Gy 以上再增加剂量并未明显提高生存率。

(三)较早期食管癌(临床Ⅰ~ⅡA 期)

1.适应证

(1)拒绝手术或因心肺疾患等不能手术患者。

(2)CT 显示没有明显肿大/转移淋巴结者。

2.勾画靶区的标准

GTV:以影像学(如食管造影片)和内镜(食管镜和/或腔内超声)可见的肿瘤长度,CT 片

(纵隔窗和肺窗)显示原发肿瘤的(左右前后)大小为 GTV。

CTV1:在 GTV 左右前后方向均放 0.5~0.8cm(平面),外放后将解剖屏障,包括做调整。

PTV1:CTV1+0.5cm。

CTV2:包括预防照射的淋巴引流区。

上段:锁骨上淋巴引流区、食管旁、2 区、4 区、5 区、7 区。

中段:食管旁、2 区、4 区、5 区、7 区的淋巴引流区。

下段:食管旁、4 区、5 区、7 区和胃左、贲门周围的淋巴引流区。

病变上下(在 GTV 上下方向)各外放 3~5cm。

PTV2:在 CTV2 基础上各外放 0.5~0.7cm。

3. 放疗剂量　95％PTV 60Gy/30 次(2Gy/次)+选择性腔内放疗,或 95％PTV2 50Gy/25 次/5 周+95％PTV1 20Gy/10 次。

(四)中晚期食管癌[原发肿瘤较大(≥T_3)和/或 CT 扫描片显示肿大淋巴结(Ⅱb~Ⅳ期)]

1. 勾画靶区的标准

GTV:以影像学(如食管造影片)和内镜(食管镜和/或腔内超声)可见的肿瘤长度。CT 片(纵隔窗和肺窗)显示原发肿瘤的(左右前后)大小为 GTV 和 CT 片显示肿大淋巴结(如肿大淋巴结远离原发病灶)和/或触诊可确定的转移淋巴结部位如锁骨上淋巴结,气管旁淋巴结为 GTVnd。

CTV:包括 GTV 和 GTVnd+预防照射的淋巴引流区(各段食管癌靶区勾画的标准与 CTV2 相同)。

PTV:在 CTV 基础上各外放 0.5cm。

2. 单一放疗剂量　95％PTV 60~70Gy/30~35 次(2Gy/次)。

推荐中晚期食管癌进行同步放化疗。建议方案:PDD 25~30mg/m^2×3~5 天;

5-FU 450~500mg/m^2×5 天(推荐静脉连续输注),28 天为 1 个周期×2 个周期。1~3 个月后巩固化疗 3~4 个周期。

同步放化疗时的放疗剂量:95％PTV 60Gy/30 次(2Gy/次)。

四、术后放疗及术后同步放化疗

(一)完全切除手术后(根治性手术)Ⅱa($T_{2~3}N_0M_0$—淋巴结阴性组)患者推荐进行术后预防性放疗

1. 勾画靶区的标准

胸上段(CTV):上界为环甲膜水平;下界为隆嵴下 3cm,包括吻合口、食管旁、气管旁、下颈、锁骨上、2 区、4 区、5 区、7 区等相应淋巴引流区。

胸中段(CTV):上界为胸₁椎体的上缘,包括锁骨头水平气管周围的淋巴结,包括相应纵隔的淋巴引流区(如食管旁、气管旁、下颈、锁骨上、2 区、4 区、5 区、7 区等相应淋巴引流区),下界为瘤床下缘 2~3cm。

PTV:在 CTV 基础上均放 0.5cm。

2. 处方剂量　95％PTV 54~60Gy/27~30 次/5.4~6 周。

（二）Ⅱb～Ⅲ期患者推荐放化疗同时进行（同步放化疗）

1.上段食管癌患者的照射范围（CTV）与淋巴结阴性组相同

上界：环甲膜水平。

下界：隆嵴下 3～4cm。

包括吻合口、食管旁、气管旁、锁骨上、2 区、4 区、5 区、7 区等相应淋巴引流区。

2.中下段食管癌（CTV）

CTV：原发病变的长度＋病变上下各外放 5cm＋相应淋巴引流区（按此标准勾画靶区时，中段食管癌患者的上界建议设在 T_4 上缘，便于包括 2 区的淋巴引流区）。

PTV：在 CTV 基础上均放 0.5cm。

3.处方剂量　95%PTV54～60Gy/27～30 次（2Gy/次）。靶体积内的剂量均匀度为 95%～105%的等剂量线范围内，PTV 93%～107%。

4.推荐化疗方案　PDD＋5－FU,化疗剂量同单一放疗,28 天为 1 个周期,共 2 个周期。1～3 个月后,进行 3～4 个周期的巩固化疗。

五、术前放疗及新辅助放化疗

（一）勾画靶区的标准

GTV：以影像学（如食管造影片）和内镜（食管镜和/或腔内超声）可见的肿瘤长度,CT 片（纵隔窗和肺窗）显示原发肿瘤的（左右前后）大小为 GTV。

CTV：在 GTV 左右前后方向均放 0.5～0.8cm（平面）。

包括预防照射的淋巴引流区：上段,锁骨上淋巴引流区、食管旁、2 区、4 区、5 区、7 区；中段,食管旁、2 区、4 区、5 区、7 区的淋巴引流区；下段,食管旁、4 区、5 区、7 区和胃左、贲门周围的淋巴引流区。病变上下（在 GTV 上下方向）各外放 3～5cm。

PTV：在 CTV 基础上各外放 0.5～0.7cm。

（二）处方剂量

95%PTV 40Gy/20 次（2Gy/次）。靶体积内的剂量均匀度为 95%～105%的等剂量线范围内,PTV 93%～107%。

中国医学科学院肿瘤医院胸外科及放疗科于 1977 年 6 月—1989 年 4 月进行了食管癌术前放疗随机分组研究,得出结论:术前放疗＋手术减少淋巴结转移率,肿瘤明显缩小,降期显著,降低局部和区域复发,提高手术切除率,提高生存率,不增加手术合并症;其入组条件为:食管癌病变长 5～8cm,胸中段,能进半流质以上食物,无手术禁忌证,信封法随机分组,随诊至 1996 年 2 月。术前放疗:8MV X 线,照射范围为全纵隔及左胃动脉淋巴结,采用前、后野对穿照射,剂量为 40Gy（20 次/4 周）,放疗后 2～4 周手术。418 例入组,其中术前放疗＋手术组 195 例,单一手术组 223 例;结果:切除率在单一手术组为 85.8%,术前放疗＋手术组为 90.3%,P＝0.0857。手术术式:根治术组为单一手术组 66.4%,术前放疗＋手术组为 73.3%;术后病理分期可见降期;病理淋巴结阳性率:术前放疗＋手术组 22.2%,单一手术组 40.8%,P＜0.0001,1、3、5 年生存率,术前放疗组分别为 72.10%、47.6%和 42.8%,单一手术组 62.4%、40.0%和 33.1%（P＝0.042）;局部加（或）区域复发,单一手术组为 41.4%,术前放疗组为 22.7%（P＜0.01）;手术并发症,如手术死亡、吻合口瘘两组无明显差异。RTOG 0246 试验（2003 年 9 月 5 日—2006 年 3 月 17 日）开展的一项多中心前瞻性 E 期试验,采用以紫杉醇为基础的同步放化疗联合选择性手术治疗可以切除的局部晚期食管癌。该研究纳入 43 例无转移食管癌患者,其中 40 例可分析,治疗前分期为 $T_{3\sim4}N_1$。结果显示,根治性放化疗联合选择性外科手术挽救治疗局部晚期食管癌是可行的,今后的 Ⅲ 期研究将随机比较放化疗后选择性手术与必需性手术。美国马里兰医学中心报告了一项同步放化疗后手术的研究结果。术前采用同步放化疗(放疗剂量为 50.4Gy,化疗方案为顺铂 + 5 - FU,放疗中进行 2 个周期的化疗),中位时间间隔 7 周后手术。多因素分析显示,T 分期、病变长度、组织学及手术时间间隔对 OS 率没有影响,只有术后病理完全缓解(PCR)是唯一可以提高生存率的因素。而组织学是唯一可以预测术后病理结果的因素,鳞状细胞癌比腺癌有更高的术后 pCR 率(56% 比 35%)。腺癌中,淋巴结阴性者和阳性者的 pCR 率分别为 45% 和 28%($P=0.049$),因此,淋巴结状态也是预测术后病理结果的指标之一。此外,在这组患者中,术后病理残存肿瘤组的 3 年 OS 率也达到了 36%(RTOG 8501 试验的 3 年 OS 率为 30%)。此外,该中心又进一步对 Ⅳ 期食管癌进行了分层研究,Ⅳ 期包括 M_{1a}(有腹腔淋巴结转移)和 M_{1b}(有其他部位淋巴结转移,但不包括结外转移)。Ⅳ 期(27 例)和 Ⅲ 期的 OS 相比,无显著差异(25.2 个月比 27 个月)。此外,这组 Ⅳ 期病例中,61% 的受累淋巴结没有在术前通过 PET 或 CT 检测出来,因此,术前精确辨别 M_{1a} 和 M_{1b} 的淋巴结病变将会进一步指导放疗,提高可手术、无结外转移的 Ⅳa 和 Ⅳb 患者的疗效。

浙江省肿瘤医院胸部肿瘤外科陈奇勋教授等对新辅助放化疗后手术治疗及手术治疗后辅助放化疗的作用进行了比较研究。研究共纳入 42 名患者。23 名随机分配接受放化疗及之后的手术治疗,19 名接受手术治疗及术后辅助放化疗。化疗方案为卡铂(AUC=2)及紫杉醇($50mg/m^2$)每周一次治疗 6 周。研究发现,42 名患者中,最常见血液系统不良反应为白细胞减少(9.5%)、中性粒细胞减少(11.9%)、血小板减少(14.3%)和贫血(16.6%)。最常见非血液系统不良反应为食欲缺乏(14.3%)、乏力(11.9%)和颈部吻合口瘘(19.1%)。新辅助组 100% 患者达到肿瘤切缘干净的完全切除(R_0),辅助组为 90.4%。放化疗后进行切除手术的 23 名患者 8 名(34.8%)达到病理完全缓解。两组术后并发症和治疗相关死亡率相当。新辅助组 18 个月时病情无进展生存率为 78.7%,辅助组为 63.6%,超出本研究的设计目标。初步研究结果表明,可切除的局部进展期 ESCC 患者中术前新辅助放化疗优于术后辅助放化疗,治疗的不良反应发生率尚可接受。

加拿大 Sunnybrook 医学中心的研究人员对此进行了荟萃分析与系统综述。研究人员通过对 2013 年 6 月份前 Mesline、Embase 和 Cochrane 中心注册的相关试验研究及文献进行系统性的荟萃分析与综述,比较食管癌患者中不同治疗方案的疗效,包括单纯手术、新辅助化疗(N-CT)、新辅助放疗(N-RT)和新辅助放化疗(N-CRT)等方案,纳入的均为随机性对照研究(RCTs)。最终,13 项随机试验纳入研究,共包含 6710 例患者。直接配对荟萃分析提示,N-CRT 较 N-CT 方案或可更好地改善患者 OS,但并没有达到显著的统计学差异,HR 为 0.83.95% 可信区间为 0.59~1.18。当采用 MTM 方法进一步结合直接和间接证据后,N-CRT 显著优于 N-CT 方案,HR 为 0.84.95% 可信区间为 0.71~0.97。本次研究得出证据,相对于 N-CT 及 N-RT,N-CRT 方案是治疗局部可切除食管癌的最理想模式,其可显著改善 OS,同时并没有带来术后死亡率的增加。

六、超分割照射

分割技术包括超分割(hyperfraction,HF)、加速超分割(accelerated hyperfraction,AF)和

低分割(hypofraction)技术,目前已在临床上应用。

以往我们常用常规分割,即每周5天,休息2天,每天一次,每次剂量约2Gy,这已用了几十年的方法称为常规分割(convention fraction)。其原理在于5天放射,2天休息,每周共5次是较为合适的治疗,它使肿瘤受损达到较高程度,但又使靶区内的正常细胞有可能得到部分修复,利用正常细胞与肿瘤细胞"受量耐受性差"作为治疗根据,但这种常规分割(CF),24h重复一次,不论剂量调到3Gy/次也好或更高,但有一定限度,连续4Gy/d高剂量则正常组织修复乏力,从临床动物试验结果看到,肿瘤细胞经过照射之后约4h即已开始进行修复,因此每天一次照射至第二天再开始则受打击之肿瘤细胞,它通过4R(修复,再氧化,再分布和再增殖)已经达到了一定水平的恢复。如果在其修复周期3~24h,再给予一定的辐射打击,则可以加重其损伤程度和减少修复百分比,使致死性损伤更多,双链断裂(DS)更多,使阻于G_1期的细胞减少。基于此近十几年来在国内外开展了超分割(HF)治疗,其基本条件为每天照射2次,每次间隔4~6h,次剂量在1.1~1.4Gy,其余条件为:总剂量、每周5次均与CF无差别。经过十几年试验和临床观察已看到了局部控制、复发率、生存率比CF有显著意义提高,其近期副作用比常规分割明显大,长期损伤和迟发反应、明显后遗症和常规分割无显著性差别。这些结果国内外经过双盲随机、单盲随机、非随机回顾性对比均取得同一临床结果,动物实际结果也得到确认;加速超分割其原理和基本出发点和规定与分割相同,但在每天放疗次数、每次剂量则有区别。它每天至少3次以上(偶有应用4次的报道),间隔3~4h,3次剂量总和达3Gy以上(一般在4.5Gy以下),自20世纪80年代至开展AF以来,其近期疗效和远期疗效均优于CF。其近期、远期并发症与HF相同,近期反应略大于HF。但无论是超分割还是加速超分割,都是建立在肿瘤细胞和正常细胞组织间的放射生物学特点差异基础上的,放射治疗剂量的提高,局部控制的好坏完全离不开这些基本条件,因此这种方法仍是有一定限度。在美国Anderson医院和一部分地区试用辅助野超分割治疗(hyperfraction boost field),其方法为全程采用每天2次,治疗中首次使用较大剂量,间隔4~6h后加入辅助小野,抛开该大野中之淋巴预防区,其效果在于增加对原发灶打击,对淋巴区照射则限于常规分割剂量,增加原发灶的损伤。几年来试验结果显示其优点明显,原发灶控制与HF和AF很接近,但近期反应较轻,很受临床欢迎。

七、其他放疗方法

(一)腔内照射

近年来由于使用了后装技术、放射源的微型化、微机控制及计算机计算剂量,因而腔内照射又有了较快的发展。腔内照射的特点是放射源的表面剂量高,随着深度增加剂量急剧下降,剂量分布很不均一。其优点是周围组织及器官受量小;缺点是肿瘤深部剂量不足。因而,腔内治疗主要是用于辅助治疗或姑息治疗。中国医学科学院肿瘤医院在河南林县单纯用腔内照射了203例食管癌,当时该地不具有体外照射条件,只单纯用腔内放射治疗,1年生存率为70/203(34.5%),3年生存率为28/203(13.8%),5年生存率为17/203(8.4%)。初步看来其结果不低于外照射,但本组早期病例较多,病变长度小于3cm占45例(22.2%),病变长度3.1~5cm占92例(45.3%)。

(二)体外照射加腔内照射

从放射治疗失败原因来看,88.9%是局部未控、复发或穿孔,因此通过腔内照射提高局部剂量有可能提高生存率,但这方面工作报道不多,山西省肿瘤医院采用前瞻性随机分组研究发现,单纯外照射,采用 10MV X 线,肿瘤剂量 70Gy/7 周,外照射加腔内照射组,外照射 50Gy/5 周,然后每周做腔内照射一次,为铯-137 源,151.5mCi(5.5×107Bq)照射 3～4 次,剂量为 1962～3616cGy。外照射加腔内照射组优于单纯外照射组,但无统计学意义,值得进一步研究。

（三）术中放疗

日本神户大学医学院回顾性研究了 127 例根治性食管切除术加或不加术中放疗（IORT）病例。其中 94% 为鳞状细胞癌/腺癌,49% 为Ⅲ期患者。IORT 组和非 IORT 组患者分别占 64% 和 36%,两组患者除了 IORT 外还接受术前或术后放化疗。IORT 的靶区定义为上腹部淋巴结区,包括左右贲门淋巴结、胃左动脉淋巴结和腹腔动脉淋巴结。单次剂量为 22～25Gy,能量为 9～12MeV 电子线。结果显示,IORT 组和非 IORT 组的 5 年 OS 率分别为 45% 和 37%（P=0.34）。在Ⅲ期患者中,IORT 组和非 IORT 组的 5 年区域淋巴结控制率分别为 88% 和 58%（P=0.01）。两组的治疗后严重合并症无明显差异,IORT 组没有 2 级以上的晚期或急性反应。因此,IORT 对于Ⅲ期食管癌,特别是在控制腹部淋巴结方面是一种安全有效的方法。

八、放疗不良反应及处理

（一）全身反应

由于肿瘤组织崩解、毒素被吸收,在照射数小时或 1～2 天后,患者可出现全身反应,表现为虚弱、乏力、头晕、头痛、厌食,个别有恶心、呕吐等,特别是腹部照射和大面积照射时,反应较重。

注意事项：

1. 照射前不宜进食,以免形成条件反射性厌食。

2. 照射后完全静卧休息 30min。

3. 进清淡饮食,多食蔬菜和水果,并鼓励多饮水,促进毒素排出。

4. 参加集体文娱活动或气功,以转移注意力。此外,每周检查血象一次,当白细胞下降至 4×10^9/L 以下时,需给升白细胞药物,如血象明显下降需暂停放疗。

（二）皮肤反应

皮肤对射线的耐受量与所用放射源、照射面积和部位有关。钴-60 治疗机和直线加速器产生的 γ 射线和高能 X 线透力强,皮肤受量小,反应轻；X 线治疗机产生的低能 X 线和感应加速器产生的电子束皮肤受量大,反应重。临床上大面积照射时或照射皮肤的皱褶及潮湿处,可出现一定程度的皮肤反应,皮肤反应分为三度：

Ⅰ度反应：红斑、有烧灼和刺痒感,继续照射时皮肤由鲜红渐变为暗红色,以后有脱屑,称干反应。

Ⅱ度反应：高度充血,水肿、水疱形成,有渗出液、糜烂,称湿反应。

Ⅲ度反应：溃疡形成或坏死,侵犯至真皮,造成放射性损伤,难以愈合。

放疗后数日或更长时间,照射部位可出现皮肤萎缩,毛细血管扩张、淋巴引流障碍、水肿及深棕色斑点、色素沉着,称后期反应。

照射野皮肤保护措施：

①内衣宜柔软、宽大、吸湿性强。

②保持乳房下、腋窝、腹股沟及会阴部皮肤清洁干燥,防止干反应发展为湿反应。

③照射野皮肤应用温水和柔软的毛巾轻轻沾洗,忌用肥皂,不可涂酒精、碘酒、红汞、油膏,并避免冷热刺激(如热水袋)。

④照射野不可贴胶布,以免所含氧化锌(重金属)产生二次射线,加重皮肤损伤。

(三)放射性食管炎

常于放疗开始后2周出现,表现为吞咽困难加重或进食疼痛,主要由于放疗引起的食管黏膜充血、水肿所致。多数患者随水肿和肿瘤的消退上述症状逐渐好转,不需特殊处理,仅注意调节饮食即可。少数患者症状持续时间长,疼痛明显,严重影响进食,医务人员应给患者做细致的解释工作,减轻患者的思想负担,同时给予静脉补液,以加强支持疗法,并辅以口服黏膜表面麻醉剂和黏膜保护剂,如氢氧化铝凝胶等对食管黏膜有保护作用。亦可用普鲁卡因加庆大霉素配以生理盐水口服,以起到黏膜麻醉和消炎的效果。

(四)放射性气管损伤

较少见,一般发生于放疗后3~4周,主要症状为干咳,轻者不需处理,咳嗽严重时影响正常休息生活,应给予对症处理。

(五)食管穿孔

食管穿孔是食管癌的严重并发症之一。放疗期间出现胸骨后持续疼痛、体温升高、脉搏增快、呼吸困难时,均应考虑食管穿孔。此时应立即通知医生进行必要的检查,以确定诊断。一旦确诊,应立即中断放疗,并积极采用相应的治疗措施,如输液、禁食、大量应用抗生素等,必要时插鼻饲管或行胃造瘘。

(六)食管气管瘘

当放疗达到一定剂量时,患者若出现进食时呛咳、体温升高、胸骨后疼痛、憋气、呼吸困难等应高度警惕发生食管气管瘘的可能,一经确认应立即中止放疗、禁食,并行胃造瘘或插鼻饲管,防止其他继发症的发生。

(七)出血

出血多见于溃疡型食管癌,主要因溃疡形成导致黏膜破坏、血管暴露、肿瘤侵蚀或放疗中肿瘤脱落造成。若发生出血,应中断放疗,让患者绝对卧床休息,保持侧卧位,保持镇静(必要时应用镇静剂),及时清除口腔内血液和分泌物,保持呼吸道通畅,防止误吸造成窒息。尽量使患者免受各种刺激,定时测定血、脉搏等生命体征,及时选用氨甲苯酸、酚磺乙胺、垂体后叶素、巴曲酶等止血药物,补液和输血,并保留静脉通道。

九、放疗前准备及随访

(一)放疗前准备工作

1.患者及家属的思想准备　多数患者得知患癌症后有较多的顾虑和恐惧,心情不愉快,思想负担重,要帮助患者解决思想上的问题,争取患者的合作、理解。与患者家属交代病情,放疗中可能出现的问题和不良反应,如有不适,应及时向医师汇报,争取早作处理。

2.医师的准备　①对诊断进行核实,要有病理和细胞学的诊断,最近的食管X线、胸部CT、B超声检查,或CT检查颈部/锁骨上和腹腔淋巴结以明确分期和治疗性质,食管腔内超声的检查。②做食管的定位CT:全面了解肿瘤的大小和肿瘤的范围,以明确治疗性质,照射范围的大小,照射野的设计,放疗剂量,放疗次数等。③放疗前的对症治疗:营养状态不良、脱水或有其他并发症者应及时积极处理;X线片显示有尖刺、胸背痛或白细胞数升高者应积极抗感染治疗。

(二)食管癌患者随访

对于新发食管癌患者应建立完整的病案和相关资料档案,治疗后定期随访和进行相应的检查。所有患者应终身随诊。对于无症状的食管癌患者,第1年内每4个月一次,第2～3年每6个月一次,此后每年一次;随诊内容包括病史和体检,根据临床情况决定是否行血液常规、血液生化、内镜和影像学检查;对于接受内镜下黏膜切除(endoscopic mucosal resection, EMR)的患者,第1年内每3个月一次,此后每年一次;随诊内容包括病史、体检和内镜,其他根据情况决定是否行血液常规、血液生化和影像学检查。

(崔虎军)

第四章 非小细胞肺癌

第一节 临床检查

肺癌无特异性症状,临床表现与肿瘤的位置、大小、是否转移以及转移灶的位置相关。原发肿瘤引起的表现常见为咳嗽、咳痰、痰血、胸闷、胸痛等;肿瘤胸内局部扩散和浸润周围组织可造成声带麻痹、上腔静脉综合征(superior vena cava syndrome,SVSC)、霍纳(Hornor)综合征、潘科斯特(Pancoast)综合征、胸腔积液、心包积液等;远处转移或副瘤综合征还可产生肺外症状,如内分泌和代谢状态异常、皮肤改变、肺源性骨关节病、神经系统症状等。随着经济水平和人民文化素质的提高以及诊断技术的发展,不少患者就诊时无明显症状,或因体检发现。但完全相反的情况,即先出现转移灶进而发现肺癌也有发生。肺癌最常转移的部位是锁骨上淋巴结、脑、骨、胸膜、肾上腺和心包,肝脏及腹腔淋巴结转移少见,癌性腹腔积液几乎不发生。

肺癌的检查包括定位和定性,所有患者治疗前评估必须包括完整的病史(包括严重合并症)、体格检查(包括体力状态和体重下降情况)、血生化检查。

一、定位检查

1. CT 可以明确病变所在的部位、累及范围以及周围淋巴结情况,也可根据影像学表现大致区分其良、恶性。CT 引导下经胸穿刺活检获取细胞学、组织学标本是重要的路径。CT 对于较小的脑转移病灶和脑膜转移敏感性较差,不易发现小脑、脑干部位的病变。

2. MRI 诊断脑转移(包括小脑和脑干)和脑膜转移、椎体转移比 CT 有明显优势,确定肿块侵犯周围软组织如大血管、心包、胸廓、神经等(尤其是肺上沟瘤),区分肿块和肺不张、肿块放疗后复发还是纤维化也有重要价值。但 MRI 难以判断骨皮质是否被破坏。NCCN 建议ⅠB 期及其后患者应常规进行脑 MRI 检查。

3. X 线 可以动态观察病灶状况,对骨转移患者的骨皮质破坏情况反映真实、直观。CT 和 MRI 有众多优点,但不能完全取代 X 线检查。

4. 超声 主要用于发现腹部重要器官以及腹腔、腹膜后淋巴结有无转移,也用于锁骨上及颈淋巴结的检查;对于邻近胸壁的肺内病变或胸壁病变,可鉴别其囊性、实性及引导穿刺活检;超声还常用于心包积液、胸腔积液的检查和定位。

5. ECT 用于骨转移的检查,常用的核素有^{99m}锝和^{67}镓,方法简便,可以对全身骨骼一次成像。其灵敏度高(62%~89%),当肿瘤有髓腔内浸润、尚未破坏骨皮质时检查即可呈阳性,比普通 X 线平片或 CT 早 3~6 个月。但它也存在缺点:①特异性较低(假阳性率为 40%左右),骨折、骨髓炎、股骨头无菌性坏死、幼年性变形性骨软骨炎、骨代谢性疾病、原发性甲状旁腺亢进症、肺性肥大性骨关节病等均可引起假阳性;②空间分辨率低;③对周围软组织的情况无法显示。ECT 阳性病灶需其他影像学或活检确认。

6. PET 和 PET-CT 两者都是根据^{18}F-脱氧葡萄糖(fluorine-18-flurodeoxy glucose,^{18}F-FDG)的标准摄取值(standard uptake value,SUV)的高低大致鉴别病变性质,对转

移灶的检出率高于 CT 和 MRI 等,借此可避免无意义的手术,帮助放疗靶区的精确定位。PET 价格相对低廉,尽管其解剖结构显示和病灶的精细定位逊于 PET-CT,但是反映 FDG 摄取的能力没有差别。有学者认为 FDG 的摄取程度能反映预后,SUV≤5.0 者无瘤生存率明显优于 SUV≥5.0 者。

PET-CT 对脑转移的检测效果劣于 MRI,因为脑是葡萄糖高代谢器官。另外,受其空间分辨率所限,可能遗漏<1cm 的肿瘤。代谢率低的肿瘤如支气管肺泡癌、类癌等可能被遗漏,代谢率高的良性疾病如结核、炎症、结节病、肺组织胞浆菌病、肺炎机化、隐球菌感染和寄生虫病均可能有较高的 SUV 值而被误判。

NCCN 建议 I A 期及其后的患者,术前应常规进行 PET-CT 检查,这在我国尚不现实。随访检查不常规推荐 PET 或 PET-CT,因其花费较大,且患者出现转移或复发症状时其他检查往往可以明确。

二、定性检查

1.纤支镜　包括直视下刷检、活检以及支气管灌洗。适应证包括:X 线胸片和/或 CT 检查提示肺部块影、肺不张、肺门和/或纵隔淋巴结肿大;不明原因的咯血,尤其是 40 岁以上患者持续 1 周以上的咯血或痰中带血;不明原因的慢性咳嗽、局限性哮鸣音、声音嘶哑;痰中发现癌细胞或可疑癌细胞。有活动性大咯血、严重心肺功能障碍、严重心律失常、全身情况极度衰竭、不能纠正的凝血功能障碍、严重的上腔静脉阻塞综合征、新近发生心肌梗死或有不稳定心绞痛、疑有主动脉瘤、气管狭窄估计纤支镜不易通过,纤支镜检查应慎重权衡利弊。尿毒症和严重的肺动脉高压,活检时可能发生严重的出血。

2.经胸壁穿刺活检术　经胸壁穿刺活检术(transthoracic needle aspiration,TTNA)可以在 CT 或超声引导下进行,适合于周围型肺部病灶。主要的并发症为气胸或血气胸,肺压缩少于 20%时可以自行吸收,大于 20%时需进行胸腔抽气或闭式引流。

3.浅表淋巴结活检　有浅表淋巴结肿大,可进行浅表淋巴结穿刺或手术活检,应尽可能获得足够的组织以供组织病理学诊断。

4.支气管内超声引导下经支气管针吸活检　支气管内超声引导下经支气管针吸活检(endobronchial ultrasound-transbronchial needle aspiration,EBUS-TBNA)对肺门、前纵隔和上纵隔淋巴结价值较高,有助于支气管源性囊肿、肉芽肿、结节病、恶性淋巴瘤、胸腺肿瘤、纵隔甲状腺肿等的鉴别诊断,但诊断下纵隔和后纵隔的病变有困难。与纵隔镜相比,EBUS-TBNA 操作相对简单,在局麻下即可完成,因此被美国胸科医师协会认可为纵隔淋巴结分期的手段之一,但在我国尚未普遍开展,卫生部未将其作为常规推荐。EBUS-TBNA 有一定的假阴性率,必要时仍需考虑纵隔镜检查。检查的并发症有窒息、器械损伤、出血、心血管意外。

5.纵隔镜　检查获取标本更为直观,所取标本量丰富,并可以在术中行冰冻病理检查,快速了解诊断结果,是肺癌纵隔淋巴结分期的"金标准"。$T_2 \sim T_3$ 病变患者即使胸部 PET-CT 未提示纵隔淋巴结受累,也适宜纵隔镜检查。病灶在肺野外 1/3 的 $T_{1a,b}$ 患者淋巴结受累可能性低,不建议常规进行纵隔镜检查。

纵隔镜检查的常见并发症有出血、气胸、喉返神经或膈神经损伤、感染(切口感染或纵隔炎)等,罕见并发症包括气管和支气管损伤、食管穿孔等。但只要解剖部位清楚,小心操作,发生率很低。据国外大宗临床资料统计,纵隔镜手术严重并发症的发生率为1%,死亡率低于0.5%。纵隔镜检查的禁忌证为:主动脉瘤、SVCS、心肺功能不全、严重贫血或出血倾向等。

6.脱落细胞学检查　有胸腔积液和/或心包积液时,应进行相应部位的积液细胞学检查。胸腔积液和/或心包积液如为渗出性或血性,且没有非肿瘤性病因,则无论细胞学检查结果如何,均可认为是恶性。

连续3天留取清晨深咳后的痰液进行痰细胞学涂片检查,对无确切病灶或由于各种原因不能进行有创检查的患者可能有帮助。该检查的缺点是:①假阳性和假阴性率较高;②很多肺癌患者症状为刺激性干咳,该检查不适用;③很难做出病理分型。

三、其他检查

需要酌情选择的检查有:术前肺功能检查;邻近脊柱或锁骨下血管的肺上沟瘤,或有相应临床症状者行脊柱+胸廓入口MRI;肺原发病灶为早期,单发肾上腺占位病灶应由病理学证实其是否为转移病灶。血碱性磷酸酶或血钙升高,提示骨转移可能;碱性磷酸酶、谷草转氨酶、乳酸脱氢酶或胆红素升高考虑肝转移的可能。肿瘤标志物不作为常规检查项目,但有人认为癌胚抗原(carcinoembryonic antigen,CEA)可用于治疗过程中的监测。

(高亚杰)

第二节　鉴别诊断

一、肺内孤立性结节

最常见的可能是:小细胞肺癌、转移癌、结核球、错构瘤、硬化性血管瘤、支气管肺囊肿、巨大淋巴结增生、炎性肌母细胞瘤、腺瘤、炎症、结节病。设法获得组织标本予以病理确认十分重要,PET-CT的鉴别多半是一种概率事件,并不十分可靠。

二、肺内弥漫性病灶

文献报道其病因超过150种,其中有20种左右经常出现,如:转移癌、癌性淋巴管炎、矽肺、尘肺、粟粒样肺结核、肉芽肿、真菌感染、特发性间质纤维化、弥漫性肺炎等。支气管肺泡癌属于肺癌,多表现为弥漫性病灶,但其治疗与预后和肺癌有很多不同,有必要予以鉴别。

肺淋巴管肌瘤病(pulmonary lymphangioleiomyomatosis,PLAM)的影像学表现多变,可以是毛玻璃样、弥散结节样,也可以是网格状线条状阴影,病灶还可以累及肺外淋巴组织,可出现纵隔、腹膜后淋巴结肿大,肾脏占位,胸腔、腹腔积液等,因此极易与支气管肺泡癌或转移性肺癌混淆。

一些少见的疾病也容易和肿瘤混淆。如:肺出血肾炎综合征或特发性肺含铁血黄素沉着症患者可表现为肺内弥散性结节病灶伴有咯血,但此类疾病往往伴有相关的全身症状。

三、胸膜病灶、胸腔积液和/或心包积液

肺癌在出现胸膜病变伴或不伴胸腔积液时,可能需要与胸膜间皮瘤等相鉴别(表4-1)。在肺腺癌中阳性而在恶性胸膜间皮瘤中阴性的免疫组化指标是CEA、B72.3、Ber-EP4、

MOC31,在胸膜间皮瘤中敏感而特异的指标是 WT-1、钙结合蛋白、D2-40 和细胞角蛋白 5/6。

表 4-1 WHO 胸膜肿瘤组织学分类(2004 年第 4 版)

组织来源	性质	肿瘤
间皮肿瘤	良性	腺瘤样瘤
		局限性恶性间皮瘤
	交界性	高分化性乳头状间皮瘤
	恶性	弥漫性恶性间皮瘤:上皮样间皮瘤,肉瘤样间皮瘤,促纤维生成性间皮瘤,双向型间皮瘤
淋巴增生性肿瘤	恶性	原发积液性淋巴瘤♯,脓胸相关淋巴瘤*
间叶性肿瘤	良性	孤立性纤维肿瘤,胸膜钙化瘤
	交界性	上皮样血管内皮瘤
	恶性	血管肉瘤,滑膜肉瘤(单向分化、双向分化),促纤维生成性圆细胞肿瘤

注:♯原发积液性淋巴瘤又称"原发性渗出性淋巴瘤",是一种罕见的和人类免疫缺陷病毒(HIV)相关的非霍奇金淋巴瘤(HIV-NHL),发生在液体性腔内克隆性 B 细胞起源的肿瘤,病情进展迅速,生存期仅数月。

*脓胸相关淋巴瘤是一种罕见的原发于胸膜的 B 细胞淋巴瘤,在肺结核或结核性胸膜炎导致的长期肺脓肿基础上发展而来。

胸腔积液和/或心包积液患者首先要确定积液是否是恶性的。即使是恶性肿瘤,积液内查到癌细胞的概率也只有 50%~60%。如无法用细胞学判定性质,而常规和生化检查提示为渗出性时,需排除结缔组织病、结核、病毒或其他感染、巨大淋巴结增生症(Castleman 病)、PLAM、卵巢良性肿瘤、瓦尔登斯特伦巨球蛋白血症(Waldenstrom macroglobulinemia)等良性疾病。如能确定为恶性肿瘤,还要明确原发病灶。易发生恶性胸腔积液、心包积液的肿瘤除了肺癌以外还有乳腺癌、胃癌、头颈部肿瘤、恶性淋巴瘤等,在肺部没有明确病灶的情况下,需要相关的病史、影像学检查、肿瘤标志物,甚至是 PET-CT 协助诊断。少量胸腔积液且无法判定积液性质的患者也可观察随访。

四、骨病灶

尽管肺癌骨转移十分常见,但在溶骨或成骨病灶、肺内病灶均无病理诊断的情况下,诊断需要慎重。

五、纵隔占位

可通过 CT 或 MRI 或 PET-CT 大致判断疾病性质,但确诊仍需借助于 EBUS-TBNA 或纵隔镜或手术获得病理诊断。

六、颅内占位

首先发现脑转移进而发现肺癌者临床并不少见。但在颅内占位,特别是孤立性占位,由于各种原因不能手术而肺部无确切病灶或肺部病灶无法获得病理检查时,诊断常有困难。

七、仅有肿瘤标志物升高

体检发现相关肿瘤标志物升高,但无影像学证据和相关症状不能作为诊断依据,此时应定期随访检查。临床上高度怀疑为肺癌患者,反复痰细胞学检查或可协助诊断。

八、虽经病理检查病灶性质不明或虽为恶性但具体类型难定

要考虑到肺及胸膜肿瘤的各种可能。有时,肺原发癌与转移癌靠影像学及病理形态学难以区分,免疫组化可能有帮助。原发性肺腺癌常常是 CK 阳性、CK20 阴性,借此可以区分细胞角蛋白－7(cytokeratin－7,CK7)阴性、CK20 阳性的结直肠癌肺转移。CDX2 是肠道来源腺癌的一个高度敏感和特异的标志物,能区分原发性肺癌和胃肠道肿瘤肺转移。大部分原发性肺腺癌都是甲状腺转录因子－1(thyroid transcription factor－1,TTF－1)阳性,而肺的转移性腺癌(如乳腺癌肺转移)常常是 TTF－1 阴性。TTF－1 在甲状腺癌阳性,但甲状腺球蛋白在肺癌中是阴性的,可以配合检查。嗜铬粒蛋白 A、神经元特异性烯醇化酶、神经细胞黏附分子和突触素是小细胞肺癌和神经内分泌肿瘤的标志物,但约 10% 的肺癌至少有 1 个神经内分泌肿瘤标志物呈阳性表达。

(高亚杰)

第三节　治疗原则

手术仍是治愈肺癌的唯一手段,放疗、化疗及新靶点药物治疗是不能手术或术后辅助治疗的重要补充。病期是选择何种治疗的最重要的依据,病理类型、分子标志物、原发及转移部位、健康状况、年龄甚至性别等也是重要的变量。

一、以分期为依据

0 期及隐匿性肺癌:0 期肺癌指 $T_{is}N_0M_0$,隐匿性肺癌则指痰、支气管冲洗液找到癌细胞但影像学或气管镜没有可见肿瘤。它们的处理原则是:①观察,每 3 个月复查 1 次支气管镜,如有异常再予相应处理;②支气管内肿瘤消融术或手术切除,或近距离放疗,或光动力学治疗。

Ⅰ A 期($T_{1ab}N_0$):有手术条件者首选根治手术,术后观察,不建议辅助化疗。

Ⅰ B 期($T_{2a}N_0$)、Ⅱ A 期($T_{2b}N_0$):有手术条件者首选根治手术,R_0(镜下无残留)切除者仅在有病理不良因素时推荐化疗,不良因素包括:低分化癌(包括神经内分泌瘤)、脉管侵犯、楔形切除术、肿瘤>4cm、脏层胸膜受累和 N_x。

Ⅱ A 期($T_{1ab\sim2a}N_1$)、Ⅱ B 期(T_3N_0;$T_{2b}N_1$):有手术条件者首选根治手术,术后应行以顺铂为主的辅助化疗。辅助放疗多数研究认为其不能提高生存率,但有持相反意见者。

Ⅲ A 期($T_{1\sim3}$,N_2):N_2 能否选择手术治疗存在争议。有多项随机对照临床研究显示,手术不能改善患者的生存,但有很多专家提出对于只有一站纵隔淋巴结转移且直径<3cm 者,手术能使患者获益;多站纵隔淋巴结转移或直径>3cm、T_3(侵犯胸壁等)N_2 的患者手术价值不大,建议行诱导化疗或诱导同步放化疗后评价再行手术治疗。

Ⅲ A 期 $T_{3\sim4}$(位于胸壁、接近气道或纵隔受侵犯)N_1:首选外科切除。如切缘阴性,则仅接受化疗。切缘阳性,同步放化疗后序贯化疗或再次手术切除加化疗。其他治疗包括术前化疗或术前同步化放疗。

Ⅲ A 期 T_4(同侧肺不同肺叶一个或多个分散癌灶)$N_{0\sim1}$:AJCC 第 7 版将其降为Ⅲ A 期,

该类患者的治疗原则与同一肺叶多个癌灶的患者相同。

ⅢB期（$T_{1\sim3}N_3$；$T_4N_{2\sim3}$）：均无法进行手术切除，推荐同步放化疗后序贯化疗。

Ⅳ期，M_{1a}（对侧肺出现1个或多个分散的转移灶）：如皆可切除，建议按双原发肺肿瘤治疗，即使两者的组织学类型相似。有报道显示若术前评估两结节的占位均为Ⅰ或Ⅱ期，则术后5年生存率可高达70.3%。对侧肺出现多个分散的结节，则按复发或转移给予治疗。

Ⅳ期，M_{1a}（癌性胸腔或心包积液）：无论胸腔积液是良性或恶性，不能手术者占95%。恶性胸腔积液或心包积液者的传统疗法是穿刺置管引流，在尽量引流的基础之上给予浆膜腔内注射细胞毒药物、微生物制剂、细胞因子、中药制剂、激素等。滑石粉作为胸膜固定术的硬化剂疗效早已被肯定，常见的副作用为发热和胸痛。肿瘤阻塞气管、胸腔内巨大肿块、积液包裹分隔，滑石粉不可能有效；明显气胸、气管向恶性胸腔积液一侧偏移、脏层胸膜明显增厚者，效果不佳。KPS评分低或积液出现到胸膜固定术的时间延迟是不利预后因素。

TKIs治疗癌性胸腔积液或心包积液可能有明显效果，尤其是在TKIs的优势人群。有效者胸腔积液或心包积液有可能完全消除并且较少有胸膜肥厚，许多患者此后不再需要其他的针对积液的治疗。

Ⅳ期，M_{1b}：45%的肺癌在初诊时即为晚期，除了极少数患者（脑或肾上腺单发转移灶且肺部原发病灶局限）尚有根治可能，绝大多数只能给予化疗或/和新靶点药物治疗以及姑息放疗，治疗更多地要根据身体状况和预期生存寿命而定。

EGFR基因野生型或突变状况未知的、PS 0～1，尽早开始含铂两药的化疗，4个周期的化疗均无效应停止化疗。不适合铂类治疗者，可考虑非铂类两药联合化疗。PS 2可单药化疗。有EGFR基因突变者，可一线使用TKIs，加入化疗是否提高疗效有不同见解。

贝伐珠单抗或西妥昔单抗＋顺铂为主的两药化疗，均可持续使用直至疾病进展。一线化疗失败者，多西紫杉醇、培美曲塞以及新靶点药物可酌情作为二线治疗。

对分期可手术的患者，如切缘阳性可选择再次手术或放疗，但多数情况下患者难以接受再次手术。分期可手术的患者由于内科原因不能手术或不愿手术的可采取放疗±化疗，前者主要是：①有严重的内科合并症，多为心肺方面的，可能造成围手术期的高风险；②高龄预期生存寿命有限者。据报道，Ⅰ期病例放疗的5年局部控制率和5年生存率分别为92%和72%，Ⅱ期患者为73%和62%，效果不亚于手术。也有部分文献报道的生存率略低于以上数据。

二、以分子标记物为依据

一般认为，复发或转移性肺癌如有EGFR基因突变，一线治疗即可选择TKIs，二线及其后治疗则不依赖于EGFR基因突变状态。EGFR基因野生型或突变状况未知者一线治疗选择化疗。要注意的是，在西方人群中，不经EGFR基因检测的患者使用TKIs，有效率不到10%，但国人完全缓解占4.3%，部分缓解占39.1%，稳定占27%，即近半数的患者有客观疗效，近70%的人获益，应用于女性、腺癌患者（女性肺癌绝大多数是腺癌）、不吸烟者等TKIs的优势人群有效率更高。因此，西方的研究结果需要慎重对待。临床实践中，毕竟有许多患者无法获得病理标本，或身体状况已不适合化疗，或患者及其家属拒绝化疗，这时依据优势人群的特点谨慎给予TKIs应该可以接受。何况就单个患者而言，EGFR基因突变未必有效，反之亦然，此时重要的问题是TKIs何时起效、何时不能再用。吴一龙和我们的经验表明，治疗前有咳嗽、呼吸困难、癌性浆膜腔积液、肺部弥漫性病灶等症状和体征者,TKIs 如果有效,症状多在 1~10d(中位时间为 8d)内改善。至于仅有肺部病灶无明显症状者,Lara-Guerra 等报道,术前口服吉非替尼 250mg/d,中位服药 28d(27~30d)后手术,36 例患者中 35 例可评价,PR 占 11%,肿瘤缩小占 43%,肿瘤增大占 43%。这些证据提示,在无 EGFR 基因检测的背景下,可以试用 1 个月 TKIs,超过此时间再有效的可能性很小。

EML4-ALK 融合基因阳性的肺癌已经被定义为 NSCLC 的一种特殊亚型。克唑替尼以 ALK 为靶点,通过阻断激酶蛋白来发挥作用。

应用贝伐珠单抗不需要分子标志物检查。

K-ras 基因突变不能从 TKIs 治疗中获益。

有趣的是,在肺癌的辅助治疗中,EGFR 基因及 K-ms 基因突变状态既无预后价值也无疗效预测价值。它们为什么在肺癌的不同阶段表现相悖,还缺少合理的解释。

有许多文献报道 ERRC1、RRM1 可预测化疗效果,但尚缺乏前瞻性Ⅲ期临床研究数据,且无证据表明基于分子标记物选择化疗药物可改善总生存(overall survival,OS)。

三、影响治疗方案的其他重要因素

除期别和分子标志物之外,健康状况、年龄甚至性别、预期寿命、病理类型、原发及转移部位经常影响肺癌个体化治疗方案的制订。

1. 健康状况 一般认为,只有在 PS≤2 时化疗才有可能获益。TKIs 在 2010 年之前仅推荐用于 PS≤2 的患者,现已证明 PS3~4 分者同样安全有效,2011 年及其后的 NCCN 指南中也做了推荐。但 PS>2 有时与肿瘤无关,例如外伤后骨折、神经系统疾病后遗症等原因导致的 PS>2,化疗或许不应受到影响。相反,当与年龄相关或不相关的合并症尚在代偿期时,PS 可能并不低,但对治疗的耐受性已大大下降,它影响治疗方案的制订,增加治疗相关毒性及死亡率(表 4-2)。由于 KPS、ZPS 没有考虑非肿瘤因素对功能状况的影响,有必要应用能综合评价合并症部位、数目、严重程度以及营养状况、认知能力、情绪精神状态、社会家庭支持的工具。符合这一要求的是多维老年学评估(multidimensional geriatric assess-ment,MGA)。其评估的参数不仅包括 PS、日常生活自理能力(activities of daily living,ADL)、日常生活用具的使用能力(instrumental activities of daily living,IAdl)、躯体功能测试、合并症、情感状况、认知状况、老年综合征(包括痴呆、抑郁、谵妄、跌倒、骨质疏松症、忽视和虐待、发育迟缓、持续性眩晕)、合并用药、社会情况及家庭经济支持、营养状况等,还包括对疾病史、肿瘤分期和体格检查的评估。NCCN 提出的老年综合评估(comprehensive geriatric assessment,CGA),主要从功能状况、合并症、社会经济问题、老年综合征、复合用药、营养状况六方面进行评估。老年人疾病累计评分表(cumulative illness rating scale-Geriatric,CIRS-G)、脆弱老年人量表-13(vulnerable elders survey-13,VES-13)相对简洁,可酌情选用。

表4-2 影响老年癌症治疗的病理生理因素

影响治疗的因素	被限制使用的治疗措施
肺功能下降	手术
冠心病、心功能不全	紫杉类药物、蒽环类抗生素、手术
肝功能不全	化疗
肾功能不全	顺铂
胃肠功能下降	口服化疗
免疫功能下降	化疗
骨髓功能差	化疗
听力下降	顺铂
骨质疏松症	糖皮质激素、芳香化酶抑制剂
糖尿病	糖皮质激素
糖尿病性神经病变	长春碱类药物、奥沙利铂
贫血	放疗、手术、化疗
便秘	5-羟色胺受体阻断剂、长春碱类药物
顺应性差	口服化疗

MGA及CGA将老年患者分成三种类型：①功能自主的患者（无ADL和IADL依赖，且没有合并症及老年综合征的患者），可以耐受同年轻患者一样的治疗；②功能部分受损的患者（存在1项或以上的IADL依赖，但无ADL依赖；有不威胁生命的合并症；轻度记忆力下降和抑郁；无老年综合征），可以在适当对症处理的背景下进行肿瘤治疗；③虚弱的患者（年龄≥85岁；存在1项或以上的ADL依赖；有1项或以上的老年综合征；存在3个或以上的3级合并症，或是1个4级合并症伴有持续存在的日常生活受限），只能接受支持治疗。

2.年龄 年龄不是化疗的限制性因素，PS 0～1且脏器功能正常的老年患者同样首选以顺铂为基础的两药化疗，PS 2可单药化疗。在75岁以上的患者中，局限性肺癌的概率高于45岁以下者（25.4% vs 15.3%），相对不易发生远处转移的鳞癌更常见（53%），在另一个侧面上有利于积极治疗。

3.性别 女性肺癌绝大多数是腺癌，培美曲塞＋顺铂优于吉西他滨＋顺铂，鳞癌则相反。女性肺癌应用TKIs有效的可能性更大。

4.预期寿命 预期寿命≥1年，可给予适当的抗肿瘤治疗，但要和患者及其家庭成员讨论这种治疗的目标、利弊以及对生活质量的可能影响，了解患者对这种治疗的意愿；预期寿命在数月至1年，谨慎应用抗肿瘤治疗；预期寿命在数月至数星期，多为合适的支持治疗；预期寿命在数星期至数天，停止抗肿瘤治疗。

5.病理类型 腺癌、鳞癌和支气管肺泡癌有不同的治疗模式。腺癌及大细胞癌一线治疗有效、EGFR基因突变及ALK基因重排阴性或未知，维持治疗可用贝伐珠单抗、西妥昔单抗、培美曲塞、吉西他滨、多西紫杉醇或TKIs。鳞癌则用西妥昔单抗、吉西他滨、多西紫杉醇或TKIs。EGFR基因突变及ALK基因融合的复发转移性肺癌，可一线使用相应的新靶点药物。二线治疗不分病理类型，PS为主要依据。

（高亚杰）

第四节 治疗方法

一、手术

手术适应证：①Ⅰ、Ⅱ期和部分Ⅲa期（$T_3N_{1\sim2}M_0$，$T_{1\sim2}N_2M_0$，$T_4N_{0\sim1}M_0$ 可完全性切除）；②部分 N_2 期；③部分Ⅳ期，主要是单发脑或肾上腺转移。临床高度怀疑肺癌的肺内结节，经各种检查无法定性诊断，可考虑手术探查。

手术禁忌证：①隆突部位以及两侧主支气管广泛肿瘤侵犯。②右上肺叶癌侵犯气管范围较长，不能实施隆突全肺切除术。③部分 N_2（如隆突下淋巴结阳性）或 N_3 患者。④胸膜转移结节或恶性浆膜腔积液。⑤心肺功能不佳的患者。传统的开胸手术对肺功能的要求如下：最大通气量≥70％，$FEV_1/FEV≥50\%$，$PaO_2≥80mmHg$，$PaCO_2≤40mmHg$。心功能正常，无明显的心律失常。⑥有严重的帕金森病、老年痴呆、卒中后遗症等中枢神经系统疾病。⑦各种原因导致的肝肾功能衰竭，高血压且药物控制不佳者。⑧各种原因导致无法平卧不能配合手术体位的患者，如脊柱严重畸形等。⑨除肿瘤以外其他原因致预期寿命较短者，因宗教信仰等原因拒绝手术者。

常用的术式包括：①肺叶切除术；②袖状切除术；③全肺切除术；③肺段或楔形切除术。公认的手术方式为肺叶切除术加纵隔淋巴结清扫，该手术方式较全肺切除损伤小，后期并发症少；肺段或楔形切除局部复发比例较高，适合于肺功能储备差或合并其他重要器官疾病不能耐受肺叶切除者，或外周结节 2cm 并且组织学是纯粹支气管肺泡癌或影像学上倍增时间长（>400d）的肿瘤。如术中冰冻病理发现为 R_1（镜下残留）或 R_2（肉眼残留）时，应及时扩大手术的范围。淋巴结转移范围对于判断肺癌分期十分重要，术中应切除 N_1 和 N_2 淋巴结，淋巴结清扫或探查的范围应至少包括 3 组 N_2 淋巴结。如发现纵隔淋巴结阳性，应重新评估分期和肿瘤的可切除性，手术计划需做相应修改。

胸腔镜手术创伤小、出血少、恢复快，适合于<5cm、周围型肺癌、无纵隔淋巴结肿大、胸膜无粘连、肺叶发育较好的肿瘤。

射频消融（radiofrequency ablation，RFA）可以作为拒绝手术或因内科原因不能耐受手术的淋巴结阴性患者的治疗选择，最适合进行 RFA 的患者为<3cm 的外周孤立病灶。RFA 尚可用于既往照射过的肿瘤复发。

二、化疗

1.辅助化疗　术后分期为ⅠA期的患者不行辅助化疗。ⅠB期患者是否应该行辅助化疗存在争议，CALGB 9633 试验显示ⅠB期患者术后化疗并未提高生存率，NCCN 推荐ⅠB期患者伴有病理不良因素时辅助化疗。Ⅱ、Ⅲ期患者须行辅助化疗，标准方案为 3～4 个周期的以顺铂为主的两药联合化疗，一般在术后 3～4 周开始。IALT 研究显示这种辅助化疗将 5 年生存率提高了 4％，1％的患者出现了化疗相关的死亡或治疗延迟。三药联合化疗并没有带来 OS 的获益。辅助化疗的患者须具备：PS≤2，器官功能无异常。

2.新辅助化疗和放化疗　获益尚不肯定，只有在病期较晚的肿瘤方予考虑。新辅助化疗不增加手术并发症，但如果化疗无效，可能延误手术时机。术前同步放化疗的疗效较为肯定，一项回顾性研究共分析了 216 例 NSCLC 患者的治疗情况,局部放疗平均剂量为 60Gy,其中 32.9%的患者疗效评价为 CR,70%的患者在放疗结束约 7 周后接受了手术治疗,所有患者 5 年生存率为 34%,其中纵隔淋巴结分期为 N_0 的患者 5 年生存率为 42%,N_2 患者为 38%,疗效评价为 CR 的患者中有 45%的人 5 年仍生存。

放疗启动时间可以是化疗 2 周期后,也可以是初诊后即与化疗同时进行。放疗剂量 45～69.6Gy,何种化疗方案更优及化疗次数尚不明确。

3. 姑息性化疗 有一线化疗和二、三线化疗之分,治疗目标在于延长生存时间,改善症状,提高生活质量。含顺铂化疗方案使患者中位生存期延长 6～12 周,1 年生存率提高了 10%～15%。顺铂或卡铂可与下列任一药物联合:紫杉醇、多西紫杉醇、吉西他滨、长春瑞滨、伊立替康、依托泊苷、长春花碱、培美曲塞。含铂联合方案具有相似的客观缓解率(25%～35%)和生存率。紫杉醇或多西紫杉醇＋卡铂每周方案与每 3 周方案间无差异。治疗应在患者初诊后立即进行,等待症状出现再行治疗会降低治疗有效率。对于铂类有禁忌的患者可考虑其他替代药物,但疗效可能低于不含铂的方案。在铂类药物中,顺铂较卡铂疗效略高(30% vs 24%),OS 上无差异,顺铂的血液学毒性低于卡铂,非血液学毒性高于卡铂。一线化疗通常每 2 周期评价一次疗效,疾病进展改用二线治疗,疾病稳定、部分缓解、完全缓解者原方案继续进行,共 4～6 个周期。

一线化疗后可能出现的情况有:①疾病进展;②发现了新病灶,但不能肯定为进展;③稳定、稍有缩小或难以精确测量;④部分或完全缓解;⑤化疗有效但因为医疗或非医疗的原因改变治疗。一线治疗失败或不能耐受后所进行的治疗称为二线或三线治疗,其总体疗效较一线治疗差,缓解率总体上不足 10%,更要综合考虑患者的 PS 状况、年龄、病理分型以及分子标志物状态、合并症、患者的意愿。二线或三线治疗所选择的药物及方案主要基于一线治疗内容,原则上要使用一线治疗中没有用过的药物及方案,如多西紫杉醇、培美曲塞或 TKIs 等,这与小细胞肺癌、卵巢癌和结肠癌的二线化疗有所不同。

化疗 2 周期后病变进展,化疗周期的休息期中疾病再度恶化,化疗不良反应达 3～4 级,应考虑更换至其他治疗模式。

4. 维持化疗 4～6 个周期化疗之后疾病缓解或稳定的患者,继续原药或换药治疗称为维持化疗。原先认为,此后更多的维持化疗不能延长患者生存且有更多毒性,但培美曲塞在肺腺癌的研究结果部分地改变了这种看法:非鳞癌一线含铂方案化疗后培美曲塞维持较停药观察有更好的结果,无进展生存期(progression－free survival,PFS)分别为 4.4 个月、1.8 个月,OS 分别为 15.5 个月、10.3 个月。卡铂＋吉西他滨 4 个疗程后使用多西他赛维持化疗虽未提高 OS(12.5 个月),但提高了 PFS。鳞癌患者能否从维持化疗中获益还无定论。

维持化疗的最佳疗程和持续时间尚不清楚,可视疗效、毒副反应、健康状况、经济承受能力及患者意愿而定。

除化疗之外,可选的维持治疗药物还有 TKIs、贝伐珠单抗、西妥昔单抗,它们可以酌情在化疗前或化疗后使用。

5. 化疗副作用的预处理 紫杉类等药物的副作用需要预处理,相关预处理方案混乱,FDA 也未给出具体预处理措施。紫杉醇和多西紫杉醇的预处理方案通常是:地塞米松,20mg,在化疗前约 12h 和 6h 各静注 1 次;西咪替丁 300mg(或雷尼替丁 50mg),于化疗前 30～60min 静注;苯海拉明 50mg,于化疗前 30～60min 口服。然而,过高的地塞米松可引起呃逆、兴奋和钠水潴留甚至血压升高,这对于老年患者尤其不合适。我们的经验表明,将地塞米松改为 4.5mg,口服,qd,化疗前 1 日、当日和次日,同样安全,副作用却明显减少。

6.化疗方案　常用的化疗方案如下:

· 长春瑞滨＋顺铂(NP)1:长春瑞滨,30~40mg/m²,静滴,d1、8、15、22;顺铂,100mg/m²,静滴,d1。每 4 周重复。

· 长春瑞滨＋顺铂(NP)2:长春瑞滨,25mg/m²,静滴,qw×16;顺铂,50mg/m²,静滴,d1、8。每 4 周重复。

· 长春瑞滨＋顺铂(NP)3:长春瑞滨,25mg/m²(最大 50mg),静滴 6~10min,d1;60mg/m²(最大 120mg),口服,d8、15、22;顺铂,100mg/m²,静滴,d1。每 4 周重复。

· 长春瑞滨＋异环磷酰胺＋顺铂 NIP(VIP):长春瑞滨,25mg/m²,静注,d1、5 或 d1、8;异环磷酰胺,3000mg/m²,静滴 2h,d1(美司钠保护,IFO 剂量的 60％,于 IFO 后 0、4、8h 分 3 次静滴,d1);顺铂,80mg/m²,静滴 1h,d1。每 3 周重复。

· 多西他赛 1:多西他赛,75mg/m²,静滴 1h,d1;顺铂,75mg/m²,静滴 1h,d1。每 3 周重复。

· 多西他赛 2,33.3~36mg/m²,静滴 30~60min,qw。连续 3 周,休息 1 周,或连续重复 6 周,休息 2 周。

· 多西他赛＋卡铂(TCb):多西他赛,75mg/m²,静滴 1h,d1(多西他赛预处理:地塞米松 8mg,口服,bid 或 4.5mg,口服,qd,d1~3;西咪替丁 0.2,静滴,d1;苯海拉明 50mg,口服,qd,d1);卡铂,AUC＝6,静滴,d1。每 3 周重复。

· 多西他赛＋顺铂(TP):多西他赛,75mg/m²,静滴 1h,d1(多西他赛预处理同上);顺铂,75mg/m²,静滴 1h,d1。每 3 周重复。

· 吉西他滨＋长春瑞滨:吉西他滨,900~1000mg/m²,静滴 300min,d1、8、15;长春瑞滨,25mg/m²,静滴 10min,d1、8、15。每 4 周重复,共 6 周期。

· 吉西他滨＋卡铂(GCb):吉西他滨,1000mg/m² 或 1250mg/m²,静滴 30~60min,d1、8;卡铂,AUC＝5,静滴 30~60min,d1。每 3 周重复。

· 吉西他滨＋顺铂(GP)1:吉西他滨,1250mg/m²,静滴 30~60min,d1、8;顺铂,75~80mg/m²,静滴,d1。每 3 周重复。

· 吉西他滨＋异环磷酰胺＋长春瑞滨(GIN):吉西他滨,1000mg/m²,静滴 2h,d1;800mg/m²,d4;异环磷酰胺,3000mg/m²,静滴 2h,d1(美司钠保护,IFO 剂量的 60％,于 IFO 后 0、4、8h 分 3 次静滴,d1);长春瑞滨,25mg/m²,静推,d1;20mg/m²,静注,d4。每 3 周重复。

· 洛铂:洛铂,50mg/m²,静滴,d1。每 3 周重复。

· 洛铂＋长春瑞滨:洛铂,30mg/m²,静滴,d1;长春瑞滨,25mg/m²,静注,d1、8;每 3 周重复。

· 米托恩醌＋异环磷酰胺(MIC):米托恩醌,6mg/m²,静注,d1;异环磷酰胺,3000mg/m²,静滴 3h,d1(美司钠保护,IFO 剂量的 60％,于 IFO 后 0、4、8h 分 3 次静滴,d1);顺铂,50mg/m²,静滴 1h,d1。每 3~4 周重复,最多 3~4 周期。

· 奈达铂＋紫杉醇:奈达铂,80mg/m²,静滴,d1;紫杉醇,90mg/m²,静滴,d1、8、15。每 4 周重复。

· 培美曲塞:培美曲塞,500mg/m²,静滴 10min,d1(预处理:叶酸,350~1000μg,口服,

qd,培美曲塞前 1 周开始并贯穿全疗程;维生素 B_{12},1000μg,肌注,培美曲塞前 1 周开始并 9 周一次贯穿全疗程)。每 3 周重复。

- 培美曲塞+顺铂:培美曲塞,500mg/m²,静滴,d1(培美曲塞预处理同上);顺铂,75mg/m²,静滴,d1。每 3 周重复。
- 伊立替康+顺铂(IP)1:伊立替康,80mg/m²,静滴 60min,d1、8;顺铂,60mg/m²,静滴 30min,d1。每 3 周或 4 周重复。
- 伊立替康+顺铂(IP)2:伊立替康 60mg/m²,静滴 60min,d1、8、15;顺铂 80mg/m²,静滴 30min,d1。每 3 周或 4 周重复。
- 紫杉醇+吉西他滨:紫杉醇,100mg/m²,静滴>1h,d1、8;吉西他滨,1000mg/m²,静滴>30min,d1、8。每 3 周重复。
- 紫杉醇+卡铂(TCb):紫杉醇,200～225mg/m²,静滴 3h,d1;卡铂,AUC=6,静滴 30～60min,d1。每 3 周重复。
- 紫杉醇+卡铂(TCb):紫杉醇,75mg/m²,静滴,qw×12 次;卡铂,AUC=6,静滴 30～60min,d1。每 3 周重复,共 4 个周期。
- 紫杉醇+卡铂+贝伐珠单抗:紫杉醇,200mg/m²,静滴 3h,d1;卡铂,AUC=6,静滴 15～30min,d1;贝伐珠单抗,15mg/kg,静滴 90min,d1。每 3 周重复,共 6 个周期。
- 紫杉醇+顺铂(TP):紫杉醇,135mg/m²,静滴 24h,d1;顺铂,75mg/m²,静滴 1h,d2。每 3 周重复。

三、放疗

放疗可作为可手术切除肿瘤的辅助治疗,不可切除肿瘤的重要局部治疗,不可治愈者的重要姑息治疗。

(一)放疗指征及具体实施

1. 根治性放疗　因内科疾病不能手术或拒绝手术的局限期肿瘤,放疗是其首选疗法,5 年生存率为 5%～42%。单纯放疗剂量 60～74Gy/30～37f/6～7.5w,同步放化疗放疗剂量 60～70Gy/30～35f/6～7w。大型Ⅲ期临床试验 RTOG 0617 纳入了 464 例Ⅲ期非小细胞肺癌(NSCLC)患者,比较了高剂量(74Gy)和标准剂量(60Gy)放疗,所有的患者也接受了紫杉醇和卡铂化疗,在中期分析发现标准剂量放疗组患者 1 年中位 OS 率为 81%,优于大剂量组 70.4%,对应的中位生存期分别为 21.7 和 20.7 个月。立体定向放疗(stereotactic body radiation therapy,SBRT)与三维适形放疗相比能提高 5 年生存率。不可手术的<5cm、淋巴结阴性的周围型病灶,或有限肺转移的患者可考虑接受 SBRT。SBRT 分割方案有单次到 3、4 和 5 次,但最佳剂量和分割方案尚未彻底明确,相关临床试验目前尚在进行中。同步放化疗缓解后巩固治疗的作用尚不能肯定。

有下列情况者,一般不做根治性放疗:①两肺或全身广泛转移;②胸膜广泛转移,有癌性浆膜腔积液;③癌性空洞或肿瘤巨大;④严重肺气肿;⑤心包或心肌有肿瘤侵犯;⑥伴有感染,抗炎治疗不能控制;⑦肝、肾功能严重受损。

2. 术前放疗　推荐剂量为 45～50Gy,每次分割剂量为 1.8～2.0Gy,过高的剂量会使手术难以进行。如果患者无手术可能,按照根治性放疗处理。

3. 术后放疗　已接受手术者,如果切缘阴性而纵隔淋巴结阳性(pN₂),除辅助化疗外,建议加用术后放疗。对于切缘阳性的 PN_2 肿瘤,放射野包括支气管残端以及高危引流淋巴区。如果患者身体许可,术后同步放化疗,且放疗应当尽早开始,否则局部复发率和远处转移率均会增加。这与乳腺癌不同,后者手术至复发的间隔时间较肺癌患者长,因此可在完成辅助化疗之后再进行放疗。仅 N_1 和 N_0 患者,术后放疗生存期无延长。术后放疗剂量主要依据切缘而定,R_0、R_1 和 R_2 切除后放疗剂量分别为 50~54Gy、54~60Gy 和 60~70Gy,每次分割剂量为 1.8~2.0Gy。

选择性淋巴结照射(elective nodal irradiation,ENI)仍然存在较大争议。许多研究证实仅给予累积野照射而不给予 ENI 能够使肿瘤达到更高的放射剂量,且毒性较小,孤立淋巴结复发风险也无增加。

4. 姑息性放疗 有广泛转移的Ⅳ期肺癌患者,部分患者可以接受原发灶和转移灶的放疗以达到姑息减症的目的。预防性脑照射一般不推荐。

(二)放疗并发症

肺癌放疗并发症主要有放射性肺炎、放射性食管炎、放射性心脏损伤和放射性脊髓炎。

1. 放射性肺炎 与肺接受到的放疗剂量、放疗体积、分割剂量、放化疗联合、肺部基础疾病和个体差异相关。典型的放射性肺炎多发生于放疗开始后 1~3 个月,病变出现在放射野内,但三维适形等精确放疗可表现为弥漫性间质改变。急性放射性肺炎的症状和体征与一般肺炎无特殊区别,可能有刺激性咳嗽、咳少量白色黏液样痰、胸痛、气短等非特异性呼吸道症状。严重者有高热、胸闷、呼吸困难、不能平卧、剧烈咳嗽、咯血痰。更严重病例可并发急性呼吸窘迫综合征或急性心功能不全。胸部体征可有局部实变征、湿性啰音、胸膜摩擦音和胸腔积液。急性放射性肺炎持续时间相对较短,急性期过后临床症状减轻,但组织学改变将继续发展,逐渐进入纤维化期以及在此基础上并发的反复感染。病变范围广泛者可能出现杵状指和慢性肺心病体征。小部分患者可无急性放射性肺病的症状而由隐性肺损伤发展为放射性肺纤维化。

急性放射性肺损伤的分级标准见表 4-3,治疗应尽早使用激素,病情缓解后及时减少用量,必要时预防性使用抗生素。放射性纤维化一旦发生就不可逆转,因此预防更为重要,NC-CN 推荐在常规分割下 V20<37%,全肺平均剂量(mean lung dose,MLD)<20Gy。

表 4-3 急性放射性肺损伤 RTOG 分级标准

分级	症状
0 级	无变化
1 级	轻度干咳或劳累时呼吸困难
2 级	持续咳嗽需麻醉性止咳药/稍活动即呼吸困难,但休息时无呼吸困难
3 级	重度咳嗽,对麻醉性止咳药无效,或休息时呼吸困难/临床或影像有急性放射性肺炎的证据/间断吸氧或可能需要类固醇治疗
4 级	严重呼吸功能不全/持续吸氧或辅助通气治疗
5 级	致命性

2. 放射性食管炎 发生率仅次于放射性肺炎,使用三野等中心或适形放疗可以降低发生概率,但Ⅲ期患者由于其病变范围而不可避免。急性期表现为放射性黏膜炎,患者有进食疼痛或梗阻感,见于放疗后 1~2 周。可给予甘露醇、激素、利多卡因合剂口服,或静脉使用激素、抗生素。远期并发症主要给予止血、营养支持等对症治疗。后期并发症通常发生在照射

剂量达 60~66Gy 时,表现为食管狭窄、溃疡、穿孔、出血,但不常见(表 4－4)。NCCN 推荐在常规分割下 MLD<34Gy。

表 4－4　上消化道急性放射性损伤 RTOG 分级标准

分级	症状
0 级	无变化
1 级	厌食伴体重比治疗前下降≤5%/恶心,不需要止吐药/腹部不适,不需要抗副交感神经或镇痛药
2 级	厌食伴体重比治疗前下降≤5%/恶心和/或呕吐,需止吐药/腹部不适,需止吐药
3 级	厌食伴体重比治疗前下降≥5%/或需鼻胃管或胃肠外支持。恶心和/或呕吐需插管或胃肠外支持/腹痛,用药后仍较重/呕血或黑便/腹部膨胀(平片示肠管扩张)
4 级	肠梗阻,亚急性或急性肠梗阻,胃肠道出血需输血/腹痛需置管减压或肠扭转
5 级	致命性

3.放射性心脏损伤　包括心肌和心包的损伤。主要表现为心肌缺血、心包积液,心电图上 ST 段改变,心脏超声检查可发现心肌收缩力下降(表 4－5)。治疗主要给予扩血管、营养心肌、改善心包积液等对症处理。NCCN 推荐限制剂量为 V40<100%,V45<67%,V60<33%,有心脏基础疾病尤其是冠心病者在制订放疗计划时需要限制心脏受量,但最佳的限制剂量尚不明确。

表 4－5　心脏急性放射性损伤 RTOG 分级标准

分级	症状
0 级	无变化
1 级	无症状但有客观的心电图变化证据;或心包异常,无其他心脏病证据
2 级	有症状,伴心电图改变和影像学上充血性心力衰竭的表现,或心包疾病但无须特殊治疗
3 级	充血性心力衰竭,心绞痛,心包疾病,对治疗有效
4 级	充血性心力衰竭,心绞痛,心包疾病,心律失常,对非手术治疗无效
5 级	致命性

4.放射性脊髓炎　多发生于分割次数少、治疗时间短、放射剂量大、脊髓照射长度过大,其中脊髓照射剂量及受照体积意义最大,临床表现为低头触电感。只要将脊髓受量限制在45Gy 下,一般不会发生此并发症。

四、新靶点药物治疗

目前用于肺癌治疗的新靶点药物可以分类为:①TKIs;②EML4－ALK 融合基因抑制剂;③单克隆抗体;④血管内皮生长因子受体酪氨酸激酶抑制剂(vascular endothelial growth factor receptor－tyrosine kinase inhibitor,VEGFR－TKIs);⑤多激酶抑制剂。预期还会有新的药物进入临床。

(一)TKIs

1.TKIs 应用的一般原则　治疗肺癌的 TKIs 包括吉非替尼、厄洛替尼、埃克替尼和阿法替尼,可应用于复发转移患者的一线、二线、三线以及维持治疗。在 EGRF 突变阳性的转移或复发患者,一线使用 TKIs 比化疗有中位 PFS 的明显提高,而非选择西方患者一线厄洛替尼治疗二线化疗(卡铂＋吉西他滨),OS 显著劣于一线化疗二线厄洛替尼。但化疗失败后的二、三线治疗,不论病理类型和 EGFR 基因状态,TKIs 均可选用。由于化疗有效者 TKIs 通常也有效,反之亦然,所以 TKIs 可考虑作为化疗有效者的维持治疗。

2. TKIs 应用中的问题　TKIs 的疗程是应用至肿瘤再次进展,但再次进展的程度及部位没有被严格界定。肺部病灶持续有效却出现脑转移、骨转移的情况相当多见,即便是肺部病灶,也有缓慢进展和迅速进展之分。仅有脑转移、骨转移或肺部病灶缓慢进展的患者,继续使用吉非替尼配合必要的姑息治疗,可能在一定时间内无症状生存甚至能胜任一般体力活动及轻度工作,肺内病灶也仍可能保持相对的稳定。现已认识到,TKIs 治疗失败可根据疾病控制时间、肿瘤负荷及临床症状分成三种模式:快速进展型、缓慢进展型及局部进展型。缓慢及局部进展型的患者,可以继续使用 TKIs,酌情配合其他治疗;快速进展型患者应变换治疗策略,TKIs 酌情继续使用。有报道 TKIs 治疗有效后病情进展,加大剂量或换用另一种 TKIs 仍然可以取得效果。

TKIs 疗效起始评估时间尚无统一规定,治疗后 1 个月、2 个月进行初次评估的都有。评估起始时间上的差异会影响无进展生存、无病生存时间的计算,大多数研究认为治疗 4 周后即可评价疗效。部分患者可在治疗的 1 周内观察到症状的迅速而明显的改善和生活质量的显著提高,甚至胸腔积液、心包积液的完全消退和疼痛的完全缓解。新出现的胸腔积液可能是感染所致,TKIs 治疗过程中新出现或增加的胸腔积液,不能轻易地归结为病情进展,重新全面检查仍有必要。有浆膜腔积液的肺癌,即湿性肺癌,可能是 TKIs 疗效好的预测因素。

TKIs 对脑转移的效果很少严格设计的临床研究,吴一龙等报道,吉非替尼治疗失败的原因首推肺部原发肿瘤进展(45%),其次是脑转移(39%)。文献中的脑转移患者大多数先后使用了放疗,影响疗效判断。对于同时脑转移患者,TKIs 合并放疗和单纯 TKIs 治疗的 OS 分别为 13.1 个月和 13.5 个月,未见明显差异,但脑转移的完全控制率可能优于单纯 TKIs。TKIs 治疗过程中发生的脑转移,是否视为治疗失败立即换用其他治疗,观点也不统一。我们使用吉非替尼的经验证明,只要肺部病灶控制良好,全身情况亦未见明显恶化,原有脑转移病灶进展或出现异时脑转移,放疗或谨慎的再程放疗对脑转移通常有较好疗效,继续坚持吉非替尼治疗并不影响患者的生存。鉴于吉非替尼治疗脑转移的疾病稳定率达 74%,但部分缓解率仅为 10%,疾病进展率为 16%,疗效远不及放疗有效和可靠,同时或异时有症状的脑转移应以即时放疗为妥,无症状的患者仅予 TKIs 而不予放疗需要注意与患者的沟通,以免病情进展而产生不必要的医疗纠纷。

TKIs 对骨转移的效果更缺乏有说服力的研究。在吴一龙等的研究中,骨转移是吉非替尼治疗失败的第 3 位原因(11%)。Yokouchi 报道,吉非替尼对 8 例骨转移均无效,Zukawa 则报道了 2 例骨转移的疼痛被有效缓解并且观察到转移部位有成骨表现,暗示吉非替尼治疗骨转移可能有效。这些不同的观点有可能受到评判手段的影响,骨转移检查方法有 ECT、X 平片、CT、MRI、PET-CT,每种检查方法的敏感性、特异性、准确性都有差别,且影像学的评定结果往往受到评判者的主观影响。著者认为,骨转移对 TKIs 不敏感,骨转移病灶不能作为 TKIs 疗效评价的依据,在肺部等病灶仍然可控的情况下,不能因骨转移的变化而轻易放弃 TKIs,因为骨转移的相关症状可容易地被放疗或外科手段控制。但骨转移包括椎体转移相关的疼痛甚至骨旁软组织肿块,TKIs 可能治疗有效,应注意及时停止止痛药的应用。骨转移不伴有疼痛约占 NSCLC 骨转移的 1/3,是观察等待、定期复查还是立即给予其他干预需要个体化处理。

EGRF 突变阴性或未知者不推荐一线首选 TKIs,但著者认为这并不意味着禁止,因为:①EGRF 基因的检测需要足够的病理组织,而多数患者在初诊时已无手术机会,各种方式的穿刺活检能够做出诊断但进行 EGFR 基因检测有困难。②EGFR 基因检测结果受技术因素影响。不同的中心送检标本的保存条件不一,结果判读主观性较大,检测本身固有的缺陷,都会影响检测结果的准确性。③部分晚期患者伴有相关症状,并有可能危及生命,而 EGFR 基因突变检测需要时间,且有等待病理结果若干时间后还得重新取标本的情况,有可能因此延误病情并使患者焦躁。此外,即便是权威医疗中心出具的权威检测,EGFR 基因突变者未必都有效,野生型未必都无效,这样的病例在临床上并非少见。EGFR 基因野生型患者应用厄洛替尼有效已有报道,只是皮疹发生率更高(96%)。这正如同激素受体阴性的乳腺癌,内分泌治疗也有 10% 的有效可能,常规治疗失败没有内脏危机者应首先试用内分泌治疗。因此特定情况下可不必拘泥于 EGFR 基因突变检测结果,在患者充分知情同意后谨慎地直接给予试验性 TKIs 一线治疗,超过 1 个月无效者再停用不迟。

TKIs 之间的换用。一种 TKIs 失败可否改换另一种 TKIs 经验很少。有文献报道吉非替尼失败后,厄洛替尼作为挽救性治疗可能有效,达到 PR 的患者占 9%,35% 的患者能维持病情稳定。

TKIs 与其他治疗的联合。一般认为 TKIs 联合化疗不能明显增加疗效,但仍有人探索同时或在 TKIs 治疗失败后加用化疗的可行性。以 TKIs 作为初治手段并且有效者,进展后单纯化疗通常有效,TKIs 同时或治疗失败后加用化疗的效果需要谨慎评价。TKIs 与其他新靶点药物的联合有临床研究,但疗效多不显著且价格高昂。TKIs 与放疗联合已被普遍接受,但在仅有肺部孤立病灶的背景下,两者合用是否优于单纯放疗还需要深入的对照研究。

3. TKIs 的副反应及其处理　TKIs 的副反应主要为皮疹、腹泻、毛发改变、食欲减退,小部分患者出现甲沟炎等,长时间使用可引起间质性肺炎。

皮疹的发生比例最高,严重程度以厄罗替尼为最,埃克替尼最轻。发生机制并不明确,可能与皮肤 EGFR 基因高表达相关。以厄罗替尼为例,皮疹为丘疹脓疱性,表现为单形性红斑样斑丘疹、水疱或脓疱状病变,伴瘙痒/触痛。通常在治疗后 0~1 周出现皮肤红斑及水肿伴感觉障碍;1~3 周出现丘疹脓疱样皮疹,局部破溃,有不同程度的瘙痒,严重者可能因此减量或中止治疗。BR.21 研究中 12% 的患者因皮疹被迫减量,14% 的患者因皮疹中止治疗;3~5 周后皮疹开始出现结痂,瘙痒和皮肤破溃症状略减轻,5~8 周出现局部红斑,多遗留有毛细血管扩张症。皮疹消退后可再次出现,时有反复者很常见,与药物说明书"一般见于服药后的第 1 个月内,通常是可逆性的"的描述不完全相同。研究显示皮疹程度与 OS、PFS 和疾病控制率显著相关,故皮疹的对症处理十分重要。一般 I~II 级(分级标准见表 4-6)皮疹可用常规的抗过敏药物外用或内服,更严重的加用抗生素:米诺环素 0.1/次(首次剂量加倍),bid,1 周内多可缓解症状;强力霉素、克林霉素、红霉素、甲硝唑也可选用。必要时考虑糖皮质激素静脉使用。

表 4-6　皮疹分级标准

分级	症状
0 级	治疗过程中未出现皮疹
1 级	出现斑丘疹或红斑,但未见相关症状
2 级	出现斑丘疹或红斑,伴有瘙痒,局部脱屑或皮疹面积<体表面积的 50%
3 级	全身性严重的红皮病或水疱状斑丘疹,局部脱屑或皮疹面积≥体表面积的 50%
4 级	全身性表皮剥脱,溃疡或大疱性皮炎

　　腹泻是仅次于皮疹的毒副反应,发生率为 5%～17%,腹泻多为Ⅰ～Ⅱ级(分级标准见表 4-7),贯穿于用药全过程,没有规律可言;个别Ⅲ、Ⅳ级的腹泻者停药若干天即可完全缓解,也可用止泻药物对症处理,如蒙脱石散剂,严重者用洛哌丁胺(易蒙停)。

表 4-7　腹泻分级标准

分级	症状
0 级	无症状
1 级	每日排便次数较基线增加<4 次;或造口出大便量轻度增加
2 级	每日排便次数较基线增加 4～6 次;或造口出大便量中度增加;需<24h 静脉补液;不影响日常生活
3 级	每日排便次数较基线增加≥7 次;或造口出大便量明显增加;需≥24h 静脉补液;影响日常生活
4 级	危及生命
5 级	死亡

　　其他副作用:①恶心、食欲减退并不少见,同样是厄罗替尼相对多见,埃克替尼少见。症状轻微者可不予特殊处理,较重者使用亮菌口服液 10ml/次,3 次/d,多有较好效果。激素如地塞米松等也可试用。②甲沟炎及甲裂,可伴红斑、肿胀,处理不当可导致拔甲,治疗可参考皮疹的处理。③毛发改变及皮肤干燥:可有脱发以及头皮和四肢毛发更加卷曲、易碎,睫毛粗长和卷曲以及面部多毛。无特效处理。④皮肤干燥,可能有弥漫性脱皮,可对症治疗。⑤间质性肺炎发生率为 4.5% 左右,但可致命,死亡率约为 1.5%。其发生机制尚不清楚,可能与伴发感染或吸烟相关,TKIs 对 EGFR 的抑制作用可能妨碍了肺部损伤的修复。如发生应立即停药,并给予大剂量激素冲击治疗。⑥长期使用 TKIs 可能有反应迟缓、语言缓慢等认知功能障碍。⑦难以解释的日渐衰竭。可发生在肿瘤控制良好、饮食没有明显变化的女性患者,机制不明。

　　4. 常用的 TKIs

　　(1)吉非替尼:ISEL 研究未发现吉非替尼作为二、三线治疗肺癌在 OS 上优于安慰剂,但在亚组分析中却发现:亚裔人种、不吸烟、腺癌患者的疗效和中位生存期有明显优势,因此 NCCN 中国版认可吉非替尼,而英文版中则不包括。IDEAL 研究报道,250mg/d 和 500mg/d 在疗效上无明显差异,后者副反应的发生率却明显提高。

　　(2)厄洛替尼:BR. 21 研究入组 731 名未检测 EGFR 基因突变的ⅢB 或Ⅳ期化疗失败的肺癌患者,厄洛替尼和安慰剂组的有效率分别为 8.9% 和不足 1%,中位缓解时间分别为 7.9 和 3.7 个月,OS 为 6.7 和 4.7 个月,1 年生存率分别为 31% 和 22%。有 5% 的患者因毒性反应停用厄洛替尼。亚组分析表明有效率和患者的既往治疗、一般情况无关,女性、腺癌、不吸烟者疗效更好。厄洛替尼的常用剂量为 150mg/d,如患者存在严重副反应可以将剂量减低至

100mg/d,有报道显示 50~75mg/d 仍然可以使病灶保持稳定。2013 NCCN 指南认为,厄洛替尼治疗失败的突变患者可继续使用原药配合其他治疗。

(3)埃克替尼:Ⅰ/Ⅱa 期临床研究结果显示,其效果与吉非替尼疗效相当但安全性更优。常用剂量为 50mg/次,tid。

(4)阿法替尼(afatinib):系苯胺奎那唑啉化合物,是 EGFR 和 HER2 酪氨酸激酶的不可逆抑制剂。与安慰剂+最佳支持治疗相比,阿法替尼+最佳支持治疗治疗既往一、二线化疗及 EGFR-TKI 治疗失败的肺癌患者,PFS 显著改善,ORR 和 8 周疾病控制率提高,但 OS 未改善。有 EGFR 基因突变者用阿法替尼首治,61% 有客观疗效。常用剂量为 40mg/d。最常见的不良反应是疲劳、腹泻、厌食、口腔炎、皮疹、神经炎、无症状的 QT 间期延长和蛋白尿。

(二)EML4-ALK 融合基因抑制剂

克唑替尼(crizotinib)是其代表药物,对于 EML4-ALK 突变的晚期肺癌有较好效果,文献中报道的 ALK 阳性患者的客观缓解率在 55%~65%,客观反应开始出现在治疗 8 周以内,疗效明显优于化疗。常用剂量为 250mg,bid。副作用多为一过性视觉障碍、胃肠道反应、窦性心动过缓、转氨酶异常、治疗相关性肺炎,大多为Ⅰ~Ⅱ级,如副反应严重可减少为 250mg,qd。

(三)单克隆抗体

1.西妥昔单抗 经免疫组化证实的 EGFR 阳性的肿瘤患者,西妥昔单抗可联合化疗用于一线治疗。有研究比较了顺铂+长春瑞滨±西妥昔单抗用于晚期肺癌的效果,西妥昔单抗的加入略微延长了 OS(11.3 个月 vs 10.1 个月)。Hanna 等还报道了西妥昔单抗单药治疗复治肺癌患者的结果:有效率 4.5%,疾病控制率 35%,实验组与对照组的中位生存期分别为 9.6 个月和 6 个月,1 年生存率分别为 64% 和 39%。NCCN 推荐 4~6 个周期的含铂两药联合+西妥昔单抗治疗之后,可以使用西妥昔单抗作为维持治疗。

2.贝伐珠单抗 Ⅱ期随机研究比较了紫杉醇+顺铂(PC)和紫杉醇+顺铂+贝伐珠单抗(PCB)的疗效。共有 99 例患者入组,结果发现贝伐珠单抗与 PC 方案同时使用可以增加 PC 方案的疗效,但亚组分析发现鳞癌、有肿瘤坏死空洞、肿瘤邻近大血管者中发生咯血造成的死亡风险明显增加,所以贝伐珠单抗的使用指征为 PS 0~1、非鳞癌、无咯血病史。贝伐珠单抗的用法为 15mg/kg,每 3 周 1 次。有效者可维持治疗至疾病进展。由于贝伐珠单抗可用于脑胶质瘤,对肺癌脑转移是否有效值得观察。

(四)其他

1.重组人血管内皮抑制素 恩度通过抑制形成血管的内皮细胞的迁移而阻止肿瘤新生血管的生成,阻断肿瘤细胞供应,达到抑制肿瘤增殖或转移的目的。恩度同样需要与化疗联合,但最佳治疗方案和给药途径仍需要进一步探索。

2.沙利度胺 也属于抗血管生成药,单药治疗晚期肺癌的试验并不多见,联合化疗是否能提高疗效也具有争议。对于无其他治疗可选择的患者可以试用,剂量上没有明确的标准供参考,可从 100mg/d 开始逐步加量至 150~200mg/d 或更大(分 2~3 次口服),视患者的嗜睡和疲劳程度而定。用药期间应监测有无血栓形成,同时使用阿司匹林 50~100mg/d,或可减少血栓发生率。既往有血栓病史、合并高凝状态或有其他深静脉血栓高危因素者要谨慎使用。

3.多激酶抑制剂 索拉非尼和舒尼替尼治疗晚期肺癌的研究少且规模小,有客观缓解的患者数量不多,但有个案报道舒尼替尼治疗半年病灶仍然处于部分缓解状态,相关症状完全消失。

五、远处转移或复发的局部处理

远处转移的患者需要根据转移的部位以及转移病灶的数目选择治疗模式。

1.脑转移 ①单个转移灶可手术,手术切除后的 5 年生存率为 $10\%\sim20\%$,中位生存期可达 40 周。术后全脑放疗±立体定向放射外科(stereotactic radiosurgery,SRS)治疗。手术无法切除者,可考虑 SRS+全脑放疗。经过以上治疗后,再次对肿瘤分期后选择相应方案。②多发脑转移可行全脑放疗。放疗的总剂量和分割剂量没有明确规定,一般选择 40Gy/20f、30Gy/10f 等,后者可以迅速控制症状,但远期脑损伤发生率高。预计生存期较短的患者则不必过多考虑副反应。

SRS 包括 γ 刀、X 刀、陀螺刀、赛博刀等,其基本特点是应用现代影像技术和计算机技术,实现多个小野经非共面集束定向照射到肿瘤部位,使受照部位剂量分布集中,而周围正常组织处剂量呈陡峭下降,从而提供局部控制率、减少副作用。γ 刀和 X 刀适合于球形或近似球形的小病灶(γ 刀≤3cm,X 刀≤5cm),病灶的数目最佳是单个,最多不能多于 3~4 个病灶。颅内高压未得到有效控制或瘤体内有活动性出血等情况禁忌使用。赛博刀是将 SRS 和图像引导的放射治疗(image guided radiation therapy,IGRT)相结合,治疗精度或更高。

针对脑转移的细胞毒药物包括亚硝脲类药物、鬼臼噻酚苷、替莫唑胺等。TKIs 治疗单发和多发脑转移、同时或异时脑转移疗效是否有差异尚不明确。

2.肾上腺转移 只有同时存在的肺部病变可切除,切除肾上腺才有意义。术后重新分期选择相应治疗,部分患者可能获得长期生存。尸检发现约 33% 的患者有肾上腺转移,但在临床上肾上腺肿块并非都是恶性的,活检排除良性疾病仍属必要。

3.骨转移 细胞毒药物和新靶点药物很少能观察到对骨转移的客观效果,缓解症状的方法和药物包括放疗、脱水剂、激素、双磷酸盐和地诺单抗。肺癌骨转移的好发部位,文献报道并不一致,通常的顺序是椎体、肋骨、骨盆骨、股骨、肱骨,极少累及肢体远端。肺癌骨转移后 6 个月、1 年和 2 年的累积生存率分别为 72.4%,25.8% 和 8%,诊断骨转移后的中位生存时间为 6.7 个月。椎体、肋骨或骨盆骨的骨转移患者预后要好于四肢骨转移患者。仅骨而无其他脏器转移者,和多脏器转移者相比有较好的预后。诊断至转移的时间越长,预后越好。TKIs 治疗有效并且能长期生存的患者,骨科手术干预并非必须。

4.其他部位转移 皮下、肝脏、腹腔淋巴结等转移不常见,如发生预后恶劣,治疗主要是细胞毒药物或新靶点药物。完全性切除术后 6 个月复发或孤立性肺转移者,在排除肺外远处转移的情况下,可行复发侧余肺切除或肺转移病灶切除。气管腔内阻塞的患者特别是生命受到严重威胁的患者,可选择放疗、激光治疗和支架植入。

六、最佳支持治疗

最佳支持治疗是为了最大限度地提高患者生活质量而进行的治疗,包括抗生素、止痛药、止吐药、胸腔穿刺、输血、营养支持及为控制疼痛、咳嗽、呼吸困难、咳血等症状而进行的姑息放疗。中医中药治疗在我国有独特优势,可以尝试。

最佳支持治疗还应注重患者的非躯体症状,如精神心理情况、个人预期目标(主要是抗肿瘤治疗和生活质量的期望目标）、教育和获得信息方面的需求以及文化宗教信仰。

（高亚杰）

第五节　特殊类型肺癌

一、支气管肺泡癌

BAC 也称为"细支气管肺泡癌"，起源于终末细支气管的 Clara 细胞和Ⅱ型肺泡细胞。它是肺腺癌的一个亚型，占全部 NSCLC 的 2%～5%。2004 年 WHO 肺癌组织学分类中对 BAC 进行了更加严格的定义：所有肿瘤细胞都有鳞屑样生长，肺泡结构完整，而且特别强调肿瘤细胞没有侵犯间质、血管和胸膜。含 BAC 成分的混合性腺癌不属于 BAC，而是诊断为腺癌含 BAC 成分，它占 NSCLC 的 20%～30%。很多病理学家认为 BAC 本质即是原位癌，非典型腺瘤样增生是非黏液型 BAC 的癌前期病变，而黏液型未发现有癌前期病变。

BAC 分为三型：非黏液型、黏液型以及非黏液与黏液混合型。非黏液型 BAC 表达甲状腺转录因子1（TTF－1）和 CK7，不表达 CK20。黏液型 BAC 表达 CK20 和 CK7，但缺乏 TTF－1 的表达。非黏液型占 BAC 的绝大多数（接近 90%），预后好于黏液型。与肺癌相比，BAC 对病理标本要求更为严格，手术完全切除的标本最佳，小块切取、穿刺活检或细胞学标本不足以确诊 BAC。

BAC 好发于年轻的不吸烟女性，生长相对缓慢，易通过支气管播散和淋巴血行转移。影像学表现与病理大体形态学相对应，非黏液型 BAC 最常表现为孤立结节影，黏液型 BAC 最常见多发性结节病灶或肺炎型改变。PET－CT 对 BAC 不敏感，基本是假阴性。

手术同样是早中期 BAC 的标准治疗，根治术后不需要进一步化疗。如果诊断时已经病变弥漫分散，手术则难以进行。化疗对 BAC 的疗效不佳，紫杉醇持续静滴治疗晚期 BAC 的客观缓解率仅为 14%，OS 约 12 个月。

非黏液型 BAC 的 EGFR 基因突变高达 77%，K－ras 基因突变率很低，对 TKIs 靶向治疗反应敏感并优于其他类型的 NSCLC，故应作为首选。黏液型 BAC 的 K－ras 基因突变多见，EGFR 基因突变少见，对各种治疗反应相对较差。

相对于其他 NSCLC 而言，无论何种类型的 BAC 均具有相对长的生存期、较高的胸内病灶复发率、较少的淋巴结和远处转移。Zell 等报道 BAC 的 OS 为 42 个月，非 BAC 的 NSCLC 为 9 个月，1 年生存率分别为 69.6% 和 42.4%，2 年生存率分别为 58. 和 27.3%，5 年生存率分别为 41.4% 和 14.5%。

二、肺黏液性腺癌

肺黏液性腺癌（mucinproducing adenocarcinoma，MPA）也是肺腺癌的一种特殊亚型，其组织学特点是肿瘤内含有丰富的黏液。

MPA 的亚型有肺原发性印戒细胞癌（signet－ring cell carcinoma，SRCC）、原发性肺腺癌伴黏液分泌（primary solid adenocarcinoma with mucin production，SA）、原发性肺黏液性细支气管肺泡癌（primary mucinous bronchioloalveolar carcinoma，M－BAC）、原发性肺黏液（胶样）腺癌（primary mucinous"colloid"adenocarcinoma，MCA）等。

MPA 的男女发病比例无明显差异,主要的影像学表现有结节影、肺实变影、多囊腔影、空洞影、毛玻璃影、气泡样透亮影、支气管充气征、小叶间隙增宽等。PET-CT 诊断 MPA 同样有困难,CT 明显优于 PET-CT。

MPA 的组织学特征与转移性胃肠道腺癌极为相似,病理形态学上鉴别困难,需要结合免疫组化检测免疫表型以鉴别。TTF-1、CK7、CK20 有助于两者的鉴别。MPA 部分表达 TTF-1,各亚型间阳性率差异明显,在 SRCC 和 SA 中高表达,而在 M-BAC 和 MCA 中呈低表达甚至出现阴性表达,而转移性胃肠道腺癌往往阴性表达。CK7 主要标记腺上皮和移行上皮,在肺呈阳性表达,而在胃肠道常呈阴性。

SRCC 占肺腺癌的 0.14%~1.9%,更倾向于年轻患者,恶性度高,易转移。CT 上多表现为结节团块影。SA 约占肺腺癌的 4.8%,影像学及生物学表现与 SRCC 相似。M-BAC 属于 BAC 的特殊类型,约占全部 BAC 的 1/4,占肺腺癌的 1%~5%。多表现为边缘不清的低密度灶,并且呈多灶性,常累及整个肺叶,常伴有支气管充气征和毛玻璃影。与普通型肺腺癌相比,淋巴结转移率少,但肺内转移率更高,预后也更差,但相对好于 SRCC 和 SA。MCA 约占肺部肿瘤的 0.24%,多表现为边界清楚、密度略低的结节状团块影。

MPA 的治疗原则与肺癌相似,单肺多结节者以手术为主。整体预后较其他类型肺腺癌差,但 MCA 恶性度较低,手术效果较好。

三、肺上沟瘤

肺上沟瘤又称"潘科斯特综合征""肺尖肿瘤"。由于肿瘤位于肺尖,可压迫臂丛神经引起同侧肩关节、上肢内侧持续性剧烈疼痛,侵蚀及破坏第 1、2 肋骨时则引起局部压痛,往往需要镇痛剂才能得以缓解。臂丛神经受压还可表现为同侧上肢麻痹,手部肌肉尤其是大小鱼际萎缩;交感神经受压可致同侧霍纳综合征,即瞳孔缩小、眼球内陷、上眼睑下垂、额部汗少。

肺上沟瘤有 T_3(侵犯胸壁)$N_{0\sim1}$ 和 T_4(侵犯心脏)$N_{0\sim1}$ 两种情况,它们均属于ⅢA 期。

T_3(侵犯胸壁)$N_{0\sim1}$ 的治疗原则是同步放化疗后手术,推荐放疗剂量为 DT 45~50/1.8~2Gy。该放射剂量发生放射性心脏炎和肺炎的比例较小,手术并发症比例也较小。大于 60Gy 的术前放疗也被认为是安全的,并且可以获得更好的生存结果,但是这种放疗计划只能由经验丰富的团队在拥有三维适形或调强适形技术时实施,并不常规推荐。此后如能切除,则行手术+辅助化疗,2013 版 NCCN 中建议辅助化疗为 4 个疗程,如术前同步放化疗中未使用足量化疗,术后应补足。

T_4(侵犯心脏)$N_{0\sim1}$ 的治疗原则是:潜在可切除者治疗原则同 $T_3N_{0\sim1}$,不能切除则行根治性放疗(DT 60~70/1.8~2Gy)+化疗。

肺上沟瘤手术加术后放疗±同步化疗的 5 年生存率约 40%,术前同步化放疗加手术的 2 年生存率为 50%~70%。

(高亚杰)

第五章　胃癌

全国肿瘤登记中心的《2012 中国肿瘤登记年报》显示,我国近 20 年来癌症呈现年轻化及发病率和死亡率"三线"走高的趋势。全国每分钟有 6 人被诊断为恶性肿瘤。胃癌占我国恶性肿瘤发病率的第二位,恶性肿瘤死亡率的第三位。中国胃癌占全世界的 42%。近年在发达国家及中国大城市统计逐年有下降趋势,但广大农村仍持平或有增长,胃食管交界处癌(贲门癌)全世界均无下降。胃癌多见于男性,发病年龄以 40～60 岁为最常见,男女比例为 2.67：1,30 岁以下少见。我国每年死于胃癌约 16 万人。胃癌已成为严重威胁国人健康的隐患和主要致死病因之一。

第一节　胃癌的诊断和分期

一、胃癌的诊断方法

胃癌一般早期无或仅有轻微症状,表现为上腹部不适,食欲不振,体重减轻。随病情的发展症状可增多,但不典型,常出现类似胃炎或胃溃疡症状,大多数患者体征不明显,40.1% 进展期胃癌可有贫血,24% 可扪及腹部包块。由于胃癌的症状体征不典型,所以早期诊断极为不易,据统计,中国早期胃癌仅占 10% 左右,极大影响了胃癌的生存率。目前胃癌的诊断主要根据临床表现、体格检查及特殊检查包括胃镜,影像学检查如 X 线钡餐、B 超、CT、MR、PET/CT,腹腔镜探查和分子诊断等。

（一）无症状人群筛查

据统计,日本 1975 年早期胃癌占所有接受治疗胃癌病例的 20.9%,1990 年迅速升至 43.4%,2004 年以来在日本早期胃癌检诊协会所属医疗机构中,检出的胃癌中超过 70% 为早期胃癌,如此高的早期胃癌检出率得益于对无症状的日本人群进行的胃癌筛查。日本癌症研究医院统计该院 44 年期间治疗的 3000 例早期胃癌中,47.6% 的患者是在无任何症状的情况下检出的。显然,中国仅在症状性患者中提高门诊筛选早期胃癌的水平是远远不够的,大量的早期胃癌患者因无症状而未能及时就诊,因此必须全社会关心这项工作,努力开展无症状人群的早期胃癌筛查。胃癌的癌前状态包括癌前疾病和癌前病变两类,国内外大量事实证明,患有重度萎缩性胃炎、残胃、恶性贫血等癌前疾病和上皮内瘤变等癌前病变的患者发生胃癌的几率明显高于普通人群,因此必须定期随访复查,许多患者有望在早期胃癌阶段被检出。

（二）定性诊断

普通电子内镜是目前诊断胃癌最常用、最有效的方法,目前,电子内镜已广泛应用于国内外临床,它可以直接观察胃内形态变化,了解病变的部位并可以取病变组织活检病理检查确诊胃癌。内镜诊断胃癌的准确率较高,Bustamante 等在研究中报道,内镜加活组织检查诊断胃癌的敏感性为 82%,特异性为 95%。但是,由于内镜检查前制酸剂的使用、患者就诊时间的延迟、早期胃癌的内镜表现缺乏特征性、内镜医师对早期胃癌在普通内镜下的表现缺乏认识等原因,仍有一小部分早期胃癌患者在初次内镜检查的时候被漏诊。

　　传统内镜仍然是最主要的检查方法,但是有一定的漏诊率。超声内镜以及超声内镜下细针抽吸活组织检查,是目前发展很快、技术很全面的检查方法,在早期胃癌诊断和术前分期中具有重要价值。色素内镜常常和放大内镜技术结合,从而明显提高早期胃癌诊断的敏感性和特异性,有广泛的临床应用前景,将来有可能在胃癌及其他胃黏膜病变的诊断中成为常规的检查方法。荧光内镜诊断早期胃癌有一定的优越性,但是技术尚不完善,特异性不高,临床应用有一定的局限性。红外电子内镜由于能够对胃黏膜下血管进行观察,在早期胃癌诊断以及肿瘤的浸润程度确定中有独特的作用。窄谱成像技术结合放大内镜能够观察消化道黏膜上皮结构和黏膜表面的微血管形态,有希望在内镜下得到早期胃癌的病理学诊断,但是目前还不能取代传统的病理活组织检查。共聚焦激光显微内镜能够显示消化道黏膜及黏膜下的组织结构,对胃癌及癌前病变做出在体的即时诊断,但是目前还在研究阶段,广泛应用于临床还需要进一步研究。

　　X 线钡餐检查仍是目前诊断胃癌的主要方法之一,可以鉴别胃的良恶性病变、病变部位及范围,用以胃癌诊断及指导手术范围。气钡双重对比方法改进了传统上消化道造影法,明显提高了早期胃癌的诊断率。当我们在 X 线检查中疑为早期胃癌时也可和胃镜细胞学等方面的检查结合起来,以提高早期胃癌的诊断率。

二、胃癌的分期

　　目前国际上比较通用的胃癌分期系统有两种,包括国际抗癌联盟(International Union Against Cancer,UICC)的 TNM 分期系统和日本胃癌协会(Japanese Gastric Cancer Association,JGCA)的分期系统,这两者均是在不断地继承和革新中建立和完善起来的。2009 年以前,两种分期系统的最新版本为 2002 年 UICC 第 6 版胃癌 TNM 分期(简称国际分期)]和日本胃癌规约 13 版 TNM 分期(简称日本分期)。这两个分期系统有相似之处,都依赖于原发肿瘤生长情况(T)、淋巴结受累的范围(N)和是否存在远处转移(M)。但是,这两个系统存在一些根本的不同,最明显的区别在于对区域淋巴结扩散的分级。UICC/TNM 分期系统以转移淋巴结的数目为基础,而日本分期法强调受累淋巴结的解剖位置。目前日本分期常用于术前分期及指导手术治疗,而国际分期常用于术后分期及预后评估。2009 年,随着 UICC 第 7 版胃癌 TNM 分期和日本胃癌规约 14 版 TNM 分期更新后,两种分期系统首次达到了高度共识。详见表 5-1。

表 5－1　UICC 第 7 版胃癌 TNM 分期及日本胃癌规约第 14 版 TNM 分期

分期	T	N	M
ⅠA	T_1	N_0	M_0
ⅠB	T_2	N_0	M_0
	T_1	N_1	M_0
ⅡA	T_3	N_0	M_0
	T_2	N_1	M_0
	T_1	N_2	M_0
ⅡB	T_{4a}	N_0	M_0
	T_3	N_1	M_0
	T_2	N_2	M_0
	T_1	N_3	M_0
ⅢA	T_{4a}	N_1	M_0
	T_3	N_2	M_0
	T_2	N_3	M_0
ⅢB	T_{4b}	N_0	M_0
	T_{4b}	N_1	M_0
	T_{4a}	N_2	M_0
	T_3	N_3	M_0
ⅢC	T_{4b}	N_2	M_0
	T_{4b}	N_3	M_0
	T_{4a}	N_3	M_0
Ⅳ	Any T	Any N	M_1

（一）术前分期

准确的术前分期是治疗胃癌的关键。目前胃癌的术前分期主要依赖于影像学检查包括体表超声、CT 检查、MRI 检查、PET/CT 检查、超声内镜等，近年来又有腹腔镜探查，各有优缺点。

体表超声不但能显示肿瘤受累的程度，肿瘤向腔外生长，还能显示肿瘤侵犯周围和远处转移的情况。B 超对胃癌浸润深度判定失误的主要原因是由于癌旁组织的纤维化及炎症细胞的浸润。

多层螺旋 CT 的空间分辨率和密度分辨率高，图像清晰，大体解剖显示好，尤其是对胃壁厚度、胃周情况、远处转移尤其是肝转移等的判断具有相当的优势，且应用普遍，是目前使用最广泛的胃癌术前分期手段，对 T_4、N、M 分期均有相当的诊断优势。

MRI 对胃癌 T 分期的总体诊断准确率为 $73\%\sim88\%$，N 分期为 $52\%\sim65\%$，对胃癌肝转移具有很高的病灶检出率和敏感性，是较好的术前分期手段。

超声内镜既可以用内镜直接观察腔内情况，同时又可以进行实时超声扫描，显示出胃壁的各层解剖结构及胃周围淋巴结情况，是目前对胃癌 T 分期和 N 分期判断准确率最高的胃癌术前分期手段。

PET/CT有敏感性高、特异性强等优点,在癌症领域得到越来越广泛的应用,目前最常用的是^{18}氟脱氧葡萄糖(FDG)PET/CT。有研究表明,未/低分化腺癌、黏液腺癌等癌细胞对^{18}F—DG的摄取有限,在^{18}F—DG—PET/CT检查上常表现为假阴性,而中国胃癌中上述病理类型不在少数,加之昂贵的价格,因此,^{18}F—DG—PET/CT检查目前不应常规应用于胃癌,主要用于发现那些普通影像学检查不能发现的远处转移。

腹腔镜对腹腔的直视检查可鉴别其他影像学方法难以检出的较小的网膜及腹膜种植灶,缺点是淋巴结转移识别准确率低,需要麻醉和有一定创伤性等。腹腔镜超声检查综合了腹腔镜和超声内镜的优点,对肿瘤T分期的判断接近于超声内镜,并可检出直径仅为3mm的转移淋巴结,能对所有16组淋巴结做出较准确的评估,准确率达89%,同时,腹腔镜超声检查可检出腹腔镜检查漏诊的肝脏转移灶。

(二)术后分期

对于胃癌的术后分期,目前国内外都是主要结合术前影像学检查、术中探查、术后手术标本病理学检查结果最后确定。近年来,国际上广泛应用的胃癌分期是AJCC/UICC第6版(2002)TNM分期系统,2010年1月,AJCC正式发布了更新的第7版胃癌分期,主要改变是T分期和N分期的细化以及Ⅳ期分组的变化。在T分期中,第7版分期将第6版中的4个亚组细分为5个亚组,强调了肿瘤浸润深度(T分期)在患者预后中可能存在的差异;在N分期中,第7版分期针对转移淋巴结数目做了新的修订,以期更好的提示预后;针对Ⅳ期患者,第7版分期仅保留M_1作为Ⅳ期,而将第6版中T_4N+M_0及$TanyN_3M_0$降期为Ⅱ、Ⅲ期。

就预后预测而言,有关第6版TNM分期系统与预后关系的报道较多。国内福建医科大学张祥福等报道1972—2000年2613例胃癌手术切除患者,其中ⅠA、ⅠB、Ⅱ、ⅢA、ⅢB及Ⅳ期患者术后5年生存率分别为91.1%、86.7%、51.1%、34.5%、29.1%及5.9%。中山大学肿瘤防治中心詹友庆等总结1964—2004年1950例行胃癌切除手术患者的预后资料显示,Ⅰ、Ⅱ、Ⅲ及Ⅳ期患者术后5年生存率分别为86.8%、58.7%、28.4%及7.6%。两组资料在同一TNM分期内的5年生存率类似。国外IGCSG报道了191例ⅠA、ⅠB、Ⅱ、ⅢA、ⅢB及Ⅳ期胃癌患者D_2根治术后的5年生存率,按第6版分期分析,分别为92.5%、87.5%、60.0%、40.0%、20.0%及2.5%。荷兰一项比较D_1、D_2清扫术的多中心前瞻性临床研究的长期随访结果显示,380例行D_1清扫术的ⅠA、ⅠB、Ⅱ、ⅢA、ⅢB及Ⅳ期患者术后5年生存率分别为41%、36%、15%、3%、0%、0%,而331例行D_2清扫术的ⅠA、ⅠB、Ⅱ、ⅢA、ⅢB及Ⅳ期患者术后5年生存率分别为53%、27%、33%、19%、10%、3%,两者生存虽有差异,然而尚未达到统计学意义。同时,该研究也表明,在同一分期内,不同的治疗方式是其预后不同的主要原因。

目前,有关对第7版分期系统在预后预测方面的报道较少,只有少数文献分析了新的胃癌分期系统与预后的关系。譬如,按第7版分期,美国SEER数据库1991—2000年10601例手术切除的胃癌患者的数据显示:ⅠA、ⅠB、ⅡA、ⅡB、ⅢA、ⅢB、ⅢC及Ⅳ期患者术后5年生存率分别为70.8%、57.4%、45.5%、32.8%、19.8%、14.0%、9.2%及4.0%。韩国Ahn等报道首尔国立大学医学院1986—2006年间行根治性切除的9998例胃癌患者预后资料,结果显示ⅠA、ⅠB、ⅡA、ⅡB、ⅢA、ⅢB及ⅢC期患者术后5年生存率分别为95.1%、88.4%、84.0%、71.7%、58.4%、41.3%及26.1%,进一步分析表明,与第6版分期相比,新分期系统能更好的预测胃癌患者的术后生存情况,更好的体现分期与预后的一致性,从而为临床医师针对不同分期采取个体化治疗和提高胃癌疗效提供临床参考依据。中山大学肿瘤防治中心周志伟等学者通过统计 1994—2006 年 1503 例胃癌患者资料,分析了分期与预后的关系。按照第 7 版分期 IA、IB、IIA、IIB、$IIIA$、$IIIB$、$IIIC$ 及 IV 期患者术后 5 年生存率分别为 96.0%,82.4%,79.0%,76.8%,54.2%,39.2%,26.6% 及 5.6%。其中 T 分期各亚组 5 年生存率分别为 T_1 96.6%、T_2 74.9%、T_3 62.6%、T_{4a} 39.6%、T_{4b} 23.4%,N 分期各亚组 5 年生存率分别为 N_0 75.3%、N_1 53.6%、N_2 39.9%、N_3 26.1%,M 分期各亚组 5 年生存率分别为 M_0 55.9%、M_1 5.6%。

通过对新旧分期进行对比,可以发现,在预测胃癌患者术后生存方面第 7 版分期较第 6 版更有意义,表现在:①第 7 版分期将第 6 版分期 6 个亚组(IA、IB、II、$IIIA$、$IIIB$、IV 期)细分为 8 个亚组(IA、IB、IIA、IIB、$IIIA$、$IIIB$、$IIIC$、IV 期)后,不同分期患者术后生存的差异性更为明显。②第 6 版分期中部分 IV 期(T_4N+M_0 及 $TanyN_3M_0$)患者比 M_1 患者预后更好,因此,第 7 版分期将该部分患者降期为 IIB、$IIIA$、$IIIB$ 及 $IIIC$ 期,更能体现分期的均衡性。

由于 TNM 分期系统中 T 分期源于解剖学概念,M 分期亦具有明确的定义,故文献报道对 T 及 M 分期对于预后的影响意义分歧较少。在第 6 版 UICCT 分期中,T_2 分为 T_{2a}(肿瘤侵犯固有肌层)及 T_{2b}(肿瘤侵犯浆膜下层),然而在综合分期中,T_{2a} 及 T_{2b} 均按照 T_2 进行分组,如 $T_{2a}N_1$ 及 $T_{2b}N_1$ 均属于 II 期。Wang 等学者分析了 2322 例行胃癌根治性切除病例资料,其中 T_2 期肿瘤 325 例,结果发现肿瘤浸润至 T_{2a} 者的预后优于浸润至 T_{2b} 者($P=0.001$)。时至今年,第 7 版 UICC TNM 分期已应用于临床,其中对于 T 分期的定义就做了新的调整,将第 6 版中的 T_2 细分为 T_2 及 T_3,从而更好的预测患者预后。

近几年来,TNM 分期系统对于胃癌患者预后预测意义方面的研究焦点主要集中在 N 分期上。由于全球对于胃癌手术方式及淋巴结清扫方式尚不统一,如 D_1 清扫术、D_2 清扫术、D_2+清扫术等,同时由于手术医师或病理医师对于淋巴结检出数目的差异等原因,其结果直接影响术后淋巴结检出数目及转移淋巴结的数目,从而导致"分期偏倚"现象。因此,近几年来关于淋巴结检出数目、转移淋巴结的数目、以及淋巴结转移率(转移淋巴结数目/淋巴结检出数目)对胃癌患者预后影响意义文献报道较多。

国内天津医科大学肿瘤医院梁寒等通过对 456 例根治性切除的胃癌患者的预后资料进行分析探讨淋巴结检出数目和转移淋巴结数目对胃癌患者预后影响,结果显示阴性淋巴结数目在 0~9 枚组、10~14 枚组及 ≥15 枚组术后 5 年生存率分别为 4.1%、30.7% 及 74.8%,预后具有显著差异,提示阴性淋巴结数目在提高预测胃癌患者术后生存准确性方面具有重要意义。比较该组患者按第 5/6 版、第 7 版 UICCN 分期及第 13 版日本胃癌委员会(JGCA)N 分期后的预后情况,结果显示按第 5/6 版 UICCN 分期,$N_{0,1,2,3}$ 期患者术后 5 年生存率分别为 87.3%、58.6%、4.7% 及 4.9%,按第 7 版 UICC N 分期,$N_{0,1,2,3}$ 期患者术后 5 年生存率分别为 87.3%、71.1%、44.1% 及 4.7%,按 JGCA N 分期,$N_{0,1,2}$、3 期患者术后 5 年生存率分别为 87.3%、39.7%、9.7% 及 21.7%,多因素分析显示,三者中仅第 7 版 UICC N 分期为独立预后因素。此外,作者还将第 7 版 UICC N 分期中阳性淋巴结个数细分为 5 组,分别为 0 枚、1~2 枚、3~6 枚、7~8 枚及 ≥9 枚,各组患者术后 5 年生存率分别为 87.3%、71.1%、44.1%、10.0% 及 3.9%,并认为该分类方法能更好地体现患者的预后情况。

关于淋巴结转移率,目前已有较多文献报道其与第 6 版 UICC N 分期对于患者预后准确性的比较。多数学者认为,相比第 6 版 UICC N 分期,淋巴结转移率更好地反映患者的预后及减少分期的偏倚。譬如,中山大学肿瘤防治中心詹友庆等总结了 906 例行胃癌 D_2 根治术的患者预后资料,并按照患者预后情况将淋巴结转移率分为 rN_0 0、rN_1 1%～9%、rN_2 10%～25% 及 rN_3＞25% 四组,并比较该组患者按第 6 版 UICC N 分期及淋巴结转移率(rN)分期后的预后情况,结果发现对于检出淋巴结数目＞15 及≤15 枚的患者,多因素分析显示 rN 分期(而非第 6 版 UICC N 分期)可作为独立预后因素,同时,当将淋巴结检出数目≤15 枚的患者按照淋巴结检出数目再细分为 1～3 枚、4～7 枚、8～11 枚及 12～15 枚四组并按照 rN 分期统计患者术后 5 年生存率时,发现该四组患者术后 5 年生存率无明显统计学差异,从而显示 rN 分期能从一定程度上降低分期偏倚,尤其对于那些淋巴结检出数目≤15 枚的患者。同样,Sun 等分析了 2159 例行胃癌 D_2 根治术的患者预后资料,按照患者预后情况将淋巴结转移率分为 rN_0 0、rN_1 1%～20%、rN_2 21%～50% 及 rN_3＞50% 四组,并比较该组患者按第 6 版 UICC N 分期 JGCA N 分期及淋巴结转移率(rN)分期后的预后情况,结果发现:对于检出淋巴结数目＞15 及≤15 枚的患者,按照第 6 版 UICC N 分期及 JGCA N 分期后的预后差异具有显著统计学意义,而在 rN 分期中两者差异无统计学意义,因此作者认为 rN 分期在淋巴结清扫数目或级别不充分的情况下能够起到降低分期偏倚的作用。同样,在主要行胃癌 D_1 根治术的国家如美国及部分西方国家,亦有报道认为淋巴结转移率分期能够降低胃癌 D_1 根治术后的分期偏倚现象,如 Maduekwe 等报道了 257 例行 D_1 根治术胃癌患者的预后资料,并比较了 rN 及第 6 版 UICC N 分期用于预测预后的准确性,结果同样发现对于检出淋巴结数目＞15 及≤15 枚的患者,两组术后 5 年生存率在 rN 分期系统中无明显统计学差异,而在第 6 版 UICC N 分期系统中差异显著,同时多因素分析亦显示 rN 分期(而非第 6 版 UICC N 分期)可作为独立预后因素,从而表明淋巴结转移率分期同样能够降低胃癌 D_1 根治术后的分期偏倚现象。不过,目前关于比较 rN 分期及第 7 版 UICC N 分期用于预测胃癌患者预后的文献尚比较少见,中山大学肿瘤防治中心周志伟等总结分析了 1343 例行胃癌 D_2 根治术的患者资料,按照患者预后情况将淋巴结转移率(LNR)分别定为 0、1%～30%、31%～60% 及＞60% 四组,并比较该组患者按第 7 版 UICC N 分期及 LNR 分期后的预后情况,结果发现 LNR 分期能更好地提示胃癌患者根治性切除术后生存情况;同时,基于浸润深度、淋巴结转移率及转移情况设计了一种肿瘤－比率－转移(tumor－ratio－metastasis,TRM)分期系统,以此与第 7 版 UICC TNM 分期进行比较,结果发现相比第 7 版 AJCC/UICC TNM 分期,TRM 分期在各亚组组内同质性、各亚组组间差异性及各亚组斜度单调性方面更具优势。

当然,现行的 UICC TNM 分期系统仍有较多不足之处,如不能从生物学角度上反映肿瘤的特性。虽然 TNM 系统的基础理论已相当成熟,但相对于大多数肿瘤生物学特性来说过于简单。若将 TNM 分期的基本要素以及影响预后的重要因素相结合,将成为影响癌症患者的整体生存期的关键。众所周知,预后因素的定义是作为一个变量,可以解释与一种疾病预期的过程和结果相关的异质性。这一预后因素在预测特定癌症患者的未来中将起到重要作用。因此目前 TNM 分期面临的重要挑战是如何将目前正在使用或研究的非解剖性预后因素纳入其中,如病理类型、肿瘤大小、肿瘤部位、脉管癌栓、根治程度、梗阻、穿孔、结外浸润程度等,甚至可以考虑将肿瘤某些生物学特征如 CEA 等肿瘤标志物、微卫星不稳定、杂合性缺失、P53、DNA 拷贝数、VEGF 表达情况等等纳入分期系统中。

分期策略涉及原发肿瘤、患者、甚至环境因素等,涉及患者早期治疗和后续治疗的机会,因此,目前更新、更特殊的与分子诊断研究相关的预后因素正被引入到分期策略中。将来,传统的解剖分期将与分子标记物密切相关。T、N 和 M 连同其他预后因素将成为各种各样肿瘤列线图的初始数据,这些数据将被上传至互联网,帮助医生为患者提供正确的治疗方法。所有这些数据整合起来组成预后蓝本,与传统的解剖概念或多或少会有差别。该分期方法的前途取决于引入病理评估的新的诊断方法,尤其是术前临床和影像学方法。传统的 cTNM 和 PTNM 二分法必须融合成一个统一体,并且两者应该相辅相成,而所有这一切都将取决于能够改善医疗信息数据收集的科学方法。

人工智能的引进、概念结构内列线图的统一无疑将有助于改进人类对癌症的认识,并将给医生、患者和其他医疗工作者提供更准确的信息。肿瘤的生物学特性目前仍然是相对不确定的和难以捉摸的。我们还需通过研究肿瘤生物学特性来获得最终的预后信息。

(崔虎军)

第二节　胃癌的综合治疗原则

胃癌早期治疗以手术为主,这些年尽管外科手术仍然是胃癌治疗的主要手段,但总体的治疗模式已经发生了明显的改变:已经从一般的胃大部切除术进入以清除淋巴结为目的的根治术;从解剖学为基础的手术走向以解剖学、肿瘤生物学及免疫学为基础的手术;从只重视手术的安全性到根治性、安全性及功能性统一;从只重视切除肿瘤到以切除原发肿瘤及受侵器官,彻底清除区域淋巴结及杀灭腹腔脱落癌细胞的外科治疗;从单一的手术进入以围术期治疗加规范化手术的新的治疗模式。近年来,胃癌治疗最大的进展即是通过围术期治疗和辅助放化疗的综合治疗模式明显改善患者的生存。目前与胃癌分期变化相对应的治疗策略的制定更为细致、谨慎,然而由于缺乏足够的个体化治疗的相关数据,治疗策略调整值得进一步探讨。

一、早期胃癌合理治疗的选择

日本胃肠内镜协会于 1962 年首先提出了早期胃癌(early gastric cancer,EGC)的概念,目的是为了早期发现并提高胃癌术后的 5 年生存率。早期胃癌系指癌组织局限于胃黏膜和黏膜下层,不论其面积大小,也不考虑其有无淋巴结转移。我国早期胃癌约占胃癌的 10% 左右,韩国为 30% 左右,日本则高达 50%～70%,这主要得益于早期诊断水平的提高及对高危人群普查的结果。一般认为胃癌早期亦可发生淋巴结转移,因此 D_2 根治术一直被作为早期胃癌的标准手术方式在国内外都取得非常良好的效果。随着早期胃癌分子生物学及临床病理学的深入研究,对早期胃癌淋巴结转移规律及生物学行为有了一定的认识。尤其是国际上很多中心报道早期胃癌术后患者 5 年生存期接近 90%,早期胃癌的治疗发生了很大的变化,即提出缩小胃切除和淋巴结清扫范围的手术,包括经内镜下黏膜切除术(endoscopic mucosal resection,EMR)、镜下黏膜下层切除(endoscopic submucosal dissection,ESD)、腹腔镜下模型切除术(laparoscopic wedge resection,LWR)和腹腔镜下胃内黏膜切除术(intragastric mucosal resection,IGMR)、腹腔镜下胃癌根治术等。2010 年版的 NCCN 指南指出对于原位癌或局限于黏膜层(T_{1a})的 T_1 期胃癌可以考虑内镜下黏膜切除术,但要在有经验的治疗中心进行。

二、进展期胃癌的综合治疗

在我国,早期胃癌患者比例仅占 10%,多数患者在确诊时就已属进展期。2010 年,NC-CN 指南对可手术胃癌的治疗原则作出明确规定:对身体状况良好,有切除可能的胃癌患者,首选多学科评估,根据其临床分期,来决定是否需要行新辅助化疗或新辅助放化疗或直接手术治疗。因此,进展期胃癌的多学科综合治疗(MDT)是一种必然趋势。

MDT 是以患者为中心的多学科治疗模式,它是由包括外科、化疗科、放疗科、影像科室、病理科、介入科、内镜科室等多个相关科室相互协作,通过集体讨论的形式来制定最佳治疗方案。

胃癌的多学科综合治疗中,目前最突出的问题亦即重点问题是新辅助治疗。对于新辅助治疗方案的选择,一般遵循以下 3 个原则:①尽可能选择有效率高的方案;②药物毒性小,减少对手术的干扰;③术前化疗时间不能太长,一般为 2～4 个疗程。新辅助化疗后如果多学科综合会诊后认为适合手术的患者:先由外科医生进行手术治疗,再根据病理学结果确定术后分期,进而决定后续的综合治疗方案;不宜手术的患者,先进行化疗,定期复查并评估疗效。如果肿瘤缩小再进行多学科会诊,若判断可行手术则转手术治疗,若化疗 2～3 个疗程后仍然不能手术,则继续接受化疗。

(一)手术

进展期胃癌患者 5 年生存率不到 30%。对于进展期胃癌较为统一的认识是根治性切除术要求切除 2/3 以上胃及 D_2 淋巴结清扫术。淋巴结清扫范围要求至少检查 15 个或更多淋巴结。

(二)围术期治疗

1.围术期化疗 进展期胃癌即便是行根治性手术,其局部复发率也可达 50% 以上。化疗是进展期胃癌综合治疗的重要手段之一。包括新辅助化疗和术后辅助化疗。

(1)新辅助化疗:新辅助化疗的作用:①缩小肿瘤达到降期以提高手术切除率。②消除潜在的微小转移灶,降低术后转移复发的可能。③剔除不宜手术治疗的患者,比如部分生物学行为差的胃癌,肿瘤进展迅速,辅助治疗期间即可出现局部广泛浸润和远处转移,这类患者即便行手术切除也很快复发。④体内药敏试验,判断肿瘤对化疗药物的敏感程度,作为术后化疗方案选择的依据。目前认为的胃癌新辅助化疗应用原则为:对于可能根治性切除的局部进展期癌,目的在于控制复发风险较高人群的微小转移灶。具体的适应条件为临床分期Ⅱ～Ⅲ期($cT_{3～4}$,$cN_{1～2}$),推荐方案包括 ECF(Epirubicin＋CDDP＋5FU)及 ECF 的改良方案。

(2)辅助化疗:辅助化疗是指根治性切除术后为防止微小残留癌灶造成的复发或转移而进行的辅助化疗。美国的 INT0116 试验与英国的 MAGIC 研究分别证明了术后 5FU/LV 联合放疗以及 ECF 方案用于术前/术后辅助化疗的有效性,但二者的疗效均低于日本报告的总体疗效。2007 年日本报道的胃癌 TS－1 辅助化疗试验(ACTS－GC)证实胃癌患者 D_2 术后接受 S1 辅助化疗可降低死亡风险。2011 ASCO 年会上报道了 CLASSIC 研究的结果,显示与术后观察组相比,Ⅱ、Ⅲa 或Ⅲb 期胃癌患者术后接受 XELOX 方案(卡培他滨＋奥沙利铂)化疗,3 年无病生存期(DFS)提高 14%,提示 XELOX 方案可以作为胃癌 D_2 术后辅助化疗的标准方案。

2.围术期放疗 胃癌是一种对放射线并不敏感的肿瘤,而胃的邻近器官肝、胰、肾等对放射线较敏感,因而限制了放射治疗在胃癌中的应用。作为综合治疗的手段之一,放疗可配合手术提高根治率,有助于消灭术野中的亚临床转移灶,以及残留或复发胃癌的姑息治疗。术前诱导化疗继以化放疗可以产生明显的病理缓解,使患者的生存时间延长。INT0116试验观察了556例胃癌患者分别进行单纯手术对比术后联合放化疗($5-FU/LV+45Gy$放疗)的疗效,结果显示术后放化疗可延长患者生存,此后,术后放化疗方案在美国一直成为标准治疗。但从INT0116研究的10年随访结果来看,除低分化腺癌患者以外的其他亚组疗效有限。韩国Kim等人将INT-0116的试验在韩国进行了重复,并进行了分层分析,证明对于术后病理分期为$T_{1\sim2}N_0$者行辅助放化疗无意义,仅对$T_{3\sim4}N_0$或者$T_{1\sim4}N$阳性者方可延长生存和减少局部复发。亚洲国家D_2根治术的比例远远高于欧美国家,这可能是术后放疗在我国没有得到普及的原因。

"手术+围术期治疗"这一新的治疗模式已经登上胃癌治疗的大舞台。是进展期胃癌的主要治疗方式。随着医疗技术的发展,新的技术逐渐应用于临床,只有积极运用循证医学的方法,结合各种治疗方法的长处对胃癌病例进行综合治疗,才能最终达到改善患者预后及提高生活质量的目的。

三、复发或转移性胃癌患者的姑息治疗

最近的几项meta分析比较了化疗和最佳支持治疗对晚期胃癌患者的疗效,结果显示化疗可以提高1年生存率,并改善生存质量。AIO的一项Ⅲ期随机临床研究,对伊立替康和最佳支持治疗用于晚期胃癌二线治疗进行比较,结果显示伊立替康较最佳支持治疗显著延长总生存期,123天 vs 72.5天。姑息治疗包括化疗、临床试验或最佳支持治疗。如果患者KPS评分<60,或ECOG评分>3分,可只给予最佳支持治疗。如果体力状况较好(KPS≥60分或ECOG评分<2分),则可选择最佳支持治疗联合化疗或参加临床试验。

V325试验证实了以多西他赛为基础的三药联合方案用于转移性胃癌中的疗效,但三药联合的毒副作用较大,一系列改良方案的研究包括两药联合方案,周剂量给药方法以及以紫杉醇为基础的联合方案,均显示了更好的安全性和类似的疗效。ML17032、REAL2等试验证实了卡培他滨联合顺铂、ECF及其改良方案的疗效和安全性。其他临床试验对奥沙利铂联合氟尿嘧啶类药物、伊立替康联合顺铂以及氟尿嘧啶类口服单药的方案也进行了评价,在晚期胃癌中均有一定疗效,均可用于治疗转移性或局部晚期或复发性胃癌。总体上来说,ECF或其改良方案以及DCF方案为Ⅰ类推荐方案,对于经标准方法确定为HER-2阳性的晚期胃或胃食管结合部腺癌患者,顺铂加卡培他滨或5-氟尿嘧啶进一步联合曲妥珠单抗为2A类推荐。DCF改良方案及其他方案为2B类推荐。

四、随诊制度

胃癌患者治疗结束后应接受系统的随访,第1~3年每隔3~6个月复查1次,第3~5年每半年复查一次,以后每年复查一次。随访内容包括全面的病史询问和体格检查。同时根据临床情况进行血常规、生化常规、肿瘤指标、影像学或内镜检查。对于接受全胃切除的患者应常规服用叶酸和维生素B_{12}。

所有胃癌根治术后患者或T_{1a}/T_{is}期患者行EMR或ESD治疗后,均应常规检测幽门螺杆菌(HP)感染情况。如检测结果为阳性,无论患者有无相关症状,均应接受清除HP的

治疗。

五、总结

目前唯一有可能治愈胃癌的方法是胃癌根治性切除术,但大部分患者发现时已经是进展期。对于进展期胃癌和有淋巴结转移的早期胃癌单靠外科手术不能获得最好的疗效。因此,胃癌总的治疗原则应采取以手术为主的综合治疗模式。对于能手术的早期胃癌患者,若无淋巴结转移者,根治术后不做辅助治疗,有淋巴结转移者,需辅以化疗;对于进展期胃癌患者,评价若可切除者可直接手术,或为提高 R_0 切除率可以考虑术前化疗,进展期胃癌术后均应做辅助化疗或(和)放疗;对于不能接受手术或肿瘤未能切除的局部晚期或远处转移或术后复发者,视患者全身状况选用联合化疗,辅以对症支持治疗,治疗后肿瘤缩小,患者一般状况好转,经多学科会诊若能手术还能考虑手术。

(穆建平)

第三节　胃癌的辅助和新辅助治疗

一、胃癌辅助治疗

手术是目前胃癌唯一可能治愈的手段。但Ⅱ期或Ⅲ期患者即使接受根治术后仍有 60% 的机会复发。Ⅰ期胃癌的 5 年生存率约为 58%～78%,Ⅱ期大约 34%,全部胃癌患者的 5 年生存率大约 20%～30%。因此,在过去的半个世纪里,人们进行了大量的临床试验,试图通过术后辅助治疗来提高胃癌的远期生存。

(一)丝裂霉素(mitomycin,MMC)的研究

在 20 世纪 60 年代,日本学者即开始了对胃癌术后辅助化疗的研究。Imanaga 等在 1977 年率先报告了 MMC 对 528 例胃癌的研究结果。单纯手术观察组 283 例,术后接受 MMC 单药化疗组 242 例。辅助化疗组的 5 年与 8 年生存率分别为 67.8% 和 63.6%,均明显高于单纯手术组的 54.3% 和 53.9%。从此直至 20 世纪末,MMC 一直作为胃癌术后辅助化疗的主要药物之一,对单药 MMC 或含 MMC 的联合方案进行了大量的研究。

1991 年 Estape 等报告了西班牙采用单药 MMC 作为胃癌术后辅助化疗的 10 年随访结果,辅助化疗组 33 例,术后给予 MMC 20mg/m²,每 6 周 1 次,共 4 次,对照组 37 例,结果显示两组的 5 年生存率分别为 76% 和 30%(P<0.001)。

Ochiai 等采用 MMC/FU/Ara-C+tegafur 联合化疗与单纯手术治疗进行比较,5 年生存率分别为 36% 和 31%(P=0.05)。Maehara 等采用 MMC/FU/PSK(蛋白多糖,一种免疫增强药物)作为术后辅助化疗,5 年生存率为 56.9%,显著高于单纯手术组的 45.7%(P=0.03),提示将 MMC 与氟尿嘧啶类药物联合应用较单药 MMC 具有一定的优势。

Coombes 等 1990 年报告了国际协作癌症组(International Collaborative Cancer Group,ICCG)的研究成果。共 315 例患者入组,对其中 281 例进行了分析。患者术后 6 周随机给予 FAM 方案(5-氟尿嘧啶+多柔比星+丝裂霉素)化疗或观察。中位随访 68 个月,复发率分别为 56% 和 61%,5 年生存率分别为 45.7% 和 35.4%,未显示出统计学差异。亚组分析发现,对 T_3、T_4 患者,辅助化疗显示出一定的生存受益(P=0.04)。随后欧洲癌症研究和治疗

机构(European Organisation for Research and Treatment of Cancer,EORTC)和西南肿瘤组(Southwest Oncology Group,SWOG)的研究结果也显示胃癌根治术后给予 FAM 方案辅助化疗未能获得明显的生存优势。

2002 年韩国学者 Chang 等对 416 例 I B～ⅢB 的胃癌根治术后患者随机给以 FAM 方案、5-FU/MMC 方案和单药 5-FU,术后 5 周开始化疗,结果 5 年生存率和无复发生存率在 3 个治疗组中类似,提示与单药 5-FU 相比,5-FU 联合 MMC 或(和)ADM 并无显著意义。

尽管若干研究的结果存在一定的争议性,但 MMC±氟尿嘧啶类药物还是受到人们的关注。日本癌症研究会(Japanese Cancer lnstitute)在 1994 年对 10 个既往辅助化疗的随机研究进行了 meta 分析,显示以 MMC 联合氟尿嘧啶类药物可显著提高胃癌患者术后的生存期(OR 0.63,95% CI 0.51～0.79,P<0.01),因此,在此后的 10 多年间,该方案成为许多亚洲国家的术后标准辅助化疗方案。

(二)5-FU±DDP 的研究

在一项非随机对照的研究中,给以 DDP $20mg/m^2$,连续 5 天,同时给以 5-FU $800mg/m^2$ 连续 5 天,VP-16 $100mg/m^2$ 第 1、3、5 天,21 天为 1 个周期,共 3 个周期。50 例 Ⅱ～ⅢB 期的胃癌患者,中位无复发生存期为 48 个月,中位生存期为 62 个月,5 年生存率 54%,主要毒性为轻度的白细胞下降、恶性、呕吐和脱发,研究结果提示该方案具有一定的应用前景。

一项Ⅲ期随机临床研究纳入 205 例患者,其中单纯手术组为 104 例,101 例给以术后 FUP 方案(5-FU/DDP/LV),两组患者的 5 年生存率均为 39%,但在这个研究中,54% 的患者因为不良反应未能完成预期的 9 个化疗周期。因此,尚不能得出肯定结论。

Macdonald 等于 2001 年报告了一项多中心、随机Ⅲ期临床研究(INT0116 研究)。该研究的入组对象为 T_3、T_4 和(或)淋巴结阳性的胃或胃食管结合部腺癌患者,在接受了切缘阴性的手术切除后,603 例患者随机分为观察组和联合化放疗组,化放疗组治疗方案:首先给以 5-FU $425mg/m^2$,d1～d5;LV $20mg/m^2$,d1～d5,然后局部放疗 5 周,共 4500cGY,放射野包括肿瘤原发部位、区域淋巴结和距切缘 2cm 的范围,放疗结束后继续化疗 2 个周期。结果显示以局部复发为首次复发的比例在联合化放疗组明显降低(19% vs 29%),中位生存期明显延长(36 个月 vs 27 个月),3 年无复发生存率(48% vs 31%)和总生存率(50% vs 41%,P=0.005)显著提高。中位随访时间超过 10 年时,接受术后同步放化疗的 I B～Ⅳ期(M_0)胃癌患者仍然存在生存获益,且没有观察到远期毒性的增加。尽管该研究获得了重要成果,但仍有许多方面受到人们的质疑,主要包括:①手术方式,缺乏对手术质量的严格控制。在本研究中,54% 的病例接受 D0 手术,36% 为 D_1 手术,只有 10% 患者接受 D_2 切除,提示手术的非彻底性严重影响了术后的生存状态,也对术后辅助治疗效果的判定产生负面的影响。D_2 根治术与 D_0/D_1 术后复发和转移模式不同,美国报道常规施行 D_0/D_1 胃癌根治术后残胃及手术野淋巴结复发率高达 72% 之多;荷兰报道 D_1 根治术后术野局部复发导致的病死率高达 36%,而 D_2 根治术则降至 27%。日本、韩国和中国的临床随访资料中 D_2 根治术后残胃或区域性淋巴结复发仅占 25% 左右,而且以腹膜播散及淋巴结转移为主,这些临床观察结果说明,D_2 根治术后局部复发并非主要的远期生存影响因素,术后放化疗是否会改善 D_2 根治术后患者的远期生存仍有待探索。但对于 D_0/D_1 术后患者,仍应采用术后放化疗。②5-FU 的用药方式。目前持续性静脉滴注 5-FU 无论在疗效提高还是不良反应的下降方面均具有明显的优势性,已经获得共识,但该方案则是采用静脉推注方式,不符合 5-FU 的主流用药方式。③

辅助治疗方案的可行性。只有 66% 的患者完成了预定治疗计划,提示该方案的依从性尚需进一步完善。④放疗技术和放射野的设定。在 INT0116 研究中,较少采用 CT 规划进行更准确的放射靶区定位,而且采用了传统的平行对穿模拟照射方式,与目前的新技术有很大的差异性。因此,尽管美国关于胃癌术后辅助治疗的决策主要根据 INT0116 的研究结果确定,并将该方案作为美国标准的胃癌术后治疗方案,但其他国家的学者仍持谨慎的态度。

2005 年 Bouche 等报告了法国一个多中心 III 期随机临床研究,比较了 FP 方案对 278 例 II~IV 期(无远处转移 IV 期)胃癌患者术后辅助化疗的价值。术后辅助化疗分为 2 个阶段:第 1 阶段在术后 14 天开始,每天给予 $5-FU$ $800mg/m^2$,持续滴注 5 天;如果未发生 4 度不良反应则进入第 2 阶段,给以 4 个周期的 FP 方案,包括每天 $5-FU$ $1000mg/m^2$,持续 5 天输注,DDP $100mg/m^2$(>1 小时),第 2 天。单纯手术组 133 例,化疗组 127 例,化疗组中 III A~IV 期患者的比例明显高于单纯手术组(P=0.01)。中位随访 97.8 个月,结果显示化疗组和单纯手术组的 MST、DSF 以及五年生存率分别为 44.8 个月 vs 42.1 个月,46.6% vs 41.9%,36.4 个月 vs 28.5 个月,均有提高的趋势,但未能产生统计学意义,可能原因是化疗组患者的临床分期明显比手术组晚,因此术后辅助化疗的价值或许并未充分显示出来。根据多因素 Cox 分析,与手术组相比辅助化疗可使总生存和无病生存期的风险分别下降 26% 和 30%,进一步分层分析显示,受侵淋巴结与切除淋巴结数量之比与患者的预后以及术后辅助化疗的受益密切相关,比值≤0.3 者,预后明显优于>0.3 的患者,而比值>0.3 的患者,辅助化疗受益最大。

III 期临床研究(ARTIST)对胃癌 D_2 术后分别进行辅助放化疗(卡培他滨、顺铂联合放疗)和辅助化疗(卡培他滨联合顺铂),研究终点为 3 年无病生存率,结果显示在卡倍他滨-顺铂基础上联合放疗,未进一步改善患者的无疾病生存期。

(三)5-FU+DDP+蒽环类药物的研究

在 20 世纪 90 年代,5-FU 持续滴注(continuous intravenous,CIV)的用药方式引入晚期胃癌的治疗,其中 ECF 方案的问世受到人们极大的重视。ECF 方案的组成为:EPI $50mg/m^2$,DDP $60mg/m^2$ 均每 3 周 1 次静脉注射,同时给予 5-FU2 00mg/(m^2·d)CIV 连续 3 周应用。对晚期胃癌的 II 期研究获得了令人鼓舞的疗效,成为目前英国和一些欧洲国家晚期胃癌的标准化疗方案。

对于 ECF 方案在胃癌辅助治疗中的价值也引起学者的极大关注。2003 年 Allum 等报告了 ECF 方案作为胃癌术后辅助化疗研究(MAGIC 研究)的中期结果,503 例胃癌患者随机分为两组,一组进行围术期化疗和手术(治疗组,250 例),先给以 3 周期 ECF 化疗然后手术,术后再行 3 周期 ECF 化疗,另一组单用手术治疗(观察组,253 例)。每组患者中,74% 为胃癌,14% 为低位食管癌,11% 为胃食管结合部癌。88% 的患者完成了术前化疗,56% 进入术后化疗,40% 完成了预计的全部 6 周期化疗。围术期化疗组 T_1 和 T_2 期患者比例较高,为 51.7%,而单纯手术组为 36.8%。围术期化疗组患者的 5 年生存率为 36%,单纯手术组为 23%。DFS 的 HR 为 0.70(95% CI=0.56~0.88,P=0.002),OS 的 HR 为 0.08(95% CI=0.63~1.01,P=0.06)。化疗组手术根治率 79%,观察组为 69%(P=0.02)。术后并发症均为 46%,术后 30 天内死亡率分别为 6% 和 7%。提示以 ECF 方案为围术期化疗可以显著改善可切除胃癌和低位食管癌患者的无进展生存和总生存。2005 年对该研究的追踪报告显示,治疗组和观察组的 MST 分别为 24 和 20 个月(HR=0.75,95% CI=0.60~0.93,P=0.009),PFS 也显著延长(HR=0.66,95% CI=0.53~0.81,P=0.0001)。基于以上研究,NCCN 指南推荐对于术前进行了 ECF 方案(或其改良方案)新辅助化疗的患者,术后推荐按照 MAGIC 研究流程进行 3 个周期 ECF(或其改良方案)辅助化疗。但对于术前未接受 ECF 或其改良方案新辅助化疗的患者,术后是否应该接受辅助化疗,则长期存在争议。

2007 年 De Vita 等报告了应用 ELFE 方案($EPI/LV/5-FU/VP-16$)在胃癌辅助治疗中的状况。南意大利 6 个中心共入组 228 例,手术组 113 例,化疗组 112 例。术后给以 EPI $60mg/m^2$,第 1 天;$5-FU$ $375mg/m^2$,第 $1\sim5$ 天;LV $100mg/m^2$,第 $1\sim5$ 天;$VP-16$ $80mg/m^2$,第 $1\sim3$ 天。3 周重复,共 6 周期。中位随访 60 个月,手术组 5 年生存率 43.5%,化疗组 48%,DFS 分别为 39% 和 44%,均无显著差异。分层分析显示,淋巴结阳性者辅助化疗可能会获得较大受益,5 年生存率化疗组为 41%,对照组为 34%,相对风险下降 16%,但未能达到统计学意义(HR0.84,95% CI:$0.69\sim1.01$,P=0.068),5 年 DFS 分别为 39% 和 31%,相对风险下降 14%,具有较弱的统计学意义(HR 0.88,95%CI:$0.78\sim0.91$,P=0.051)。

2007 年 Cascinu 等报告了采用 PELFw 方案($DDP/EPI/5-FU/LV$)在胃癌辅助治疗中的一个多中心、前瞻性随机对照研究的Ⅲ期结果。共入组 397 例,对照组 196 例,术后给以 $5-FU$ $375mg/m^2$,IV,第 $1\sim5$ 天;LV $20mg/m^2$,IV,第 $1\sim5$ 天,每 28 天重复,共 6 周期。治疗组 201 例,给以 DDP $40mg/m^2$(30 分钟),$5-FU$ $500mg/m^2$(15 分钟),LV $20mg/m^2$,EPI $35mg/m^2$,均每周 1 次静脉注射,共 8 周。对照组有 77% 完成预期计划,治疗组为 72%。中位随访 54 个月,结果无论生存率还是 DFS,两组均无显著差异,而且两组复发、转移类型也类似。

(四)口服氟尿嘧啶类药物的尝试

在 20 世纪 80 年代末期,日本临床肿瘤组(Japan Clinical Oncology Group,JCOG)开始对口服氟尿嘧啶类药物在胃癌辅助化疗中的价值进行研究,目的是探索常规静脉化疗后给予口服氟尿嘧啶类药物是否会提高胃癌患者术后的生存。其中 2 项重要的研究分别为 JCOG8801 和 JCOG9206 研究。

在 JCOG8801 研究中,目的是观察对原发病灶为 T_1、T_2,浆膜阴性患者术后辅助化疗的意义。对照组 288 例,化疗组 285 例。化疗方案为 MMC $1.4mg/m^2$ + $5-FU$ $166.7mg/m^2$,每周 2 次静脉注射,连续应用 3 周;然后口服 UFT $300mg/$天,连续 18 个月。平均随访 72 个月,化疗组与对照组相比,总的 5 年生存率分别为 85.8% 和 82.9%(P=0.17),对 T_1 和 T_2 患者进行分层分析也没有发现生存获益。因此作者认为对胃癌术后 T_1、T_2 患者,辅助化疗无意义,同时建议在今后的研究中不宜再纳入 T_1 患者。

JCOG9206 研究包括 252 例患者,入组条件与 JCOG8801 类似,化疗方案为 MMC 与 $5-FU$,用法和剂量与 JCOG8801 基本相同,但加入 $Ara-C$ 每周 2 次静脉注射,连续使用 3 周;然后口服 $5-FU$ $134mg/d$,连续 18 个月。研究证实,长期口服 $5-FU$ 对复发率和生存率均无显著影响。

$S-1$ 是替加氟($5-FU$ 的前体药物)、5—氟—2,4—二羟基吡啶(CDHP)和氧嗪酸的复合物,是一种新型口服氟尿嘧啶类药物。日本一项大型随机Ⅲ期临床试验($ACTS-GC$)评价了扩大淋巴结清扫(D_2 切除)的胃癌切除(R_0 切除)术后用 $S-1$ 进行辅助化疗治疗Ⅱ期(剔除 T_1 期)或Ⅲ期胃癌的效果。1059 例患者随机接受手术及术后 $S-1$ 辅助化疗或单纯手术治疗。$S-1$ 治疗组的 3 年总生存率为 80.1%,单纯手术组委 70.1%。$S-1$ 组的死亡风险比为 0.68。$S-1$ 组的不良反应较轻,仅为恶心、呕吐、食欲减退和轻度血液学毒性。这是首次在临床研究中显示术后辅助化疗对 D_2 切除术后的日本患者存在优势,而在日本临床肿瘤组(JCOG8801)早期进行的一项随机研究(579 例患者)中,D_2 切除术后 UFT(尿嘧啶和替加氟的复方制剂)辅助化疗并没有显著的生存优势。

2011 ASCO 年会上报道了 CLASSIC 研究的结果,这是迄今为止规模最大的专门针对亚洲人群的胃癌辅助治疗研究。该研究入组患者为可切除的 Ⅱ、Ⅲa 或 Ⅲb 期胃癌患者,先前未接受过放化疗,手术后随机分为 2 组,一组接受 xelox 方案(卡培他滨＋奥沙利铂)化疗,另一组观察。主要研究终点是 3 年 DFS。结果显示,化疗组 3 年 DFS 为 74%,较观察组的 60% 提高了 14%。该项研究还证实,XELOX 方案打破了传统辅助化疗在年龄及肿瘤分期上的局限,对可手术的胃癌患者具有良好的有效性和安全性,可以作为胃癌术后辅助化疗的标准方案。

(五)胃癌术后辅助化疗的 Meta 分析

近年来,有几项大的 Meta 分析试图解决术后辅助化疗的问题,但这些 Meta 分析在采用的方法、选择的化疗方案方面存在许多的差异。

1993 年 Hermans 等首次对 1980 年到 1991 年的 11 个随机研究进行了 meta 分析,将胃癌术后辅助化疗与单纯手术进行比较,发现仅有较小的生存获益(OR=0.88,95% CI=0.78～1.08)。

第二个 meta 分析是由 Earle 和 Maroun 于 1999 年报告。该研究完全选择来自非亚洲国家的 13 个随机研究进行综合分析,结果显示术后辅助化疗能够产生接近于统计学意义的、较小的生存获益(OR=0.80,95% CI=0.66～0.97),而且进一步提示对术后淋巴结阳性的患者辅助化疗的意义明显提高。

Mari 于 2000 年对全球 20 个随机研究进行了 meta 分析,共包括 3658 例。结果表明,辅助化疗可使死亡风险下降 18%(OR=0.82,95% CI=0.75～0.89,P=0.001),并且发现根据病期的不同,绝对收益率为 2%～4%。

Janunger 于 2002 年报告了汇总了全球 21 个随机研究,共 3962 例的 meta 分析结果。总体而言,辅助化疗可产生较小的生存获益(OR=0.84,95% CI=0.74～0.96)。然而如果将亚洲和西方的研究分别进行归纳分析则可发现,仅仅是在亚洲试验组获得较大的受益(OR=0.58,95% CI=0.44～0.76),而西方的研究未能获得受益的证明(OR=0.96,95% CI=0.83～1.12)。

2008 年公布了两项 meta 分析,纳入的临床随机试验以及病例数分别为 15 项、3212 例和 23 项、4919 例。结果显示,与单独手术相比,术后进行辅助化疗的 3 年生存率、无进展生存期和复发率均有改善趋势。2009 年最新公布的一项纳入 12 项随机临床研究的关于胃癌 D_1 以上根治术后辅助化疗的 meta 分析结果显示,术后辅助化疗较单独手术可降低 22% 的死亡风险,由于该分析中仅 4 项为日本研究,其余 8 项为欧洲研究,纳入标准严格,除外仅含 T_1 期患者和进行 D_0 手术的研究,与目前临床实践相符,结果较为可信,更具有指导意义。因此,对于术前未接受 ECF 或其改良方案新辅助化疗的 Ⅱ期/Ⅲ期患者,中国专家组认为术后仍应接受辅助化疗。

尽管几项 Meta 分析均显示出较小的边际获益,但目前大多数胃癌辅助化疗的个体研究是阴性结果。可能的原因包括:①与其他实体瘤如大肠癌、乳腺癌术后辅助化疗的研究相比,许多临床试验入组例数较少,会影响到胃癌术后辅助化疗价值的判定。②各个体的研究在入组病例的特点、入组的标准方面有较大的差异。尤其是目前标准手术方式仍缺乏共识,包括对淋巴结的清扫范围,这必然会影响到术后辅助治疗的结果。因此,在今后的研究中有必要进行严格的入组标准控制和严格的分层分析。③辅助化疗方案的选择也是一个重要的因素。由于对晚期胃癌的化疗方案一直处于不断地探索研究中,因此在胃癌术后辅助化疗方案的选择方面也呈现多样性,影响到术后辅助化疗意义的判定。目前的研究报告大多采用较老的化疗方案,随着在晚期胃癌中新化疗方案的问世,辅助化疗的结果会得到一定的改善。

总之,胃癌的发病率在全球范围内仍属前列,由于术后复发、转移率较高,预后较差,术后辅助治疗仍然是一个重要的研究课题。从术后辅助化疗的角度而言,尽管已经历了数十年的研究,一些随机研究和 meta 分析也显示出一定的优势性,但目前仍处于探索阶段。通常辅助化疗的发展总是落后于晚期肿瘤的姑息化疗。目前晚期胃癌的化疗有了明显的进步,一些新的化疗药物包括紫杉类、喜树碱类、草酸铂等对晚期胃癌显示出令人关注的疗效,新联合化疗方案如 DCF 方案(多西紫杉醇＋DDP＋5－FU)、EOX 方案(EPI＋草酸铂＋卡培他滨)以及靶向药物赫赛汀等在许多 Ⅱ、Ⅲ 期临床试验中表现出比既往方案更为优越的疗效。随着这些新方案在晚期胃癌应用的日益成熟,将会逐渐进入辅助研究计划,或许会在一定程度上有助于改善目前术后辅助化疗的状态。另外,作为肿瘤治疗学中的一个重要领域,分子靶向治疗将会在胃癌的治疗中发挥越来越重要的作用,因而对分子学预后预测因素、分子学疗效预测因素的准确分析判定,将会成为胃癌治疗研究中的一个重要方面,将会对胃癌的个体化治疗无论是晚期还是辅助都会产生巨大的影响。

二、新辅助化疗

胃癌新辅助化疗(neoadjuvant chemotherapy),又称术前化疗,主要目的在于缩小肿瘤,提高手术切除率,改善治疗效果。新辅助化疗的方案主要来自晚期胃癌化疗的经验,早期多以 5－FU 及 DDP 为主,如 FAM、EAP、ECF、ELF、FAMTX 等,上述化疗方案新推出时疗效虽然较好,但结果常常不能重复。近年来在胃癌化疗领域有较多发展,如 5－FU 的持续灌注、化疗增敏剂的使用、新型药物的出现、与放疗的结合等,为胃癌新辅助化疗提供了新的希望。

(一)胃癌新辅助化疗原则

胃癌新辅助化疗是在术前进行的化疗,期望通过化疗使肿瘤缩小,利于外科完整切除。所用化疗药物必然要选择对胃癌有较好疗效的药物,中晚期胃癌患者治疗的经验是必不可少的。而借鉴晚期胃癌治疗经验的同时,还要掌握几个原则:①不要一味追求化疗的有效而延误手术切除的时机,新辅助化疗的目的是为手术创造条件。②胃癌化疗药物是个动态选择的过程,目前没有金标准,多选择晚期化疗有效的药物。③胃癌新辅助化疗的适应证仍然以局部进展期的胃癌患者较为合适,出现远处脏器转移和腹腔广泛转移的患者即便肿瘤缩小也很难进行根治性手术,而病变较早的患者则容易因为化疗无效而失去最好的手术机会,因此需要个体化判断。一般的胃癌新辅助化疗的临床试验多纳入经病理证实的进展期(Ⅱ、ⅢA、ⅢB、ⅣM$_0$,TNM 分期,UICC,1997)胃癌患者,有客观可测量的病灶便于评价效果,患者的其他脏器功能可以耐受化疗,并且要获得患者的充分知情同意。

(二)胃癌术前分期

胃癌新辅助化疗效果的评价是和胃癌治疗前后分期的准确判断密不可分的。目前国际通用的胃癌分期 UICC/AJCC 的 TNM 分期系统是以病理结果为基础的,在胃癌新辅助化疗中使用受到很大限制。无论超声、CT 还是 EUS 都无法准确地检测出淋巴结的数目,更无法确定有无转移,所以目前的分期主要是通过肿瘤侵犯深度的改变、肿大淋巴结缩小的程度来判断治疗有无效果,随着 EUS、CT、PET－CT、磁共振(MRI)及腹腔镜等诊断性检查手段使临床分期有了很大的改进。

体表超声能较清晰的显示胃壁的五个层次,表现为三条强回声线和两条弱回声线相间排列。因此根据肿瘤占据胃壁回声的范围和深度可以确定肿瘤浸润的深度。EUS 可用于评估肿瘤浸润深度,其对肿瘤 T 分期和 N 分期判断的准确度分别达到 $65\%\sim92\%$ 和 $50\%\sim95\%$。Bentrem 等报告 225 例胃癌患者内镜超声检查 T 分期和 N 分期的准确性分别为 57% 和 50%。经腹超声对于胃癌浸润深度的判断不如超声内镜,但在对胃癌淋巴结转移的判断方面经腹超声显然要比内镜超声有优势,EUS 探测深度较浅,传感器的可视度有限,因此 EUS 用于评估远处淋巴结转移的准确度并不满意。而经腹超声的探测范围较广泛,定位相对准确。超声判断淋巴结是否转移的依据主要是淋巴结的大小、形状和回声特点。将超声内镜和经腹超声有机地结合起来,可以有效地提高胃癌患者的治疗前分期。

CT 判断胃周淋巴结的转移与否主要依据其大小、密度等。周围脂肪较多和血管走行容易判断的淋巴结容易显示。一般来讲,随淋巴结直径增加,转移率明显升高。当增大淋巴结为蚕食状、囊状、周边高密度中心低密度、相对高密度及花斑状或呈串珠状排列、对血管产生压迫和肿块状增大者需考虑为转移。CT 扫描对肿瘤 T 分期的准确度已达到 $43\%\sim82\%$。弥漫型和黏液性病变在胃癌中常见,但由于其对示踪剂的浓聚水平较低,导致 PET－CT 的检出率较低。在区域淋巴结受累的检测中,尽管 PET－CT 的敏感性显著低于 CT(分别为 56% 和 78%)。在术前分期方面,PET－CT(68%)的精确度高于 CT(53%)或 PET(47%)。最近的报告显示用 PET 对于胃癌的检测和术前分期并不能提供充分的诊断信息,但德国学者报告 FDG－PET 的改变可早期识别化疗不敏感患者,其阴性预测值为 $88\%\sim95\%$,65 例局部进展期的胃癌患者在化疗前以及化疗后 14 天分别接受 FDG－PET 检查,原发肿瘤代谢活性减低 35% 以上者定义为化疗敏感者,化疗敏感者病理组织学有效率高达 44%,3 年生存率可达到 35%,多因素分析发现 FDG－PET 可预测 R_0 切除后的胃癌复发,但由于目前报告病例数目尚少,尚需要积累资料才能得出结论。

有关胃癌腹膜种植的术前诊断一直较为困难。随着微创外科的逐渐发展,腹腔镜应用逐渐增多,使腹腔镜探查结合腹腔游离肿瘤细胞的检测成为一种可行的手段。腹腔镜能够发现其他影像学检查无法发现的转移灶。Sloan－Kettering 癌症中心的一项临床研究对 657 例可切除的胃腺癌患者进行了为期 10 年的腹腔镜探查随访,发现有 31% 的患者出现远处转移。日本学者通过 100 例胃癌患者的资料,发现其中 44% 原分期偏早,而 3% 分期偏晚。21 例术中发现腹腔积液,27 例无腹腔积液的患者发现游离癌细胞。在德国的一项研究中也报告腹腔镜探查可发现 50% 的患者分期偏早。腹腔镜探查的局限性在于仅能进行二维评估,对肝转移及胃周淋巴结转移的评估作用有限,而且是有创性诊断手段。NCCN 指南不同机构对使用腹腔镜分期的适应证仍存在差异,在某些 NCCN 指南机构中,腹腔镜分期用于身体状况良好并且肿瘤潜在可切除的患者,尤其是考虑使用同期放化疗或手术时。对于身体状况较差的患者,在考虑放化疗联合时也可考虑使用腹腔镜分期。

（三）新辅助化疗的疗效

一般认为，新辅助化疗的有效率为31%～70%，切除率相差较大（40%～100%），中位生存期15～52个月。事实上，对于胃癌的新辅助化疗，由于随机前瞻性的临床对照试验相对较少，限制了对此问题的准确评价。

2003年Allum等报告ECF方案作为胃癌术前新辅助化疗的中期研究结果（MAGIC研究）。503例胃癌患者随机分为两组，一组进行围术期化疗和手术（治疗组，250例），先给以3周期ECF方案化疗然后手术，术后再行3周期ECF化疗，另一组单用手术治疗（观察组，253例）。每组患者中，74%为胃癌，14%为低位食管癌，11%为胃食管结合部癌。88%的患者完成了术前化疗，56%进入术后化疗，40%完成了预计的全部6周期化疗。围术期化疗组T_1和T_2期患者比例较高，为51.7%，而单纯手术组为36.8%。围术期化疗组患者的5年生存率为36%，单纯手术组为23%。DFS的HR为0.70（95% CI＝0.56～0.88，P＝0.002），OS的HR为0.08（95% CI＝0.63～1.01，P＝0.06）。化疗组手术根治率79%，观察组为69%（P＝0.02）。术后并发症均为46%，术后30天内死亡率分别为6%和7%。结果表明以ECF方案为围术期化疗可以显著改善可切除胃癌和低位食管癌患者的无进展生存和总生存。2005年对该研究的追踪报告显示治疗组和观察组的中位生存分别为24个月和20个月（HR＝0.75，95% CI＝0.60～0.93，P＝0.009），PFS也显著延长（HR＝0.66，95% CI＝0.53～0.81，P＝0.0001）。该研究后来也受到不少批评，包括胃癌手术不够规范、术前分期不够准确、化疗毒性反应较重等，还有认为MAGIC研究中的化疗方案ECF（表柔比星、顺铂、5－FU）是20世纪80年代开始流行的胃癌化疗方案，目前已有新的替代药物，如奥沙利铂替代顺铂、卡培他滨替代5－FU，新一代药物已显示出更好的疗效。季加孚等报告一项采用FOLFOX方案作为胃癌新辅助化疗方案的多中心对照研究结果，截至2006年，共纳入99例胃癌患者，其中新辅助化疗组38例，临床有效率58%，根治性切除率高于对照组（63% vs 52%）。

除此之外，常用于胃癌新辅助化疗的药物还有紫杉醇、多西紫杉醇、伊立替康和S－1，均显示了良好的抗肿瘤活性。紫杉醇治疗胃癌单药有效率在20%以上，联合使用氟尿嘧啶、亚叶酸钙、顺铂等药物可进一步提高疗效，最高可达70%，且毒性反应可耐受，常规应用抗过敏药物后，最为常见的毒性反应是骨髓抑制和脱发等。奥沙利铂联合用药治疗晚期胃癌的有效率为42.5%～64%，主要毒性反应是周围神经损害。使用多西紫杉醇治疗胃癌的报告比紫杉醇还早，其有效率在17.5%～24%左右，剂量由60～100mg/m²不等，不同用药间隔和剂量有效率相差不多，但其严重的骨髓毒性大大限制了其临床应用，主要是3/4度的中性粒细胞减少，出现粒细胞减少性发热的患者较多。伊立替康治疗晚期胃癌单药有效率为14%～23%，联合用药的有效率为42.5%～64%。其主要的毒性反应为延迟性腹泻，其次为骨髓抑制。近年来S－1为主的化疗方案报告较多。S－1是替加氟（5－FU的前体药物）、5－氟－2,4－二羟基吡啶（CDHP）和氧嗪酸的复合物，是一种新型口服氟尿嘧啶类药物。一项1059名日本胃癌患者参加的多中心临床研究结果显示，在根治性胃癌手术后S－1辅助治疗组3年生存率为80.5%，而对照组仅为70.1%，且不良反应较轻，仅为恶心、呕吐、食欲减退和轻度血液学毒性。Satoh S报告使用S－1联合顺铂治疗45例进展期胃癌患者的结果，根治性切除率80%，其中临床分期Ⅳ期的27例患者中有10例达到了R_0切除，R_0切除与未达到R_0切除的患者中位生存期分别为22.3和12.6个月，临床Ⅲ期的患者R_0切除后2年生存率高达90.9%。

意大利学者 D'Ugo D 等报告 30 例胃癌患者新辅助化疗的 3 年随访结果,其中 13 例达到降期,80% 获得根治性切除,切除组 3 年生存率达到 70.8%,全组为 56.7%,但文中未提及具体化疗方案。美国 Ajani 等 2006 年报告了 RTOG9904 的结果,该研究方案为氟尿嘧啶、亚叶酸钙和顺铂两周期化疗后同步放化疗(氟尿嘧啶持续灌注并紫杉醇每周输注)。结果发现,49 例患者(43 例可评价)中,病理完全缓解和 R_0 切除率分别为 26% 和 77%,获得病理缓解的患者 1 年生存率较高(82% vs 69%),但不良反应较多,4 度者占 21%。该研究主要问题是 D_2 淋巴结清扫者仅占 50%。美国 Sloan-Kettering 医院采用氟尿嘧啶联合顺铂并术后腹腔灌注化疗,共 38 例患者入组,术前静脉氟尿嘧啶联合顺铂两个周期后接受胃癌根治术(D_2 淋巴结清扫),术后腹腔灌注化疗氟尿嘧啶脱氧核苷并亚叶酸钙。该方案耐受良好,R_0 切除率为 84%。中位随访 43 个月,15 例患者仍然存活,病理反应良好者预后较好(P=0.053)。美国纽约大学 Newman 等报告同上述报告同样治疗模式的研究结果,术前化疗方案为伊立替康联合顺铂,32 例可评价胃癌患者中,中位随访 28 个月,14 例存活,25 例 R_0 切除患者无局部复发。综上所述,可以看出,胃癌新辅助化疗研究近年来比较活跃,且能达到提高 R_0 切除率,有改善患者生存率的可能,但是鉴于目前研究病例数少,多为临床 I/II 期研究,真正的随机前瞻性对照研究较少,故而对其评价尚需动态观察。

(四)胃癌化疗敏感性的预测

胃癌新辅助治疗实施过程中,除了术前分期,还有一个重要的问题就是疗效评价和化疗敏感性的预测。随着胃癌新辅助化疗的发展,如何预测胃癌化疗敏感性的问题显得益为重要。目前联合化疗方案的有效率多在 50% 左右,约一半患者对初次化疗方案并不敏感(原发耐药),也有一部分会出现继发耐药。胃癌的解剖结构决定了胃癌疗效评价较为困难。在实际操作过程中,不同部位肿瘤对化疗药物的反应是不同的,也提示化疗药物对不同部位肿瘤的作用存在差异。

近几年通过分子生物学研究结果来早期预测化疗敏感性和患者生存情况得到广泛的关注,包括氟尿嘧啶代谢相关基因 TS、DPD、TP 和顺铂相关基因 ERCC1、ERCC4、KU80 GADD45A 的表达情况和 CEA mRNA 的表达情况,这也是今后的研究方向之一。

总之,胃癌新辅助化疗是一个相对较新的理念,目前在临床上应用逐渐增多。经病理证实的进展期(II、IIIA、IIIB、IV M_0,TNM 分期,UICC,1997)胃癌患者,有客观可测量的病灶便于评价效果,PS 状态可以耐受化疗,并且要获得患者的充分知情同意后可考虑给予新辅助化疗。化疗前的分期以及化疗过程中的疗效评估非常重要,新型化疗药物为提高胃癌新辅助化疗的疗效提供了有力的手段。现在证据比较确凿的可用于新辅助化疗的方案是 ECF 方案,一些晚期有效的方案也可尝试用于新辅助化疗。新辅助化疗过程中要定期复查评估疗效,一旦获得手术机会应及时手术。我国在此领域尚处于起步阶段,充分利用病例资源优势,开展规范的临床研究,借鉴基础研究的成果,积极探索术前分期手段和分子水平预测,是改善胃癌疗效的前提和保证。

(丁晓蕾)

第四节　胃癌的姑息化疗和靶向治疗

一、姑息化疗

胃癌早期诊断率较低,临床确诊时接近 40% 的患者失去手术机会,而且即使行根治术的患者,术后又有将近 50% 左右会出现复发、转移,因此大多数的胃癌患者需要接受姑息化疗。

胃癌对化学药物相对敏感,晚期胃癌的化疗始于 20 世纪 60 年代。治疗胃癌的主要药物大体可分为四大类。抗代谢药中主要有 5－FU 及其前体药 FT－207、UFT、爱斯万(S－1)、氟铁龙(5－DFUR)、卡培他滨。还有卡莫氟(HCFU),甲氨蝶呤(MTX),阿糖胞苷(Am－C)。烷化剂中铂类的顺铂(DDP)与奥沙利铂。环磷酰胺以及亚硝脲类卡莫司汀(BCNU),洛莫司汀(CCNU),甲环亚硝脲(Me－CCNU)。抗生素类的丝裂霉素、多柔比星、表柔比星(EPI)、吡柔比星(THP),以及植物生物碱中的羟喜树碱(HCPT)、伊立替康、依托泊苷(VP－16)、紫杉醇和多西紫杉醇。20 世纪 90 年代出现了众多联合化疗方案,大样本随机对照多中心的Ⅲ期临床试验结果层出不穷,使晚期胃癌全身化疗规范化有据可依,让患者获得最佳利益。20 世纪 80 年代初期,FAM 方案(5－FU、多柔比星、丝裂霉素)是治疗晚期胃癌的金标准。癌症治疗北方中心工作组(NCCTG)进行的一项初步研究比较了 FAM、5－FU 单药和 5－FU 联合多柔比星这三种化疗方案的疗效,结果显示三种方案的生存期没有显著性差异,但联合化疗的缓解率要高于 5－FU 单药 D 自 1993 年至 2001 年期间,四大类中的六种新药成为胃癌化学治疗的新热点。这些新药是:5－FU 口服前体药:卡培他宾(Capecit－abine,CAPE),替吉奥(S－1,TS－1);紫杉类:紫杉醇(Paclitaxel,TAX,PCT),多西紫杉醇(Do-cetaxel,TXT,DOC);第三代铂类:奥沙利铂(Oxaliplatin,OXA,L－OHP);拓扑异构酶Ⅰ抑制剂:伊立替康(Irinotecan,IRI)。近年文献统计,含六种新药治疗晚期胃癌者占 95% 以上。

(一)主要化疗药物

1.以氟尿嘧啶为基础的化疗方案　5－FU 是治疗胃癌的基本用药之一。40 年中两项研究的进步使其长盛不衰,即亚叶酸钙(calcium folinate,CF,leucovorin,LV)生化调节使 5－FU 增效及 5－FU 持续 24 小时输注(continous intravenous,CIV),二者有理论根据,并得到循证医学高水平证据,从而产生了得到共识的规范化用法。即 Mayo Clinic 方法:LV 20mg/m², 静注,5－FU 425mg/m² 静注或 LV 200mg/m²,静滴 2 小时,5－FU 370mg/m²,静注。两种方法均连用 5 天,每 4 周重复。De Gramont(1984)将 LV/5－FU 与 5－FU CIV 巧妙组合成 LV5FU2 法:LV 200mg/m²,IV 2 小时,5－FU 400mg/m²,静注,5－FU 600mg/m²,CIV 22 小时,d1、d2,q2w。以后又推出简化改良法(sLV5FU2)。随机对照多中心的Ⅲ期临床试验证明 LV5FU2 法优于 Mayo 法,并为国际肿瘤学界认同。5－FU CIV 24 小时 600～750mg/(m²·d)×5 天 q3w 也是 5－FU 规范用法之一(如 DCF 方案中 5－FU 的用法)。

5－FU 前体药如卡培他滨及替吉奥(S－1)近年治疗进展期胃癌的报告明显增加。卡培他滨(Capecitabine,Xeloda,希罗达)是一种新型口服氟尿嘧啶氨甲酸酯类抗肿瘤药,进入机体后通过独特的三步酶促反应在肿瘤细胞内转换为 5－氟尿嘧啶(5－FU)而发挥高度选择性抗癌作用,具有明显的细胞靶向性和模拟持续 5－Fu 静脉滴注的药物动力学特性,对多种实体肿瘤(包括胃癌在内)有较强的抗癌活性。有两项Ⅲ期试验(REAL－2 和 ML17032)比较了卡培他滨治疗胃癌的疗效和安全性。REAL-2(患者中有 30％为食管癌)是一项随机多中心Ⅲ期临床研究,比较了卡培他滨或氟尿嘧啶以及奥沙利铂或顺铂用于晚期胃癌和食管癌的疗效。入组病例随机分为 4 组,分别接受以表柔比星为基础的 4 种化疗方案中的 1 种,这些方案分别为 ECF(表柔比星、顺铂、5-FU)、EOF(表柔比星、奥沙利铂、5-FU)、ECX(表柔比星、顺铂、卡培他滨)、EOX(表柔比星、奥沙利铂、卡培他滨),研究结果提示对于初始治疗的食管或胃癌患者,卡培他滨和奥沙利铂分别与氟尿嘧啶和顺铂同样有效。奥沙利铂的 3 或 4 度中性粒细胞减少、脱发、肾毒性和血栓栓塞发生率较顺铂低,但 3 或 4 度腹泻和神经病变发病率稍高。5-FU 和卡培他滨的毒性谱稍有不同。

ML17032 是一项对比 XP 方案(卡培他滨、顺铂)与 FP 方案(5-FU、顺铂)一线治疗初治的晚期胃癌患者的随机Ⅲ期临床研究,结果显示,XP 方案比 FP 方案有更高的缓解率(41％ vs 29％)和较长的总生存期(10.5 个月 vs 9.3 个月),而中位无进展生存期二者相似(5.6 个月 vs 5.0 个月)。这些结果证实,卡培他滨治疗晚期食管胃癌的疗效与 5-FU 相似。

关于 REAL-2 和 ML17032 试验的一项 meta 分析结果显示,与 664 例接受含 5-FU 联合方案治疗的患者相比,654 例接受卡培他滨联合方案治疗的患者的总生存期获得改善,但两组的无进展生存期未观察到差异。

一些Ⅰ/Ⅱ期临床试验已经证实另一种氟尿嘧啶类药物 S-1 作为单药或与顺铂联合应用对晚期胃癌有效。在一项随机Ⅲ期临床研究(SPIRITS)中,298 例晚期胃癌患者随机接受 S-1 联合顺铂或 S-1 单药治疗。S-1 联合顺铂在中位总生存期和无进展生存期方面均明显优于 S-1 单药,分别为 13 个月 vs 11 个月,6 个月 vs 4 个月。晚期胃癌一线治疗研究(FLAGS)比较了顺铂联合 S-1(CS)与顺铂联合 5-FU(CF)方案在晚期胃癌或胃食管连接部腺癌患者中的疗效,CS 的疗效与 CF 相似,但前者安全性更优。

2. 以铂类(DDP,OXA)为基础的联合化疗　顺铂和奥沙利铂是最常用的拍类药。以铂类为基础联合 5-FU 类药物组成二药联合方案或以 FP 为基础加第三药构成三药联合方案者占到铂类联合方案的 97％。FP(CF,5-FU+DDP)被全球肿瘤学界及 NCCN 公认为局部晚期胃癌化疗的基础联合。FP+EPI(ECF),FP+TXT(DCF)三联方案均被认定为 1 类高水平证据,建议使用于晚期胃癌的一线化疗。FP 的规范用法是 5-FU 600~750mg/(m² · d),CIV 24 小时×5 天,DDP 60~80mg/m²,d1,每 3 周重复。DDP 也可分次≤20mg/(m² · d)×5 天。此外,REAL-2 试验显示奥沙利铂可以取代顺铂用于晚期胃癌一线化疗。

3. 以紫杉类(Taxanes)为基础的联合化疗　此类药有紫杉醇(TAX)与多西紫杉醇(TXT)。单药一线治疗进展期胃癌有效率均在 20％左右。由 Ajani(MD Anderson)及 Van Cutsem(EORTC)牵头的 V325 国际多中心大样本Ⅲ期临床研究中,比较了 DCF(多西他赛、顺铂、5-FU) vs CF(顺铂、氟尿嘧啶)在晚期胃癌患者一线治疗中的作用。结果显示 DCF 组肿瘤进展时间较 CF 方案组明显延长(5.6 个月 vs 3.7 个月)。DCF 方案组的 2 年生存率为 18％,CF 方案组为 9％。DCF 方案组的中位生存期比 CF 方案组明显延长(9.2 个月 vs 8.6 个月,P=0.02)。2006 年 3 月美国 FDA 批准 DCF 方案用于治疗既往未接受过化疗的晚期胃癌患者,包括胃食管结合部癌。V325 试验在显示 DCF 方案有效性的同时也暴露出该方案的严重不良反应,尤其是 3/4 度中性粒细胞减少,导致患者难以耐受 DCF 方案化疗。近年来针对该方案设计了很多改良方案,如改为以多西他赛为基础的两药联合方案(DC 或 DF),或者分别以卡培他滨和奥沙利铂替代 5-FU 和顺铂,或者改变给药方法为每周给药。初步结果显示上述改良方案不良反应较 DCF 方案明显降低,生存期有延长趋势,但疗效并无显著差异。紫杉醇和多西他赛同属紫杉类,但二者的不良反应谱和疗效并非完全一致,患者对 PF 方案的耐受性比 DF 方案更佳,这提示着紫杉醇替代多西他赛是可供选择的 DCF 改良方案。

4. 以伊立替康为基础的联合化疗　伊立替康(Irinotecan,IRI,CPT－11)单药治疗局部晚期胃癌有效率约为 20%。2000 年 Pozzo 等报道了 V306 Ⅱ期临床试验的结果,该研究比较 IRI＋5－FU/CF 与 IRI＋DDP 一线治疗晚期胃癌的疗效,分别入组患者 74 例和 72 例,有效率分别为 34% vs 28%,中位至进展时间为 6.5 个月和 4.5 个月(P＝0.0001),中位生存期分别为 10.7 个月和 6.9 个月(P＝0.003),一年生存率分别为 44% 和 25%,IRI＋5－FU/CF 组患者的不良反应更轻,提示与 IRI＋DDP 方案相比,IRI＋5－FU/CF 方案有生存与安全的优势。

(二)一线化疗

由于欧美与亚洲国家在人种、药物研发、胃癌发病模式及生物学特点等方面均存在一定差异,其化疗方案的选择亦有区别。欧美多采用 ECF(表柔比星＋顺铂＋5－氟尿嘧啶)或其衍生物方案、DCF(多西他赛＋顺铂＋5－FU)方案作为标准一线治疗方案,而日本多用 S－1 联合顺铂方案作为标准一线方案。

由于尚缺乏针对中国人群的大规模Ⅲ期临床研究,至今还没有属于中国治疗胃癌的指南,但经中国胃癌专家组讨论,基本接受在晚期胃癌的姑息化疗中以美国国立综合癌症网络(NCCN)胃癌指南(中国版)作为治疗指南。2010 版指南将 ECF 及其衍生方案及 DCF 方案列为一线化疗的Ⅰ类推荐方案,顺铂＋卡培他滨为 2A 类推荐,其余均作为 2B 类推荐。在临床实践中,上述方案具有各自的特点,例如 DCF 方案,虽经 V325 试验证实了其疗效,但同时也因严重不良反应(尤其是 3/4 级粒细胞减少)导致患者难以耐受该方案。

近年来设计了许多改良方案,如剂量调整,或改为以多西他赛为基础的两药联合方案[DC(多西他赛＋环磷酰胺)、DF(多西他赛＋5－FU)或 DX(多西他赛＋卡培他滨)],或以卡培他滨或奥沙利铂替代 5－FU 或顺铂,或改为每周给药等。初步研究结果显示,与 DCF 方案相比,上述改良方案的不良反应明显减少,但疗效并无差异。REAL－2 等试验证实了 ECF 及其改良方案的疗效和安全性,由于含有蒽环类药物,所致心脏毒性、骨髓抑制及消化道反应均须引起重视。

2010 年发表于 Cochrane Database of Systematic Reviews 杂志的一项 meta 分析显示,在铂类和氟尿嘧啶联合的基础上加用蒽环类化疗药能使患者显著获益(HR＝0.77),其中 ECF 方案效果最佳、耐受性最好。法国学者报告的一项研究显示,伊立替康联合 5－FU/CF 与 5－FU 联合顺铂方案的疗效相似,可选择性地用于部分患者。V325 研究结果显示 5－FU/顺铂方案联合多西他赛(DCF)可以提高疗效,但是化疗毒性反应也更明显。虽然 2006 年美国 FDA 依据此研究结果批准 DCF 方案用于初治的晚期胃癌和胃食管结合部腺癌患者,但 V325 研究在显示 DCF 方案有效的同时也暴露出该方案的严重不良反应,中性粒细胞缺乏性发热的发生率高达 29%。近年来,许多研究者针对该方案设计了多种改良方案。Tebbutt 等报告的 ATTAX 研究表明,多西他赛调整为每周给药后,联合顺铂＋5－FU 或联合卡培他滨的化疗方案治疗胃癌患者,仍然有较好的抗肿瘤活性且明显降低了毒性,提高患者对治疗的耐受性,值得进一步深入研究。

基于 REAL－2 研究,ECF 和其改良方案(EOF、ECX 和 EOX)均可用于晚期胃癌的治疗。研究表明,卡培他滨可以在治疗中取代 5-FU,含奥沙利铂方案的疗效也不低于含顺铂方案,且 EOX 在 OS 方面优于 ECF(11.2 个月 vs 9.9 个月,P=0.02)。另外,最近一项关于 REAL-2 和 ML17032 研究的 meta 分析显示,口服卡培他滨在改善 OS 方面优于持续静滴的 5-FU。但三药联合方案所致总体不良反应较两药联合方案大,一般用于患者肿瘤负荷较大、体力状态较佳、追求短期内控制肿瘤等情况,总体上不可根治性胃癌的姑息性化疗多趋于应用两联方案。

卡培他滨和 TS-1 都是 5-FU 衍生物。韩国学者对比了卡培他滨和 TS-1 在 65 岁以上进展期胃癌患者一线治疗中的疗效和不良反应,发现两者在缓解率(RR)、至疾病进展时间(TTP)基本一致,卡培他滨组生存期较 TS-1 组似有优势(10.0 个月对 7.9 个月),但无统计学差异,不良反应谱虽略有差异,但发生率都很低,提示卡培他滨和 TS-1 都可作为老年患者的一线治疗选择。

(三)二线化疗

晚期胃癌的二线治疗方案相关研究相对较少,总体疗效较一线方案低。但是,目前晚期胃癌二线化疗的生存获益逐渐被认可,但二线方案的选择尚无高质量临床试验证据,原则上,一线治疗未选取的药物均可考虑作为二线治疗方案选用。对于接受胃癌根治术后的患者,若复发转移发生于辅助化疗结束 1 年以上,亦可考虑重新应用辅助化疗方案。ESMO 专家认为一线治疗失败后,体能状态好的患者应给予伊立替康单药治疗或参加临床试验,另外,对于一线治疗 3 个月后复发者亦可选用一线治疗方案(Ⅳ类推荐)。

2009 年 ASCO 年会上,一项Ⅲ期临床研究对比了伊立替康单药与最佳支持治疗在晚期胃癌二线治疗中的疗效。结果显示,伊立替康和最佳支持治疗的症状缓解率分别为 44% 和 5%,中位生存时间分别为 4.0 个月和 2.4 个月(P=0.023),但该研究入组例数少。

2011 年 ASCO 会议上,韩国学者报道了他们的一项Ⅲ期临床研究结果,193 例 ECOG 0~1 分接受过一线治疗且失败的晚期胃癌患者,随机分为二线治疗组及最佳支持治疗组,选择 3 周方案的多西他赛或 2 周方案的伊立替康为二线治疗方案,结果显示二线化疗可耐受,且优于最佳支持治疗,生存差异达统计学意义(5.1 个月 vs 3.8 个月,HR=0.63,P=0.004),但伊立替康或多西他赛作为氟尿嘧啶/铂类药物治疗失败后的选择并未分高低。

2012 ASCO 大会上一项研究恰恰将这两类药物在随机对照研究中再次进行了比较,在该研究的纳入标准中有两点引人注目,一是纳入了 ECOG 评分为 2 分的患者,并将其与 0/1 分的患者进行了分层,与胃癌治疗的临床实践更加相符;二是除外严重腹膜播散转移的患者,众所周知此类患者往往为弥漫型或者低分化腺癌伴黏液细胞癌/印戒细胞癌的病理类型,治疗效果及预后均较差,因此,该研究纳入的患者为相对从治疗中获益可能性较大的人群。患者在 FP(氟尿嘧啶/顺铂)治疗失败后,随机接受每周紫杉醇(wPTX,80mg/m^2,d1,d8,d15,q4w)或伊立替康组(150mg/m^2,d1,15,q4w),结果显示,两组 OS 分别为 9.5 个月及 8.4 个月(P=0.38),虽然 PFS 和 ORR 亦无统计学差异,但 wPTX 组略有改善的趋势。不良反应方面,wPTX 组骨髓抑制、消化道反应或乏力发生率和严重程度均较低,因此,尽管并无优效性的研究结果,但每周紫杉醇方案因安全性和耐受性佳,可作为胃癌二线治疗的对照方案。

与乳腺癌、结直肠癌等肿瘤相比,胃癌患者的体力状态和治疗耐受性均较差,一线化疗失败后,该问题更突出,因此晚期胃癌的二线化疗方案选择应更为慎重,尽量选择可避免发生一线治疗过程中主要不良反应的方案,应格外注意保护患者的生活质量。

（四）维持治疗

对于晚期胃癌患者,治疗获益后如何维持治疗也是临床常见问题。仿效晚期结直肠癌OPTI－MOX 研究,对一线治疗有效或稳定的晚期胃癌患者,在疾病获控制后予单药维持,直至疾病进展后进行二线化疗。这种"打打停停"的维持治疗模式可能在保证持续化疗、取得良好抗肿瘤效果的同时,减轻了不良反应,增加了患者耐受性,并改善了其生活质量。

目前,日本学者推荐在顺铂＋TS－1 一线治疗获益后给予 TS－1 单药维持,进展后更换为二线化疗。

2011 年北京大学附属肿瘤医院沈琳教授报道了一项Ⅱ期临床研究结果,该研究将既往未接受治疗的晚期胃癌患者接受最多 6 个周期的紫杉醇联合卡培他滨治疗后,继续使用卡培他滨维持治疗至疾病进展或毒性无法耐受,共有 45 例患者接受了卡培他滨的维持治疗,结果显示全组患者的有效率为 33.3%,PFS 为 208 天(95% CI:169.1～246.8 天),OS 为 456 天(95% CI:286.9～624.2 天),无治疗相关死亡,结果提示希罗达在晚期胃癌一线治疗后维持治疗耐受性好,有一定的疗效,进一步的Ⅲ期研究(ML22697 研究)正在进行中。

二、靶向治疗

1.曲妥珠单抗 ToGA 研究是首个在 HER－2 阳性胃癌患者中评价曲妥珠单抗联合顺铂及一种氟尿嘧啶类药物的前瞻性多中心随机Ⅲ期临床研究。这项研究证实对于 HER－2阳性的晚期胃癌患者,曲妥珠单抗联合标准化疗的疗效由于单纯化疗。该研究中,594 例HER－2 阳性的局部晚期或复发转移性胃和胃食管腺癌患者随机分组,分别接受曲妥珠单抗联合化疗(5－FU 或卡培他滨联合顺铂)或单纯化疗,结果显示,曲妥珠单抗联合化疗组较单纯化疗组的中位总生存期明显改善,分别为 13.5 个月 vs 11.1 个月,有效率也显著提高(47.3% vs 34.5%)。两组安全性相似,并未出现非预期不良事件,症状性充血性心力衰竭发生率没有统计学差异,这一研究结果奠定了曲妥珠单抗联合化疗在 HER－2 阳性的晚期胃或食管胃癌患者中的标准治疗地位。

2.贝伐单抗 AVAGAST 研究评估了贝伐珠单抗联合 XP 方案对比单用 XP 方案治疗774 例进展期胃癌患者的疗效。研究结果显示,联合贝伐珠单抗组和单纯化疗组的中位 OS分别为 12.1 个月和 10.1 个月(P=0.1002),主要研究终点未能达到。而次要研究终点,客观有效率(46% 对 37%)和 PFS 均得到显著改善(6.7 个月 vs 5.3 个月)。亚组分析显示,不同国家患者的获益程度存在差异,其中美洲患者从贝伐珠单抗联合治疗中获益程度最大,而亚洲患者出获益程度较低,进一步分析显示单纯化疗组生存期明显长于欧美国家患者,且接受二线治疗患者的比例也高于欧美人群,所以可能影响了 OS 的判断。虽然 AVA－GAST 主要研究终点未达到,但该研究显示的客观有效率和 PFS 的改善提示贝伐珠单抗联合化疗具有肯定的抗肿瘤活性,其能否作为进展期胃癌的推荐治疗药物,仍需更多的临床研究数据支持。亚组分析显示不同国家患者的获益程度存在差异,这可能与东西方国家胃癌患者的组织学类型不同有关(西方以弥漫型为主,东方以肠型为主),而不同组织学类型胃癌对药物治疗的反应亦存在差异。

3.西妥昔单抗 EXPAND 试验入组 870 例未行切除术的晚期胃腺癌或胃食管交界处腺癌患者随机接受顺铂(第 1 天 80mg/m²)＋卡培他滨(1000mg/m²,2 次/天,第 1 天晚上至第15 天早上)联合或不联合西妥昔单抗(初始剂量 400mg/m²,然后每周 250mg/m²)的治疗。患者平均年龄 59～60 岁,3/4 为男性,1/3 为胃癌。结果显示,西妥昔单抗组与单纯化疗组相比,主要终点指标无进展生存期呈非显著性下降,分别为 4.4 个月和 5.6 个月,风险比(HR)为 1.09(F=0.3158),OS 和 ORR 也未见受益,中位 OS 分别为 9.4 个月和 10.7 个月(HR=1.0,P=0.96),ORR 分别为 30% 和 29%,结果提示卡培他滨＋顺铂一线化疗方案中联合西妥昔单抗后未能使晚期胃癌患者受益。

4. 帕尼单抗 REAL-3 是一项随机、多中心、Ⅱ/Ⅲ 期临床试验,纳入了 553 名未经治疗的晚期或转移性食管、食管胃结合部和胃腺癌或未分化癌患者,随机分配入组:EOC[50mg/m² 表柔比星,d1;130mg/m² 奥沙利铂,d1;1250mg/(m²·d)卡倍他滨,d1～d2],或调整过的 EOC(表柔比星 50mg/m²,d1;奥沙利铂 100mg/m²,d1;卡倍他滨 1000mg/(m²·d),d1～d21)加上帕尼单抗 9mg/kg,d1。结果显示帕尼单抗组患者的生存期更短,中位 OS 为 8.8 个月,而标准 EOC 方案为 11.3 个月(HR=1.37,P=0.013),PFS 也有降低的趋势(6.0 个月 vs 7.4 个月,P=0.068),安全性方面,两组间 3 级或以上的不良事件总发生率没有显著差异,结果提示帕尼单抗联合 ECO 方案不仅没有改善未经治疗的食管胃癌患者结局,实际上,与标准 EOC 方案相比,总体生存期反而明显降低,原因推测调整后的 ECO 方案中奥沙利铂和卡倍他滨剂量降低可能对疗效降低有一定的影响。

5. 依维莫司 依维莫司是西罗莫司的衍生物,口服的哺乳动物雷帕霉素靶蛋白(mTOR)丝氨酸-苏氨酸激酶抑制剂,在蛋白合成、细胞生长代谢、增值和血管生成方面起着重要作用。GRANITE-1 研究是一项随机、双盲、多中心Ⅲ期临床研究旨在评价依维莫司治疗一线或二线化疗失败的进展期胃癌的疗效,共入组 656 例患者,其中 55.3% 患者来自亚洲,47.7% 患者仅接收过一线化疗。依维莫司 10mg/d 联合最佳支持治疗对比安慰剂联合最佳支持治疗,未能达到主要研究终点,即未改善总生存(OS:5.39 个月 vs 4.34 个月,HR=0.90,P=0.1244);但延长了无进展生存(PFS:1.68 个月 vs 1.41 个月,HR=0.66,P=0.0001),6 个月 PFS 率分别为 12.0% 和 4.3%;总缓解率(ORR)分别为 4.5% 和 2.1%。最常见的 3/4 度不良反应为贫血(16.0% vs 12.6%)、食欲下降(11.0% vs 5.6%)、乏力(7.8% vs 5.1%)。

6. Ramucirumab(RAM,IMC-1121B) 是一种靶向 VEGF 受体 2 的全人源 IgG1 单克隆抗体。一项安慰剂对照、双盲、Ⅲ 期国际临床试验 RE-GARD 研究旨在评估 RAM 在含铂类和/或氟尿嘧啶类药物一线联合治疗后进展的转移性胃或 GEJ 腺癌患者中的疗效和安全性。在该研究中患者被按照 2:1 的比例随机接受 RAM(8mg/kg,静脉注射)联合最佳支持治疗或安慰剂联合最佳支持治疗(每 2 周 1 次)直至疾病进展、出现不可接受的毒性反应或死亡。符合条件的患者为因转移性疾病接受一线治疗后 4 个月内或辅助治疗后 6 个月内疾病进展的患者。主要终点是 OS,次要终点包括 PFS、12 周 PFS 率、总缓解率(ORR)和安全性。结果显示 RAM 和安慰剂组的中位 OS 分别为 5.2 和 3.8 个月,OS 的 HR 为 0.776(95% CI 为 0.603～0.998,P=0.0473),RAM 和安慰剂组的中位 PFS 期分别为 2.1 和 1.3 个月,HR 为 0.483(95% CI 为 0.376～0.620,P<0.0001)。RAM 和安慰剂组的 12 周 PFS 率分别为 40% 和 16%,ORR 分别为 3.4% 和 2.6%,疾病控制率分别为 49% 和 23%(P<0.0001)。高血压、腹泻和头痛是 RAM 最常见的不良反应。结果提示在一线治疗后进展的转移性胃或胃食管结合部(GEJ)腺癌中,RAM 与安慰剂治疗相比,存在具有统计学显著性的总生存(OS)和无进展生存(PFS)获益,且安全性可接受。

7. Rilotumumab 原癌基因 c-MET 编码肝细胞 生长因子(HGF)和散射因子(SF)的高

亲和力受体。在各种肿瘤包括胃癌中 c—Met 和 HGF 都已不受管制,并且与不良的预后相关。MET 基因的扩增继发蛋白质的过度表达及激酶的激活,进而激活胃癌和胃食管交界癌患者 c—Met 信号传导途径。胃癌组织中 c—Met 的阳性率差异较大,基因扩增在 2%～10% 左右,蛋白表达阳性率在 20%～80% 左右。目前针对 c—MET 靶点有不少靶向药物在临床前和小规模临床研究中均表现出良好的疗效。Rilotumumab(AMG 102)是一种特异性抑制肝细胞生长因子(HGF),进而抑制其下游 c—MET 信号通路的全人源化单抗。2012 年 AS-CO 年会上,一项关于 Rilotumumab 治疗晚期胃癌的 Ⅱ 期研究虽然样本量较小,但也引起了极大关注。研究纳入并未进行人群筛选的晚期胃癌或胃食管接合部癌患者,随机分入 ECX 组(表柔比星、顺铂及卡培他滨)、ECX＋Rilotumumab(7.5mg/kg)组及 ECX＋Rilotumumab(15mg/kg)组。结果显示,主要研究终点 PFS 达到统计学差异,联合 Rilotumumab 后,可将 PFS 由 4.2 个月延长至 5.6 个月(P=0.045)。如前所述,此类针对全人群的化疗联合靶向药物并未延长 OS,但针对 HGF/Met 途径的探索性研究显示,免疫组化检测的 Met 蛋白高表达者 OS 得到明显延长。全组共 90 例标本可成功检测 Met 蛋白表达,其中高表达者 38 例(42%),接受 Rilotumumab 治疗者的 OS 较安慰剂组延长达 1 倍(11.1 个月 vs 5.7 个月);但 HER2 表达状况,Met 基因拷贝数以及循环血 HGF 及可溶性 Met 表达水平与 OS 并无相关。小样本 Ⅱ 期研究中疗效预测标志物的结果为后续 Ⅲ 期研究提供了筛选依据,Ⅲ 期研究将采用与 TOGA 研究类似的思路,Met 高表达者方可进入研究,比较 Rilotumumab 或安慰剂联合化疗的疗效,以证实阻断 c—Met 途径治疗晚期胃癌的价值。

目前还有一些 Ⅲ 期临床试验正在进行,用以证实上述药物与标准化疗联合在晚期胃癌和胃食管结合部癌症患者中的疗效和安全性。与结直肠癌不同,晚期胃癌化疗中尚缺乏高特异性的疗效预测因子,进一步分析分子标志物与临床获益的相关性有助于寻找对靶向治疗敏感的胃癌患者,从而为个体化治疗提供帮助。

进展期(晚期)胃癌全身化学治疗近年有了显著进步,四类 6 种新药为基础的联合方案成为 AGC 化疗的主流。全球报告众多新药联合方案显示了优势。从患者最佳利益出发,胃癌规范化治疗十分重要。晚期胃癌标准化学治疗方案将从有高水平证据的新药方案中产生。近年中国大陆开展新药联合治疗晚期胃癌已出现高潮,进行了多项多中心 Ⅱ 期临床试验取得不少成果,也存在不少差距。与国际协作仍较少,高水平的 Ⅲ 期临床研究也很少,在用药、疗效判断、安全评估等方面亟待改进。按照 GCP 标准,加强多中心合作,多参与国际合作项目使中国晚期胃癌全身化学治疗达到国际先进水平。

(李宏宇)

第六章　原发性肝癌

原发性肝癌主要包括肝细胞癌(HCC)、肝内胆管细胞癌(ICC)和肝细胞癌—肝内胆管细胞癌混合型等不同病理类型,在其发病机制、生物学行为、组织学形态、临床表现、治疗方法以及预后等方面均有明显的不同;由于其中HCC占到90%以上,故本文所指的"肝癌"主要是指HCC。

肝癌是临床上最常见的恶性肿瘤之一,根据最新统计,全世界每年新发肝癌患者约60万人,居恶性肿瘤的第五位,我国发患者数约占全球的半数以上,占全球肝癌患者的55%。中国是乙肝大国,我国的肝癌多在乙肝肝硬化的基础上发展而来。原发性肝癌的病因至今未能完全阐明,研究表明,与肝癌有关的病毒性肝炎主要包括乙型肝炎(HBV)、丙型肝炎(BCV),而其中又以乙型肝炎最为常见。饮酒并不是肝癌的直接病因,但它的作用类似于催化剂,能够促进肝癌的发生和进展,有长期酗酒嗜好者容易诱发肝癌;肝癌的发生与生活习惯息息相关,长期进食霉变食物、含亚硝胺食物、微量元素硒缺乏也是促发肝癌的重要因素;癌的发生也与遗传因素、寄生虫感染等因素相关。

第一节　原发性肝癌的诊断和分期

肝癌出现了典型的临床症状,诊断并不困难,但往往已经是晚期。所以,凡是中年以上,特别是乙肝、肝硬化的患者如有原因不明的肝区疼痛、消瘦、进行性肝大者,应及时作详细检查。目前,采用甲胎蛋白(AFP)检测、B型超声、CT等实验室和现代影像学检查,诊断正确率可达90%以上,有助于早期发现,甚至可检出无症状或体征的极早期小肝癌病例。

一、实验室检查

(一)甲胎蛋白(AFP)

AFP测定对诊断肝癌有相对的专一性,检测肝癌最特异的标志,具有确立诊断,早期诊断、判断疗效和复发、估计预后等价值,并可广泛用于肝癌的普查。①确立诊断:临床认为,AFP≥200μg/L持续2个月或AFP>400μg/L持续1个月,无活动性肝病的证据,并排除妊娠和生殖腺胚胎癌,即可做出肝癌的诊断。②早期诊断:因为AFP由肝癌细胞产生,因此,当体内仅有少量癌变细胞时,AFP即可升高。根据AFP升高对肝癌做出诊断,可早于肝癌症状出现6~12个月,有助于对肝癌做出早期诊断,从而早期治疗,有助于改善肝癌的治疗效果。③判断疗效、判断复发:肝癌的根治性切除后,体内没有产生AFP的肝癌细胞,血中AFP含量的下降则会遵循其半衰期规律,约每3~9.5天减半,一般在2个月内降至正常水平。如果手术后AFP水平不下降或下降较慢,则需要考虑是否有残留肝内病灶或肿瘤有远处转移。如果AFP水平降至正常后再次升高,则高度怀疑肝癌复发。同理,AFP也可用于判断射频消融等局部治疗及TACE治疗的疗效。④估计预后:肝癌血清中的AFP主要由肝癌细胞产生,因此AFP含量在一定程度上可反映肿瘤的情况。临床研究发现,AFP的浓度及其动态变化与肝癌患者的症状、预后和肝癌分化程度有关。肝癌早期患者AFP含量远远低于中晚期患者。一般肿瘤越小,AFP 含量越低。肝细胞癌的 AFP 含量最高,阳性率可达 70%,混合型肝癌约占 25%,肝胆管细胞癌一般均为阴性。患者血 AFP 浓度越高,上升越快,症状多越严重,预后较差,肿瘤细胞分化程度越低。血浓度低者可能有两种情况:一类症状较轻,预后较好,肿瘤细胞分化程度较好;另一类症状较重,预后很差,肿瘤细胞分化程度多较差。⑤肝癌的普查:相对于 B 超、CT、MR 等影像学检查,AFP 普查肝癌具有方便简单、费用低且特异性高等优点,可广泛用于肝癌的普查。

(二)其他肿瘤标志物

肝癌的各种标志物甚多,但对原发性肝癌缺乏特异性。联合检测对 AFP 阴性病例有一定参考价值。其他应用比较普遍的标志物还有:AFP 异质体、α-L-岩藻糖苷酶(AFU)、异常凝血酶原(abnormal prothrombin,APT)、CA19-9、癌胚抗原、组织多肽特异性抗原等。

二、影像学检查

现代影像学技术的发展,使肝癌的早期发现、早期诊断成为可能,并使肝癌的定性、定位诊断水平再次发生重大飞跃。

(一)超声检查

超声检查是肝癌诊断必不可少的检查项目,因其方便、有效、无创伤、价格低廉、可重复使用,被认为是肝癌普查和随访的首选方法。B 超检出的低限是 1~2cm,可清楚显示肝内胆管扩张和门静脉、肝静脉、下腔静脉内有无癌栓。彩色多普勒超声除具备 B 超的一般特征外,尚具有观察病灶内动脉血流频谱和肝内血管通畅度的特点,对癌栓诊断更明确。近年来,随着超声造影剂研究方面的发展,超声造影被越来越多的运用到肝癌的诊断中,提高了 B 超下小肝癌和肝内微小转移灶的检出率。

1.普通 B 超及超声多普勒表现 原发性肝癌的超声分型可延用大体病理学的分型方法,即分为巨块型、结节型和弥漫型。

(1)巨块型:一般表现为球形膨胀性生长肿块,边界清楚但不规则,少数在肝实质中浸润生长,边界模糊。肿块多为强回声,粗而不均,强回声中多可见不均质低回声区,部分中心可见坏死液性腔,表现为低或无回声区。瘤内有时可见"块中块"征,是多个肿瘤整合而成的特征性表现。肿块周边或附近区域,常可探及直径 1~2cm 的播散结节。肿块边缘多有低回声晕,较薄,表现为外线模糊,内线清楚。彩色多普勒超声一般显示肿块内血供丰富,可见较粗大的血管直接伸入肿瘤内并发出分支供应肿瘤。部分表现为围绕肿瘤周边丰富的血流并向瘤内发现小分支。多普勒频谱一般表现为丰富的动脉样血液。较粗大的血管多为高速动脉血流,瘤内点状血流表现为低速低阻血流。因肝癌多在肝硬化基础上发生,表现为肝实质回声弥漫性增强。

(2)结节型:表现为肝内 1 个或多个实性肿块,形态一般较规则,呈圆形或椭圆形,一般边界清楚。直径<3cm 的肝癌因瘤内成分相对均一,以低回声多见,而较大的肿瘤因内部可出现坏死,多呈混合性回声或强回声。肿块周边多有薄的低回声晕。部分肿瘤可伴侧方声影,在强回声肝癌中尤有意义。肝癌后方回声可有轻度增强。彩色多普勒显示肿瘤血供丰富,肿瘤内或周边可见丰富的动脉血流。结节型肝癌多在肝硬化背景上发生,多表现为肝实质回声弥漫性增强。

(3)弥漫型:表现为肝脏肿大,形态失常,肝实质回声极不均匀,其内可见斑块状强回声弥漫而不均匀分布于肝实质内,难以分辨出肿瘤的边界。肝内正常结构紊乱,肿瘤附近管道走行变形、扭曲。门静脉壁显示不清或残缺,常于门静脉管腔内探及实性的癌栓回声,该征象是诊断肝癌的重要特征。晚期出现淋巴结转移时,可见肝门部、胰腺周围及腹膜后大血管旁有肿大的淋巴结。彩色多普勒多显示肝门部肝动脉明显扩张,其在肝内分布紊乱。门静脉管壁扭曲、不规则、流速缓慢,部分可见充盈缺损。如在实变的门静脉内引出动脉血流,对明确诊断癌栓有重要意义。

2. 超声造影(ultrasonic contrast) 又称声学造影(acoustic contrast),是利用造影剂使用后散射回声增强,明显提高超声诊断的分辨力、敏感性和特异性的技术。随着仪器性能的改进和新型声学造影剂的出现,超声造影已能有效地增强心肌、肝、肾、脑等实质性器官的二维超声影像和血流多普勒信号,反映和观察正常组织和病变组织的血流灌注情况,已成为超声诊断的一个十分重要和很有前途的发展方向。有人把它看做是继二维超声、多普勒和彩色血流成像之后的第三次革命。肝癌的超声造影表现类似于肝癌 CT 检查的表现。主要表现为动脉相肿瘤的增强,门静脉相迅速消退。

超声造影原理:血细胞的散射回声强度比软组织低 1000～10000 倍,在二维图表现为"无回声",对于心腔内内膜或大血管的边界通常容易识别。但由于混响存在和分辨力的限制,有时心内膜显示模糊,无法显示小血管。超声造影是通过造影剂来增强血液的背向散射,使血流清楚显示,从而达到对某些疾病进行鉴别诊断目的的一种技术。由于在血液中的造影剂回声比心壁更均匀,而且造影剂是随血液流动的,不易产生伪像。

对于不同的应用,需要选用不同的造影剂。目前最受关注的是用来观察组织灌注状态的微气泡造影剂。通常把直径小于 $10\mu m$ 的小气泡称为微气泡。造影剂的分代是依据微泡内包裹气体的种类来划分的。第一代造影剂微泡内含空气,第二代造影剂微泡内含惰性气体。以德国先灵(Schering)利声显(Levovist)为代表的第一代微气泡声学造影剂,其包裹空气的壳厚、易破,谐振能力差,而且不够稳定。当气泡不破裂时,谐波很弱,而气泡破裂时谐波很丰富。所以通常采用爆破微泡的方式进行成像。它利用爆破的瞬间产生强度较高的谐波。心脏应用时,采用心电触发,腹部应用时,采用手动触发。以意大利博莱科(Bracco)声诺维(Sonovue)为代表的第二代微气泡造影剂,其内含高密度的惰性气体六氟化硫,稳定性好,造影剂有薄而柔软的外膜,在低声压的作用下,微气泡也具有好的谐振特性,振而不破,能产生较强的谐波信号,可以获取较低噪声的实时谐波图像,这种低 MI 的声束能有效地保存脏器内的微泡,而不被击破,有利于有较长时间扫描各个切面。由于新一代造影剂的发展,使得实时灰阶灌注成像成为可能。

但是,B 超诊断肝癌时也存在缺点:容易受肺和肋骨的影响,存在超声难以检测到的盲区。检查结果重复性差,其准确程度受操作者的解剖知识和经验、以及操作水平的高低、是否细致的影响。

(二)电子计算机断层扫描(computer tomography,CT)

CT 已成为肝癌定位和定性诊断中最重要的常规检查项目。CT 可帮助临床医生明确肝癌的诊断,准确地显示病灶在肝内的位置、数目、大小及其与重要血管的关系,对决定治疗方案有着非常重要的作用。因此,有条件时肝癌的 CT 检查应为必需项目。

肝癌在 CT 平扫上表现为圆形、椭圆形、片状或不规则的低密度影,CT 值约 34HU,低于正常肝组织 20HU 左右;肿瘤内部密度不均匀;边缘清楚或不清,此取决于肿瘤有无包膜以及病灶周围是否有侵犯。注射造影剂后,肝动脉期癌瘤呈高密度增强;门脉期内肝组织的密度不断上升、肿瘤密度逐渐下降,此期内,肝组织的密度增高较多,而相比之下癌灶的密度增高较小,与正常肝组织的 CT 值相差更大,癌灶的边界在 CT 更加清楚。病灶中心不增强的低密度区为肿瘤坏死。当门静脉有瘤栓时,CT 平扫示门静脉扩张、腔内有高密度影,增强后则为腔内低密度影或密度不均。

对于常规 CT 难以诊断的肝内微小病灶,可行 CT 合并肝动脉造影(CTA),或经肝动脉注入碘化油(lipiodol)后 1~3 周,再行 CT 检查,由于碘化油有亲肿瘤作用,并能较长时间滞留于肿瘤的血管中达数周甚至数月,此时的 Lipiodol—CT(亦称 LP—CT)可检出 0.5cm 的微小肝癌。

(三)磁共振成像(magnetic resonance imaging,MRI)

MRI 是一种非放射性检查方法,不应用含碘造影剂,目前对肝癌诊断的应用还不及 CT 广泛,可作为 CT 诊断的辅助和补充手段。肝癌在 MRI 表现为:T_1 加权像上为低信号,T_2 加权像上为高信号,N(H)加权像多数病例肿瘤部分与周围肝实质信号差别不大或肿瘤部分表现为略高的信号。巨块和结节型肝癌 MRI 能很好地显示出肿瘤的部位、大小和范围。弥漫型肝癌则常显示不清。如瘤内中心坏死,MRI 可见瘤内高低信号共存混杂;门静脉、肝静脉和下腔静脉中的瘤栓可使血液流动效应消失,在 T_1 加权和 N(H)加权像上呈较高的信号,在 T_2 加权像上呈较低的信号。

(四)肝动脉造影(hepatic angiography)

自 1953 年 Seldinger 创用经皮穿刺股动脉插管的方法行内脏血管造影以来,选择性或超选择性肝动脉造影已成为肝癌诊断中的重要手段之一。但由于此法属侵入性技术,加上左肝和乏血管型肝癌显示略差,在定位诊断方面多首选 CT 与 B 超。目前的检查指征为:临床疑肝癌或 AFP 阳性而其他影像学检查阴性者;各种非侵入性显像方法难以确定占位病变性质者;或作肝动脉栓塞疗法者。

原发性肝癌的肝动脉造影主要表现为:①肿瘤血管,出现于早期动脉相,见肿瘤区内出现管腔大小不均的紊乱血管;②肿瘤染色,出现于实质相,肿瘤密度较周围肝实质浓,显出肿瘤的大小和形态;③肝动脉及其分支移位、扭曲、拉直或扩张;④肝动脉分支受肿瘤侵犯可呈锯齿状、串珠状或僵硬状态;⑤动静脉瘘;⑥"池状"或"湖状"造影剂充盈区等。

(五)放射性核素显像

放射性核素显像以前曾是肝癌诊断的重要手段之一。但由于核素显像的分辨率低,随着 CT、B 超、MRI 等显像技术的发展,核素显像检查的临床应用价值有所下降。近年由于单光子发射计算机断层仪(single photon emission computer tomograph,SPECT)和单克隆抗体作放射免疫显像的应用,其重要性又得到一定的重视。常用于肝癌临床诊断的检查有:^{99m}Tc—PMT 扫描、SPECT 显像和肝血池显像等。肝血池显像常用于肝癌与血管瘤的鉴别诊断。

近年来,PET 显像获得了长足的进展,^{18}F—FDG PET—CT 被越来越多的应用于肝癌的诊断中。^{18}氟标记的氟代脱氧葡萄糖(^{18}F—fluorodeox—yglucose,^{18}F—FDG)是葡萄糖的类似物,进入体内即可参与葡萄糖代谢。由于恶性肿瘤细胞具有生长快、细胞葡萄糖转运蛋白增多和细胞内磷酸化酶活性增高等生物学特性,使肿瘤细胞内的糖代谢显著增加,FDG—PET 显像表现为放射性浓聚,同时用半定量指标 SUV 值进行定量分析。^{18}F—FDG—PET 在肿瘤诊断中的作用有以下几个方面:①查找肿瘤的原发部位。②早期发现肿瘤。③评价肿瘤的良、恶性及恶性程度。④肿瘤的临床分期。⑤肿瘤治疗后的疗效评估,确定有无残留或复发。肝脏是葡萄糖代谢的主要器官,肝癌组织中 FDG 聚集原因目前的主要观点认为:正常肝脏组织磷酸化酶(己糖激酶)活性低而去磷酸化酶活性高(葡萄糖－6－磷酸酶),结果是磷酸化率(K3)与去磷酸化率(K4)之比为常数;在肝脏肿瘤中则与之相反,去磷酸化酶活性增高,K4/K3 比例倒置,肝肿瘤的 PET 图像的多变性与 K4/K3 呈正相关。并有作者指出利用动态 PET 肝脏肿瘤显像分析[18]F－FDG 代谢模型可以预测细胞的分化程度及预后,也可以反应肿瘤对治疗的反应程度。

据国内报道:[18]F－FDG 对肝细胞癌的阳性预测率可达 55%,但国外 Trojan J 等研究证明 FDG 对肝细胞癌的诊断价值有限。肝癌的 PET 形态学表现多变,分的不均是主要的特点,同一病灶的不同部分及不同病灶放射性分布不一致。另外,有人研究了肝内病变 FDG 的摄取情况,认为肝内的占位性病变对[18]F－FDG 的摄取可以分成四种形态表现。形态的多样性与肿瘤的分化程度有关。肿瘤治疗后评价多数学者都认为 PET/CT 具有积极的作用,Torizuka 等人对肝细胞癌介入治疗后进行了评价发现:介入治疗后的肝脏显像可以分成三种类型:A 型肿瘤摄取 FDG 增加,B 型与非肿瘤区摄取相同,C 型摄取减少或缺损,A 型、B 型说明肿瘤细胞还有活性。而 C 型说明肿瘤细胞已经因失活性或已经坏死,PET/CT 在评价介入效果方面起到 CT 不可替代的作用。Anderson 对肝细胞癌进行射频消融治疗的效果研究表明,PET 显像对肿瘤治疗效果的评价明显优于 CT 和 MRI。

由于[18]F－FDG－PET 在肝癌诊断中存在的假性及敏感性低的问题。特异性示踪剂的开发显得十分重要。[11]C－Acetate(乙酸盐)在组织内可以迅速转变为乙酰辅酶 A。乙酰辅酶 A 是三羧酸循环的始动物质,[11]C－Acetate 通过血流迅速分布于组织,参与三羧酸循环。最后以 CO_2 的形式被清除。[11]C－Acetate 对肝细胞癌诊断较为敏感。Ho CL 等人的对比研究表明[11]C－Acetate 诊断肝细胞癌的敏感性为 87.3%,同时研究还表明两种示踪剂的联合应用对肝细胞癌的敏感性可以达到 100%,另外表皮生长因子受体显像剂被认为是最有希望的新型肝癌诊断的正电子放射性药物。随着放射药物学的发展,加之多层螺旋 CT 的超薄层三期增强扫描必将对肝癌乃至小肝癌的诊断提供更可靠的依据。

肝穿刺取肿瘤组织作病理检查、锁骨上淋巴结活检、皮下结节活组织检查、腹水找癌细胞、腹腔镜等对原发性肝癌的诊断亦有一定价值。但是,这些检查均为有创检查,有出血、胆漏、肿瘤种植等风险,一般只有在以上各项检查还不能确立诊断时才考虑使用。

三、诊断标准和临床分期

目前国内应用较多的是 2001 年中国抗癌协会肝癌专业委员会制定的诊断标准和临床分期。

(一)原发性肝癌的临床诊断标准

1. AFP≥400ng/ml,能排除妊娠、生殖系胚胎源性肿瘤、活动性肝病及转移性肝癌,并能触及肿大、坚硬及有大结节状肿块的肝脏或影像学检查有肝癌特征的占位性病变者。

2. AFP<400ng/ml,能排除妊娠、生殖系胚胎源性肿瘤、活动性肝病及转移性肝癌,并有两种影像学检查有肝癌特征的占位性病变或有两种肝癌标志物(DCP、GGT Ⅱ、AFU、A19－9 等)阳性及一种影像学检查有肝癌特征的占位性病变者。

3. 有肝癌的临床表现并有肯定的肝外转移病灶(包括肉眼可见的血性腹水或在其中发现

癌细胞)并能排除转移性肝癌者。

（二）原发性肝癌的临床分期标准

Ⅰa　单个肿瘤直径≤3cm，无癌栓、腹腔淋巴结及远处转移；Child A。

Ⅰb　单个或两个肿瘤直径之和≤5cm，在半肝，无癌栓、腹腔淋巴结及远处转移；Child A。

Ⅱa　单个或两个肿瘤直径之和≤10cm，在半肝或两个肿瘤直径之和≤5cm，在左右两半肝，无癌栓、腹腔淋巴结及远处转移；Child A。

Ⅱb　单个或多个肿瘤直径之和＞10cm，在半肝或多个肿瘤直径之和＞5cm，在左右两半肝，无癌栓、腹腔淋巴结及远处转移；Child A。

有门静脉分支、肝静脉或胆管癌栓和/或 Child B。

Ⅲa　肿瘤情况不论，有门静脉主干或下腔静脉癌栓、腹腔淋巴结或远处转移之一；Child A 或 B。

Ⅲb　肿瘤情况不论，癌栓、转移情况不论；Child C。

（三）其他分期

1. TNM 分期（UICC/AJCC，2010 年）

T—原发病灶

T_x：原发肿瘤不能测定

T_0：无原发肿瘤的证据

T_1：孤立肿瘤没有血管受侵

T_2：孤立肿瘤，有血管受侵或多发肿瘤直径≤5cm

T_{3a}：多发肿瘤直径＞5cm

T_{3b}：孤立肿瘤或多发肿瘤侵及门静脉或肝静脉主要分支

T_4：肿瘤直接侵及周围组织，或致胆囊或脏器穿孔

N—区域淋巴结

N_x：区域内淋巴结不能测定

N_0：无淋巴结转移

N_1：区域淋巴结转移

M—远处转移

M_x：远处转移不能测定

M_0：无远处转移

M_1：有远处转移

分期：

Ⅰ期：$T_1 N_0 M_0$

Ⅱ期：$T_2 N_0 M_0$

ⅢA 期：$T_{3a} N_0 M_0$

ⅢB 期：$T_{3b} N_0 M_0$

ⅢC 期：$T_4，N_0 M_0$

ⅣA 期：任何 T，$N_1 M_0$

ⅣB 期：任何 T，任何 N，M_1

组织学分级(G):

G_x:组织学分级不明

G_1:高分化

G_2:中等分化

G_3:低分化

G_4:未分化

纤维化分级(F):

F_0:纤维化分级 0～4(无纤维化至中等纤维化)

F_1:纤维化分级 5～6(严重纤维化或肝硬化)

2.巴塞罗那临床肝癌分期(BCLC,2010)见表 6-1。

表 6-1 巴塞罗那临床肝癌分期

期别	PS 评分	肿瘤状态		肝功能状态
		肿瘤数目	肿瘤大小	
0 期:极早期	0	单个	<2cm	没有门脉高压
A 期:早期	0	单个	任何	Child-Pugh A-B
		3 个以内	<3cm	Child-Pugh A-B
B 期:中期	0	多结节肿瘤	任何	Child-Pugh A-B
C 期:进展期	1～2	门脉侵犯或 N1、M1	任何	Child-Pugh A-B
D 期:终末期	3～4	任何	任何	Child-Pugh C

BCLC 分期与治疗策略,比较全面地考虑了肿瘤、肝功能和全身情况,与治疗原则联系起来,并且具有循证医学高级别证据的支持,目前已在全球范围被广泛采用。但是,亚洲(不包括日本和印尼)与西方国家的 HCC 具有高度异质性,在病因学、分期、生物学恶性行为、诊治(治疗观念和临床实践指南)以及预后等方面都存在明显差异。同时,我国有许多外科医师认为 BCLC 分期与治疗策略对于手术指征控制过严,不太适合中国的国情和临床实际,仅作为重要参考。

(四)肝癌的鉴别诊断

1.AFP 阳性肝癌的鉴别诊断 AFP 阳性的肝癌应与妊娠期、生殖腺胚胎性肿瘤、消化道肿瘤、急慢性肝炎、肝硬化等疾病相鉴别。

(1)妊娠期:妊娠期 AFP 升高,如 B 超未发现肝占位,可予随访。AFP 通常在分娩后转为阴性。如 AFP 继续升高,应考虑合并肝癌可能。

(2)生殖腺胚胎性肿瘤:多有相应有肿瘤临床表现和体征,可通过睾丸检查或妇科检查以排除之。

(3)消化道肿瘤:胃癌、胰腺癌等消化道肿瘤偶有 AFP 升高,但一般浓度较低,CEA 可升高。常无肝硬化表现,无乙肝背景,无门脉癌栓形成。B 超、CT、胃肠道钡餐、胃肠镜可协助诊断。另外,消化道肿瘤肝转移常为多结节甚至弥漫性生长。

(4)急性肝炎:较易鉴别,一般均有明显肝功能异常而无相应的肝内占位病变,肝功能好转时 AFP 可下降,且一般为 AFP 轻度升高。慢性肝炎、肝硬化时与肝癌的鉴别有时很困难。因慢性肝炎、肝硬化时肝内常可有肝硬化结节,此时的肝硬化结节与 AFP 不高或轻度升高的小肝癌很难鉴别,必须做细致的肝脏影像学检查,并定期复查肝功能和 AFP,另外,可检测

AFP 异质体或 DCP 等以协助诊断。

2.AFP 阴性肝癌的鉴别诊断 AFP 阴性肝占位的性质多样,易误诊。需要与肝癌鉴别的疾病包括:继发性肝癌、肝血管瘤、肝囊肿、肝包虫、肝脓肿、肝肉瘤、肝腺瘤、肝局灶性结节性增生及肝结核等。

(1)继发性肝癌:继发性肝癌多为胃肠道肿瘤肝转移,尤其以结直肠癌肝转移最为常见。常有结直肠癌原发灶表现,如大便习惯改变、便血、里急后重等,多无肝病背景,CEA 可升高。影像学检查常见多个散在分布,大小不一的类圆形病灶,多为少血管型肿瘤;B 超以强回声型多见,可出现同心环样的分层现象,边缘可出现弱回声晕带,部分有靶征或亮环征。超声造影常可协助诊断。

(2)肝血管瘤:肝血管瘤一般女性多见,病程常较长,发展慢,常无肝病背景,AFP 阴性。超声显像多为高回声光团,边界清,无晕圈,内可见网状结构,较大又浅表者加压可变形,彩色多普勒检测无动脉血流。CT 增强扫描可见起自周边的高密度区域,并随着时间的发展缓慢向肿瘤中心发展。肝小血管瘤最难与 AFP 阴性的小肝癌鉴别,常需要行穿刺活检以资鉴别。

(3)肝囊肿和肝囊尾蚴病:病史均较长,常无肝病背景,一般情况好,超声检查可见液性暗区。肝囊肿者常多发,可伴多囊肾。肝囊尾蚴病患者常有疫区居住史,B 超和 CT 可见液性暗区内有更小囊泡存在。肝囊尾蚴病合并感染者可出现类似肝脓肿的临床表现。

(4)肝脓肿:常有畏寒、发热、肝区疼痛、白细胞升高等感染表现,无肝炎病史,抗感染治疗常有效。超声检查在脓肿未液化时常易与肝癌混淆,但病灶边界多不清,无低回声晕,有液化者可见液平面,但仍需要与肝癌中央坏死鉴别。必要时可行肝穿刺活检。

(5)肝肉瘤:极少见,多无肝病背景,与 AFP 阴性肝癌难鉴别。多误诊为原发性肝癌经手术切除后病理证实。

(6)肝腺瘤:临床少见,多见于女性,可有口服避孕药史,常无肝病史,超声和 CT 检查常难以与肝癌鉴别。必要时可行肝穿刺活检以资鉴别。

(7)肝局灶性结节性增生:临床少见,可无肝病背景,彩色多普勒部分可测得动脉血流。影像学检查有时可发现中心疤痕,此为肝局灶性结节性增生特征表现。超声造影中 FNH 的特征增强表现为明显的从中央向周边离心型轮辐状强化,与肝癌表现不同。

(8)肝结核:临床很少见,可无肺结核、肠结核病史,变可无午后潮热、消瘦等结核病常见表现,多无肝炎或肝病背景。影像学检查较难与肝癌区分,常需手术切除后病理确诊。

另外,肝脏邻近器官肿瘤有时与肝脏关系密切,如胆囊癌肝侵犯、胃平滑肌瘤或肉瘤、胃肠间质瘤等,有时很难鉴别。可考虑剖腹探查以明确诊断。

(何娜娜)

第二节　原发性肝癌的综合治疗原则

一、早期有效治疗、综合治疗、反复治疗

早期有效治疗、综合治疗、反复治疗是肝癌治疗的三个重要原则。

(一)早期有效治疗

肿瘤越早期,治疗效果越好,小肝癌手术切除后的 5 年生存率为 60%～70%,而大肝癌仅

20%左右。有效治疗要求尽可能采取最佳的治疗手段作首次治疗。手术切除、肝移植和局部治疗是肝癌治疗的三大根治性治疗手段,早期肝癌的治疗应该以达到"根治性治疗"为目的,尽量选择根治性的治疗手段。

(二)综合治疗

肝癌尚无特效的治疗方法,目前最好的手术切除也未达到满意的治疗效果,手术切除、介入治疗和局部治疗是肝癌治疗的三大治疗手段,各有所长,应根据不同患者的不同情况而灵活运用,互相组合,取长补短,以达到最大限度地消灭和控制肿瘤,又最大限度保存机体,延长生存期。多学科综合治疗是目前来肝癌治疗的最主要原则之一。

(三)反复治疗

由于肝癌的生物学特性,肝癌的一次性治疗常不能达到理想的疗效,常需进行多次、再次的反复治疗。如多次经皮肝动脉栓塞化疗,多次瘤内无水酒精注射术,术后复发的再次手术切除等。对术后复发病例的反复的、积极的、综合的治疗,以及带瘤生存是近年来肝癌治疗疗效提高的重要原因之一。

二、肝癌的多学科综合治疗模式

(一)以手术为主的综合治疗模式

手术切除是肝癌获得治愈的最主要手段,但是在肝癌的确诊患者中,只有15%～30%的患者能够行手术切除,而肝癌的术后复发率高达36%～66%,疗效并不让人满意。因此,在手术切除后或前采用其他手段进行综合治疗是很有必要的。

1.手术切除+术后辅助治疗　肝癌根治性切除术后是否行辅助治疗,尚缺乏足够的循证医学的证据。目前得到较多学者认同的是术后高危复发的患者,辅助性TACE有助于减低复发率,提高生存率。1992年1月至1995年12月,中山大学肿瘤防治中心根治性手术切除原发性肝癌217例,对其中139例被认为复发高危险的病例,作前瞻性的治疗,其中53例术后3～4周辅加TACE。一般作1～3次,每次间隔为4～6周。随诊至1998年12月,在86例单纯行根治性切除术的病例中,肝内总复发率为56.3%,术后1、3、5年生存率分别为75.4%、42.4%、30.5%;在53例术后辅加肝动脉栓塞化疗病例中,肝内复发率为27.5%,其术后1、3、5年生存率分别为89.1%、61.2%、53.7%,差异有显著性。目前的争议主要是高危复发人群的确定和术后TACE的时机。

姑息切除术后的辅助治疗具有重要的作用。术后辅助治疗可以控制或者杀灭姑息切除术后残存的癌细胞,从而达到延长生存甚至治愈的目的。如术中发现肿瘤多发子灶,无法根治性切除时,可以先切除大部分病灶,然后采用PEI、RFA、MCT、冷冻治疗的手段治疗残存的病灶,达到"肉眼根治";对于巨大肿瘤并有多发肝内转移时,可以先行切除主瘤,术后再行TACE或其他方法治疗肝内转移病灶,也可以达到延长生存的目的。

2.降期治疗+手术切除　即所谓的"二期切除"。对于不能手术切除的肝癌,先采用各种方法多学科综合治疗,待肿瘤缩小或降期达到能够手术切除的程度,再行手术治疗。降期治疗的方法很多,目前最为常用的有:TACE、局部治疗(包括PE1、RFA、MCT、放疗等)、TACE联合局部治疗、各种局部治疗的联合应用等。研究证明,多学科的综合治疗优于单一的治疗手段。

(二)TACE联合局部治疗

TACE联合局部治疗是目前应用最为广泛的综合治疗模式之一,其疗效也获得一致的认同。先行 TACE 可以栓塞肿瘤的供血动脉,减少肿瘤内的血液流动,从而减少"热流失效应"(heatsink),提高随后的局部治疗的效果。同时,TACE 术后肿瘤的边界更加清晰,有利于局部治疗的进行。TACE 还可以控制一些潜在的微小病灶,减少局部治疗后的复发,而局部治疗可以最大限度地杀灭 TACE 术后残存的肿瘤组织,起到 1+1>2 的作用。

陈敏山等报道 TACE 联合 RFA 治疗与单纯 RFA 治疗在≤7.0cm 的小肝癌,单纯组 1、3、5 年生存率分别为 85.3%、59%、45.0%;而联合组 1、3、5 年生存率分别为 92.6%、66.6%、61.8%,差异有显著性($P=0.041$)。Lencion 等用 RFA 联合 TACE 治疗了 62 例肝癌患者,肿瘤直径为 3.5~8.5cm,获得了比单纯 RFA 更大的消融范围、更高的肿瘤完全坏死率和更好的生存率,而且没有严重的并发症。众多的研究证明,TACE 联合局部治疗是一种行之有效的综合治疗模式。

(三)各种局部治疗的联合应用

各种局部消融治疗的原理不尽一致,适当的联合应用可以起到相互补充,相互增强的作用,提高治疗效果。目前有不少文献报道了 RFA 联合 PEI、MCT、冷冻治疗等,MCT 联合 PEI、冷冻治疗、LITT 等,以及立体放射治疗联合局部消融治疗等的应用,均取得了比单一治疗更好的效果。我们 2005 年报道了随机对照研究应用 RFA 联合 PEI 和单纯 RFA 治疗肝细胞癌(单发病灶,最大直径≥7.0cm;或病灶少于 3 个,直径≥3.0cm)66 例和 67 例,结果联合治疗组局部复发率低于单纯 RFA 组,同时联合治疗组和单纯 RFA 组 1、3、5 年总体生存率分别为 92.4%、70.1%,60.1% 和 86.6%、55.4%、41.0%,差异有显著性($P=0.02$),RFA 联合 PEI 可以提高肝癌治疗的效果。

总之,目前肝癌的治疗强调联合多学科的各种治疗方法的综合治疗。

(何娜娜)

第三节　原发性肝癌的化学治疗和靶向治疗

肝癌的发病率在全世界范围内不断的升高,目前其发病率在所有癌症中列第五位,死亡率列第三位。由于肝癌发病隐蔽,大多数肝癌患者确诊是已经是中晚期,据统计分析,仅有 10%~20% 的患者在确诊时能够获得根治性治疗(手术切除、肝移植、局部治疗)的机会,其余的只能够获得姑息性的治疗;而在获得根治性治疗的患者中,复发率极高:根治性手术切除后 3 年累计复发率可达 80%。因此,肝癌的治疗强调综合治疗。化疗在其他实体肿瘤的姑息治疗和辅助治疗中占有重要的地位,能够不同程度地提高生存期或治愈率。但是由于肝癌细胞对化疗药物不敏感及多耐药问题,肝癌的化疗效果欠佳。肝癌全身化疗(不包括基于肝动脉的化疗)的研究还有待更进一步的突破。

肝癌的姑息性全身化疗:

一、单药化疗

肝癌的单药全身化疗结果令人失望,几乎没有单药有效率可以超过 20%。目前的研究认为多柔比星类、5-氟尿嘧啶(5-FU)类、铂类是对肝癌治疗较为有效的药物。自 1970 年以来,多柔比星被认为是治疗肝癌最为有效的化疗药物,早期 Ⅱ 期临床试验单药有效率(RR)可达 25%~100%,但是后来的研究结果 RR 都没有超过 20%。Lai 等 1988 年报道了他们采用多柔比星（60mg/m²）单药化疗晚期肝癌 67 例，RR 仅为 3%，中位生存期稍有提高（10.6 周 vs 7.5 周），但治疗相关并发症高达 25%。Mathurin 等 1998 年的 meta 分析显示单药应用多柔比星并不能提高 1 年生存率。Pohl 等 2001 年报道表柔比星单药 RR 为 4%，与多柔比星相近。

文献报道 5-FU 静脉推注的客观有效率为 10%～28%，联合亚叶酸钙（CF）并不能提高疗效。有研究认为持续静脉灌注 5-FU 能够提高疗效，而 5-FU 的口服制剂有相同的疗效。Ishikawa 等 2001 年报道口服优福定（UFT）治疗Ⅳa 期的 HCC，中位生存期为 12 个月，高于对照组的 6 个月（$P<0.01$），且毒性反应低。Lozano 等报道卡培他滨的有效率为 13%，进一步的研究仍在进行。Okada 等报道顺铂（DDP）单药有效率为 15%，但是 DDP 目前更多的用于肝动脉灌注化疗。

目前，有不少的新药都尝试应用于肝癌的治疗，但是疗效并不肯定。胞嘧啶核酸类似物吉西他滨（Gemcitabin）在体外对人肝癌细胞有抑制作用，但吉西他滨Ⅱ期临床试验的结果令人失望，该方案不宜应用于晚期 HCC 的治疗。Strnmberg 等的Ⅰ期临床试验表明，紫杉醇单药治疗有很好的耐受性。而伊立替康（CPT-11）则显示出较大的毒性，抗肿瘤作用轻微。

二、联合化疗

目前尚未有治疗 HCC 理想的化疗方案，但是近年来，不少的文献报道显示了疗效有所提高。Leung 等 2002 年报道由 α-干扰素（5MU/m²，皮下注射，第 1～4 天），多柔比星（40mg/m²，第 1 天）和 5-FU（400mg/m²，第 1 天）构成的 PIAF 方案有效率达 16.8%，中位生存期为 30.9 周；随后在 2005 年他们报道 PAIF 方案的Ⅲ期试验结果：与多柔比星单药方案比较，PAIF 组的 RR（209% vs 10.9%）和中位生存期（8.67 个月 vs 6.83 个月）稍好，但是没有统计学差异，而 PAIF 的毒性也高于多柔比星组。

Lee 等 2003 年报道采用拓扑替康（Topotecan）（1.25mg/m²）和 DDP（20mg/m²）的 5 天方案的Ⅱ期临床试验，RR10%，中位生存期为 21 周（范围：17～54＋周）。Taieb 等 2004 年报道了吉西他滨＋奥沙利铂（Oxaliplatin）的 GEMOX 方案治疗 21 例，其 RR19%，中位生存期为 10 个月，且没有明显的毒副作用。Yang 等 2004 年报道了采用 DDP（80mg/m²）＋米托蒽醌（6mg/m²）Ⅳ dl＋5-FU[450mg/（m²·d）]持续灌注 5 天的方案治疗晚期 HCC63 例，结果 RR23.8%，中位生存期为 4.9 个月，TTP 为 2.5 个月，多因素分析显示 PS 评分、肿瘤大小是主要的预后因素。Parikh 等 2005 年报道了吉西他滨（1250mg/m²，d1，d8）＋DDP（70mg/m²，d1）治疗Ⅲ、Ⅳ患者，结果 RR20%，中位生存期为 21 周，TTP 为 18 周，1 年生存率为 27%，3、4 级毒性反应为 37%、7%。这些研究提出了不同的新的联合化疗方案，但是其疗效均没有明显的提高。

国内秦叔逵等提出了奥沙利铂联合 5-FU/CF 的 FOLFOX4 方案用于肝癌的化疗。他们采用此方案对亚洲 271 例局部晚期/转移性 HCC 患者随机给予 FOLFOX4（184 例）或者 EADM（187 例）治疗至疾病进展或者不能耐受毒性反应或者降低可手术。主要终点为 OS，次要终点为 TTP、缓解率（RR）和安全性。结果 FOLFOX4 组和 EADM 组患者的中位 OS 分别为 6.4 月和 4.9（P＝0.0859），中位 TTP 分别为 2.9 月和 1.8 月（P＜0.0001），RR 分别为 8.2% 和 2.7%（P＝0.0233）。两组的严重不良反应率相似，FOLFOX4 的毒性反应和既往报道大致相同。该研究是亚太地区迄今为止规模最大的肝癌化疗的Ⅲ期研究，虽然研究结果显示 OS 统计学未有显著性差异,但是 FOLFOX4 可显著延长 HCC 患者的 TTP,而且毒性反应可以耐受。FOLFOX4 值得在肝癌的全身化疗进一步研究。

总之,虽然现在有不少新药、新的化疗方案、Ⅱ 期和少数的 Ⅲ 期试验,但是均没有明确的证据表明全身化疗能够提高晚期肝癌的生存率,而且由于每个试验的入组标准存在很大的差异、病例数大多较小,所得的试验结果相差也很大,循证医学证据级别较低,难于进行有效的 meta 分析。肝癌的全身姑息化疗还有待于更多的研究。

三、肝癌的辅助化疗

由于肝癌对化疗药物不敏感和多耐药问题,以及化疗药物的毒性问题,肝癌根治术后的全身辅助化疗一直没有获得重视,相关文献报道较少。Takenaka 等 1995 年报道了口服 5－FU300～400mg/d 术后辅助化疗的非随机对照研究,结果治疗组 1、2、3 年累计生存率分别为 100%、100%、100%,对照组为 94.7%、94.7%、89.5%,累计无复发率分别为 83.3%、58.3%、50.0% 和 94.7%、31.6%、15.0%;研究认为术后辅助化疗能够减少肝内复发,但是病例数较少(分别为 12,19 例)。Yamamoto 等 1996 年报道了他们的随机对照研究结果:治疗组 35 例采用口服 5－FU400mg/d,32 例行空白对照,两组术后 1、2、3 年累计生存率分别为 91.4%、80.0%、74.3% 和 81.3%、71.9%、59.4%,累计无复发率分别为 82.6%、62.9%、48.6% 和 68.8%、37.5%、25.0%;治疗组稍优于对照组,但是没有统计学差异。1997 年 Ono 等报道前瞻性随机对照研究结果:对照组 27 例仅行手术治疗,观察组 29 例行术后化疗,术后 1 个月开始予多柔比星 40mg/m² 肝动脉内灌注,此后每 3 个月多柔比星 40mg/m² 静脉注射,另术后 1 个月开始予卡莫氟 300mg/d 口服,总疗程 2 年,两组术后复发率、总生存率、无瘤生存率均无明显差异。以后的文献报道均没有发现术后全身辅助化疗能够减少术后复发率,提高生存率;而由于 TACE 的出现和广泛应用,以及其治疗肝癌的良好效果和较少全身副作用,全身辅助化疗逐渐被放弃,研究多集中于 TACE 或 TAI。

也有不少学者研究了 TACE 联合全身化疗应用于肝癌的术后辅助治疗,但是并没有取得阳性结果。Lai 等 1998 年报道的随机对照研究,采用多柔比星全身化疗结合 TAI,结果治疗组和对照组 1,2,3 年 1,2,3 年累计生存率分别为 76.7%,66.7%,66.7% 和 94.4%,89.0%,64.0%,累计无复发率分别为 50%,38%,18% 和 69%,53%,48%,两组间没有明显的差别;Mathurin 等的 Mata 分析也没有发现术后 TACE 联合全身化疗的优势。

总之,目前还没有证据认为肝癌术后的全身辅助化疗、全身化疗联合 TACE 可以提高生存率,降低复发率。

四、新辅助化疗

目前尚没有关于肝癌的新辅助全身化疗的研究。

五、分子靶向治疗

所谓分子靶向治疗(molecular targeted therapy)就是针对肿瘤发生、发展过程中的关键大分子,包括参与肿瘤发生发展过程中的细胞信号传导和其他生物学途径的重要靶点(参与肿瘤细胞分化、周期调控、凋亡、浸润和转移等过程中,从 DNA 至蛋白、酶水平的任何亚细胞分子),通过特异性阻断肿瘤细胞的信号转导,来控制其基因表达和改变生物学行为,或是通过强力阻止肿瘤血管生成,从而抑制肿瘤细胞的生长和增殖,积极发挥抗肿瘤作用。相对于手术、放疗、化疗三大传统治疗手段,分子靶向药物的选择性高,广谱有效,不易发生耐药,同时安全性优于细胞毒性化疗药物,是目前肿瘤治疗领域发展的新方向。

肝癌的形成、进展及其转移与多种基因突变和细胞信号传导通路密切相关,包括:异常的生长因子激活,细胞分裂信号途径持续活化(如 Raf/MEK/ERK、PBK/AKT/mTOR 和 Wnt/β—catenin 通路),抗细胞凋亡信号途径失调(如 $p53$ 和 PTEN 基因)和新生血管异常增生等。其中可能存在着多个潜在的治疗靶点,这就是进行分子靶向治疗的理论基础。

1.针对表皮生长因子受体(EGFR)传导通路的靶向治疗　EGFR 传导路径是目前研究最彻底的路径之一。它在细胞生长、移动、凋亡和肿瘤血管生成等调控机制中起重要作用。EGFR 通过与相应配体如 EGF、TGF—α 等结合,激活 Ras 蛋白,并主要通过 Ras—Raf—MAPK 通路将信号传递至细胞核内,抑制肿瘤细胞凋亡、引起肿瘤细胞增殖、增加新生血管生成、促进肿瘤浸润及转移。临床试验已证实:肝癌细胞内普遍存在 EGFR 的过度表达,这可能与肿瘤进展及预后不良相关。作用于 EGFR 的分子靶向药物目前主要包括小分子的化合物(厄罗替尼 Erlotinib、吉非替尼 Gefitinib)和大分子的单克隆抗体(如西妥昔单抗 Cetuximab)。

在一些体外试验中厄罗替尼和吉非替尼被证实可抑制肝癌细胞生长并引起肿瘤细胞的凋亡,由此看出抑制 EGFR 通路对于肝细胞癌治疗可能具有疗效。Gruenwald 等报告了美国东部肿瘤协作组(ECOG)的一项吉非替尼治疗晚期肝癌的临床研究,研究第一阶段入组了 31 名患者,在中位随访了 13.2 个月后,中位无进展生存期(PFS)为 2.8 个月,中位生存期(MST)为 6.5 月,完全缓解(CR)、部分缓解(PR)和稳定(SD)的患者例数分别为 0、1 和 7。由于第一阶段没有达到预期的目标,已停止了进一步的研究。因此,临床应用吉非替尼治疗肝癌还需要推敲。

Philip 等的一项 II 期临床试验中,对 38 例无法手术且无肝外转移的晚期原发性肝癌患者口服厄罗替尼(150mg/d)进行研究。结果显示,38 例接受治疗的患者中仅 3 例(8%)达 PR,12 例(32%)治疗后经 6 月随访显示肿瘤无进展。Thomas 等在另一项 II 期临床试验中,对 40 例无法手术的晚期肝细胞癌患者给予口服厄罗替尼(150mg/d)单药治疗,发现 17 例患者在持续治疗中 16 周肿瘤无进展,也证实了厄罗替尼对肝癌的有效性。

西妥昔单抗对晚期肝癌的临床疗效尚未得到试验证实。Zhu 等对 30 例晚期肝癌患者应用西妥昔单抗单药治疗,初步结果显示:16 例患者在第 1 周期后即出现肿瘤进展,没有 CR 和 PR 的患者,5 例患者 SD;入组患者的中位 PFS 仅 1.4 个月,MST9.6 个月。虽然此项 II 期研究中,西妥昔单抗治疗肝癌的疗效不够理想,但安全性良好,患者能很好地耐受。Gruenwald 等在另一项西妥昔单抗的 D 期研究中,入组了 32 例晚期肝癌患者,其中 27 例患者可评价疗效,结果有 12 例(44.4%)患者 SD 并持续 8 周,55.6% 患者进展,所有患者的中位肿瘤进展时间(TTP)是 8 周,但在 SD 患者中 TTP 为 22.5 周,而在进展的患者 TTP 仅有 6.5 周。O'Neil 等在 2008 年的 ASC0 会议上报道了采用奥沙利铂+卡培他滨+西妥昔单抗联合治疗晚期肝细胞癌 25 例,可评价病例 20 例中,2/20(10%,95%CI:1%~33%)PR,13/20(65%)SD,5/20(25%)PD,中位 TTP 为 4.3 月。但是有 1 例患者因严重的毒副作用死亡,他们认为,联合治疗方案虽然具有一定的治疗效果,但是副作用较大,应该进一步研究和探讨。

2.针对血管生成的靶向治疗　肝细胞癌是血管丰富的实体肿瘤,大多数肝癌有血管异常增生的现象。在肝癌细胞及其周边的间质中经常发现多种促血管生成的因子过度表达,血管内皮生长因子(VEGF)、碱性纤维母细胞生长因子(bF－GF)、血小板相关生长因子(PDGF)、血管生成蛋白和间质金属蛋白酶等。因此,VEGF 及其受体可能是肝细胞癌的有效治疗靶点。

贝伐单抗(Bevacizumab)是一种针对 VEGF 的 149KD 的重组人单克隆 IgG1 抗体,由 93%人源和 7%的鼠源部分组成。贝伐单抗能选择性地抑制 VEGF,从而阻止 VEGF 与 VEGFR－1、VEGFR－2 受体结合而激活下游信号,抑制新生血管形成。临床前动物模型证实贝伐单抗能直接抑制 VEGF,抑制鼠移植入类肿瘤生长,减少肿瘤的大小和数目;而且联合应用化疗要比单用化疗或单用抗体效果更好。

Schwartz 等在 2006 年 ASCO 会议上报道了使用贝伐单抗单药治疗不能手术的晚期原发性肝癌Ⅰ期临床研究结果:24 例中 2 例 PR,17 例稳定维持时间超过 4 个月,另外 5 例在 16 周内出现疾病进展,肿瘤控制率(DCR)为 80%,中位进展时间是 6.4 个月。K. El－Shami 在 2008 年 ASCO 会议上报道了肝动脉灌注贝伐单抗(5mg/kg)联合 TAE 治疗不能手术的晚期原发性肝癌 10 例,结果有 2 例患者达到 CR 并持续了 4 个月,PR6 例,SD2 例(维持了 6 个月)。7 例患者在 2 程灌注治疗后出现 AFP 的下降。没有肝动脉灌注贝伐单抗相关的副作用发生。作者认为:肝动脉灌注贝伐单抗联合 TAE 疗效好,副作用少,值得临床进一步探讨。

贝伐单抗联合化疗也是目前的研究热点。Zhu 等报道了健择＋草酸铂联合贝伐单抗(GEMOX－B)治疗晚期肝癌的临床试验结果:可评价患者 30 例的总反应率为 20%,27%患者 SD,中位生存期为 9.6 个月,中位 PFS 为 5.3 个月,在 3 个月和 6 个月的 PFS 分别为 70%和 48%。Hsu 等报道了一项 Xeloda 联合贝伐单抗一线治疗晚期肝癌的Ⅱ期临床研究:共入组 45 例患者,中位治疗周期数是 5 个,RR 为 16%,DCR 达到 60%,中位 OS 为 10.7 个月,中位 PFS 是 4.1 个月,3 个月和 6 个月的无进展生存率分别是 64%和 34%。可以看到,这两个联合方案对难治的肝癌同样有效性较好,可以良好耐受,值得进一步观察。

沙利度胺(Thalidomide)通过干扰血管内皮生长因子、成纤维细胞生长因子的促血管生成作用,对血管生成产生有抑制。Fazio 等应用沙利度胺(200mg/天,持续口服)治疗了 19 例经过病理学检查确诊的晚期肝癌患者,结果半年 PFS 为 41%,便秘和嗜睡是最常见的 2/3 度毒性反应,发生率分别为 50%和 18%;3 例患者分别因为浮肿、神经毒性和可疑瘤内出血而中断治疗。Chuah 等开展了一多中心临床Ⅱ期研究,研究共入组了 37 例病理确诊的进展期肝癌患者,用药剂量从 100mg/d 开始,每周增加 100mg,根据个体耐受性,最大剂量可增加到 800mg/d,平均用量是 400mg/d;结果 37 例患者均可评价安全性,24 例对患者可评价有效性,其中 PR 1 例(3%),SD 6 例(16%)。最常见的不良反应是嗜睡和乏力,发生率分别为 84%和 73%。由上可知,沙利度胺对肝癌有一定的治疗效果,耐受性好。

3. 多靶点药物 索拉非尼(Sorafenib)是一种口服的多激酶抑制剂,靶向作用于肿瘤细胞及肿瘤血管上的丝氨酸/苏氨酸激酶及受体酪氨酸激酶,包括 RAF 激酶、VEGFR－2、VEG-FR－3、血小板源性生长因子受体 β(PDGFR－β)、干细胞因子受体(KIT)、Fms 样酪氨酸激酶 3(FLT－3)和神经胶质细胞系来源的亲神经因子受体(RET)等。因此,一方面可以抑制受体酪氨酸激酶 KIT 和 FLT－3 以及 Raf/MEK/ERK 途径中丝氨酸/苏氨酸激酶,抑制肿瘤细胞增生;另一方面,通过上游抑制受体酪氨酸激酶 VEGFR 和 PDGFR,及下游抑制 Raf/MEK/ERK 途径中丝氨酸/苏氨酸激酶,抑制肿瘤血管生成,因此,可同时起到抗血管生成和抗肿瘤细胞增殖的双重作用。

Liu 等通过体外研究发现:索拉非尼能抑制 PLC/PRF/5 和 HepG2 细胞中的 Raf 激酶,进而阻断 MEK/ERK 信号传导途径,并可降低这两种细胞系的 cyclin D1 水平,从而抑制肝癌细胞增殖。此外,索拉非尼也能通过抑制 Raf/MEK/ERK 信号传导通路、降低 eIF4E 磷酸化水平,并下调 Mcl-1 蛋白表达水平,从而诱导 HCC 细胞凋亡;并且在 SCID 小鼠人类 HCC 模型中具有明显疗效。

Kane 等报道在索拉非尼的 I 期临床试验中,使用索拉非尼的患者中位无疾病进展时间为 167 天,而用于对照的安慰剂组中位无疾病进展时间为 84 天,统计结果有显著性差异。Abou-Alfa 等在一项 II 期临床试验中,采用索拉非尼(400mg,bid)单药治疗 137 例无法手术切除的晚期肝癌患者,结果显示 2.2%、5.8% 的患者经治疗后病情获部分或轻微缓解;约 33.6% 的患者疾病稳定超过 16 周。中位疾病无进展时间与总生存期分别为 4.2 月和 9.2 月。严重副作用包括疲乏、腹泻和手足综合征。

Llovet 报告了 SHARP 研究,即索拉非尼与安慰剂对照治疗晚期 HCC 的多中心、双盲、随机、III 期临床研究的结果。该研究共入组 602 例患者,被随机分入索拉非尼组(n=299)和安慰剂组(n=303),两组患者的基线特征相似。在对 321 例患者死亡资料进行分析后显示:索拉非尼组和对照剂组患者总生存率的风险比(HR)是 0.69(95%CI:0.5~0.87;P=0.0006),意味着索拉非尼组较对照组的生存改善了 44%,MST 分别为 10.7 月 vs 7.9 月;两组的症状进展时间(TTSP)无显著差异,索拉非尼组的 TT 较对照组延长,分别为 5.5 月和 2.8月,HR 是 0.58(95%CI:0.45~0.74;P=0.000007),DCR 也较高,分别为 43% vs 32%。亚组分析表明,索拉非尼对不同 ECOG PS 分级、有无肝外转移及肉眼可见的血管浸润患者均显示出不同程度的获益。安全性分析结果显示,索拉非尼组与安慰剂组严重不良事件(SAE)发生率相似,分别为 52% 和 54%。主要不良事件包括腹泻、手足皮肤反应、出血等,但通常容易控制。总之,与安慰剂相比,索拉非尼可显著延长晚期 HCC 患者的中位 OS(延长 44%)和 TTP(延长 73%),不良反应易于控制,耐受性良好。索拉非尼成为第一个可以改善晚期肝癌生存期的药物。鉴于目前晚期肝癌还没有一个标准治疗,该研究的结果意义重大,而索拉非尼也将被确立成为晚期肝癌一线系统治疗的标准。

另外一项在中国大陆和台湾地区以及韩国进行的亚太区多中心、随机临床研究(Oriental 研究):226 例晚期肝癌患者以 2:1 的比例随机接受索拉非尼单药治疗(150 例)或安慰剂治疗(76 例),两组患者的基线特征相似。结果显示:索拉非尼组和对照剂组患者总生存率的风险比(HR)是 0.68(95%CI:0.5~0.93;P=0.014),MST 分别为 6.5 月 vs 4.2 月;两组的 TTSP 无显著差异,索拉非尼组的 TTP 较对照组延长,分别为 2.8 月和 1.4 月,HR 是 0.57(95%CI:0.42~0.79;P<0.001)。安全性分析结果显示,索拉非尼组与安慰剂组严重不良事件(SAE)发生率相似,分别为 48% 和 45%。尽管 Oriental 研究入组病例较 SHARP 研究入组病例分期更晚,但是获得了基本一致的结果,索拉非尼组患者的生存期延长了近 1 倍,表明索拉非尼同样可以显著延长亚洲 HCC 患者的 OS 及 TTP,从而进一步印证了 SHARP 研究结果。

在另外一项索拉非尼的 I 期临床研究中,索拉非尼与多柔比星联合用药治疗晚期肝癌患者,其中有 4 例肝癌患者治疗的结果为 SD,并且 SD 维持的时间均达到 1 年以上。2008 年的 ASCO 会议上 Abou-Alfa 报告了 II 期临床研究的情况:96 例初治的进展期肝癌患者,随机接受多柔比星联合索拉非尼或多柔比星联合安慰剂治疗,两组中位 TTP 分别为 8.6 个月和 4.8 个月(RR 为 0.60,$P=0.076$),OS 分别为 14.0 个月和 5.6 个月($P=0.0049$)。研究结果提示多柔比星联合索拉非尼治疗肝癌具有显著的协同作用,可以延长 HCC 患者 TTP。

舒尼替尼(Sunitinib)也是一个多靶点作用的酪氨酸激酶受体小分子抑制剂,靶点包括 $PDGF-\alpha$、$PDGF-\beta$、VEGFR1、VEGFR2、VEGFR3、KIT、FLT3、集落刺激因子受体 1 型 ($CSF-1R$)和 RET,通过干扰信号传导,达到抑制肿瘤细胞分裂和生长的作用。舒尼替尼与索拉非尼作用机制有所类似,有学者也将其试用晚期肝癌的治疗。

Zhu 等开展了一项舒尼替尼治疗肝癌的 II 期临床研究,共有 34 例患者入组,药物耐受性很好,3/4 度的不良反应有:粒细胞减少和血小板减少 12%,淋巴细胞减少 15%,谷丙转氨酶(SGOT)升高 18%,谷草转氨酶(SGPT)升高 9%,手足综合症 6%。在肿瘤评估上,有 1 例 PR,16 例 SD(超过 12 周),中位 PFS4.0 月(95%CI:2.6~5.9),中位总生存时间 OS9.9 月(95%CI:7.5~11.7)。Faivre 等报道了一项在欧洲、亚洲进行的开放性 II 期临床研究:共入组了 37 例患者,中位年龄 62 岁(34~82 岁),中位治疗周期是 2 个(1~7 个);3/4 度的不良反应有血小板减少 43%,粒细胞减少 24%,中枢神经系统症状 24%,出血 14%;68% 的患者出现肿瘤区域密度的减低,按 RECIST 标准评价有 1 例确认的 PR 和 13 例 SD。初步的结果提示舒尼替尼具有一定抗肝癌活性,值得进一步的临床研究。

拉帕替尼(Lapatinib)是一种可逆的酪氨酸激酶抑制剂,能够同时有效地抑制 ErbB1 和 ErbB2 酪氨酸激酶活性。其作用的机理为抑制细胞内的 EGFR(ErbB-1)和 HER2(ErbB-2)的 ATP 位点,阻止肿瘤细胞磷酸化和激活,通过 EGFR(ErbB-1)和 HER2(ErbB-2)的同质和异质二聚体阻断下调信号,起到抑制肿瘤细胞生长的作用。Ramanathan 等在 2006 年的 ASCO 年会上报告了一项拉帕替尼治疗肝胆恶性肿瘤的 II 临床研究:研究分为胆囊、胆管癌(BTC)和肝细胞肝癌(HCC)两组,共入组了 49 例患者,其中 BTC 组 19 例,未见到明确的抗肿瘤活性;HCC 组患者 30 例患者,观察到了 2 例 PR 和 8 例 SD,中位 PFS 为 1.4 个月。

4. 其他信息传导路的靶向治疗　Nuclerfactor-kappa B($NF-\kappa B$)通路的持续活化是肝细胞肝癌进展的早期事件之一,针对这一通路的靶向治疗药物能够只消灭肿瘤细胞而不损害正常的细胞。针对这一通路的靶向治疗代表药物是 Bortezomib(硼替佐米),其作用机理是通过预防 I-kappa B(抑制 $NF-\kappa B$ 活化的蛋白质)在细胞内的分解,抑制 $NF-\kappa B$ 通路的信息传递,达到引发细胞凋亡并增加肝癌细胞对化疗药物的敏感性。Hegewisch-Becker 等在一个肝细胞癌的 I/II 期临床试验中初步探索了 Bortezomib 对不可切除晚期肝癌的有效性。尽管耐受性良好,但在 15 例患者仅见 7 例 SD,没有 CR 和 PR 的患者。

PI3K/AKT/mTOR 信号通路在多种肿瘤细胞中有异常的表达,在肿瘤的发生发展中扮演了重要的角色,阻断该信号通路,特别是抑制了 mTOR 的活性,就有可能特异地抑制肿瘤细胞的生长,PI3K-mTOR 信号转导通路已成为一个有希望的抗肿瘤治疗靶点。mTOR 的特异性抑制剂 Sirolimus(CCI-779s)具有一定的抗肿瘤活性,在一项临床研究中,Sirolimus 在 11 例 HCC 患者中取得了 1 例 PR,4 例 SD 的疗效,并且 PR 持续时间长达 15 个月,中位 SD 的时间也有 7 个月,所有 HCC 患者中位生存期为 7 个月,提示 Sirolimus 对肝癌治疗有效。

伊马替尼(Gleevec)是一个选择性的酪氨酸激酶小分子抑制剂,其作用靶点主要包括 c-Abl、Bcr-Abl、PDGFR 以及 KIT 受体。Armbrust 曾应用伊马替尼剂量 200~400mg/天治疗 11 例肝功能 Child A 级的 HCC 患者,随访了 18 个月后,在 10 例可评价患者中有 1 例 CR, 2 例 SD;在另外两个 II 期临床研究中,伊马替尼剂量分别是 $300\sim800mg$/天和 $400\sim600mg$/天,在 12 例患者和 15 例患者中分别只观察到 2 例 SD 和 5 例 SD。

　　总之,目前肝癌的全身化疗效果令人失望,尚有待进一步的研究。未来研究的方向包括: ①联合不同作用途径和机制的药物多靶点联合阻断信号传导、抑制肿瘤生长;重点研究多种分子靶向药物的联合应用(如多激酶抑制剂联合如抗血管形成药物贝伐单抗、重组人血管内皮素和西妥昔单抗)。②分子靶向药物联合新型细胞毒化疗药物(如吉西他滨、奥沙利铂及卡培他滨),通过规范的临床试验明确联合治疗的最佳用法、用量和疗程等,寻求治疗晚期肝癌最佳方案。③针对患者的个体差异和遗传多态性的存在,应该象目前已经在进行的多项研究一样,积极寻找针对不同分子靶向药物可预测疗效和毒性的分子生物学标记,找准靶点、选对患者,对特定的合适的肿瘤患者实施"量体裁衣"的个体化治疗,才有可能以最小的经济花费或代价获得最佳的治疗效果。

(何娜娜)

第四节　肝内胆管细胞癌的化学治疗

　　肝内胆管细胞癌(Cholangiocellular Carcinoma)是一种起源于胆管上皮的恶性肿瘤,在我国占原发性肝癌的 3% 左右。组织学上胆管细胞癌呈柱状或立方形,胞浆呈嗜酸性,无胆汁小滴,偶有黏液分布,排列成腺泡状、囊状或乳头状,间质结缔组织多,血管丰富。其发病因素、临床表现、及治疗与肝细胞肝癌有明显不同,目前一般将其视为不同的两种疾病(表 6-2)。

表 6-2　肝细胞癌和肝胆管细胞癌的临床病例特点

	肝细胞癌	肝胆管细胞癌
性别	男性多见	女性多见
肝病背景	肝炎感染,肝硬化	肝内胆管炎症、肝吸虫
肿瘤质地	软	硬
门静脉癌栓	常见	少见
转移方式	肝内转移	肝门淋巴结转移
血液供应	大多富血供	乏血供
CT 增强所见	等或低密度	极低密度
肿瘤标志物	AFP	CEA,CA19-9
伴发肝硬化	多,重	少,轻
栓塞化疗	可有效	多无效

　　治疗方面,尽管手术切除仍是胆管细胞癌唯一可能治愈的手段,但大多数患者发现时均为晚期,失去手术治疗的机会,因此,化疗成为目前胆管细胞癌主要的治疗手段。目前以吉西他滨、氟尿嘧啶类药物及铂类药物为主,反应率在 20%～30% 之间。胆管细胞癌辅助化疗及新辅助化疗目前未被证实能延长患者生存时间,临床上不主张推荐。目前主要应用于进展期胆管细胞癌的治疗。

一、单药治疗

由于肝内胆管细胞癌与肝外胆管癌都属于胆管癌,虽然化疗疗效有差别,但化疗方案基本一致。早在上世纪70年代,人们就开始尝试用治疗胃癌或肠癌的化疗方案应用于胆道系统的恶性肿瘤。常用的药物有5—FU、丝裂霉素(MMC)、多柔比星等。5—FU单药有效率为0～40%,中位生存期为2～12个月,5—FU与MMC、多柔比星联合应用在有效率及生存时间上均未见提高。近年来,随着化疗药物的发展,卡培他滨、吉西他滨、伊立替康、奥沙利铂等药物的问世,给胆管细胞癌的治疗带来了希望。口服化疗药卡培他滨治疗胆管癌疾病控制率为28%,中位生存期达8.1个月。国外报道单药吉西他滨治疗晚期胆道系统恶性肿瘤,缓解率为26.1%,无进展生存时间8.1个月,总生存时间为13.1个月。另报告替吉奥(S—1)单药一线治疗进展期胆道系统癌的多中心Ⅱ期临床研究,S—1 80mg/(m² • d),分2次,连续4周,休息2周。共入组41例患者,40例可评价,完全缓解1例(2.5%),部分缓解13例(32.5%),疾病稳定17例(42.5%),疾病进展7例(17.5%),失访2例。总有效率为35%。中位生存期为9.4个月,该研究认为S—1单药治疗是值得推荐的化疗方案。亦有研究报道了吉西他滨单药治疗进展期胆道癌的临床研究的meta分析,总生存时间在4～14个月之间。

二、联合治疗

虽然胆管细胞癌的单药化疗取得一定疗效,但临床应用上大都以联合化疗为主。国外有研究用MMC联合卡培他滨或高剂量吉西他滨治疗进展期胆道肿瘤,分别获得较好疗效。总生存时间分别达到6.7个月和9.25个月。另外还有采用卡培他滨联合奥沙利铂一线治疗晚期胆道系统恶性肿瘤的多中心Ⅱ期前瞻性研究,47例患者接受奥沙利铂130mg/m²,d1,卡培他滨1000mg/m²,bid,d1～d14,每3周重复。结果中位生存期为12.8个月。Kim等报告的一项临床研究,S—1联合DDP治疗转移或复发的胆道系统肿瘤,共入组51例患者,给予S—1 40mg/m²,bid,d1～d14,DDP 60mg/m²,d1,q3w,结果CR 4%,PR 26%,SD 42%,PD 18%,中位生存期为8.7个月。Cho等报告卡培他滨联合吉西他滨治疗进展期胆囊癌的临床研究,吉西他滨1000mg/m² iv,d1、d8,卡培他滨1000mg/m²,bid,d1～d14,每3周重复。入组24例患者,结果8例达到PR,10例SD,1年生存率为58%。此外,还有多项临床研究评估联合化疗对胆管细胞癌的疗效。但有效率均不能取得满意效果。

三、分子靶向治疗

分子靶向治疗应用于胆管细胞癌目前研究较少,临床应用不多。虽然目前仍在尝试阶段,效果仍需进一步研究证实,但为我们胆管细胞癌的治疗指明了方向。目前主要有Vandetanib(ZD6474)、索拉非尼、厄洛替尼等,初步研究证实了其有效性,但临床收益较小,仍需探索新的治疗药物和联合治疗方案。

总之,根据目前的研究文献结果,有几种方案可供进展期胆管癌患者选择:一般状况好的患者可以从联合化疗中获益,主要为以下药物的联合:吉西他滨、氟尿嘧啶类药物及顺铂,反应率为20%～30%,中位生存期为8～12个月。一般情况略差或高龄的患者可以考虑予氟尿嘧啶类或吉西他滨单药化疗。

目前,不论在胆管癌的辅助、新辅助还是姑息化疗方面,都缺乏大样本量、前瞻性的随机对照研究,这一方面与胆管癌发病率较低有关,另一方面反映了人们对胆管癌的化疗缺乏信心,故至今仍无标准的化疗方案。美国 NCCN 指南亦只是笼统的推荐可以使用氟尿嘧啶类药物或吉西他滨为基础的化疗方案进行治疗,而未进一步明确具体方案。一些新药的问世可能会给胆管癌的化疗带来更好的疗效,希望未来关于胆管癌的研究能有所突破。分子靶向药物治疗目前只是显示出初步效果,未来还有很长路走。然而,化疗联合靶向药物治疗可能是胆管细胞癌治疗今后的方向,希望在不远的将来胆管细胞癌的治疗能有明显进步。

(何娜娜)

临床肿瘤疾病诊断要点与治疗方法

（下）

卢亚巍等◎主编

吉林科学技术出版社

第七章　结直肠癌

第七章　结直肠癌

大肠癌是最常见的恶性肿瘤之一,包括来自盲肠、阑尾、升结肠、横结肠、降结肠、乙状结肠、直肠和肛管的恶性肿瘤,其中前六个部分归为结肠癌(colon cancer),后两个部位的恶性肿瘤分别为直肠癌和肛管癌(rectal cancer and anal cancer)。大肠癌发生部位以直肠最为多见,约占 56%～70%;其次为乙状结肠,占 12%～14%;盲肠占 4%～6%;降结肠、横结肠、升结肠各占约 3%。

大肠癌的发病风险随年龄的增长而增加且具有明显的地域分布差异性。大肠癌发病率随年龄而增长,从 40 岁开始上升,60～75 岁达到峰值。在西方发达国家,大肠癌的发病率居第 2 位,高发区如北美、西欧、澳大利亚和新西兰;中发地区如东欧、南欧、拉丁美洲;低发地区如非洲、亚洲和南美。据文献报告从 1985 年以来原本高发地区的上升速度有所缓和或下降,但是低、中发区则持续上升。随着社会进步、生活条件改善和人们生活方式、饮食习惯的改变,大肠癌在我国发病率日趋增高,2012 年最新数据统计跃居第 3 位。

大肠癌的病因至今尚未明了,是结肠黏膜上皮在环境或遗传等多种致癌因素作用下发生的恶性病变。从流行病学的观点看,结肠癌的发病和遗传、环境、生活习惯、尤其是饮食方式有关。大肠癌发病的高危因素为慢性腹泻、黏液血便、精神刺激、便秘、家族肿瘤史、长期服导泻药史和肠道疾病如溃疡性结肠炎、克罗恩病及结直肠息肉、腺瘤等。部分大肠癌具有遗传背景,如家族性腺瘤病(Familial adenomatous polyposis,FAP)、遗传性非息肉性结肠癌、色斑性腺瘤病以及幼年性息肉病等,这些疾病均具有特定的基因型,其中以遗传性非息肉性结肠癌(hereditary nonpolyposis colorectal cancer,HNPCC)为多见,占大肠癌的 5%～15%。

第一节　结直肠癌的综合治疗原则

近年来,结直肠癌的发病率在我国呈上升趋势,患者的总体治疗效果仍不满意,其死亡率仅次于肺癌和肝癌。每年我国约有 10 万以上的患者死于结直肠癌,且死亡人数正逐年增加。随着医学科学的进步,新的诊断和治疗手段的出现,已经使结直肠癌的治疗有了很大的发展,治疗效果也有明显的提高。除此之外,结肠癌综合治疗模式的进步,特别是临床多学科综合治疗团队(multidisciplinary team,MDT)的出现,对传统的结直肠癌治疗观念产生了重大的变革,现代结直肠癌的治疗更加依靠包括医学影像学、肿瘤外科、肿瘤内科、放疗科、病理科等多个工作团队的协作配合共同完成。在国际上,MDT 已经成为各种大型综合医院和肿瘤专科医院治疗结直肠癌的固定模式。

结直肠癌的治疗方法包括外科手术、放疗、化疗、介入治疗以及生物靶向治疗等,治疗方案的选择必须根据患者的体质、肿瘤所在部位、肿瘤的病理类型、浸润深度、分期和转移情况,合理地综合应用现有各种有效治疗手段,以期最大限度地提高肿瘤治愈率,延长患者生存和改善患者生活质量。

一、手术治疗

目前,手术仍是结直肠癌患者获得根治的唯一有效治疗方法,是结直肠癌综合治疗的重要组成部分。结肠癌根治术后患者的 5 年生存率约为 70% 左右,直肠癌则为 50% 左右,早期病例效果较好,晚期则效果较差。手术方式分为根治性手术和姑息性手术,具体体式的选择应根据肿瘤的部位、病变浸润转移的范围及分期、伴发疾病(肠梗阻、肠穿孔等),以及结合患者的全身情况来决定。

如患者情况允许,应尽量争取行根治性切除术,手术方法要求整块切除原发肿瘤所在的肠管和系膜以及充分的区域淋巴结清扫。结肠癌根治术根据肿瘤的部位不同,可分为右半结肠根治术(适用于右半结肠肿瘤,包括盲肠、升结肠及结肠肝曲)、横结肠根治术(适用于横结肠中段肿瘤),左半结肠根治术(适用于结肠脾曲及降结肠肿瘤)、乙状结肠切除术(适用于乙状结肠中、下段肿瘤)。直肠癌根治术术式包括经肛门局部切除、低位前切除术(LAR)、行结肠一肛管吻合的全直肠系膜切除术(TME)、腹会阴联合切除术(APR)。距肛缘 8cm 以内、肿瘤小于 3cm、侵犯直肠周径小于 30% 的中高分化小癌灶、没有淋巴结转移的证据,可以行经肛门局部切除,切缘阴性即可;对于中高位直肠癌,应选择比肿瘤远端边缘低 4～5cm 的 LAR 手术,并继以结直肠吻合;对于低位直肠癌,需要行 APR 或 TME 伴结肠肛管吻合。新辅助和辅助放化疗可提高手术的切除率,降低术后复发率,应根据患者的具体情况进行选择。

近年来,腹腔镜下结直肠癌根治术在全世界获得了较广泛的开展。现有的临床研究表明,腹腔镜辅助结直肠癌根治术的术中和术后并发症与开放式手术无明显差异;而手术时间、术中出血等优于开放式手术。且两者在 3 年总生存率、无瘤生存率(DFS)和局部复发率等方面均无明显差异。腹腔镜辅助结直肠癌根治术也存在许多不足之处,如手术时间长、费用高,缺乏大宗病例术后的长期随访结果,远处转移不能完全发现,局部浸润范围难确定等。因此,对于腹腔镜结直肠癌根治术是否符合肿瘤学原则,能否达到根治的目的,以及对术后肿瘤的转移、复发的影响等方面仍存在较大的争议。目前推荐腹腔镜下结直肠癌根治术仅应由经验丰富的外科医生进行,术中必须进行全腹腔的探查。中低位直肠癌、伴有急性肠梗阻或穿孔、明显的局部周围组织器官浸润(即 T_4 期)者不推荐进行腹腔镜切除术。

近 20 年来在结直肠癌外科治疗领域取得的另一重要进展就是转移瘤外科切除理念及技术的更新,主要体现在肝转移瘤切除方面。结直肠癌伴肝转移,包括部分仅有肺转移或卵巢转移的患者,目前认为这部分患者不排除有治愈的可能,应该采取积极地态度,进行根治性切除。对于初始可切除或通过化疗能转化的潜在可切除肝转移瘤,手术切除是首选的治疗方法。合并肝转移的结直肠癌患者接受根治性切除术后 5 年生存率可达 30%～58%,接近 20% 的患者存活可超过 10 年。判断肝转移瘤是否适合手术切除或可否外科治愈的标准正在演变,人们逐渐将重点放在保留足够肝脏的同时获得阴性手术切缘上。结直肠癌肝转移的外科治疗策略包括:原发灶和肝转移灶同期切除,术前患侧门静脉栓塞以提高术后残留肝脏的体积和功能,对于累及两叶或以上的病灶行二期切除等。除非有可能切除所有的已知病灶(即达到 R_0 切除),否则不能达到根治目的的"减瘤措施"不推荐采用。部分患者由于基础疾病、转移瘤处于特殊解剖部位,或预期残留肝脏不足,则可以采用消融治疗(冷冻、微波、射频等)。消融治疗可以经皮肤单独进行,也可与传统开腹手术结合治疗难以完全切除的深部病灶。已有相当多的循证医学证据证明,局部消融的疗效仍不能与外科切除相当,更不能取代传统外科切除手术,依其疗效依次为外科切除＞开腹消融＞经皮消融。

姑息切除术适用于无法达到根治性切除的患者,主要包括局部切除术、短路手术及造瘘术等,其意义在于减轻患者的痛苦,解除患者的症状,提高患者的生活质量,相对延长患者的生存期。部分接受姑息切除的患者,其原发灶和(或)转移灶经治疗转变为可切除后,仍有可能通过二期切除获得长期生存。

二、放射治疗

放射治疗在结肠癌综合治疗中的意义不如直肠癌重要。对于术后切缘阳性,T_4 期肿瘤穿透至邻近器官无法完全切除,或伴腹腔内局限性转移的结肠癌可考虑采取术中或术后放疗。直肠癌局部复发风险较高,对于大部分 II 期和 III 期的患者,推荐接受包括手术、放疗和化疗的多学科综合治疗。

直肠癌的放疗包括术前放疗、术中放疗和术后放疗,并常与以氟尿嘧啶为基础的化疗同期联用。术前放疗可提高手术切除率,增加保肛的可能性,减少淋巴结和远处转移的风险,降低局部复发率,提高患者的生存率。而术前同期放化疗则具有放疗增敏,根除微小转移灶,增加病理学完全缓解率(pCR)和保肛率等优点。术前放疗的一个缺点是可能使那些其实并不需要放疗的早期患者接受了过度治疗,这就需要进行准确的术前分期。术后放疗主要应用于肿瘤累及直肠浆膜或周围脂肪组织、器官,淋巴结有转移未完全清除,姑息切除或切缘阳性,术后病理显示肿瘤高度恶性复发风险高,或 T_3N_1 分期以上术前没有接受放疗的患者。直肠癌放疗的照射野应包括全盆腔淋巴引流区,如已有相邻脏器受累,则应包括髂外淋巴结;传统推荐剂量是 45～50Gy/25～28 次,不可切除肿瘤的剂量则应达到 54Gy 以上,而小肠的剂量应限制在 45Gy 以下。欧洲等国的研究者多采用术前短程放疗(5Gy×5 次),放疗 1 周后手术,而北美地区的研究者则更多的应用常规放疗剂量(50.4Gy/28 次/5.5 周)。从目前研究结果来看,术中放疗仅用于治疗局部晚期 T_4 或复发性肿瘤,于术中一次性照射(10～25Gy)残留肿瘤及瘤床。

临床上可切除的直肠癌较常用的治疗方法是手术＋术后综合治疗和术前综合治疗＋手术＋术后化疗。近年来,研究者越来越多的开始研究术前综合治疗。德国直肠癌研究协作组开展的一项大型临床随机对照研究结果显示,术前放化疗与术后放化疗相比,能显著降低局部复发率(6％ vs 13％,P＝0.006),减少治疗相关毒副作用。一项评价术前同期放化疗治疗可切除直肠癌效果的 I 期临床研究结果表明,同期联合 5－FU/LV 化疗提高放疗效果,与单纯术前放疗相比,可显著缩小肿瘤,降低 pTN 分期,减少脉管和周围神经浸润,但未能显著改善总生存。术前放化疗＋手术的综合治疗方法已成为 II/III 期直肠癌的标准治疗方法。但是,手术、放疗、化疗的最佳序贯目前尚不明确,有待更多临床研究为我们解决这个问题。

三、化学治疗

近年来,随着肿瘤内科学的飞速发展,各种抗肿瘤新药及新方法的不断涌现,结直肠癌的化疗已经成为综合治疗的重要组成部分。除部分早期患者不需要化疗外,大多数的患者需要在不同的时期接受化疗。化疗分为新辅助化疗,辅助化疗,姑息化疗和局部化疗,近年来又提出了针对结直肠癌肝转移患者的转化性化疗。

（一）辅助化疗

辅助化疗指外科切除（一般指 R_0 切除）之后进行的全身化疗，其目的在于杀灭手术无法清除的微小病灶，减少复发，提高生存率。因此具有高转移复发风险的患者均应接受术后辅助化疗。对于Ⅲ期结肠癌，辅助化疗已成为治疗的标准。部分具有高危因素的Ⅱ期结肠癌患者也应考虑进行 6 个月的辅助化疗，高危因素包括：肿瘤为 T_4（ⅡB 期）、组织学分级差（3 级或 4 级）、淋巴结转移、血管侵犯、伴有肠梗阻或局部穿孔、肿瘤靠近切缘、切缘不确定或阳性、清除淋巴结数目不足（少于 12 个）。可选择的治疗方法有：5－FU/LV 联合奥沙利铂、卡培他滨单药、5－FU/LV 等。基于欧洲 MOSAIC 试验的结果，静脉滴注的 5－FU/LV 联合奥沙利铂（FOLFOX）方案目前被认为是可切除的Ⅱ/Ⅲ期结肠癌术后辅助化疗的标准方案。该研究结果显示，与 5－FU/LV 方案相比，高危Ⅱ期和Ⅲ期患者应用 FOLFOX 方案辅助化疗，3 年、5 年的无瘤生存、6 年的总生存均有改善。最近的一项 meta 分析结果也强烈支持在辅助化疗中应用 FOLFOX 方案。与此相反，研究数据表明 5－FU/LV 联合伊立替康（FOLFIRI 方案）用于辅助化疗并不优于 5－FU/LV 方案，因此不支持在Ⅱ/Ⅲ期结直肠癌的辅助化疗中使用含伊立替康的方案。临床随机对照研究发现，辅助化疗在 FOLFOX 方案基础上联合靶向药物贝伐单抗或西妥昔单抗并不能延长患者的无瘤生存（DFS），因此目前也不推荐辅助化疗中使用靶向药物。对于术前未接受新辅助治疗的Ⅱ/Ⅲ期直肠癌患者，术后的辅助化疗多考虑与放疗联合。NSABP R－02 研究显示，术后联合放化疗与单纯术后化疗相比，可显著降低Ⅱ/Ⅲ期直肠癌的局部复发率。而对于术前接受过新辅助放化疗的Ⅱ/Ⅲ期直肠癌患者，术后辅助化疗的价值尚不明确，但在大多数的肿瘤中心仍推荐这部分患者接受为期 4 个月的术后辅助化疗。

（二）新辅助化疗

新辅助化疗指在结直肠癌手术切除前给予的，旨在缩小病灶以利于手术切除、消灭微转移灶以改善预后的化疗。新辅助化疗是可切除的直肠癌综合治疗的重要组成部分，可切除的结肠癌一般不考虑进行新辅助化疗。患者接受术前新辅助化疗还是术后辅助化疗，要根据准确的临床分期、治疗的毒副作用、括约肌的功能能否保存、肿瘤对化疗的反应等因素来综合考虑。一般来说，术前分期为可切除的 $T_{3/4}N_0$ 或任何 $TN_{1\sim2}$ 的直肠癌患者应接受新辅助治疗。对于这部分患者，单独采用术前全身静脉化疗者目前报道甚少，主要通过配合术前放疗使肿块缩小，减轻周围组织粘连，提高中、下段直肠癌保肛手术的成功率。结直肠癌新辅助化疗主要以 5－FU 为基础，推荐使用持续静脉滴注的 5－FU 或卡培他滨同期联合放疗，近年来也有研究者在同期放化疗的方案中加入奥沙利铂，但结果未能显示无瘤生存和总生存的改善，反而明显增加了毒副作用。目前的研究还不能回答到底哪个化疗方案与放疗联合最佳，正在进行的 NSABP R－04 临床研究也许可以给我们提供这个问题的答案（该研究选取Ⅱ/Ⅲ期直肠癌患者，进行术前盆腔放疗的同时，使用静脉持续滴注的 5－FU/LV、卡培他滨单独或联合奥沙利铂四个方案进行对比）。而新辅助化疗究竟需要几个周期目前尚无统一的标准，根据现有的循证医学证据，至少 3 个周期的新辅助化疗，总疗程大约为 6 个月的术前、术后辅助化疗是合适的，但延长化疗时间是否会带来风险尚无相关研究报道。

新辅助化疗也是结直肠癌肝转移患者综合治疗的重要组成部分，对于初始可切除的肝转移灶，新辅助化疗能使病灶缩小以保证足够的切缘、减少肝实质的切除和最大限度地保留肝功能，同时也可根据肿瘤对新辅助化疗的敏感性来作为选择术后辅助化疗方案的依据；对于初始不能切除的肝转移病灶,越来越倾向于使用新辅助化疗来缩小转移灶以便将其转化为可切除,即转化性化疗,这是近年来提出的一个新的理念。虽然转化性化疗也可以认为是姑息性化疗的一部分,但应尽量把两者区别开来,这取决于对潜在可切除者"可转化性(convertibility)"的判断。由于结直肠癌肝转移术前新辅助化疗的缺点包括:化疗诱导的肝损伤,因为疾病进展或化疗后获得完全缓解使手术切除范围的确定变得异常困难而错过"手术机会的窗口期"等,因此,对于潜在可切除的转移性结直肠癌患者,一旦确诊即应接受多学科团队评估其切除的可能;并在术前化疗过程中,每2个月由多学科团队重新评估手术的可能性,病灶变为可切除后应尽早手术。新辅助化疗方案的选择应取决于患者转移灶是否可切除或有转化的可能性、化疗方案的有效性以及安全性和毒性。对于转移瘤有可能转化为可切除的患者应该考虑使用有效率高的化疗方案,包括FOLFOX、CapeOX、FOLFIRI、FOLFOXIRI联合或不联合贝伐单抗或西妥昔单抗(限于K-ras野生型肿瘤)等,全身化疗联合靶向药物的反应率可达70%或更高,并可使更多的患者从不可切除转为可切除。需要强调的是,肝转移灶切除术后仍应根据患者具体情况考虑辅助化疗,以使围术期的化疗总疗程达到6个月。EROTC40983研究表明,围术期化疗疗程达到6个月的患者,其无进展生存较单纯手术者明显延长。

(三)姑息性化疗

姑息性化疗指用于晚期不可切除或转移性癌症患者的全身化疗,目的是延长患者生存、改善生活质量,因此不必片面追求高反应率,而应综合考虑耐受性、生活质量和总生存。目前有多种有效药物可用于治疗晚期转移性结直肠癌,包括5-FU/LV、卡培他滨、伊立替康、奥沙利铂、贝伐单抗、西妥昔单抗和帕尼单抗等,具体方案需根据既往化疗方案、时限、药物毒副作用以及患者的身体状况来选择,并在初期治疗时即计划好出现疾病进展情况下的更替方案和发生特定毒性反应时的调整方案。对于适合接受高强度治疗的患者,可考虑选择FOLFOX、CapeOX、FOLFIRI、5-FU/LV、FOLFOXIRI等作为初始治疗方案,也可以考虑联合贝伐单抗或西妥昔单抗(限于K-ras野生型肿瘤)。目前的研究认为,FOLFOX、CapeOX和FOLFIRI方案疗效相当,作为一线治疗时缓解率、无进展生存和总生存相似。对于不适合接受强烈化疗的患者,初始治疗方案可选卡培他滨或5-FU/LV,或联合贝伐单抗,或单药西妥昔单抗。初始治疗失败后,二线或以上的方案选择取决于初始治疗的方案,如初始治疗使用的是FOLFOX或CapeOX,后续治疗可考虑FOLFIRI、伊立替康单药加或不加西妥昔单抗;初始治疗使用的是FOLFIRI为基础的,后续治疗可考虑FOLFOX或CapeOX;初始治疗使用了西妥昔单抗失败者,后续治疗中不推荐再使用西妥昔单抗或帕尼单抗。在治疗过程中使用所有的3种细胞毒药物(即5-FU、奥沙利铂、伊立替康),可以延长患者的中位生存期,而且这些药物使用的先后顺序与总生存期无关。由于新的化疗药物,特别是靶向药物的应用,晚期结直肠癌患者的中位生存时间已由原来单用5-FU治疗时不到1年延长到现在已超过2年。

(四)局部化疗

局部化疗主要包括肝动脉灌注化疗(HAI)、腹腔内灌注化疗等。HAI是针对结直肠癌肝转移灶的局部治疗,最常用的药物为氟尿苷(FUDR)。HAI可导致较为明显肝脏毒性,但是适当的疗程和药物剂量可减少肝脏毒性的发生。研究表明,应用HAI联合全身化疗比单纯全身化疗能更有效地缩小肝转移灶,延长肝转移灶进展时间,改善生存,可以考虑用于结直肠癌肝转移患者术前或术后的辅助治疗。对合并腹膜转移的患者可考虑腹腔内灌注化疗,但该治疗手段还处于探索阶段,尚需科学的临床随机对照研究来验证其风险和益处。

四、生物靶向治疗

随着分子生物学和基因工程技术的不断发展,肿瘤的治疗已不局限于传统的手术治疗、放疗和化疗,生物治疗已经显示出良好的发展前景,成为肿瘤治疗的第四种模式。

可用于治疗结直肠癌的生物治疗方法主要包括:①肿瘤细胞因子治疗,如干扰素(INF)、白细胞介素(IL)、肿瘤坏死因子(INF)等;②免疫刺激剂,如卡介苗、蛋白质疫苗、肿瘤细胞疫苗、树突状细胞疫苗等;③肿瘤靶向治疗,如贝伐单抗、西妥昔单抗、帕尼单抗等;④免疫效应细胞,如肿瘤浸润淋巴细胞(TIL)、淋巴因子激活杀伤细胞(LAK)、细胞因子诱导的杀伤细胞(CIK)、细胞毒淋巴细胞(CTL)等;⑤肿瘤基因治疗,如 p53 基因、E1-B 缺陷腺病毒等。结直肠癌的靶向治疗相对比较成熟,3 个单克隆抗体(贝伐单抗、西妥昔单抗和帕尼单抗)在临床上的应用大大提高了结直肠癌治疗的疗效。

贝伐单抗是一种针对 VEGF 的重组人单克隆 IgG1 抗体,它能选择性地抑制 VEGF,从而阻止 VEGF 与 VEGFR-1、VEGFR-2 受体结合而激活,抑制血管形成。多项临床研究结果显示,贝伐单抗联合化疗,无论是一线还是二线治疗,均能提高晚期结直肠癌患者化疗的有效率,延长患者的无进展生存和总生存。

西妥昔单抗和帕尼单抗是抗表皮生长因子受体(EGFR)的单克隆抗体,可高选择性地与 EGFR 结合从而抑制 EGFR 介导的细胞内信号转导。研究表明,西妥昔单抗和帕尼单抗的疗效与肿瘤细胞中的 K-ras 基因是否有突变有明确的关系,K-ras 基因突变者对以西妥昔单抗或帕尼单抗为基础的治疗无效。西妥昔单抗联合 FOLFOX 或 FOLFIRI 方案一线治疗 K-ras 基因野生型的转移性结直肠癌患者,可显著提高有效率和延长无进展时间。对于一线治疗失败,特别是伊立替康治疗失败的患者,应用西妥昔单抗单药或联合伊立替康可取得一定的疗效。帕尼单抗主要用于治疗 5-FU、伊立替康、奥沙利铂治疗失败后的 K-ras 基因野生型的转移性结直肠癌患者。其他的生物治疗尚处于探索阶段,其确切价值还有待临床随机对照研究进一步证实。

(穆建平)

第二节　结直肠癌的辅助和新辅助治疗

40%～50%的结直肠癌患者单纯采用根治性手术治疗后仍可能复发,甚至因转移而死亡。Ⅱ期和Ⅲ期结肠癌患者根治术后体内仍可能存在残留微转移病灶,随着人们对肿瘤生物学特性的进一步了解,大多数外科医生认识到单纯手术无法完全征服结直肠癌,必须结合其他辅助治疗才能大幅度提高术后生存率。术后辅助化疗的目的是清除患者体内可能存在的微转移病灶,尽管Ⅱ期肠癌发生微转移的风险远低于Ⅲ期肠癌,但现在很多治疗策略是基于含有Ⅱ期和Ⅲ期肠癌患者的临床试验来制定的。Ⅱ期肠癌患者辅助化疗的价值仍存在争议。

一、辅助化疗的早期探索

结肠癌辅助化疗最早的临床试验是在 20 世纪 50 年代使用当时有限的抗肿瘤药物。70

年代时曾尝试甲基环己亚硝脲(Me—CCNU)联合5—FU用于胃肠道肿瘤的化疗,从70年代中期到80年代中期,共有5个大的协作组进行结直肠癌临床试验,病例总数近5000例,但与单纯手术组比较,在结肠癌患者中5年生存率并无显著性差异;在直肠癌患者中,Me—CC-NU/5—FU加放疗的5年生存率比单纯手术组高(P<0.05)。术后放化疗的5年生存率比手术加放疗组高(P<0.05)。但是由于Me—CCNU严重的毒副作用及其相关的继发白血病风险。所以目前流行的辅助化疗方案中,未再使用Me—CCNU。

中北部癌症治疗组(NCCTG)和Mayo医院比较了单纯手术,术后加左旋咪唑,手术加左旋咪唑加5—FU三组治疗Ⅱ期或Ⅲ期结肠癌的效果,总例数达到401例,联合用药使无瘤生存率明显提高,而且对淋巴结阳性病例的总5年生存率亦优于单纯手术组(62% vs 55%,P<0.05)。随后,协作组间研究(Intergroup—0035)共计1297例Ⅱ期和Ⅲ期的患者,900多例Ⅲ期患者随机纳入单纯手术、加左旋咪唑或加5—FU/左旋咪唑组,而325例Ⅱ期患者随机分入单纯手术组或加5—FU/左旋咪唑组。1995年报告显示术后加5—FU/左旋咪唑对淋巴结阳性的患者有好处,中位随访7年,复发率单纯手术组为53%,加入左旋咪唑组为52%,加入5—FU/左旋咪唑为37%,而总5年生存率分别为51%,54%和64%。5—FU/左旋咪唑减少复发风险39%,减少死亡风险31%。7年生存率5—FU/左旋咪唑组为60%,远较单纯手术组46%高(P<0.05),明显改善了Ⅲ期结肠癌的预后。且辅助化疗患者的耐受性好,毒副作用不大,偶尔产生骨髓抑制,较少发生Ⅲ/Ⅳ度不良反应。极少因为不良反应导致治疗中断。由于5—FU/左旋咪唑在Ⅲ期结肠癌术后患者中具有良好的耐受性和有效性,它在美国被广泛接受为标准治疗方案。在该研究中,Ⅱ期患者病例数较少,5—FU/左旋咪唑治疗组7年无瘤生存率为79%,而单纯手术组为71%,差异无统计学意义(P=1.10)。而且7年的总生存率也没有差别,均为72%(P=0.83)。一项荷兰结直肠癌辅助化疗的研究(The Nether—lands Adjuvant Colorectal Cancer Project,NACCP)最终的研究结果表明5—FU/左旋咪唑效果与INT—0035研究几乎相同,在Ⅲ期结肠癌患者中,5年无瘤生存率提高20%,而且在Ⅱ期患者中,生存率的提高同样有统计学意义。

按现在的标准,20世纪50年代到80年代的辅助化疗规模较小,1988年Buyse等发表了第一个对辅助化疗的随机对照研究的meta分析,包括了8个直肠癌手术并用放疗的试验和17个各种类型化疗的随机试验,后者比较了结直肠癌术后辅助化疗与单纯手术的效果,总病例数达到6800例,结果显示患者总生存差异无统计学意义。

二、5—FU辅助化疗的演进

在C—01试验中,NSABP协作组将1166例Dukes B和C期结肠癌患者随机分配至单纯手术组、使用卡介苗(BCG)组和MOF方案化疗组(包括me—CCNU,Vincristine和5—FU),结果显示BCG和单纯手术组之间的差异无统计学意义,MOF治疗组较对照组有更好的无病生存期和总生存期(P值分别为0.02和0.05)。这是首个证明局部晚期结肠癌术后接受辅助化疗能够获得生存益处的临床试验。

5—FU的基本作用机制是CF通过稳定和延长由5—FU的活化代谢物FdUMP(氟尿嘧啶脱氧核苷)、胸苷酸合成酶和甲酰四氢叶酸组成的三重复合物令5—FU的细胞毒作用明显增加。在确定5—FU/CF对晚期结直肠癌有效的基础上,将5—FU/CF引入辅助治疗中,并进行了一系列随机对照试验。

首先是国家乳腺和大肠外科辅助治疗组进行 C—03 临床试验(NSABP C—03)比较了 MOF 与 5—FU/CF 对 Ⅱ、Ⅲ 期结肠癌辅助治疗效果。1987—1989 年间共入选了 1081 例结直肠癌患者,随机分配到 5—FU/CF 组 539 例,(CF 500mg/m² 滴注 2 小时,每周 1 次,共 6 次,5—FU 500mg/m²,在 CF 滴注一半后推注,每周 1 次,共 6 次,每疗程结束后休 2 周再重复,共用药 8 个疗程);MOF 组 542 例(Me—CCNU 130mg/m²,第 1 天口服,每 10 周 1 次,共用 5 次,VCR 1mg/m² 静注,第 1 和第 36 天,5—FU 325mg/m²,静注,第 1~5 天和第 36~40 天,10 周为 1 个疗程,共用 5 个疗程)。结果显示 5—FU/CF 组比 MOF 组有更高的 5 年无瘤生存率(66% vs 54%,P=0.0004)和更高的 5 年生存率(76% vs 66%,P=0.003)。

此后为了回答辅助化疗方案选用 5—FU/Lev 还是 5—FU/CF 的问题,NSABP 在 1989—1990 年间进行了 C—04 临床试验,共有 2051 例结直肠癌患者加入随机试验。5—FU/CF 组 719 例(剂量同 C—03),5—FU/Lev 组 715 例(5—FU 450mg/m²,术后 3 周静注,每天 1 次,连用 5 天,术后第 29 天开始每周 1 次,连用 48 次;Levamisole 50mg 每日 3 次,连服 3 天,停 11 天重复,用药 1 年);5—FU/CF/Lev 组 717 例(5—FU、CF 和 Lev 剂量用法同前)。5 年随访结果表明,采用 5—FU/CF 组方案比 5—FU/Lev 组有更高的无瘤生存率(65% vs 60%,P=0.04)和生存率也有所提高(74% vs 70%,P=0.07);而 5—FU/CF/Lev 组比 5—FU/CF 组没有增加生存(5 年无瘤生存率为 65% vs 64%,P=0.67);5 年总生存率为 74% vs 75%,P=0.99。这些结果与 C—03 试验结果相同,从而认为 5—FU/CF 是 Ⅱ 期和 Ⅲ 期结肠癌患者可以接受的标准辅助治疗方案。

1991—1994 年间 NSABP 进行了 C—05 试验,病例数达到 2176 例,将 5—FU/CF 与 5—FU/CF/a—IFN(干扰素)进行比较,结果表明增加干扰素只能增加毒性而不能提高生存率。

在认可 5—FU/CF 为结直肠癌标准辅助化疗方案的同时,又在 CF 剂量高低,用药时间长短(6 个月或 12 个月)问题上进行了临床试验,QUASAR 结直肠癌研究组报道了一项大型的 2×2 临床试验,结直肠癌患者接受根治性手术后接受 5—FU 370mg/m² 的辅助化疗,然后随机接受 Levamisole 或者安慰剂的治疗,以及低剂量(25mg)或高剂量(175mg)CF 的治疗。这个临床试验试图为临床医生解答是选择 5 天化疗,每 4 周重复 1 次,共 6 个月的方案还是每周 1 次,共 30 周的化疗,结果显示高剂量和低剂量组 CF 在总生存上没有差异(3 年生存率为 70% vs 71%,P=0.16),使用左旋咪唑组的生存差于安慰剂组(69.4% vs 71.5%,P=0.06),5 天方案和每周一次的方案生存没有差异。尽管该研究不是随机对照研究,但各组之间在患者临床特征方面平衡性较好,每周一次方案在黏膜炎、腹泻和粒细胞缺乏方面的毒性较 5 天方案低。

INT—0089 研究是一个多中心多组间的随机前瞻性研究,研究对象是高危 Ⅱ 期结肠癌患者($T_4N_0M_0$)和 Ⅲ 期结肠癌患者,共有 3759 例患者纳入研究,至少随访 5 年。随机分配到下列四组:①5—FU/Lev 术后 12 月标准治疗组;②5—FU/低剂量 CF(5—FU/LDCF)7~8 个月治疗组,5—FU 425mg/(m²·d)、CF 20mg/(m²·d),每周给药 5 天,4~5 周为 1 个疗程,共 6 个疗程;③5—FU/高剂量 CF(5—FU/HDCF)治疗组,5—FU 和 CF 的剂量均为 500mg/(m²·d),每周给药一次,共 6 周,休 2 周后重复。即 8 周为 1 个疗程,共 4 个疗程;④5—FU/LDCF/Lev,结果显示 5—FU/Lev 与 5—FU/LDCF/Lev 比较,5 年生存率有显著差别(56% vs 60%,P=0.014)。按肿瘤分期进行分层分析,Ⅲ 期患者 5 年生存率为 60% vs 65%(P=0.054),Ⅱ 期患者未见差别(Ⅱ 期患者占总病例数的 20%),统计学结果显示,虽然在总生存率方面 5－FU/LDCF/Lev 优于 5－FU/Lev，但并不优于 5－FU/LDCF 的治疗。这提示着左旋咪唑在 5－FU/CF/Lev 治疗中不是必需组成部分，用 5－FU/CF 不必添加左旋咪唑，5－FU/CF 辅助化疗 6 个月是目前标准的辅助治疗方案。

NCCTG 和加拿大国家肿瘤中心评估了 CF 能够增加 5－FU/Lev 的疗效，在 2×2 的研究中还评估了术后 6 个月辅助化疗和 12 个月辅助化疗的疗效差异，结果显示在 5－FU/Lev 基础上增加 CF 并没有生存益处，且 12 个月的辅助化疗并不比 6 个月的化疗好。

在用药时间长短的探索上，Saini A 等评估了术后 12 周辅助化疗的价值，共有 716 名 Dukes B 和 C 期结直肠癌患者随机接受 5－FU/CF（Mayo 临床方案）6 个月的化疗或持续静脉灌注的 5－FU 300mg/m²，12 周的化疗。结果显示接受 6 个月 Mayo 方案化疗的患者无复发生存率比接受 12 周 5－FU 患者差，（分别为 68.6% vs 80.0%，P＝0.023）。6 个月化疗组的 3 年生存率是 83.2%，12 周组为 87.9%，两组之间差异无统计学意义，P＝0.76，12 周组的 Ⅲ度中性粒细胞减少、腹泻、黏膜炎和脱发发生率明显低于对照组。作者认为 12 周的化疗与 6 个月化疗的生存率相似，但副作用较少，但由于该研究的样本量较小，后面也没有类似的大规模临床试验来证实这样的结果。因此 12 周化疗方案没有得到推广。

O'Connell 等报道了另一个有意义的临床试验－NCCTG894651，论述了结肠癌患者术后是否需要 12 个月或者 6 个月的辅助化疗这个问题，共入选了 890 例患者，随机分配试验，比较了 5－FU/LDCF/Lev 12 个月和 6 个月以及 5－FU/CF 12 个月和 6 个月，其中三药 5－FU/LDCF/Lev 6 个月与 5－FU/Lev 6 个月比较，有更高的 5 年生存率（75% vs 63%，P＜0.03），5－FU/Lev 12 个月方案与 5－FU/CF/Lev 6 个月方案生存率相同，结合 INT－0089 研究结果，推荐 5－FU/CF6 个月方案，而不需添加 Lev。

研究发现，5－FU 的给药途径、方式及剂量可影响 5－FU 的疗效。临床上常用的含 5－FU/LV 的基础方案包括：Mayo 方案、Rosewell－Park 方案、De Gramont 方案、AIO 方案等。

Mayo 方案：5－FU 425mg/m²，联合 LV 20mg/m²，第 1 天至第 5 天快速输注，每 4 周 1 次。结肠癌术后伴有高危因素患者行 6 个周期治疗后，复发时间及总生存期与对照组明显延长。

Rosewell－Park 方案：5－FU 500mg/m²，联合 LV 500mg/m² 推注，每周 1 次，连续 6 周，8 周为 1 个周期。

De Gramont 方案：LV 400mg/m² 静脉滴注 2 小时以上，第 1 天至第 2 天，快速输注 5－FU400mg/m²，然后持续静脉滴注 5－FU 600mg/m² CIV 22 小时，第 1 天至第 2 天，每 2 周 1 次。此方案由多中心试验验证，进展期结肠癌患者应用高剂量 LV 联合 5－FU 快速输注＋持续静脉滴注后，疾病无进展生存期较 Mayo 方案长（27.6 周 vs 22 周），但尚无明显延长总生存期的证据。

AIO 方案：LV 500mg/m² 滴注，5－FU 1500～2000mg/m² 静脉滴注 24 小时，每周 1 次，连续 6 周，8 周为 1 个周期。此方案由 Weh HJ 等人设计，应用高剂量 5－FU 每周一次，对转移结直肠癌患者的部分缓解率及疾病进展时间均有提高。

PIV（protracted IV 5－FU）方案：单一应用 5－FU 300mg/（m²·d）延续滴注共 12 周。法国的一项研究比较了 PIV 和 Mayo 方案对 Ⅱ、Ⅲ 期结肠癌患者术后辅助化疗疗效，结果表明两者疗效相仿，而 PIV 方案 3/4 度毒副作用明显少。

5－FU 的主要副作用和给药方法有关。5－FU 每 4 周或 5 周静脉快速输注连续 5 天给药方案患者中性粒细胞减少症和口腔炎最常见;5-FU 每周 1 次静脉快速输注患者腹泻多见;5-FU 持续静脉滴注患者手足综合征更多见。尽管人们认为持续静脉滴注的花费较高,而且给患者带来不便,但近年来的分析表明,两者的花费和对生活的影响差别并不大,而持续静脉滴注较静脉输注疗效更佳。

三、口服氟尿嘧啶类制剂

1999 年 ASCO 联合报道两个 UFT 治疗进展期结直肠癌的Ⅲ期试验,病例达 1100 余例,UFT 与低剂量 5-FU/CF 比较,有效率和生存率相似,但毒副作用更小,应用方便,费用较低。这预示 UFT 作为辅助治疗将有进一步发展,NSABP 的 C-06 试验目的是比较 UFT+CF(口服)与 5-FU/CF 对Ⅱ期、Ⅲ期结肠癌辅助治疗作用,共 1452 例患者,UFT+CF 组术后服 UFT 300mg/(m² · d)、CF 90mg/(m² · d),分 3 次服用,连服 28 天,休息 1 周后重复。5-FU/CF 组两药均用 500mg/m²,每周 1 次,6 周为 1 个疗程,中间休 2 周,共 3 个疗程。目前正在随访观察中,DFS 与 OS 无显著性差异。

早期的氟尿嘧啶口服剂疗效不佳,随机对照试验认为静脉用药疗效更好。药物代谢动力学认为肠道黏膜上有二氢嘧啶脱氢酶(DPD 酶)不同浓度分布而致,DPD 酶是口服氟尿嘧啶的主要代谢酶,从而导致药物吸收不完全。为克服此缺点而研制的氟尿嘧啶前体药物可以经肠道完全吸收后,代谢成有活性药物或者同时应用 DPD 酶抑制药物,减少口服制剂的分解。卡培他滨属 5-FU 前体药,口服后在肝内经羧酸酯酶生成 5′-脱氧氟胞苷(5′-DFCR),再经胞苷脱氨酶作用产生 5′-脱氧氟尿苷(5′-DFUR),在肿瘤组织中高量的胸苷磷酸化酶(TP)作用下产生 5-FU。X-ACT 试验(Xeloda Adjuvant Chemotherapy Trial)研究随机对比了卡培他滨和 Mayo 方案对Ⅲ期结肠癌术后患者化疗疗效,共 1987 例患者纳入试验,试验组 1004 例,口服卡培他滨 1250mg/m²,2 次/天,第 1 天至第 14 天,每 21 天为 1 个周期,对照组 983 例,予以 Mayo 方案,结果显示卡培他滨可以更好地延长无瘤生存期(P=0.04),而化疗副作用更轻。

四、联合化疗

近几年来新药如奥沙利铂、伊立替康(CPT-11),Xeloda 以及靶向药物(Avastin、C225)等用于临床,证实对转移性结直肠癌有确实疗效,而且观察到奥沙利铂或 CPT-11 与 5-FU 有协同作用,联合化疗时效果更好,因此产生了更有效的方案如 5-FU/CF 加奥沙利铂或 CPT-11、Xeloda 加奥沙利铂或 CPT-11 已应用于辅助治疗。

欧洲的 MOSAIC 研究评价了 FOLFOX4 方案在结肠癌术后辅助化疗中的作用。2236 例根治性手术切除的Ⅱ期或Ⅲ期结肠癌患者随机分组,分别接受单纯 5-FU/LV 或 5-FU/LV 联合奥利沙铂治疗 12 个周期。6 年的随访结果显示Ⅲ期患者的 5 年无病生存率(DFS)分别为 58.9% 和 66.4%(P=0.005),Ⅱ期患者则分别为 79.9% 和 83.7%(P=0.258)。结果表明,FOLFOX4 方案与 5-FU/LV 相比,复发的危险比为 0.77(P=0.002),提示 FOLFOX4 可使复发危险降低 23%。5-FU/LV 组 3 年无瘤生存率为 72.9%,而 FOLFOX4 组为 78.2%。FOLFOX4 组中,3 度以上中性粒细胞减少性发热发生率为 0.7%,胃肠道不良事件发生率低,3 度感觉神经病变发生率在治疗期间为 12.4%,在随访 1 年时降至 1.1%。两组全因死亡率均为 0.5%。基于上述结果,FOLFOX4 方案被推荐为Ⅲ期结肠癌患者术后辅助化疗的首选化疗方案。尽管初始的临床试验是采用 FOLFOX4 作为研究方案,但 mFOLFOX6 已经成为目前 NCI(美国国立癌症研究所)所有辅助化疗临床试验的标准对照方案。辅助化疗中应用 FOLFOX 这一推荐得到了一项 meta 分析结果的强烈支持,该 meta 分析综合了 18 个临床试验共 20898 名患者的资料,结果表明 2 或 3 年 DFS 是结肠癌术后以 5－FU 为基础辅助化疗临床试验的合适的研究终点,更新结果表明绝大多数的肿瘤复发发生于手术后的前 2 年内,而术后 5 年和 8 年的复发率仅分别<1.5％和<0.5％。Ⅲ期结肠癌患者中接受 FOL-FOX 治疗组其 6 年生存率明显高于 5－FU/LV 组(78.5％ vs 76％,HR 0.80,95％CI 0.65～ 0.97,P＝0.023)。但同时接受 FOLFOX 化疗的患者 3 度外周感觉神经毒性发生率为 12.4％,安全性的长期随访结果显示大多数能逐渐缓解。然而,4 年后仍有 15.5％患者存在神经毒性,提示奥沙利铂诱发的神经毒性在某些患者可能是无法完全逆转的。另一项Ⅲ期随机临床试验(NSABP C－07)对比了 FLOX(5－FU 推注/LV/奥沙利铂)与 FULV(5－FU 推注/LV)在延长结肠癌术后 3 年 DFS 的疗效,共有 2407 例Ⅱ期和Ⅲ期结肠癌患者参与试验。FLOX 组和 FULV 组的 4 年 DFS 分别是 73.6％和 67.0％,提示在每周 FU/LV 方案中加入奥沙利铂显著提高了Ⅱ/Ⅲ期结肠癌术后的 4 年 DFS(P＝0.0034)。在 FLOX 组观察到了较 FULV 组为多的 3 度感觉神经障碍(NCI－赛诺菲标准)以及与肠壁增厚相关的腹泻或脱水。进行交叉比较研究发现,FLOX 方案中发生的 3～4 度腹泻也较 FOLFOX 方案明显增加。比如,MOSAIC 试验中接受 FOLFOX 和 5－FU 输注/LV 的患者,3～4 度腹泻的发生率分别是 10.8％和 6.7％,而在 NSABP C－07 试验中接受 FLOX 和 5－FU 推注/LV 的患者,3～4 度腹泻的发生率则分别是 38％和 32.2％。

针对早期结肠癌辅助化疗的其他方案,已经研究过的还包括:以 5－FU 为基础的方案联合伊立替康,美国的协作组试验 CALGB C89803 比较了伊立替康＋5－FU/LV(IFL)与 5－FU/LV(FL)辅助治疗Ⅲ期结肠癌的疗效。IFL 无论在总生存(P＝0.74)还是无病生存(P＝0.85)方面均无提高,而且,IFL 还带来了更大的毒性,包括严重的中性粒细胞减少、中性粒细胞减少伴发热,以及死亡。目前研究数据不支持在Ⅱ期或Ⅲ期结肠癌的辅助化疗中使用含伊立替康的方案。

对于Ⅱ期结肠癌,辅助化疗的价值还不明确。国际多中心结肠癌试验汇总分析(IM-PACT)已完成。IMPACT－11526 例 Dukes B 和 C 期结肠癌患者入选,10 年随访结果显示 5－FU/CF 使 C 期患者死亡率降低 30％(P＝0.003),而 Dukes B 期患者仅降低 8％(P＝0.658)。IMPACT－2 目的是进一步探索 5－FU/CF 是否对高危Ⅱ期患者有效。入选患者 1016 例,中位随访时间 5.75 年,结果显示试验组无瘤生存率和总生存率无显著增加。所以认为,5－FU/CF 不能作为标准的辅助治疗方案推荐给所有高危Ⅱ期患者,但是 Wolmark 等对 NSABP 4 个临床试验(C－01、C－02、C－03、C－04)进行比较分析,4 个试验共 3820 例结肠癌患者,其中 1565 例(41％)是Ⅱ期,试验显示接受辅助治疗的患者 5 年总生存率和无瘤生存率都有提高,但分层分析发现,辅助化疗对Ⅱ期和Ⅲ期患者的作用并不一致,在 C－01 试验中,MOF 与单纯手术比较,Ⅱ期患者 5 年生存率提高 3％(P＝0.73),而Ⅲ期提高 9％(P＝0.05);在 C－02 试验中,门脉灌注 5－FU 与单纯手术比较,Ⅱ期患者 5 年生存率提高 12％(P＝0.005),而Ⅲ期患者仅提高 2％(P＝0.81);在 C－03 试验中,5－FU/CF 与 MOF 比较,Ⅱ期患者 5 年生存率提高 8％(P＝0.003),Ⅲ期提高 11％(P＝0.03);在 C－04 试验中,5－FU/CF 与 5－FU/CF/Lev 比较,Ⅱ期患者 5 年生存率提高 4％(P＝0.25),Ⅲ期患者也提高 4％

（P＝0.21），结果表明辅助化疗的获益绝大多数发生在Ⅲ期患者身上，在复发率和无瘤生存率方面情况类似。

同样的一项 meta 分析综合了 7 个随机试验，结果提示早期结肠癌手术切除后行以 5－FU 为基础的辅助化疗，与单纯手术相比，辅助化疗后 OS 获益在淋巴结阳性患者显著增加，而在淋巴结阴性患者却没有获益，该结果表明在淋巴结转移高危的患者中，辅助化疗的临床获益更大。这些临床试验的结果也得到了社区临床实践资料的支持。通过分析 SEER 数据库中Ⅱ期结肠癌治疗结果的资料，按照是否接受辅助化疗分组，结果发现 5 年 OS 两组无显著性差异（78％ vs 75％），HR 为 0.91（95％CI 0.77～1.09）。瓜期结肠癌患者（$T_{1\sim4}N_{1\sim2}M_0$）在完成主要的外科治疗后，专家组推荐为期 6 个月的辅助化疗，方案可选用作为标准治疗的 5－FU/LV/奥沙利铂，不适合用奥沙利铂的可选单药卡培他滨或 5－FU/LV。专家组总结每周推注的 IFL 方案不应该用于结肠癌的辅助化疗。最近的 QUASAR 试验得出了一个很微弱但是具有统计学差异的结论，认为Ⅱ期患者用 5－FU/LV 化疗有获益。高危的Ⅱ期结肠癌（$T_{3\sim4}N_0M_0$）患者，即具有不良预后因素，包括 T_4 肿瘤（ⅡB 期）、组织学分化差（3 或 4 级）、血管淋巴管浸润、肠梗阻、局部穿孔的 T_3 肿瘤、肿瘤太近切缘、切缘不可评价或切缘阳性，以及标本检出淋巴结过少（少于 12 枚），对上述高危患者应考虑给予术后辅助化疗，方案可选用 5－FU/LV、卡培他滨或 5－FU/LV/奥沙利铂。MOSAIC 试验亚组分析的结果显示，随访 6 年后Ⅱ期患者仍然没有显示出使用 FOLFOX 的 DFS 优势（HR＝0.84，95％CI 0.62～1.14，P＝0.258）。亚组分析却显示了高危Ⅱ期患者使用 FOLFOX4 具有较长 DFS 的趋势（HR＝0.74，95％CI 0.52～1.06），表明这部分患者可能会从中获益。然而，MOSAIC 试验发现低危Ⅱ期患者患者未能从 FOLFOX 中获益。根据这些结果和使用奥沙利铂的远期后遗症，专家组不推荐 FOLFOX 用于无高危因素的Ⅱ期患者的术后辅助治疗。有关Ⅱ期患者是否需行辅助化疗的临床决策，应该让医生和患者进行个体化讨论，包括对疾病特征的详细解释、疗效的相关证据以及治疗可能引起的毒副作用，最终让患者作出选择。如 T_4 肿瘤浸润周围固定的结构，或者肿瘤复发时，应考虑给予放射治疗同期辅助以 5－FU 为基础的化疗。放射野可以通过术前影像资料和（或）术中标记来定位。如果有条件，可以对 T_4 患者或者复发患者进行术中照射。IMRT（调强放疗），通过计算机影像手段将放射集中在肿瘤部位，潜在减少正常组织的放疗毒性，但仅限于临床试验中使用。

一些正在进行中和将要开展的临床研究将对上述新药在结直肠癌辅助化疗中的地位做出进一步评价，特别是评价这些新药对Ⅱ期结直肠癌患者的疗效以及与分子靶向药物联合应用的效果。由于缺乏确定性的研究数据，Ⅱ期结直肠癌患者开展术后化疗是否有益一直是一个有争议的问题。ECOG5202 是第一项根据分子生物学（18q 等位基因缺失和微卫星不稳定性）标志检测提供的危险评价来确定治疗方案选择的研究，对低危患者只采取临床观察的方法；高危患者随机分组后分别接受 FOLFOX 方案或 FOLFOX 方案＋贝伐单抗的治疗，研究结果在等待中。

五、靶向药物

生物靶向 Bevacizumab 和 Cetuximab 都是单克隆抗体，分别对抗血管上皮生长因子（VEGF－A）和上皮生长因子受体（EGFR）。临床试验表明他们与化疗联合应用能显著提高疗效，这两种药物均受到美国 FDA（2004 年）和欧洲 European Commission（2005 年初）批准用于转移性结直肠癌,现有的数据均不支持生物靶向贝伐单抗和西妥昔单抗用于结直肠癌的辅助化疗。

Bevacizumab(安维汀)是一种重组的人类单克隆 IgG1 抗体,通过抑制人类血管内皮生长因子(VEGF)的生物学活性而起作用。抗 VEGF 治疗恶性疾病的辅助治疗的第一个前瞻性随机对照研究没有观察到显著的益处。国家外科辅助乳腺和大肠计划(NSABP)C—08 研究显示 6 个月的 mFOLFOX 方案后续 1 年的 Bevacizumab 并没有延长Ⅱ期和Ⅲ期结肠癌的无病生存期,该研究将 2710 例患者随机分组到单纯 mFOLFOX6 组 6 个月和 mFOLFOX6 联合 Bevacizumab 12 个月(与化疗同时使用),中位随访 35.6 个月,Bevacizumab 组的 DFS 并没有显著的提高,(HR 为 0.89,95%CI 为 0.76~1.04,P=0.15)。Ⅱ期和Ⅲ期结肠癌患者之间没有显著性差异,(组间比较=0.68)。

2010 年 ASCO 会议报道了Ⅲ期临床试验 N0147 的结果,该实验将 1847 例 K—ras 野生型的Ⅲ期结肠癌患者随机分为 mFOLFOX6 辅助化疗组,和 mFOLFOX6+Cetuximab 组,主要研究终点是 3 年 DFS。结果显示 mFOLFOX 组和 Cetuximab 组的 3 年 DFS 分别为75.8% vs 72.3%(P=0.22),亚组分析显示在 70 岁以上的老年患者接受 Cetuximab 后的 3 年 DFS 更差(66.1% vs 80.9%,P=0.03),K—ras 突变亚组中,两组患者的 3 年 DFS 也无显著性差异,具体机制尚不明确。

六、腹腔化疗

腹腔化疗能够将高浓度的药物运送到门脉系统,而且能够提高腹腔表面药物的浓度,进而增加局部的细胞毒作用。FUDR 和 5—FU 的肝脏首过清除效应较大,腹腔给药能改变这两个药物的药代动力学,使其腹腔药物浓度比全身给药提高 200~400 倍。Scheithauer W 等开展了一个小型的随机研究,将 241 例Ⅱ期和Ⅲ期结直肠癌患者随机分组到腹腔化疗联合系统 5—FU/CF 和单纯的 5—FU/左旋咪唑两组,中位随访 4 年,在Ⅱ期患者中未观察到腹腔化疗的生存益处,但在Ⅲ期患者中,腹腔化疗组死亡率下降了 43%。但该研究的病例规模较小,需要进一步大规模的研究来证实腹腔化疗的价值。

七、门静脉灌注化疗预防结直肠癌肝转移的探索

肝血管灌注 5—FU 后,高剂量抗癌药首先进入肝,可以消灭微小转移灶或癌细胞,而有较小的全身毒性副作用,NSABP—02 试验将 1158 例 Dukes A,B 或 C 期的结肠癌患者随机分组到 7 天的门静脉灌注 5—FU[600mg/(m^2·d)]或单纯手术组,接受门静脉灌注组 4 年无病生存期明显优于单纯手术组(74% vs 64%),但是两组患者的肝转移发生率无差异。一项包含 10 个随机研究共 4000 例患者的门静脉化疗的大型 meta 分析结果显示门静脉灌注化疗可以提高 4% 的 5 年生存,但迄今为止,门静脉灌注化疗的意义还没有得到广泛的认可。

八、直肠癌术后辅助放化疗

由于直肠癌解剖位置淋巴引流的特殊性以及直肠癌本身的生物学特性,无论手术范围如何扩大,直肠癌根治术后仍有相当高的局部复发率,对于 T_3 或 T_4 或淋巴结阳性的直肠癌患者根治术后局部复发率在 25%~50%左右为了减少局部复发,提高无瘤生存,研究者早已开展辅助性放疗(术前、术中和术后放疗),并获得一定效果,但近期直肠癌辅助治疗多倾向于放

化疗,不少临床试验表明放化疗比单纯放疗或单纯化疗为佳。

直肠癌术后辅助放化疗可以减少局部复发,能够控制明确的局部残留肿瘤,可能提高生存率。近20年的临床资料表明,辅助放化疗对Ⅱ～Ⅲ期直肠癌(Dukes B2－C期)可明显降低局部复发率,提高生存率。胃肠肿瘤研究组(GITSG)将Dukes B2-C期直肠癌分为单纯手术组、术后MF化疗组(Me－CCNU加5－FU)、术后放疗组、术后放化疗组,共227例,平均随访80个月,单纯手术组复发率为55%,放化疗组为33%(P=0.05),随访至94个月,放化疗组明显提高无瘤生存率,(P=0.05)。Krook等报告另一随机研究表明术后放化疗可使复发的危险降低47%,胃肠肿瘤研究组GITSG－7175随机试验表明,术后放化疗比单纯手术者疗效更好,5年局部复发率为11% vs 20%;远处转移率为26% vs 36%;5年生存率为59% vs 44%。另一个研究是中北部肿瘤治疗组/Mayo 794751试验,亦证实放化疗对局部控制和提高生存率有好处,美国癌症研究所得共识会推荐对$T_{3/4}$期或淋巴结阳性的直肠癌做术后放化疗。术后放化疗的缺点是放疗引起的肠炎影响患者的生活质量,又因术后血运较差影响放化疗的效果。

(崔虎军)

第三节　直肠癌的辅助和新辅助治疗

直肠癌依其病情特点可主要分为四种类型:1)早期适于保守治疗;2)局部或区域进展但手术可切;3)局部进展致手术不可切但无明确远处转移;4)合并明确远处转移。直肠癌治疗目的在于最大限度提高无瘤生存率、总生存率及保肛率,减少各种治疗相关并发症风险,改善患者生活质量。而治疗方案的选择主要基于患者的临床分期及其意向。多学科的综合治疗是主要选择,手术是治疗基石。放疗及放、化疗的结合在综合治疗中的地位毫无疑问引入注目,尤其针对临床Ⅱ、Ⅲ期(T_3、T_4,或N_+)可手术切除的直肠癌。如今,医学的进步使直肠癌治疗模式发生了翻天覆地的变化:手术方式从1908年不保留肛门的经典Miles手术向20世纪40年代保肛的Dixon术、80年代的全直肠系膜切除术(total mesorectal excision,TME)及现代经腹腔镜直肠癌根治术、机器人手术等方式转化;放射治疗方式从常规前后对穿野照射向三维适形放射治疗(3－dimensional－conformal radiation therapy,3D－CRT)、适形调强放射治疗(Intensity－modulated radiation therapy,IM－RT)、容积调强弧形治疗(volumetric modulated arc therapy,VMAT)等方式迈进;而化疗药物则从经典的5－FU发展到更为方便的口服药药物卡培他滨(希罗达);另外,奥沙利铂、伊立替康以及分子靶向药物如Avastin、C225等也在进行临床试验中。

以下就放疗及放化疗在直肠癌治疗中的地位,新化疗药物在同期放化疗中的应用,放射治疗技术与方式,以及存在的问题及展望等四个方面进行阐述。

一、放疗及放化疗在直肠癌治疗中的地位

根治性手术仍是局部进展期直肠癌(T_3/T_4或N_+)的主要治疗手段之一。传统单纯根治性手术后肿瘤局部复发率达30%～40%,5年生存率仅约50%;TME手术的广泛应用使肿瘤局部复发率降至10%以下、5年生存率亦提升至75%左右。但直肠癌治疗失败的主要原因仍在于局部复发及远处转移,尤其后者是当今多学科治疗面临的主要挑战之一。因此,手术前

后的辅助治疗(放疗、化疗)显得尤为必要。尽管术前同期放化疗是目前公认的标准治疗推荐(2012 年 NCCN 指南第三版中为 1 类证据推荐),但此治疗模式却先后经历了从术后辅助放疗、术后同期放化疗、术前放疗、术前同期放化疗的衍变;对于合并远处脏器转移的直肠癌(即临床Ⅳ期),放疗/放化疗在延缓肿瘤生长、缓解症状、提高潜在肿瘤切除率方面亦发挥着重要作用。

(一)局部晚期(Ⅱ、Ⅲ期)直肠癌的术后放疗

局部晚期直肠癌的术后辅助放疗的优点:有准确的病理分期作为指导,使Ⅰ期患者的免于不必要过度照射。术后辅助放疗的缺点:1)术后盆腔解剖结构变化大,更多小肠不可避免受到照射;2)术后瘢痕导致瘤床潜在乏氧,致放射敏感性降低;3)术后照射范围可能进一步扩大,尤其是行经腹会阴切除术的患者,放疗相关毒副作用增加。术后辅助放疗的放疗价值:可显著降低盆腔原发灶复发率,但对肿瘤的无病生存率与总生存率无影响,这已在国内外的文献报道及 meta 分析中得出一致结论。

直肠癌的术后辅助放疗始于上世纪 70 年代。1988 年,美国乳腺与肠道外科辅助治疗研究组(National Surgical Adjuvant Breast and BowelProject,NSABP)报道了其 R－01 试验结果,该前瞻性临床试验收集了自 1977—1988 年共 574 例行根治性手术、临床分期为 Dukes B/C 期的直肠癌,将其随机分为单纯手术组、手术＋辅助放疗组(总剂量 4600～4700rad/26～27 次,会阴部最大剂量为 5100～5300rad)、手术＋辅助化疗组(司莫司汀＋5－FU＋长春新碱),平均随访时间为 64.1 个月。结果发现:与单纯手术组相比,手术＋辅助放疗组的总局部－区域复发率下降(25% vs 16%,P=0.06),OS 及 DFS 无任何获益。与单纯手术相比,辅助化疗组中的年轻、男性患者其 5 年 DFS 及 OS 获益明显(P=0.001)。2001 年英国结直肠癌协作组(Colorectal Cancer Collaborative Group,CCCG)就辅助放疗在直肠癌中的作用进行了一系统评价,该研究收集了 20 世纪 70—80 年代 8 个前瞻性临床试验共 2157 例患者,比较手术＋术后放疗与单纯手术的疗效,放疗的等效生物剂量(biologically effective dose,BED)为 35.4～43.8Gy,结果发现:5、10 年 OS 均无统计学差异,放疗组的年死亡率下降 4.6%(P=0.4),肿瘤相关死亡率下降 8.6%(P=0.2),但非肿瘤死亡率增加 12.4%(P=0.4)。2003 年,Glimelius B 等对 42 个随机临床试验及 3 个 Meta 分析资料共 25351 例直肠癌数据进行了进一步的系统评价,最后得出结论:术后放疗可降低局部复发率 30%～40%,而其放疗剂量通常高于术前放疗剂量,但没有证据显示其对总生存率有影响。

国内对直肠癌的辅助放疗研究起步相对较晚。2003 年钱立庭等报告了中国医学科学院肿瘤医院的研究结果,数据来自 1994—1997 年收治的Ⅱ、Ⅲ期直肠癌患者共 243 例,其中手术＋辅助放疗 192 例、单纯手术 51 例,中位随访 65 月,放疗技术为常规三野照射,剂量范围 32～62Gy(中位 50Gy)。结果发现:与单独手术相比,辅助放疗组 5 年累积局部复发率明显下降(15.8% vs 26.8%,P=0.043);而 5 年总生存率及无瘤生存率均无明显差异(P>0.05)。

2012 年 NCCN 指南第三版推荐(2A 类证据)以下两种情况的早期直肠癌术后需行含 5－FU 为主的辅助化疗＋同期放化疗＋化疗的"三明治"辅助治疗:①对于术前临床分期为 $T_1N_0M_0$,若行局部手术切除,术后病理提示为分化差、切缘阳性、淋巴管受侵、或肿瘤分期上升为 T_2 者,未能再次行经腹切除手术或拒绝再次手术者;②术前分期为 cT_2N_0 者,经腹手术切除术后病理分期为 $pT_3N_0M_0$ 或 N_+ 者。

(二)局部晚期(Ⅱ、Ⅲ期)直肠癌的术后放化疗

多项随机临床随机对照研究及 meta 分析证实了术后同期放化疗的疗效。与单独辅助放疗或化疗相比,可进一步提高局部控制率和无病生存率,并一定程度提高生存率,但可耐受的相关毒副作用增加。其作用机理在于:①化疗增加了肿瘤细胞的放射敏感性;②杀灭潜在微转移灶,发挥全身性抗肿瘤作用。

早期的两项前瞻性随机临床研究支持放化疗综合治疗模式的临床获益。一项研究是 1985 年美国胃肠道研究组(The Gastrointestinal Study Group,GITSG)报道的 GITSG－7175 研究,另一个是 1991 年美国中北癌症治疗组(the North Central Cancer TreatmentGroup, NCCTG)报道的 NCCTG－794751 研究。GITSG－7175 研究将 1975—1980 年收治的、临床分期为 Dukes B/C 期的直肠癌 227 例,术后将其随机分成四组:①对照组(无任何辅助治疗);②辅助化疗组(5－FU＋司莫司汀);③术后放疗组(40～48Gy);④术后放化疗组(40～44Gy＋5－FU 推注)。结果发现:中位随访 80 个月,与对照组相比,放化疗组的无病生存率明显提高(70％ vs 46％,P<0.05),总生存率明显提高(54％ vs 27％,P<0.05),局部复发率降低(10％ vs 25％)。其他组间相比均无统计学差异。但放化组与单独化疗组相比,其严重急性毒副作用增加明显(61％ vs 31％)。另一项研究 NCCTG－794751 将 1980—1986 年收治的、术后 T_3 或 T_4 及 N_+ 的直肠癌 204 例,在分组前所有患者均接受 1 程司莫司汀＋5－FU 化疗,随后将其随机分为单纯放疗组及同期放化疗组(5－FU 500mg/m^2,第 1～3 天,5 周后重复),后者放疗结束后 1 月再行 2 程 5－FU 化疗。两组放疗方法一致,均为多野照射,剂量 45 ～50.4Gy,每次 1.8Gy,1 次/天,5 天/周。手术距开始放疗的时间最短为 85 天,最长 134 天。中位随访时间超过 7 年,结果发现:与单独放疗组相比,同期放化疗组直肠癌的复发率下降 34％(P=0.0016),原发局部复发率下降 46％(P=0.036),远处转移率下降 37％,肿瘤相关死亡率下降 36％,总死亡率下降 29％,统计学差异均明显。但治疗相关毒副作用无明显差异。基于上述研究结果,美国国立健康咨询委员会于 1990 年首次官方推荐同期放化疗应用直肠癌($pT_{3/4}$ 或 N_+)术后辅助治疗,但没提供最佳的治疗方案。

1997 年,挪威直肠癌辅助治疗组报道了直肠癌术后同期放化疗与单独手术相比的前瞻性、随机临床试验结果。该研究将 1986—1987 年收治的临床分期为 Dukes B/C 期的直肠癌 144 例随机分成 2 组:单独手术组及手术＋术后同期放化疗组(放疗剂量 46Gy,2Gy/次,4.5 ～5 周;5－FU 分别于放疗第 1、3、5 周,每周连续 2 天,放疗前静推,体表面积<1.75m^2 者为 500mg/日,>1.75m^2 者为 750mg/日,放疗结束后无进一步的维持化疗)。结果发现:随访 4 ～8 年,与单独手术组相比,放化疗组累积局部复发率明显下降(12％ vs 30％,P=0.01),5 年无复发生存率明显提高(64％ vs 46％,P=0.01),5 年总生存率明显提高(64％ vs 46％,P= 0.05),经校正的相对复发风险下降 52％,死亡风险下降 44％,且无严重治疗相关毒副作用。本研究进一步证实直肠癌的术前同期放化疗疗效明显优于单纯手术治疗。

2000 年,NSABP－R02 研究报道了术后同期放化疗与单独化疗及不同化疗药物选择的研究结果。该研究收集自 1987 年 9 月至 1992 年 12 月共 694 例根治术后的直肠癌患者(Dukes B/C 期),将其随机分成术后同期放化疗、单独化疗两组,辅助化疗方案为 5－FU (500mg/m^2,同期放化疗 400mg/m^2)＋甲酰四氢叶酸(500mg/m^2)或 MOF(5－FU＋司莫司汀＋长春新碱),女性只接受前者,男性两种均接受。同期放化组中 5－FU 分别在放疗开始的前 3 天和放疗结束的前 3 天给予。经过长时间随访(存活患者的平均随访时间为 93 个

月),结果发现:与单纯化疗相比,同期放化疗的 5 年累积局部复发率明显下降(8％ vs 13％,P＝0.02),但肿瘤无复发生存、无病生存及总生存率均无差异。男性同期放化疗患者中 5－FU＋甲酰四氢叶酸组与接受 MOF 方案组比,其 5 年无病生存率(55％ vs 47％,P＝0.009)、无复发生存(61％ vs 55％,P＝0.046)均明显提高,但总生存率无差异(65％ vs 62％,P＝0.17)。不过,该项研究中的术后开始放疗距手术时间的间隔过长(超过 3 个月),可能对放疗疗效存在一定影响。

2010 年,Fiorica F 等对化疗在可切除直肠癌术后同期放化疗中的作用进行了一系统评价,其中收集了 4 个术后同期放化疗与单独辅助放疗(726 例)比较的随机临床试验。结果发现:术后同期放化疗与单独放疗比,5 年总生存率、远处转移率及局部控制率均无明显获益(P＞0.05)。但进一步发现其中一组随机试验中两组患者分布的不平衡性可能一定程度影响结果的可靠性,于是将其剔除后进一步分析:同期放化疗组的 5 年生存率提高(RR 1.23,P＝0.04),并可在一定程度提高局部控制率及降低远处转移率(P＞0.05),但术后同期放化疗的毒性相关死亡率明显高于单独放疗组(RR 2.86,P＝0.05)。

术后同期放化疗的化疗药物选择、给药方式、手术后的放疗最佳时间间隔等相关问题,相关文献也对其进行了报道。

在上世纪 90 年代以前,同期化放疗的方案主要以 5－FU±司莫司汀或长春新碱为主,且 5－FU 的给药方式基本是静脉滴注。对于同期放化疗期间 5－FU 的持续静脉给药是否肯定优于静脉滴注目前仍存在一定争议,尽管在 2012 年 NCCN 指南第 3 版中推荐 5－FU 的给药方式为静脉灌注。前瞻性、随机Ⅲ期临床试验 GI INT－0144 对此进行了很好阐述。该研究入组自 1994—2000 年共 1917 例行根治性手术切除后的Ⅱ、Ⅲ期直肠癌患者,将其随机分为 3 组:①放疗前化疗(5－FU 500mg/m² 静滴,d1～d5,q4w×2)＋同期放化疗(5－FU 225mg/m² 持续静脉灌注)＋辅助化疗(5－FU 450mg/m² 静滴,d1～d5,q4w×2);②放疗前化疗(5－FU 300mg/m² 持续静脉灌注,d1～d42)＋同期放化疗(5－FU 225mg/m² 持续静脉灌注)＋辅助化疗(5－FU 300mg/m² 持续静脉灌注,d1～56);③放疗前化疗(5－FU 425mg/m² 静滴 d1～d5＋甲酰四氢叶酸＋左旋咪唑,q4w×2)＋同期放化疗(5－FU 400mg/m² 静滴 d1～4＋甲酰四氢叶酸,q4w×2)＋辅助化疗(5－FU 380mg/m² 静滴,d1～d5,q4w×2)。放疗剂量 45Gy,每次 1.8Gy,瘤床区推量 5.4Gy,若瘤床区小肠较少,再次推量 3.6Gy。中位随访 5.7 年,结果发现:3 组的 3、5 年 OS(81％ vs 83％ vs 82％,68％ vs 71％ vs 68％,P＞0.05)及 DFS(68％ vs 69％ vs 67％,62％ vs 62％ vs 57％,P＞0.05)均无任何统计学差异,3 组的局部复发率差别不明显(8％ vs 4.6％ vs 7％)。治疗相关毒性方面,3～4 级胃肠道反应相似(41％～44％),但持续静脉灌注组的 3～4 级血液毒性反应较其他静脉推注两组明显低(4％ vs 49％～55％)。在此试验中,同期放化疗中的生物反应调节剂甲酰四氢叶酸、左旋咪唑对 DFS、OS 无明显影响。

在前述的多项前瞻性随机临床试验如 GITSG－7175、NSABP－R02 和 GI INT－0144 等,放疗一般开始于术后 1～2 个疗程化疗之后,距手术的时间间隔超过 3 个月。毫无疑问,从肿瘤生物学角度而言,放疗的滞后会一定程度降低其相应疗效。那么,有没有术后同期放化疗的最佳时间时机呢? 术后辅助化疗及同期放化疗有没有一个最优的序列安排? 2002 年,韩国报道了一项前瞻性、随机研究结果,期望对该问题提供答案。该研究入组 308 例 1996—1999 年行根治性手术后的Ⅱ、Ⅲ直肠癌患者,将其随机分为两组:1)早放化疗组(放疗距术后中位时间 27 天);2)晚放化疗组(放疗距术后中位时间 84 天)。所有患者术后均接受 8 个疗程的全身化疗,早放化疗组的放疗与第一个疗程的系统化疗同步,而后者与第三个疗程的系统化疗同步,同期化疗方案(5－FU 375mg/m² ＋甲酰四氢叶酸 20mg/m²,d1～d3,q4w)、系统辅助化疗方案(5－FU 375mg/m²＋甲酰四氢叶酸 20mg/m²,d1～d5,q4w)及放疗方案(45Gy/1.8Gy×25F/5 周,三野照射)两组均一致。存活患者中位随访 37.3 个月,结果发现:与晚放化疗组相比,早放化疗组的复发率明显降低(17% vs 27%,P＝0.047),4 年 DFS 明显升高(81% vs 70%,P＝0.043),远处转移率有下降趋势但无统计学意义(15% vs 22%,P＝0.111),4 年 OS 无明显差别(84% vs 82%,P＝0.387)。两组治疗相关毒性无明显差异。2011 年,该研究组跟踪报道了中位随访 10 年的结果:与晚放化疗组比,两组 10 年 DFS 无明显差异(71% vs 63%,P＝0.162),复发率差别不明显(26.7% vs 35.3%,P＝0.151),总生存率亦无明显差异。但是,对于经腹会阴切除术后的患者,早放化疗组的 10 年 DFS 明显优于晚放化疗组(63% vs 40%,P＝0.043)。因此,对于此类患者,较早介入同期放化疗可使其临床获益。

尽管局部进展期直肠癌的术后同期放化疗取得了较好的临床获益,但其治疗依从性较差以及客观存在的不良反应等缺点,自 20 世纪 90 年代起,有关直肠癌围术期放疗的研究重点逐渐从术后辅助放疗转向术前放疗及术前同期放化疗,并取得更佳的临床结果。

(三)局部晚期(Ⅱ、Ⅲ期)直肠癌的术前放疗

直肠癌术前放疗比术后放疗更具优势:①瘤床氧供更丰富,肿瘤对放射更敏感;②降低术中肿瘤播散风险;③照射野更小,放疗相关并发症尤其小肠的放射并发症更低;④增加手术中应用正常结肠进行吻合的几率可使肿瘤缩小、降低临床分期,变不可切肿瘤为可完整切除;⑥增加保肛可能,提高患者生活质量。而术前放疗潜在缺点是因为临床分期的局限而使一部分真正早期不需放疗的患者接受了过度治疗。多个前瞻性随机临床试验及 Meta 分析结果显示:与单独手术相比,术前放疗可明显提高局部控制率,一定程度提高 DFS、OS,尤其当剂量及放疗技术恰当时,但不能明显提高保肛率。与术后放疗相比,亦可进一步提高局部控制率、降低治疗相关毒副作用。

直肠癌术前放疗的研究最早始于 20 世纪 60 年代,其放疗总剂量一般在 5～40Gy,单次分割剂量为 1.75～5Gy。1988 年 meta 分析(含 1986 年以前的共 6 个随机对照临床试验共 2451 例)结果提示:直肠癌的术前放疗并不能明显改善 OS,并提倡开展新的随机临床试验进一步探讨适于新辅助放疗的临床对象及更佳放疗方案,以使患者获益。鉴于此,美国国立健康咨询委员会于 1990 年不推荐术前放疗作为单一辅助治疗应用直肠癌(pT$_{3/4}$ 或 N$_+$),但 Dukes B/C 期患者可能获益。然而,自 1992 年起,在大多数欧洲国家如法国等,T$_{3～4}$ 直肠癌的术前放疗却被视为一标准的治疗方案广泛采用,而其主要证据是来自 1988 年 EORTC 的一个Ⅲ期前瞻性临床试验结果,该研究入组 1976—1981 年共 466 例可切除直肠癌,将其随机分为单独手术及术前放疗＋手术组(34.5Gy/2.3×15F),中位随访 75 个月,结果发现:与单独手术组比,放疗组的 5 年局部复发率明显下降(15% vs 30%,P＝0.003),而总生存率无明显差异(69.1% vs 59.1%,P＝0.08),毒副作用可耐受。

1993 年,瑞典研究组第一次报道了直肠癌术前与术后放疗疗效比较的前瞻性多中心随机临床试验结果。该研究入组 1980—1985 年的 471 例可手术切除直肠或直肠乙状结肠癌患者,将其随机分为术前放疗＋手术(25.5Gy/5.1Gy×5F,1 周完成,放疗结束后 1 周内手术)

或手术＋术后放疗组(60Gy/2Gy×30F,7～8周完成,放疗至40Gy时中途暂停1周,放疗于术后5～8周进行),经中位随访至少5年,结果发现:与术后放疗比,术前放疗组的局部复发率降低(13% vs 22%,P=0.02),但癌症特异死亡率及总生存率无明显差异。晚期毒副作用方面,术前放疗组的小肠梗阻发生率明显低于术后放疗组(5% vs 11%,P<0.01),5年后各种放疗相关并发症的发生率亦明显低于术后放疗组(20% vs 41%)。1997年,瑞典一直肠癌研究报道了直肠癌术前短程放疗与单独手术比较的前瞻性随机临床试验结果。该研究1987—1990年共1168例可手术切除的直肠癌患者,将其随机分为术前短程放疗＋手术组(25Gy/5Gy×5F,1周完成,放疗结束后1周内手术)和单独手术组。随访5年后发现,与单独手术组相比,术前放疗组的5年局部复发率明显降低(11% vs 27%,P<0.001),5年OS明显提高(58% vs 48%,P=0.004),对于行根治性手术切除后的患者,放疗组的肿瘤特异生存率亦明显提高(74% vs 65%,P=0.002)。2005年,该研究组报道了中位随访13年时的研究结果:与单独手术组相比,其OS(38% vs 30%,P=0.008)、肿瘤特异生存率(72% vs 62%,P=0.008)及局部复发率(9% vs 26%,P<0.001)仍继续明显获益。

本世纪初,两个meta分析对术前放疗在直肠癌中的作用进行了详细阐述。2000年,Camma C等对1970—1999年间比较术前放疗＋手术与单独手术疗效的共14个随机临床试验(共6424例)进行了meta分析。结果发现:与单独手术组相比,①术前放疗可显著降低总死亡率(OR 0.84,95%CI 0.72～0.98,F=0.03),尤其是临床分期为Dukes B期(OR 0.67,95%CI 0.52～0.88,P=0.004)和Dukes C期(OR 0.76,95%CI 0.59～0.97,P=0.03)者下降明显,但对Dukes A期无明显下降(OR 0.84,95%CI 0.58～1.21,P=0.34);②可显著降低肿瘤相关死亡率(OR 0.71,95%CI 0.61～0.82,P<0.001);③显著降低5年局部复发率(OR 0.49,95%CI 0.38～0.62,P<0.001),但对远处转移率无明显影响(OR 0.93,95%CI 0.73～1.18,P=0.54)。治疗依从性方面,8.1%的患者不能完成治疗计划,1.3%的患者需要降低放疗剂量。毒副作用方面,最常见的并发症为:败血症(18.3%)、吻合口瘘(5.2%)、小肠梗阻(5.2%),其中前者与单独手术组比明显增加(21% vs 15.2%,P<0.001),其他相关并发症亦明显增加(21% vs 17.8%,P=0.03),尤其对于BED>30Gy者更加明显。但手术后死亡率两组无明显差别(OR 1.38,95%CI 0.86～2.32,P=0.22)。放疗后毒副作用的增加可能与不恰当的放疗设计如射野过大(包括腹主动脉旁野)、前后对穿的2野照射、单次照射剂量过高等相关。另一项研究是2001年CCCG报道的系统评价,包括了自20世纪60—80年代14个、共6350例比较术前放疗＋手术与单独手术在直肠癌中作用的前瞻性临床试验,放疗BED为7.5～37.5Gy。结果发现:与单独手术组相比,5、10年OS均无统计学差异,年死亡率下降5.6%(P=0.09)。5、10年任意复发率(45.9% vs 52.9%;55.1% vs 60.8%,P<0.001)及孤立局部复发率(12.5% vs 22.2%,16.7% vs 25.8%,P<0.001)均明显降低,年孤立局部复发率下降46%(P<0.001)。对于BED≥30Gy组,其孤立局部复发率下降更加明显(57.4%,P<0.001),但BED在20～30Gy者,下降仅23.7%(P=0.1),BED低于20Gy者,其局部复发率没有任何获益。肿瘤相关死亡率下降12.9%(P<0.001),而对于BED≥30Gy组其下降更加明显(21.6%,P<0.001),但低于30Gy以下者仅稍下降(P>0.05)。而非肿瘤死亡率却增加15.2%(P=0.02),BED≥30Gy者增加更加明显(37.2%,P<0.001),且随年龄增加而增加。BED≥30Gy组中年龄<55岁年轻患者,放疗相关的生存获益较明显(死亡风险下降15%)。随年龄增加,放疗相关的治疗获益逐渐被其他死亡原因所掩盖,从而在总生存上无任

何获益。进一步对临床分期进行分析,发现 BED≥30Gy 组中的 Stage C 期者可获得较明显的生存获益(P=0.02),因为其 80% 以上死亡原因与直肠癌本身相关,与单纯手术相比,新辅助放疗可降低 12% 死亡风险。在该系统评价中横向比较发现,就降低局部复发率而言,术前新辅助放疗较术后辅助放疗似乎更有效,且所需 BED 更小(30~37.5Gy vs 35.4~43.8Gy)。但该评价中未就其各自的放疗相关早、晚期毒副作用进行比较。

考虑到 Meta 分析/系统评价结果的不一致性,以及手术方式的改进如 TME 的广泛应用明显提高局控率等,均对辅助放疗的地位构成的挑战。因此,相关单位又开展了一系列术前新辅助放疗联合 TME 手术的相关研究。2001 年,荷兰结直肠癌研究组报道了术前短程新辅助放疗联合 TME 手术与单独 TME 手术比较的前瞻性随机多中心临床试验结果。该研究 1996—1999 年共入组 1861 例可手术切除直肠癌,随机分为两组:术前放疗(25Gy/5Gy×5F)+TME 手术组及单独 TME 手术组。中位随访时间 2 年,结果发现:与单独 TME 手术组比,术前放疗组的 2 年局部复发率明显下降(2.4% vs 8.2%,P<0.001),但总生存率(82% vs 81.8%,P=0.84)、远处转移率(14.8% vs 16.8%,P=0.87)及总复发率(16.1% vs 20.9%,P=0.09)无任何获益。进一步亚组分析:放疗局控率的获益适于肿瘤下极距肛缘不超过 10cm(P≤0.05)或临床分期为 Ⅱ、Ⅲ者(P<0.01)。术后并发症及急性毒副作用方面,放疗组的术中失血量偏大(中位失血量 1000 vs 900ml,P<0.001),对于行经腹会阴直肠切除术的患者,放疗组的会阴并发症亦高于单独手术组(29% vs 18%,P=0.008),余术后并发症及死亡率等均无明显差别。中位随访 5.1 年时,放疗相关的晚期毒副作用方面放疗组发生率更高,因肠道功能紊乱影响日常活动现象更加明显,大便失禁发生率也更高值均小于 0.05)。2007 年,该研究组报道了经中位随访 6 年的临床结果:与单独手术组比,5 年局部复发率明显下降(5.6% vs 10.9%,P<0.001),但对总生存率(64.2% vs 63.5%,P=0.902)、远处转移率(25.8% vs 28.3%,P=0.902)、肿瘤特异生存率(75.4% vs 72.4%,P=0.2602)均无明显影响。进一步亚组分析提示局控率的获益对临床Ⅲ(10.6% vs 20.6%,P<0.001)、环切缘阴性(3.4% vs 8.7%,P<0.001)、肿瘤距肛缘 5~10cm 者(3.7% vs 13.7%,P<0.001)更加明显。2011 年,该研究组再次报道了经中位随访 12 年的研究结果:与单独 TME 组相比,术前放疗组 10 年累积局部复发率明显降低(5% vs 11%,P<0.001),对于环切缘阴性者 10 年累积局部复发率(3% vs 9%,P<0.001)及总复发率(20% vs 27%,P=0.01)均明显降低,对于术前无明确远处转移、手术肉眼切除完整者 10 年总复发率亦明显下降(26% vs 32%,P=0.03)。但 10 年累积远处转移率(25% vs 28%,P=0.21)、总生存率(48% vs 49%,P=0.86)、肿瘤特异死亡率(28% vs 31%,P=0.2)均无明显获益。放疗组的非肿瘤死亡原因及第 2 种癌发生率(14% vs 9%)升高。进一步亚组分析,局控率的获益尤以临床Ⅲ期明显,对于术前无远处转移、环切缘阴性者,放疗组的 10 年累积肿瘤特异死亡率较单独手术组明显下降(17% vs 22%,P=0.04),对于环切缘阴性、临床Ⅲ者,其 10 年总生存率亦明显获益(50% vs 40%,P=0.032;HR 0.76,95%CI 0.58~0.98)。目前,出于对该短疗程放疗模式的晚期副作用的顾虑及直肠癌细胞可能并不能属于标准的早反应组织(即其 α/β 可能低于标准的 10Gy,而是 5Gy 左右)的综合考虑,对于直肠癌的新辅助放疗,有人尝试另一种肿瘤等效生物剂量(biological effective dose,BED)一致、但降低晚反应正常组织 BED 的不同短疗程分割模式:2.9Gy/次,2 次/天,总剂量为 29Gy,并取得较好疗效(5 年局部控制率 92%,总生存率 67%,肿瘤特意生存率 76%,术后并发症如吻合口瘘、伤口感染及裂开、肠梗阻等发生率为

22.8%,围术期死亡率为3.4%,2级以上的晚期并发症如晚期吻合口瘘、小肠梗阻、慢性腹泻、大便失禁等发生率为12%)。

2003年,Glimelius B等通过系统评价认为:①直肠癌术前放疗BED超过30Gy时其可降低约50%~70%的局部复发率;②充分证据支持术前放疗优于术后放疗;③充分证据支持术前放疗可提高约10%的生存获益;④对于大多数直肠癌患者,应常规推荐术前新辅助放疗;⑤证据显示新辅助放疗与TME手术结合可进一步降低局部复发率(2年局部复发率可从8%降为2%)。在Fiorica F等的系统评价中,作者认为术前辅助放疗与术后同期放化疗相比可显著提高5年局部控制率(RR 0.93,P<0.001)。

众所周知,术前放疗的标准模式除了上述的短程放疗(25Gy/5Gy×5F/1周,放疗结束后1周内手术,北欧国家盛行)外,还有另一种基于常规分割的长疗程放疗模式(45~50.4Gy/1.8~2.0Gy×25~30F/5~6周,放疗结束后4~8周手术,南欧及美洲国家盛行)。

(四)局部晚期(Ⅱ、Ⅲ期)直肠癌的术前放化疗

在2012年NCCN指南第3版中术前同期放化疗为Ⅱ、Ⅲ期直肠癌的标准治疗模式(Ⅰ类证据推荐)。同期放化疗中化疗的作用在于,不仅可发挥放疗增敏作用,同时也可在一定程度上杀灭远处微转移灶。与术前放疗相比,术前放化疗可进一步提高局部控制率、肿瘤病理完全缓解率(pathological complete response,pCR)及R_0手术切除率,但对无瘤生存率、总生存率及保肛率无明显影响,且一定程度增加Ⅲ~Ⅳ级毒性反应;而与术后放化疗相比,其亦有更佳的局部控制率,以及更低的毒副作用。

自20世纪90年代起,欧洲同时发起了两个大型前瞻性、多中心、随机Ⅲ临床试验,以进一步探讨化疗在新辅助放疗中的作用(尤其是同期放化疗):一个是法国的FFCD 9203试验,另一个是欧洲癌症治疗研究组织发起的EORTC 22921试验。

在FFCD 9203试验中,共入组自1993—2003年的762例确诊直肠癌($T_{3\sim4}N_xM_0$),随机分为两组:①新辅助放疗+手术组;②新辅助放化疗+手术组。放疗方案为45Gy/1.8Gy×25F,3或4野盒式照射,同期化疗方案为5-FU(350mg/m²,d1~d5)+甲酰四氢叶酸(20mg/m²,d1~d5),于放疗过程中的第1、5周执行。所有患者在放疗结束后3~10周行根治性手术,术后均接受4周期的辅助化疗,化疗方案不变。中位随访81个月,结果发现:与术前放疗比,术前同期放化疗的5年累积局部复发率明显下降(8.1% vs 16.5%,P=0.004),局部复发风险下降50%(RR 0.5,95%CI 0.31~0.80),pCR率明显升高(11.4% vs 3.6%,P<0.001),总生存率(67.9% vs 67.4%)、无进展生存率(55.5% vs 59.4%)及保肛率(55.6% vs 56.5%)均无明显统计学差异(P>0.05),但3~4级急性毒副作用明显增加(14.9% vs 2.9%,P<0.001)。鉴于此,术前同期放化疗被作为标准推荐应用于局部晚期可切除直肠癌($T_{3\sim4}N_+M_0$)。但该研究亦存在一定的不足,如患者入组时间跨度长(10年)、手术未全采用TME方式、化疗方式亦未采用持续静脉灌注、以及手术后病理标本的分析未标准化等。

EORTC 22921试验收集1993—2003年1011例局部晚期直肠癌($T_{3\sim4}N_xM_0$),采取了2×2析因设计模式将其随机分为4组:①术前放疗组;②术前放化疗组;③术前放疗+术后化疗组;④术前放化疗+术后化疗组。化、放疗方案同FFCD 9203试验。初步结果发现:与术前放疗组(1+3组)比,术前放化疗组(2+4组)的平均肿瘤体积明显缩小(25mm vs 30mm,P<0.0001),pT_0比率(13.7% vs 5.3%,P<0.001)及pT_3以下比率均明显升高(57.1% vs 42.4%,P<0.001),平均受累淋巴结数目(0.86 vs 1.52)、pN_2比率(7.2% vs 12%)和淋巴

管、血管及周围神经受侵比率(7.2% vs 12%)均明显下降(P均小于0.05)。2006年,该研究组报道了经中位随访5.4年的研究结果:单独放疗组5年累积局部复发率(17.1%)明显高于其他3组(8.7%、9.6%、7.6%,P=0.002);术前放疗组(1+3组)与术前放化疗组(2+4组)之间的远处转移率、生存率(65.8% vs 64.8%)、无病生存率(56.1% vs 54.4%)、保肛率(52.8% vs 50.5%)、术后并发症(22.8% vs 23.3%)及晚期并发症均无明显差异(P>0.05),但术前放化疗组(2+4组)的3～4度急性反应(13.9% vs 7.4%)及≥2度腹泻发生率(37.6% vs 17.3%)均明显增加(P<0.001);术后化疗组(3+4组)与未行化疗组(1+2组)之间的远处转移率、生存率(67.2% vs 63.2%)及无病生存率(58.2% vs 52.2%)均无明显差异(P>0.05),且术后辅助化疗的依从性较差,仅42.9%的患者完成了95%～105%化疗处方剂量,各级急性毒副作用发生率达57.8%。尽管如此,但进一步亚组分析发现:只有经新辅助放疗或放化疗后降期为ypT$_{0～2}$者才能从辅助化疗中的获益,与未行辅助化疗组相比,辅助化疗组(ypT$_{0～2}$)的5年无病生存率明显升高(76.7% vs 65.6%),其治疗风险比下降36%(HR 0.64,95%CI 0.45～0.91,P=0.013);辅助化疗亦显著延长ypT$_{0～2}$组的总生存率(HR 0.64,95%CI 0.42～0.96,P=0.03)。与此同时,从长远看,化疗(同期或术后辅助)亦与患者生活质量下降相关,如性功能障碍(男性更加明显)、腹泻、社交活动受限等。以上结果提示术前同期放化疗增加了杀肿瘤的活性,进一步提高了局控率,但对OS、DFS均无影响,即使是术后辅助化疗,尽管后者可提高ypT$_{0～2}$患者的无病生存率及总生存率,且化疗的加入一定程度影响患者长期生活质量。

对上述两项Ⅲ期临床试验综合分析发现:与单独术前放疗比,术前同期放化疗仍明显提高局部控制率(HR 0.55,95%CI 0.42～0.72,P<0.0001),但对总生存率(HR 1.04,95%CI 0.88～1.21,P=0.66)、无进展生存率(HR 0.95,95%CI 0.83～1.09,P=0.49)、远处进展时间(HR 0.94,95%CI 0.80～1.12,P=0.50)均无明显影响。

2009年,Ceelen W等就局部进展期直肠癌的术前放化疗与术前放疗进行了一系统评价:术前放化疗较单独放疗可进一步降低局部复发率(9.4% vs 16.5%,OR 0.53,95%CI 0.39～0.72,P<0.001);明显提高pCR率(11.8% vs 3.5%,OR 3.65,95%CI 2.52～5.27,P<0.001);随之而来的是治疗相关Ⅲ～Ⅳ级毒副作用亦明显增加(14.9% vs 5.1%,OR 4.1,95%CI 1.68～10,P=0.002);但其DFS(HR 0.99,95%CI 0.84～1.17)、OS(HR 1.02,95%CI 0.89～1.17)、保肛率(49.6% vs 47.6%,OR 1.1,95%CI 0.92～1.31)、术后30天死亡率(2.8% vs 1.9%,OR 1.48,95%CI 0.84～2.60)及术后吻合口瘘发生率(OR 0.57～1.85)等均无明显差别(P>0.05)。在Fiorica F等对化疗在可切除直肠癌术前同期放化疗中作用的系统评价中,收集了7个为术前同期放化疗与单纯新辅助放疗(2787例)的随机临床试验,其结论是:术前同期放化疗与术前单独放疗相比,其5年总生存率(RR 0.94,95%CI 0.94～1.09)、远处转移率(RR 0.97,95%CI 0.93～1.02)均无明显差别,但5年局部控制率明显提高(RR 1.05,95%CI 1.01～1.10)。治疗依从性方面,术前同期放化疗明显好于术后同期放化疗(88.5% vs 30.6%)。治疗相关毒性方面,结合治疗模式的毒性明显大于单纯放疗,毒性相关死亡率稍高于单纯术前放疗组,但无差异不明显(RR 1.63,P=0.08)。

最近多个系统评价meta分析等结果均支持上述结论。术前放化疗与术后放化疗相比,可进一步提高局部控制率,降低毒副作用,提高治疗的依从性,且有提高DFS的趋势,但对OS无明显影响。迄今,国际上开展了四项多中心的Ⅲ期临床试验比较术前放化疗与术后放化疗。

德国 CAO/ARO/AIO－94 试验该研究始于 1994 年,于 1995—2002 年间共 823 例局部进展期直肠癌($uT_{3/4}$ 或 uN_+)入组,随机分为术前放化疗组与术后放化疗组。放疗方案:50.4Gy/1.8Gy×28F,5 次/周,3 野或 4 野盒式照射,术后放疗者除在瘤床推量 5.4Gy 外其余均同术前放疗。同期化疗方案两组相同:5－FU(1.0g/m² · d)连续泵注 120 小时,放疗第 1、5 周执行。所有患者手术及同期放化疗结束后均接受 4 程辅助化疗:5－FU(500mg/m² · d)静脉滴注,d1~d5,4 周重复。手术:均采用标准 TME 手术。两组放化疗与手术时间间隔为 4~6 周。中位随访 45.8 个月后结果发现:术前放化疗组的 pCR 率为 8%,其 5 年累积局部复发率明显低于术后同期放化疗组(6% vs 13%,P＝0.006;RR 0.46,95%CI 0.26~0.82),但累积远处转移率(36% vs 38%,P＝0.84;RR 0.97,95%CI 0.73~1.28)、总生存率(76% vs 74%,P＝0.8;HR 0.96,95%CI 0.7~1.31)、无病生存率(68% vs 65%,P＝0.32;HR 0.87,95%CI 0.67~1.14)均无明显差别。整体分析时两组的完整切除率、保肛率无明显差别,但针对随机化分组前外科医生认为不可保肛的那部分患者,术前放化疗组的保肛率明显高于术后放化疗组(39% vs 19%,P＝0.004)。两组总的术后并发症无明显差别(36% vs 34%,P＝0.68),但术前放化疗组的 3~4 级急性毒副作用如腹泻等(27% vs 40%,P＝0.001)及晚期毒副作用如慢性腹泻、吻合口狭窄等(14% vs 24%,P＝0.01)均明显低于术后放化疗组。治疗依从性方面,术前放疗组接受全量放疗(92% vs 54%,P<0.001)及全量化疗(89% vs 50%,P<0.001)比率明显优于术后放化疗组。2012 年,该研究组报道了中位随访 11 年的研究结果:术前放化疗组的 10 年累积局部复发率仍明显低于术后放化疗组(7.1% vs 10.1%,P＝0.048),但两组的总生存率(59.6% vs 59.9%,P＝0.85)、累积远处转移率(29.8% vs 29.6%,P＝0.90)及无病生存率均无明显差异。此试验结果奠定了术前同期放化疗作为标准治疗用于局部晚期直肠癌的临床证据基础。

英国 MRC CR07/NCIC－CTGC016 试验为避免低复发风险患者接受过度放疗而造成的放射性损害、比较术前短程新辅助放疗与术后同期放化疗对局部可切除直肠癌的局部控制率的差异,该研究自 1998—2005 年来自 4 个国家、80 家医疗中心共 1350 例可切除直肠癌患者入组,随机分为术前短程放疗组(25Gy/5Gy×5F/1 周,放疗后 1 周内手术)及术后选择性同期放化疗组(术后环切缘阳性者),其放疗方案:45Gy/25F/5 周,1.8Gy/F;化疗方案:5－FU[200mg/(m² · d)]持续灌注,或 5－FU(300mg/m²)＋甲酰四氢叶酸(20mg/m²),静滴,1 次/周。两组手术均推荐 TME 方式,术后及放化疗后均可接受辅助化疗。中位随访 4 年结果显示:两组环切缘阳性率无明显差别(10% vs 12%,P＝0.12);术前短程放疗组的 3 年局部区域复发率明显低于术后选择性放疗组(6.2% vs 10.6%,HR 0.39,95%CI 0.27~0.58,P<0.0001);其 3 年 DFS 亦明显高于术后选择性放疗组(77.5% vs 71.5%,HR 0.76,95%,CI 0.62~0.94,P＝0.013);3 年总生存率(80.3% vs 78.6%,HR 0.91,95%CI 0.73~1.13,P＝0.4)无明显差别;两组的保肛率及毒副作用如术后 30 天的死亡率、肠梗阻、会阴部伤口愈合不良等发生率均无明显差别。

为弥补化疗在经典短程放疗模式中的空白、最大限度提高疗效、减轻治疗相关毒副作用,在其前或后加入化疗越来越引起人们的兴趣,迄今,国际上已开展了一系列 Ⅱ、Ⅲ 临床试验对此进行了阐述。

放化疗前增加新辅助化疗能否进一步临床获益呢? 多学科的综合治疗已大大降低了直

肠癌的局部复发率(<10％),而远处转移(30％～35％)已成为综合治疗失败的主要原因。放化疗后直肠癌患者的术后辅助化疗因依从性较差(<50％)、患者获益有限等,其可行性及必要性越来越受到专家的质疑。鉴于此,增加新辅助放化疗前的新辅助化疗成为一种新的尝试。其潜在的优势:①较高的治疗依从性,早期即予以足量化疗;②更易杀灭潜在的远处微转移灶,降低远处转移率;③缩小肿瘤体积或使其降期,从而改善肿瘤的血供及氧供,有利于提高后续化疗药物的浓度、放疗的敏感性及手术的易切除性;④肿瘤体积的缩小有助于减少放疗靶区、降低放疗副作角;⑤肿瘤体积的缩小有助于最大限度保存正常器官功能。另一方面,其潜在不利点有:①尽管在影像学上表现为肿瘤体积的缩小,但有可能诱导肿瘤加速再增殖,出现对治疗不利和局面;②可能残留对放射抵抗的细胞克隆导致降低放疗效果;③潜在的毒副作用可能降低同期放化疗的依从性;④延迟了根治性手术的时间;⑤对于行3～4个疗程诱导化疗者,可能存在对化疗药物耐药的细胞克隆,这些细胞可从原发灶迁移或远处种植转移。从目前多项Ⅱ期临床结果来看,放化疗前的诱导化疗是安全的、可行的,具有潜在提高病理降期的趋势,同时也没有明显影响后续的同期放化疗及手术的依从性。但是,上述临床试验都有样本量少、随访时间短等不足,有待更多的Ⅲ期临床试验进一步研究。选择最优的术前放化疗模式、最优的放疗技术以及最适合的治疗对象是未来临床研究的方向。

(五)转移性(Ⅳ期)直肠癌的放/化疗

约50％～60％结直肠癌患者最终将出现远处脏器转移,其中80％～90％初诊时即为不可切除;另一方面,约20％～34％的结直肠癌患者初诊时即合并肝转移。目前,对于此类Ⅳ期患者的治疗是我们面临的一大挑战,且无高水平的临床证据指导我们的治疗。其治疗主要仍以化疗为主,结合放疗,及时评价手术时机,最大限度争取R_0切除。在2012年第3版的NCCN指南中指出:①对于肝、肺转移病灶不轻易推荐行外照射,除非此类患者有严重合并症存在;②有明显合并症且转移灶为不可切除者,可行以5－FU或卡培他滨为主的同期放化疗(2B类证据);③既往未行放化疗而经R_0术后的盆腔高危复发者($pT_{3\sim4}$或$pN_{1\sim2}$)应行术后同期放化疗。最近,Chang CY等对辅助放化疗在经R_0切除后Ⅳ期直肠癌中的作用进行了初步探讨,共入组68例Ⅳ期直肠癌患者,将其分为两组:辅助放化疗组(28例,其中$T_{3\sim4}$占93％,$N_{1\sim2}$占72.4％,放疗剂量44～50.4Gy/22～28F,辅以5－FU±CF或卡培他滨同期化疗,放疗前先给予2程化疗)与辅助化疗组(40例,其中$T_{3\sim4}$占90％,$N_{1\sim2}$占80％,化疗方案为5－FU/卡培他滨/FOLFOX/FOLFRI等)。结果两组的局部复发率、DFS、OS及局部无复发生存均无明显差异。对于此类患者,放疗的介入并未产生较明显临床获益,可能与病例数过少、放疗剂量不足及所选择对象不恰当等相关。至于放疗剂量,不可能给予过高,否则导致较高的毒副作用,进而降低后续化疗强度。总之,放/化疗在此类患者的新辅助及辅助治疗中的价值还需进一步探讨。

(六)局部复发性直肠癌的放化疗

在现代治疗条件下,直肠癌的局部复发率越来越低(<10％),可表现为单个盆腔复发病灶或吻合口复发灶,复发部位相关内容详见后续放疗靶区部分。对于不可切除复发病灶,可酌情选择化疗或同期放化疗;对于潜在可切除的孤立复发病灶,既往无放疗病史者可选择手术切除后行辅助同期放化疗或术前同期放化疗后再手术治疗;对于既往曾接受放疗者,再程放疗也可酌情考虑,如选择IMRT或SBRT。Valentini V等报道了一多中心、Ⅱ期临床研究结果。该研究自1997—2001年共入组59例局限盆腔复发直肠癌患者(PS≥60分,所有患者

既往均接受中位剂量 50.4Gy 的放疗,74.6% 接受同期或辅助化疗),再程放疗距初次放疗结束的中位时间间隔为 27 个月。所有患者均行 IMRT:第一阶段放疗剂量 PTV2(GTV+4cm) 30Gy,每次 1.2Gy,每日 2 次(分次间至少间隔 6 小时);第二阶段放疗剂量 PTV1(GTV+ 2cm)推量 10.8Gy,分割方案不变。放疗期间行同期化疗 5-FU:225mg/m² 持续静脉灌注 d1 ~d7。放化疗结束后 4~6 周评价能否手术切除,若适合则手术切除(距放化疗结束 6~8 周)。所有患者均接受 5 程雷替曲塞辅助化疗:3mg/m²,每 3 周为 1 周期。中位随访 36 个月,结果 86.4% 患者完成同期放化疗,3 级急性胃肠道毒性反应 5.1%,放化疗后 8.5% 达到 CR,35.6% 达 PR,52.6% 为 SD,3.4% 为 PD,盆腔疼痛缓解率为 83.3%,50.8% 接受手术切除,R0 切除率 35.6%,50.8% 完成了辅助化疗。5 年局控率、无远处转移率、DFS 及 OS 分别为 38.8%、42%、29.2%、39.3%,其中 R₀ 切除者则分别为 69%、69%、50.4%、66.8%。肿瘤是否完整切除直接影响预后(P<0.05),晚期反应可耐受。上述研究结果提示:IMRT 超分割放疗治疗复发性直肠癌是安全、有效且可行的,对于此类患者尽可能争取放化疗后的 R₀ 切除。

二、新的化疗药物在同期放化疗中的应用

多年以来,5-FU 在直肠癌同期放化疗中作为唯一选择,对增加放疗敏感性以及提高肿瘤局控率等方面发挥了重要作用。近年来,为尽可能提高 pCR 率、甚至 DFS 及 OS,国际上已开展了一系列有关新的化疗药物在直肠癌同期放化疗中应用的 Ⅰ~Ⅲ 期临床研究。

(一)卡培他滨

卡培他滨(希罗达)是一种口服剂型的 5-FU 前体药物,最终经胸苷酸磷酸化酶(thymidine phosphorylase,TP)活化成有活性的抗肿瘤药物。与周围正常组织相比,胸苷酸磷酸化酶在肿瘤组织内的表达浓度明显增高。最近研究发现:经 X 射线照射后的肿瘤组织中该酶的表达明显增加。鉴于此,与既往常规 5-FU 的静脉给药(静滴或持续静脉灌注)相比,其至少具有以下两大潜在优势:①更加靶向性针对肿瘤组织,更高的治疗比;②给药更加方便。药代动力学研究显示:口服(1250mg/m²)后 2 小时(t_{max}),卡培他滨及其相关代谢产物即达血浆峰值浓度,并维持一相对较短的半衰期清除(0.55~0.89 小时),有效成分(5-FU)在肿瘤组织内的药物浓度为周围邻近正常组织的 3.2 倍。鉴于此,有文献推荐≥放疗前 2 小时给药。大量的 Ⅰ/Ⅱ 期临床研究对其的给药模式、安全性以及有效性进行了详细阐述。对于连续同期化疗模式,Dunst J 等在 Ⅰ 期临床试验中推荐:标准分割放疗(50.4Gy/28 次)条件下,同期卡培他滨的剂量为 825mg/m²,bid,d1~d7,共 6 周,其最大耐受剂量(maximum-tolerated dose,MTD)为 1000mg/m²,剂量限制性毒性(Dose-limiting toxicity,d1T)为≥3 级手足综合征,与放疗相关的毒性反应未见明显增加;而在周末(星期六、日)中断模式中,Ngan SY 等在 Ⅰ 期临床试验中推荐:标准分割放疗模式下同期卡培他滨的剂量为 900mg/m²,bid,d1~ d5,共 5.5 周,其 MTD 为 1000mg/m²,剂量限制性毒性为≥3 级的皮肤反应、腹泻及脱水。随后,针对上述相应剂量开展了一系列的 Ⅱ 期临床研究,并取得了较理想的结果(疗效不降低且有进一步提高降期效果趋势、安全、方便),有取代 5-FU 趋势(尽管当时还缺乏 Ⅲ 期研究支持),并推荐卡培他滨单药同期化疗最佳模式及剂量:825mg/m²,bid,d1~d7,共 6 周(因为与间隔周末或连用两周停用 1 周方案比,可提供更加恒定且安全的药物浓度)。在一项综合 71 个 Ⅱ/Ⅲ 期临床试验、共 4732 例有关直肠癌新辅助放化疗后 pCR 影响因素的 Meta 分析中发

现:卡培他滨的 pCR 率高于 5—FU 的间歇性灌注给药(17% vs 12%,P=0.06),而与 5—FU 的持续性灌注给药相似(17% vs 20%,P>0.05)。迄今,两个比较卡培他滨与 5—FU 在直肠癌新辅助放化疗中作用的 III 期临床研究结果更加支持了卡培他滨取代 5—FU 的可行性,一个来自德国海德堡大学的多中心、双臂、开放、非劣效性、随机试验,另一个来自美国 NSABP R—04。

德国的研究始于 2002 年,它共入组 2002—2007 年间 392 例局部进展期直肠癌,随机分为两组:卡培他滨组(共 197 例,其中 116 例接受辅助放化疗,81 例接受新辅助放化疗)与 5—FU 组(共 195 例,其中 115 例接受辅助放化疗,80 例接受新辅助放化疗)。卡培他滨组辅助(手术后 2 程诱导化疗+同期放化疗+3 程辅助化疗)及新辅助方案(同期放化疗+4~6 周后手术+术后 5 程化疗)中卡培他滨的诱导及辅助化疗方案均一致:1250mg/m², bid,d1~d14,3 周重复,同期放化疗方案均一致:卡培他滨 825mg/m², bid,持续整个放疗期间;5—FU 组辅助(手术后 2 程诱导化疗+同期放化疗+2 程辅助化疗)及新辅助方案(同期放化疗+4~6 周后手术+术后 4 程辅助化疗)中 5—FU 的诱导及辅助化疗方案均一致:500mg/m²,静滴 d1~d5,q4w,但同期放化疗方案不一致:在辅助组中 5—FU 225mg/m² 整个放疗期间持续静脉灌注,而在新辅助组则为 5—FU 1000mg/m²,d1~d5 持续静脉灌注。卡培他滨与 5—FU 两组的放疗方案均一致:采用三维适形放疗技术,总剂量 50.4Gy/28F,每次 1.8Gy。中位随访 52 个月,结果 5—FU 组的 5 年 OS 明显差于卡培他滨组(67% vs 76%,P=0.0004,HR 1.5,95%CI 1.0~2.28),尤其对于 $T_{3\sim4}N_+$ 亚组(HR 1.7,95%CI 1.08~2.68);两组的局部复发率(7% vs 6%,P=0.67)无明显差别,但 5—FU 组的远处转移率明显偏高(28% vs 19%,P=0.04),其 DFS 亦明显差于卡培他滨组(HR 1.4,95%CI 1.02~2.02,P=0.035,其 3、5 年 DFS 分别为 67% vs 75%,54% vs 68%);治疗毒副作用方面,希罗达组的各级手足皮肤反应(31% vs 2%,P<0.001)、疲劳(30% vs 15%,P=0.002)及直肠炎(16% vs 5%,P<0.001)均明显高于 5—FU 组,但后者的白细胞减少发生率明显升高(35% vs 25%,P=0.04);腹泻为两组中较常见的副作用,卡培他滨组在同期放化疗中各级水平腹泻发生率明显高于 5—FU 组(45% vs 32%,P=0.009),但两组在化疗期间无明显差别(24% vs 22%,P=0.67);其余毒副作用无明显差别,两组的治疗依从性、R_0 切除率、保肛率等均无明显差别;与无手足皮肤反应患者相比,卡培他滨组中合并各级手足皮肤反应的患者拥有更佳的 3 年 DFS(83% vs 71%,P=0.03)及 5 年 OS(91% vs 68%,P=0.0001);病理降期方面,卡培他滨组的 pCR 率(14% vs 5%,P=0.09)、$ypT_{0\sim2}$(55% vs 39%,P=0.06)及新辅助放化疗组中淋巴结阴性比例(71% vs 57%,P=0.08)均有升高趋势。鉴于上述结果,作者推荐卡培他滨取代 5—FU 应用于局部进展期直肠癌的辅助或新辅助放化疗中。

美国 NSABP R—04 研究自 2004—2010 年共入组 1608 例局部进展期直肠癌(c II/III 期),按其同期放化疗中化疗方案的差异将其随机分为 4 组:①持续 5—FU 灌注组(225mg/m²,d1~d5×5~6 周);②持续 5—FU 灌注+奥沙利铂组(225mg/m²,d1~d5×5~6 周,奥沙利铂 50mg/m²,qw×5 周);③卡培他滨组(825mg/m²,bid,d1~d5×5~6 周);④卡培他滨+奥沙利铂组(825mg/m²,bid,d1~d5×5~6 周,奥沙利铂 50mg/m²,qw×5 周)。四组的放疗方案均一致:总剂量 45Gy/25F/5 周,瘤床推量 5.4~10.8Gy/3~6F。结果发现:持续 5—FU 灌注组与卡培他滨组的 pCR 率(18.8 vs 22.2%,P=0.12)、保肛率(61.2 vs 62.7%,P=0.59)及 3~4 级腹泻发生率(11.2 vs 10.8%,P=0.86)均无明显差异。上述结果在 2011 年

美国 ASCO 年会上进行了部分报道,但其局控率、DFS 及 OS 等结果要到 2013 年秋季才能公布。

(二)奥沙利铂

奥沙利铂为第 3 代铂类药物,它可引起肿瘤细胞内 DNA 链内交联,从而发挥抗肿瘤作用,目前广泛用于各种实体瘤的治疗。体内、外试验证实其可充当一较好的放疗增敏剂,尽管增敏机制有待进一步阐述。多项 Ⅰ/Ⅱ 期临床试验对其安全性及有效性进行了探讨,取得了较高的 pCR 率(部分高达 28%),毒性虽然增加但可耐受,并推荐同期放化疗时其与 5-FU 持续静脉灌注[200~225mg/(m² · d)]的最大耐受周剂量为 60mg/m²,与持续卡培他滨(825mg/m²,bid)同期的推荐周剂量 50mg/m²。目前,国际上共有 4 项大型 Ⅲ 期临床试验结果对奥沙利铂在局部进展期直肠癌(cⅡ/Ⅲ期)同期放化疗中的作用进行了探索。

法国 ACCORD 12/0405-Prodige 试验自 2005—2008 年共入组 598 例局部晚期直肠癌($T_{3\sim4}M_0$),随机分为 2 组:Cape45 组(放疗 45Gy/25F/5 周＋卡培他滨＋TME 手术)和 Capox50(放疗 50Gy/25F/5 周＋卡培他滨/奥沙利铂 50mg/m²、qw×5 周＋TME 手术),两组同期卡培他滨化疗方案一致:800mg/m²,bid,持续整个放疗期间;所有患者放化疗结束后 6 周结束 TME 手术,术后辅助化疗并不常规推荐。中位随访 1 年:与 Cape45 组比,Capox50 组 PCR 率稍升高但无明显统计学差异(19.2% vs 13.9,P=0.09),总 3~4 级急性毒副作用明显增加(25.4% vs 10.9,P<0.001),腹泻尤为明显(12.6% vs 3.2,P<0.001);其环周切缘阳性率(肿瘤或转移淋巴结边缘距切缘 0~2mm)明显降低(9.9% vs 19.3,P=0.022);两组的保肛率(75%)、治疗依从性及术后各种并发症均无明显差别。2012 年,该研究组报道了经中位随访 3 年的结果:Cape45 与 Capox50 组比,两者的 3 年局部复发率(6.1% vs 4.4%)、OS(87.6% vs 88.3%)、DFS(67.9% vs 72.7%)、大便失禁、性功能障碍及社交受损发生率均无明显差异(P>0.05)。鉴于此,作者不推荐奥沙利铂应用于直肠癌的同期放化疗中。

意大利 STAR-01 试验自 2003—2008 年共入组 747 例局部晚期、可切除直肠癌($cT_{3\sim4}N_+$)患者,随机分为对照组(放疗＋5-FU 化疗＋手术)与实验组(放疗＋5-FU/奥沙利铂化疗＋手术),对照组化疗方案:5-FU 225mg/(m² · d),持续静脉灌注至整个放疗期间,实验组则在此基础上加入奥沙利铂 60mg/m²、qw×6 周;两组放疗方案相同:50.4Gy/28F/5.5 周,放化疗结束后 6~8 周行 TME 手术,术后推荐行辅助化疗。结果发现:两组的 yPCR 率无明显差别(均为 16%,OR 0.98,95%CI 0.66~1.44,P=0.904);治疗毒性方面,实验组的总 3~4 级毒副作用发生率明显高于对照组(24% vs 8%,P<0.001),尤以腹泻(15.3% vs 4.2%,P<0.001)、放射性皮炎(4.5% vs 1.8%,P=0.037)、乏力(3.1% vs 0,P<0.001)常见,其各级外周神经毒性发生率亦明显高于对照组(37% vs 0.5%,P=0.026,其中前者≥3 级者达 1.4%,而后者为 0);治疗依从性方面,因治疗相关毒性致实验组完成计划放疗剂量(84% vs 92%,P<0.001)及累计化疗剂量比例(80% vs 90%,P<0.001)明显下降,其中 66% 的患者完成 6 程奥沙利铂化疗,至少 83% 者完成了 5 程,75% 完成至少 80% 计划累计剂量;两组的手术方式、淋巴结降期及术中及术后并发症等方面均无明显差别。考虑到奥沙利铂的加入获益甚微而毒性反应明显增加,作者亦未推荐其在直肠癌的新辅助放化疗中使用。至于其对 DFS、OS 及局控率的影响仍需长期随访。

美国 NSABP R-04 试验具体方案见前述。该研究中,与未予奥沙利铂组比:奥沙利铂的加入对 pCR 率(19.1% vs 20.8%,P=0.46)及保肛率(63.6% vs 60.4%,P=0.28)等均无明显影响,但 3～4 级腹泻反应明显增加(6.6% vs 15.4%,P<0.0001)。

德国 CAO/ARO/AIO－04 试验自 2006—2010 年共 1265 例局部进展期直肠癌(cT$_{3\sim4}$/N$_+$)入组,随机分为:对照组(新辅助放疗＋同期 5－FU 1000mg/m² 、d1～d5、连续静脉灌注、q4w×2＋手术＋术后辅助化疗:5－FU 500mg/m² 、静滴、d1～d5、q4w×4 程、共 4 个月)与实验组(新辅助放疗＋同期化疗:5－FU 250mg/m² 、d1～d14、连续静脉灌注、q3w×2 程、奥沙利铂 50mg/m² 、qw×4 程＋手术＋术后辅助化疗:奥沙利铂 100mg/m² 、d1、甲酰四氢叶酸 400mg/m² 、d1,5－FU 2400mg/m² 、持续静脉灌注 46h,q2w×8 程、共 4 个月),两组放疗方案一致:50.4Gy/28F/5.5 周,3 野或 4 野照射;所有患者放化疗结束后 5～6 周行 TME 手术。结果实验组的 pCR 率明显高于对照组(17% vs 13%,OR 1.02～1.92,P＝0.038);新辅助放化疗期间实验组与对照组两组 3～4 级急性毒副作用无明显差别(23% vs 20%),前者主要以 3～4 级急性胃肠道反应如腹泻、恶心、呕吐等为主(20% vs 15%),2～3 级神经毒性发生率较低(2%);辅助化疗期间两组的 3～4 级急性毒副作用亦无明显差别(35% vs 36%),但对照组的 3～4 级急性血液毒性高于试验组(36% vs 18%),而后者的 3～4 级外周神经毒性明显高于前者(9% vs 1%),两组的 3～4 级胃肠道反应均为 13%;治疗依从性方面,治疗组中 94% 患者完成全量放疗、85% 患者完成同期放化疗中的全量化疗、44% 接受了全量辅助化疗,对照组中 96% 完成全量放疗,79% 完成同期放化疗中的全量化疗,65% 接受了全量辅助化疗;两组接受手术的比例及手术方式、R₀ 切除率、术后并发症、阴性淋巴结检出率等方面均相似,其 DFS 需到 2013 年底才能评价。鉴于本研究中奥沙利铂可提高 pCR 率、毒性可耐受,作者认为奥沙利铂可应用于直肠癌的新辅助放化疗。该结果显然有别于前述 3 个临床试验。

为进一步探讨奥沙利铂在含卡培他滨为主的局部进展期直肠癌放化疗中作用,2008 年 8 月,由 EORTC 发起的另一个大型Ⅲ期临床试验 PETACC－6 正在进行中,该试验拟收集 1090 例局部进展期直肠癌(T$_{3\sim4}$ 或 N$_+$),随机分为:对照组(三维适形放疗＋整个放疗期间每周 5 天卡培他滨同期化疗,放化疗结束后 4～8 周手术,术后行 6 程卡培他滨辅助化疗)与实验组(分别在对照组同期放化疗及术后辅助化疗的基础上加入奥沙利铂,余无差异),主要研究终点为 DFS,其次为 PCR 率、OS、保肛率、治疗相关毒副作用等。我们期待该研究的结果,也许它将有助于我们进一步了解奥沙利铂在直肠癌新辅助放化疗中的作用。

迄今,因为各临床试验设计、病例选择及统计学方面等各因素的偏倚,对于奥沙利铂在直肠癌同期放化疗中的作用争议颇多,但多数认为目前不宜推荐其使用。鉴于此,还需继续开展相关多中心Ⅲ临床试验及进一步的系统评价/meta 分析,以更好地指导临床。

(三)伊立替康

伊立替康为拓扑异构酶－Ⅰ抑制剂,广泛应用于转移性结直肠癌、小细胞肺癌等恶性肿瘤的治疗。体内、外试验显示其可能通过抑制 DNA 损伤后的各种修复发挥放射增敏作用。目前已开展了一系列Ⅰ/Ⅱ期临床试验探讨其在局部进展期直肠癌新辅助放化疗中的作用及可行性。

RTOG 0012 试验入组 106 例局部进展期直肠癌(cT$_{3\sim4}$),随机分为超分割组(55.2～60Gy、每次 1.2Gy,2 次/天,5－FU 225mg/m² 、放疗期间持续静脉灌注)与常规分割组(50.4～54Gy、每次 1.8Gy,5－FU 225mg/m² 、放疗期间每周 1～5 持续静脉灌注,伊立替康 50mg/m² 、qw×4 程),放化疗结束后 4～10 周手术。结果发现:两组的 pCR 率(28%)、总肿瘤降期率(78%)一致;3～4 级急性血液性毒性(13% vs 12%)及非血液性毒性(38% vs 45%)相似。

Gollins S 等报告了 110 例局部进展期直肠癌（基于 MRI 分期，影像学提示直肠系膜距肿瘤≤2mm 或直接受累的 T_3 病变或 T_4 或低位 T_3 病变），所有患者均接受含卡培他滨及伊立替康的新辅助放化疗：45Gy/125F/5 周，整个放疗期间同期卡培他滨 $650mg/m^2$，bid，伊立替康 $60mg/m^2$，qw×4 程，放化疗结束后 8 周手术。结果发现：ypCR 率为 22%，T 降期 67%，N 降期 80%，环周切缘阴性率 92%，3 年局部无复发生存 97%、无远处转移 71%、DFS 63.5%、OS 88%，3 级腹泻、乏力、放射性皮炎的发生率分别为 22%、11%、6%，无 4 级治疗相关毒性存在。最近，HTOG 0247 研究就卡培他滨＋奥沙利铂与卡培他滨＋伊立替康在直肠癌新辅助放化疗中的作用进行了比较。该研究中 146 例局部进展期直肠癌（$cT_{3\sim4}M_0$）随机分为：卡培他滨＋伊立替康组[放疗 50.4Gy/6 周＋卡培他滨 $1200mg/(m^2 \cdot d)$、每周一至周五，伊立替康 $50mg/m^2$，qw×4 个疗程]与卡培他滨＋奥沙利铂组[（放疗 50.4Gy/6 周＋卡培他滨 $1650mg/(m^2 \cdot d)$、每周一至周五，奥沙利铂 $50mg/m^2$，qw×5 个疗程]，放化疗结束后 4~6 周手术。结果发现：卡培他滨＋伊立替康组 pCR 率明显低于卡培他滨＋奥沙利铂组（10% vs 21%），两组的 T 降期率分别为（52% vs 60%），N 降期率分别为（46% vs 40%）；3~4 级血液学毒性分别为（9% vs 4%），3~4 级非血液学毒性为（26% vs 27%）。目前亦有伊立替康与 S－1 联合应用于局部进展期直肠癌新辅助放化疗中的报道，并取得了较高的 pCR 率（34.7%）、较高的治疗依从性（86.6%）及较低的毒副作用（3 级毒副作用<10%）。

总之，迄今有关伊立替康在直肠癌新辅助放化疗中作用的探讨还主要局限于 II 期临床研究水平，基于每个 II 期临床试验病例的选择、方案及研究终点等差异，有关其对 pCR 有效性及治疗相关毒性可耐受性等问题还缺乏统一认识，有些甚至明确认为其不增加临床临床获益反而增加治疗相关毒性。

（四）生物靶点类药物

目前生物靶点类药物主要有两类在直肠癌的新辅助放化疗中进行了广泛临床 I～II 研究：①抗血管生成类－贝伐单抗/舒尼替尼；②抗表皮生长因子受体类（epidermal growth factor receptor，EGFR）－抗 EGFR 的单克隆抗体（西妥昔单抗与帕尼单抗）与小分子酪氨酸激酶抑制剂（吉非替尼与厄洛替尼）等。尽管发现它们与化疗药物联转移性结直肠癌已明确获益，但仍未达成明确共识。下面主要就贝伐单抗与西妥昔单抗进行详细阐述。

1. 贝伐单抗 血管内皮细胞生长因子（vascular endothelial growth factor，VEGF）在肿瘤血管生成方面发挥重要作用。血清及肿瘤组织内存在高水平 VEGF 表达的结直肠癌患者预后差。阻断 VEGF 生物活性有望正常化肿瘤内脉管结构、减少间质内流体压力、改善肿瘤氧供，提高放射治疗敏感性。贝伐单抗为一种直接针对 VEGF 的人源化单克隆抗体，I 期临床试验证实了其在直肠癌新辅助综合治疗模式可发挥较明确、安全的抗血管作用。目前已开展了大量 II 临床试验，尽管部分取得了不错的 pCR 率（高达 36%），但与之相关的各种毒副作用亦明显增加。

Crane CH 等报告了 2004—2007 年间入组 25 例 $T_3N_{0\sim1}$ 的直肠癌患者，使其接受新辅助放化疗（放疗 50.4Gy/28F/5.5 周，卡培他滨 $900mg/m^2$、bid、d1~d5、5.5 周，贝伐单抗 5mg/kg、q2w、3 程），放化疗结束后中位间隔时间 7 周行手术治疗。结果发现：pCR 率为 32%，无 3 级手足综合征、胃肠道毒性及血液学毒性，因伤口并发症需再次手术干预者 12%。作者认为，加入贝伐单抗可提高 PCR 率而没有增加急性毒副作用，而其对手术伤口的影响还需进一步研究。Velenik V 等报告了 61 例局部进展期直肠癌（c II / III 期），所有患者先行 1 程贝伐单抗

（5mg/kg）治疗，2周后再行新辅助放化疗（50.4Gy/28F/5.5周，卡培他滨825mg/m²、bid、d1~d7，5.5周，贝伐单抗5mg/kg，q2w，3程），放化疗后6~8周手术。结果发现：其PCR率仅13.3%，3级放射性皮炎、蛋白尿及白细胞减少分别为9.8%、6.5%、4.9%。在Resch G等设计的二阶段Ⅱ期临床试验中，其第1阶段共收入组了8个直肠癌（cT₃）患者，使其接受新辅助放化疗（45Gy/25F/5周，卡培他滨825mg/m²、bid、d1~d5，4周，贝伐单抗5mg/kg，q2w，3程），放化疗后6~8周手术。结果发现：其pCR率25%，但3级肠道出血及腹泻发生率均为25%，3~4级肛周及腹部疼痛发生率亦为25%，3级贫血发生率12.5%。鉴于此严重的治疗相关毒副作用致研究提前终止。另一项因治疗相关毒性而提前终止的Ⅱ临床试验来源于美国，该研究共入组26例局部进展期直肠癌患者，所有患者先行2程mFOLFOX＋贝伐单抗的诱导化疗后再接受新辅助放化疗（50.4Gy/28F/5.5周＋5－FU 200mg/m²持续灌注5.5周＋贝伐单抗5mg/kg、q2w、3程＋奥沙利铂50mg/m²、qw、6周），放化疗后4~8周手术。结果pCR率20%，但同期放化疗期间3~4级急性毒副作用（腹泻、中性粒细胞减少、疼痛）发生率高达76%、术后并发症（如感染、伤口的延迟愈合、脓肿等）发生率高达36%。

另一项类似设计的西班牙临床试验却得出了积极结果。该研究2007—2008年共入组具有不良预后因素的局部进展期直肠癌患者47例，所有患者均行4程诱导化疗（贝伐单抗7.5mg/kg＋XELOX：奥沙利铂130mg/m²＋卡培他滨1000mg/m²、bid、d1~d14，3周重复）后3~6周再行新辅助放化疗（50.4Gy/28F/5.5周＋卡培他滨825mg/m²、bid、5.5周，贝伐单抗5mg/kg、q2w、3个疗程），放化疗结束后6~8周手术。结果PCR率为36%，诱导化疗期间3~4级腹泻、乏力、中性粒细胞减少及血小板减少发生率分别为11%、4%、6%和4%。然而，术后各种并发症发生率亦高达58%，其中需要再程手术干预者达24%。该作者指出：尽管贝伐单抗的加入提高了pCR率，且毒副作用可控，但需慎重对待术后并发症的发生。

总之，目前贝伐单抗在直肠癌的新辅助放化疗中的地位仍不甚明确，虽然其可一定程度提高pCR率，但与之相关的各种毒性反应的增加（如血栓形成、肠穿孔、术后并发症等）使得我们务必慎重。也许，开展相应Ⅲ临床研究能给我们一个答案。

2.西妥昔单抗　目前，结直肠癌中60%~80%都存在EGFR基因的表达或过表达，直肠癌患者中EGFR的表达水平与经新辅助放化疗后DFS、PCR率、放疗抵抗及病理降期呈负相关。

迄今，国际上已开展了一系列的Ⅰ/Ⅱ临床试验探讨其在局部进展期直肠癌新辅助放化疗中的作用。Bertolini F等报道了40例局部进展期直肠癌（uT₃~₄/N₊），接受3程西妥昔单抗（400mg/m² qw×3w）诱导化疗后再行新辅助放化疗（50~50.4Gy/1.8~2Gy/5~5.5周，5－FU 225mg/m²持续静脉灌注5~5.5周，西妥昔单抗250mg/m² qw×5w），放化疗结束后6~8周行手术。结果发现：pCR率8%，痤疮样皮疹77%（3~4级7.5%），过敏反应20%（3~4级7.5%），胃肠道反应60%（3~4级13%），腹泻39.5%（3~4级7.5%）。Machiels JP等也报道了40例局部进展期直肠癌（uT₃~₄/N₊）接受一程西妥昔单抗（400mg/m² qw）诱导治疗后再行新辅助放化疗（45Gy/1.8Gy/5周，卡培他滨650~825mg/m² bid d1~d7×5周，西妥昔单抗250mg/m² qw×5w），放化疗结束后6~8周手术，结果发现：pCR率5%，1~2级的腹泻、痤疮样皮疹、疲劳、血液学毒性和手足综合征分别为87%、65%、57%、24.5%和32%，其中3级腹泻发生率为15%，各级4级毒副作用（包括心肌梗死、肺栓塞、肺脓肿）发生率为7.5%。

Weiss C 等综合分析了 3 项探讨 CAPOX 方案(卡培他滨＋奥沙利铂)±西妥昔单抗在局部进展期直肠癌新辅助放化疗中作用的前瞻性 I/n 临床研究结果,发现与未加西妥昔单抗组比,加入西妥昔单抗组的 pCR 率较高(9% vs 16%,P＝0.32),且其 TRG3 级比例(即反应良好组,为 PCR 前期病变,肿瘤退变＞50%,镜下纤维变化组织为主、肿瘤细胞孤立分布、不易找到)明显下降(46% vs 71%,P＝0.003),两组的急性毒副作用及术后并发症无明显差别。Kim SY 等收集了 40 例局部进展期中、下段直肠癌患者,使其均接受一程西妥昔单抗(400mg/m² qW)诱导治疗后再行新辅助放化疗(50.4Gy/1.8Gy×28F/5.5 周,卡培他滨 825mg/m² bid d1～d5×5.5 周,西妥昔单抗 250mg/m² qw×5w,伊立替康 40mg/m² qw× 5w),放化疗结束后 4～8 周手术。结果其 pCR 率为 23.1%,3～4 级白细胞下降、腹泻、皮疹以及肠梗阻发生率分别为 10.3%、5.1%、2.6%和 2.6%,其 3 年 DFS 与 OS 分别为 80%与 94.7%。进一步研究发现:此治疗模式下的 pCR 率不受 K－ras 基因是否突变的影响。但上述 Ⅱ 期研究基本上是以 pCR 及治疗是否可耐受为研究终点,结果显示西妥昔单抗在新辅助放化疗中并不带来 pCR 的明显获益,且获得更低的 TRG3 级比例。究其原因,是研究设计缺陷、病例数过少、随访时间过短,还是确实无增益效果?

最近报道的前瞻性、多中心、大样本的 Ⅱ 期研究 EXPERT－C 也许可给我们另一种启发。该研究自 2005—2008 年入组 165 例高危、可手术直肠癌患者(基于高分辨率 MRI 判断,至少具备以下条件之一:①肠系膜的筋膜受侵≤1mm;②肛提肌以下的 T₃ 病变;③肠壁外侵≥ 5mm;④T₄ 病变;⑤肠壁外脉管受侵)。这些病列随机分为两组,即不含西妥昔单抗组与含西妥昔单抗。前者治疗方案:4 程 CAPOX 诱导化疗[奥沙利铂 130mgd1＋卡培他滨 1700mg/(m²·d)d1～d14,q3w×4 个疗程],后再行同期放化疗[50.4Gy/1.8Gy×28F/5.5 周,卡培他滨 1650mg/(m²·d)/5.5 周],4～6 周后 TME 手术,6～8 周后再 4 程 CAPOX 术后辅助化疗(剂量同诱导化疗方案)。含西妥昔单抗组则在前者的诱导化疗、同期放化疗及辅助化疗阶段均加入西妥昔单抗(首程 400mg/m²,以后均为每周 250mg/m²)。中位随访 37 个月,结果发现 KRAS/BRAF 野生型的 90 例患者中:西妥昔单抗组的 pCR 率稍高(11% vs 7%,P＝ 0.714),其影像学退缩比例(radiologic response,RR)在诱导化疗(51% vs 71%,OR 0.39, 95%CI 0.16～0.96,P＝0.038)及新辅助放化疗后(75% vs 93%,OR 0.27,95%CI 0.07～ 1.07,P＝0.028)均明显增加;其 3 年 OS 亦明显升高(96% vs 91%,HR 0.27,95%CI 0.07～ 0.99,P＝0.028),但 PFS 无明显差异(HR 0.65,95%CI 0.3～2.16,P＝0.363);两组的 R₀ 切除率、术后并发症、保肛率无明显差别。但对所有患者正行整体分析后发现:两组的 OS(HR 0.53,95%CI 0.26～1.1,P＝0.083)、pCR 率(18% vs 15%,P＝0.453)及 PFS(HR 0.81, 95%CI 0.45～1.44,P＝0.083)均无明显差异。治疗相关毒性方面(≥3 级):诱导化疗期间,西妥昔单抗组皮疹发生率明显升高(10% vs 0);同期放化疗期间,其腹泻(10% vs 1%)、皮疹发生率(9% vs 0)均明显升高;辅助化疗期间,其腹泻(16% vs 6%)、倦怠(12% vs 2%)、皮疹(10% vs 2%)均升高。结果提示:对于高危、KRAS/BRAF 野生型的直肠癌患者,西妥昔单抗的加入可改善 OS,而治疗相关毒副作用增加但可控。

综上所述,目前直肠癌新辅助放化疗中西妥昔单抗的应用并不带来 pCR 获益,且与之伴随的毒副作用亦相应增加,尽管其对高危、KRAS/BRAF 野生型直肠癌患者 OS 的存在获益,但仍需更长时间的随访及 Ⅲ 期临床试验的验证。究其原因是拮抗同期放疗增敏剂 5－FU/卡培他滨的活性、阻滞细胞周期的再分布或再群体化、多种药物的使用导致核心增敏药物剂量降低还是其他机制仍有待进一步的探讨。彼此药物之间或靶点药物与放射线之间的相互作用机制研究、新的治疗反应预测靶点及合适个体的筛选可能是今后发展的方向。

（高亚杰）

第四节　结直肠癌的姑息性化疗和靶向化疗

目前晚期结直肠癌的常用有效药物化疗包括 5－FU 或卡培他滨、伊立替康和奥沙利铂等，它们之间的有效组合和序贯给药方式显著改善晚期结直肠癌患者的生存。复发转移性结直肠癌患者接受最佳支持治疗（Best Supportive Care，BST）的中位生存时间（Overall Survival，OS）约为 4～6 个月，20 世纪 70—90 年代单药氟尿嘧啶（5－FU）联合亚叶酸钙（LV）或卡培他滨的应用使患者的中位 OS 延长至 11～12 个月，90 年代以后，氟尿嘧啶类药物联合伊立替康（Irinotecan，CFT－11）或奥沙利铂（Oxaliplatin，L－OHP），患者的中位 OS 时间达到 20个月。21 世纪以来，靶向药物如针对抗血管内皮生长因子（Vascular Endothelial Growth Factor，VEGF）的人源化单克隆抗体贝伐单抗（Bevacizumab）和表皮生长因子受体（Epidermal Growth Factor Receptor，EGFR）单克隆抗体如西妥昔单抗（Cetuximab，C225）和帕尼单抗（Panitu－mumab）引入复发转移性结直肠癌的治疗，患者的中位 OS 达到 24～30 个月。

大多数晚期结直肠癌的治疗目的是延长生存和改善生活质量，通过整体规划制定长期治疗策略，合理安排治疗顺序、能够应用所有活性药物且尽可能降低化疗毒副作用和治疗费用等，使患者有更多生存获益。然而，近年研究结果表明如果选择性地给结直肠癌肝转移患者手术切除肝转移瘤，R_0 切除后患者仍然有获得治愈的可能。因此，对转移性结直肠癌的整体治疗目标已从较单一的姑息性治疗转变为潜在治愈性治疗和姑息性治疗两种，我们应根据治疗目标来选择治疗方案。

晚期结直肠癌的治疗选择首先取决于治疗目标（姑息性 vs 潜在治愈），同时考虑到患者既往治疗的类型和时限、治疗方案构成中各种药物不同的毒副作用谱和患者的临床特征，临床特征包括 PS 评分、年龄、合并症、疾病侵犯的广泛程度、辅助化疗后疾病进展时间（1 年 vs 1 年后）、器官功能（如心肝肾功能）、不可控制的高血压、出血风险和肿瘤的生物特征如 KRAS 基因状态（野生型 vs 突变型）等。通常，对于高龄状态、一般情况欠佳、肿瘤负荷较小、发展缓慢、非重要脏器转移、无症状者可采用单药如 5－FU/LV 或卡培他滨治疗，对于一般状况较好、肿瘤负荷较大且发展迅速、存在肿瘤引起的症状、转移瘤潜在可切除等适合接受高强度治疗的患者应采用两药或三药联合方案如 FOLFOX、FOLFIRI、CapeOX、或 FOLFOXIRI 等，上述化疗基础上可进一步联合靶向药物如贝伐单抗、西妥昔单抗和帕尼单抗。

一、晚期结直肠癌患者的姑息性化疗

（一）单药氟尿嘧啶及其衍生物

5－氟尿嘧啶（5－FU）作为一有效的化疗药物治疗进展期结直肠癌已有超过 40 年的历史，Mayor 方案、Rosewell Park 方案、de Gramont 方案、小剂量长期持续灌注（PVI）方案、大剂量持续灌注（AIO，TTD）方案等均被证明治疗晚期结直肠癌有效。目前专家共识，不论单药使用，或者联合使用伊立替康或奥沙利铂，5－FU 推注均不适宜，应该推荐 5－FU 双周静脉输注方案。对于晚期结直肠癌，目前充分证据显示卡培他滨可以替代单药 5－FU。

一项 meta 分析论证了 5－FU 持续静脉滴注相比 5－FU 推注的疗效和生存优势,纳入 6 项研究和 1219 例晚期结直肠癌患者,结果显示两者的 ORR 分别为 22% 和 14%(P＝0.0002),中位 OS 分别为 12.1 个月和 11.3 个月(P＝0.04),从毒性反应来看,5－FU 推注组患者 3～4 度血液学毒性更常见(31% vs 4%,P<0.0001),5－FU 持续静脉滴注组手足综合征更多见(34% vs 13%,P<0.0001)。

二项随机对照临床研究比较了卡培他滨和 5－FU 推注方案治疗晚期结直肠癌的疗效和安全性,共纳入 1200 名患者,两项试验综合回归分析结果显示卡培他滨组的 ORR 高于 5－FU 推注组(19%～26% vs 15%～16%),两种治疗方案的 TTP 或 OS 相似,卡培他滨治疗组患者的手足综合征发生率更高,但口腔溃疡、腹泻、恶心、脱发和骨髓抑制的发生率明显低于 5－FU 推注组,同时卡培他滨避免中心静脉置管的需要,安全性和便利性更好,提高患者治疗的依从性。

(二)两药联合

两药联合为最常用的方案为 5－FU/CF(de Gramont 方案)与奥沙利铂联合组成的 FOL-FOX 方案,或与伊立替康联合组成的 FOLFIRI 方案,FOLFOX 中的 5－FU/CF 可采用卡培他滨代替组成 XELOX 或 CapeOX 方案,而卡培他滨与伊立替康的联合化疗方案 XEIRI 则因既往研究显示的毒性问题,目前临床不常规推荐。对于可接受高强度治疗的转移性患者,mFOLFOX6、FOLFIRI、XELOXC 等方案均推荐用于转移性结直肠癌的一线化疗,目前研究证据表明三者疗效相似,毒性反应存在差异。与既往单药氟尿嘧啶治疗低于 20% 的有效率相比,以伊立替康或奥沙利铂为主的二药联合化疗方案一线治疗转移性结直肠癌的有效率为 35%～50%,中位 OS 为 14.8～21.4 个月。

De Gramont 等进行的一项 IE 期临床研究结果显示 FOLFOX4 方案与 5－FU/LV 方案比较,中位 OS 提高了 1.5 个月,FOLFOX4 方案主要的毒副作用是 3～4 度的中性粒细胞下降、腹泻和神经毒性,两组患者的生存质量无差异。来自包括美国、加拿大等 6 个协作组的 N9741Ⅲ期临床研究纳入 795 例晚期结肠癌患者,结果表明 FOLFOX 方案被证明优于伊立替康联合 5－FU/LV 推注组成的 IFL 方案和伊立替康联合奥沙利铂组成的 IROX 方案,ORR、TTP 和 OS 均优于其他两个方案,IFL 组的早期死亡率(开始治疗后 60 天内的死亡率)达到 4.5%,高于另外两组的 1.8%。

法国的一项比较 XELOX 方案和 FOLFOX6 方案一线治疗晚期结直肠癌患者的Ⅲ期研究分别纳入 156 例和 150 例患者,结果显示从 ORR、PFS 和 OS 来看,XELOX 与 FOLFOX6 疗效等同,但毒性反应存在差异,XELOX 组患者血小板下降和腹泻更多见,而 FOLFOX6 组患者神经毒性和白细胞下降更多见。

国际多中心Ⅲ期临床研究 N016966 第一阶段共入组 634 名患者,随机分为 2 组,分别接受 XELOX 方案或 FOLFOX4 方案的化疗,结果发现两组患者的 PFS 很接近,分别为 8.0 个月和 8.5 个月(HR,1.04;97.5%CI,0.93 to 1.16),中位 OS 分别为 19.8 个月和 19.6 个月(HR,0.99;97.5%CI,0.88 to 1.12),表明 XELOX 方案的疗效不劣于 FOLFOX4,XELOX 方案的主要毒副作用是手足综合症和腹泻,而 FOLFOX4 方案在中性粒细胞缺乏和粒细胞缺乏性发热方面更多见。

Fuchs 等在 BICC－C 临床试验中比较了含伊立替康的 3 种不同化疗方案治疗初治转移性结直肠癌患者的疗效和安全性。430 例患者随机入 FOLFIRI 方案组、改良的 IFL 方案组和 XELIRI 方案组。结果显示 FOLFIRI 方案组在 TTP 和 OS 方面较其余两组均有优势,XELIRI 方案组恶心、呕吐、腹泻、脱水和手足综合征等发生率高于较其他两组。

目前研究证据表明 FOLFOX 与 FOLFIRI 在复发转移性结直肠癌一线化疗中疗效相当,毒性反应存在差异,可互为一、二线治疗。Colucci 等报道的一个交叉对比随机临床试验的结果,入组 336 患者,分别接受 FOLFOX 或 FOLFIRI 作为一线治疗,当出现肿瘤进展时分别交叉到另外一个方案继续治疗,两组患者的中位 OS 相似。更成熟的证据来自 Tournigand 等报道的 V308 研究结果,复发转移结直肠癌患者随机分别接受 FOLFOX 或 FOLFIRI 方案的一线治疗,当出现肿瘤进展时分别交叉到另外一个方案继续治疗,结果显示,两组的反应率分别为 56% 和 54%,总生存期分别为 21.5 个月和 20.6 个月,提示 FOLFIRI 序贯 FOLFOX4 抑或相反顺序的方案治疗晚期结直肠癌的有效率和生存期无明显差异,但毒副作用谱不同,FOLFIRI 方案腹泻多见,FOLFOX 方案神经毒性和中性粒细胞缺减少多见。

S−1 在大肠癌的探索主要在日本、韩国和中国等亚洲国家。S−1 联合奥沙利铂的 I 期临床试验初步证明了二药联合治疗大肠癌的可行性。2011 年 ASCO 上,PARK 等发表了一项关于 S1 联合奥沙利铂方案(SOX)对比 XELOX 治疗晚期结直肠癌的随机 III 期临床研究。SOX 组和 XELOX 组的 PFS 分别为 7.1m 和 6.3m(P=0.087),OS 为 20.9m 和 19.9 个月(P=0.530),两组的毒性反应无明显差别。从目前的结果来看,S−1 可能成为结直肠癌治疗的又一选择,能否替代 5−FU 或卡培他滨尚需要更多的临床数据来论证。

(三)三药联合

NCCN 指南中,三药联合方案 FOLFOXIRI 作为 2B 类证据被列为转移瘤不可切除患者初始治疗的一种选择。2 项随机研究(HORG 研究和 GONO 研究)比较了 FOLFOXIRI 和 FOLFIRI 作为转移性肿瘤的初始治疗方案的疗效,两项研究生存结果比较不一致,原因可能 HORG 研究中 FOLFOXIRI 方案的奥沙利铂和伊立替康剂量较少有关。HOGR 研究入组 283 例晚期结直肠癌患者,结果显示 FOLFOXIRI 组和 FOLFIRI 组的 mOS 分别为 21.5 个月和 19.5 个月,TTP 为 8.4 个月和 6.9 个月,ORR 为 43% 和 33.6%,均无统计学差异,但三药方案组患者脱发、腹泻和神经毒性等发生率明显增加。GONO 研究入组 224 例晚期肠癌患者,随机接受 FOLFOXIRI 方案或 FOLFIRI 方案一线治疗,结果显示两组患者在 RR、PFS 和 OS 上有显著差异,分别为 60%、9.8 个月、22.6 个月和 34%、6.9 个月、16.7 个月,转移灶 R_0 切除率也有显著差异,分别为 15% 和 6%(仅有肝转移者分别为 36% 和 12%),FOLFOXIRI 方案组神经毒性和粒细胞减少的发生率虽然增加,但可以处理,两组的化疗毒性相关死亡率无差异。因此,目前专家共识,对于 PS 好且需要接受强烈化疗的晚期结直肠癌患者,可以考虑采用 FOLFOXIRI 三药方案治疗。

(四)序贯治疗策略

复发转移性结直肠癌的姑息化疗主张消除分线和序贯应用各种有效治疗方案于疾病治疗的各个阶段的理念。对于不同病例,如何选择化疗药物组与优化治疗方案以最大程度提高疗效和减少毒性是晚期结直肠癌治疗一直思考和探索的问题。一项收集了 11 个临床试验 meta 分析的多因素分析结果显示晚期转移性结直肠癌患者的总生存期长短与是否接受三个有效传统化疗药物(5−FU,伊立替康,奥沙利铂)治疗的比率呈正相关性,差异有统计学意义,而与选用哪个方案作为一线治疗没有关系。因此,对于晚期肠癌患者,强调有机会序贯使用所有有效的化疗药物的重要性。然而,先用哪种药物后用哪种药物、序贯给药还是联合给药,仍然存在争议。FOCUS、CAIRO、LIFE、FOCUS2 和 FFCD 等研究陆续进行了联合化疗与序贯治疗的比较。

FOCUS 研究入组 2135 例晚期结直肠癌患者,按照 1∶1∶1 的比例被随机分为 3 组,A组:先 5-FU/CF 直至失败后给予单药伊立替康;B组:先 5-FU/CF 直至失败后开始联合化疗;C组:开始即使用联合化疗,在 B 组和 C 组,患者又被随机分为使用氟尿嘧啶加伊立替康(B-ir 组和 C-ir 组)或者使用氟尿嘧啶加奥沙利铂(B-or 组和 C-or 组)。结果显示对照组 A 组的中位 OS 为 13.9 个月,其余各组的中位 OS 均长于对照组(B-ir 组 15.0 个月,B-ox 组 15.2 个月,C-ir 组 16.7 个月,C-ox 组 15.4 个月),进一步分析发现,只有以伊立替康为主的联合方案的 OS 有明显改善优势,在初始单药治疗组,能够接受挽救治疗的患者数量明显低于联合治疗组。提示对于转移性结肠癌,以单药开始的序贯治疗只适用于经过临床选择的特定患者,不建议作为起始治疗的标准。

CARIO 研究中入组 803 例转移性结直肠癌患者,随机分组,A 组采用单药序贯:一线卡培他滨,二线伊立替康,三线奥沙利铂+卡培他滨;B 组采用两药联合和序贯:一线采用卡培他滨+伊立替康,二线卡培他滨+奥沙利铂。结果显示一线化疗两药联合组的有效率明显高于单药组(41% vs 20%),PFS 也更长,但两组患者的中位 OS 无明显差异,不良反应以单药组为轻。提示对于 PS 状况较好患者,若要获得更优的 PFS,首先考虑选择联合化疗方案。

(五)间歇治疗(stop and go)策略

对于不可治愈的复发转移性结直肠癌患者,姑息治疗在追求疗效和生存获益的同时,需要兼顾患者的生活质量。转移性结直肠癌患者的总生存期已经超过 2 年,在整个治疗期间患者不可能始终接受相同强度的化疗,特别是某些药物长期使用可能导致累积毒性。奥沙利铂的慢性感觉神经病变的发生及其严重程度与药物累积剂量密切相关,然而,在停止使用奥沙利铂后绝大多数患者可以从药物相关的治疗毒性中恢复。因毒性而并非耐药性限制了奥沙利铂在一线化疗的使用时间,这就促使人们去寻找无奥沙利铂的化疗间歇期,提出有关化疗假期的概念并进行了相关研究,目的是降低化疗药物的累积毒性,保存患者继续接受进一步治疗的能力,降低治疗费用,提高患者的生活质量。在高强度的联合化疗中间停止化疗或采用维持治疗来控制肿瘤的"STOP AND GO"策略已经逐渐为临床医生及患者所熟悉。维持治疗是指在完成一线化疗既定的治疗周期后,对获得疾病控制的患者继续给予有效、低毒和给药方便的药物治疗,以巩固一线化疗的临床获益,延长疾病控制时间(DCC)。当前多项研究结果显示对于转移性结直肠癌患者,与完全停止治疗相比,维持化疗有使其生存期延长的趋势;与持续化疗相比,单药维持治疗不影响疾病控制率,且毒副作用低,患者耐受性良好,对生活质量影响不大,减少患者经济负担。

只停掉那些产生明显累积性毒性的化疗药物,继续使用其余的化疗药物作为维持治疗持续至肿瘤进展的相关研究包括 OPTIMOX-1、CON-cePT、XelQuali、MACRO、OPTIMOX-3 研究等。OPTIMOX-1 和 CONcePT 都是关于间歇使用奥沙利铂的研究,患者在完成预先设定的奥沙利铂化疗周期数后,将继续接受 5-FU/LV(OPTIMOX-1)或 5-FU/LV 联合贝伐单抗(CONcePT)作为维持治疗,疾病进展后再继续引入奥沙利铂,两项研究都证实奥沙利铂的间歇疗法可以降低奥沙利铂相关毒性,改善患者生活质量,但不影响疗效。

全部停掉所有化疗药物,给患者一个完整的无化疗间歇期与持续化疗直至肿瘤进展进行比较的相关研究包括 Medical Research Council、OPTI-MOX-2、COIN、GISCAD 研究等。

COIN 研究比较 FOLFOX 或 XELOX 间歇化疗 3 个月肿瘤进展后再化疗 3 个月与 FOLFOX 或 XELOX 持续化疗直至肿瘤进展两组患者的总生存,结果显示两组患者 OS 无明显差异,分别为 14.3 月和 15.6 月(HR 为 1.084,80%CI 1.008~1.165),但间歇化疗组 3/4 度的手足综合征和神经毒性发生率较持续化疗组明显减少。GISCAD 研究比较了 FOLFIRI 方案持续化疗和间断化疗的情况,一组给予 FOLFIRI 方案化疗持续至肿瘤进展,一组给予 FOLFIRI 方案化疗 2 个月,停止 2 个月,再化疗 2 个月,停止 2 个月间断化疗直至肿瘤进展,结果显示,两组的有效率分别为 33.6% 和 36.5%,中位无进展生存时间分别为 6.5 个月和 6.2 个月,中位总生存分别为 17.6 个月和 16.9 个月,提示伊立替康"打打停停"的治疗方式,在保证疗效基础上,可进一步改善患者生活质量,真正达到"化疗假期"。

OPTIMOX-2 研究是在 OPTIMOX-1 研究的基础上,进一步比较患者在完成预先设定的 6 程 mFOLFOX7 方案化疗后,一组接受 5-FU/LV 作为维持治疗,另一组完全停止化疗,两组均在肿瘤进展时重复 FOLFOX 方案的疗效。该研究共 216 例患者入组,结果显示维持治疗组和间歇治疗组的疾病控制时间(DDC)分别为 13.2 个月和 9.2 个月,mTTP 分别为 8.6 个月和 6.6 个月,mOS 分别为 23.8 个月和 19.5 个月,维持治疗组的上述三个指标都优于间歇治疗组。

二、晚期结直肠癌患者的靶向治疗

靶向药物的出现为转移性结直肠癌的治疗带来了新希望,在化疗方案基础上联合靶向药物进一步延长患者的生存期。目前结直肠癌靶向治疗药物包括:以血管内皮生长因子(vascular endothehal growth factor,VEGF)为靶点的单克隆抗体,代表药物是贝伐单抗(Bevadzumab,商品名:Avastin),和以表皮生长因子受体(epidermal growth factor receptor,EGFR)为靶点的单克隆抗体,代表药物为西妥昔单抗(Cetuximab,商品名:Erbitux)和帕尼单抗(Panitumumab,商品名:Vectibix)。2012 年 8 月,FDA 批准 VEGFR 融合蛋白阿柏西普(Aflibercep)联合 FOLFIRI 二线治疗转移性结直肠癌。2012 年 9 月,FDA 批准多激酶抑制剂瑞戈菲尼(Regorafenib)用于之前已接受氟嘧啶类、奥沙利铂和伊立替康为基础的化疗、抗 VEGF 治疗和抗 EGFR 治疗失败的难治性转移性结直肠癌的治疗。

（一）针对 VEGF 通路靶向药物

贝伐单抗是与血管内皮细胞生长因子(VEGF)结合的重组人源化单克隆 IgG1 抗体,能与 VEGF-A 结合,抑制 VEGF 的活性,包括内皮细胞增强血管通透性活性、促有丝分裂活性和其他促血管生成活性,从而抑制新生血管的形成,减少肿瘤的血供、氧供和其他营养物质的供应而抑制肿瘤生长。贝伐单抗单用有效率较低,目前被美国 FDA 批准联合常规化疗用于转移性结直肠癌的一线、二线和跨线治疗。贝伐单抗主要副作用是血压升高、蛋白尿、出血、伤口愈合延迟、胃肠穿孔和动脉血栓事件和和静脉血栓事件等。

一项 II 期随机对照临床试验评价了不同剂量组别贝伐单抗联合 5-FU/LV 与单用 5-FU/LV 治疗转移性结直肠癌的疗效,结果显示,低剂量(5mg/kg)组和高剂量(10mg/kg)组贝伐单抗＋5-FU/LV 均比单用 5-FU/LV 有效率高,TTP 更长,中位 OS 更长,且低剂量组生存优势更明显,尽管贝伐单抗组患者发生出血、高血压及血栓形成的可能性要高于单纯化疗组,但总体患者耐受性良好。一项关于贝伐珠单抗联合 5-FU/LV 一线治疗转移性结直肠癌的几项 II 期临床试验的 meta 研究表明,与单用化疗相比,联合贝伐单抗组患者在 PFS

(8.8 个月 vs 5.6 个月,P<0.001)和 OS(17.9 个月 vs 14.6 个月,P=0.008)方面均有明显优势。

2004 年发表了一项随机、双盲、安慰剂对照Ⅲ期临床研究(AVF2107g 研究)结果,比较单纯化疗(氟尿嘧啶/亚叶酸钙静脉推注联合伊立替康,IFL 方案)与化疗(IFL 方案)联合贝伐珠单抗一线治疗转移性结直肠癌的疗效和安全性,研究表明化疗联合贝伐珠单抗能够明显降低患者疾病进展和死亡风险,显著延长患者生存期(20.3 个月 vs 15.6 个月 7=0.00003),并提高有效率,联合治疗组的有效率为 44.8%,而单纯化疗组为 34.8%(P=0.004)。基于这项研究结果,2004 年美国 FDA 批准贝伐珠单抗用于 mCRC 的一线治疗。BICC-C 研究表明 FOLFIRI 方案联合贝伐珠单抗比 IFL 方案联合贝伐珠单抗,可明显延长 mCRC 患者的生存期(P=0.007),两组的 1 年生存率分别为 87% 和 61%,且 IFL 方案的不良反应发生率较 FOLFIRI 方案高,目前 NCCN 指南中已不再推荐 IFL 方案联合贝伐单抗治疗 mCRC。

TREE 研究是一项比较奥沙利铂为基础的 3 个化疗方案 mFOLFOX6、bFOL(氟尿嘧啶/亚叶酸钙静脉推注)和 CapeOx 分别联合贝伐珠单抗与单纯化疗进行比较的一线治疗晚期结直肠癌的Ⅲ期随机对照临床研究。结果表明,3 个化疗方案的有效率分别为 41%、20%、27%,联合贝伐珠单抗后有效率均有不同程度提高,分别为 52%、39%、46%;中位总生存时间单纯化疗组分别为 19.2、17.9、17.2 个月,而联合贝伐组也均有明显延长,分别为 26.1、20.4、24.6 个月,综合评价联合贝伐组患者总生存期为 23.7 个月,显著长于单纯化疗组的 18.2 个月。NO16966 研究比较 FOLFOX4 和 CapeOx 方案单纯化疗或联合贝伐单抗的一线治疗复发转移性结直肠的疗效,结果联合贝伐组疾病无进展时间比单纯化疗组显著延长,分别为 9.4 个月和 8.0 个月(P=0.002),但总生存时间无明显改善,分别为 21.3 个月和 19.9 个月(P=0.077)。E3200 研究是第一个将贝伐珠单抗联合 FOLFOX4 方案用于伊立替康耐药的复发转移性结直肠癌二线治疗的Ⅲ期研究,患者随机接受贝伐单抗联合 FOLFOX4 方案、FOLFOX4、贝伐珠单抗单药治疗,结果显示联合方案较 FOLFOX 方案有明显生存优势,PFS 分别为 7.3 个月和 4.7 个月(P<0.001),OS 分别为 12.9 个月和 10.8 个月(P=0.0011)。上述研究结果提示,贝伐珠单抗联合以奥沙利铂为基础的化疗方案治疗复发转移性结直肠癌,可提高化疗有效率,显著延长患者的生存时间。

两项大型观察性研究 BEAT(n=1965)和 BRiTE(n=1953)试验评估了全球不同地区晚期肠癌患者接受贝伐单抗一线治疗的情况,结果显示,在更大规模的临床实践中,贝伐珠单抗安全性和有效性均与既往前瞻性临床研究结果相似,贝伐珠单抗联合奥沙利铂为基础的方案抑或联合伊利替康为基础的方案均能给患者进一步带来生存获益。

多数晚期肿瘤经过多周期的持续化疗后,最终因产生抗药性而导致治疗失败,靶向治疗如贝伐单抗作为维持治疗是一种选择。Ⅲ期临床研究 NO16966 结果论证了奥沙利铂为基础的联合化疗方案联合贝伐珠单抗基础上可显著改善 PFS,然而,该方案中贝伐单抗带来的疗效和生存差异不如之前的 IFL 方案明显,进一步分析显示一线治疗结束后贝伐单抗持续治疗直至疾病进展这一组患者的生存获益更多,间接证实贝伐珠单抗持续治疗至肿瘤进展的重要性。MACRO 研究比较了 mCRC 患者一线 XELOX 联合贝伐单抗持续治疗直至肿瘤进展与接受 XELOX 联合贝伐单抗 6 个周期的治疗后用贝伐单抗单药维持治疗直至肿瘤进展的疗效,结果显示持续化疗组与维持治疗组的中位 PFS 分别为 11.0 和 10.3 个月,中位 OS 分别为 25.3 和 20.7 个月,均无统计学差异,然而,维持治疗组中手足综合症和神经毒性的发生率较持续化疗组明显减少,结果表明 MCRC 一线治疗中 XELOX 联合贝伐单抗诱导治疗后继以贝伐单抗单药维持治疗至进展,疗效上不劣于 XELOX 联合贝伐单抗持续治疗至进展,且毒性作用减轻,为一种可行的方法。目前有几项研究正在进行,尝试探讨贝伐单抗作为维持治疗一部分的作用,鉴于目前研究现状,提示贝伐单抗联合一种氟尿嘧啶类例如 5－FU 或卡倍他滨可能是最有效的维持治疗方式。

既往 BRiTE 和 ARIES 非随机研究发现,一线应用贝伐珠单抗＋化疗治疗 mCRC 进展后继续应用贝伐珠单抗可以延长生存期。TML 研究是目前全球首项针对 mCRC 靶向药物跨线治疗的Ⅲ期随机对照研究,目的是评价 BEV 一线治疗进展后是否可以继续应用的问题。该研究设计为选择 BEV＋标准一线化疗治疗进展的 mCRC 患者(一线 PFS≥3 个月),随机分组给予 BEV＋标准二线方案或单纯化疗(其中化疗方案均根据一线化疗方案进行更换)。结果显示,入组 820 例患者,BEV＋化疗组生存期明显优于单纯化疗组(11.2 个月 vs 9.8 个月,P＝0.0062),无进展生存(PFS)分别为 5.7 个月和 4.1 个月(P＜0.0001),有效率分别为 5.4％和 3.9％,疾病控制率分别为 68％和 54％,该研究证实 mCRC 患者应用贝伐珠单抗联合化疗一线治疗进展后,继续联合二线化疗方案治疗仍可获益,OS 延长 1.4 个月,且安全性可,结果支持贝伐珠单抗联合标准化疗的跨线治疗。

目前为止,贝伐单抗疗效相关预测指标主要涉及高血压、影像学检查及生物学指标等方面。血浆 VEGF、血管细胞间粘附因子－1(Vascular cell Adhesion molecule－1,VCAM－1)、细胞间粘附因子－1(Intercellular Adhesion Molecule 1,ICAM－1)、血管紧张素－2(Angiopoietin 2,Ang－2)、E－选择素(E－selectin)、全血中循环内皮细胞(Circulating Endothelial Cells,CECs)等治疗前后浓度变化、肿瘤组织中 VEGF 及其受体 VEGFR 的表达水平等常被用于检测并分析与贝伐单抗疗效之间的关系,但迄今尚未得出确切结论。尽管已经证实标准化疗联合贝伐单抗可以提高转移性结直肠癌的疗效,但仍没有一个公认的可供临床选择的贝伐单抗疗效预测指标,仍有待我们进一步研究探索。

可溶性血管内皮生长因子受体融合蛋白阿柏西普(aflibercept)是一种新型血管生成抑制剂,它可 VEGF－A、VEGF－B 和胎盘生长因子(PIGF)结合。VELOUR 研究评价 Aflibercept 联合 FOLFIRI 二线治疗 mCRC 的疗效。一线奥沙利铂治疗失败的 mCRC 患者 1200 例随机分为 Aflibercept＋FOLFIRI 组和 FOLFIRI＋安慰剂组,结果显示试验组较对照组有明显生存优势,PFS 分别为 6.9 个月和 4.67 个月(P＝0.00007),OS 分别为 13.5 个月和 12.06 个月(P＝0.0032)。亚组分析显示,直肠癌肝转移患者更能从阿柏西普治疗中得到 OS(P＝0.09)和 PFS(P＝0.008)获益,既往是否接受过贝伐珠单抗治疗对后续联合 aflibercept 治疗的 OS 和 PFS 无显著影响。aflibercept 治疗的副作用如高血压、出血、静脉血栓栓塞和动脉血栓栓塞等发生率与贝伐珠单抗相似。该研究提示作为针对 VEGFR 的新靶向药物,Aflibercept 与化疗联合应用可改善 mCRC 预后,中位生存期延长 1 月余,但不良反应增加。基于此研究结果,Aflibercept 被 FDA 批准联合 FOLFIRI 二线治疗 mCRC。

(二)针对 EGFR 通路靶向药物

西妥昔单抗是一种人鼠嵌合的单克隆抗体,可高选择性地与 EGFR 结合从而抑制 EGFR 介导的细胞内信号转导。帕尼单抗是一种全人源化的单克隆抗体,也是针对 EGFR 靶点的药物。这 2 种抗 EGFR 的靶点药物都作用于 EGFR 及其下游的信号转导通路,可通过促进细胞周期停滞和细胞凋亡、抑制血管生成和转移等起到抗肿瘤作用。西妥昔单抗和帕尼单抗均被批准用于 K－ras 野生型转移性结直肠癌患者的一线和二/三线治疗。

大约 40％的结直肠癌伴有编码 KRAS 基因的突变,K－ras 基因最常见的突变方式为点突变,突变位点主要在 2 号外显子的第 12、13 密码子(两者约占 90％)和 3 号外显子的第 61 密码子。这种点突变使 K－ras 基因激活,影响其编码蛋白的 G 蛋白结合域,导致内在 GTP 酶的持续活化,KRAS/RAF/MAPK 通路将不再依赖 EGFR 上游信号指令的影响而持续激活。已有大量文献报道肿瘤 KRAS 基因的第 12 号和 13 号密码子突变后对 EGFR 抑制剂(如西妥昔单抗、帕尼单抗)治疗均不敏感。因此,目前强烈推荐所有转移性结直肠癌患者均应进行 KRAS 基因型检测,原发灶或转移灶肿瘤组织均可。若已知密码子 12 和 13 有突变,则无论单药或联合均不应使用西妥昔单抗或帕尼单抗。

1. 西妥昔单抗　2007 年Ⅲ期临床研究 CO.17 研究结果表明,对伊立替康和奥沙利铂为基础的化疗均无效或者有化疗禁忌证的 mCRC 患者,西妥昔单抗单药与最佳支持治疗相比,显著延长患者生存期(6.1 个月 vs 4.9 个月,P＜0.001),而且生活质量也明显改善(P＜0.05)。

BOND 研究是一项有关西妥昔单抗二线治疗的国际多中心的随机Ⅱ期临床研究,329 例伊立替康治疗失败(含伊立替康化疗方案治疗期间或治疗后 3 个月内出现疾病进展)、EGFR 表达阳性的 mCRC 患者随机入西妥昔单抗＋伊立替康治疗组和西妥昔单抗单药治疗组,结果显示,联合组较单药组有明显优势,有效率分别为 22.9％和 10.8％(P＝0.007),TTP 分别为 4.1 个月和 1.5 个月(P＜0.001),总生存时间虽有延长,但无统计学差异(8.6 个月 vs 6.9 个月,P＝0.48),提示西妥昔单抗可以逆转伊立替康耐药。

EPIC 研究纳入 1298 例既往一线使用奥沙利铂和 5－FU 化疗失败的 EGFR 表达阳性的转移性结直肠癌患者,随机入组接受二线的西妥昔单抗联合伊立替康或伊立替康单药化疗,结果显示,联合西妥昔单抗治疗组的有效率和 PFS 均明显优于单药伊利替康组,但总生存时间两者无明显差异。

CRYSTAL 研究是西妥昔单抗联合 FOLFIRI 对比 FOLFIRI 一线治疗 mCRC 的Ⅲ期临床研究,共 1217 例患者入组,在意向治疗人群(ITT)中,FOLFIRI 联合西妥昔单抗方案可以提高患者 ORR 和 PFS。2008 年 ASCO 会议上,对 CRYSTAL 研究中的 540 例标本回顾性地进行了 K－ras 基因的检测,突变型占 1/3(35.6％)。在 K－ras 野生型患者中,西妥昔单抗联合 FOLFIRI 治疗组 ORR 显著优于单纯 FOLFIRI 治疗组(59％ vs 43％,P＝0.0025),PFS 从 8.7 个月提高到 9.9 个月(HR 0.68,P＝0.0167),OS 延长近 4 个月(24.9 个月 vs 21 个月,HR 0.84,P＝0.22),有延长的趋势,而在 K－ras 突变型患者中,两组 ORR(36％ vs 40％,P＝0.46)和 PFS(7.6 个月 vs 8.1 个月,P＝0.75)无显著差异,甚至西妥昔单抗组显示下降趋势。

OPUS 研究是西妥昔单抗联合 FOLFOX 对比 FOLFOX 一线治疗 mCRC 的Ⅱ期临床研究,入组 344 例初治患者,结果显示,42％的患者检测到 KRAS 突变,对于 KRAS 野生型患者,化疗加用西妥昔单抗进一步提高有效率(61％ vs 37％,P＝0.011),降低了疾病进展风险 43％(P＝0.0163),差异均有显著性,对于 K－ras 突变的患者,西妥昔单抗组的有效率和 PFS 要劣于对照组,结果提示 K－ras 基因突变的转移性结直肠癌患者不适合接受西妥昔单抗治疗,只有 K－ras 生型的患者才可以从西妥昔单抗治疗中获益,结论与 CRYSTAL 研究一致。

COIN 研究是对比西妥昔单抗联合 FOLFOX/XELOX 对比 FOLFOX/XELOX 一线治疗

KRAS 野生型 mCRC 的Ⅲ期临床研究,入组 1630 例患者,结果显示以奥沙利铂为基础的化疗(XELOX/FOLFOX)联合西妥昔单抗未能给 KRAS 野生型转移性结直肠癌患者带来生存获益,中位 OS 在化疗联合西妥昔单抗组较单纯化疗组缩短(17 个月对 17.9 个月,P=1.04),两组 PFS 均为 8.6 个月,亚组分析显示西妥昔单抗联合 FOLFOX 组相对于西妥昔单抗联合 XELOX 组获益更多,但无显著差异。

Ⅲ期研究 NORDIC Ⅶ研究入组 566 例 mCRC 患者,随机分为 A 组、B 组和 C 组。A 组给予标准 FLOX 方案治疗至疾病进展,B 组在 FLOX 方案基础上联合西妥昔单抗治疗至疾病进展,C 组为 FLOX 方案联合西妥昔单抗治疗,16 周后停用化疗,西妥昔单抗维持治疗直至疾病进展时再使用联合方案治疗。结果显示,联合西妥昔单抗的 B 组、C 组较单纯化疗的 A 组均未显著改善患者生存,A 组、B 组、C 组的 PFS 分别为 7.9、8.3 和 7.3 个月,OS 分别为 20.4、19.7 和 20.3 个月;对于 KRAS 野生型患者,B 组(20.1 个月)、C 组(21.4 个月)的中位 OS 较单纯化疗的 A 组(22.0 个月)并未延长,A 组和 B 组的 PFS 亦无显著差异(8.7 个月对 7.9 个月,P=0.66);对于 KRAS 突变型患者,A 组、B 组、C 组的中位 OS 亦无显著差异,分别为 20.4、21.1 和 20.5 个月。安全性数据显示,加用西妥昔单抗的 B 组和 C 组的 3~4 级不良反应如皮疹、过敏反应、腹泻等发生率较 A 组更高。

回顾西妥昔单抗治疗晚期结直肠癌的多个临床研究发现,无论西妥昔单抗用于三线治疗的 BOND 试验、二线治疗的 EPIC 试验、抑或是一线治疗的 CRYSTAL 试验,KRAS 基因野生型患者均可从西妥昔单抗联合伊立替康为主方案的治疗中取得生存获益。分析西妥昔单抗联合奥沙利铂为主的方案治疗的临床研究,OPUS 试验虽然在有效率方面看到了提高,延长了 PFS,但 OS 方面并未看到有统计学意义的延长,COIN 试验和 NORDIC 试验则在 PFS 和 OS 方面均得到了阴性结果,提示对于转移性结直肠癌患者,奥沙利铂可能不是西妥昔单抗一个很好的联合药物。综合分析这些临床研究的结果,目前 NCCN 指南新版推荐西妥昔单抗宜与伊立替康为主的方案的联合治疗,并强烈推荐对于初治Ⅳ期或手术后复发转移的结直肠癌患者,进行原发肿瘤或转移病灶的 KRAS 基因检测,以便为后续治疗方案的选择做计划,为规范化治疗理念下开展个体化治疗提供了重要依据。

2. 帕尼单抗 一项Ⅲ期临床研究对经标准化疗失败、EGFR 阳性的转移性结直肠癌患者,随机予以帕尼单抗单药或最佳支持治疗,纳入 463 例患者,结果显示,帕尼单抗治疗组在有效率(8% vs 0,P<0.001)和 PFS(96 天 vs 60 天,P<0.001)明显优于最佳支持治疗,两组患者的 OS 时间无差异,主要原因是最佳支持治疗组 75% 的患者在疾病进展后改用了帕尼单抗治疗。

PRIME 研究比较帕尼单抗联合 FOLFOX4 对比 FOLFOX4 用于初治转移性结直肠癌的疗效及安全性。1183 例随机分组患者中,93% 患者的组织标本进行了 KRAS 检测。结果显示 KRAS 野生型患者中,帕尼单抗组 ORR 明显提高(57% vs 48%,P=0.018),PFS 显著改善(10 个月 vs 8.6 个月,P=0.009),OS 有改善,但无显著意义(23.9 个月 vs 19.7 个月,P=0.17),在 KRAS 突变型患者中,两组患者的 ORR 没有明显差别,但帕尼单抗组 PFS 更差(7.4 个月 vs 9.2 个月,P=0.02),OS 也有下降趋势(19.3 个月 vs 15.5 个月,P=0.068)。该研究进一步表明,K-ras 突变型的结直肠癌患者对抗 EGFR 单克隆抗体无效。

181 研究是一项比较 FOLFIRI 和帕尼单抗+FOLFIRI 二线治疗 mCRC 的疗效的Ⅲ期临床研究,1186 例患者随机入组,其中 597 例患者(55%)为 KRAS 野生型,结果显示,对于

KRAS 野生型患者,帕尼单抗联合治疗组的有效率较单纯 FOLFIRI 化疗组高(35% vs 10%),PFS 显著改善(5.9 个月 vs 3.9 个月,P=0.004),OS 有延长但未达统计学意义(14.5 个月 vs 12.5 个月,P=0.12)。

PACCE 试验发现在以奥沙利铂或伊立替康为基础化疗+贝伐珠单抗的治疗组合中加入帕尼单抗,不论 KRAS 野生型还是突变性,均明显缩短 PFS,显著增加治疗毒性。CAIRO2 试验也得到了类似的结果,该试验是在含有卡陪他滨、奥沙利铂和贝伐珠单抗的治疗组合中加入西妥昔单抗。这两项随机Ⅲ期临床试验的结果均表明一种以上的生物靶向制剂联合应用并没提高疗效,反而增加了治疗毒性,由此,专家组强烈反对同时应用贝伐珠单抗和西妥昔单抗或帕尼单抗。

尽管 K−ras 基因突变预示着对抗 EGFR 单抗治疗无效,但很多 K−ras 基因野生型的患者也对抗 EGFR 单抗治疗无效。因此,许多研究探索了位于 K−ras 基因下游的很多因素,期望能寻找到更多的分子标志物来预测西妥昔单抗和帕尼单抗的疗效。现有的资料强烈提示患者存在 BRAF V600E 突变时,在非一线治疗中使用抗 EGFR 单抗治疗是无效的,但是如果在一线治疗中将 EGFR 单抗加入到 FOLFOX 或 FOLFIRI 方案中,可能仍然可以给突变患者带来一些生存获益。目前,美国 NCCN 指南推荐在患者被诊断为 K−ras 野生型的Ⅳ期肿瘤时,应对肿瘤组织(原发灶或者转移病灶)进行 BRAF 基因检测。EGFR 的表达及其表达强弱、EGFR 突变、EGFR 配体包括表皮调节素(epiregulin/EREG)和双调蛋白(amphiregulin/AREG)等的表达、PIK3CA 突变、PTEN 蛋白表达与抗 EGFR 单抗的疗效的关系也得到关注,但迄今未规范推荐应用于临床,仍需更大样本量的研究证实。

(三)瑞戈非尼(regorafenib)

regorafenib 是一种口服多激酶抑制剂。COR−RECT 试验纳入 760 例经现有标准治疗失败的 mCRC 患者,随机分配到 regorafenib 加最佳支持治疗组和安慰剂加最佳支持治疗组,结果显示 regorafenib 组患者的中位 OS 为 6.4 个月,而安慰剂组的 mOS 仅为 5 个月,两组的中位 PFS 分别为 2 个月和 1.7 个月,提示对于现有标准治疗失败的转移性结直肠癌患者,Regorafenib 治疗可延长总生存期和无进展生存期。与 Regorafenib 治疗相关的最常见不良反应包括虚弱或疲劳、食欲减退、肢端红肿症、腹泻、黏膜炎、体重减轻、感染、高血压和发声困难。基于此项研究,2012 年 9 月,美国 FDA 批准 Regorafenib 用于之前已接受 5−FU、奥沙利铂和伊立替康为基础的化疗、抗 VEGF 和抗 EGFR 治疗失败的 mCRC 患者。

(胡彬)

第八章　妇科肿瘤

第一节　卵巢癌

卵巢癌是女性生殖器常见的三大恶性肿瘤之一。我国卵巢癌的发病率位于子宫颈癌和子宫内膜癌之后,居第3位。虽然,近年来对于卵巢癌的认识和诊疗方法取得了较大的进展,但由于缺乏早期诊断手段,大多数患者因出现症状而得以诊断时已经发展到了Ⅲ期或Ⅳ期,使得卵巢恶性肿瘤的死亡率居妇科恶性肿瘤首位,成为严重威胁女性健康的主要肿瘤。

一、流行病学和病因学

2002年,全球女性恶性肿瘤的标化发病率为161.5/10万,年龄调整后的卵巢癌发病率为6.6/10万,中国为3.2/10万。欧美发达国家的发病率均在10.0/10万以上,其中北欧最高为12.66/10万。卵巢癌最常见于50~70岁的妇女,据估计一个人一生中患卵巢癌的风险为1/70,所幸的是,发生于年轻妇女的卵巢肿瘤多数为低度恶性潜能的肿瘤。卵巢恶性肿瘤的发病原因尚不清楚,5%的发病可能与家族或遗传因素有关。一些已经明确的危险因素和乳腺癌相似,包括初潮早、绝经晚和无妊娠史。多产、哺乳和长期服用避孕药可能在一定程度上降低了卵巢癌的发病风险。

有卵巢癌家族史的个体应对其发病风险进行认真评估。另外,对有乳腺癌、结肠癌、子宫内膜癌和前列腺癌家族史的个体也应进行家系分析,评价他们是否属于目前已经确认的三种遗传性卵巢癌家族:位点特异性卵巢癌、遗传性乳腺—卵巢癌或乳腺—结肠—子宫内膜—前列腺癌。这三种卵巢癌家族中的成员其卵巢癌的发病风险有所升高,而对该病相关的特异性基因突变的检测水平不断提高,在处理家族性卵巢癌的高危个体时,这方面的知识变得更加重要。

二、临床分期

卵巢癌的临床分期根据FIGO国际分期法可分为:

Ⅰ期:肿瘤局限于卵巢。

Ⅰa:肿瘤局限于一侧卵巢,无腹水,包膜完整,表面无肿瘤。

Ⅰb:肿瘤局限于双侧卵巢,无腹水,包膜完整,表面无肿瘤。

Ⅰc:Ⅰa或Ⅰb期病变已累及卵巢表面;或包膜破裂;或在腹水或腹腔冲洗液中发现恶性细胞。

Ⅱ期:病变累及一侧或双侧卵巢,伴盆腔转移。

Ⅱa:蔓延和(或)转移至子宫或输卵管。

Ⅱb:蔓延至其他盆腔组织。

Ⅱc:Ⅱa或Ⅱb期病变已累及卵巢表面;或包膜破裂;或在腹水或腹腔冲洗液中发现恶性细胞。

Ⅲ期:肿瘤侵及一侧或双侧卵巢,伴盆腔以外腹膜种植或腹膜后或腹股沟淋巴结转移;肝脏表面转移。

Ⅲa：肿瘤局限在盆腔，未侵及淋巴结，但腹腔腹膜面有镜下种植。

Ⅲb：腹腔腹膜种植瘤直径小于2cm，淋巴结阴性。

Ⅲc：腹腔腹膜种植瘤大于2cm，或伴有腹膜后，或腹股沟淋巴结转移。

Ⅳ期：肿瘤侵及一侧或双侧卵巢，并有远处转移，胸腔积液存在时需找到恶性细胞；肝转移需累及肝实质。

三、转移途径

卵巢癌的转移途径包括：

1.盆腹腔直接种植　肿瘤细胞脱落，随着腹腔体液循环、呼吸运动和体位改变等，直接种植于腹膜面，这是卵巢癌最常见的转移方式。两侧结肠旁沟、盆底腹膜、大网膜、肝包膜和肠系膜是多见的转移部位。

2.淋巴结转移　解剖学证明，卵巢本身淋巴组织十分丰富，毛细淋巴网形成淋巴干伴随卵巢血管回流至腹主动脉旁淋巴结，通过横膈淋巴管和腹膜后淋巴结转移至锁骨上淋巴结，还有潜行的淋巴干经阔韧带至盆腔淋巴结。当卵巢发生肿瘤时，上行回流受阻，导致肿瘤细胞向盆腔淋巴结转移。还可能通过圆韧带向腹股沟淋巴结转移。

3.局部蔓延　当卵巢肿瘤穿破包膜时，可直接向邻近器官组织侵犯，如侵犯直肠、子宫、输卵管和阑尾等。

4.血行转移　通过血行途径向肝肺实质，甚至脑转移。肺实质、肝实质转移在初诊和治疗后的患者中均不多见，仅见于2‰～3‰晚期或复发性卵巢癌患者。肺实质转移患者的中位生存期为9个月，皮下转移是血行转移的一种，中位生存期12个月；而骨、脑转移非常少见，生存期6个月。

四、临床表现

（一）症状

多数卵巢癌没有明确的症状。不容易引起警觉，往往在妇科检查时偶然被发现。卵巢癌主要因盆腔肿块、腹水或胸腔积液产生一些不典型的症状。

1.下腹部不适或盆腔下坠、食欲缺乏、恶心、胃部不适等症状。

2.腹部膨胀，肿瘤性腹水引起腹胀，或肿瘤生长超出盆腔在腹部可以摸到肿块。

3.压迫症状，由于增大的肿瘤或腹水，可使横膈抬高，导致呼吸困难，不能平卧，心悸；由于腹腔内压力增加，影响下肢静脉回流，可引起腹壁或下肢水肿，如压迫膀胱、直肠，可有排尿困难，肛门坠胀或便秘；压迫输尿管引起输尿管梗阻，产生腰痛等；压迫髂血管，引起下肢水肿或疼痛。

4.疼痛，卵巢癌很少引起疼痛，少数患者因肿瘤破裂、出血、坏死或感染，可产生腹痛、腰痛等。

5.月经紊乱及内分泌失调症状，能产生激素的卵巢肿瘤可导致月经紊乱或持续阴道流血，还常伴有子宫内膜病变，如子宫内膜增生过长或子宫内膜癌。

6.因转移产生的相应症状，如胸膜转移产生胸腔积液，引起呼吸困难；肺转移产生干咳、咯血；肠道转移可以产生便秘或肠梗阻症状，甚至出现恶病质表现；骨转移产生转移局部剧烈疼痛,局部有明显的压痛点。

（二）体征

1.腹部和盆腔包块　上皮癌多为囊实性或实性,多与周围粘连。如果肿瘤扩散转移,临床检查可扪及转移结节如常见的盆底结节（子宫直肠窝）、浅表转移的淋巴结等。恶性生殖细胞肿瘤和性索间质肿瘤,95%以上为单侧性,很少为双侧性。

2.腹部增大和腹水　腹部增大和腹水亦是卵巢癌较常见的体征,腹部增大可因肿物或腹水所致。胸腔积液亦偶尔可见。大部分胸腔积液、腹水的产生是因为肿瘤的扩散转移引起,极少数是因为良性肿瘤如卵巢纤维瘤、泡膜细胞瘤等引起的麦格综合征（Meig's syndrome）,特点为在肿瘤切除后,胸腔积液、腹水亦随之消失。

3.第二性征异常　青春期前性早熟、绝经期阴道流血、生育期闭经、子宫不规则出血或男性化等,是卵巢肿瘤分泌性激素的结果。

六、诊断

1.早期患者症状隐蔽,无任何不适,随着肿瘤的增长和腹水的出现,患者可感到腹胀或扪到盆腔或下腹肿块,晚期可出现不全肠梗阻或盆腔压迫症状。颗粒泡膜细胞瘤或含睾丸母细胞瘤可有高雌激素或雄激素症状,如月经不调、绝经后出血、出现男性第二性征等。生殖细胞瘤生长迅速,常伴腹痛、发热或肿瘤坏死扭转等急腹症。

2.妇科检查可发现盆腔囊性、囊实性或实性肿块,晚期肿块固定并可出现盆腹腔转移结节或腹水。

3.腹水中查到癌细胞是初步诊断依据,准确率一般达 70%～80%,但应和晚期胃肠道肿瘤相鉴别。

七、影像学及其他检查

（一）影像学检查

1.B超检查　B超检查仍是盆腔肿瘤首选的筛选诊断技术,它可以显示盆腔肿块的部位、大小和质地,是囊性还是实质性。若有明显乳头突起及邻近器官受累,可提示恶性肿瘤。也可以区分腹水和巨大卵巢囊肿。此外还可帮助确定卵巢癌的扩散部位如肝结节、主动脉旁淋巴结肿大、大网膜转移灶等,有助于临床分期。

2.X线检查　腹部 X 线可显示卵巢畸胎瘤牙齿、骨质及钙化囊壁,胸部 X 线检查可发现胸腔积液。

3.CT检查　CT 用于复发性卵巢癌的诊断,其敏感度、特异度、阳性预测值、阴性预测值分别为 45%、85%、80%、50%。可以作为确认有无大病灶的初步检查方法,但对位于腹膜、肠系膜、大网膜及直径小于 2cm 的病灶难以发现。

4.MRI检查　MRI 用于诊断可疑有大病灶但 CT 检查阴性的复发性卵巢癌患者,单独 MRI 诊断复发的敏感度为 78%;增强 MRI 的敏感度、特异性和准确率分别提高到了 91%、87% 和 90%,阴性预测值为 72%;而 MRI 联合血清 CA125 检测敏感度可达到 100%。但 MRI 对微小病灶的检出仍不够理想。

5.PET－CT检查及其衍生技术　PET 是一种应用前景良好的检查恶性肿瘤的方法,它利用肿瘤高糖代谢的特点对肿瘤进行功能成像。PET 检测小复发病灶的效果优于 CT 和

MRI,特别是对血清 CA125 水平升高而传统影像学检查阴性者。一般 PET 的敏感度、特异性和准确率高达 95％、88％、93％,能够检出 8％无任何临床征象的复发患者。

6.放射免疫显像技术 随着高特异性单克隆抗体(单抗)制备技术和核医学仪器的发展,放射免疫显像技术的应用日益增多。

(二)肿瘤标志物测定

1.CA125 测定 CA125 为血清卵巢上皮癌相关抗原,在 80％～90％的上皮癌尤其是浆液性腺癌中升高(正常值为 35U/ml),且常随病情的进展或好转而出现升高或降低,复发病例有可能先于临床复发数月而出现升高。因此,临床上常作为卵巢癌病情诊断监测和判断疗效的一个指标。值得注意的是,CA125 在一些妇科良性病变如内膜异位症、结核、炎症等也可轻至中度升高。

2.AFP AFP 是卵巢内胚窦瘤良好的肿瘤标志物,在肿瘤未切除之前,其血清含量一般为每毫升数千毫微克,部分患者可达每毫升数万毫微克,成年人正常值＜25μg/L。AFP 在部分混合性生殖细胞肿瘤和未成熟畸胎瘤中也可升高,但其血清浓度只是轻至中度升高。应排除原发性肝癌、肝炎和妊娠等情况。

3.HCG HCG 是卵巢绒癌和含绒癌成分生殖细胞瘤的标记物。

4.血清 HE4 测定 *HE*4(human epididymis seeretory protein)基因最早在人附睾上皮细胞中发现。血清 HE4 用于诊断卵巢恶性肿瘤,其敏感度与血清 CA125 相当,但特异性更高。卵巢良性病变患者血清 *HE*4 很少升高。

(三)脱落细胞学检查

腹水明显者,可直接从腹部穿刺,若腹水少或不明显,可从后穹窿穿刺,所得腹水进行细胞学检查,可提高卵巢癌的术前诊断率。

(四)穿刺活检

在 B 超或 CT 引导下,可经阴道、直肠、腹部进行穿刺活检,以明确病理诊断。

(五)其他

剖腹探查或腹腔镜探查和肿瘤的组织学检查是最后的诊断及分期依据。

八、鉴别诊断

(一)盆腔子宫内膜异位症

盆腔子宫内膜异位症所形成的粘连性卵巢包块及子宫直肠陷凹结节与卵巢癌的症状十分相似,但此病常为生育期年龄患者,有进行性痛经,随月经周期加重,依不孕等特征进行鉴别。必要时行腹腔或剖腹探查以确诊。

(二)慢性尿潴留

慢性尿潴留多有排尿困难或尿频、尿不尽等症状,包块在下腹正中的位置,边界不清楚,导尿后包块很快消失,用 B 超很容易区别两者。

(三)附件结核或腹膜结核

附件结核或腹膜结核常有结核病史,其临床表现也不一样,附件结核有消瘦、低热、盗汗、面色潮红、闭经等症状。腹膜结核腹水时出现粘连性肿块,特点是位置高,B 型超声、X 线胃肠造影等可帮助确诊。

（四）盆腔炎性包块

炎症可形成实质性、不整齐的固定包块，或宫旁结缔组织炎呈炎性浸润达盆壁与卵巢癌症状相似。盆腔炎性包块患者往往有人工流产术、上环、取环、产后感染等病史。盆腔炎主要表现为发热、下腹痛、病程长等临床表现，双合诊检查触痛明显，应用抗感染治疗包块缩小。在必要时要进行包块细胞学检查。

（五）肝硬化腹水

根据肝硬化症状的表现，肝功能检查结果，盆腔检查有无包块，腹水的性状等不难鉴别，必要时作 B 超、CT 等辅助检查。

（六）卵巢良性肿瘤

良性肿瘤病程相对来说比较长，肿块逐渐增大，常发生于单侧，活动度较好，质地软，表面平整光滑，包膜完整无缺损，这种肿瘤比较常见，患者一般状况较好。相反，卵巢恶性肿瘤病程短，肿块生长比较快，活动度差，质地坚硬，表面不光滑有裂痕，经三合诊检查，可触知肿瘤有乳头状结节，并常常伴有全身或下肢浮肿、恶病质、血性腹水等表现。必要的情况下可作腹腔镜及剖腹探查，以进一步明确诊断。

（七）结核性腹膜炎

结核性腹膜炎常有肺结核病史，合并腹水和盆腹腔内粘连性肿物。多发生于年轻、不孕妇女，伴月经稀少或闭经。有消瘦、乏力、低热、盗汗、食欲缺乏等全身症状，肿块的位置较高、形状不规则、界限不清、不活动。叩诊时鼓音和浊音分界不清。胸部 X 线、B 超多可协助诊断，必要时行剖腹探查或腹腔镜检查取活检以确诊。

九、治疗

（一）手术治疗

卵巢癌首选手术治疗，对于Ⅰa期或Ⅰc期患者，要求保留生育功能的可考虑保留，但必须进行慎重和严格的选择。交界瘤多见于年轻患者，复发率非常低，可根据患者的情况考虑保留生育功能。有报道认为，行保守手术者较那些行全子宫双附件切除术者复发率更高，但总体生存状况似无不同。对卵巢生殖细胞肿瘤，不论期别早晚，均应施行保留生育功能的手术。

1.全面分期探查术　全面分期探查术主要适于早期（Ⅰ期、Ⅱ期）卵巢癌，目的是准确分期，也是早期卵巢癌的基本术式。

2.肿瘤细胞减灭术　肿瘤细胞减灭术是指尽最大的努力切除原发灶及一切转移瘤，使残余癌灶<2cm。主要适于晚期卵巢上皮性癌、晚期性索间质肿瘤等。细胞减灭术的程度及首次手术后残余病变的数目是影响晚期卵巢癌最重要的预后因素。

3.再分期手术　再分期手术是指首次手术未进行确定分期，未做肿瘤细胞减灭术，亦未用药，而施行的全面探查和完成准确分期的手术。

4.二次探查术　二次探查术是指经过满意的、成功的肿瘤细胞减灭术后一年内，又实行了至少 6 个疗程的化疗，通过临床物理学检查或实验室检测均无肿瘤复发迹象，而实施的再次剖腹探查术，作为进一步监测和治疗的依据。

（二）化疗

化疗是卵巢癌治疗中的重要手段，绝大多数卵巢癌在诊断时已是晚期患者，单纯手术治疗很难达到治愈效果。

1.静脉化疗 经过全面准确的手术分期,早期(Ⅰa期和Ⅰb期)具有较好分化程度患者不需要辅助化疗,而对Ⅰa期和Ⅰb期但有不良预后分化、Ⅰc期肿瘤、有腹水或腹腔细胞学阳性及Ⅱ期以上患者,均需进行化疗。术后化疗可杀灭残余癌灶、控制复发,以缓解症状、延长生存期。化疗也可用于治疗复发,暂无法施行手术的晚期患者,可先化疗使肿瘤缩小,为以后手术创造条件。常用的化疗药物有DDP、CBP、PTX、CTX、VP—16等。

2.腹腔化疗 卵巢癌腹腔内局限性生长的方式和腹腔内给药药动学的优势使腹腔化疗成为人们一直探索的治疗模式,但能否作为一线治疗方案仍有不少争论。

3.复发性卵巢癌的化疗 以肿瘤细胞减灭术为基础,辅以铂类和PTX联合化疗,可使大部分患者获得临床缓解。但最终70%的患者有复发,部分患者产生耐药,治疗效果很不理想。目前静脉化疗仍是复发性卵巢癌的主要治疗手段。GOG将复发性卵巢癌分为铂类敏感型、耐药型、抵制型。目前,对于铂类敏感型复发患者,标准的化疗方案为铂类联合PTX。

4.介入治疗 经皮股动脉穿刺子宫动脉造影,发现增粗、增多、紊乱的肿瘤血管,灌注化疗药物,增加病灶内的药物浓度,提高化疗效果。同时可以将患侧子宫动脉栓塞,减少肿瘤的供血,使肿瘤组织坏死,达到提高疗效的作用。

(三)放疗

在卵巢恶性肿瘤中,多数对放射线仅低度敏感,无性细胞瘤是对放疗敏感和高度有效的肿瘤,颗粒细胞瘤中度敏感。放疗目前主要用于术后残存肿瘤患者的辅助治疗,化疗难治性或化疗后残存肿瘤的挽救治疗,或作为孤立转移灶的姑息性治疗。化疗后残存肿瘤、复发病灶采用盆腔野或局部肿瘤野放疗仍不失为一种有效的治疗手段。

(四)激素替代疗法

早期的激素替代疗法(HRT)仅为单一雌激素替代疗法(ERT),后来发展为雌激素加孕激素的HRT。研究发现,孕激素可抑制卵巢细胞增殖诱发癌细胞死亡,使$p53$基因表达增强,但具体机制尚不清楚。孕激素对卵巢癌的作用具有双重性,并存在剂量依赖效应。低剂量的孕激素可刺激卵巢癌细胞增殖,高剂量的孕激素才具备抑癌作用。

(五)生物治疗

较为成熟的生物治疗方法为分子靶向治疗,有两类:①VEGF抑制剂,可抑制血管生成,主要用于临床的是重组人源化VEGF单抗,单一应用的临床反应率为21%,与低剂量口服CTX联合应用治疗复发性卵巢癌或腹膜癌的反应率为28%,其严重不良反应是肠穿孔;②EGFR抑制剂,可能通过促凋亡、抗血管生成、抗分化增殖和抗细胞迁移等方面来实现其抗肿瘤的作用。

(肖育红)

第二节 子宫颈癌

子宫颈癌(cervical cancer)是最常见的女性生殖道恶性肿瘤,占女性生殖系统恶性肿瘤的半数以上,严重威胁女性的健康和生命。发展中国家女性中,子宫颈癌的发病率仍居女性生殖系统恶性肿瘤的第1位,而在北美及欧洲女性中,子宫颈癌的发病率已退居女性生殖系统恶性肿瘤的第2位,低于子宫内膜癌及卵巢癌。

一、流行病学

子宫颈癌的发病率有明显的地理差异,据统计,超过85%的新发病例和死亡病例均发生在发展中国家,其中东非、西非、南美、南亚和东南亚地区是子宫颈癌的高发区;而在西亚、北美和澳大利亚等地区,子宫颈癌的发病率很低。在我国以中西部地区为高发地区,其发病率及死亡率农村高于城市、山区高于平原。我国每年新发子宫颈癌病例约11万以上,占全世界新发病例数的20%～25%,每年有2万～3万妇女死于子宫颈癌。子宫颈癌20岁以前发病很少,发病年龄多为25～64岁,通常在35岁以后发病,高峰年龄为45～49岁。在世界范围内,子宫颈癌的发病率普遍呈下降趋势,但发病年龄有后延的趋势。

二、病因和发病机制

(一)性因素

流行病学资料显示,性因素与子宫颈癌关系密切。绝大部分子宫颈癌发生于已婚或有性经历的女性。早婚和过早有性行为的女性患子宫颈癌的危险性高。16岁以前就开始有性生活的女性其子宫颈癌的发病率是20岁以后才开始性行为者的2倍,与这部分女性性生活开始时子宫颈局部发育尚不够成熟、性行为的频繁刺激、创伤与感染有关。有研究发现,初次性交年龄与子宫颈癌诊断的间隔是4～35年。初次性交年龄<15岁的患者诊断子宫颈癌比初次性交年龄>19岁的患者要早3.1年,初次性交年龄15～18岁的患者诊断子宫颈癌要比初次性交年龄>19岁的患者早2.6年。性行为紊乱是子宫颈癌的另一个高危因素,子宫颈癌的患病率与患者一生中的性伴侣数有关。性伴侣越多,其子宫颈癌发生的相对危险性越高,在娼妓中其发病为正常人的4倍。有调查显示,初次性交年龄<15岁,同时有两个以上性伙伴更是早发子宫颈癌的高危因素。另外,女性的性伴侣曾有或同时拥有多个性伴侣,或性伴侣的配偶患有子宫颈癌也是女性本人患子宫颈癌的高危因素。随着社会模式的逐步变化,目前世界范围内女性初次性行为的年龄不断提前,而结婚年龄推后,即有婚前性行为的年限延长,而在此期间更换性伴侣的现象较婚后更为普遍,这与子宫颈癌发病年龄的提前和发病率的增加亦有关系。

(二)营养因素

一项研究显示,叶酸缺乏与高危型人类乳头瘤病毒(HPV)感染及患者发生子宫颈上皮内瘤变和浸润性子宫颈癌有关。另一项研究显示,血清番茄红素浓度增加,子宫颈癌前病变CIN Ⅰ、CINⅢ和子宫颈癌的比例下降。血清维生素E增加,摄入深绿色、深黄色蔬菜和水果增加则CIN Ⅰ的患病风险下降50%。研究发现,子宫颈癌患者总摄入(包括饮食和药物补充)维生素A、β-胡萝卜素和维生素C均低于对照组。总摄入维生素A、维生素C和维生素E的量与子宫颈癌风险呈负相关,每日摄入100g水果的女性比每日摄入水果量少的女性发生子宫颈原位癌的概率要低。另外,微量元素也可能在子宫颈癌的发生中起一定的作用。CIN和子宫颈癌患者血清硒和锌浓度低于对照组,而铜锌比高于对照组。因此,营养因素可能在子宫颈癌的发生中起协同作用。

(三)吸烟

吸烟可能与子宫颈癌有关。吸烟作为HPV感染的协同因素可以增加子宫颈癌的患病风险,有研究发现,在子宫颈上皮细胞被HPV感染的情况下,香烟冷凝物可导致DNA损伤且长期存在,引起子宫颈细胞突变增加,子宫颈癌变的风险增加。每日吸烟量、吸烟的年限和开始吸烟的年龄与子宫颈癌的发生相关。

（四）病原体因素

多种病原体与子宫颈癌关系密切,尤其是 HPV。近年来的研究确立了高危型 HPV 与子宫颈癌发病的关系,这一成果直接导致了子宫颈癌疫苗的问世。HPV 感染可以说是世界上最常见的性传播疾病。有报道称 70%~80%性活跃者在其一生中会发生生殖道 HPV 感染。半数感染发生在初次性生活后的 3~5 年。除此之外,子宫颈癌的发生还与疱疹病毒Ⅱ型(HSV-Ⅱ)感染、不良卫生习惯、包皮垢、吸烟、避孕方式、社会经济状况、种族、地理等因素有关。综上所述,子宫颈癌的发生可能是多种因素综合作用的结果。

三、临床表现

（一）症状

早期子宫颈癌常无明显的症状,也无特殊的体征,与慢性子宫颈炎无明显区别。检查有时见子宫颈光滑,尤其在老年妇女子宫颈已萎缩者。在某些子宫颈管癌患者,由于病灶位于子宫颈管内,阴道部子宫颈外观仍表现正常,易被忽略以致漏诊或误诊。子宫颈癌患者最早出现的症状主要是阴道流血及白带增多。

1.阴道流血　年轻患者常主诉接触性出血,发生在性生活后或妇科检查后。出血量可多可少,根据癌灶的大小、病理类型,接触时损伤的血管大小而不同。早期病例流血多为少量,到了晚期癌灶较大则表现为多量出血,甚至危及生命。年轻患者也有表现为经期延长或经期缩短、经量增多等,老年患者则表现为绝经后阴道出血,量多或少。

2.白带增多　白带呈白色、淡黄、血性或脓血性等,稀薄似水样或米粉水样,腥臭。晚期患者继发感染则呈恶臭或脓性。在黏液性腺癌患者,由于癌灶分泌大量黏液,故患者常诉大量液体自阴道排出,水样或黏液样,需用月经垫。

3.晚期症状　根据癌灶侵犯器官而出现一系列继发性症状。如癌灶侵犯盆腔结缔组织、骨盆壁,压迫输尿管、直肠和坐骨神经等时,患者常诉下腹痛、腰痛、尿频、尿急、肛门坠胀、里急后重、下肢肿痛、坐骨神经痛等。癌灶压迫或侵犯输尿管,严重时可导致输尿管梗阻、肾盂积水、肾功能损害等,最后导致尿毒症而死亡。终末期患者往往出现消瘦、恶病质、贫血、发热、全身衰竭等。

（二）体征

子宫颈癌Ⅰa期以前宫颈外观多正常或呈糜烂样,随着病情的发展,子宫颈表面可见息肉样、乳头状或菜花样赘生物,质脆、易出血,或表现为子宫颈肥大、质硬,或出现火山喷口状溃疡(凹陷性溃疡)。癌症晚期患者可出现严重贫血、消瘦、发热、多器官衰竭等恶病质征象。

四、诊断

早期子宫颈癌可无明显的症状,经常是在妇科筛查时发现,浸润性子宫颈癌最常见的表现是接触性阴道出血,晚期患者可出现一系列症状,如出现骨盆疼痛、尿频、尿急、血尿、肛门坠胀、里急后重、下肢水肿和疼痛等。根据病史和临床表现,同时警惕接触性阴道出血、阴道排液增加、子宫颈糜烂、子宫颈肥大等子宫颈癌较早期的症状和体征,并借助必要的辅助检查以帮助诊断。

五、影像学及其他检查

一般来说,根据临床症状和体征诊断子宫颈癌并不困难,但在癌前期或早期病例,患者往往无症状,体征也不明显,用肉眼很难分辨,有时必须采用各种必要的辅助诊断方法,以免发生漏诊及误诊。另外,单凭肉眼观察,也不能最后确诊,必须依靠活组织检查的病理结果。

(一)影像学检查

1. 胸部 X 线检查 发现肺部转移病灶,是子宫颈癌治疗前的常规检查。

2. 超声检查 B 超检查不易发现早期子宫颈癌病灶,子宫颈癌进一步发展到子宫颈形态改变时,超声可做出诊断。超声可以检查有无器官的转移,比如肝、肾等,同时可以了解盆腔器官的情况。超声检查也不能区别良性和恶性增大的淋巴结,它的优点是花费少、费时少,还可避免放射线照射。

3. CT 检查 约在 1975 年以来,CT 就用于协助盆腔肿瘤的分期,除了淋巴结以外,盆腹腔 CT 扫描还用于诊断肝脏、泌尿系统和骨骼结构的病变。与淋巴管造影术不同,CT 不能确定淋巴结结构的改变,仅能测定淋巴结大小的变化,淋巴结直径＞1.0cm 则通常考虑为阳性。因此,体积正常但有镜下转移的淋巴结会出现假阴性结果,而炎症或增生性病变引起的淋巴结增大会造成假阳性结果。如果将直径 1.5cm 作为阳性标准,则会提高敏感度而降低了特异度。

4. MRI 检查 由于 CT 不能区别子宫颈和子宫体肿瘤与正常软组织,所以在诊断早期子宫颈癌时受到了限制。自从 20 世纪 80 年代早期 MRI 开始应用,具有高对比度的分辨率和多方位的断层成像能力,在诊断肿瘤大小、间质浸润深度、阴道和宫旁扩散范围和淋巴结状态方面具有价值。MRI 具有更准确测定肿瘤直径和宫旁浸润的能力,特别是在大块子宫颈肿瘤病例中,使之成为临床诊断和治疗计划中的有力帮手。

5. PET-CT 检查 20 世纪 90 年代中期,这项影像学技术在一些医学中心开始应用,它测定的是疾病的代谢改变而不是解剖改变。PET-CT 所采用的放射性核素能在衰变过程中发射正电子。因为癌细胞对葡萄糖利用率较高,利用放射性标记核素的 2-氟-2-脱氧-D-葡萄糖(FDG),通过测定糖代谢增高的位点,用于测定恶性肿瘤的位置。PET-CT 具有更精确描绘原发灶和淋巴结转移灶病变范围的作用,特别是在淋巴结不大和常规方法不能测出的远处转移。

(二)肉眼观察

肉眼观察是在子宫颈表面涂抹 3%～5% 的乙酸溶液,无放大条件下肉眼观察子宫颈上皮对乙酸的反应,在其反应后取活检。通过这种方法可使 2/3 的患者得到初步筛查,其敏感度为 85%,但特异性较低,仅有 15%。此法的优点是易于培训、费用低廉、快速可行,适于大批人群的筛查。

(三)细胞学检测

子宫颈脱落细胞学检查是子宫颈癌筛查的首选方法。传统的子宫颈巴氏涂片:20 世纪 40 年代巴氏细胞涂片染色持续了 40 年之久,使子宫颈癌的发病率降低了 70%～80%。薄层液基细胞学检查:传统的子宫颈巴氏涂片的假阴性率为 50%～60%,是由于制片误差所致。薄层液基细胞学检测技术识别细胞高度病变的灵敏度和特异度分别为 85% 和 90% 左右。使敏感度提高了 10%～15%,先进的制片技术和 TBS 的施行大大增加了对子宫颈癌前病变的检出率。

（四）HPV 检测

子宫颈癌是目前最可靠的已知为病毒起源的恶性肿瘤，即 HPV。当机体 HPV 感染，病毒基因可整合到子宫颈细胞。机体免疫系统可识别感染细胞并加以清除，若感染细胞继续存活并增生，会发展为癌前病变或子宫颈癌。几乎所有的子宫颈癌中都存在 HPV 感染的证据。据报道，子宫颈癌的 HPV 检测率可达 99.7%，HPV 检测可提高子宫颈癌前病变的敏感度。大量流行病学研究证明，高危型 HPV 感染是子宫颈癌及癌前病变的主要原因。持续感染高危型 HPV 病毒是引致 CINⅢ病变的主要条件，且随着 CIN 病变的加重，高危型 HPV 感染率逐渐增高。HPV 的检测被作为子宫颈癌的筛查手段，现有的 HPV 检测方法有多种，其中第二代杂交捕获实验法（hybrid capture 1）对高危型 HPV 检测的敏感度较高，有较宽的 HPV 检测谱，可同时检测 13 种高危型 HPV。因此，高危型 HPV 检测与细胞学联合进行筛查子宫颈癌和 CINⅨ尤其适用于高危人群的大面积普查，通过 HPV 检测可预测子宫颈癌的发病风险，以指导筛查的时间间隔。并且 HPV 测定在预测 CKC 术后残留或复发中有重要的价值，其敏感度为 100%，特异度为 79.63%。

（五）阴道镜

子宫颈癌的诊断依赖于组织病理学检查结果，阴道镜检查是从形态学和组织学上确定子宫颈的状况。全面观察鳞—柱交界处和移行带，评估病变，确定活检部位，提高对子宫颈癌和癌前病变诊断的准确性。阴道镜和细胞学是互补的两种检查方法，阴道镜是临床诊断方法，可提供可靠的活检部位，细胞学是实验室诊断方法。

（六）子宫颈锥切术

随着阴道镜的普遍应用，子宫颈锥切术用于诊断大为减少，但它本身还有治疗作用，目前子宫颈锥切的临床意义有：明确病变的程度，决定下一步处理的方式。这是阴道镜下多点活检无法取代的。所以，对于高度怀疑子宫颈癌者，采用子宫颈锥切术，并对所取组织连续切片进行病理检查的方法越来越受到重视。

（七）碘试验

碘试验中正常鳞状上皮区呈浅棕色或棕黄色，柱状上皮、未成熟化生上皮、角化上皮、非典型上皮为碘不着色区，也称碘试验阴性区。主要用于识别子宫颈病变的区域，提高活检的取材部位，提高诊断率。

（八）子宫颈活检

子宫颈癌的诊断必须依据子宫颈活体组织的病理检查，子宫颈活检时需注意以下几点：①宜在碘染或阴道镜下进行多点活检，分别送病理；②取材需包括病灶及其周围组织；③咬取子宫颈上皮及足够的间质组织；④临床或细胞学可疑时应重复取活检或切取活检。

六、鉴别诊断

1.子宫颈糜烂　可有月经间期出血，或接触性出血，阴道分泌物增多，检查时子宫颈外口周围有鲜红色小颗粒，擦拭后也可以出血，故难以与早期子宫颈癌鉴别。可作阴道脱落细胞学检查或活体组织检查以明确诊断。

2.子宫颈湿疣　表现为子宫颈赘生物，表面多凹凸不平，有时融合成菜花状，可进行活检以鉴别。

3.子宫内膜癌 有阴道不规则出血,阴道分泌物增多。子宫内膜癌累及子宫颈时,检查子宫颈管可见到有癌组织堵塞,确诊须作分段刮宫送病理检查。

4.老年性子宫内膜炎合并宫腔积脓 多表现为阴道排液增多,呈浆液性、脓性或脓血性。子宫正常大或增大变软,扩张子宫颈管及诊断性刮宫(简称诊刮)即可明确诊断。扩张子宫颈管后即见脓液流出,刮出物见炎性细胞,无癌细胞。病理检查即能证实。但也要注意两者并存的可能。

5.功能失调性子宫出血 更年期常发生月经紊乱,尤其子宫出血较频发者,不论子宫大小是否正常,必须首先做诊刮,明确性质后再进行治疗。

七、转移途径

子宫颈癌的主要转移途径是直接蔓延和淋巴结转移,少数晚期可经血液循环转移至肺、肝、骨骼等部位。

1.直接蔓延 是子宫颈癌最常见的扩散形式。癌组织可直接蔓延到相邻的组织,由于子宫颈旁组织缺乏组织保护,故癌组织首先侵犯子宫颈旁组织,进而浸润主韧带和子宫骶骨韧带。向下浸润至阴道穹窿,前穹窿较浅,故侵犯阴道前壁较后壁为早。也可向子宫体蔓延,但发生较晚。向输卵管、卵巢蔓延者极少,据统计不超过1%。因膀胱与子宫颈较直肠与子宫颈密切,故常先侵犯膀胱,然后到直肠。晚期患者癌组织可侵犯骨盆壁或阴道口,或坏死脱落后形成膀胱阴道瘘或直肠阴道瘘。

2.淋巴结转移 也是一种常见的转移途径。主要是沿子宫颈旁组织中的小淋巴管转移到闭孔区及髂内、外血管区淋巴结,而后再转移到髂总淋巴结。到达腹主动脉周围甚至上行到锁骨上或逆行至腹股沟区淋巴结者多为晚期患者。骶前淋巴结的转移是沿宫骶韧带内的淋巴管去的。腹股沟淋巴结转移通常发生于癌瘤扩展到阴道下1/3以后,也有个别临床早期病例在盆腔淋巴清扫术及根治性子宫切除术后,出现腹股沟淋巴转移,可能是癌细胞经髂血管淋巴逆行转移到腹股沟淋巴结。

八、治疗

子宫颈浸润癌患者一旦诊断明确,就应拟定最恰当的治疗方案。治疗方案的确定与患者的年龄、一般情况,病灶的范围,有无并发症存在等有关,因此在治疗前必须对患者进行全身检查,并结合各器官及系统功能检查结果考虑和制订治疗方案。

(一)手术治疗

浸润型子宫颈癌的治疗应包括对原发灶和可能的转移灶的恰当处理,尽管手术和放疗均可作为首选治疗,但手术治疗主要用于治疗Ⅰ期和早ⅡA期的患者。

1.子宫颈癌根治性子宫切除术

(1)经腹子宫颈癌根治术:是早期子宫颈癌首选的根治性治疗手段之一,最为经典,由Werthiem奠定,已经历了一个多世纪的发展,尽管某些操作环节做了改良,但治疗原则基本一致。

(2)经阴道广泛全子宫切除术和经腹膜外盆腔淋巴结切除术:该术式是Schauta于1901年创立,可避免进腹腔对胃肠道的干扰,术后恢复快。但经阴道手术,术野小,不能充分暴露,如子宫颈癌病灶较大时,切除主韧带和宫骶韧带的宽度受到限制,术中要改变体外,手术时间长。

(3)腹腔镜手术:从腹腔镜辅助的阴式根治性子宫切除术,发展到全腹腔镜下的全子宫切除术,国内外学者对此进行了大量的探索,结果表明,腹腔镜手术用于早期子宫颈癌的治疗,可以达到与开腹手术相同的疗效。腹腔镜手术具有创伤小、恢复快的优点。

2. 根治性子宫颈切除术　根治性子宫颈切除术是近年来兴起的一种新型的术式,作为治疗早期子宫颈癌、保留生育能力的手术,适应于强烈要求生育、临床分期为ⅠA期、病灶直径<2cm、浸润深度<3mm、无脉管浸润、行腹腔镜淋巴结活检后无淋巴结受累的早期浸润型子宫颈癌的年轻患者。

(二)放疗

放疗是子宫颈癌根治性治疗手段之一,适合于各期别的患者。根据治疗目的的不同,可分为根治性放疗、术后辅助放疗及局部姑息性放疗。子宫颈癌的放疗又分为腔内放疗和体外放疗。体外放疗以治疗盆腔淋巴结及宫旁组织等处的病灶,腔内放疗的目的是控制局部病灶。对于早期子宫颈癌,放疗与手术治疗效果相当。

1. 子宫颈癌患者的放疗选择

(1)综合考虑治疗方案:应根据子宫颈病变的不同类型、阴道及宫旁浸润、盆腔解剖情况、肿瘤敏感度及盆腔内其他病变等,综合考虑治疗方案。①极早期浸润癌,单纯腔内治疗即可。②阴道浸润达中1/3者,应加用阴道模治疗。③子宫颈肿瘤体积大,可适当增加子宫颈局部或子宫颈管剂量。④晚期、子宫颈空洞型肿瘤,或合并盆腔炎者,应先从体外放射开始。盆腔有团块浸润者,应适当增加局部体外照射量。⑤子宫颈小病灶者,可适当减少宫腔内剂量。⑥合并卵巢肿瘤或炎性包块者,可先手术切除再做放疗。⑦腹主动脉旁淋巴结有转移者,可沿腹主动脉走向设野,野宽8～10cm,上界按转移位置而定,剂量为30～40Gy,常与化疗合并应用,照射时应注意避免肾脏及脊髓损伤。⑧残端癌放疗时增加体外照射剂量,腔内放疗应根据残余宫颈管的长度、阴道弹性等决定放疗剂量。⑨子宫颈肿瘤出血多者,应提早给予腔内放疗。⑩子宫颈癌放疗后有残癌者,应争取手术切除。

(2)术前放疗:目的在于使肿瘤缩小,减少手术引起的癌细胞播散。主要采用腔内放疗。适应证:①ⅠB2期子宫颈癌,有较大的外生型肿瘤;②ⅡA期子宫颈癌累及阴道较多;③病理检查为细胞分化差,Ⅲ级以上;④黏液腺癌、鳞腺癌等。术前腔内放疗一般给腔内放疗量的1/3～1/2。

(3)术后放疗:子宫颈癌术后,其5年生存率为40%～56%,但在手术标本发现有复发高危因素者,出现复发后5年生存率不足10%。及时采用术后放疗可提高疗效,主要采用体外照射。适应证:①盆腔或腹主动脉旁淋巴结有癌转移;②病理检查血管和淋巴管有癌栓、深部浸润、局部肿瘤大等;③手术不彻底、切缘有癌者。

2. 放疗并发症的防治　子宫颈癌放疗引起的并发症,可分为近期并发症和远期并发症,其中以直肠、膀胱并发症最为常见。并发症发生的原因有阴道狭小、子宫过于前倾或后倾、腔内放射源位置不当、放射剂量过高等,此外年龄、既往盆腔炎史及某些疾病如高血压、糖尿病等也易加重放射损伤。因此,在治疗前要作充分估计,强调个别对待,尽量去除发生并发症的可能原因,特别是保持放射源于正确位置,既要治愈疾病,又要尽量减少反应。

近年来,放疗技术发展很快,一些放疗新技术如三维适形放疗、调强放疗(IMRT)、图像引导的放疗(IGRT)等用于临床治疗,使放疗进入了新的时期。IGRT是将CT与加速器联网,实时监控靶区位置进行修订,并通过高速计算机运算控制加速器的出束,达到治疗的准确。赛博刀(cyber knife)是此种治疗技术的代表,但对分辨率较低的组织仍存在问题,甚至需在照射组织内加金属标记来跟踪定位。

(三)化疗

1.子宫颈癌的化疗现状　早期子宫颈癌采用手术或放疗,疗效满意,但对晚期和复发子宫颈癌的疗效仍差。近年来,许多学者试用化疗作为常规治疗的辅助治疗(如术前新辅助化疗、术后化疗、同期放化疗),目的在于提高治愈率,已取得了初步效果。对复发子宫颈癌亦已取得了一定的疗效。用药途径有静脉给药或动脉介入化疗。目前常用化疗方案:①鳞癌,PVB方案(DDP,VCR,BLM);BIP方案(BLM,DDP,IFO)。②腺癌,FIP方案(5-Fu,IFO,DDP);PM方案(DDP,MMC)。

2.新化疗方案

(1)BIP方案:Kumar采用BIP方案治疗复发和晚期子宫颈癌25例,化疗最多用4个疗程,客观疗效达67%,其中完全缓解为19%,部分缓解为48%,并认为肿瘤对BIP方案有效者对放疗更有效。

(2)VIP方案:Kredentse报道采用VIP方案治疗晚期和复发子宫颈癌,14例中8例有效,缓解期7~24个月。

(3)IFO、奈达铂(nedaplatin),培洛霉素方案:irabayashi报道用IFO、奈达铂、培洛霉素联合化疗治疗晚期及复发子宫颈癌取得了较好的疗效,37例晚期子宫颈癌有效率为83.8%,23例复发子宫颈癌有效率为60.9%。奈达铂是一种新的DDP衍生物,其水溶性高于DDP10倍,动物实验及Ⅱ期临床试验证实,其抗肿瘤活性均高于DDP和CBP,肾毒性较DDP轻。培洛霉素是BLM的衍生物,其肺毒性较轻。

(4)GP方案:urnett报道17例晚期和复发子宫颈癌,采用GP方案3周为1疗程,平均5个疗程,完全缓解1例,部分缓解6例,有效率为41%(7/17)。

(5)CPT-11+DDP。

(6)PTX+DDP。

3.新辅助化疗　新辅助化疗主要用于局部晚期子宫颈癌,可使肿瘤缩小,以利于肿瘤切除。由于联合化疗对子宫颈癌的有效率约为50%,有一定局限性,因而新辅助化疗的意义有赖于化疗的有效性。新辅助化疗对预测肿瘤对化疗的敏感性有重要意义,如果肿瘤对化疗不敏感,则新辅助化疗反而延误适宜的治疗,且给患者带来化疗的不良反应。

4.动脉插管区域性化疗　一般子宫颈癌化疗的给药途径是全身静脉用药,动脉插管区域性化疗是近年来发展的一种化疗方法,经股动脉穿刺超选至子宫动脉,造影发现子宫动脉阴道支血管增粗、紊乱,灌注化疗药物,常用的药物有:5-Fu、DDP、PTX、ADM等。同时可以栓塞肿瘤供血动脉,使肿瘤细胞缺血坏死,达到治疗的目的。

(四)热疗

热疗是近20年来再次兴起的治癌手段,它的出现无疑在癌症治疗上又增加了一种新的措施。1983年,美国首先立法把热疗列为正式的治癌方法之一。我国自1981年以来,已经举行过7次全国性的热疗治癌会议,每届会上均有热疗治疗子宫颈癌的报道。通过对这些病例的总结可以看出,子宫颈癌腔内热疗的效果,不亚于有多年成熟经验的传统放疗方法,具有潜在的发展前途。

（五）免疫治疗

肿瘤的发生、发展和常规治疗后的预后与机体的免疫状态息息相关。免疫系统的免疫监视作用可以杀伤个别突变细胞，肿瘤间质的浸润淋巴细胞数量与肿瘤的转移、复发呈负相关。通过免疫干预可以打破免疫耐受，重新激发机体免疫系统清除肿瘤细胞的能力。子宫颈的免疫治疗总体上可分为被动免疫和主动免疫治疗。其中被动免疫治疗主要包括单克隆抗体疗法和过继性细胞免疫治疗；主动免疫治疗包括 HPV16 的 E6、E7 载体重组病毒疫苗、HPV 多肽疫苗、基因修饰的肿瘤疫苗和树突状细胞（DC）疫苗等。

（肖育红）

第三节　子宫内膜癌

子宫内膜癌（carcinoma of endometrium）又称子宫体癌（carcinoma of uterine corpus），是指原发于子宫内膜的一组上皮性恶性肿瘤，以来源于子宫内膜腺体的腺癌最常见，具有浸润肌层和远处扩散的潜能。尽管 75％的患者在诊断子宫内膜癌时处于早期，但其发生率和死亡率呈逐年上升的趋势，严重威胁妇女的生命健康。

一、流行病学

子宫内膜癌是我国在子宫颈癌、卵巢癌之后的第 3 个常见的妇科恶性肿瘤，约占女性恶性肿瘤的 7％，占女性生殖道恶性肿瘤的 20％～30％。发病高峰年龄为 50～59 岁，中位年龄为 61 岁。近年来可能由于外源性雌激素应用增多，肥胖、环境污染、未孕等因素，其发病率有上升的趋势。如美国子宫内膜癌发病率已达 23.2/10 万～33.2/10 万，高于子宫颈癌。北京妇产医院 17 年统计，子宫内膜癌占子宫恶性肿瘤的比例由 70 年代末的 10％以下，逐渐增加至 1992 年的 42.8％。中国医学科学院肿瘤医院所收治患者子宫颈癌与子宫内膜癌的比例，由五六十年代 45∶1 变化为 90 年代 3.6∶1。多数患者诊断时病变尚局限于子宫，故预后较好，其 5 年总生存率为 67％。Ⅰ期 5 年生存率为 90％左右。

二、发病相关因素

子宫内膜癌的病因不十分清楚。已知与过多的无孕激素拮抗的雌激素长期刺激有关，凡是影响体内雌激素水平的因素均可影响子宫内膜癌的发病率，包括生殖内分泌因素，饮食、体力活动、口服激素类药物等行为因素及遗传因素等。目前认为子宫内膜癌可能有两种发病类型：一种是雌激素依赖型（estrogen－dependent），其发生可能是在无孕激素拮抗的雌激素长期作用下，发生子宫内膜增生（单纯型或复杂型，伴或不伴不典型增生），甚至癌变。临床上常见于无排卵性疾病（无排卵性功血、多囊卵巢综合征）、分泌雌激素的卵巢肿瘤（颗粒细胞瘤、卵泡膜细胞瘤）、长期服用雌激素的绝经后妇女及长期服用他莫昔芬的妇女。这种类型占子宫内膜癌的大多数，均为子宫内膜样腺癌，肿瘤分化较好，雌孕激素受体阳性率高，预后好。患者较年轻，常伴有肥胖、高血压、糖尿病、不孕或不育及绝经延迟。约 20％子宫内膜癌患者有家族史。另一种是非雌激素依赖型（estrogen－independent），发病与雌激素无明确关系。这类子宫内膜癌的病理形态属少见类型，如子宫内膜浆液性乳头状癌、透明细胞癌、腺鳞癌、黏液腺癌等。多见于老年体瘦妇女，在癌灶周围可以是萎缩的子宫内膜，肿瘤恶性程度高，分化差,雌孕激素受体多呈阴性,预后不良。

三、临床表现

(一)症状

早期无明显症状,之后可出现阴道不规则出血、阴道排液、疼痛等。

1.阴道不规则出血 生育年龄妇女表现为月经过多,月经周期紊乱,经期延长或经量增加;绝经后阴道不规则出血是患者最主要的主诉。因癌组织脆,易出血,约80%的患者出现的第一个症状是阴道出血。

2.阴道排液 约1/3的患者阴道排液量增多,是瘤体渗出或继发感染的结果,多为血性、浆液性或洗肉水样。若合并宫腔积液,则阴道排液呈脓性或脓血性,伴有恶臭,但远不如子宫颈癌显著。

3.疼痛 疼痛是肿瘤生长过快,侵犯周围组织所致。少数患者有下腹坠痛感,可能和病变较大突入宫腔引起子宫挛缩有关。病变在子宫下段或侵入颈管时,可能因引流不畅,形成宫腔积血或积脓,发生疼痛。因肿瘤压迫神经丛,而引起持续下腹、腰骶部及下肢痛,则为患者进入晚期表现。晚期患者可出现贫血、消瘦、发热和恶病质等。

(二)体征

早期患者妇科检查可无异常发现,晚期可有子宫明显增大,合并宫腔积脓时可有明显触痛,子宫颈管内偶有癌组织脱出,触之易出血。癌灶浸润周围组织时,子宫固定或在宫旁扪及不规则结节状物。

四、诊断

除根据临床表现及体征外,子宫内膜的组织学检查是诊断的最后依据。

(一)病史及临床表现

对于绝经后阴道不规则流血、围绝经期月经紊乱,均应排除子宫内膜癌后再按良性疾病处理。有下述情况的妇女应密切随诊:①有子宫内膜癌发病高危因素者,如肥胖、不育、绝经延迟等;②有长期应用雌激素、他莫昔芬或雌激素增高疾病史者;③有乳腺癌、子宫内膜癌家族史者。

(二)超声检查

经阴道B型超声检查可了解子宫的大小、子宫内膜的厚度、宫腔的形状、宫腔内有无赘生物、肌层有无浸润及深度,为临床诊断及处理提供参考。

(三)分段诊刮

分段诊刮(fractional curettage)是最常用、最有价值的诊断方法。分段诊刮的优点是能鉴别子宫内膜癌和子宫颈管腺癌,也可明确子宫内膜癌是否累及子宫颈管,为制订治疗方案提供依据。

(四)宫腔镜检查

宫腔镜检查可直接观察宫腔及子宫颈内有无癌灶存在、癌灶的大小及部位。直视下取材活检,以减少对早期子宫内膜癌的漏诊。

(五)其他

1.脱落细胞学检查 子宫内膜细胞平时不易脱落,一旦脱落又往往发生退化、变性、溶解等一系列变化而难于辨认,因此,应用细胞学诊断子宫内膜癌的阳性率一般不高,约50％左右。如雌激素测定(血清雌激素或阴道涂片雌激素影响)水平高,则要行诊刮。

2.子宫内膜检查　内膜的组织学检查为诊断的最后依据。内膜的获得有活检和刮宫两种方式,活检简便而创伤较少,阳性率较高,为88.4％。由于活检只能反应部分内膜的情况,故阴性时不能排除癌瘤存在,需行全面刮宫。利用活检与刮宫相结合的方法,阳性率达94.0％。为了弄清病变是否累及子宫颈管,采取"分段刮宫",即先刮子宫颈管组织,再探宫腔、必要时扩子宫颈,后刮取子宫体及子宫底组织,标明刮出组织的部位,分别送病理检查,以免互相污染或混淆。

3.CT及MRI检查　CT及MRI检查主要用于观察子宫腔、子宫颈病变,特别是肌层浸润及淋巴结转移等。但直径小于2cm的淋巴结难以确认。

4.淋巴造影　淋巴造影用以术前发现淋巴结转移。子宫内膜癌的淋巴结转移越来越受到重视和认识,根据其淋巴引流和转移途径,癌细胞可直接到达骶前和腹主动脉旁淋巴结,也可经圆韧带转移至腹股沟淋巴结。如肿瘤已侵犯子宫颈管,则其转移途径和原发子宫颈癌一样,在侵入淋巴结后,向髂淋巴结扩散。淋巴结转移瘤随期别增加而升高,但即使在早期亦有相当转移率。

5.肿瘤标志物　子宫内膜癌无特异、敏感的标志物。近年发现子宫内膜癌患者血清CA125水平可升高,但阳性范围较大,11％～90％,CA125因腺体成分而存在,肿瘤因腺体减少而使CA125不高。部分患者CEA、CA19－9可有轻度升高。

五、鉴别诊断

绝经后及围绝经期阴道流血为子宫内膜癌最常见的症状,故子宫内膜癌应与引起阴道流血的各种疾病相鉴别。

(一)围绝经期阴道流血

以月经紊乱(经量增多、经期延长及不规则阴道流血)为主要表现。妇科检查无异常发现,应作分段诊刮或组织检查确诊。

(二)萎缩性阴道炎

萎缩性阴道炎主要表现为血性白带。检查时可见阴道黏膜变薄、充血或有出血点、分泌物增多等表现,治疗后可好转,必要时可先抗感染治疗后,再作诊宫以排除子宫内膜癌。

(三)子宫黏膜下肌瘤或子宫内膜息肉

子宫黏膜下肌瘤或子宫内膜息肉有月经过多或经期延长症状,可行B超检查、宫腔镜检查及分段诊刮以确定诊断。

(四)子宫颈管癌、子宫肉瘤及输卵管癌

子宫颈管癌、子宫肉瘤及输卵管癌均可有阴道排液增多或不规则流血。子宫颈管癌因癌灶位于子宫颈管内,子宫颈管变粗、硬,或呈桶状。子宫肉瘤可有子宫明显增大、质软。输卵管癌以间歇性阴道排液、阴道流血、下腹隐痛为主要症状,可有附件包块。分段诊刮及B型超声可协助鉴别。

六、治疗

子宫内膜癌的治疗以手术治疗为主,放疗为辅,由于子宫内膜癌诊断时,大约70％是Ⅰ

期,手术治疗有较高的治愈率,而放疗对控制局部复发效果好,因此,子宫内膜癌患者大多无需进行化疗。化疗、介入治疗可用于晚期子宫内膜癌或复发子宫内膜癌的综合治疗,同时对具有高危因素的子宫内膜样腺癌、Ⅱ期子宫内膜癌手术后为预防盆腔复发的辅助治疗。

（一）手术治疗

手术治疗是早期子宫内膜癌的首选治疗方法。

1.Ⅰ期　Ⅰ期行筋膜外子宫全切除术及双侧输卵管、卵巢切除术。年轻患者,ⅠAG1子宫内膜样腺癌可考虑保留一侧卵巢。对于下列高危组应行盆腔及腹主动脉旁淋巴结取样和(或)清扫术:①浆液性腺癌、透明细胞癌、鳞癌、腺鳞癌、G3子宫内膜样腺癌;②ⅠC;③癌瘤大于2cm。

2.Ⅱ期　Ⅱ期行广泛子宫全切除术及盆腔、腹主动脉旁淋巴结清扫术。临床分期Ⅰ期和Ⅱ期手术时进入腹腔后立即取腹水,若无腹水则注入生理盐水200ml冲洗腹腔,取腹水或腹腔冲洗液查找癌细胞。以明确手术-病理分期,指导治疗。

（二）放疗

放疗是仅次于手术治疗子宫内膜癌的重要治疗手段。主要用于不适合手术的中、晚期患者,复发患者及早期复发高危患者。放疗一般选用盆腔外照射,阴道受累时加腔内后装放疗。髂总淋巴结阳性或腹主动脉旁淋巴结阳性,应行腹主动脉野外照射。放疗剂量为46～50Gy,如术中有肉眼残余肿瘤,缩野照射至60Gy。由于放疗本身存在缺点,目前多倾向与手术综合治疗。

1.术前放疗　术前放疗一般用于子宫体或子宫颈病灶较大、宫旁组织受累等暂不能手术的病例,放疗后病灶缩小、子宫旁组织改善后行手术治疗。

2.术后放疗　恶性行为高的病理类型,比如浆液性乳头状腺癌、透明细胞癌、鳞腺癌或癌肉瘤等行术后放疗。盆腔有残余或可疑病灶、肿瘤切缘阳性、盆腔或腹主动脉旁淋巴结阳性者需行术后放疗。

（三）介入治疗

子宫内膜癌介入治疗的目的是对有高危因素的患者实施术前灌注栓塞,提高手术切除率和减少转移。对于晚期、治疗后复发的子宫内膜癌进行姑息性治疗。对难以控制的子宫内膜癌出血可行介入栓塞止血。子宫动脉是子宫的主要供血血管,子宫内膜癌患者子宫动脉造影显示血管增粗、扭曲及移位,毛细血管增多、紊乱,子宫体及子宫颈部供血区新生肿瘤血管丰富,偶可见动静脉瘘及静脉早显。

（四）子宫内膜癌的激素治疗

对于晚期患者或不能耐受手术者,可用孕激素治疗:甲羟孕酮200～400mg/d;己酸孕酮500mg,每周2次;甲地孕酮160～320mg/d。用药时间至少3个月。副作用较轻,有水钠潴留、水肿、体重增加、头痛等。偶见药物性肝炎及高血压,停药后逐渐恢复。

（五）化疗

化疗适用于晚期不能耐受手术或治疗后复发者及具有高危因素的术后患者。早期患者一般不需进行化疗,化疗也不能代替手术和放疗。常用药物有DDP、PTX、ADM、CTX、5-Fu等,多采用联合化疗。常用的联合化疗方案:AP方案(ADM+DDP)、CAP方案(CTX+ADM+DDP)、TAP方案(Taxol+ADM+DDP)。CBP可以代替DDP,上述方案每疗程间隔3～4周,一般以6个疗程为宜。

（高亚杰）

第九章　血液肿瘤

第一节　骨髓增生异常综合征

骨髓增生异常综合征(myelodysplastic syndrome,MDS)是一组获得性造血干/祖细胞克隆增殖性疾病。它是正常造血活动,由于多次基因变化逐步被恶性克隆性造血替代的过程。当其尚未发展为急性白血病前,MDS的基本病理特征是骨髓无效造血。造血组织处于高增殖、高凋亡状态,而反映在细胞形态学上的变化是提示DNA复制紊乱的病态造血。

一、病因、流行病学和发病机制

MDS可发生于任何年龄。文献中有5个月婴儿发生MDS的报道,但绝大多数患者起病于50岁以后,且发病率随年龄增长而增加,男女之比为(1.50~1.88):1。Aul等1992年报道德国Dusseldorf地区1986—1990年MDS年发病率为4.1/10万,AML为2.1/10万;>70岁组MDS的年发病率为22.8/10万,AML为6.7/10R。1994年Williamson报道英国Bournemouth地区1981—1990年MDS年发病率,50岁以下为0.5/10万,50~59岁为5.3/10万,60~69岁为15/10万,70~79岁为49/10万,>80岁为89/10万。

目前虽已明确MDS的形成与发展均涉及基因变化,但其确切机制尚不清楚。若就有无明显的诱因而言,MDS可分为2类:一类为治疗相关性MDS(treatment related MDS,t—MDS),即所谓的"继发性MDS",多发生于霍奇金淋巴瘤、非霍奇金淋巴瘤及实体瘤等恶性肿瘤之后。其发生与化、放疗对DNA的损伤有关。t—MDS属高危MDS者居多,克隆性染色体异常的检出率高,复杂异常多见,治疗困难,预后较差。另一类称为原发性MDS(primary MDS,p—MDS),此类MDS的病因更为模糊,但大致可分为内在因素及环境因素两部分。在内在因素中有2个因素较为突出:一个是先天性基因缺陷性疾病,如Down综合征、Fanconi贫血、Kostmann—Bloom综合征、Schwachmann—Diamond综合征、先天性粒细胞缺乏综合征、I型神经纤维瘤病、共济失调性毛细血管扩张症及遗传性GST—ql基因缺失症等,其MDS的发病率均大大高于普通人群。这类患者由于存在先天性基因缺陷而使基因组不稳定,容易继发其他基因丢失或重排而发生MDS及AML。这部分MDS主要见于50岁以前或更年轻的患者。第二个内在因素是年龄。流行病学资料显示MDS的发病率随年龄增长而显著上升,70~79岁人群的MDS发病率为<50岁的98倍,而>80岁人群的发病率为<50岁的178倍。显然年龄老化是一个十分重要的内在因素。但造成老年人群MDS发病率高的原因除老化使DNA修复能力下降及免疫监护机制减弱外,环境因素对DNA日积月累的损伤也不容忽视。

在环境因素中流行病学资料显示长期接受低剂量辐射,长期接触苯、石油产品、柴油、废气、有机溶剂、杀虫剂、化学肥料、硝基炸药、砷、铊、石末粉尘等,均可使MDS发病率明显增加;病毒感染虽然迄今尚无直接证据,但始终不容排除。

值得注意的是分子生物学的研究提示MDS从一开始已存在克隆性增殖的证据,所谓的原发性MDS并不是真正的原发,而那些被认为属于p—MDS常见的染色体变化如$3p^-$、$3q^-$、$-5,5q^-$、$-7,7q^-$、$11q^-$、$12p^-$、$-17,17q^-$、$20q^-$、$+8$等实际上是一种继发性变化。起始的基因损害可能多种多样,它可为先天性,也可为获得性,由于这些起始的基因损害造成

DNA 修复缺陷或信号转导紊乱导致基因组的不稳定,进而促进了继发性"基因事件"的发生。例如有研究显示 22 号染色体的长臂上存在一个 CBFA2(AML1)基因,它可能起着抑癌基因的作用,当 CBFA2 的一个等位基因缺失就足以引起基因组的不稳定而启动肿瘤的发生。其次,p15、p16、Rb 等基因的失活也可能与 MDS 有关。

二、临床表现

MDS 患者的症状基本上均由血细胞减少引起,其中以贫血最为突出。据统计,85% 以上患者有贫血,患者可有头昏、乏力、眩晕、面色苍白、行动后心悸、气急等,部分中老年患者可因贫血导致心绞痛频繁发作或以神志模糊、认知障碍、短暂性脑缺血发作等为首发症状;可因粒细胞减少继发感染或因血小板减少和(或)功能障碍发生皮肤、黏膜出血等而就诊。脾肿大见于 10%～25% 患者,多见于 CMML、JMML 及 7 单体综合征。肝肿大、淋巴结肿大比较少见。在转变为急性白血病前,MDS 患者通常无胸骨压痛。极个别患者可出现关节肿胀、疼痛、胸腔积液、心包积液、腹水或丘脑、垂体后叶功能不全等,这些表现多与 MDS 伴发的血管炎有关。也有极个别患者出现发热性中性粒细胞性皮炎(Sweet 综合征)或坏死性脓皮病(pyoderma gangrenosum)。

三、辅助检查

1.血象　主要为血细胞减少,可为一系、两系或全细胞减少,网织红细胞计数多为正常甚或增高,成熟红细胞及粒细胞可出现病态表现(见骨髓象);外周血中出现幼粒细胞、幼红细胞虽不常见,但对诊断有辅助意义。

2.骨髓象　与外周血细胞减少不同,骨髓中造血细胞通常呈现增生活跃或明显活跃。8%～28% 患者可表现为增生低下,称低增生性 MDS。骨髓象中另一突出的变化是反映 DNA 复制紊乱的病态造血。病态造血可发生于三系细胞,常见的有以下各点。

(1)红系:幼红细胞巨幼样变;核分叶或出现大小不等的双核、多核或核形异常(瘤状突起、花瓣形、不规则形、核碎裂、核间桥连);幼红细胞脱核障碍,或出现异常核分裂象(不对称或多极分裂);出现环形铁粒幼细胞;成熟红细胞巨大(直径>15μm)。

(2)粒系:原始细胞增多或幼单核细胞增多;细胞巨幼样变;出现双核、环形核、核碎裂,出现 Pelger-Huet 样畸形,出现不对称或多极分裂象;出现 Auer 小体;胞质颗粒粗大或特异性颗粒缺失;外周血出现原始细胞或幼粒、幼单核细胞。

(3)巨核系:出现淋巴样小巨核细胞、微巨核细胞、单圆核或多圆核巨核细胞;外周血出现巨大血小板或巨核细胞碎片。

以上各点中以幼红细胞核间桥连、不对称或多极分裂象,环形铁粒幼细胞、巨大成熟红细胞,原始细胞增多,Pelger-Huet 样畸形,双核、环形核粒细胞,Auer 小体,小巨核、微巨核细胞及外周血出现幼粒细胞、幼红细胞、巨大而畸形的血小板或巨核细胞碎片等最有意义。

3.骨髓活组织检查　骨髓活检突出的优点在于:

(1)可显示造血细胞的数量、形态及分布(特别对巨核细胞的数量、离散度及形态的判断有意义);

(2)可显示基质结构变化及有无网硬蛋白增生;

(3)可显示幼稚前体细胞异常定位(abnormallocalization of immature precursor,ALIP),真性 ALIP 的出现对 MDS 的诊断有重要意义。所谓真性是指粒－单核细胞系的原始及幼稚细胞出现在骨小梁之间,且成簇分布(≥5 个细胞);

(4)可显示幼红细胞岛(指同一发育阶段的幼红细胞簇),它的出现反映幼红细胞增生并有分化障碍。

4.骨髓细胞体外培养　其生长行为不仅对 MDS 的诊断有意义(多数患者 CFU－GM、CFU－GEMM、CFU－E、CFU－Meg 的集落形成减少),而且是一种有价值的预后指标。MDS 患者具有白血病型生长者(CFU－GM 集落形成减少而集簇增多),AML 的转化率高达 50%～80%,平均生存期仅 10 个月。但骨髓细胞体外培养对 MDS 的诊断不是一个早期指标,CFU－GM 集落生长良好者并不能排除 MDS。

5.细胞遗传学及分子生物学检查　MDS 是造血干/祖细胞克隆增殖性疾病,如能证明患者的造血组织存在单克隆性增殖,无疑是判定 MDS 最可靠的证据。染色体核型分析是检测克隆性增殖的重要手段,但阳性率一般仅 30%～50%(RA、RARS 较低,RAEB、RAEBT 较高)。荧光原位杂交(FISH)及染色体绘色由于能检测间期细胞的变化,并可通过计算机辅助分析更多的细胞,阳性检出率可达 70%～80%。MDS 的克隆性染色体异常大体可分为 2 类:一类是数目异常或易位;另一类是单纯缺失,而以后者多见。MDS 常见的染色体异常为 -5/$5q^-$、-7/$7q^-$、$11q^-$、$12p^-$、$17q^-$、$20q^-$、$+8$、$-Y$ 等,部分患者为复杂畸变。

原癌基因或抑癌基因的突变也有助于 MDS 的诊断,但目前阳性检出率很低,N－ras 为 3%～33%,fms(M－CSF 受体)为 12%～18%,抑癌基因 p53、Rb 为 5%～10%,cerbB、Evi－1、c－kit、FLT－3 等基因突变<5%。

四、诊断

中年以上,有外周血细胞减少(一系、两系或全血细胞减少),骨髓有核细胞增生活跃,并有一系、两系或三系病态造血表现而能排除其他能引起病态造血的多种疾病后(如巨幼细胞贫血、溶血性贫血、骨髓增生性疾病、非造血组织肿瘤、结缔组织病、HIV 感染、使用细胞毒药物或抗痫药等),即可初步诊断为 MDS,如患者造血组织有单克隆或寡克隆性增殖证据,则可明确为 MDS。年龄在诊断上并不是一个必要条件,流行病学资料显示的年龄分布特点仅提示对中老年患者应适当多考虑 MDS,而对青少年或儿童则应特别谨慎。

MDS 诊断后应进一步分型(表 9－1),以便结合年龄、行动状态(performance status)选择治疗措施。

表 9－1　MDS 分型[WHO(2000 年)]

骨髓增生异常综合征(MDS)

难治性贫血(RA)

难治性贫血伴环形铁粒幼细胞增多(RARS)

难治性贫血伴多系病态造血(RCMD)

难治性贫血伴多系病态造血及铁粒幼细胞增多(RCMD－RS)

难治性贫血伴原始细胞增多(RAEB)

RAEB－Ⅰ(原始细胞 5%～9%)

RAEB－Ⅱ(原始细胞 10%～19%)

5q－综合征

骨髓增生异常综合征,不能分型＊＊

骨髓增生异常/骨髓增生性疾病(MDS/MPD)

慢性粒－单核细胞白血病(CMML)

不典型慢性髓细胞白血病(aCML)

幼年型粒单核细胞白血病(JMML)

注:＊指只有 5 号染色体长臂部分缺失的 MDS,合并有其他染色体异常者不能称为 5q－综合征。该型 MDS 临床上多有以下特点:①多为老年女性(占 70%)。②有大(卵圆)红细胞性贫血。③白细胞计数正常或轻度减少,血小板计数正常或

增高。④骨髓中小而不分叶的巨核细胞增多。⑤多数患者属 RA,少数为 RARS,偶可为 RAEB。⑥预后较好,转白率低(0～25%),可长期生存,中位生存期为 51 个月。⑦诊断有赖于染色体核型分析。

＊＊5%～10%患者若按 FAB 及 WHO 标准,不能分清哪个亚型。这一类型是异质性的,其中包括由于骨髓增生减低或纤维化妨害对细胞特征或原始细胞数作正确评估的患者;骨髓红系显著增多,但不能区分是否为 FAB－M6 的 KKHN 者;也包括仅有粒系增生异常或巨核系增生异常的患者。

与 FAB 分型相比,WHO(2000 年)分型引入了某些细胞遗传学的概念,且将 RAEB 进一步分为Ⅰ、Ⅱ两型,与预后的关联更为密切。但该分型目前尚存在某些争议,是否为一种最合理的分型,尚待累积更多资料予以验证。因此不少学者认为现阶段可根据国际预后积分系统(IPSS)将 MDS 分为低危、中危－Ⅰ、中危－Ⅱ及高危四组(表 9－2)。即根据骨髓中原始细胞数、细胞遗传学特征及外周血细胞减少涉及的范围计标积分,积分为 0 者属低危,0.5～1.0 为中危－Ⅰ,1.5～2.0 为中危－Ⅱ,≥2.5 为高危,认为这样更有利于选择适当的治疗。此外,有学者认为凡有 p53、FLT 基因突变或 WT－1 基因表达或骨髓中 CD34 表达显著增高,则不论 IPSS 积分如何,均应列为高危。

表 9－2 国际预后积分系统(IPSS)

项目	IPSS 积分
骨髓原始细胞百分率(%)	
＜5	0
5～10	0.5
11～20	1.5
21～30	2.0
细胞遗传学特征	
预后良好核型 ＊	0
中间核型	0.5
预后不良核型	1.0
血细胞减少	
无或一系	0
两或三系	0.5

注:IPSS 积分与生存期的关系为,低危(0)时中位生存期为 5.7 年;中危－Ⅰ(0.5 或 1.0)为 3.5 年;中危－Ⅱ(1.5 或 2.0)为 1.2 年;高危(≥2.5)为 0.4 年。

＊预后良好核型包括正常核型、5q、20q、Y;预后不良核型包括 7 号染色体异常、复杂核型(≥3 条染色体);中间核型指其他细胞遗传学异常。

五、鉴别诊断

(一)AML 与 MDS 的鉴别

两者在本质上均属髓细胞的克隆增殖性疾病,区别主要根据骨髓中原始细胞的百分率,FAB 将两者的界限定在 30%,WHO 则定在 20%,≥20% 即为 AML。但原始细胞＜20% 的患者若有 t(8;21)、t(15;17)、inv(16)、t(16;16)、11q23 异常等明确属于 AML 的克隆性染色体变化或有 Auer 小体,也应诊断为 AML 而不诊断 MDS。

(二)低增生性 MDS 与再障的鉴别

MDS 患者伴有骨髓造血组织明显减少(60 岁以下＜30%,60 岁以上＜20%),称为低增生性 MDS。其发生率占 MDS 的 8%～19%，个别报道可达 28%。低增生性 MDS 可发生于 MDS 的任何亚型，但诊断困难的是 MDS－RA 及 MDS－RCMD，其他亚型由于分别有环形铁粒幼细胞、原始细胞、单核细胞的显著增多，特征比较明显。低增生性 MDS－RA 及 MDS－RCMD 由于骨髓有核细胞数量高度减少，病态造血的形态变化在骨髓涂片上有时不易充分显露，而再障患者有时也可有轻微的病态造血，故两者常不易区分。但再障病态造血程度较轻，且多限于红系，如骨髓中两系或三系有明显的病态造血或能查见粒细胞 Pelger－Huet 样异常、环形核或双核的粒细胞、不对称或多极分裂象、粒细胞颗粒极度减少或缺如、淋巴样小巨核细胞、微巨核细胞或外周血出现幼粒细胞或有巨大血小板、巨核细胞碎片，均支持 MDS 而不符合再障；其次，如骨髓活检中有真性 ALIP 或 CD34$^+$ 细胞增多，或巨核细胞成簇分布或有形态异常，或有骨髓基质结构紊乱或网硬蛋白增多，均提示 MDS 而不支持再障；最后，凡出现克隆性染色体变化或有原癌基因或抑癌基因突变，或通过 X 关联 DNA 片段长度多态性分析、降钙素 A 基因 5'端 DNA 甲基化分析等能证明造血组织有克隆性增殖者均为 MDS 的可靠依据。

（三）MDS－RARS、RCMD－RS 与非 MDS 的铁粒幼细胞贫血的鉴别

MDS－RARS 及 RCMD－RS，其环形铁粒幼细胞的增多是骨髓造血组织异常克隆增殖的结果，故不仅涉及幼红细胞的铁代谢，也涉及幼红细胞的 DNA 复制；与此同时，粒系及巨核系也多累及。而非 MDS 的铁粒幼细胞贫血仅涉及红细胞内血红素的合成代谢，且不累及粒细胞及巨核细胞，可资区别。

（四）纯红再障型 MDS 与纯红再障的鉴别

于 MDS 发展的某一阶段，个别患者可酷似纯红细胞再障。但此时若仔细观察其血象、骨髓象，大多仍可发现支持 MDS 的蛛丝马迹。随病情进展，病态造血将逐渐明显。若能结合骨髓活检、细胞遗传学检查及骨髓细胞体外培养，不难与真正的纯红再障区别。

（五）MDS 与 aCML 的鉴别

aCML 是指一组少见患者，其骨髓中粒系细胞显著增生，中幼粒和（或）晚幼粒细胞增多，外周血出现幼粒细胞，无嗜碱性、嗜酸性粒细胞增多，Ph1 染色体阴性，也无 bcr/abl 融合基因，骨髓及外周血可有不同程度的病态造血表现，与 MDS 的鉴别有时十分困难。但 MDS 一般无肝脾肿大，贫血较显著，外周血白细胞减低或正常，外周血内除可出现幼粒细胞外常出现幼红细胞，骨髓病态造血明显。新的 WHO 分型已将 aCML 纳入 MDS/MPD 范畴。

（六）纤维增生型 MDS 与原发性骨髓纤维化的鉴别

34%～50%MDS 患者骨髓伴有轻至中度纤维组织增生，少数患者网硬蛋白可显著增生而称为纤维增生型 MDS（MDS－MF）。此型可发生于任何 MDS 亚型，但以 RAEB、CMML 及 t－MDS 居多。与原发性骨髓纤维化的区别在于 MDS 有两至三系明显的病态造血，外周血异型红细胞症不明显，无显著肝脾肿大。但临床上确有极个别患者既有明显的病态造血表现，又同时有泪滴状红细胞及显著脾肿大。此类患者可能为 MDS 及 MPD 的叠加，新的 WHO 分型已将此归入 MDS/MPD，也有学者强调此类患者应警惕向巨核细胞白血病发展。

（七）MDS 与 MPD 的鉴别

MDS 与 MPD 均属造血干/祖细胞克隆增殖性疾病，但前者以病态造血及无效造血为特征，后者则为增殖失控的有效造血，故外周血有一系或多系血细胞增多。但临床上少数患者可表现为两者重叠，此类患者可归入 MDS/MPD。但应注意不少 MPD 患者在从慢性期转为

急性期的过程中可出现不同程度的病态造血表现。

（八）伴有小血管炎的 MDS 与风湿性疾病的鉴别

少数 MDS 患者于病程中可伴有过敏性紫癜、炎症性关节炎、多发性肌炎、皮肌炎、Behcet 病、Wegner 肉芽肿、红斑狼疮、复发性多软骨炎等表现,机制可能有 2 种:一种可能是 MDS 累及淋系细胞并发自身免疫反应;另一种可能属于旁癌综合征。此类患者应有 MDS 的基本特点,与单纯的风湿性疾病不同。

（九）无病态造血的 MDS 与血细胞减少症的鉴别

个别 MDS 患者仅有血细胞减少而无病态造血的形态学变化,此类无病态造血的 MDS（non-dysplasia MDS）或称之为"前 MDS"（pre-MDS,not yet MDS）,其诊断唯有:①继续随访,并排除引起血细胞减少的其他原因。②设法证明其造血为克隆性。

（十）MDS 与免疫相关性全血细胞减少症的鉴别

后者为免疫反应介导的全血细胞减少症。是否为独立疾病,目前国内尚有争议,有待累积更多资料予以证实。该病男女均可发病,中位年龄为 39 岁（9～59 岁）,绝大部分患者骨髓增生良好,常规溶血试验阴性,无造血原料缺乏及异常克隆造血证据,部分患者（34.5%）有骨髓病态造血（包括红系、粒系及巨核系）,易与 MDS 混淆。但该病骨髓单个核细胞 Coombs 试验阳性（或用免疫组化或流式细胞术能证明骨髓单个核细胞被覆有自身抗体）,对糖皮质激素和（或）大剂量丙种球蛋白治疗反应良好,可资区别。

六、治疗

（一）治疗原则及治疗选择

1.治疗原则　MDS 是一组异质性疾病,不同类型患者的治疗需求不同,预后也相差甚远;加上患者老年居多,体质较差,并存疾病较多,故治疗上必须注意个体化。

从作用环节而言,MDS 的治疗着眼于 3 个方面:①加强支持治疗。②促进同时存在或残存的正常造血组织的功能。③减少或清除造血组织中的异常克隆。

从治疗措施而言,MDS 的治疗可分为支持治疗、低强度治疗及高强度治疗。低强度治疗包括雄激素、造血生长因子、沙利度胺（或来诺利度胺）、免疫抑制治疗、诱导分化治疗、小剂量细胞毒药物及低甲基化药物的应用。高强度治疗则指 AML 样联合化疗及造血干/祖细胞移植。

2.治疗选择　治疗的选择主要根据 3 个因素:①MDS 的类型（即疾病的危险度）。②年龄。③行动状态。三者必须兼顾,缺一不可。

首先,诊断 MDS 后并非所有患者均需立即治疗,若年龄＞65 岁,IPSS 分类属于低危,贫血为轻度（血红蛋白＞90g/L）或中度（血红蛋白＞70g/L）又无明显症状者,可暂不治疗,但需密切随访观察（至少每 3 个月做血常规及体格检查一次,每年做骨髓检查及细胞遗传学检查一次）。若年龄＜65 岁,IPSS 分类属于低危,血红蛋白＞100g/L,也可不进行治疗。相反,儿童 MDS 及 18 岁以下少年 MDS 由于进展比较迅速,均需积极治疗,而且目标应着眼于清除造血组织中的异常克隆。总的来说,IPSS 分类属于中危－Ⅱ及高危或染色体有复杂畸变的 MDS 患者,只要年龄及行动状态允许,均应争取高强度治疗,而 IPSS 分类属于低危或中危－Ⅰ的患者,以支持治疗及低强度治疗为主,如年龄及行动状态允许时也可进行高强度治疗。根据循证医学制定的治疗指南（简称指南）认为,对 MDS 而言,55 岁是异基因造血干/祖细胞移植的年龄上限,65 岁是 AML 样强烈化疗及非清髓性异基因移植的年龄上限,而行动状态良好[ECOG 评分 0~2 级(0 级,无症状;1 级,有症状,能活动;2 级,日间卧床少于半天)]是进行高强度治疗的必要条件。

(二)治疗的具体措施

1. 支持治疗措施　支持治疗的目的在于改善生活质量、减少并发症及降低病死率。

(1)一般措施:对血红蛋白显著减低者可考虑输注红细胞以维持血红蛋白在 70g/L 以上或使贫血引起的症状消失(是否需要输血主要决定于是否具有贫血引起的症状而不是血红蛋白的具体数值);合并感染者,应及时予以抗生素治疗且应选用对骨髓无显著抑制者;对有严重出血倾向或血小板 $<20\times10^9/L$ 或患者需要接受手术时可输注浓缩血小板悬液(血小板输注应尽量保留至绝对需要时使用,并应尽量使用单采血小板)。

(2)螯合剂的应用:对反复输血、累积输血量 $>15000ml$,且预期生存期 >6 个月者,为避免发生继发性血色病,应同时应用螯合剂[甲磺酸去铁胺 $20\sim40mg/(kg\cdot d)$ 静脉或腹壁皮下缓慢滴注,每周 3~5 次],肾功能不全者禁用。

(3)并存症的治疗:由于 MDS 患者年龄较大,易有多种并存疾病,如高血压、冠心病、糖尿病、脑动脉硬化、慢性阻塞性肺疾病等,均需及时处理以提高生活质量。

2. 低强度干预措施

(1)糖皮质激素:剂量糖皮质激素(如甲泼尼龙每日 500mg,连续 3d)对部分低增生性 MDS 可能有效;低、中剂量糖皮质激素对 MDS 的疗效不满意。

(2)雄激素:虽具有刺激正常造血的作用,但不论是丙酸睾酮或同化激素(如司坦唑醇、去氢甲睾酮或羟甲烯龙)对 MDS 的血象改变均不明显。

达那唑(炔睾醇)是雄激素的衍生物,"指南"建议 MDS 患者有严重的血小板减少而不宜用其他治疗时可试用较大剂量的达那唑(400~600mg/d),治疗 4 个月,若无明显疗效则停药,而治疗期间应定期监测肝酶。

(3)造血生长因子

1)红细胞生成素(EPO):大系列随机对照研究的荟萃分析显示应用 EPO 以改善 MDS 的贫血,其有效率为 16.1%~23.5%,以 RA、RARS 及血清 EPO 浓度 $<200\sim250MU/ml$ 者最有效;加用 G-CSF 或 GM-CSF 或 IL-3,其有效率可达 43%(因这些细胞因子可促进造血干/祖细胞增殖、分化,为 EPO 提供更多的作用靶点)。

2)G-CSF、GM-CSF、IL-3:随机对照研究显示 G-CSF、GM-CSF、IL-3 皮下注射均可使外周血粒细胞明显增加,且小剂量也可见效。但"指南"认为这些细胞因子仅适宜短期使用[用于粒细胞显著减低(中性粒细胞 $\leqslant1\times10^9/L$)时],不应长期赖以提升粒细胞,因这些细胞因子对原始细胞可有一定的促增殖作用。

(4)免疫抑制剂:近年来发现部分 MDS 患者的骨髓功能衰竭涉及免疫机制。患者骨髓中存在着自身反应性 T 细胞克隆,这种 T 细胞反应由肿瘤克隆激发,可同时作用于 MDS 的肿瘤克隆及残存的正常造血细胞,因此免疫抑制剂的应用可能有助于缓解 MDS 患者的血细胞减少。

三种免疫抑制剂曾试用于临床,即抗 T 细胞球蛋白(ATG)、环孢素及大剂量糖皮质激素。"指南"认为凡 IPSS 分类属低危及中危-I 的 MDS 患者,判定需要进行治疗而又不是造血干/祖细胞移植及 AML 样强烈化疗的候选者,均可接受一疗程 ATG 或(和)环孢素治疗,而骨髓增生减低或有 HLA－DRB 1～15 表达者更属必要。

（5）氨磷汀（WR－2721）：氨磷汀是一种磷酸化氨基硫醇化合物，在体内转化为 WR－1065 活性形式后可被正常细胞摄取而不被肿瘤细胞利用。体外试验证明该药有刺激髓系造血的作用。氨磷汀最初作为细胞保护剂（抗氧化剂）用于实体瘤的放、化疗，以减轻正常细胞的损害。Galanopoulos 等应用氨磷汀治疗 12 例低危 MDS 患者（300mg/m² 静注，每周 3 次，连续 3 周，间隔 6 周为一疗程，共 6 个疗程），8 例的血象有不同程度改善，这是迄今为止疗效最好的一组病例。"指南"归纳文献报道的 131 例 MDS 患者（大多数为低危及中危－Ⅰ），其中部分有效者占 0～66％，无一例为完全缓解（CR）。故总的来说氨磷汀可能使部分患者的外周血象有所改善，但对其有效性尚有争议。

（6）低剂量化疗：MDS 多见于老年人群，健康状况往往较差，且常有不同的并存疾病。低剂量化疗为一部分既不适宜造血干/祖细胞移植，又不耐受强烈化疗的高危组患者提供了另一种选择。MDS 的低剂量化疗以往多选用小剂量 AraC，但"指南"综合文献材料认为小剂量 AraC 的缓解率低［CR 率为 17％，部分缓解（PR）率为 19％］，而骨髓抑制的发生率很高（88％），治疗相关死亡率为 15％，因此建议不用 AraC。

目前文献中有 2 种趋向：①选用低剂量美法仑，认为疗效较高而毒性较低。Denzlinger 等以美法仑（2mg/d，口服）治疗老年、中危－Ⅱ及高危 MDS 14 例和继发性 AML 7 例，中位年龄为 71 岁（59～84 岁），在 4～16 周内 7 例（30％）获 CR，持续 12～55 周以上，2 例（9.5％）获 PR，所有患者均无严重的骨髓抑制。CR 的 7 例中有 5 例于停药后复发，再次用美法仑，其中 4 例再次取得 CR。②联合应用造血生长因子及低剂量化疗。如 Fukuhara 等应用小剂量 AraC（15mg/m²，每 12h 1 次，第 1～14 日）加 M－CSF（800μg/d，第 1～14 日）治疗 28 例 RAEB、RAEBT 及继发性 AML，CR 率为 39％，PR 率为 21％，无 1 例早期死亡，三者的中位生存期分别为 23.5、16.7、19.7 个月。Saito 等以 CAG 方案（AraC 10mg/m² 皮下注射，每 12h 1 次，第 1～14 日；阿克拉霉素 14mg/m² 静注，第 1～4 日；G－CSF 200 第 1～14 日）治疗 18 例老年 RAEBT 和难治性 AML，CR 率为 44％，早期死亡 2 例（11％），CR 者中位无病生存期为 8 个月及 17 个月。

（7）低甲基化药物（hypomethylation agents）：近年来研究显示 DNA 甲基化涉及 MDS 的发病机制，是恶性克隆获得增殖优势的机制之一。特异 DNA 片段的高度甲基化将使某些重要的抑癌基因（如 p15、p16 等）不能转录而失去正常功能。

研究显示嘧啶核苷类似物可有力地抑制 DNA 甲基转移酶而阻抑 DNA 的甲基化，可用于防止 MDS 发展为 AML。目前有 2 种核苷试用于临床，即氮杂胞苷及地西他滨（decitabin）。Silverman 等按病情分级并随机分组治疗 191 例 MDS，99 例应用氮杂胞苷［75mg/（m²·d）皮下注射，连用 7d，28d 为一周期，共 4 个周期］，92 例用标准支持治疗作为对照，结果两组的 CR、PR 率均有明显区别（CR＋PR：23％ vs 0％，P＝0.0034）。对照组进展为 AML 者为治疗组的 2.8 倍（38％ vs 15％，P＝0.003）。Lubbert 等报道地西他滨治疗 115 例高危组 MDS，其中 61 例（53％）有克隆性染色体变化。在治疗 2～6 个疗程（中位 3 个疗程）后，有 19 例（31.3％）获得细胞遗传学缓解，中位缓解时间为 7.5 个月（3～15 个月）。治疗中可能的副作用为粒细胞减低（12％）、血小板减低（5％），治疗相关死亡率为 1％～7％。

（8）沙利度胺：沙利度胺具有抗血管新生、促肿瘤细胞凋亡及免疫调节作用，曾试用于 MDS。来诺利度胺是前者的升级换代产品，具有疗效高、毒性低的特点。Strupp 等报道沙利度胺治疗 MDS 34 例(RA 16 例,RARS 6 例,CMML 3 例,RAEB 4 例,RAEBT 5 例),有染色体复杂畸形者 15 例。中位剂量为 400mg/d,治疗>5 周的 29 例中 19 例(65.5%)有血液学好转,其中 9 例取得 PR(粒细胞≥1.5×10^9/L,血红蛋白>110g/L,血小板≥110×10^9/L)(RA 3 例,RARS 1 例,RAEB 2 例,RAEBT 3 例),中位起效时间为 2 个月,2 例 RAEBT 获 CR,持续 8~16 个月后复发。List 等以 lenolidomide 治疗 20 例 Sq—综合征(10~25mg/d 口服,第 1~21 日,28d 为一周期),有效率达 83%,其中 CR10 例(50%),主要不良反应为骨髓抑制,被认为是目前治疗该综合征的首选药物。

(9)其他:维 A 酸作为诱导分化剂的单药使用,对 MDS 的有效性很低;三氧化二砷(As_2O_3)作为诱导分化剂及促凋亡剂对个别 MDS 可能有效;有 Ras 基因突变者,可试用法尼基转移酶抑制剂如 tipifarnib(R115777);近年的研究也显示组蛋白去乙酰化酶抑制剂如丙戊酸 MS—275、缩酚酸钛等对低危及中危—Ⅰ MDS 有效。

3.高强度干预措施

(1)异基因造血干/祖细胞移植(allo—HSCT):迄今唯一能根治 MDS 的治疗措施。据 4402 例统计分析,移植后 4 年无病生存(DFS)率为 30%~40%。换言之,1/3 左右的 MDS 患者可通过 allo—HSCT 得到治愈。allo—HSCT 对 MDS 的治疗效果与患者年龄、移植物匹配程度、患者行动状态及 IPSS 分类等密切相关。大宗病例统计显示低危及中危—Ⅰ组 5 年 DFS 为 60%,中危—Ⅱ且为 36%~44%,高危组为 28%~30%。"指南"建议凡年龄<55 岁,IPSS 分类属中危—Ⅰ、中危—Ⅱ高危,行动状态良好(ECOG 0~2 级),如有 HLA 匹配的亲属供体,应考虑 allo—HSCT;年龄<40 岁,IPSS 分类属中危—Ⅰ、中危—Ⅱ或高危或有不良细胞遗传学改变者,如无亲属供体,应选择 HLA 匹配的无关供体进行 allo—HSCT。

外周血造血干/祖细胞移植(allo—PBHSCT)由于移植物的采集较简便,移植后造血重建较快,更易被中老年 MDS 患者接受。前瞻性随机对照研究显示 PBHSCT 的早期死亡率虽略低(16% vs 23%),但在 DFS 上并无优势。

非清髓性异基因造血干/祖细胞移植(non—myeloablativeallo—HSCT),由于减低了预处理的强度,并着眼于诱导免疫反应,移植相关死亡率明显下降,使受者的年龄限制得以延伸(可扩大至 65 岁),轻度脏器受损的患者也可列为考虑对象。但目前经验尚不充分,尚存在植活失败、发生严重移植物抗宿主病及感染机会增多的风险。

(2)自身造血干/祖细胞移植(auto—HSCT):auto—HSCT 是清除造血组织中异常克隆的另一途径,但由于移植后无移植物抗肿瘤效应,长期疗效可能较差。凡 MDS 患者缺乏 HLA 匹配的供体,选择以 AML 样强烈化疗治疗者,在取得 CR 后应做 auto—HSCT。

EBMT 登记处材料,MDS 于 CRI 做 auto—HSCT 者 2 年 DFS 及总生存率(OS)分别为 34% 及 39%,治疗相关死亡率为 19%,复发率为 64%。

(3)AML 样强烈化疗:"指南"认为 MDS 患者<55 岁,IPSS 分类属于中危—Ⅱ或高危,行动状态为 ECOG 0~2 级,如由于各种原因不能作 allo—HSCT,应进行 AML 样强烈化疗;55~65 岁,IPSS 分类为中危—Ⅱ或高危,行动状态为 ECOG 0~1 级,也可考虑 AML 样强烈化疗。治疗方案为标准或大剂量 AraC 加蒽环类或氟达拉滨。Alessandrid 等综合 13 篇以标准 AraC 剂量(100~200mg/m^2,每 12h 1 次,连用 5~10d)加蒽环类或氟达拉滨的文献(氟达拉滨 2 篇,去甲氧柔红霉素 6 篇,其他蒽环类 5 篇)共 182 例,中位 CR 率为 41%(19%~79%),DFS 为 4.5~18 个月,治疗相关死亡率为 0~35%。Bernstein 等报道以大剂量 AraC

[1.5g/（m² · d）]加蒽环类的多中心治疗结果,共 181 例,中位 CR 率为 62%（48%～78%）,DFS 为 5～15 个月,治疗相关死亡率为 0～10%。

拓扑替康为拓扑异构酶－Ⅰ抑制剂,可抑制肿瘤细胞 DNA 的修复（肿瘤细胞中拓扑异构酶－Ⅰ的活性显著高于正常细胞）。Beran 等报道,以单药治疗 47 例高危 MDS（RAEB 12 例,RAEBT 10 例,CMML25 例）,中位年龄为 66 岁,拓扑替康每日 2mg 持续静滴,Sd 为一疗程,CR 率为 28%,治疗相关死亡率为 17%。Beran 等进一步采用拓扑替康与 AraC 联合治疗 [拓扑替康 1.25mg/（m² · d）静滴 5d、AraC 1.0g/（m² · d）静滴 5d 为一疗程,每疗程间隔 4～6 周,共 6 个疗程],结果 38 例高危 MDS（RAEB 14 例,RAEBT 24 例）中 25 例获 CR（66%）,CR 中位持续 41 周,中位生存为 60 周。

（陈雪瑜）

第二节　多发性骨髓瘤

一、概述

多发性骨髓瘤或称浆细胞肉瘤是一种浆细胞恶性肿瘤,是最常见的骨原发性肿瘤,以广泛的溶骨性破坏伴有贫血、高钙血症、肾功能受损为特点。本病由 Rustizky 于 1873 年首先描述其病理并定名为多发性骨髓瘤（multiple myeloma,MM）。近年来,多发性骨髓瘤发病有增高趋势,发病率为 2～3 人/10 万人。MM 属造血系统肿瘤,其基本异常为成熟及非成熟的浆细胞进行性增殖。这种不断增殖的浆细胞被认为是单克隆的细胞,浸润骨髓及软组织,生产一种类型的重链和一种轻链的免疫球蛋白,通常是 M 蛋白,引起骨骼破坏、贫血、肾功能损害和免疫功能异常等。

二、诊断

（一）病史及查体要点

1.好发人群　发病年龄多见于中老年,以 50～60 岁为多,40 岁以下者较少见。男性多于女性,男女比约为 2:1。

2.好发部位　多见于脊柱、颅骨、肋骨、胸骨和骨盆,但可以累及任何有造血性红骨髓的骨骼。

3.病程　多发性骨髓瘤起病多缓慢,患者可有数月至 10 多年的无症状期,此谓"临床前期"。

4.主诉　临床期表现复杂多样,最常见的主诉是疼痛。因为正常的免疫球蛋白生成缺乏,患者常出现细菌性感染导致发热。高钙血症引起精神错乱、虚弱和嗜睡。其他症状包括贫血症状、出血、肾功能不全症状、关节痛、消化道症状、骨骼变形及病理性骨折、脊髓压迫症状等。

（1）浸润性表现:①骨痛。骨痛常常是早期和主要症状,其中以腰骶痛最常见,其次是胸痛、肢体和其他部位疼痛。早期疼痛较轻,可为游走性或间歇性,因而易误诊为风湿痛。后期疼痛较剧烈,活动、负重加重,休息及治疗后减轻。②骨骼变形和病理性骨折。骨髓瘤细胞浸润,破坏影响皮质血液供应,引起弥漫性骨质疏松、局限性骨质破坏并可形成局部肿块,且常呈多发性。胸、肋、锁骨连接处发生棉球样结节,骨质破坏处易引起病理性骨折,且往往多处骨折同时存在。③造血器官的损害。贫血常见,可为首发症状,贫血多为中度,后期严重;血小板减少多见,可伴有出血症状。④髓外浸润。受侵器官组织中以脾、肝、淋巴结、肾脏为最常见,呼吸道和口腔中单发软组织骨髓瘤的机会较其他部位为多。⑤神经系统病变。可首发或后期出现,最多见为胸、腰椎脊髓受压引起截瘫。病理性骨折也是造成骨髓压迫的另一重要原因,且多数病例在截瘫前可出现相应的神经根疼痛。颅骨肿瘤可直接压迫引起相应的临床症状。周围神经病损以进行性、对称性四肢远端感觉运动障碍为主。

(2)大量M蛋白及其多肽链引起的临床表现:①肾功能损害。半数左右患者有肾功能损害,可作为首先症状或在病程中发生,尿蛋白常有本周蛋白存在。M蛋白及其多肽链可致肾小管变性、扩张、堵塞,导致肾单位的破坏和肾衰竭。肾衰竭可为慢性或急性,是本病仅次于感染的死亡原因。②易感染性。正常免疫球蛋白形成减少和γ球蛋白分解代谢增加,是易感染的主要原因。感染概率较正常人高15倍。近年来,以革兰阴性杆菌感染为主,病毒感染也有所增多,感染是本病致死的主要原因。③高黏稠性综合征。患者血液黏滞度增高与血清中大量M蛋白增多和γ蛋白本身黏滞度变化有关。血液黏滞度增高后影响血液循环和毛细血管内的灌注,引起组织器官淤血、缺血、缺氧改变,其中以脑、眼、肾、肢端最为明显。④出血倾向。为本病常见,原因不一。血小板生成减少、M蛋白导致血小板功能障碍、M蛋白直接抑制Ⅷ因子活性等都是导致出血的原因。

(3)其他:①伴有其他肿瘤。尸检可见本病患者约有19%可合并其他肿瘤,这些肿瘤中非淋巴网状系统肿瘤发生率明显增加,尤其是乳房癌、脑癌、胆道肿瘤。也有报告合并霍奇金病、淋巴肉瘤、网状细胞肉瘤、骨髓纤维化、Kaposi肉瘤等。②与淋巴细胞、自身免疫性疾病关系密切。Golderberg等报告其风湿性关节炎发生率远远高于一般居民发生率,也有报道伴皮肌炎等疾病者。

(二)辅助检查

1.实验室检查　在无症状期,可有血沉增快、M球蛋白或原因不明的蛋白尿。由于骨髓的功能障碍,患者可能有贫血和血沉升高,血浆电泳可以发现单克隆免疫球蛋白,患者的尿样中可以发现本周蛋白、免疫球蛋白轻链亚单位。

骨髓穿刺活检对本病具有特异诊断的意义,病变部位显示骨髓有核细胞多呈增生活跃或明显活跃。当浆细胞在10%以上,伴有形态异常,应考虑本病的可能。骨髓瘤细胞大小形态不一,核染色质较疏松细致,核周淡染环多消失,胞浆嗜碱,深蓝、不透明泡沫状;有的瘤细胞胞浆内有Russell小体,有的胞浆内充满大而浅蓝色空泡并具立体感,谓之葡萄状细胞(grape cell);并可见双核、三核及少数多核的瘤细胞。

50%～80%的骨髓瘤患者尿出现本周蛋白阳性。此病初期,本周蛋白常间歇出现,晚期才经常出现。注意本周蛋白亦非此病特有,其他疾病如骨骼转移癌、多发性肉瘤、纤维囊性瘤等多种疾病亦可呈阳性反应。

约95%的患者,血清球蛋白增多,血球蛋白比例倒置,做醋酸纤维膜电泳可见一异常电泳图形,即M球蛋白。

由于骨质广泛破坏,大量的钙进入血循环,出现高钙血症,晚期及肾功能不全患者,血磷可显著升高。血清碱性磷酸酶大多正常或轻度升高,此与骨转移癌有区别,血清尿素氮和肌酐增高。

2.影像学检查　本病早期骨骼 X 线检查常无阳性改变。根据肿瘤细胞动力学研究,只有当单位瘤细胞增殖至一定数量时才能出现 X 线可见的破坏灶。影像学特点是大小不等的不规则的溶骨性缺损,溶骨区域常被描述为"轧空"(punch out),没有骨膜反应。侵蚀从骨髓内开始,进展性地穿过皮质。典型的 X 线片表现包括广泛性骨质疏松改变、多发性骨质破坏和病理性骨折,此外硬化性骨质变化偶可见到。

近年来发现,对多发性骨髓瘤者行 CT 扫描有以下优点:①均能证实所有 X 线检查结果。②病变的更大范围尤其是髓外浸润病灶的范围能更好确定。③发现 X 线检查阴性的多发性骨髓瘤病灶尤其是病变早期等。

MRI 检查有时能先于 X 线检查发现骨病,利用短反转时间的反转恢复加权技术,能减少骨髓中脂肪对背景的影响,MRI 对描绘脊柱和骨盆病变方面具有优势。锝－99 标记物对骨髓瘤骨病检查灵敏度和特异度均较高,可发现 X 线不能发现的病灶,但同时存在一定的假阳性和假阴性。

3.病理学检查　大体检查,髓系被弥漫的棕红色的凝胶样组织替代,可以看到大约 1cm 大小的肿瘤结节。镜下,多发性骨髓瘤是由大片的浆细胞组成,这些细胞异型性的程度没有预后价值。溶骨性破坏是由浆细胞释放的细胞因子刺激破骨吸收增加造成的。

(三)鉴别诊断

1.骨髓穿刺活检发现大量骨髓瘤细胞,此为最主要的诊断依据。但浆细胞增多也可见于类风湿关节炎,骨髓内肿瘤转移、慢性炎症等诸多疾病,但在上述疾病中,浆细胞一般不超过 10%,且无形态异常。

2.骨质破坏性改变　此需和肿瘤骨转移、老年性骨质疏松、甲状旁腺功能亢进等相鉴别。

3.高球蛋白血症　主要为 M 蛋白和(或)蛋白尿(尿中可检出本周蛋白),但 M 蛋白及本周蛋白尚可见于其他疾病如转移癌、巨球蛋白血症、多发性肉瘤等。

(四)诊断标准

WHO 诊断 MM 标准(2001)如下:诊断要求具有至少 1 项主要标准和 1 项次要标准,或者具有至少 3 项次要标准而且其中必须包括①项和②项,患者应有与诊断标准相关的疾病进展性症状。

1.主要标准

(1)骨髓浆细胞增多(>30%);

(2)组织活检证实有浆细胞瘤;

(3)M－成分:血清 IgG>35g/L 或 IgA>20g/L 或本周蛋白尿>1g/24h。

2.次要标准

(1)骨髓浆细胞增多(10%～30%);

(2)M－成分存在但水平低于上述水平;

(3)有溶骨性病变;

(4)正常免疫球蛋白减少 50% 以上:IgM<0.5g/L、IgA<1g/L 或 IgG<6g/L。

三、治疗

多发性骨髓瘤的治疗包括化疗、放疗、手术治疗、止痛剂以及骨髓移植等。只有患者从这种疾病中完全康复,骨病变才能愈合。二磷酸盐用来抑制骨吸收和随后的高钙血症。

1.化学治疗　化疗的目的是延缓多发性骨髓瘤疾病的病理过程,避免骨质破坏的进一步加重。细胞周期非特异性药物是化疗最有疗效的药物,以美法仑及环磷酰胺为首选。过去以MDC(多药联合化疗)为主,现有人推荐MP方案(美法仑＋泼尼松)为多发性骨髓瘤诱导缓解治疗的首选标准方案。VAD方案也被认为是一种用药少、疗效高、药效快的诱导方案。

2.支持治疗　对患者出现的伴随症状,对症或紧急处理输红细胞及注射雄激素促进正常造血以纠正贫血;高血钙症应用大剂量泼尼松和(或)加用降钙素等;口服别嘌醇治疗高尿酸血症;血黏滞度增高者用青霉胺或考虑血浆分离,控制感染,改善肾功能;脊髓压迫者应用大剂量激素,局部放疗或紧急行椎板切除减压术;骨痛应用止痛药物、放疗等;对有病理性骨折者按一般骨折治疗原则处理,可做内固定术;四肢病变累及软组织者可考虑行姑息性截肢。

3.放射治疗　本病对放疗较敏感,局部骨痛或有病理性骨折者,局部照射可减轻症状,但对病程经过帮助不大。

4.其他　二磷酸盐治疗的适应证为平片显示溶骨性改变,骨平片或骨无机质密度测定提示骨量减少,高钙血症。对于孤立性浆细胞瘤,不推荐使用二磷酸盐。

止痛剂的应用应当遵循癌症止痛治疗的原则,常用止痛剂有单一非阿片类止痛剂、非类固醇类抗炎药(尽量避免使用)、弱阿片类、强阿片类、合成阿片类。

除传统治疗方法外,人们开始探索治疗本病的新方法,如α－干扰素治疗此病。体外研究证实α－干扰素与美法仑联合具有协同作用,与泼尼松合用具有加强作用。另有学者开始研究骨髓移植(BMT)治疗此病,同种同基因BMT有良好疗效,但不能避免晚期复发,这一问题如何解决,仍有待进一步探讨。

四、预后

不经治疗,伴骨病变的患者平均生存期只有6～12个月,死亡的原因通常是感染和出血。全身化疗和支持治疗等对骨髓瘤细胞的减少、临床症状及体征的改善、健康状况的恢复已较以往有明显进展。

五、最新进展

多发性骨髓瘤可引起骨质疏松、病理性骨折、高钙血症、骨痛等骨科相关疾病。目前认为,引起这些相关疾病的发生机制是由于骨髓内破骨细胞的激活和成骨细胞功能的抑制造成的,也有多种其他细胞因子作用于其中。

在临床相关实验室检查中,多种反映骨吸收的生物学指标也具有一定的参考价值。例如,空腹尿钙/肌酐比值升高,空腹尿羟脯氨酸/肌酐比值升高,尿吡啶啉和脱氧吡啶啉的增多,血抗酒石酸酸性磷酸酶的增高,Ⅰ型胶原交联氨基末端肽和羧基末端肽,这些都是敏感性和特异性较高的骨吸收指标,其水平变化也能反映治疗的效果。

在治疗方面,二磷酸盐类药物的应用是目前研究的热点之一,有关的适应证、用法用量,目前仍在进一步完善。手术治疗主要用于病理性骨折的治疗,椎体成形术和后凸成形术是较新的术式,特别是后者,除可稳定脊柱、缓解疼痛外,还能使后凸脊柱恢复原先的高度。其他的治疗手段,如蛋白酶抑制剂、伊马替尼、抗RANKL疗法尚在进一步研究之中。

(陈雪瑜)

第三节 原发性巨球蛋白血症

原发性巨球蛋白血症（primary macroglobulinemia）是一种浆细胞恶性增生性疾病，1944年首次由瑞典学者 Waldenstrom 描述，故又称华氏巨球蛋白血症（Waldenstrom macroglobulinemia，WM）。本症以合成及分泌大量单克隆 IgM 蛋白（巨球蛋白）的淋巴样浆细胞（lymphoplasmacytoid cell）恶性增生、积聚为特点，主要临床表现为巨球蛋白所致的高黏滞血症、血浆容量增加，并引起一系列症状、体征如淋巴结、肝脾肿大、贫血和出血等。部分患者的临床表现与淋巴瘤、MM、MLL 相似。本病多发于老年人，病程进展缓慢，发病率为 MM 的 1/3 左右，男女发病率之比约为 3∶1，平均发病年龄为 63 岁。

一、病因和发病机制

目前病因尚不明确，可能与遗传、慢性感染及一些肿瘤疾病有关。细胞遗传学研究表明将近 90% WM 有克隆性改变，并可发现多条染色体异常。

二、病理

本病的恶性细胞在形态上既像淋巴细胞，又有些像浆细胞，因此称为淋巴样浆细胞。通常类似淋巴细胞多于类似浆细胞，仅在少数情况下类似浆细胞多于类似淋巴细胞，但与幼浆细胞不同。此类细胞大量增生和广泛浸润，引起骨髓衰竭和肝、脾、淋巴结肿大。血液中过多的 IgM 巨球蛋白由于分子大，引起血液黏滞度增高。此外，患者红细胞膜上围绕有多量蛋白质，易形成缗钱样排列，从而进一步促进血黏滞度增高，导致血液淤滞及微循环障碍。微循环血流不畅，影响止血功能可发生出血。如果巨球蛋白是一种冷球蛋白，则可产生冷球蛋白的症状和体征。与 MM 相比，巨球蛋白血症很少发生溶骨、肾功能损害和淀粉样变性。

三、临床表现

本病进展缓慢，可多年无明显症状，早期仅有疲劳、消瘦等一般性症状，不少患者在诊断时尚无症状。

（一）异常细胞增生、浸润所致症状

一般以淋巴结、肝、脾肿大为主要表现。肝、脾多为轻度肿大，个别可达肋下 5～6cm。后期也可累及肺、肠、肾及中枢神经系统。皮肤可见结节浸润，口腔黏膜可见溃疡。由于骨髓受累、血浆容量增大，故出现贫血症状。骨骼疼痛及局部压痛罕见，X 线检查可见骨质疏松，但局灶性溶骨损害少见。

（二）巨球蛋白血症所致症状

1. 高黏滞综合征　90% 患者血黏滞度增高。主要表现有视力减退、黏膜出血、神经精神症状以及充血性心力衰竭等。眼底可见视网膜静脉淤血、扩张、弯曲，呈腊肠样分节外观，称为"副蛋白血症性眼底"，部分可有眼底出血，视乳头水肿，一般无渗出物，球结膜可有红细胞聚集现象。神经系统最常见的症状有头痛、耳聋、眩晕、恶心、眼球震颤、暂时性瘫痪、步履不稳、意识模糊、昏迷甚至惊厥等，少数患者出现末梢神经炎和进行性脊髓性肌萎缩。血浆量过大，血液黏滞度高，加上贫血，均可引起充血性心力衰竭。

2.冷球蛋白有关症状 当巨球蛋白具有冷球蛋白性质时,则出现冷敏感、冷荨麻疹、Raynaud现象,甚至动脉痉挛及闭塞,导致组织坏疽。

3.出血倾向 巨球蛋白能干扰凝血因子和血小板功能,可反复发生鼻出血、口腔黏膜及牙龈出血,而血小板不一定减少。胃肠道出血和下肢紫癜亦可发生。

4.继发感染及伴发第二肿瘤 由于巨球蛋白大量生成,正常免疫球蛋白的产生受到抑制,患者细胞和体液免疫功能均降低,因此易发生反复感染及伴发第二肿瘤,第二肿瘤多为淋巴系统恶性肿瘤。

四、辅助检查

1.血象 贫血常见,大多较轻,晚期可以较重,常为正细胞正色素性贫血,有明显的红细胞缗钱现象。白细胞计数正常或轻度减少,晚期可见淋巴细胞轻度增多,可见到少数淋巴样浆细胞。血小板计数正常或减低。血浆量往往增多。血沉增快,多数病例>100mm/h。

2.骨髓检查 由于组织液黏稠、骨髓细胞异常增生及网硬蛋白增多,骨髓穿刺常示增生低下或干抽。骨髓中除淋巴样浆细胞增多为主外,尚有裸核小淋巴细胞、网状细胞及浆细胞。嗜酸性粒细胞可增多。典型的淋巴样浆细胞,胞质为嗜碱性,PAS染色有球状阳性颗粒,有1～2个核仁。典型或成熟的浆细胞不多或仅有轻度增多。包括红系、粒系和巨核细胞的造血细胞成分均有不同程度的减少。组织细胞和组织嗜碱细胞常有轻度增多,特别在骨髓碎粒内及其附近。

3.血浆黏滞度检测 明显增高,常>4。

4.免疫球蛋白测定及血清蛋白电泳 血清总蛋白增加,蛋白电泳IgM的单株峰见于γ区或β与γ区间,80%M蛋白为κ轻链,20%为λ轻链,大部分巨球蛋白会在蒸馏水中混浊沉淀(Sia试验),但不具特异性。血清IgM常>15g/L,最高可达120g/L。约1/3患者尿内可出现少量本周蛋白,且与巨球蛋白的轻链相一致。

5.肾功能 多数患者肾功能正常,如IgM沉着于基底膜,可有肾功能异常。

6.血小板与凝血功能 血小板功能检测常示黏附性减低和聚集反应、释放功能障碍;出血时间延长,凝血活酶生成时间延长及凝血酶时间延长等。

7.其他 肿大的淋巴结活检示淋巴窦结构存在,但滤泡消失,代之以与骨髓中淋巴样浆细胞弥漫性浸润。

五、诊断

凡中老年患者有贫血、出血倾向,肝、脾、淋巴结肿大,血沉明显增快,外周血出现淋巴样浆细胞,应考虑本病的可能。诊断依据主要有骨髓中见大量淋巴样浆细胞增生,血清IgM型M蛋白浓度显著升高。

六、鉴别诊断

1.MGUS 巨球蛋白血症的早期因症状、体征很少而血清中出现M蛋白,可与MGUS混淆。但MGUS患者的骨髓象正常,血清中M蛋白大多是IgG,偶尔亦可是IgM,但其浓度较低。

2.MM 由于两者血清中都出现M蛋白,尿中出现本周蛋白,因此易混淆。但患者M蛋白主要为 IgG、IgA、轻链等,IgM 罕见。骨髓中有大量异常的浆细胞增生,且临床上往往有骨痛、骨质破坏、肾功能损害等特点,鉴别应无困难。

3.CLL　与巨球蛋白血症颇相似,骨髓中亦有大量淋巴细胞,但血液中白细胞计数和淋巴细胞都很高,其形态与一般小淋巴细胞无异,而无淋巴样浆细胞,约 5%CLL 患者血清中可出现 M 蛋白,且大多为 IgM,但其浓度低。

4.伴有 IgM 的淋巴瘤　临床表现似淋巴瘤,并伴有 IgM 增多,但缺乏高黏滞综合征的特点,病理活检示其淋巴结结构破坏,而巨球蛋白血症的淋巴结结构仍保留网状支架组织。

七、治疗

无症状的患者常可保持多年的稳定而不需治疗,但应严密随访。一旦出现贫血、出血、高黏滞综合征、有症状的脏器肿大、神经病变或冷球蛋白有关症状时应进行治疗。

(一)化疗

NCCN2006 推荐初次治疗可选用烷化剂、核苷类似物或利妥昔单抗,但准备行 AHSCT 的患者避免使用前两类药物。

苯丁酸氮芥是本病的主要治疗药物,每日口服 6~12mg,持续 2~4 周,然后改为维持治疗,每日 2~6mg。维持治疗的期限酌情而定,对长期服药患者需注意可能发生的骨髓抑制。美法仑和环磷酰胺也可应用,但疗效不如苯丁酸氮芥。青霉胺虽可破坏 IgM 分子,降低血清黏滞度,但其作用是暂时的。对于难治性和晚期患者,可使用治疗 MM 的化疗方案,如 M$_2$、VAD 方案。治疗后无效或 6 个月内疾病进展时 NCCN2006 推荐在进展早期给予核苷类似物(如氟达拉滨,推荐类别 1)或利妥昔单抗。治疗后 6 个月以上疾病进展时也可再次使用烷化剂。

此外可选用核苷类似物克拉曲滨(2-CDA)0.05~0.1mg/(kg·d)静滴,疗程为 7d,或氟达拉滨 10~20mg/m^2 静注,每日 1 次,每疗程为 5d,有较好疗效。治疗后 6 个月内疾病进展时推荐给予烷化剂或利妥昔单抗。治疗后 6 个月以上疾病进展时也可再次使用核苷类似物。

正常 B 细胞及绝大多数 WM 的异常浆细胞表达 CD20 抗原,且表达稳定,不随配体数量的改变而改变,故以其作为抗肿瘤药物的靶点疗效好,利妥昔单抗可用于治疗 CD20$^+$ 的 WM 患者。但对于 M 蛋白>50g/L 的患者不建议单独使用。治疗后无效者可试用烷化剂或核苷类似物。

上述治疗后疾病仍然进展的患者可进入干细胞移植临床试验或给予沙利度胺±地塞米松或利妥昔单抗。

(二)血浆置换术

对有高黏滞血症者应进行血浆置换,这样可以迅速去除免疫球蛋白,降低血液黏滞度而缓解有关的症状。由于血浆黏滞度与 IgM 浓度不呈线性关系,除去 20% 的 IgM 即可使血浆黏度降低 50%~100%。每日置换 1500~2000ml,每周 1~2 次。血浆置换后 IgM 和血浆黏滞度回升很慢,如有需要,可以重复进行。若无血细胞分离机而已有显著的中枢神经系统功能障碍或视力障碍,可以应用放血疗法,弃去血浆,再将红细胞回输。

(陈雪瑜)

第四节　慢性粒细胞白血病

慢性粒细胞白血病(chronic myelogenous leukaemia,CML)，又称慢粒白血病，慢性髓系白血病。CML是起源于造血多能干细胞的克隆性疾病，以贫血、外周血粒细胞增多和出现各阶段幼稚粒细胞、嗜碱性粒细胞增多、常有血小板增多和脾肿大为特点。病程中90%以上患者始终伴有Ph染色体和(或)BCR/ABL融合基因，这些异常融合基因见于所有髓系细胞以及部分淋巴细胞。临床分3期：早期为髓性的慢性期(CML−CP)，随后转化为侵袭性的加速期(CML−AP)和急变期(CML−BP)。

一、流行病学

CML是最常见的MPD，占成人白血病的15%～20%。全世界年发病率1～1.5/10万。各年龄组均可发病，高峰发病年龄为50～60岁。男女之比为1.4∶1。

二、病因学

1.电离辐射　一次大剂量和多次小剂量照射可使CML发生率增高。日本广岛和长崎原子弹爆炸后幸存者、接受脊椎放疗的强直性脊柱炎患者和接受放疗的宫颈癌患者中CML发生率与其他人群相比明显增高，表明发病与电离辐射有关。

2.化学因素　长期接触苯和接受化疗的各种肿瘤患者可导致CML发生，提示某些化学物质亦与CML发病相关。

3.其他　CML患者人类白细胞相容性抗原(HLA)CW3和CW4频率增高，表明其可能是CML的易感基因。

尽管有家族性CML的报道，但CML家族性聚集非常罕见，此外单合子双胞胎的其他成员家族性发病无增高趋势，CML患者的父母及子女均无CMI。特征性Ph染色体，说明CML是一种获得性疾病，与遗传因素无关。

三、发病机制

(一)起源于造血干细胞

CML是一种起源于造血干细胞的获得性克隆性疾病，主要证据有：①CML−CP可有红细胞、中性粒细胞、嗜酸/嗜碱性粒细胞、单核细胞和血小板增多。②CML患者的红系细胞、中性粒细胞、嗜酸/嗜碱性粒细胞、巨噬细胞和巨核细胞均有Ph染色体。③在G−6PD杂合子女性CML患者中，红细胞、中性粒细胞、嗜酸/嗜碱性粒细胞、单核细胞和血小板表达同一种G−6PD同工酶，而纤维母细胞或其他体细胞则可检测到两种G−6PD同工酶。④每个被分析的细胞其9或22号染色体结构异常都一致。⑤分子生物学研究表明22号染色体断裂点变异仅存在于不同CML患者；而在同一个患者的不同细胞中其断裂点是一致的。⑥应用X−连锁基因位点多态性及灭活式样分析亦证实了CML为单克隆造血。

(二)祖细胞功能异常

相对成熟的髓系祖细胞存在有明显的细胞动力学异常；分裂指数低，处于DNA合成期的细胞少，细胞周期延长、核浆发育不平衡，成熟粒细胞半衰期比正常粒细胞延长。采用3H自杀实验证实仅有20%的CML集落处于DNA合成期,而正常人为40%,CML原粒、早幼粒细胞标记指数比正常人低,而中、晚幼粒细胞标记指数与正常对照相比无明显差别。造血祖细胞集落培养发现CML骨髓祖细胞与外周血祖细胞增殖能力不同,骨髓CFU—GM和BFU—E数与正常对照相比通常增高,但也可正常或减低,而外周血可升高至正常对照的100倍。Ph阳性CML患者骨髓细胞长期培养发现,经几周培养后在培养基中可检测到Ph阴性的祖细胞,现已证实这主要为CML造血祖细胞黏附功能异常所致。

(三)分子病理学

1.ABL基因　原癌基因C—abl位于9q34,在物种发育过程中高度保守,编码在所有哺乳动物组织和各种类型细胞中均普遍表达的一个蛋白质,C—abl长约230kb,含有11个外显子,走向为5'端至着丝粒。该基因第一个外显子有两种形式,外显子1a和1b,因而有两种不同的c—ablmRNA,第一种称为1a—11,长6kb,包括外显子1a—11;另一种为1b,自外显子1b开始、跨越外显子1a和第一个内含子,同外显子2—11相接,长为6kb,这两种ABL的RNA转录编码两种不同的分子量均为145000的ABL蛋白。其N末端有3个SRC同源结构域(SH):SH1为酪氨酸激酶区,可使酪氨酸激酶残基磷酸化;SH2、SH3是ABL蛋白与其他蛋白相互作用的结构基础。ABL是细胞生长的负性调节因子。正常的p145ABL穿梭于细胞核和胞浆之间,主要定位于细胞核,具有较低的酪氨酸激酶活性。p145ABL的活性和细胞内定位受连接细胞骨架与细胞外间质的整合素调控,ABL可能通过将整合素信号传递至细胞核从而充当黏附和细胞周期信号之间的桥梁,参与细胞生长和分化控制。

2.BCR基因　定位于22q11,长130kb,有21个外显子,起始方向5'端至中心粒。有4.5kb和6.7kb两种不同的BCR mRNA转录方式,编码一分子量为160000的蛋白p160BCR,该蛋白有激酶活性,其N末端有二聚体区、SH2结合区、丝氨酸—苏氨酸激酶激活区,C端有GTP酶活性蛋白同源区(GAP),结构中心的Ph(pleckstrin—homology)结构域为Rho鸟苷酸交换因子(Rho—GEF)同源区,可促使Ras—GTP交换,提高Ras活性,激活转录因子如NF—kB等。BCR蛋白能使许多蛋白质中的酪氨酸激醇残基磷酸化,其上的第177位酪氨酸与Grb—2有关。

3.BCR—ABL基因在病理状态下,9号和22号染色体发生断裂,平行交互移位形成Ph染色体t(9;22)(q34;q11),继而产生BCR—ABL融合基因,编码210kD蛋白(p210BCR—ABL),该蛋白具有很强的酪氨酸激酶活性,可激活下游一系列信号持续磷酸化,导致造血干细胞增殖失控、凋亡受阻,因此认为,BCR—ABL是CML的分子发病基础。这种活性异常升高的肿瘤性酪氨酸激酶(TK)是所有CML发病的共同机制,即使在BCR—ABL阴性的CML中,也有其他酪氨酸激酶的异常活化,如纤维母细胞生长因子受体、血小板源性生长因子受体。

4.BCR—ABL蛋白的结构

(1)结合配体的结构域:酪氨酸激酶(TK)与相应配体结合,继而TK单体发生二聚体化,两个单体的基因相互催化,使酪氨酸激酶残基发生自身磷酸化反应,生成SH2结构域结合位点,TK被激活。需要强调的是,热休克蛋白(HSP90)对于正常蛋白、肿瘤蛋白的稳定存在具有重要作用。

(2)SH2结合位点:位于酪氨酸激酶结合结构域中,能识别细胞浆衔接蛋白的SH2结构域,使衔接蛋白与TK结合。

（3）ATP 结合位点：蛋白激酶水解结合在该位点的 ATP，为靶蛋白磷酸化提供所需的磷酸根。

（4）靶蛋白结合区域：催化靶蛋白磷酸化反应。

5. BCR－ABL 蛋白激酶的作用底物分 3 类

（1）衔接蛋白：如 Crkl，p62DOK。

（2）与细胞骨架、细胞膜有关的蛋白：如 paxillin、talin。

（3）有催化功能的蛋白：如非受体酪氨酸激酶 Fes、磷酸酶 Syp。

6. BCR－ABL 导致细胞恶性转化的主要机制

（1）CML 祖细胞与基质、基质细胞黏附减弱，从而减弱了黏附对细胞生长的抑制作用。

（2）激活促有丝分裂信号传导通路。此通路的各个环节如下：

1）衔接蛋白：衔接蛋白是连接 TK 与 Ras 信号传导通路蛋白的桥梁。如衔接蛋白 Grb－2 的作用如下：BCR－ABL 中的第 177 位酪氨酸自身磷酸化后可与衔接蛋白 Grb－2 的 SH2 结构域结合，Grb－2 被活化；Grb－2 的 SH3 结合位点与 SOS 蛋白结合，SOS 激活。SOS 是鸟苷酸交换因子（GEF），促使 Ras－GDP 转化为 Ras－GTP，从而激活 Ras 蛋白。Ras 蛋白还可由另外两种衔接蛋白 She、crkl 激活。

2）Ras 信号传导途径：该途径在 BCR－ABL 介导 CML 发生方面有重要作用，大部分 CML 有 Ras 途径的异常活化。H－Ras、K－Ras、N－Ras 基因编码产生小分子鸟嘌呤核苷酸连接蛋白（G－protein，p21ras），可与 GTP 结合而活化。Ras 蛋白的作用就像一个分子开关，在失活状态和活化状态间转变。在失活状态，Ras 的结合位点被鸟嘌呤二磷酸（GDP）占据，若 GTP 代替 GDP 的位置，Ras 即被激活。活化状态下的 Ras 与多种信号分子相互作用，触发一系列激酶蛋白激活，从而对细胞周期、凋亡、分化等多个过程产生影响。Ras 蛋白本身有内源性 GTP 酶活性，可催化 GTP 水解为 GDP，使 Ras 失活。肿瘤性 Ras 丧失了其在生理状态下的具有保护性的自我失活机制。肿瘤性 Ras 的改变为：Ras 发生突变，失去内源性 GTP 酶活性；Ras 处于持续活化状态。

3）Ras 的法尼基化：法尼基转移酶催化一段含有 15 个碳的法尼基共价连接到 Ras 的 C 末端，发生法尼基化使 Ras 与细胞膜的胞质面结合。Ras 在细胞内的定位对其功能有重要影响。正常细胞由类异戊二烯将 Ras 分子锚定在细胞膜的胞质面，而肿瘤源性的 Ras 依赖戊二烯锚定在细胞膜的胞质面；细胞信号通路的关键部分是分裂素活化的蛋白激酶（MAPK）级联反应；Ras 间接激活 Raf－1（丝氨酸－苏氨酸激酶），Raf－1 直接催化 MEK－1/2 磷酸化反应。MEK－1/2 是具有双重活性的特异性激酶，可以激活 ERK－1/2＜细胞外信号调节激酶，而 ERK－1/2 是细胞信号级联反应的终端 MAPK。MAPK 激酶通路激活的最终结果是使核蛋白磷酸化，激活转录。

（3）抑制细胞凋亡：①JAK－STAT 途径活化，Janus 家族激酶（JAK）是受体和信号传递蛋白，JAK 激活后 STAT 磷酸化，转录活化。BCR－ABL 可激活 STAT 分子。STAT5 的激活抑制细胞凋亡，激活 Bcl－XL（抗凋亡）转录因子。②PI3 激酶途径活化，BCR－ABL 与磷脂酰肌醇 3（PI3）、激酶 cbl、衔接蛋白 Crk、Crkl 组成复合体，活化 PI3 激酶。PI3 激酶的底物是丝氨酸－苏氨酸激酶 Akt。Akt 与抗凋亡信号传导通路有关。③上调抑制凋亡分子表达，通过 Ras 或 PI3 激酶途径上调 bcl－2 表达；BCR－ABL 阳性细胞通过 STAT 活化 Bcl－XL 转录因子表达。④促进凋亡因子失活/下调促凋亡分子表达，BCR－ABL 使促凋亡蛋白 Bad

磷酸化、失活,从而抑制细胞凋亡;BCR－ABL下调ICSBP(干扰素共同序列结合蛋白),抑制凋亡。⑤BCR－ABL抑制线粒体释放细胞色素C,抑制caspases活化。

(4)急性变发生机制:对CML－AP和CML－BP患者进行遗传学检查,发现大多数患者可检测到继发性染色体异常。CML急粒变的患者中约80%有非随机染色体异常,多表现为超2倍体,最常见为＋8,且＋8常与其他染色体异常如i(17)、＋Ph、＋19等同时出现,其次为＋Ph、i(17)和－Y。30%CML急淋变的患者有染色体丢失,表现为亚二倍体或结构异常,常见异常为＋Ph和－Y。－17、14q＋与急淋变特异相关。此外20%～30%的急粒变的患者存在有p53基因结构和表达异常,CMLp53基因改变特征为:①主要改变是基因重排和突变。②主要见于急粒变。③常见于有17p⁻异常患者。④p53突变能导致CML的急粒变。

四、临床表现

1.CML－CP　各年龄组均可发病,以壮年男性最多。通常起病隐袭,起病形式多种多样,20%～40%的患者在初诊时几乎无症状,只是在常规体检提示白细胞增多或脾大,部分患者左上腹饱满不适,或出现乏力、盗汗、体重减轻。查体:90%的患者有脾肿大,往往就医时已达脐或脐以下,肿大脾脏质地坚实,平滑,无压痛。如果出现脾梗死,则脾区压痛明显,并有摩擦音。当治疗缓解时,脾往往缩小。肝肿大较少见。部分患者有胸骨中下段压痛。约15%的患者由于高白细胞数(白细胞计数超过$300×10^9$/L)出现"白细胞瘀滞症",表现为肺、中枢神经系统、某些特殊感觉器官和阴茎等循环血管内血流受阻,出现相应的症状和体征,如呼吸急促、呼吸困难、发绀、头晕、言语不清、谵妄、昏迷、视物模糊、复视、耳鸣、听力减退或阴茎异常勃起。CML－CP一般持续1～4年。

2.CML－AP　患者有发烧、虚弱、进行性体重下降、骨骼疼痛,逐渐出现贫血和出血。脾持续或进行性肿大。对原来治疗有效的药物无效。CML－AP可维持几个月到数年;也有患者临床表现不明显,无骨痛、发烧、盗汗,仅有贫血加重,白细胞增高或减低,血小板减少,脾脏进行性肿大,甚至脾梗死。

3.CML－BP　为CML的终末期,临床表现与急性白血病相似。多数为急性变,少数为急淋变和急单变,偶有红白血病变等。急性变预后差,往往数月内死亡。CML的患者出现以下情况提示急性变可能:①持续发烧,体温38.5℃以上。②进行性贫血、出血类似急性白血病。③脾脏进行性增大。④外周血原＋早幼稚细胞>20%,骨髓中原＋早幼稚细胞>50%。⑤中性粒细胞碱性磷酸酶积分升高。⑥原按CML－CP治疗有效现在无效。

部位:CML－CP的白血病细胞侵袭性不强,限于造血组织内增生,主要包括血液、骨髓、脾和肝。CML－BP除上述部位外,很多髓外组织也受累,包括淋巴结、皮肤、软组织和中枢神经系统的原始细胞浸润。

五、实验室检查

1.慢性期(CML－CP)

(1)血象:外周血以白细胞计数增多为主,大多超过$50×10^9$/L,甚至高达$(400～500)×10^9$/L。血涂片可见到各阶段的粒细胞,以中晚幼稚以下各阶段及成熟粒细胞为主,原始粒细胞<2%,原始细胞＋早幼细胞<10%,嗜酸嗜碱粒细胞增多,无明显的粒细胞发育异常,血小板正常或增多,可>$1000×10^9$/L,慢性期血小板减少非常少见。多数患者呈轻度贫血。

(2)骨髓象:骨髓增生明显活跃或极度活跃,粒系增生,中性晚幼粒细胞或中幼粒及杆状粒细胞明显增多,嗜酸嗜碱粒细胞增多,红系减少,巨核系增生,易见到小巨核细胞。骨髓原始细胞计数通常<5%,如≥10%表明已转化为 CML－AP。巨核细胞小于正常且分叶少是其特征,数量可正常或稍减少,但 40%～50%的患者巨核细胞中度或重度增生。前体红系细胞数量不等。

(3)外周血中性粒细胞碱性磷酸酶阳性率及积分减低。

(4)细胞遗传学:发现阳性的 Ph 染色体即可确诊。若 Ph 染色体阴性,而临床及实验室检查符合 CML,发现有 BCR/ABL 融合基因阳性也可诊断此病。

(5)其他:①血尿酸升高,常为正常人的 2～3 倍。②血清维生素 B_{12} 水平约为正常人的 10 倍,维生素 B_{12} 结合蛋白常增高。③常有血清乳酸脱氢酶升高。④可有电解质紊乱,如高钙血症和低钾血症。

2.加速期(CML－AP)

(1)有人提出外周血三联征:①白细胞>50×10^9/L。②红细胞压积<0.25(25%)。③血小板<100×10^9/L,治疗无效,可考虑进入 AP。

(2)Cohen 等认为有下列一项即为 AP:①外周血(PB)和骨髓(BM)中原始细胞<15%～30%。②PB 或 BM 原粒＋早幼粒细胞≥30%(原粒<30%)。③PB 嗜碱性粒细胞≥20%。④血小板<100×10^9/L。

(3)Dwyer 等认为符合下列为 AP:①PB 或 BM 原始细胞≥10%但<30%。②PB 或 BM 原粒＋早幼粒细胞≥20%。③PB 或 BM 嗜性碱性粒细胞≥20%。④进行性脾肿大,4 周内增至左肋下≥10cm 或较前增大 50%。⑤与治疗无关血小板<100×10^9/L。⑥除 Ph 染色体外其他染色体畸变。

(4)WHO 规定符合下列一项或一项以上的表现即可诊断 CML－AP:①原始粒细胞占外周血白细胞或骨髓有核细胞的 10%～19%。②外周血嗜碱性粒细胞≥20%。③与治疗无关的血小板持续性减少<100×10^9/L。④尽管经过充分治疗,血小板仍持续性增多>1000×10^9/L。⑤白细胞进行性增多和脾进行性肿大对治疗无效。⑥有克隆性演变的证据。此外,粒系显著发育异常或胞体小、发育异常的巨核细胞呈大的簇状或片面状分布伴网状纤维或胶原纤维增生提示 CML－AP,但后述这些改变作为界定加速期的独立意义尚未经大系列的临床研究明确验证过,需与上述要点同存。

3.急变期(CML－BP)

(1)血象:①大多数患者有贫血,甚至出现严重贫血,网织红细胞减少。②多数患者血小板减少,少数正常或轻度增高。③白细胞计数多增高,部分患者正常,少数患者白细胞减少;血涂片可见幼稚细胞,原始＋早幼细胞>30%。

(2)骨髓象:①骨髓中原粒细胞或原淋＋幼淋巴细胞或原单＋幼单核细胞>20%。②骨髓中原粒＋早幼粒细胞≥50%;③出现髓外细胞浸润。

六、诊断和鉴别诊断

(一)国内诊断及分期标准

1.CML－CP

(1)Ph1 染色体阳性和/BCR－ABL 融合基因阳性,并有以下任何一项者可诊断:①外周血白细胞增高,以中性粒细胞为主,不成熟粒细胞＞10％,原始细胞(Ⅰ型＋Ⅱ型)＜5％～10％。②骨髓粒系高度增生,以中性中幼、晚幼粒细胞、杆状粒细胞增多为主,原始细胞(Ⅰ型＋Ⅱ型)10％。

(2)Ph1染色体阴性和BCR－ABL融合基因阴性者,须有以下①～④中的三项加第⑤项即可诊断:①脾大。②外周血:白细胞持续升高＞30×10⁹/L,以中性粒细胞为主,不成熟粒细胞＞10％,嗜碱性粒细胞增多,原始细胞(Ⅰ型＋Ⅱ型)＜5％～10％。③骨髓象:增生明显活跃,以中性中幼粒细胞、晚幼粒细胞、杆状粒细胞增多为主,原始细胞(Ⅰ型＋Ⅱ型)＜10％。④中性粒细胞磷酸酶(NAP)积分降低。⑤能排除类白血病反应、CMML或其他类型的骨髓增生异常综合征(MDS)、其他类型的骨髓增殖性疾病。

2.分期标准(第二届全国白血病治疗讨论会,1989年)

(1)慢性期:①临床表现:无症状或有低热、乏力、多汗、体重减轻等症状。②血象:白细胞计数升高,主要为中性中幼、晚幼和杆状粒细胞,原始细胞(Ⅰ型＋Ⅱ型)＜5％～10％。嗜酸性粒细胞和嗜碱性粒细胞增多,可有少量有核红细胞。③增生明显至极度活跃,以粒系增生为主,中、晚幼和杆状粒细胞增多,原始细胞(Ⅰ型＋Ⅱ型)＜10％。④染色体:有Ph1染色体。⑤CFU－GM培养:集落或集簇较正常明显增加。

(2)加速期:具有下列之二者,考虑为本期。①不明原因的发烧、贫血、出血加重,和(或)骨骼疼痛。②脾脏进行性增大。③非药物引起的血小板进行性降低或增高。④原始细胞(Ⅰ型＋Ⅱ型)在血和(或)骨髓中＞10％。⑤外周血嗜碱性粒细胞＞20％。⑥骨髓中有显著的胶原纤维增生。⑦出现Ph染色体以外的其他染色体异常。⑧对传统的抗"慢粒"药物治疗无效。⑨CFU－GM增生和分化缺陷,集簇增多,集簇与集落的比值增高。

(3)急变期:具有下列之一者可诊断为本期。①原始细胞(Ⅰ型＋Ⅱ型)或原淋巴细胞＋幼淋巴细胞,原单＋幼单在外周血或骨髓中＞20％。②外周血中原始粒细胞＋早幼粒细胞＞30％。③骨髓中原始粒细胞＋早幼粒细胞＞30％。④有髓外原始细胞浸润。⑤此期临床症状、体征比加速期更恶化,CFU－GM培养呈小簇或不生长。

(二)国外诊断及分期标准

1.CML－CP

(1)Cohen等诊断CP的5项标准为:①外周血与骨髓的原始细胞＜0.15(15％)。②外周血与骨髓的原始＋幼稚细胞＜0.30(30％)。③外周血嗜碱性粒细胞＜0.2(20％)。④血小板≥100×10⁹/L。⑤除肝脾肿大外无其他髓外组织受累。

(2)Silver等的诊断标准:①Phi染色体阳性。②白细胞在24～96小时之间两次计数均＞40×10⁹/L,且无类白血病反应的原因。③外周血粒细胞系＞80％。④骨髓或外周血原始粒细胞＋早幼粒细胞不同时间两次分类＜30％。⑤骨髓涂片或活检示增生明显活跃。⑥中性粒细胞碱性磷酸酶积分＜25％。

具备上述6条者,诊断成立。如只有②～⑤条者,则要有脾大(应排除肝脏病所致),血清维生素B₁₂＞148pmol/L,方可做出诊断。

2.分期标准

(1)国际骨髓移植登记组的分期标准

1)慢性期:①无明显的临床症状(治疗后)。②无加速期与急变期的特征(注:骨髓可有粒系增生活跃、Ph1染色体和(或)其他染色体异常)。

2)加速期:①用常规剂量的药物(羟基脲或马利兰)难以使外周血增高的白细胞计数降低,或治疗疗程间隔不断缩短。②白细胞的倍增时间缩短(<5 天)。③外周血或骨髓中原始细胞计数>10%。④外周血或骨髓中原始细胞加早幼粒细胞计数>20%。⑤外周血中嗜酸性加嗜碱性粒细胞计数>20%。⑥发生非马利兰或羟基脲引起的贫血或血小板减少。⑦持续性血小板升高。⑧附加染色体异常(出现新的克隆性染色体异常)。⑨脾增大。⑩出现绿色瘤或骨髓纤维化。

3)急变期:外周血或骨髓中原始细胞加早幼粒细胞>30%。

(2)意大利慢粒白血病研究协作组的急变期标准:①血或骨髓中原始细胞>20%。②血原始细胞加早幼粒细胞计数>30%或骨髓中原始细胞加早幼粒细胞计数>50%。③髓外原始细胞浸润或白血病瘤块形成。

诊断为本病者,具上述任意一项或一项以上,可诊断急变期。

(三)WHO 诊断及分期标准

1.慢性期　WHO 对 CML－CP 未提出诊断标准。

2.急变期　WHO 规定符合下列条件一项或一项以上即可诊断 CML－BP(表 9－3)。

表 9－3　慢性粒细胞白血病急变期

有如下一项或一项以上可诊断急变期:
外周血或骨髓原始细胞≥20%
髓外原始细胞增殖
骨髓活检有大的原始细胞灶(foci)或集簇(dusters)

大约 70% 为急性髓系变,包括中性、嗜酸性、嗜碱性、单核细胞性、红系或巨核细胞或任意几种的混合急性变。20%～30% 为急性淋系变。罕见粒系和淋系同时急性变。原始细胞的形态可以是典型的,但原始细胞常常是很早期的或异质性的,所以,建议做免疫表型分析。

髓外原始细胞增殖最常见于皮肤、淋巴结、脾、骨或中枢神经系统等部位,可以是髓系也可是淋系。如果骨髓原始细胞聚集呈明显的灶性,即使骨髓活检其他区域仍为慢性期改变,也应诊断 CML－BP。但是,CML－BP 的原始细胞灶必须与慢性期小梁旁和血管周围的早幼粒细胞和中幼粒细胞灶相区别。

(四)鉴别诊断

1.与反应性白细胞增多、类白血病反应或外周血幼红幼粒细胞反应相鉴别

(1)常有炎症、骨髓转移癌、或实体瘤的副肿瘤综合征等原发病史;

(2)外周血白细胞计数增高,可达 $50×10^9/L$,中性粒细胞胞浆中常有中毒颗粒和空泡,嗜酸嗜碱性粒细胞不增多,血小板和血红蛋白大多正常;

(3)中性粒细胞碱性磷酸酶积分增高;

(4)Ph 染色体和 BCR－ABL 融合基因阴性;

(5)骨髓转移癌时骨髓涂片或活检标本有异常细胞团簇,正常造血细胞减少或骨髓坏死等;

(6)原发病控制后,反应性白细胞增多、类白血病反应等亦随之消失。

2.与 Ph[+] 或 BCR－ABL 融合基因阳性急性白血病(AL)鉴别　3%～5% 儿童急淋白血病(ALL),20% 成人 ALL(40 岁以上可高达 40%)及 2% 急性髓系白血病(AML)可有 Ph 染色体或 BCR 重排,主要是成人 ALL。少数 Ph[+] CML 其慢性期不明显而以急变就诊,造成与

Ph$^+$—AL 鉴别困难。

Ph$^+$—AL 与 CML—BP 的鉴别点：①无 CML 特征如巨脾、嗜碱性粒细胞增多或血小板增多；②无 CML—BP 常见的染色体异常如 Ph、i(17q)、+8、22q$^-$ 等；③BCR 断裂区在 m 区，编码 p190 蛋白；④于缓解后 Ph 染色体常消失；⑤多数 Ph$^+$—AL 为杂合，正常核型与异常核型，髓系表型与淋系表型杂合。

3.与 Pb$^+$ 或 BCR 重排血小板增多症相鉴别　Ph$^+$ 或 BCR$^+$ 血小板增多症与经典 Ph 或 BCR—原发性血小板增多症的临床表现无明显差异，均可无症状，偶因查体发现血小板增高，可有反复头晕、头痛、肢体末梢烧灼、麻木感、皮肤黏膜出血、血栓栓塞等，但有以下特点：

(1)几乎均为女性；

(2)多无脾肿大，少数脾轻度肿大；

(3)血红蛋白正常，白细胞计数正常或轻度升高，一般<20×10^9/L，分类常正常，可出现幼稚细胞，但明显少于 CML 所见，嗜碱性粒细胞多不增多，血小板多>600×10^9/L 而<2000×10^9/L，形态无明显异常；

(4)中性粒细胞碱性磷酸酶积分多正常，亦可增高、减低或缺乏；

(5)骨髓多纯巨核系增生，亦可巨核系/粒系双系增生，增生的巨核细胞形态可正常，多有小巨核或大而畸形巨核细胞，个别有网硬蛋白纤维化；

(6)细胞培养显示 CFU—GM 和 BFU—E 与 CML 相似；

(7)细胞遗传学无经典原发性血小板增多症常见的 20q$^-$，而有 Ph 染色体或累及 X 染色体的 Ph 复合易位 t(x;9;22)(q11;q34;q11)；

(8)分子水平有与 CML 一样的 M—BCR 重排，极少数为 m—BCR 重排；

(9)可向 AL 转化。

4.与特发性骨髓纤维化相鉴别

(1)白细胞计数较 CML 偏低，很少>50×10^9/L，有幼红幼粒血象，泪滴状红细胞明显增多，而 CML 幼粒细胞较多，很少有有核红细胞；

(2)嗜酸、嗜碱性细胞不增多；

(3)特发性骨髓纤维化 NAP 多正常或增高，而 CML 者 NAP 多减低或缺乏；

(4)多次骨穿提示有"干抽"；

(5)骨髓活检可见纤维组织增生；

(6)无 Ph 染色体或 BCR 重排。

5.与慢性中性粒细胞白血病(CNL)鉴别　CNL 曾作为 CML 亚型，WHO 将其列为 CMPD 实体。

其特点：①中度非进行性中性粒细胞增高。②外周血中幼稚细胞少，无中幼粒细胞峰，无明显嗜酸、嗜碱性细胞增多。③骨髓成熟粒细胞增多。④NAP 积分正常或增多。⑤无或轻度脾肿大。⑥无引起类白血病反应的病因。⑦有 Ph 染色体，BCR 断裂点在 u 区。

据上述与 CML 鉴别。WHO 认为，此种 Ph$^+$、BCRu 区重排的 CNL 应诊为 CML，不应诊为 CNL。

七、治疗

CML 一旦急性变，治疗将很难奏效，因此应着重于慢性期的治疗。CML 的疗效判断包括血液学缓解、细胞遗传学缓解（即 Ph$^+$细胞消失率）和分子生物学缓解（即 BCR－ABL 融合基因转阴率），能否达到后两者缓解与患者的长期生存乃至治愈密切相关，因此应力争获得后两者的缓解。

（一）常规治疗

水化、碱化尿液：①减少尿酸形成：别嘌呤醇 100mg，3 次/d，当白细胞明显下降、脾明显缩小、无明显高尿酸血症时停药。②大量补液，使尿量维持在 150ml/h。③5%碳酸氢钠 100～200ml/d。

（二）化学治疗

1.羟基脲（Hydroxycarbarnide，HU）　为细胞周期特异性抑制 DNA 合成的药物，起效快，但持续时间短。用药后二三天白细胞即迅速下降，停药后又很快回升。约 80%患者可选血液学缓解，25%可有细胞遗传学反应。目前已取代白消安成为治疗 CML－CP 的首选口服药物。常用剂量为 3g/d，分三次服用，待白细胞减至 20×10^9/L 左右时，剂量减半。减至 10×10^9/L 左右时，改为小剂量（0.5～1.0g/d）维持治疗。用药期间需经常检查血象，以便调整药物剂量。不良反应少，耐受性好，与烷化剂无交叉耐药性。对患者以后接受造血干细胞移植也无不良影响。

2.白消安（Busrrlfan，BUS，马利兰）　为烷化剂，作用于早期祖细胞。起效较慢，但持续时间长。一般用药后 2～3 周外周血白细胞才开始减少，停药后白细胞减少可持续 2～4 周，因此，要正确掌握剂量。初始剂量为 4～6mg/d，分次口服。当白细胞降至 20×10^9/L 左右时，应停药，待稳定后改为小剂量（2mg/1～3 天），使白细胞维持在（7～10）×10^9/L。用药过量甚至常规剂量也可造成严重的骨髓抑制，且恢复较慢，应予注意。长期用药可出现皮肤色素沉着、精液缺乏及停经、肺纤维化等。

3.靛玉红及其衍生物甲异靛　靛玉红和甲异靛是中国医学科学院研究所经过 20 多年研究首创用于治疗 CML 的新药。与 HU 和 BUS 相比，其缩脾效果明显好于前二者。有报道甲异靛长期疗效与 HU 相似，甲异靛联合 HU 可明显延长患者慢性期，降低患者 5 年急变率。部分患者可有 Ph 染色体阳性率减低。单用靛玉红剂量为 100～300mg/d，分 3～4 次口服。单用甲异靛 75～150mg/d，分 3 次口服。主要的不良反应有不同程度的骨关节疼痛、恶心、纳差、腹痛、腹泻等消化道反应，极少在治疗期间出现骨髓抑制。

4.其他药物　小剂量 Ara－C、高三尖杉酯碱、二溴卫茅醇、马法兰、瘤可宁等也有效，但仅在上述药物无效时才考虑应用。最近有长疗程高三尖杉酯碱 2.5mg/(m^2·d)静滴，第 1～14 天，使 6%CML 患者获得完全细胞遗传学缓解的报道。

（三）α－干扰素（IFN－α）

1.IFN－α作用

（1）直接抑制 DNA 多聚酶活性和干扰素调节因子（IRF）的基因表达，从而影响自杀因子（Fas）介导的凋亡；

（2）增加 Ph 阳性细胞 HLA 分子的表达量，有利于抗原递呈细胞和 T 细胞更有效地识别。

由于该药起效较慢，因此对白细胞增多显著者，宜在第 1～2 周并用 HU 或小剂量 Ara－C。IFN－α能使 50%～70%的患者获血液学完全缓解（HCR，指血象、骨髓象恢复正常）；10%～26%的患者可获显著的细胞遗传学缓解（MCR，指骨髓 Ph 阳性细胞<35%），但 BCR

—ABL 融合基因 mRNA 仍然阳性；获 MCR 者生存期延长。

IFN—α 剂量为 300 万～900 万 U/d，皮下或肌肉注射，每周 3～7 次。常见不良反应为畏寒、发烧、疲劳、厌食、恶心、头疼、肌肉和骨骼疼痛。用对乙酰氨基酚、苯海拉明等可减轻不良反应，大约 25% 患者因不良反应无法耐受而停药。

2. 迄今为止，关于 IFN 治疗 CML 取得了一些共识

(1)天然 IFN 与重组人 IFN 治疗 CML 疗效相似；

(2)持续用药比间歇用药好，大剂量比小剂量疗效好，初治病例的血液学完全缓解明显比复治者高，加速期的疗效比慢性期差；

(3)肌肉注射或皮下注射比静脉注射好。

3. 关于 IFN 治疗 CML 尚待解决的问题

(1)IFN 是否可以延长 CML 患者的生存期，各家报道不一致；

(2)IFN 的最适剂量和用药时间，至今仍无统一意见，但多数认为起始剂量应为 300 万～500 万 U/(m² · d)，2～3 周后剂量增至 900 万～1200 万 U/(m² · d)或达到获显著血液学疗效［即白细胞计数(2～4)×10⁹/L，血小板计数接近 50×10⁹/L］的最大耐受量及患者出现毒性症状需要减少剂量。可望获得细胞遗传学缓解的最短时间为 6 个月，一般用至病情进展或出现不耐受的药物毒性；

(3)IFN 种类与疗效的关系：不同种类的 α—干扰素临床疗效无差别，γ—干扰素疗效不清，α—干扰素和 γ—干扰素联合应用不能提高疗效；

(4)IFN 联合其他化疗药物如 HU、小剂量 Ara—C20mg/(m² · d)×10d 已有 II 期临床观察，表明疗效优于单用 IFN。

(四)靶向治疗

1. 甲磺酸伊马替尼(Imatinlb mesylate，STI571，Gleevec)　为苯胺类衍生物，能特异性阻断 ATP 在 ABL 酪氨酸激酶上的结合位置，使酪氨酸残基不能磷酸化，从而抑制 BCR—ABL 阳性细胞的增殖。伊马替尼也能抑制另外两种酪氨酸激酶 c—kit 和血小板衍化生长因子受体(PDGF—R)的活性。

(1)伊马替尼推荐剂量

1)慢性期：400mg/d。用药 3 个月后评估血液学疗效；用药 6 个月后评估遗传学疗效。如 Ph 染色体未达到细胞遗传学缓解(Ph 阳性染色体≤35%)，应加大剂量。

2)加速期及急变期：600～800mg/d。如并发全血细胞减少，应在支持治疗下继续用药，应用一年以上。

(2)伊马替尼的疗效

1)CML—CP：对于初治患者，HCR、MCR 和完全细胞遗传学缓解(CCR)分别为 98%、83% 和 68%。

2)对于 IFN—α 治疗失败或不能耐受的 CML，其 HCR、MCR、CCR 分别为 95%、60% 和 41%。伊马替尼可使 7% 的 CML 慢性期患者 BCR—ABL 融合基因转阴(RT—PCR 法)。

(3)伊马替尼的主要不良反应有：骨髓抑制、恶心、肌肉痉挛；骨骼疼痛、关节痛、皮疹、腹泻、水肿、体液潴留和肝功能受损等。

(4)另外已发现有对伊马替尼耐药的病例：目前认为应用伊马替尼治疗 6 个月无细胞遗传学反应或失去前期的疗效为耐药。

1)耐药机制可能与下列有关：①BCR－ABL 基因扩增和表达增加或其酪氨酸激酶活性再激活。②BCR－ABL 激酶区点突变，不能与药物结合。③CML－CP 对外周血和骨髓都能检出细胞周期 Go 静止期的 CD34$^+$Ph$^+$ 白血病干细胞，对伊马替尼高度耐药，而且耐药细胞内 γ－谷氨酰半胱氨酸合成酶和谷胱甘肽增高。

2)发生耐药时可采取：①伊马替尼增量。②停用或加化疗。③加 IFN－α 或亚砷酸(三氧化二砷，ATO)以下调 BCR－ABL 加强伊马替尼作用。④加维生素 C(1g/d)可降低谷胱甘肽逆转耐药，且可增加 ATO 的疗效。⑤热休克蛋白 90(Hsp90)能稳定 BCR－ABL 融合基因，加 Hsp90 抑制剂 Geldanamycin(GA)或 17－allylaminogeldanamycin(17－AAG)，可介导 BCR－ABL 蛋白降解。

(5)用伊马替尼时需要注意以下情况：①伊马替尼不能透过血脑屏障，要防治中枢神经系统白血病时仍需鞘注甲氨蝶呤、阿糖胞苷等药物。②伊马替尼配伍禁忌有：地塞米松、利福平、苯巴比妥可降低该药血浓度，而钙拮抗剂、双氢吡啶、对乙酰氨基酚、辛伐他汀、红霉素、环孢素、酮康唑、伊曲康唑等增加伊马替尼血浓度。因此伊马替尼与上述药物配伍时要注意增减剂量。③伊马替尼除 CML 应用外，对 Ph$^+$ AL、MF、ET 等也可应用，对血小板源生长因子受体(PDGFR，c－kit，CD117)也有作用，故可用于治疗 CD117$^+$－AML 和肥大细胞增生症。c－kit 酶位突变者，伊马替尼无效，调节型突变者有效。④与 IFN－α、柔红霉素、阿糖胞苷、依托泊苷、ATO 合用有协同作用。⑤有效者停药后仍可复发，需维持治疗。⑥有 t(9；21)(q34；p1)引起 ETV－6－ABL$^-$ 融合基因，其信号传导途径与 P210BCR－ABLAML 相同，伊马替尼治疗也有效。可用于 t(9；21)(q34；p1)－AML。

2. Dasatinib(BMS－354825)吡咯嘧啶类物质　一种新型的 ABL 和 Src 家族酪氨酸激酶抑制剂。同伊马替尼一样，Dasatinib 也是与 ABL 激酶 ATP 位点竞争性结合，不同的是该酶与激活、非激活构象的 ABL 均能结合，亲和力更强。已有研究显示 Dasatinib 抑制 ABL 激酶的作用是伊马替尼的 100 倍；对绝大多数 BCR－ABL 激酶结构域突变(15 种突变中有 14 种)有作用，仅对 T315I 突变无效。此外，对 c－kit 和 PDGFRβ 有明显抑制作用，推测该药能治疗骨髓增殖性疾病，包括系统性肥大细胞对伊马替尼的耐药。

Ⅰ期临床试验检测 Dasatinib 的安全性，结果显示每天 15～180mg 每周给药 5～7 天，耐受性良好。2003 年首次用于临床。39 例慢性期患者接受该药治疗，其中 31 例为伊马替尼耐药，多数有 BCR－ABL 结构域突变，用药后 HCR 为 84%，主要和完全遗传学缓解分别为 35% 和 52%；另 8 例为伊马替尼不耐受，用药后 100% 达 HCR，主要和完全遗传学缓解分别为 50% 和 63%；未观察到剂量限制性毒性反应。10 例平均病期 6 年的加速期患者用药后，HCR 为 50%，40% 有主要遗传学缓解。34 例平均病期 3 年的 CML 急变期患者/ALL 用药后，HCR 为 28%。多数患者出现 3～4 级血液学毒性。与体外实验一致，T351I 突变者，Dasatinib 治疗无效。

3. AMN107 苯胺嘧啶衍生物　为伊马替尼类的第二代 ABL 抑制剂。该药也与非激活构象的 ABL 激酶结构域结合，竞争性抑制 ATP。对野生型 BCR－ABL 蛋白和发生点突变的耐伊马替尼类蛋白均有作用，主要通过凋亡使细胞生长受抑。体外实验中，该药对细胞自身磷酸化和增殖的抑制强度是伊马替尼的 10～25 倍。该药对多种伊马替尼耐药突变有作用，如 M351T、F317L、E255V 突变，但对 T315I 和 G250E 突变无效。此外该药可抑制 PDGFR 和 c－kit 但对 Src 家族激酶无作用。人组 AMN107 Ⅰ/Ⅱ期临床实验的患者为耐伊马替尼的加速、急变期 CML 或 Ph+ ALL，AMN107 治疗后，加速、急粒变、急淋变和 PhALL 的血液学缓解分别为 51%、17%、11% 和 10%，主要遗传学缓解达 38%～22%。15 例 CML 慢性期、对伊马替尼耐药患者用药后，血液学缓解达 80%，主要和完全缓解分别为 40% 和 13%。初步结论：AMN107 在体内和体外对 BCR-ABL 的抑制作用强于伊马替尼；对多种激酶结构域突变致伊马替尼耐药有效，但即使在高剂量时仍对 Y253H、E225V、T315I 突变无效；在药物的安全性、耐受性、全身毒性方面需进一步观察。

4.ON012380 ON012380 封闭 ABL 激酶底物结合位点，对 ATP 结合位点无影响。由于作用位点不同，耐伊马替尼点突变不会导致 ON012380 耐药。体外研究证实，ON012380 对野生型及所有耐伊马替尼的突变激酶甚至对 T315I 均有抑制作用。ON012380 对 PDG-FR 激酶及 Src 激酶家族成员 Lyn 也有抑制作用，但对 c-kit 抑制作用较弱。ON012380、伊马替尼协同抑制野生型 BCR-ABL 激酶。ON012380 抑制野生型 BCR-ABL 的作用是伊马替尼的 10 倍。细胞及动物实验已经证明，ON012380 对 17 种伊马替尼耐药突变（包括 T315I 均有抑制作用。目前该药尚未进入临床实验阶段。

5.Src 酪氨酸激酶抑制剂 Src 激酶家族在 BCR-ABL 介导 ALL 中有重要作用，但在 CML 中无重要影响。吡咯嘧啶 PD166326 是 FGFI、EGF、PDGF 和 Src 抑制剂。体外实验证明，PD166326 还具有抑制 ABL 的作用，该药抑制 BCR-ABL 的作用比伊马替尼强 100 倍，抑制 c-kit 介导的增殖作用比伊马替尼强 6.8 倍，对 Lyn 也有很强的抑制作用，但对 T315I 突变无抑制作用。动物实验表明，虽然该药对野生型、突变型 BCR-ABL 均有抑制作用，但不能清除 BCR-ABL 阳性细胞。PPI、CGP76030 在 ABL 的结合位点即伊马替尼的结合位点，两药均能抑制 ABL 激酶活性，还可通过抑制 Src 激酶导致细胞生长停滞、凋亡。目前该药仍在实验室阶段，尚未进入临床试验。

6.ABL 蛋白抑制剂 ABL 蛋白在细胞浆、细胞质之间转运。细胞核-细胞质之间的通路需要 3 种细胞核定位信号分子（NLS）及一种细胞核输出信号分子（NES）参与，这些信号分子位于 ABL 蛋白 C 末端。来普霉素 B 是 NES 受体抑制剂，能阻断 ABL 蛋白在细胞核、细胞质间的转运。体外实验表明、先用伊马替尼，然后洗脱该药，再用来普霉素 B，可引起小鼠造血干细胞、TonB210、K562 细胞凋亡。联合使用伊马替尼、来普霉素净化骨髓中 CML，可提高 CML 患者自体移植疗效。

（五）造血干细胞移植

造血干细胞移植是用大剂量的放疗化疗作为预处理，彻底地清除体内残存的白血病细胞，再输入 HLA 相配的骨髓或其他造血干细胞使患者造血功能重建。异基因造血干细胞移植（allo-HSCT）是采用 HLA 相匹配的同胞兄弟姐妹（亲缘）或无关供者（非亲缘）的骨髓或外周血或脐血等其他造血干细胞为患者进行移植，此方法可消除 Ph+ 克隆而得以根治，是目前被普遍认可的根治性标准治疗。

移植患者的年龄国内多为 50 岁以下。allo-HSCT 的移植相关病是导致死亡的主要原因，且随年龄增大而增多。年龄<30 岁，慢性期早期，诊断一年内，未用过白消安及 IFN-α 治疗，配型完全相吻合的同胞供者，男供者给女受者 allo-HSCT 疗效好的因素。因此，对有条件接受移植者，应争取在诊断后一年内移植。为了提高移植效果，给初诊 CML 实施更精细合理的治疗，现多强调移植前风险评估。欧洲血液和骨髓移植组（EBMTG）根据 5 个

移植前变量提出了风险评估积分（0～7）系统，以提示移植相关的死亡风险和治愈可能。

对≤2分者,因移植相关的病死率≤31%,allo-HSCT可作为一线治疗。对≥3分者,可先行伊马替尼治疗,进行BCR-ABL和染色体动态观察,治疗无效再进行allo-HSCT;也可考虑非清髓造血干细胞移植(NST)。NST为降低预处理强度的allo-HSCT,由于其移植相关病死率低,对部分患者、尤其对年龄较大、不适合常规移植者已取得初步较好的效果。自体移植能使少数患者获取短暂的细胞学缓解,移植相关病死率低,且移植者的存活期长于常规化疗者。采用适当方法进行选择性BCR-ABL阴性细胞自体移植,值得探讨。

HLA相合同胞间移植后复发率为20%～25%,而无关供者移植较同胞间移植复发率低。移植后的主要治疗方法有:①立即停用免疫抑制剂。②DLI,缓解率为65%～75%,并发症为GVHD和骨髓移植。③NST或二次移植。④药物治疗。

(六)白细胞单采

白细胞单采适合于高白细胞综合征,可快速降低白细胞,减轻白细胞瘀滞症状。妊娠CML患者早期进行单采可避免化疗对胎儿的不良作用。单采虽然可快速降低白细胞,但维持时间短暂,需尽快化疗。

(七)脾放射治疗

一般适用于化疗难治,脾脏特别巨大,脾区出现剧痛,有脾脏破裂可能影响胃肠道功能者。患者此时多处于AF或BP,脾放疗为姑息治疗,疗程短。也可作为造血干细胞移植前预处理。

(八)脾脏切除

脾脏切除不能延长患者生存期,不能阻止其向加速期发展,也不能增加对化疗敏感,但对症状性血小板减少,脾急剧增大,可选择性切除。切脾后可发生血栓栓塞综合征,病死率较高,尤其对血小板增多者应谨慎切脾。

(九)血小板增多症的治疗

血小板多随治疗CML白细胞下降而下降,但有时白细胞数降至正常而血小板仍持续增高。治疗上可采用:

1.血小板单采　可快速降低血小板数,但不能降低骨髓中巨核细胞,维持时间短暂。

2.氯米喹酮　选择性降低血小板,也不能降低骨髓中巨核细胞生成,仅抑制其成熟和血小板形成,对其他血细胞无影响。一般2mg/d,用药1天可使血小板减低50%,当血小板降至<450×10⁹/L,改用0.5～1mg/d维持。不良反应有药物扩血管作用引起头痛、心动过速、腹痛、腹泻、水肿及偶可贫血等。停药后血小板在短期内快速回升。

3.塞替派75mg/m² 静注　每2～3周一次,当血小板降至<450×10⁹/L,以25mg/m²静注,每周一次维持。

4.瘤可宁6mg/(m²·d)　用2～6周可维持血小板数正常。

(十)CML晚期的治疗

1.加速期治疗

(1)AUoSCT:HLA相合同胞间移植和非亲缘间移植的DFS分别为30%～40%和15%～35%。

(2)伊马替尼:剂量同上。HCR、MCR、CCR分别为34%、24%和17%。

(3)其他:干扰素联合化疗或使用联合化疗方案等。

2.急变期的治疗

(1)化疗:髓系急变者可采用ANLL方案化疗,急淋变可按ALL方案化疗。

（2）伊马替尼：剂量如上述。HCRMCRCCR 较加速期低分别为 8％、16％和 17％，且疗效维持短暂。

（3）AlloSCT：疗效差，复发率高达 60％，长期 DFS 仅 15％～20％；对于重回慢性期后做移植者，其疗效同加速期。

八、预后及预测因素

CML 的自然病程是从 CML－CP 向 CML－AP 和（或）CML－BP 发展。通过近年来治疗手段的提高，中位存活时间已经延长，为 39～47 个月。5 年生存率为 25％～35％，8 年生存率 8％～17％，个别可生存 10～20 年。影响 CML 的主要预后因素有：①初诊时预后风险积分。②治疗方式。③病程演变。

Sokal 积分适用于接受化疗者见表。低危（RR＜0.8）、中危（RR0.8～1.2）、高危（RR＞1.2）者，中位生存期分别为 5、3.5 和 2.5 年。

欧洲 Hasford 新的预后积分适用于接受干扰素治疗者，见表 9－4。低危（RIK780）、中危（RR781－1480）、高危（RR＞1480）者，中位生存期分别为 96、65 和 42 个月，5 年生存率分别为 75％、56％和 28％。近年来，HSCT 和伊马替尼治疗 CML 已经并继续在改变着 CML 的预后和生存。通过细胞和分子遗传学、定性和定量 PCR 技术，分别检测 Ph 染色体和 BCR/ABL 融合基因 mRNA 来进行微小残留病灶的动态检测，并实施相应的治疗，以进一步追求 Ph 染色体和 BCR/ABL 融合基因持续阴性和疾病的根除。

表 9－4 慢性粒细胞白血病的预后风险积分系统

项目	Sokal(1984)	欧洲(Hasford,1998)
年龄	$0.0116\times$（年龄－43.4)	$0.6666\times$（年龄≥50 岁时，否则取 0)
脾大小*(cm)	$0.0345\times$（脾－7.51)	$0.042\times$脾
血小板($\times10^9$/L)	$0.188\times$[血小/700^2－0.563]	$1.0956\times$(血小板≥1500 时，否则取 0)
原粒△(%)	$0.0887\times$（原粒细胞－2.10)	$0.0584\times$原粒细胞
嗜碱性粒细胞△(%)	—	$0.0413\times$嗜酸性粒细胞
嗜酸性粒细胞△(%)≥3	—	0.2039
RR＝	和	和$\times1000$

注：" * "左肋缘下垂直距离；"△"慢性外周血中的百分数；"RR"预后风险

（陈雪瑜）

第五节 中性粒细胞白血病

慢性中性粒细胞白血病（chronic neutrophilic leukaemia，CNL）是一种罕见的 MPD，其特征为：①外周血中性粒细胞持续增多。②骨髓有核细胞增生明显甚至极度活跃，以中性粒细胞为主。③肝脾肿大。④无 Ph 染色体或 BCR/ABL 融合基因。⑤诊断时应排除所有引起中性粒细胞增多的原因，除外其他所有骨髓增殖性疾病。

一、流行病学

确切发病率不清。迄今，国外发病文献报道不足 100 例，国内自 1977 年至 2001 年 25 年间报道 CNL76 例。常累及老年人,中位发病年龄为 62.5 岁(15～86 岁),男女发病无明显差异。

二、病因学

CNL 的病因不详。报道高达 20% 的患者中性粒细胞增多伴有潜在的肿瘤,通常多数为多发性骨髓瘤。至今没有 1 例伴骨髓瘤的 CNL 有克隆性染色体异常,或用分子生物学技术证实中性粒细胞中有克隆性的证据。很可能大多数伴骨髓瘤的"CNL"的中性粒细胞不是自主增殖,而是继发于肿瘤性浆细胞或由浆细胞调节的其他细胞释放的异常细胞因子所致。

三、发病机制

目前发病机制仍不清楚。

四、形态学

外周血涂片中性粒细胞增多≥25×10^9/L,中性粒细胞通常为分叶核,但杆状核也可明显增多。几乎所有的病例未成熟粒细胞(早幼粒细胞、中幼粒细胞、晚幼粒细胞)计数<5%,但偶尔可达 10%,外周血几乎不见原始粒细胞。中性粒细胞可见异常粗大中毒颗粒,但形态也可正常。无粒细胞发育不良。红细胞和血小板形态通常正常。

骨髓活检示增生极度活跃,中性粒细胞增多,粒红比例高达 20:1 或以上。初诊时原始粒细胞和早幼粒细胞不增多,但中幼粒细胞和成熟粒细胞增多。可能还有红系和巨核系增生。各系增生无明显发育不良,如有则须考虑其他诊断如不典型慢性粒细胞白血病。网状纤维增多不常见。

鉴于文献报道 CNL 常与多发性骨髓瘤相关,应检查有无骨髓浆细胞疾病的证据。如有浆细胞异常,应结合细胞遗传学或分子遗传学技术确定中性粒细胞克隆性增殖才能诊断 CNL。中性粒细胞浸润导致脾、肝肿大,脾主要浸润红骨,肝主要浸润肝窦和肝门区,或两者都有浸润。

五、细胞化学/免疫表型

中性粒细胞碱性磷酸酶积分增高,但无其他细胞化学或免疫表型异常。

六、遗传学

几乎 90% 的患者染色体是正常的,其余的克隆性核型异常有＋8,＋9,del(20q) 和 del(11q),无 Ph 染色体或 BCR/ABL 融合基因,曾有报道一种 Ph+ BCR/ABL+ 的 CML 变型,其外周血中性粒细胞与 CINL 相似。这些病例,可查到一种变异蛋白－P230。有这种 BCR/ABL 融合基因分子变异的病例应考虑 CML,而不是 CNL。

七、细胞起源

CNL 的细胞起源不清楚,很可能是系列分化潜能有限的骨髓造血干细胞。

八、临床表现

1.症状　可无症状,也可有乏力、消瘦、全身瘙痒等,脾肿大可伴有左上腹胀满不适、疼痛等,查体有脾大、肝肿大,25%～30%患者皮肤、黏膜或胃肠道出血,可有痛风样发作。

2.部位　常累及外周血和骨髓,脾和肝通常呈现白血病浸润。任何组织都可有中性粒细胞浸润。

九、诊断和鉴别诊断

(一)诊断标准

l.Ito 诊断标准

(1)外周血中性粒细胞持续增多;

(2)骨髓粒系增生,无病态造血现象;

(3)中性粒细胞碱性磷酸酶积分增高;

(4)血维生素 B_{12}、尿酸增高;

(5)无感染、肿瘤、或其他引起类白血病反应等疾病;

(6)Ph 染色体和 BCR－ABL 阴性。

2.慢性中性粒细胞白血病 WHO 诊断标准

(1)外周血白细胞增多≥$25×10^9$/L,中性分叶核和杆状核细胞>80%,幼稚粒细胞(早幼粒细胞、中幼粒细胞、晚幼粒细胞)<10%,原始粒细胞<1%。

(2)骨髓活检增生极度活跃,中性粒细胞比例和数量增多,骨髓原始粒细胞<5%,中性粒细胞成熟正常。

(3)肝、脾肿大。

(4)无生理性中性粒细胞增多的原因,无感染或炎症,无明确的肿瘤,如有的话,用细胞或分子遗传学证实是克隆性髓系细胞。

(5)无 Ph 染色体或 BCR/ABL 融合基因。

(6)无其他骨髓增殖性疾病的证据,无真性红细胞增多症的证据,即红细胞容量正常,无慢性特发性骨髓纤维化的证据,即无异常巨核细胞增殖,无网状纤维或胶原纤维增生,红细胞无显著异型,无原发性血小板增多症的证据,即血小板<$600×10^9$/L,无成熟的大巨核细胞增生。

(7)无骨髓增生异常综合征或骨髓增生异常/骨髓增殖性疾病的证据,无粒细胞发育异常,无其他髓系细胞发育异常,单核细胞<$1×10^9$/L。

(二)鉴别诊断

应与 CML、aCML、CMML 及其他 CMPD 鉴别。此外,有的浆细胞病如意义不明的单克隆免疫蛋白病和多发性骨髓瘤有中性粒细胞明显增高,患者体内 G－CSF 水平高可能与瘤细胞分泌 G－CSF 有关,致中性粒细胞反应性增高。综上所述,CNL 为排除性诊断,除外引起反应性中性粒细胞增多的一切病因及其他 CMPD,具有中性粒细胞反应性增高,单核细胞不增多,无病态造血现象,无 Ph 染色体和 BCR－ABL 融合基因才是真正的 CNL。

十、治疗

尚无理想的治疗,凡治疗 CML 的方案均可应用。

十一、预后

虽然一般认为 CNL 是进展缓慢的疾病,但 CNL 的生存期不定,为 6 个月至 20 年以上。

通常中性粒细胞增多呈进展性，随后出现贫血和血小板减少。出现骨髓增生异常表现可能是向急性白血病转化的信号已有部分病例报道。还不清楚此类转化的病例是否与曾进行过细胞毒治疗有关。

（周栋）

第六节 慢性嗜酸性粒细胞白血病/高嗜酸性粒细胞综合征

慢性嗜酸性粒细胞白血病/高嗜酸性粒细胞综合征（chronic eosinophilic leukaemia andhypereosinophilic syndrome，CEL/HES）。又称慢性嗜酸性粒细胞增多综合征。嗜酸性粒细胞$>0.45\times10^9$/L 为嗜酸性粒细胞增多。临床上按外周血嗜酸性粒细胞增多的程度分为轻、中、重 3 级。

轻度：嗜酸性粒细胞$<0.15(15\%)$，直接计数在 1.5×10^9/L 以下。

中度：嗜酸性粒细胞 $0.15\sim0.49(15\%\sim49\%)$，直接计数在$(1.5\sim4.9)\times10^9$/L。

重度：嗜酸性粒细胞 $0.5\sim0.9(50\%\sim90\%)$，直接计数在 5.0×10^9/L 以上。

慢性嗜酸性粒细胞白血病是一种嗜酸性前体细胞自主性、克隆性增殖，导致外周血、骨髓及周围组织嗜酸性粒细胞持续增多的骨髓增殖性疾病。白血病细胞浸润或嗜酸性粒细胞释放细胞因子、酶或其他蛋白导致器官损害。如不能证实其克隆性，原始细胞又不增多，又无其他引起嗜酸性粒细胞增多的病因，则为特发性嗜酸性粒细胞综合征。两者均为多系统疾病。

正常嗜酸性粒细胞生成后离开骨髓，在血循环中短暂停留即进入血管外环境，主要见于黏膜下、皮肤松弛结缔组织、胃肠道、生殖道和肺。血嗜酸性粒细胞在早晨最低，夜间最高，反映了血循环中肾上腺皮质激素的昼夜节律变化。嗜酸性粒细胞受刺激后脱颗粒释放已合成的新产生的细胞因子和蛋白，前者主要有碱性蛋白（MBP）、嗜酸性阳离子蛋白（ECP）、嗜酸性粒细胞源性神经毒素（EDN）、过氧化物酶、Charcot－Leyden 结晶蛋白、P 物质、和血管抑制蛋白（VIP）等，后者有氧化产物、血小板活化因子（PAF）、白三烯 C4、TGF－α、TGF－β_1，IL－1a、IL－3、IL－5、IL－6、IL－8、GM－CSF、MIP－1a、TNF－α 等可引起炎症反应和脏器损伤。IL－3、IL－5、GM－CSF 为嗜酸性粒细胞生长因子，抑制其凋亡延长生存。正常外周血中嗜酸性粒细胞数$(0.035\sim0.35)\times10^9$/L，正常骨髓和外周血嗜酸性粒细胞比值可达 3：1$\sim$5：1，在外周血中半衰期可达 18 小时。

CEL 与 HFS 临床表现极为相似，鉴别困难，故一并讨论。

一、流行病学

此类疾病尽管很少见，但由于难于区别 CEL 与 HES，其真实发病率不详。男性较女性常见（9：1），发病高峰在 40 岁，各年龄段均可见，CEL 以男性为主。

二、病因及发病机制

CEL 与 HES 的病因不详，重要的是应排除所有反应性嗜酸性粒细胞增多，如寄生虫病、变态反应、Loeffler 综合征样的肺部疾病，也要排除胶原性血管病，如血管淋巴增生样的皮肤病和 Kimura 病。另外，大量肿瘤性疾病如 T 细胞淋巴瘤、霍奇金淋巴瘤、系统性肥大细胞增生症、急性淋巴细胞白血病以及可能与 IL－2、IL－a、IL－5 或 CM－CSF 异常释放有关的其他骨髓增殖性疾病,以及类似 CEL 或 HES 的继发性嗜酸性粒细胞增多。以前曾考虑为 HES 的某些病例已证明是由于免疫表型异常、克隆性或非克隆性 T 细胞释放了异常细胞因子,如有免疫表型异常的 T 细胞群存在,此种病例不再分类为特发性 HES。

三、临床表现

1. 心血管系统　50%~60%患者有心脏受累,常为死亡主要原因之一。最初为心内膜炎,内膜损伤处有附壁血栓形成,最终心内膜纤维化,发生限制性心肌病及心脏二尖瓣和(或)三尖瓣关闭不全。患者有气短、胸痛、心衰、查体可有心脏扩大,听诊在二尖瓣和(或)三尖瓣可闻及收缩期杂音。80%患者超声心动图示左心室肥厚、二尖瓣增厚,附壁血栓。心电图示 T 波倒置。

产生心脏损伤的原因与嗜酸性粒细胞分泌的物质有关;EDN 可导致纤维细胞增生;MBP 可增强成纤维细胞对 IL-1、TGF-β 等反应性炎症性细胞因子 IL-6、IL-11 氧化产物 H_2O_2 等损伤心内膜和心肌等;ECP 可使成纤维细胞合成蛋白多聚糖。

女性患者有血管性水肿,高丙种球蛋白血症和 IgE 及免疫复合物增加者常无心脏受累。

2. 呼吸系统　约半数患者可有肺受累,表现为慢性持续性干咳,胸膜渗出,小部分患者可有肺部浸润和纤维化。有的肺部炎症与心脏损伤有关,如肺栓塞。

3. 神经系统　约50%患者出现。左心室内血栓脱落引起脑栓塞或一过性脑缺血发作,常多发或复发,甚至发生在抗凝治疗过程中。患者表现为对称性或不对称感觉性多神经病,或感觉和运动性缺陷。主要由嗜酸性粒细胞神经毒素(EDN)和嗜酸性阳离子蛋白(ECP)鞘注所致兔神经毒和麻痹综合征,称为 Gorden 现象,提示这些嗜酸性粒细胞因子与神经系统损伤有关。

此外,少数患者表现为癫痫、痴呆和嗜酸性脑膜炎,形成局部肿物压迫神经等。

4. 皮肤表现　半数以上患者可见皮损。表现为荨麻疹、红斑、丘疹和皮下小结、血管性水肿。也可黏膜溃疡,溃疡部位常见有口腔、鼻、咽、消化道、肛门或阴茎部,对激素无效,但对 TNF-α 反应好。皮损可能与嗜酸性粒细胞产生的因子有关;ECP 可使嗜碱性粒细胞和肥大细胞释放血管活性胺;也可产生白三烯 C4、PAF 介导血管渗透性增加、IL-5 等均可使血管性水肿和荨麻疹发生。皮损活检显示血管周围嗜酸性粒细胞浸润,其他可有混合性细胞浸润,绝无血管炎征象。

5. 其他　23%有胃肠道表现,可有腹泻、胃炎、结肠炎、胰腺炎、胆管炎、甚至可有腹水、Budd-Chiari 综合征。可有肝脾肿大。关节表现可有关节痛、关节渗出、多关节炎、指趾坏死。眼部可因微血栓致视力障碍。可有淋巴结肿大、骨质破坏。

四、形态学

CEL 和 HES 外周血最显著的特点是嗜酸性粒细胞增多,通常主要为成熟嗜酸性粒细胞,仅有少量嗜酸性中幼粒细胞或早幼粒细胞。可有不同程度的嗜酸性粒细胞形态异常,如胞质颗粒稀少、透明、胞质空洞、胞核分叶过多或过少及增大。这些变化既见于反应性的也见于肿瘤性的嗜酸性粒细胞增多,因此在确定是否为 CEL 或 HES 方面没有多大帮助。常伴有中性粒细胞增多,有的可见单核细胞增多以及轻度嗜碱性粒细胞增多。原始细胞一般不增多,如>2%就应考虑 CEL。

骨髓增生极度活跃,以嗜酸性粒细胞增生为主。多数病例嗜酸性粒细胞分化成熟正常,原始细胞的比例正常。常见 Charcot－Leyden 结晶,红系与巨核系细胞增生正常,原始粒细胞增多(5％～19％)和其他系细胞以及嗜酸性粒细胞发育不良表现支持肿瘤性的变化,但并不一定就诊断 CEL,除非嗜酸性粒细胞占主要成分并证实是肿瘤性克隆的一部分。有些病例可见骨髓纤维化。细心检查骨髓有可能发现引起继发性嗜酸性粒细胞增多的一些变化,如血管炎、淋巴瘤、急性淋巴细胞白血病或肉芽肿性疾病。

任何组织都可出现嗜酸性粒细胞浸润,常见 Charot－Leyden 结晶,纤维化也是常见的表现,它是由具有释放嗜酸性粒细胞碱性蛋白和嗜酸性粒细胞阳离子蛋白的嗜酸性粒细胞脱颗粒引起的。

五、细胞化学/免疫表型

嗜酸性粒细胞有抗生素氰化物髓过氧化物酶活性,CEL 与 HES 的嗜酸性粒细胞髓过氧化物酶含量通常正常。正常嗜酸性粒细胞奈酚 ASD 氯乙酸酯酶阴性,有人认为,如果此酶阳性则考虑是肿瘤性的嗜酸性粒细胞。

但不是所有肿瘤性嗜酸性粒细胞都阳性,并且大多数反应性嗜酸性粒细胞增多、CEL 或 HES 还未充分研究。CEL 或 HES 的嗜酸性粒细胞没有特异性免疫表型。

六、遗传学

CEL 还未发现单一或特异的细胞遗传学或分子遗传学异常。即使在以嗜酸性粒细胞增多为主要特征的病例中检测到 Ph 染色体或 BCR/ABL 融合基因,也只能说明是 CML 而不是 CEL。即使在嗜酸性粒细胞增多与通常髓系相关的染色体异常同时发生时,也不能确定嗜酸性粒细胞是否为克隆性增殖的一部分。然而,如果发现一种通常见于髓系疾病的重现性核型异常,如＋8 和 I(17q),则支持 CEL 的诊断而不是 HES。

伴 t(5;12)(q33;P13)的血液系统肿瘤常伴有嗜酸性粒细胞增多,并可能是一种独立疾病。通常伴有嗜酸性粒细胞增多的慢性粒－单核细胞白血病(CMML)的表现。可能与 CEL 相关的另一细胞遗传学/分子遗传学异常为 t(8;13)(p11;q12)和另外的 8P11 易位,如 t(8;9)(p11;q32－34)和 t(6;8)(q27;p11)。8P11 综合征的白血病发病机制与 FGFRJ 基因有关,FGFRI 基因与不同的伙伴(partner)基因融合形成变异移位。

8p11 综合征来自淋巴/髓系多能干细胞的突变,虽然很多患者表现为嗜酸性粒细胞白血病,但该综合征包括 AML、前驱 T 急性淋巴细胞白血病/淋巴母细胞性淋巴瘤,偶尔为前驱 B 急性淋巴细胞白血病。

七、细胞起源

推测起源于骨髓干细胞,但受影响细胞系的分化潜能不定,可能是一种多潜能干细胞,可伴 t(8;13)染色体异常多能干细胞或者可能是定向的嗜酸性粒细胞的前体细胞。

八、诊断和鉴别诊断

(一)诊断标准

慢性嗜酸性粒细胞白血病和高嗜酸性粒细胞综合征的诊断:

必要条件:外周血嗜酸性粒细胞持续性增多≥1.5×10⁹/L,骨髓嗜酸性粒细胞增多,外周血或骨髓原始粒细胞<20%。

1.排除所有下述原因引起的反应性嗜酸性粒细胞增多过敏症　如寄生虫病,感染,肺部疾病(过敏性肺炎、Loefflor 等病),胶原性血管病。

2.排除所有继发于肿瘤性疾病的反应性嗜酸性粒细胞 T 细胞淋巴瘤　包括蕈样霉菌病、Sezary 综合征,霍奇金淋巴瘤,急性淋巴细胞白血病/淋巴母细胞性淋巴瘤,肥大细胞增生症。

3.排除嗜酸性细胞是肿瘤性克隆的其他肿瘤　慢性粒细胞白血病(Ph 染色体或 BCR/ABL 融合基因阳性),急性髓系白血病,包括 AML 伴 inv(16),t(16;16)(p13;p22),其他骨髓增殖性疾病(PV、ET、CIMF),骨髓增生异常综合征。

4.排除表型异常并产生异常细胞因子的 T 细胞群体。

5.如无引起嗜酸性粒细胞增多的病因,无异常 T 细胞群体及无克隆性髓系疾病表现,就应诊断高嗜酸性粒细胞综合征。

6.如果符合 1～4 项,证实髓系细胞有克隆性染色体异常　或用其他方法证实是克隆性的,或外周血原始细胞>2%,或骨髓原始细胞>5%,但<19%,就应诊断慢性嗜酸性粒细胞白血病。

(二)鉴别诊断

排除其他一切引起嗜酸性粒细胞增多的病因。

1.嗜酸性粒细胞增多的慢性粒－单核细胞白血病(CMMLEo)　CEL 或 HES 有时有单核细胞增多,应与 CMMLEo 鉴别。后者为具有骨髓增生异常即病态造血现象的骨髓增殖性疾病,WHO 收纳在 MDS/MPD 类型中,特点有:

(1)外周血持续性单核细胞增多>1×10⁹/L(至少>3 个月);

(2)外周血及骨髓原始细胞(原粒、原单＋幼单细胞)<0.20(20%);

(3)一系髓系细胞有病态造血现象;

(4)外周血嗜酸性粒细胞>1.5×10⁹/L;

(5)细胞遗传学异常者有＋8、－7、7q⁻、12p 异常如 t(5;12)(q31;P12)易位,形成 TEL－PDGFβR 融合基因。

2.与有嗜酸性粒细胞增多的急性白血病鉴别　有的 AML 和 ALL 可有嗜酸性粒细胞增多,但多符合诊断 AML 和 ALL 的条件,即原始细胞≥0.20(20%),为 WHO 标准。

3.有皮损的嗜酸性粒细胞增多综合征　CEL 或 HES 常有皮损,如血管性水肿、荨麻疹、红斑丘疹等,需与鉴别。这些皮损嗜酸性粒细胞增多综合征有:Kimuea 病(血管淋巴样增生、嗜酸性粒细胞增多)、Well 综合征(嗜酸性蜂窝织炎)、嗜酸性筋膜炎、嗜酸性肌痛综合征等,一般无系统性脏器受累,如心脏损伤,此外,组织学病理可资鉴别。

4.Churg－Stranss 综合征(css)　css 为过敏性肉芽肿性血管炎或称变应性肉芽肿性血管炎。

临床特点有:①女性多见。②发烧、哮喘、关节痛、关节炎、皮损(紫癜、红斑、丘疹、脓疱)。③肺、肾、心、眼、神经系统损害相应的临床表现。④外周血嗜酸性粒细胞增多>0.10(10%),可>1.5×10⁹/L。⑤一过性或游走性肺部浸润性病变。⑥多有鼻窦病变,过敏性鼻炎、鼻息肉。⑦抗中性粒细胞胞质(ANCA)胞质型和周边型可阳性。⑧活检有肉芽肿性血管炎伴不同程度嗜酸性粒细胞浸润。这些特点足以和 CEL 及 HES 区别。

九、治疗

如白细胞数不很高且无脏器受损,可暂不治疗,认真观察病情;如白细胞数≥90×10⁹/L,即使无心脏受累表现也应给予治疗,以免致心脏损伤而危及生命;有脏器损伤者必须治疗。

1. 皮质激素 为治疗本病首选药物。常用药物:泼尼松 1mg/(kg·d),2 周后如嗜酸性粒细胞快速减少,血管性水肿和荨麻疹发作减少或停止,IgE 降低等提示有效,可改为 1mg/kg,隔日 1 次,3 个月。约 70%患者有效。有脾大、心功能降低、神经系统受损者应增大激素量或静脉输注甲基强的松龙 500mg/d,×5 天,或地塞米松 20~40mg/d,×4 天,然后口服泼尼松。30%患者激素治疗反应差,可能与患者嗜酸性粒细胞上皮质激素受体减少或缺如有关。激素对黏膜溃疡疗效不佳。

2. 化疗药物

(1)羟基脲(HU):适用于激素治疗无效及有脏器损害者。HU 1~2g/d,7~14 天后嗜酸性粒细胞可减少。当白细胞降至正常,嗜酸性粒细胞控制在<1×10⁹/L,改维持量。具体剂量应根据血象调节。

(2)长春新碱(VCR):起效快,可在 1~3 天使嗜酸性粒细胞下降,特别适用于嗜酸性粒细胞≥50×10⁹/L 者。常用剂量 1~2mg,每 1~2 周一次。VCR 骨髓毒副作用较轻,血小板常不受影响,但神经毒性较明显。长春地辛神经毒性较 VCR 为轻。与谷氨酸(3g/d)合用可减轻 VCR 末梢神经病。

(3)依托泊苷(VP-16)100~200mg/d,×7~10 天;或 300mg,×2 天。适用于对激素或 HU 治疗无效者。

(4)苯丁酸氮芥:4~10mg/(m²·d),×4 天,每月 1 个疗程,对激素或 HU 治疗无效者可取得长期缓解。

3. 免疫调节剂 对激素或 HU 治疗无效者可用 INF-α-2b,1.5~8MU/d,对顽固性黏膜溃疡的疗效好,愈合后不易复发。环孢素 A(CsA)可干扰 T 细胞功能,抑制嗜酸性粒细胞生成 IL-5,剂量为 4mg/(kg·d),可单用也可与激素和细胞毒药物或 INF-α 同用。

4. 细胞单采 适用于白细胞和嗜酸性粒细胞数特别高者,并可一过性去除或减少血循环中嗜酸性粒细胞生成因子 IL-5。但反弹快,甚至可在 1 天内上升至单采前水平。

5. 抗凝治疗 CEL 和 HES 常有血栓和血栓栓塞并发症,故抗凝治疗可以应用,如肝素(普通或低分子)、华法林及抗血小板药物(如阿司匹林、双嘧达莫、噻氯匹定等)。

6. 手术治疗 有脾功能亢进所致贫血和血小板减少或脾梗死可做脾脏切除,但对 HES 本身无益。

7. 骨髓移植 异基因骨髓移植可用于年轻、病程侵袭、标准治疗(含 INF-α)无效患者。

十、疗效标准

1. 完全缓解(CR) 临床上脏器损伤体征及实验室指标恢复正常。外周血白细胞数正常,嗜酸性粒细胞计数正常,无幼稚细胞,血红蛋白≥100g/L,血小板≥100×10⁹/L;骨髓原始细胞<0.05(5%),嗜酸性粒细胞和其他血细胞在正常范围。

2. 部分缓解(PR) 临床上仍有脏器损伤依据,较治疗前好转。外周血白细胞和嗜酸性粒细胞数较治疗前下降≥50%,血红蛋白和血小板有所上升;骨髓原始细胞>0.05(5%),比治疗前下降≥50％,嗜酸性粒细胞比治疗前下降≥50％。

3.未缓解(NR) 未达到 PR 标准或治疗前后无改变或加重。

十一、预后及预测因素

存活期变化相当大,有的报道包括 HES 以及或许是嗜酸性粒细胞白血病患者 5 年生存率达 80％。显著的脾肿大,以及血中有原始细胞或骨髓原始细胞增多,细胞遗传学异常及其他髓系发育异常,被认为是预后不利的征兆。

(陈雪瑜)

第七节 真性红细胞增多症

真性红细胞增多症(polycythaemia vera,PV),是一种以红细胞、粒细胞和巨核细胞不受控制的增殖为特征的克隆性造血干细胞疾病,其临床特征为红细胞增多,中性粒细胞增多、血小板增多及脾肿大,至疾病晚期常发展为进行性骨髓纤维化、贫血和不断进展的脾肿大等与特发性骨髓纤维化相似的综合征。临床上将 PV 分为两期:①增殖期(多血期);伴细胞的容量增大。②"消耗期"(多血后期);包括贫血在内的血细胞减少(与无效造血有关)、骨髓纤维化、髓外造血和脾功能亢进。PV 最后可转化为白血病,但发病率低。在诊断 PV 前必须排除所有继发性红细胞增多以及可遗传的多血症。

一、流行病学

1.不同地域的 PV 发病率不同 年发病率在日本大约 2/100 万,在澳大利亚大约 13/100 万,在欧洲和北美年发病率相似,8～10/100 万。男性略多于女性(男:女为 1:1～2:1),平均确诊年龄 60 岁,<40 岁发病仅 5％,<25 岁为 1％,<20 岁仅为 0.1％。

2.部位 主要累及外周血和骨髓,也可累及脾和肝,而且是后期髓外造血的主要部位。由于血管内红细胞容量增多,任何器官都可受损。

二、病因学

大多数病因不详,有些家庭具有遗传易感性。电离辐射:接触化学毒物和病毒感染为可能的病因。

三、发病机制

1.造血干细胞异常 由于 PV 在外周血表现为全血细胞减少,在骨髓组织学上表现为 3 系细胞增生,故 20 世纪 50 年代就有学者推测其为干细胞疾患。1976 年,Adamson 等对两名 PV 的妇女进行了葡萄糖-6-磷酸脱氢酶(G-6-PD)同工酶分析,结果发现其皮肤成纤维细胞、淋巴细胞含有两型 G-6-PD 同工酶(GdA/GdB),而外周血红细胞、粒细胞、血小板均只含有相同的 A 型 G-6-PD(GdA)。这表明它们来源于 A 型同工酶的干细胞,从而证实了 PV 是干细胞疾患的推断。应用 Southern 杂交和 PCR 等分子生物学技术,采用 X 连锁基因多态性和灭活式样分析,进一步肯定了上述结论,发现约 80％女性 PV 患者其外周血中性粒细胞为单克隆性,而 T 细胞为多克隆性。

2. PV 的细胞和分子水平缺陷　在半固体培养基中,PV 患者骨髓细胞培养能形成自发性的 CFC－E 和 BFU－E 集落,而正常人和继发性红细胞增多症患者均无或很少有自发性集落形成。且与继发性红细胞增多症不同,PV 患者血浆及尿中的促红细胞生成素(EPO)水平不增高,因此人们推测可能与 EPO 信号传导途径异常,也许是 EPO 受体(EPO－R)本身异常有关,但对 PV 患者 EPO－R 结构的研究表明 PV 患者并无 EPO－R 基因结构异常。最近研究发现 PV 系祖细胞对 EPO、胰岛素样生长因子 1(IGF－1)高度敏感,从而导致了红系细胞的不可控制的产生。PV 患者随着病情进展,骨髓中纤维母细胞不断增多是对巨核细胞释放的血小板衍生生长因子(PDGF)反应性增殖的结果,PV 本身并不累积纤维母细胞。

大系列的 PV 细胞遗传学研究表明约 40% 的患者有染色体核型异常,初诊时常见异常有 del(2q)(q11)、+8 和+9,这些异常可见于 PV 病程的始终,对临床表现和病程影响很小,可能与疾病本身有关。目前认为与 PV 可能相关的染色体异常还有 del(1)(p11)、del(3)(p11;p14)、t(1;6)(q11;p21)和 t(1;9)(q19;q14)。

3. 其他　在欧洲血统犹太人中发现的家族性 PV,表明 PV 可能存在有遗传易感因素。此外有人认为 PV 是受 Friend 病毒变种“红细胞增生性病毒”感染所致,将含有这种病毒的小鼠脾滤过液注射给正常的小鼠体内,可引起红细胞容量增多和脾肿大,但在人类还未得到充分证实。

四、临床表现

1. 多见于中老年男性,隐袭性起病,可在若干年后出现症状或偶然验血时发现异常。

2. 早期可表现为头痛、头晕、乏力、耳鸣、眼花、健忘、盗汗等类似神经症症状。

3. 栓塞和出血因血流缓慢,尤其伴有血小板增多时,可有血栓形成和梗死。严重的栓塞并发症有脑血管意外、心肌梗死、深部静脉血栓(如肝静脉栓塞)以及肺栓塞,约 1/4 的患者有出血和瘀斑,个别患者发生下肢动脉栓塞出现肢端坏疽,甚至需要截肢治疗。

4. 皮肤黏膜约 40% 的患者出现瘙痒,患者皮肤黏膜显著红紫,尤以面颊、唇、舌、耳、鼻尖、颈部和四肢末端(指趾和大小鱼际)为甚。眼结膜显著充血。

5. 消化道 PV 患者嗜碱性粒细胞也增多,嗜碱颗粒富有组胺,大量释放刺激胃腺 B 细胞,导致消化道溃疡;可有肝大,后期可导致肝硬化,称为 Mosse 综合征。多有脾大,可发生脾梗死,引起脾周围炎。

6. 心血管约半数患者有高血压。可有心绞痛、心肌梗死和充血性心力衰竭。

7. 高尿酸血症可产生继发性痛风、肾结石和肾功能衰竭。

五、形态学

PV 患者的骨髓活检形态学虽有特征性,但必须结合临床和实验室检查才能确定诊断。

1. 多血期　PV 的多血期主要是骨髓象呈红细胞性增殖,外周血正细胞正色素性红细胞过度增多的表现。如存在出血性缺铁,红细胞可能是小细胞低色素性的。血涂片示中性粒细胞和嗜碱性粒细胞增多,偶见幼稚粒细胞,但一般不见原始粒细胞,>50% 的病例伴血小板增多。

骨髓增生程度在 35%～100%,中位增生程度为 80%,但骨髓活检增生极度活跃是其特征,并随年龄变化。红系、巨核系和粒系增殖(全髓增殖)导致骨髓增生极度活跃,但最突出的是大量红系前体细胞和巨核细胞增生。红系、粒系增生的细胞形态是正常的。原始粒细胞比例不增多。即使骨髓增生程度正常，巨核细胞也是增生明显的，常呈簇状贴近血窦和骨小梁。呈多形性，常为小到巨大巨核细胞成群聚集分布。核分叶多，无发育异常表现。70%网状纤维增生正常，其余的网状纤维不同程度增生。20%可见反应性淋巴细胞结节，95%的骨髓涂片可染铁缺乏。PV增殖期，脾、肝主要表现为充血，多血期髓外造血轻微。

2."消耗期"、多血后期骨髓纤维化与髓样化生（PPMM）　在PV晚期，红细胞容量正常，然后减少，脾进一步增大，偶尔出现骨髓增生极度活跃并有微量纤维化。但是最常见的进展期特点是多血后期骨髓纤维化和髓样化生（PPMM），外周血有幼稚粒细胞、红细胞及泪滴样异型红细胞，并有髓外造血所致的脾肿大。此期的显著标志是骨髓网状纤维和胶原纤维增生。在PPMM期骨髓增生程度是变化的。常见增生减低，成簇的巨核细胞核染色质丰富，核异型明显。粒、红系细胞数量减少，扩张的血窦内见粒、红系细胞和巨核细胞。也可伴骨髓硬化。在PPMM期由于髓外造血引起的脾肿大，脾窦内充有粒系、红系和巨核细胞。此时骨髓和外周血可见幼稚细胞数量增多，但原始细胞>10%或有显著的骨髓发育异常并不常见，并且很可能有转化为骨髓增生异常综合征（MDS）或急性白血病的信号。

六、免疫表型

PV无独特的免疫表型。

七、遗传学

无特征性的遗传学异常，仅10%～20%的病例在初诊时有细胞遗传学异常，最常见的遗传学异常有+8，+9，del(20q)，del(13q)和del(1p)；有时+8，+9同时出现。无Ph染色体或BCR/ABL融合基因。这些染色体异常随疾病进展而增多，在PPMM期，染色体异常达80%～90%。转化为骨髓增生异常综合征（MDS）或急性白血病的患者，细胞遗传学异常几乎为100%包括治疗相关的MDS和急性髓系白血病（AML）。

八、诊断和鉴别诊断

(一)诊断标准

1. Hoffman等标准

(1)红细胞容量比预期平均值>25%；

(2)动脉血氧饱和度正常(≥0.92)；

(3)脾肿大；

(4)血小板增多($\geqslant 400 \times 10^9$/L)和白细胞增多($\geqslant 12 \times 10^9$/L)；

(5)骨髓细胞增生，有成熟巨核簇集，核分叶多，无铁储；

(6)血清EPO低(<3.0U/L)；

(7)内源性红细胞集落形成。

具备第1项和任何其他3项，可诊断为PV。

2. 国际PV研究组（PVSG）诊断分A、B两类

(1)Ah红细胞容量增加(^{51}Cr标记红细胞法，男性≥36ml/kg，女性≥32ml/kg)；A2：动脉血氧饱和度正常(≥0.92)；A3：脾肿大；

(2)B1：血小板增多＞400×10^9/L；B2：白细胞＞12×10^9/L(无出血或感染)。B3：血清维生素 B_{12} 增高(＞666pmol/L、或＞900pg/ml)或未饱和维生素 B_{12} 结合力增高(＞1628pmol/L 或＞2200pg/ml)。

凡具备 A1、A2、A3 或 A1、A2 和 B 类中任何两项即可诊为 PV。

3.我国现行 PV 诊断标准分临床和实验室两类。

(1)临床上有多血症表现：①皮肤、黏膜呈绛红色，尤以两颊、口唇、眼结膜、手掌等处显著。②脾肿大。③高血压或病程中有血栓形成。

(2)实验室检查：①多次：男性 Hb≥180g/L，红细胞数≥6.5×10^{12}/L，女性分别为≥170g/L 和≥6.0×10^{12}/L。②红细胞容量绝对值增加，51Cr 标记红细胞法或 ^{99m}Tc 标记红细胞法大于本单位正常值 2 个标准差。③Hct 男性≥0.54，女性≥0.5。④无感染及其他原因，白细胞数＞11×10^9/L。⑤血小板多≥300×10^9/L。⑥NAP 积分增高(＞100)。⑦骨髓增生明显活跃或活跃，粒、红、巨核细胞系均增生，尤以红系为著。

除外继发性红细胞增多症，如缺氧性(高原性、慢性心肺疾患、发绀性心脏病、肺换气不良)、异常血红蛋白病、肿瘤、肾动脉狭窄、家族性。

凡有上述临床中任何两项、实验室检查①及②项并能除外引起红细胞增多的各种原因可诊断为 PV。

凡有临床中前两项，实验室 Hb 男≥200g/L，女≥190g/L，除外继发性和相对性原因可诊断为 PV。

(二)鉴别诊断

1.排除相对性(假性)红细胞增多和其他引起绝对红细胞增多的众多疾病脱水(呕吐、腹泻、多汗、利尿、限制水摄入)引起血容量减低血液浓缩、高血压、先兆子痫、缺氧、一氧化碳中毒、高氧亲和的血红蛋白病、高原病、慢性肺部疾患等都可引起红细胞增多。从患者病史、家族史、血气分析、检测 EPO 等不难鉴别。

2.与其他 CMPD 鉴别　NAP 积分增高及 Ph 染色体和 BCR－ABL 融合基因阴性区别于 CML；有 PV 多年可以区别 PV 的 PPMM 期与骨髓纤维化；Hct 明显增高，红细胞容量增高，骨髓中无可染铁等可区别 PV 伴血小板增高和特发性血小板增多症。

九、治疗

多血症期患者的治疗目的是通过减少血细胞以改善症状，降低栓塞和出血并发症。

1.静脉放血和红细胞单采　静脉放血，每次 300～500ml，1 周 2～3 次，直至 Hct＜0.45，老年人应 250ml/次，1 周 1 次。该法降白细胞和血小板常不明显，多次放血可引起缺铁，放血后可刺激骨髓引起红细胞反弹升高，同时放血后血容量减低，易促发血栓形成，因此该方法适用于年龄小于 50 岁，化疗前处理及外科手术前准备。如有条件做红细胞单采。

2.化疗　适用于 3 系血细胞增多，尤以血小板增多者，有髓外造血、肝脾明显肿大，有皮肤瘙痒、痛风以及老年患者有心血管病不宜静脉放血者。常用药：

(1)羟基脲：是一种核糖核酸还原酶抑制剂，对 PV 有良好的治疗作用，每日剂量为 15～20mg/kg，白细胞维持在(3.5～5)×10^9/L，可长期间歇应用羟基脲。

(2)白消安：2～6mg/d，缓解后停用 4 周，然后给维持量，每日或隔日 2mg.

(3)美法仑：6～10mg/d，5～7 天后改为 2～4mg/d，直至缓解。然后给维持治疗。

（4）高三尖杉酯碱：2～4mg/d，静注，直至缓解，改为口服化疗药物维持。

3.INF－α　INF－α可抑制红系及血小板生成，拮抗促纤维化因子PDGF的作用，可干扰PV自然病程向红细胞增多症后髓样化生（PPMM）进展。INF－α3MU/d，皮下注射，治疗6～12个月，70%可不再静脉放血，80%患者瘙痒减轻，还有脾脏缩小、白细胞和血小板减低，维持治疗以3MU，每周2～3次，有的可长期缓解。少部分患者不能耐受治疗，如高热、严重无力、双下肢神经性病而停药。

4.放射性核素磷（32p）治疗　32p的β射线能抑制细胞核分裂，使细胞数降低。初次口服剂量为2～4mCi，约6周后红细胞数开始下降，3～4个月接近正常，症状有所缓解，约75%～80%有效。如果3个月后病情未缓解，可再给药一次。用药前后1～2周需低磷饮食，以促进药物磷吸收，缓解时间达2～3年，不良反应为骨髓抑制及远期发生治疗相关白血病。

5.抗血小板药物　PV患者可有血小板增多和功能异常造成血栓烷A2（TXA2）增多，促使血小板聚集和血管收缩，有利于血栓形成。①小剂量阿司匹林（40mg/d）即可抑制TXA2>80%，且不增加出血并发症。②氯米喹酮：选择性抑制巨核细胞成熟，减少血小板形成，尤适用于血小板增多有出血或血栓栓塞者。剂量为2mg/d，血小板于1周内下降，17～28天可恢复正常。但停药1周左右又上升至治疗前水平。妊娠禁用，因可透过胎盘影响胎儿血小板生成。不良反应有：血管扩张性头痛、眩晕、液体潴留、恶心、心动过速甚至心衰。心脏病者慎用。

6.对症治疗　患者瘙痒难以忍受，可能与组织肥大细胞和血液循环中嗜碱性粒细胞脱颗粒释放组胺有关。抗组胺药物一般无效，前述治疗方法联合应用，80%左右患者有效。环孢素A可抑制肥大细胞和嗜碱性粒细胞释放组胺。也可试用大剂量地塞米松40mg，连用4天。

十、预后及预测因素

如不治疗，PV的中位生存期仅几个月，随着最新治疗方法的应用，中位生存期常超过10年。大多数死于血栓和出血，但20%死于MDS或AML。

血栓和出血的预测因素不易界定，未以细胞毒药物治疗的患者发生MDS和急性白血病的仅占2%～3%，化疗后则达10%或以上。

（陈雪瑜）

第八节　慢性特发性骨髓纤维化

慢性特发性骨髓纤维化（chromic idiopathic myelofidrosis，CIMF）是一种以骨髓巨核细胞和粒系细胞增生为主要特征的克隆性骨髓增殖性疾病，伴有骨髓结缔组织反应性增生和髓外造血（EMH）（或称髓外化生）。髓外造血主要在脾，其次在肝、淋巴结等。脾脏显著增大，幼红－幼粒红细胞性贫血，出现泪滴形红细胞，以及不同程度的骨质硬化，骨髓常干抽，骨髓活检证实纤维组织增生是其特点。

同义词有：原因不明性髓样化生；骨髓硬化伴髓样增生；慢性粒细胞巨核细胞性骨髓增生；特发性骨髓纤维化；原发性骨髓纤维化。

一、流行病学

CIMF 的实际发病率不清楚,估计年发病率为 0.5～1.5/10 万。常见于 70 岁人群,男女发病率相近,儿童罕见。

二、病因学

病因不明,有的与接触化学毒物和电离辐射有关。家族性骨髓纤维化的病例偶有报道。

三、发病机制

正常血细胞有的含有 G－6－PD 同工酶 A,有的含有同工酶 B。但骨髓纤维化时血细胞只含有一种 G－6－PD 同工酶,提示骨髓纤维化时血细胞来自一个干细胞克隆。增生的血细胞引起骨髓功能紊乱时,胶原纤维与巨核细胞及血小板相接触,导致血小板衍化生长因子(PDGF)及转化生长因子 β(TGF－β)释放,后二者均可刺激原纤维细胞的分裂和增殖。现认为肝、脾、淋巴结的髓外化生不是骨髓纤维化的代偿作用,而是骨髓增殖性疾病特有的表现。

四、临床表现

部位:总是累及外周血和骨髓,肝和脾是常见的髓外造血部位,但也可发生于淋巴结、肾、肾上腺、硬脑膜、胃肠道、肺、胸膜、乳腺、皮肤和其他可能的部位。EMH 主要与幼红、幼粒细胞增多及红细胞形态异常有关。

起病缓慢,开始多无症状或症状不典型,常因常规体检发现脾增大或常规血液检查有贫血或血小板减少而发现本病。症状可有:疲倦、体重减轻、低热、盗汗、食欲下降及左上腹疼痛不适等,少数有骨骼疼痛和出血。由于高尿酸血症会出现痛风性关节炎和肾结石。90% 的患者有脾肿大多为巨脾,50%～70% 有肝肿大,仅 10%～20% 有淋巴结肿大。

五、形态学

CIMF 经典表现是血涂片有幼红、幼粒细胞和异型红细胞,尤其是泪滴样红细胞,骨髓活检示显著纤维化和导致脾、肝肿大的 CMH。但初诊时形态学变化相当大,取决于患者是处于纤维化前期还是纤维化期。

1.骨髓纤维化前期(细胞增生期)　就诊时 20%～30% 的患者为此期。此时常有轻度贫血,白细胞和血小板可正常或轻度增多。可见有核红细胞、泪滴样红细胞、异型大血小板和幼稚粒细胞,但通常数量较少。

骨髓活检增生极度活跃,中性粒细胞和异型巨核细胞增多。粒系可能"核左移",但以晚幼粒、杆状核、分叶核粒细胞为主。不见原始粒细胞簇,原始粒细胞比例亦无明显增多(<10%)。常见红系细胞数量减少,有的早期红系前体细胞可增多。巨核细胞增生且有异常为骨髓纤维化前期的特征之一,表现为巨核细胞常大小不一,成簇分布于血窦和骨小梁旁,多数巨核细胞胞体大,也可见小巨核细胞。特别是通过免疫组化标记血小板和巨核细胞特异抗原加以识别。巨核细胞核浆比例失调,以异常丰富的染色质、呈云朵样或气球样的分叶核以及常见的裸巨核细胞为典型表现。总体上巨核细胞比其他 CMPD 更加异型。此期网状纤维增生轻微,甚至缺乏。如有的话,多在血管周围,骨髓血管通常是增生的。25% 的病例可见淋巴

小结。

2. 骨髓纤维化期　70%～80%CIMF 初诊时已为纤维化期,此期因 EMH 而伴有不同程度肝脾肿大、贫血,血涂片中幼红、幼粒细胞及大量泪滴样红细胞为此期典型表现。白细胞数量可正常,可有大、异常血小板,外周血中可见巨核细胞核、小巨核细胞。血片中通常有少量原始粒细胞,如≥10%则是转化为加速期或急性变的信号。

此期骨髓常硬,穿插困难或干抽,活检显示网状纤维增生及胶原纤维增生,常为增生正常或增生减低,斑片状造血组织被疏松结缔组织或脂肪组织分开,虽然骨髓原始粒细胞<10%,但有明显的幼稚细胞灶。骨髓血窦增多及扩张并有窦内造血是其特征。有时骨髓造血细胞几乎缺乏,主要为致密增生的网状纤维或胶原纤维,窦内见小岛状前体造血细胞。可见类骨质或新骨形成发芽样内生性斑块。骨硬化组织可形成宽而不规则的骨小梁,占据 50%以上的骨髓腔。

对于已确诊为 CIMF 者,外周血和骨髓中原始细胞占 10%～19%提示加速,如≥20%为急变期。CIMF 急变时可有剧烈顽固性骨骼疼痛。

3. 髓外造血　为 CIMF 特征之一。最常见的部位是脾和肝。显微镜下主要位于脾窦内的红系、粒系和巨核系增生使红髓扩大,巨核细胞常为髓外造血的最显著的细胞成分。红髓髓索纤维化及血小板瘀积。肝窦也有髓外造血和常见肝纤维化和硬化。此外身体其他部位如肺、胃肠道、CNS、泌尿生殖系也可有髓外造血,引起相应系统表现。

六、免疫表型

无异常免疫表型。

七、遗传学

无特异性细胞遗传学异常,约 60%有异常,常见为 13q⁻、20q⁻、1q⁻;也可＋8、＋9,如用过化疗可有 7 号与 5 号染色体异常,如有其他染色体异常出现,要警惕向更为恶性方向转化。无 Ph 染色体或 BCR/ABL 融合基因。

八、细胞起源

推测为多系分化潜能的骨髓干细胞。

九、诊断和鉴别诊断

(一)诊断标准

1. 国内诊断标准

(1)脾明显肿大。

(2)外周血出现幼稚粒细胞和(或)有核红细胞,有数量不一的泪滴状红细胞,病程中可有红细胞、白细胞及血小板的增多或减少。

(3)骨髓穿刺多次干抽或呈增生低下。

(4)脾肝淋巴结病理检查有造血灶。

(5)骨髓活检病理切片显示纤维组织明显增生。

凡具备(5)项加其他任何 2 项,排除继发性和急性 MF 可诊断为 CIMF。

2. PVSG 的诊断条件

(1)脾肿大。

(2)外周血出现幼稚粒、幼稚红细胞。

(3)红细胞数正常,Ph 染色体阴性。

(4)取材良好的骨髓活检病理切片中纤维组织占 1/3。

(5)除外其他全身性疾病。

3. WHO 根据临床和形态学特点,诊断纤维化前期和纤维化期的条件

(1)纤维化前期:①临床上无或轻度脾和肝肿大,轻度贫血,轻度至中度白细胞增多和轻度至明显血小板增多。②形态学上无或轻度幼粒、幼红细胞血象,无或轻度红细胞形态不一,少许泪滴状红细胞。③骨髓增生,中性粒细胞增生,巨核细胞增生不典型(巨核细胞聚集、核异常分叶核、裸核),无或极微网硬蛋白纤维化。

(2)纤维化期:①临床上中度至明显脾和肝肿大,中度至明显贫血,白细胞计数降低、正常或增高,血小板减少、正常或增多。②形态学上显示幼粒、幼红细胞血象,红细胞明显形态不一和泪滴状红细胞。③骨髓细胞增生低下,网硬蛋白或胶原纤维化,血窦扩张有窦内造血,巨核细胞增生和异常明显(巨核细胞聚集、核异常分叶核、裸核),以及新骨形成(骨硬化)。

(二)鉴别诊断

1. 与 CML 伴 MF 的鉴别 CML 伴 MF 有两种情况:

(1)30%CMI-CP 早期可有轻度网硬蛋白 MF;

(2)在 CML 确诊后 CP 晚期(3 年左右)出现 MF 常提示 CML 向 AP 转化。Ph 染色体或 BCR-ABL 融合基因阳性有利于诊断 CML。

2. 与 PV 鉴别 PV 经 10 年左右的多血期(细胞增殖期)转入 PPMM(骨髓衰竭期)。临床上 PPMM 期与 CIMF 极难鉴别,但有明确 PV 病史有助于区别。泪滴状红细胞少见,但有病态造血现象,巨核细胞增生多为小、少分叶型等特点有助于鉴别。

3. 与骨髓增生异常-骨髓纤维化(MD-MF)综合征鉴别 具有 MD 和 MF 特征,有急性和慢性两型。区别点:MD-MF 多无脾肝肿大或很少有肋缘下超过 3cm。

十、治疗

CIMF 是一种不可治愈的疾病,目前多采用综合治疗以改善血象减轻髓外造血和骨髓纤维化(MF)。

1. 雄激素和糖皮质激素

(1)雄激素可使 1/3~1/2 患者的贫血得到改善,常用:①康力龙 2mg,3 次/日。②达那唑 200mg,q6h 或 q8h,口服。

(2)糖皮质激素(泼尼松,40mg/d)可使 1/3 严重贫血或血小板减少的患者得到改善,因此,当有贫血和(或)血小板减少时可上述两种联合,至少 3 个月,如有效,雄激素继续使用,糖皮质激素逐渐减量。

2. 化疗 适用于有白细胞和(或)血小板增多者及明显脾肿大者。

常用:①白消安 4~6mg/d。②羟基脲 1~2g/d,或每周 3 次,可使 70%患者好转,脾脏缩小,压迫症状减轻,血象改善。③高三尖杉酯碱:1~3mg/d,IV,也有一定疗效。

3. INF-α INF-α 可抑制巨核细胞系增殖,抑制巨核细胞/血小板衍生的纤维形成生长

因子如 PDGF 和 TGF－β 的产生和释放,提示 INF－α 可用于 CIMF 的治疗。一般剂量 3～5MU,皮下注射,3 次/周,至少 12 周。可单用也可与其他药物联合应用。

4.脾切除

(1)适应证:①巨脾引起严重压迫症状。②顽固性脾肿大,对化疗和 INF－α 治疗无效。③脾功能亢进,引起严重贫血和(或)血小板减少,多次输血,血红蛋白不能维持在 60g/L 以上,激素治疗也无明显疗效。④造血因子如 G－CSF、GM－CSF、EPO 疗效不好。⑤有门脉高压、食管胃底静脉曲张破裂出血。⑥反复疼痛性脾梗死,保守治疗无效,甚至脾破裂。但因脾脏是代偿性髓外造血器官,切脾后可能导致下列情况:①肝脏代偿性髓外造血加快,肝迅速增大,可能出现肝功能衰竭。②脾脏切除后,血小板增多,增加血栓栓塞的危险。③切脾后虽然生活质量可改善,但总生存期无变化。④切脾后转化为白血病的可能性加大。

(2)禁忌证:①活动性肝炎。②严重肺和心血管疾病。③血小板计数较高者。

5.放射治疗　其临床应用指征:

(1)严重的脾区疼痛(脾梗死);

(2)显著的脾脏大而有切脾禁忌证;

(3)由腹膜髓样化生所致的腹水;

(4)局部严重骨骼疼痛;

(5)髓外纤维造血性肿瘤。可取得明显缩脾效果的照射,剂量为 200～300cGy,分 10～15 次照射,局部照射 50～200cGy 后即可使脾区疼痛明显缓解。

6.异基因造血干细胞移植　40 岁以下 CIMF 可首选异基因造血干细胞移植。干细胞移植前做脾切除有助于移植后重建造血,尤其对去 T 细胞的移植。

7.沙利度胺(反应停)　研究表明 CIMF 患者骨髓有显著的血管新生亢进,血管新生调控因子血管内皮细胞生长因子(VEGF)表达增高,抗血管新生药物反应停治疗 CIMF 已有小系列临床研究报告,初步结果提示反应停可能是 CIMF 的新的有效治疗药物。

8.其他　全反式维甲酸、维生素 D_3、罗钙全[1,25－$(OH)_2$]有抗纤维化作用,也可应用,疗效不定。

十一、疗效标准

1.好转　临床无症状,脾缩小达 1/2 或以上;血细胞数达正常范围,幼稚粒、幼稚红细胞;骨髓增生程度正常。

2.进步　临床症状有明显改善;脾较治疗前缩小,但未达 1/2;血细胞数至少一项达正常范围,幼稚粒、幼稚红细胞较治疗前减少 1/2 或以上。

3.未达进步标准者　由于骨髓活检尚不能普及,治疗反应以血象为主:

(1)CR:中性粒细胞绝对值≥$1×10^9$/L,无幼稚细胞,血红蛋白≥100g/L,血小板≥$100×10^9$/L,至少持续 4 周。

(2)PR:至少有以下 2 项:①血红蛋白增加≥20g/L,或 Hb≥90g/L,不需输血。②血小板增加 100%,至≥$50×10^9$/L,不依赖成分输血。③中性粒细胞绝对值增加 100%,和>$1×10^9$/L;脾肿大缩小 50%。

十二、预后

虽然,CIMF 的生存期可为几个月或几十年,但从确诊起中位生存期大约 3～5 年。主要致死原因为骨髓衰竭（感染、出血）、栓塞、门脉高压、心力衰竭和急性白血病。急性白血病发生率为 5%～30%。虽然有些白血病与过去细胞毒治疗有关，但从未治疗过的也有报道。说明急性白血病可能是 CIMF 自然病程的一部分。任何髓系细胞均可发生急性白血病，混合表型的也有报道。

（周栋）

第九节　原发性血小板增多症

原发性血小板增多症（essential thrombocythemia，ET）是一种以血小板数量持续增多和巨核细胞异常过度增生为特征的克隆性骨髓增殖性疾病。临床上出血和（或）血栓栓塞发作，并有脾脏肿大。发病多为中年以上，无明显性别差异。目前 ET 还无特征性遗传学或生物学标记，所以，在诊断前必须排除血小板增多症的其他原因，包括其他髓系疾病，潜在的炎症，传染病和实体瘤。

同义词：原发性血小板增多症；特发性血小板增多症；出血性血小板增多症。

一、流行病学

ET 的真实发病率不清楚，估计年发病率为 1～2.5/10 万。多在 50～60 岁发病，男女比例无显著差异，但第二个高峰常在 30 岁左右，女性较常见。可发生于儿童，但不常见。

二、病因与发病机制

G-6-PD 同工酶分析发现，ET 杂合了女性患者的各细胞组分仅表达同一种 G-6-PD 同工酶，在一例有 $1q^+$ 染色体异常患者也证实其红系和粒系祖细胞具有相同的染色体核型异常，因此，本病为一起源于多能造血干细胞的克隆性疾病。但为何本病主要表现为巨核细胞－血小板系统异常尚不清楚，可能是由于造血克隆在某些调控因子的影响下选择性地向巨核细胞－血小板系统分化的结果，已有实验证实 ET 患者巨核细胞祖细胞对某些正调控因子如 IL-3、IL-6 高度敏感，而对某些负调控因子如 TGF-β 则敏感性降低。

三、临床特点

本病主要见于 50～70 岁人群，中位年龄 60 岁，男女均可发病，男∶女为 1～2∶1。约半数以上患者可能无症状，偶然检查发现血小板增多。有症状者主要临床表现和致死原因是本病的出血和栓塞并发症。

1. 出血　约 50% 患者出现。可表现为自发性出血，或轻度创伤尤其是手术后出血不止，皮肤黏膜出血最常见，其次为胃肠道、牙龈出血，关节肌肉出血和瘀斑少见。

2. 栓塞并发症　确诊时 20%～50% 的患者可存在有栓塞，可累及全身各部位的动脉和静脉，动脉栓塞比静脉栓塞更常见，常见部位为脑血管、外周血管和冠状动脉。最典型的动脉损伤是由于血小板栓子和（或）局部血小板聚集引起微血管阻塞，导致手指和（或）脚趾局部缺血，有时合并坏疽前改变或短暂性脑缺血症状；有时大的脑血管阻塞导致中风。累及指趾微血管可致所谓红斑性肢痛，受累肢体及指趾暗红、肿胀、发烧、烧灼样疼痛，遇热加重，遇凉减轻，重者肢体发绀，甚至坏疽，阿司匹林可使疼痛缓解。受累肢体动脉搏动正常。妊娠妇女可出现多发性胎盘梗死导致胎盘功能不全,而出现反复性自发性流产、胎儿发育迟缓、早产儿或胎盘早期剥离。静脉栓塞常为下肢深部静脉栓塞,门静脉、肝脏静脉栓塞也有报道。

3.部位 骨髓和外周血是主要累及的部位,脾有轻微的髓外造血,却是血小板的扣押部位。

四、形态学

血涂片最突出的异常是显著的血小板增多,血小板大小不等,可以是微小的、大的或巨大的,可见形状怪异、伪足和胞质无颗粒的血小板,血小板数常$>600\times10^9$/L,最高可$>3000\times10^9$/L。尽管白细胞可轻度增多,但白细胞数和分类通常正常。嗜碱性粒细胞通常不多或轻微增多。一般无贫血,仅20%左右出现贫血,红细胞多为正细胞正色素性的,如出血可致缺铁性贫血(小细胞性低色素性)。无幼红、幼粒细胞增多和泪滴样红细胞。90%患者血小板聚集功能减低。

大部分病例骨髓活检随年龄不同,可为正常或轻度至中度增生,也可呈低度增生。最显著的异常为较大或特别巨大的巨核细胞明显增多,在骨髓中呈松散的簇状或散在分布。巨核细胞胞质丰富。核分叶深、分叶多、核膜平滑。ET通常不见CIMF那种形态怪异、高度异型的巨核细胞。有些病例,尤其曾有出血的病例可见红系前体细胞增殖。原始粒细胞不增多,亦无粒系发育异常。网状纤维正常或轻微增多,但如有网状纤维显著增生或任何程度的胶原纤维增生,就绝对不能诊断ET。骨髓涂片显示大的巨核细胞增多及大片血小板增多,常见巨核细胞胞质内骨髓细胞共生现象(emperpolesis),但不特异,诊断时40%~70%骨髓可染铁阳性。

巨核细胞增殖累及髓外部位不明显,有的可见肝、脾髓外造血,但即使有也是很少的。脾索充有血小板和血小板簇,也见于脾窦。

五、免疫表型

无异常表型。

六、遗传学

细胞遗传学检查多数核型正常,5%~10%可有DNA非整倍体、$1q^-$、$20q^-$、$21q^-$或$1q^+$,也可有常见于MDS和AML染色体异常,如del(13q22)、+8、+9,无$5q^-$、t(3;3)(q21;q26.2)和inv(13)(q21;q26.2)等常见于AML和MDS的伴血小板增多的异常核型。无Ph染色体或BCR-ABL融合基因。3%~10%的ET可以转化为AML和MDS,可能与治疗相关,6%可发展为MF。

七、细胞起源

推测为具有不同分化潜能的骨髓干细胞。偶尔有报道符合ET通常标准的患者的巨核细胞生成是非克隆性的。这种病例与大量报道的ET有克隆性造血的病例的关系不清楚。

八、诊断与鉴别诊断

1.国内建议ET诊断标准
(1)临床表现:有出血、脾脏肿大、血栓形成引起的症状和体征。

(2)实验室检查:①血小板计数＞1000×10⁹/L。②血片中血小板成堆,有巨大血小板。③骨髓增生活跃或以上,或巨核细胞增多,胞体大,胞质丰富。④白细胞计数和中性粒细胞增加。⑤血小板肾上腺素和胶原的反应可降低。

凡临床符合,血小板计数＞1000×10⁹/L,可除外其他骨髓增生性疾病和继发性血小板增多者,即可诊断 ET。

2.PVSG 对 ET 的诊断标准

(1)血小板计数＞600×10⁹/L;

(2)红细胞压积＜0.4,或红细胞容量正常(男＜36ml/kg,女＜32m/kg);

(3)骨髓铁染色阳性,或血清铁蛋白或红细胞 MCV 正常;

(4)无 Ph 染色体或 BCR/ABL 融合基因;

(5)骨髓胶原纤维化:A,无;B,占活检标本面积＜1/3,并无明显脾肿大及外周血出现幼粒幼红细胞;

(6)无 MDS 形态学和细胞遗传学证据;

(7)无引起反应性血小板增多症的原因。

3.鉴别诊断　与反应性血小板增多症(RT)鉴别,因其有基础疾病如炎症、感染、肿瘤、切脾史、缺铁等不难鉴别。

九、治疗

本病治疗主要包括血小板计数的长期控制及出血、缺血和栓塞并发症的紧急处理。

1.血小板单采　可快速降低血小板。每次应使血小板降至 500×10⁹/L,适用于高危患者。因可刺激血小板生成加快,引起反弹性血小板增多,不宜长期应用,多于血小板单采同时应用作用快的化疗药物羟基脲。

2.化疗药物　一般认为血小板数在(1000～1500)×10⁹/L 是开始化疗的最好指征。

(1)羟基脲(HU):15mg/(kg·d)或 1g/d,可在 20 天左右使血小板下降至正常,若使血小板快速下降,剂量可 2～4g/d,用 3～5 天,减为 1g/d,血小板可在 1 周内降至≤350×10⁹/L。

(2)白消安:4mg/d,使血小板＜400×10⁹/L 暂停,当升至≥600×10⁹/L 时再间断使用,使血小板＜400×10⁹/L。

(3)氮芥:0.4mg/kg,静脉输注,可于数日内降低血小板。

3.INF－α　可抑制巨核细胞系增殖,抑制巨核细胞造血刺激因子,如 GM－CSF、G－CSF、IL－6、IL－11,刺激巨核细胞系造血负调控因子 IL－1 受体 α 和 MIP－1α 而成为 ET 和 CMPD 的主要药物。常用剂量为 3MU,1 周 1～3 次。INF－α 不通过胎盘,无致畸胎作用,可安全用于妊娠期。

4.出血的治疗　在开始有关检查之前,输注正常血小板为最有效治疗措施,最有效的药物治疗是给羟基脲,2～4g/d,用药 3～4 天后根据血小板计数、体重和年龄再调整剂量,一般减至 1g/d。

5.缺血和栓塞的治疗　应立即给予抗凝剂,首选阿司匹林 300mg/d,同时采用血小板单采迅速降低血小板数。

6.治疗方案的选择　患者被确诊后下一步是评定患者有无发生栓塞、出血的危险因素,并据此将患者分为:

(1)低危组:年龄<60岁,无栓塞病史,血小板计数低于1500×10⁹/L,无心血管疾患的危险因素(如吸烟、肥胖);

(2)高危组:年龄>60岁,有栓塞病史;

(3)中危组:介于低危、高危之间。低危可不予任何处理,高危组患者应给予降血小板药物,对于妊娠期和希望妊娠的高危妇女,由于羟基脲等可能有致畸作用,因此应选用INF-α,中危组患者应首先劝告其戒烟,并予大剂量阿司匹林,如果血小板计数高于1500×10⁹/L,可考虑加用降血小板药物。

十、预后及预测因素

ET是一种髓性疾病,其特征是有长期无症状间歇期,偶尔有一过性威胁生命的栓塞或出血,中位生存期10~15年是常见的,由于ET常见于中年以上人群,很多患者寿命接近正常。脾作为血小板扣押部位,所以切脾会导致血小板戏剧性地升高,使病情恶化。

不到5%的ET会转化为急性髓系白血病或骨髓增生异常综合征,并可能与以前的细胞毒性药物治疗有关。虽然少数ET患者数年后发生骨髓纤维化,但这种转化不常见。在病程的早期若有明显的网状纤维或胶原纤维增生就应立即考虑为其他疾病,例如慢性特发性骨髓纤维化。

暂定的相关疾病"获得性铁粒幼细胞性贫血伴血小板增多"。在罕见的情况下,具有诊断ET的特征,但同时伴铁粒幼细胞贫血,骨髓中有很多环形铁粒幼细胞。对此类患者的分类和治疗比较困难。因为骨髓增生异常综合征和骨髓增殖性疾病的两种表现都存在,像这种病例在进一步研究确定最适合的分类之前,最好靶向它当做"骨髓增生异常/骨髓增殖性疾病,无法分类"的暂定疾病。

(周栋)

第十节 慢性淋巴细胞性白血病

慢性淋巴细胞性白血病(chronic lymphocytic leukemia,CLL)是一种发生在外周血、骨髓和淋巴结的形态单一的小圆B细胞淋巴瘤,伴有前淋巴细胞和副免疫母细胞(假滤泡),通常表达CD5和CD23。CLL是肿瘤性疾病,病因不明,其发生发展可能与基因有关。约50%CLL患者的白血病细胞有染色体的异常,其中13q14基因缺失是最常见的染色体异常,其后依次是12三体型。17q13的p53肿瘤抑制基因的突变常见。

一、流行病学

本病在西方国家是最常见的成人白血病,占65岁以上白血病患者的65%。中位发病年龄65~70岁。30岁以下极为罕见,但20%~30%的病例于55岁前发病,年发病率约3/10万。欧洲、澳大利亚、北美白人以及黑人的发病率是印度、中国、日本的20~30倍。美国每年的新发病例约为17000人,发病率为2.7/10万人,约占所有白血病的30%,发病年龄一般大于50岁(平均65岁),并且随着年龄的增加发病率也呈上升趋势,50岁以下仅占10%。男性多于女性,男女比例约为2∶1。一般来说,这种肿瘤性淋巴细胞属于B细胞系,而T细胞来源小于2%,称为T淋巴细胞白血病。CLL在东方人中少见,在日本仅占2.6%,我国亦较少见,仅占 1.1%(1977 年)。

二、病因和发病机制

CLL 的病因和发病机制目前还不清楚。至今尚无明确的证据提示化学物质和放射接触史、饮食、吸烟、病毒感染以及自身免疫性疾病等因素能够引起 CLL,但本病具有家族聚集的特点。CLL 的 B 细胞表面免疫球蛋白呈弱阳性,主要为 IgM 和 IgG,为单一的轻链型(X 或 λ)。血清中常产生自身抗体。单克隆性 B 淋巴细胞的增殖可能同抗原的持续刺激,T、B 细胞的调节异常,细胞因子调控异常以及细胞及分子遗传学的改变有关。约 80%的病例伴有染色体的异常,常见的为 13q14 缺失,11q 缺失和三体 12,少见的有涉及到 p53 基因的 17p 的缺失和 6q 的缺失。在伴有异常核型的患者中,65%为单一核型异常,部分可有两种以上的染色体变异。

三、分类与分型

过去曾把细胞形态和临床表现与本病相似,但免疫表型带有明显 T 细胞特征的淋巴细胞增殖性疾病也归于 CLL,作为 CLL 的一种变异型,或称为 T 细胞性慢性淋巴细胞性白血病(T-CLL)。根据世界卫生组织对造血组织和淋巴组织肿瘤的分类方案,已经将本病归类于慢性淋巴细胞性白血病/小淋巴细胞性淋巴瘤(CLL/SLL),而 T-CLL 则被归类于 T 细胞幼淋巴细胞性白血病(T-PLL)和 T 细胞大颗粒淋巴细胞白血病(T-LGLL),而经典者均为 B 细胞性淋巴细胞白血病。

四、临床表现

大多数患者诊断时年龄在 60 岁以上,且 90%大于 50 岁。男女发病率为 2∶1。80%的 CLL 患者表现为无痛性淋巴结肿大,大多见于颈部和锁骨上腋窝。50%的患者有轻到中度脾肿大,少部分因脾功能亢进引起继发性贫血和血小板减少。多数情况下因骨髓浸润和(或)自身抗体间断表达引起血细胞减少。肝脏肿大少见,多因白血病细胞浸润所致。

1.起病   起病比慢粒更缓慢,常拖延数月至数年才就诊,不少病例因其他疾病检查血常规时才被发现,首发症状以淋巴结肿大为最常见,也可因乏力、消瘦、贫血、出血、脾肿大、感染而就诊。

2.全身症状   可有乏力、发热、出汗、瘙痒、体重减轻等。

3.淋巴结、肝、脾肿大   淋巴结肿大为全身性,最常见于颈部、腋下、腹股沟等处。淋巴结常呈中等度肿大,表面光滑,质地中等硬度,无压痛或粘连。纵隔淋巴结肿大可压迫支气管而引起刺激性咳嗽及反复的肺炎发作等,也可压迫上腔静脉而引起上腔静脉综合征。后腹膜淋巴肿大可致下背痛、下肢水肿,也可引起输尿管梗阻,从而反复并发肾盂肾炎,甚至发生肾功能损害、尿毒症。扁桃体和胸腺也可明显肿大。

脾肿大不如慢粒显著,亦有少数病例只有脾肿大而无淋巴结肿大。肝肿大不如脾肿大多见,但至晚期,肝脏可有明显肿大,伴肝功能损害,表现为黄疸、右上腹疼痛、低蛋白血症,血清碱性磷酸酶、谷丙转氨酶及乳酸脱氢酶值升高。本病还可因胆道浸润而发生梗阻性黄疸。并发慢性溶血者还可继发胆色素结石,从而出现胆道疾病的表现。

4.其他局部表现   50%病例有皮肤病变。非特异性改变包括瘙痒、荨麻疹、湿疹、丘疹、疱疹带状疱疹等；特异性皮肤损害，则包括结节和红皮病。肺部表现为肺浸润和胸膜渗出，可引起呼吸道症状。胃肠道表现为厌食，上腹饱胀、腹痛、腹泻及黑便等，偶有肠梗阻或肠穿孔。骨骼系统可有骨痛、溶骨性改变及骨硬化。20％病例有蛋白尿、血尿，并可发生肾结石。

五、实验室检查

外周血淋巴细胞比例和计数均明显增高，细胞形态表现为成熟型小淋巴细胞。部分病例可伴有贫血和血小板减少，多数与脾脏肿大伴有脾功能亢进以及骨髓浸润有关。部分患者Combs试验阳性，但有溶血表现的不多见。骨髓中淋巴细胞比例可达到30％～100％，骨髓活检可见淋巴细胞浸润。

1.血象　白细胞增多，一般为$(30\sim200)\times10^9/L$（3万～20万/mm³），偶见高达$(500\sim1000)\times10^9/L$（50万～100万 mm³），分类中多数为成熟小淋巴细胞（可达80％～99％），血片中破碎细胞较多，偶可找到原淋细胞。有时可见幼粒细胞，为骨髓受白细胞浸润所"刺激"的表现。

贫血和血小板减少为晚期表现，除由于白血病细胞浸润骨髓外，本病易并发自身免疫性溶血性贫血及血小板减少症，还可能由脾功能亢进引起。

2.骨髓象　疾病早期，白血病细胞仅在少数骨髓腔出现。以后侵犯全身骨髓。骨髓象显示增生明显至极度活跃，主要是淋巴系增生。50％以上为小淋巴细胞，并可见相当数量的大淋巴细胞，原始淋巴细胞和幼稚淋巴细胞较少见（5％～10％）；红系一般增生低下，有溶血反应时，幼红细胞增生；巨核细胞到晚期才减少。骨髓活检示淋巴细胞浸润呈弥漫性、间质性或局灶性，在后两种情况下常保留有残余的正常造血。

3.淋巴结检查　典型的淋巴结结构因小淋巴细胞的浸润而丧失，这些小的淋巴细胞和循环的白血病细胞形态相同，淋巴结组织学和低分化的小淋巴细胞性淋巴瘤相同。在疾病进展期，淋巴结融合形成大而固定的团块。

4.免疫表型　95％以上的CLL呈B淋巴细胞标志。瘤细胞表面IgM弱（＋）或IgM和IgD弱（＋），CD5⁺，CD19⁺，CD20弱（＋），CD79a⁺，CD23⁺，CD43⁺，CD11e弱（＋）。并且CD10和cyclin D1（－）；FMC7和CD79a通常（－）或弱（＋）。有些具有典型CLL形态的病例可出现免疫表型分离，即CD5⁻ 或 CD23⁺，FMC7⁺ 或 CD11c⁺，或表面Ig强（＋），或CD79b⁺。

5.遗传学　80％患者存在异常核型。50％的患者有13q14基因缺失，20％的患者12号染色体出现三倍体的情况，11q22－23基因缺失见于20％的病例，10％的患者有17q13（p53位点）基因缺失，5％的患者有6q21基因缺失。

六、分期

CLL分期对预后有意义，以Rai分期系统和Binet分期系统应用较广。

Rai分期系统，由Rai等于1975年提出。

0期：仅有外周血和骨髓中淋巴细胞增多，为低危；Ⅰ期：淋巴细胞增多和淋巴结肿大，为中危；Ⅱ期：淋巴细胞增多合并肝和（或）脾肿大，为中危；Ⅲ期：淋巴细胞增多和贫血（血红蛋白<110g/L），为高危；Ⅳ期：淋巴细胞增多和血小板减少（$<100\times10^9/L$），为高危。

其平均生存期依期别增加而递减，分别如下：0期，150个月；Ⅰ期，101个月；Ⅱ期，72个月;Ⅲ期,30 个月;Ⅳ期,30 个月。

Binet 分期系统,由 Binet 等于 1981 年提出。除淋巴细胞增多外,将身体淋巴组织分为 5 个区域即颈淋巴结区、腋下淋巴结区、腹股沟淋巴结区、脾脏和肝脏。

A 期:血红蛋白≥100g/L,血小板≥$100×10^9$/L,小于 3 个淋巴结区受累;B 期:血红蛋白≥100g/L,血小板≥$100×10^9$/L,≥3 个淋巴结区受累;C 期:血红蛋白<100g/L 和(或)血小板<$100×10^9$/L,不论累及部位多少。

七、鉴别诊断

CLL 应与下列疾病相鉴别:

(一)幼淋巴细胞白血病

幼淋巴细胞白血病是 CLL 亚急性型,该病 50% 以上的血液白细胞是大淋巴细胞,其大小和形态可以和 CLL 的白血病细胞区别。幼淋巴细胞直径 10～15μm,而 CLL 细胞一般是小的静止的淋巴细胞,直径为 7～10μm。血液或骨髓中的幼淋巴细胞为圆形或分叶核,每一核有单突厚边缘的核仁,染色质的密度高于原始淋巴细胞,而低于成熟淋巴细胞或 CLLB 细胞。胞浆一般呈淡蓝色,无颗粒,有时光镜下可见胞浆包涵体。这些细胞侵犯淋巴结,一般产生浸润假结节,它与典型 CLL 弥漫型明显不同。与 CLL 白血病 B 细胞不同,幼淋巴细胞高表达表面免疫球蛋白,SN8 染色亮,表面抗体为特异性 CD79b。

(二)毛细胞白血病

毛细胞白血病肿瘤 B 细胞比 CLL 细胞大(MCV 400fl),胞浆丰富,常有较好的丝状"毛发"影。这些细胞对酸性磷酸酶抗酒石酸同工酶呈强阳性反应。与 CLLB 细胞不同的是毛细胞白血病的肿瘤细胞高表达 CD11c 和 CD25。

(三)淋巴瘤

淋巴瘤有循环瘤细胞,这种瘤细胞有时引起血液淋巴细胞增多症,它可能被误认为 CLL。

1.小淋巴细胞白血病　低分化小 B 淋巴细胞淋巴瘤在生物学和临床特点方面与 B-CLL 密切相关,外周血小淋巴细胞淋巴瘤的肿瘤细胞与 CLL 白血病细胞形态相同,故需首先鉴别。CLL 常常有血液淋巴细胞增多,而小淋巴细胞淋巴瘤常常有淋巴结浸润,CLL 常常有骨髓淋巴细胞增多,而小淋巴细胞淋巴瘤骨髓未受浸润。当小淋巴细胞淋巴瘤浸润骨髓时,呈典型的结节型,而不是间质型及弥漫型。

2.套细胞淋巴瘤　套细胞淋巴瘤是一种中度分化 B 细淋巴瘤。与弥漫性淋巴结受累典型 CLL 不同,套细胞淋巴瘤的淋巴结组织学特征之一是套带单克隆 B 细胞围绕反应生发中心。而且与 CLLB 细胞不同的是套细胞淋巴病一般不表达 CD23。

3.滤泡性淋巴瘤　起源于滤泡中心细胞低恶度淋巴瘤能够侵犯血液,常以淋巴结肿大,偶尔巨脾为特征,这些白血病细胞体积小,典型的是胞核清晰,核仁清楚,滤泡中心小细胞淋巴瘤常表达 CD10(CALLA)抗原。与 CLL 不同,这些细胞常高表达表面免疫球蛋白,而不表达鼠的玫瑰形受体和 CD5 抗原,这种细胞 FMC7 阳性。淋巴结活检可证实为结节状或弥漫小细胞淋巴瘤。

八、治疗

目前临床上使用 Rai 和 Binet 分期评估预后。早期的患者(Rai 0～Ⅱ,Binet A)一般不需治疗,仅需"观察和等待"。只有出现和疾病进展相关的症状(肝、脾、淋巴结肿大的症状或并发症)时,才必须治疗。NCCN(美国国家综合癌症中心联盟)治疗指征:有症状;反复感染;就诊时巨大瘤负荷;重要脏器功能受累;血细胞减少(红细胞、血小板);自身免疫性血细胞减少(AIHA,ITP,纯红再障);疾病持续缓慢进展至少6个月;患者要求治疗。BCSH(英国血液学标准委员会)治疗指征:全身症状:6个月内体重下降>10%,发热>38℃2周,乏力,盗汗;淋巴结肿大>10cm或进行性增大;脾脏肿大>6cm或进行性增大;淋巴细胞进行性升高:2个月内升高>50%,淋巴细胞倍增时间<6个月;进行性造血衰竭:出现贫血,血小板减少或加重;自身免疫性血细胞减少。

(一)烷化剂

苯丁酸氮芥(CLB)应用最广,延缓疾病进展,但不延长总生存期;苯丁酸氮芥+强的松或蒽环类药物并不延长10年生存期。用法为:

(1)0.1～0.2mg/(kg·d),口服,连用6～12天,2周后减至2～4mg/d,长期维持;

(2)间歇疗法,0.2mg/(kg·d),口服,连用10～14天,休息2周重复给药。亦可用联合化疗,用CLB+PDN(泼尼松),CLB 0.1～0.2mg/(kg·d)与PDN 10～20mg/d,连用4天,每3周一次。亦可用M₂方案,即BCUN(卡氮芥)0.5～1mg/kg,静注,第1天;CTX(环磷酰胺)10mg/kg静注,第2天;L－PAM(苯丙氨酸氮芥)0.25mg/(kg·d),口服,第1～14天;VCR(长春新碱)0.03mg/kg静注,第21天;PDN 1mg/(kg·d),口服,第1～14天。停药4周后可重复。苯丁酸氮芥的主要不良反应是骨髓抑制。

(二)嘌呤类似物

1.嘌呤类似物单药治疗　目前治疗CLL主要使用3种嘌呤类似物:氟达拉滨、喷妥司汀(Pentostatin)和克拉屈滨(Cladribine)。氟达拉滨单药治疗相比于其他的包含烷化剂或糖皮质激素的治疗方案具有更出众的总体缓解率,但并未证实总体生存时间延长。

氟达拉滨25～30mg/m² iV.(30分钟滴注),d1～5,每3～4周重复。适用于患者对首次治疗无效或首次治疗后12个月内复发。

克拉屈滨0.1mg/(kg·d)iV.(连续滴注),d1～7,每3～4周重复。

2.嘌呤类似物联合化疗　CLL联合化疗是氟达拉滨加环磷酰胺(FC)。在一项前瞻性研究中比较氟达拉滨和FC,研究结果表明联合治疗具有更高的缓解率。FC联合化疗具有明显更高的完全缓解率(16%)和总体缓解率(94%),相比于氟达拉滨单药治疗(分别是5%和83%),FC治疗也具有更长的中位缓解持续时间(48个月∶20个月)和更长的无病生存时间(49个月∶33个月)。FC相比于氟达拉滨引起更显著的血小板减少和白细胞减少,但贫血不显著。FC没有增加严重感染的数量。目前认为FC是CLL的一线治疗方案。

(三)美罗华为基础的化学－免疫治疗

美罗华(Rituximab),一种CD20单克隆抗体,在CLL治疗中令人鼓舞,Rituximab可以下调抗凋亡因子的表达。联合美罗华的化疗被证实是CLL非常有效的治疗。在MD An－der－son肿瘤中心进行的实验中224位初治的CLL患者,使用美罗华加氟达拉滨/环磷酰胺(FC)取得95%的缓解率,71%完全缓解,提示美罗华加以氟达拉滨为基础的化疗是CLL治疗的较好选择。但复发患者应用FCR方案疗效还有待研究。177名复治患者,无论患者既往曾应用单药或联合化疗,FCR方案缓解率73%,其中25%达CR。氟达拉滨耐药患者缓解率也可达58%,但CR率仅6%。

（四）阿仑单抗（Alemtuzumab）为基础的化学－免疫治疗

阿仑单抗（Alemtuzumab）是一种重组人源化的 CD52 的单克隆抗体。在使用过烷化剂并且使用氟达拉滨治疗失败或复发的进展期患者中，阿仑单抗单药治疗已经产生 33%～53% 的缓解率，中位缓解持续时间为 8.7～15.4 个月。Alemtnzumab 对于存在 p53 基因突变或缺失、对化疗无效的患者亦有一定疗效。Alemtnzumab 对多发淋巴结肿大患者效果欠佳，但对清除外周血及骨髓中肿瘤组织有一定作用。对自体干细胞移植的干细胞采集有一定作用。

（五）造血干细胞移植

CLL 患者的中位发病年龄为 65 岁，其中小于 60 岁的患者占 40%，因此对于高危组及低危组部分年轻患者也可行造血干细胞移植。

1. 自体造血干细胞移植　研究表明自体造血干细胞移植疗效优于传统化疗。有研究表明移植后仅 1 名患者死于移植早期合并症，CR 率 74%，5 年生存率 77.5%，5 年无病生存率 51.5%。未发现能够预测患者生存期及无病生存期的治疗前因素。可检测的 20 名患者中 16 名在移植后 6 个月内达到分子学完全缓解。8% 的患者发生移植后急性髓性白血病/骨髓异常综合征。目前研究认为，自体移植早期治疗相关病死率较低，但移植后机会感染发生率较其他疾病高。

与其他疾病相似，早期治疗和移植时肿瘤负荷低的患者预后较好，故认为患者应在第一次完全或部分缓解后尽早行造血干细胞移植。造血干细胞的采集时机和是否应该在第一次缓解时采集后保留至治疗终末期再应用，仍有待进一步探讨。此外，部分患者采集不到足够的 CD34+ 细胞，尤其对于接受大剂量前驱治疗的患者，推荐在最后一次应用氟达拉滨或白细胞减除术后至少 3 个月后再采集。复发是自体造血干细胞移植的主要问题。

2. 异基因造血干细胞移植　CLL 患者行异基因造血干细胞移植有较高治疗相关病死率，包括治疗相关毒性、移植物抗宿主病（graft－versus－host disease，GVHD）及感染。但存活患者疾病能够得到长期控制。据骨髓移植登记处资料统计，CLL 患者异基因造血干细胞移植治疗相关病死率为 46%，其中 GVHD 病死率 20%。CLL 患者自体造血干细胞移植与异基因干细胞移植的疗效比较至今尚无定论。异基因移植的最主要优点在于存在移植物抗白血病效应，移植后供者淋巴细胞输注或停用免疫抑制剂可诱导该效应产生。研究者正在对 CLL 及其他血液恶性肿瘤患者应用供者淋巴细胞输注时的淋巴细胞用量及移植后的应用时机进行研究，希望能够达到最大的移植物抗白血病效应而不引起 GVHD。

3. 非清髓造血干细胞移植　非清髓或降低预处理剂量的移植能够降低移植后短期病死率，通常被称为"小移植"。主要的抗白血病效应是移植物抗白血病作用而非化疗。在预处理时应用 Alemtuzumab 可能降低 GVHD 发生率，但却能够增加复发率，进而需要应用供者淋巴细胞输注。

降低预处理强度能够降低移植相关病死率，使老年患者造血干细胞移植成为可能，使更多的 CLL 患者能够获得移植机会。虽然进行该类移植的患者多为反复化疗或难治性患者，但患者的植入率及 CR 率均较高，移植后患者生存期延长。这说明移植物抗白血病效应在 CLL 患者治疗中可能得到广泛应用；今后的研究重点在于移植前或移植后维持适当的免疫抑制状态使嵌合状态能够呈稳态存在。值得强调的是这项治疗正在研究过程中，尽管与大剂量预处理相比其急性病死率明显降低，但慢性 GVHD 相关死亡及疾病控制情况仍不清楚。

总之，对于低危组年轻患者可应用大剂量化疗或自体干细胞移植治疗，但其最终疗效仍有待评价。微小残留病变的检测可用于指导上述治疗的应用。清髓性移植治疗相关病死率高,应该被限制应用于预后较差患者。虽然没有进行清髓性及非清髓性移植在 CLL 患者疗效的比较,但是考虑到 CLL 患者年龄偏大,选择非清髓移植似乎更合理。

尽管大剂量治疗能够获得高 CR 率,一部分患者能够达到长期无病生存,但目前 CLL 仍被认为是不可治愈的。与传统治疗相比自体移植能够延长患者的生存期及无病生存期。然而,随着非清髓移植的不断成熟,其可能最终取代自体移植。

(周栋)

第十一节　毛细胞白血病

毛细胞白细胞(hairy cell leukemia)是一种罕见的慢性淋巴组织增生性疾病,表现为 B 淋巴细胞有显著的胞浆突起,累及骨髓和脾脏的 B 淋巴细胞肿瘤,反应性骨髓纤维化和血细胞减少是常见的特征。易患人群常常是中年男性,表现为各类血细胞减少,脾肿大,或反复发生感染。用 2'－氯脱氧腺苷治疗可明显改善患者的预后。

一、概述

毛细胞白血病(HCL)是一个小 B 细胞肿瘤,其核圆,胞质丰富,在骨髓和周围血中可见胞质有发丝样突起。它弥漫浸润骨髓和脾红髓,并且 CD103、CD22 和 CD11c 强(＋)。本病于 1923 年首次报道,描述为白细胞网状内皮组织增生。1958 年确认此病是一种独特的临床病理疾病,称为白细胞性状网状内皮组织增生症。1966 年命名为毛细胞白血病,异常的单核细胞有不规则的胞浆突起。直到 20 世纪 80 年代,认为此病的主要治疗方法是脾切除。在过去的 10 年中,三种有效的全身治疗是:α－干扰素,喷司他汀(2'－脱氧考福霉素)和 2'－氯脱氧腺苷,能够显著改善患者的预后。目前认为 HCL 是一种有治愈可能的疾病。

二、病因和发病机制

毛细胞白血病是一种罕见的疾病,在美国 HCL 在全部成人白血病中大约占 2%。此病在非裔和亚裔人群中罕见。它主要发生在中年男性,中位年龄 55 岁,男女之比为 5∶1。本病的病因不详,可能与 T 细胞白血病病毒Ⅱ(HTLV－Ⅱ)感染和暴露于辐射和有机溶剂有关。对 30 例毛细胞白血病患者进行细胞遗传学分析,12 例(40%)患者有 5 号染色体克隆畸变,最常见是 5 号染色体三体型或易位和累及 5q13 的间质缺失。

毛细胞是成熟 B 细胞的克隆增生,有克隆性免疫球蛋白基因重排,表达全部 B 细胞表面分化抗原 CD19、CD25、CD22 以及单克隆表面免疫球蛋白,这些 B 细胞分化的免疫标记物通常在 B 细胞成熟的终末阶段正常丢失,CD20 阳性表达,而无早期细胞表面标记物 CD10。毛细胞表达早期浆细胞标记物 PCA－1,这与 B 细胞发育至前浆细胞阶段的概念相一致。

毛细胞分泌细胞因子,例如 α 肿瘤坏死因子。毛细胞产生的细胞因子通过减少红细胞克隆形成单位(CFU－E)损害造血细胞生成。巨噬细胞克隆刺激因子可诱导毛细胞运动,特异性整合素受体 αVβ3 被认为是运动的标志。

三、临床特征

毛细胞白血病患者通常有全血细胞减少,脾肿大和循环血中毛细胞三联症。50%的患者出现全血细胞减少,另50%的患者常有血细胞减少。最初的表现25%的患者有疲乏和虚弱,25%因血小板减少易青紫,或因白血病易致条件菌感染,25%的患者因脾肿大有早期饱满或腹胀感。

90%的患者脾肿大,可能是巨脾,肝肿大罕见,淋巴结病少见。1/3 的毛细胞白血病患者证实有显著的内脏病变。毛细胞白血病可弥漫性浸润骨髓,引发弥漫的骨质疏松,以及局限性或弥漫性骨质硬化。

30%的毛白血病患者血中性粒细胞绝对值低于。$0.5 \times 10^9/L$,单核细胞减少是其特征之一。这些血细胞减少使患者易感多种典型和条件菌感染。毛细胞白血病因单核细胞产生干扰素功能受损,增加胞内感染危险性。另有少数患者出现肝功能异常,氮质血症和高球蛋白血症。也可伴发自身免疫性疾病,如皮肤血管炎、白细胞分裂性血管炎、麻风结节性红斑、雷诺现象,皮质激素治疗有效。

四、实验室检查

约2/3的患者有中重度全血细胞减少,单核细胞减少是其特征,淋巴细胞比例显著增高。白细胞计数常低于 $5 \times 10^9/L$,高于 $10 \times 10^9/L$ 者少见。中性粒细胞常低于 $1.0 \times 10^9/L$,90%的患者单核细胞少于 $0.1 \times 10^9/L$。95%的病例在外周血中可以见到毛细胞。血涂片可见到毛细胞,体积约为淋巴细胞的 2 倍,核为圆形,椭圆形或肾形,胞浆向周围呈放射状毛状凸起。骨髓穿刺常"干抽",骨髓病理活检可见到毛细胞浸润和纤维化,免疫组化显示 CD20 或 DBA-44 以及耐酒石酸酸性磷酸酶(TRAP)阳性,细胞化学染色 TRAP 阳性。毛细胞具有成熟 B 细胞的免疫表型,如 CD19、CD20、CD22 和 SmIg 以及 CD11c、CD25、CD103 和 HC2。其中 CD103、HC2 和 DBA-44 具有较强的特异性,特别是 CD103,如果与其他全 B 淋巴细胞标志共表达,强烈提示 HCL;而在骨髓病理切片上检测到 DBA-44 和 CD20,则不仅有助于 HCL 的诊断,而且还能判断骨髓的浸润程度,为治疗提供依据。

五、诊断与鉴别诊断

本病尚无统一的诊断标准,根据临床特点,外周血和骨髓中发现毛细胞,耐酒石酸酸性磷酸酶(TRAP)实验阳性,骨髓干抽,骨髓病理活检证实有毛细胞浸润,HCL 的特征性免疫表型诊断一般不难。

变异型 HCL 约占所有 HCL 的 10%,其胞核与幼淋巴细胞相似,胞浆与毛细胞相似,处于幼淋巴细胞白血病和毛细胞白血病之间杂合体的独特的病理状态。患者有巨脾,常处于白血病阶段,TRAP 染色阴性或弱阳性,不表达 CD25 和 CD103。外周血白细胞计数常大于 $10 \times 10^9/L$,单核细胞比例和绝对数都不减低。细胞核较大,染色质更加致密,核仁明显。具有成熟 B 细胞的免疫表型,但 CD25 常阴性。对治疗反应差。

本病需与其他淋巴细胞增生性疾病相区别。骨髓纤维化一般通过仔细检查血和骨髓标本可与毛细胞白血病鉴别。

B-PLL 常常易与毛细胞白血病幼淋巴细胞变异体混淆,两种疾病一般都发生在老年男性患者,有明显的脾大,B—PLL 的淋巴细胞仅有局部 TRAP 染色阳性,而毛细胞白血病典型的和变异的毛细胞弥漫性 TRAP 染色体阳性。其他脾淋巴瘤包括累及脾的边缘区淋巴瘤和单核细胞性 B 细胞淋巴瘤也应排除,虽然形态特点均与毛细胞相似,但它们一般 TRAP 染色阴性。

毛细胞白血病还应与肥大细胞疾病鉴别,尤其是浸润细胞呈梭形时。大细胞吉姆萨染色呈染性颗粒,颗粒对氯醋酸酯酶染色也呈阳性。免疫组化分析细胞与巨噬细胞标记物 KPI (CDBP)反应,但无 L26(CD20)染色。B—CLL 患者的血标本由于胞浆扭曲形成假胞浆突起,CD5 呈阳性。CLL 的淋巴细胞显著增多,通常无单核细胞减少。

六、治疗

1.治疗指征　毛细胞白血病进展缓慢,确诊后不一定立即治疗,治疗的指征如下:①贫血 Hb<9g/dl。

(1)血小板减少<(50~100)×10⁹/L;

(2)粒细胞减少,白细胞绝对数<(0.5~1.0)×10⁹/L,尤其伴有反复感染,严重感染。其他不常见的指征:脾大出现症状;白细胞增多伴高比例的毛细胞,白细胞数>20×10⁹/L;无痛或疼痛性淋巴结病;血管炎和骨的病变。

2.治疗方案　脾切除是 HCL 的传统治疗方法,随着核苷类似物药物的应用,HCL 的治疗效果已经得到了极大的改善,多数患者都能获得长期生存。治疗目标在于延长缓解期和无病生存期。

(1)脾切除:直到 20 世纪 80 年代中期,脾切除仍是治疗毛细胞白血病的标准治疗,它能迅速逆转外周血细胞减少症。90%患者恢复一种以上的血细胞,40%~60%患者恢复正常的血象。目前切脾的指征:活动性或未控制的感染;血小板减少性出血;巨脾疼痛性和(或)脾破裂;系统化疗失败者。

(2)干扰素(IFN):IFN—α2b 的标准剂量 200 万 U/m³,皮下,每周 3 次,12 个月。IFN—α2a,300 万 U/(m² · d),皮下,6 个月,然后减为每周 3 次,再应用 6 个月。

IFN 常见的不良反应是发热、肌痛、不适,对乙酰氨基酚常常能缓解这些症状,随时间发展可脱敏。IFN—α 对毛细胞白血病有效,但它诱导完全缓解率低。IFN 能治疗活动性感染,适用于应用嘌呤核苷酸类似物无效的患者。

(3)嘌呤类似物

1)喷司他汀(Pentostatin,DCF):是一种嘌呤类似物,可以抑制腺苷脱氨酶(ADA)的活性。ADA 催化细胞内的腺苷和脱氧腺苷进行不可逆的脱氨基,从而控制体内的腺苷和 dATP 的水平。研究发现过量的 dATP 可以诱发淋巴细胞的凋亡。DCF 通过抑制 ADA 的活性,阻断脱氧腺苷脱氨基的通路,使细胞内脱氧腺苷和 dATP 大量积聚,最终导致细胞的死亡。标准剂量为 4mg/m²,静脉注射隔周一次,持续 3~6 个月直到达最大反应。治疗过程中需监测肾功能,若血清肌酐水平小于 1.5mg/dl 或 24 小时肌酐清除率小于 50ml/min,不用或停用 DCF,直至肾功能的恢复;若 24 小时肌酐清除率在 50~60ml/min,剂量减半。用药前和用药后常规水化,总剂量约为 1500ml。喷司他汀其他毒性作用包括骨髓抑制、发热、恶心、呕吐、光敏、角结膜炎和严重感染,包括播散性带状疱疹病毒、大肠杆菌、肺炎球菌和真菌感染。喷司他汀不可用于活动性难以控制的感染,身体状况差的患者。此药为强免疫抑制剂,在治疗期间或治疗后至少 1 年内,CD4 和 CD8 淋巴细胞减少到 200 个/μl,低剂量的喷司他汀也有免疫抑制能力。

2)2'—氯脱氧腺苷(2'—CdA):也是一种嘌呤类似物,同脱氧腺苷相比,仅在嘌呤环 2'位置上以氯原子取代了氢原子,从而使其能够抵抗 ADA 的脱氨基作用。2'—CdA 进入细胞后不能被 ADA 脱氨基,但是可以被脱氧胞苷激酶(DCK)磷酸化,最终形成 2—氯三磷酸脱氧核苷酸(2—CdATP),同时也可被 5'—核苷酶(5'—NT)去磷酸化。这样,在具有较高的 DCK 活性和较低的 5'—NT 活性的淋巴细胞中,就会导致脱氧核苷酸的积聚,而过量的 2—CdATP 又能引起 DNA 双链的断裂和 ATP 的缺乏,从而引发细胞的凋亡。2'—CdA 对静止期和增殖期的淋巴细胞都有作用,确切的机制尚不清楚。2'—CdA 治疗毛细胞白血病的主要急性作用为发热,42%患者可发生,发热与毛细胞的消失相关,尤其在脾肿大患者最明显。外周插入中心导管用于释放 2'—CdA 引起的感染少见,皮肤带状疱疹是常见的晚期感染。V—CdA 也可引起免疫抑制。一项研究显示 CD4 细胞在治疗后 6～12 个月恢复,而另一项研究显示该药治疗后较长时间内 CD4 淋巴细胞减少。

用 2'—CdA 治疗后达完全缓解的患者 25%～50%仍有微小残存病变存在,这种微小残存的病变是通过免疫组化染色骨髓活检标本发现的。应用多聚酶链反应(PCR)和来源于免疫球蛋白重链基因的克隆基因探针检查,发现用 2'—CdA 治疗后有微小残存病变的所有 7 例患者都可达完全缓解。

单用 2'—CdA 注射治疗可诱导大多数患者完全缓解,完全缓解者复发率低,如复发后用 2'—CdA 治疗仍有效。2'—CdA 0.1mg/(kg·d),静脉输注,连续 7 天,最佳的给药途径和方法仍有争论,皮下给药及每周静脉给药已有成功的报道。这些方法有待于大量患者检验和长期随访,以确定这些给药方法是否与持续静脉给药同样有效。

(4)美罗华(Rituximab):是一种针对 CDM 的人/鼠嵌合的单克隆抗体。Rituximab 与 B 淋巴细胞上 CD20 结合,通过补体和(或)抗体依赖性细胞毒作用诱导 B 细胞的凋亡。近年尝试用 Rituximab 治疗复发和难治性的 HCL 取得了一定的进展。常用剂量为 375mg/m^2,每周一次共 8 个疗程,如未达到完全缓解再加用 4 个疗程。53%的患者可达完全缓解,平均缓解期为 32 个月。Rituximab 的主要毒副反应是发热、寒战和肌痛,还可见心悸、血压减低及气促等。抗组胺药和皮质激素可以预防和缓解症状。

(5)氟达拉滨:虽然氟达拉滨对 CLL 疗效好,但仅对少数毛细胞白血病有效。氟达拉滨效果不及其他嘌呤类似物明显,但是对于一些毛细胞变异体的患者可达部分缓解。

(6)支持疗法:粒细胞集落刺激因子(G—CSF),G—CSF 能解除一些毛细胞白血病患者由 IFN 引起的骨髓抑制及中性粒细胞减少,应用 G—CSF 的作用主要是辅助系统治疗,对毛细胞白血病患者的活动性感染最初治疗有效。4 例毛细胞白血病患者应用 G—CSF1～6μg/(kg·d),6 周,其中 3 例 1～2 周后中性粒细胞恢复正常,仅一例常有急性腺管炎病史的毛细胞患者发生急性中性粒细胞皮肤病。

七、病程和预后

10%的患者,通常脾脏未肿大的,血细胞数正常以及低毛细胞负荷的老年男性患者;因为常不需治疗,可观察一段时间。以前用 IFN 和嘌呤类似物治疗有效的患者,中位生存期仅为 53 个月,现在,用嘌呤核苷类似物治疗,4 年总的生存率超过 95%。但不管嘌呤核苷类似物治疗的潜能如何,毛细胞白血病患者现在可望有更长时间的存活。

(周栋)

第十二节 幼淋细胞性白血病

一、B 细胞幼淋巴细胞白血病

1.概述 B 细胞(B-PLL)是 CLL 临床和形态学变异体,在 1973 年被首先描述为一独特疾病。其为亚急性淋巴细胞白血病,发病率占 CLL 的 10%。幼淋巴细胞的数量必须超过外周血白血病淋巴细胞 55%,具有幼淋巴细胞的形态。这种细胞比静息淋巴细胞大,核浆比例高,缺乏颗粒的嗜碱性胞浆,中等密度染色质和单一明显的核仁。B-PLL 约占幼淋巴细胞白血病的 80%,而 20% 的患者起源于成熟 T 细胞。

2.病因和发病机制 该病极为罕见,占淋巴细胞白血病的 1%,病因不明,男:女发病率 1.6:1,中位患病年龄 70 岁。

(1)细胞遗传学:许多患者白血病细胞核型为 14q+异常。t(11;14)(q13;q32)的染色体异常也比较常见。大约半数的患者存在 p53 基因突变,其高频突变可能用以解释它对治疗的抵抗。

(2)免疫表型:B-PLL 细胞高表达表面免疫球蛋白,通常为 IgM,有或无 IgD,B 细胞抗原 CD19、CD20、CD22、Cd79a、和 CD79b 均阳性,FMC7[+],近 1/3 的患者 CD5[+],而 CD23[+]。

3.临床特点 发病年龄多大于 70 岁,起病较慢,症状包括疲乏、虚弱、体重下降、获得性出血倾向,由于脾肿大,可腹部不适,及早期饱满感。约 2/3 的患者有显著的脾肿大,为本病特征。一般无浅表淋巴结肿大。个别患者可由于白细胞过多引起白细胞瘀滞而导致心肺并发症。

4.实验室特点 正色素正细胞性贫血常见,半数患者有血小板减少。白细胞增高,淋巴细胞计数常 $>100\times10^9/L$,幼淋细胞 $>55\%$。该细胞中等大小,为淋巴细胞的 2 倍,核圆,染色质中等液染,核仁明显,位于中央,有少量嗜碱性胞质。骨髓为弥漫性幼稚淋巴细胞浸润,形态特点与外周血一致。

5.诊断 诊断依据为:年龄大于 60 岁;巨脾,但无浅表淋巴结肿大;白细胞增高,计数常 $>100\times10^9/L$,其中幼淋细胞 $>55\%$;外周血和骨髓中可见典型的幼淋细胞。

6.治疗 治疗指征与 CLL 相似,包括疾病相关症状,症状性脾肿大,骨髓进行性衰竭,或血液中淋巴细胞 $>200\times10^9/L$。

治疗主要为烷化剂,同 CLL 相似或采用联合化疗方案,但有效率低于 20%。亦可应用大剂量联合化疗方案如 CHOP,可获部分或完全缓解,但是缓解持续时间短。

嘌呤类似物对 PLL 有效,氟达拉滨 $30mg/m^2$,注射超过 30 分钟,5 天,每 4 周重复一次,可使 40% 的患者达到完全缓解或部分缓解。喷司他汀疗效明显低于氟达拉滨,用法:$4mg/m^2$,静脉给药,1 周 1 次,共 3 周,然后每隔 1 周给药 3 次。但喷司他汀对 T-PLL 有一定疗效。

脾切除可减轻症状,但仅是暂时的。脾放射 $1000\sim1600Gy$ 至脾床曾是这一疾病的主要疗法,尤其适用于不能选用化疗和(或)脾切除的患者。

病例报道提示干扰素α对PLL有效,可使白血病细胞减少,但干扰素α的疗效明显低于化疗。

二、T细胞幼淋巴细胞白血病

T幼淋巴细胞性白也病是一种侵袭性T细胞淋巴瘤,以小至中等大小、具有胸腺后T细胞表型的前淋巴细胞增生为特征,可累及血液、骨髓、淋巴结、肝、脾和皮肤。本病罕见,约占小淋巴细胞白血病的2%,占全部幼淋白细胞的20%。

1.病因 病因不明。男性略多于女性,临床表现大部分以肝、脾和全身淋巴结肿大为特点。与B-PLL不同,T-PLL淋巴结病常见。20%的患者有皮肤浸润,但无红皮症,皮肤红斑活检表现为血管周围或阑尾周围皮肤高度幼淋巴细胞形态的淋巴细胞浸润。少数出现胸水。淋巴细胞常>100×10^9/L,并伴有贫血和血小板减少。血清学HTLV-I常阴性。

外周血细胞形态以小至中等大小的淋巴样细胞为主,胞质嗜碱性,以出现胞质突起或空泡为特征。核呈圆形、椭圆形或明显的不规则形,可见核仁,少数呈脑回状。细胞化学α-萘乙酸酯酶染色强阳性。

2.免疫表型 白血病细胞表达T细胞分化抗原CD2、CD3、CD5和CD7,但不表达TdT和CD1a。60%的病例为$CD4^+$、$CD8^+$,25%呈$CD4^+$、$CD8^+$,15%为$CD4^-$、$CD8^+$。缺乏成熟型表型提示来源于较原始T细胞。

3.细胞遗传学 有T细胞受体γ和β链克隆性重排。80%病例出现染色体异常,为14(q11;q32)。70%～80%病例可见8号染色体异常:idic(8p11)、t(8;8)(p11～12;q12)、三体8q。12p13的缺失也是其特征。

4.治疗 T-PLL对传统的烷化剂治疗疗效不佳,T-PLL比B-PLL预后差,T-PLL中位生存期仅7个月。

用脱氧腺苷类似物治疗有效率较高。喷司他汀$4mg/m^2$,静脉给药,每周1次,共4周,然后再每2周给药,直到达完全缓解和部分缓解,可使50%患者达缓解。

皮肤被广泛累及的患者可能对常用的蕈样霉菌病的治疗有效,如局部皮质类固醇、氮芥、卡氮芥、紫外线B治疗,但应以全身治疗为主,通常不做局部治疗。

CAMPATH-1H,CD52特异性人的单克隆抗体,对大肿瘤和血白细胞数高的患者有效。用大剂量化疗和HLA匹配同胞的异体基因干细胞移植已有成功报告。

(周栋)

第十三节 大颗粒淋巴细胞白血病

大颗粒淋巴细胞(large granular lymphocytes,LGLs)病是一类少见的来源于T细胞或中性自然杀伤细胞(natural killer,NK)的克隆性增生的恶性疾病。LGLs占正常外周血单个核细胞的10%～15%,由2个亚群组成,其中85%来自于$CD3^+$T细胞,T细胞LGLs为胸腺后、抗原激活细胞毒性$CD8^+$T淋巴细胞,另15%来自于$CD3^-$NK细胞,NK细胞LGLs属于先天免疫系统伴有非MHC限制细胞毒的能力。

大颗粒淋巴细胞白血病(lgranular lymphocyte leukemia,LGLL)1977年由Mekema等首次描述,为1例以LGL数目增加伴随慢性中性粒细胞减少为特征的综合征。1985年首次在此类患者中检测到 8、14 号染色体的异常,并将具有 LGL 异常克隆和 LGL 侵犯骨髓、脾、肝等组织的疾病定义为 LGL 白血病。1993 年又根据异常克隆细胞来源于 NK 细胞还是 T 细胞分为 T—LGL 白血病和 NK—LGL 白血病两类,虽然它们在形态学上相似,但在表面抗原、临床特征和预后等方面都存在着差异,无论 T 细胞或 NK 细胞亚型临床上均可表现为惰性或侵袭性。最近 WHO 分型方案将 LGL 白血病归属于外周血 T 细胞和 NK 细胞肿瘤。

一、T 细胞大颗粒淋巴细胞白血病

T 大颗粒淋巴细胞白血病(T—large granular lymphocyte leukemia,T—LGLL)是一种以外周血中大颗粒淋巴细胞持续(>6 个月)增多(通常在 $2\sim20\times10^9$/L)为特征的异质性疾病。T—LGLL 占小淋巴细胞白血病的 2%~3%,是西方国家最常见的 LGLL,约占 LGLL 的 85%,常见于老年患者,中位发病年龄 60 岁,无性别差异。本病原因不明,发病可能与自身抗原或 HTL Ⅵ/Ⅱ样逆转录病毒抗原刺激 T 细胞慢性激活,导致 LGLs 单一克隆(CD8$^+$ 细胞毒 T 细胞)极度扩张有关。惰性 T—LGLL 还可能与细胞内调控细胞的生长和凋亡的信号通路异常有关,包括 Fas/Fas—L,PI3K(phosphatidylinositol—3 kinase),和 MAPK/ERK(mitogen—activated proteinkinase/extracellular signal—regulated kinase),导致 T—LGLs 的凋亡抑制。

1.临床特征　本病主要有血液系统和免疫系统异常。大多起病缓慢,呈惰性临床过程,2/3 的患者出现中性粒细胞减少而导致反复发生感染,20%~50% 的患者有轻中度的脾脏肿大,肝脏肿大占 20%,淋巴结肿大、肺浸润少见。30% 的患者可出现类风湿性关节炎等自身免疫性疾病。淋巴细胞增多通常在 $(2\sim20)\times10^9$/L。

2.血液学特点　约 25% 的患者外周血淋巴细胞总数并不增高。形态学可发现大颗粒淋巴细胞。T—LGLL 患者 LGL 中位数为 4.2×10^9/L,大多数有慢性中性粒细胞减少(低于 0.5×10^9/L),约有 50% 的患者出现贫血,部分患者有中度的血小板减少。亦可出现纯红细胞再生障碍性贫血和 Coomb 试验阳性的溶血性贫血。骨髓象显示髓系细胞成熟停滞,LGLs 浸润,但浸润程度与细胞减少程度和系统症状的严重性无相关关系。

3.免疫学特征　免疫学异常可见高丙种球蛋白血症,类风湿因子和抗核抗体阳性,循环免疫复合物增高,抗血小板抗体和中性粒细胞抗体的阳性。

LGLs 细胞的免疫表型具有成熟的 T 细胞免疫表型,80% 病例表现为 CD3$^+$、CD4$^-$、CD8$^+$、TCRαβ$^+$,亦有 TCRγδ 阳性,偶有 CD4$^+$ 或 CD4$^+$、CD8$^+$ 的病例报道。

4.组织病理特征　主要是脾脏的红髓和脾结节的白血病浸润,浆细胞增多。肝窦和胆管区常受累。骨髓活检常发现 B 淋巴细胞结节和弥漫分布的 LGL。淋巴结受累较少,但可看到扩大的副皮质区,包括浆细胞和 LGL。

5.遗传学特征　无独特的核型异常,常表达 Fas 和 Fas—ligand,血清中可检测到高水平的 Fas—ligand,但 Fas/Fas—L 介导的凋亡通路缺陷,致 LGLs 凋亡受阻。

6.诊断　尚无统一的诊断标准,主要诊断依据为:

(1)外周血 T—LGLs 持续升高。

(2)特征性的免疫表型。

(3)T—LGLs 的克隆性增长。

(4)临床有因中性粒细胞减少而导致的感染,巨脾和类风湿的表现。

7. 鉴别诊断　主要与 Felty 综合征鉴别:Felty 综合征是指慢性类风湿性关节炎伴粒细胞减少和脾大的一组症候群,但无 LGLs 增多,骨髓无 LGLs 浸润,类风湿因子乳胶凝集试验常阳性。

8. 治疗　部分患者因临床病程是惰性、无进展而不需要治疗。进展型患者常需联合化疗,如 CHOP 等,但缓解率低,可能与细胞高表达多药耐药 P—gp 有关。

伴有纯红再障者可选用免疫抑制剂环孢素 A,2mg/kg,1 次/12 小时,但需注意药物毒性。严重的中性粒细胞减少的患者可应用低剂量甲氨蝶呤,10mg/m² 每周一次,约半数患者可取得完全缓解。巨脾患者可行脾切除术以缓解症状。

二、侵袭性 NK 细胞白血病

侵袭性 NK 细胞白血病是以 NK 细胞系统性增生为特征,临床病程呈侵袭性。该病罕见,预后差,亚洲年轻人更多见,中位诊断年龄为 39 岁,没有性别差异,大约占 LGLL 的 10%。EB 病毒感染可能与其发生有关,多见于 NK/T 细胞淋巴瘤鼻型中的白血病亚型,日本报道该病的 EB 病毒感染率达 50% 以上。

该病起病相对较急,病情进展快,多伴有发热,盗汗,体重减轻。多有肝脾肿大,并有腹痛、腹胀、恶心、呕吐等胃肠道症状,贫血,中性粒细胞和血小板减少,有时伴有淋巴结肿大。患者可合并 DIC、噬血细胞综合征或多脏器功能衰竭。外周血 LGL 一般较高,可超过 5×10^9/L。免疫表型为:CD3⁻,CD56⁺,CD57⁻ 细胞毒性颗粒,无 TCR 基因重排。因此与结外 NK/T 细胞淋巴瘤鼻型是相同的。细胞遗传学可有 6q⁻。诊断标准与 T—LGLL 相似,但 NK 细胞绝对值高于 0.6×10^9/L,免疫表型为 NK 细胞。治疗亦于 T—LGLL 相似,但效果不佳,预后差,多数患者在诊断后 2 个月内死亡,死亡原因主要为疾病扩散导致的多脏器衰竭。

(周栋)

第十四节　急性淋巴细胞白血病

急性白血病(acute leukemia)是早期造血干/祖细胞在分化过程中出现分化阻滞,凋亡障碍,大量的原始及幼稚细胞在造血组织中异常增殖,从而引起一组造血系统的恶性疾病。由于造血干/祖细胞的恶变,生成的白血病细胞逐步取代骨髓组织,抑制了正常红细胞、白细胞和血小板的增生,患者出现贫血、感染和出血等正常血细胞减少症候群。大量积聚的白血病细胞随着血流全身播散,逐渐侵犯淋巴结、肝、脾及其他重要的组织器官。急性淋巴细胞白血病(acute lymphocytic leukemia,ALL)儿童多见。国外资料显不,在 1～15 岁儿童中 ALL 占所有恶性肿瘤的 15%,在 15～19 岁人群中占 5%,而 20 岁以上人群中<10%。

一、流行病学

ALL 的发病率具有种族、性别和年龄分布的特点。根据 1996 年 IARC 登记的世界 166 个地区的白血病发病率情况来看,淋巴细胞白血病男性最高为 8.1/10 万,最低为 0.5/10 万;女性最高为 4.2/10 万,最低为 0.3/10 万。在美国,白人儿童的 ALL 发病率为(2.0～2.6)/10 万,黑人儿童为(0.7～1.0)/10 万;ALL 发病率男女之比为(1.2～1.6):1;在年龄上存在

2个高峰,<5岁的儿童(3.8/10万)和>70岁的老人(3.7/10万)。欧洲也有同样趋势。在中国,ALL主要见于儿童和青少年。

二、发病机制

白血病与其他肿瘤一样,其基本生物学特性是增殖失控、分化受阻和凋亡异常。导致这些特性的根本原因在于三大类癌基因,即原癌基因、抑癌基因和凋亡基因的结构及功能异常,对白血病的发生、发展及预后具有重要作用。正常干细胞在不断产生祖细胞的同时具有自我更新和自我维持,使自己永不消亡,但不能增殖;祖细胞则有高度增殖力,因此干细胞能够在体内长期或永久地重建造血,而祖细胞在体内只能短期重建造血。急性白血病是多能干/祖细胞肿瘤性病变,并且阻滞于分化特定阶段。近年来研究表明白血病细胞克隆具有异质性,其恶变性质不均一,可发生在造血干细胞定向、分化各个途径中。60%~85%ALL可发现克隆性染色体异常,主要为染色体数量和结构异常,染色体的异常改变又常导致特殊融合基因的产生,从而使细胞的生物学特征发生改变,导致白血病的产生。

三、临床表现

急性白血病起病多急骤,临床表现主要为骨髓正常造血功能衰竭和白血病细胞髓外浸润所致。常见症状主要为发热、进行性贫血、出血及组织脏器浸润。但也有些起病缓慢者多以进行性乏力、面色苍白、食欲不振等为首发症状。

1.发热　发热是急性白血病常见的症状之一,大多为感染所致。感染引起的发热常以弛张热或稽留热为主,病原体以细菌多见。发病初期往往是革兰阳性球菌如粪链球菌、金黄色葡萄球菌;随着疾病进展,后期多以革兰阴性杆菌为主,如铜绿假单胞菌、大肠埃希菌、阴沟杆菌、假单胞杆菌等,少部分为真菌感染,以念珠菌及曲菌多见。发生病毒感染时病情常较凶险。感染可发生在体内任何部位,但以咽峡炎、口腔炎最多见,上呼吸道感染、肛周炎、肺炎、肠炎、耳部炎症、疖亦较常见。感染严重者,尤其是在化疗后,还可发生败血症、脓毒血症,从而危及生命。除感染外,白血病本身亦可引起发热,体温一般在38~39℃,并对抗感染治疗无效。

2.出血　约半数患者在诊断时伴有出血症状,以皮肤黏膜出血最为明显,表现为皮肤瘀点、瘀斑、鼻出血、牙龈出血、口腔黏膜出血。少数患者有眼眶出血,女性患者常伴有月经过多。严重时可出现血尿、消化道出血,甚至因颅内出血而危及生命。ALL出血的主要原因是由于白血病细胞的异常增殖,使骨髓巨核细胞生成受抑,导致血小板减少。此外,白血病细胞对血管壁的浸润使血管脆性增加。

3.贫血　贫血常是急性白血病的早期表现之一,患者常感到疲乏无力、面色苍白、虚弱、心悸、气短,贫血常呈进行性加重。造成贫血的主要原因为白血病细胞增殖使正常的红系祖细胞生成受到抑制;其次为无效红细胞生成及红细胞寿命缩短;再次为出血后失血使贫血加重。

4.浸润

(1)骨关节浸润:由于白血病细胞对骨髓的浸润或骨骼坏死引起骨关节疼痛。成人ALL骨痛与儿童不同,多发生在肋骨和脊椎,因同时伴有骨质疏松,常表现为钝痛,有时呈剧痛。儿童多发生在四肢长骨,表现为严重的锐痛,行走困难。关节疼痛多发生在大关节,呈对称性、游走性疼痛,往往无红肿现象,易被误诊为风湿病。胸骨下端局限性压痛是急性白血病最常见的骨骼浸润表现,对诊断有重要意义。少数 ALL 患者因骨髓坏死,常出现全身骨骼剧痛。

(2)肝、脾、淋巴结肿大:半数以上患者有肝、脾、淋巴结肿大,ALL 较急性非淋巴细胞白血病多见。淋巴结肿大常表现为全身浅表淋巴结轻至中度肿大,质地中等,无压痛。ALL 患者有时也有深部淋巴结肿大,如纵隔、后腹膜、脊柱旁,通常<3cm。肝脾肿大一般为轻至中度,质地中等。

(3)中枢神经系统浸润:白血病中枢神经系统浸润有脑脊膜浸润(脑脊膜白血病)、脑实质浸润(脑实质白血病)、脊髓浸润(脊髓白血病),统称为中枢神经系统白血病(central nervoussystem leukemia,CNS-L)。CNS-L 可发生在疾病的任何阶段,ALL 发生 CNS-L 比急性非淋巴细胞白血病高,大多数发生在疾病的缓解期,约 3%ALL 患儿在确诊 ALL 时即可发生,成人 ALL 在确诊时约 10%伴 CNS-L。最常见为脑脊膜白血病,临床主要表现为头痛、头晕、恶性、呕吐,严重者有抽搐、昏迷;可有颈项抵抗感;脑脊液检查示压力增高,白细胞及蛋白含量上升,可找到白血病细胞。脑实质白血病类似脑瘤的表现,可有脑神经受压相应的临床症状,有时伴癫痫样发作。脊髓白血病可表现为截瘫及大小便障碍。凡白血病有不明原因头痛、恶心或呕吐,即使神经系统体征阴性,亦应做腰椎穿刺,以排除是否有 CNS-L。

(4)其他组织浸润:皮肤浸润可表现为皮下结节、丘疹、红斑、牙龈肿胀等。ALL 除成人 T 细胞白血病有皮肤结节、红皮病外,其他类型 ALL 皮肤浸润极为少见。此外,急性白血病有时可伴有肺实质、胸膜、心包浸润,出现胸腔及心包积液,临床出现相应的症状。男性 ALL 患者可有睾丸浸润,常出现在缓解期,表现为单侧或双侧睾丸无痛性肿大,质地坚硬,无触痛。女性极少数伴有卵巢浸润,肾脏浸润极为罕见。

四、辅助检查

1.血象 红细胞和血小板常减少,一般为中等度的正细胞正色素性贫血,血涂片可见少量有核红细胞。血小板早期轻度减少,晚期明显减少,同时常伴有血小板功能异常。白细胞计数高低不一,ALL 患者约 2/3 诊断时白细胞计数是增高的,大多在$(10\sim100)\times10^9$/L 之间,少数可>100×10^9/L,高白细胞以 T-ALL 和早期 B-ALL 较多见。外周血涂片中大多数患者可见到原始和幼稚细胞,但少数患者外周血中未见原始、幼稚细胞,同时白细胞计数也不高,这种类型的白血病常称为"非白血病性白血病"。

2.骨髓象 骨髓中常显示有核细胞增生明显活跃或极度活跃,主要为原始及幼稚淋巴细胞的大量增生,原始细胞>10%,原始+幼稚细胞>30%。偶尔有患者起病时外周血全血细胞减少,骨髓增生低下。红系和巨核系细胞因受白血病细胞增殖的影响,均有一定程度的抑制。有骨髓坏死者则呈现"干抽"现象,或骨髓液呈"冻样"改变,涂片中可见破碎细胞及篮细胞。

3.形态学分型 按 FAB 分类,ALL 可分为 L₁、L₂、L₃。

(1)L₁ 型:原始及幼稚细胞以小细胞为主。核为圆形,核染色质较粗,结构一致,核仁小且不清楚;胞质少,呈轻或中度嗜碱性,极少有空泡。以儿童多见。

(2)L₂ 型:原始和幼稚细胞以大细胞为主。核形不规则,核染色质较疏松、结构较不一致,核仁较清楚、1 个或多个;胞质较多,呈轻或中度嗜碱性,空泡极少。以成人多见。

(3)L₃型:以大细胞为主。细胞大小较一致;核形较规则,核染色质细而致密,核仁清晰、1个或多个、泡沫状;胞质为深蓝色,呈蜂窝状。

细胞形态学分型中,细胞化学染色有助于区分 ALL 和 AML。ALL 细胞化学染色的特点为:原始细胞过氧化物酶(POX)和苏丹黑 B(SBB)染色阳性率≤3%;过碘酸－席夫(PAS)反应呈块状或粗颗粒状;特异性酯酶和非特异性酯酶染色均为阴性;中性粒细胞碱性磷酸酶增高。

4.免疫学分型 细胞免疫学检查对 ALL 的分型诊断具有重要意义。采用单克隆抗体检测细胞表面(Sm)或细胞质(Cy)内的分化抗原,依据抗原表达将 ALL 分为若干亚型。按照免疫学标记 85% 的 ALL 为 B－ALL,15% 属 T－ALL。目前根据 8 种单克隆抗体将 T－ALL 分为与正常胸腺发育阶段相对应的 3 个亚型:Ⅰ型为幼稚胸腺细胞型(immature T－ALL);Ⅱ型为普通胸腺细胞型(common T－ALL);Ⅲ型为成熟胸腺细胞型(mature T－ALL)(表 9－5)。非 T 细胞型可再分早期前 B－ALL(B－Ⅰ)、普通 B 细胞(common ALL,B－Ⅱ)、前 B－ALL(B－Ⅲ)和成熟 B－ALL(B－Ⅳ)(表 9－6)。

表 9－5 T－ALL 亚型

亚型	CD7	CD5	CD2	CyCD3	SmCD3	CD4	CD8	CD1a
Ⅰ	+	－/+	－/+	－	－	－	－	－
Ⅱ	+	+	+	+	－/+	+	+	+
Ⅲ	+	+	+	+/－	+	+/－	－/+	－

表 9－6 B－ALL 亚型

亚型	HLA－DR	CD10	CD19	CD20	CD22	CyIgM	SmIg
B－Ⅰ	+	－	+/－	－	－	－	－
B－Ⅱ	+	+	+	－/+	－/+	－	－
B－Ⅲ	+	+	+	+	+	+	－
B－Ⅳ	+	+/－	+	+	+	－	+

WHO 分类法更注重于免疫分型并将 ALL 与淋巴母细胞淋巴瘤合并。WHO 分类中的前体淋巴母细胞白血病/淋巴瘤(又分为 B 细胞型及 T 细胞型)相当于 FAB 分型中的 L1 及 L2 型。WHO 分类中的 Burkitt 淋巴瘤/白血病相当于 FAB 分型中的 L3 型。

5.细胞遗传学和分子生物学特征 随着细胞遗传学技术的不断发展,急性白血病染色体的变化不仅与诊断有关,而且与方案选择及预后有关。约 60% 以上 ALL 有染色体异常,包括染色体数目及结构异常,从而导致基因发生变化。

(1)染色体数目异常:主要分为 4 种:①假二倍体:染色体数目正常,但有结构异常。此型缓解期短,预后较差。②低二倍体:染色体数目在 44～45 之间,伴有微小的结构变化,预后较差。③临界超二倍体,染色体数目在 47～50 之间,儿童 ALL 如出现这种染色体异常,对预后影响不大,成人相对预后较差一些,应尽早使用有效的化疗。④超二倍体:染色体数目＞50(50～65 之间),儿童中 20%～30%、成人 5%～12% 有超二倍体,其预后较好,中位生存时间较长。

(2)染色体结构异常和基因的变化:

1)B－ALL 相关的染色体的异常:如:①t(9;22)(q34;q11):ph1 染色体在成人 ALL 中约

占 25％,在儿童中占 3％,在 40～50 岁年龄组 ALL 中可高达 50％,并且可检测到 bcr/abl 融合基因,其融合蛋白约 75％为 p190,25％为 p210。这些患者在诊断时往往白细胞升高,老年人及男性多见,FAB 分型呈 L2 型。此型完全缓解率低,复发率高,预后差。②t(4;11)(q21;q23):3％～5％成人 ALL 可见此易位,形成 MLL/AF4 融合基因。伴有该异常的 ALL 免疫表型为前 B 细胞。临床上白细胞往往升高,有脾肿大和 CNS－L,对常规化疗反应欠佳,缓解期短,预后较差。③t(1;19)(q23;q13):此型约占儿童 ALL 的 5％和成人 ALL 的 3％,免疫表型为前 B－ALL。这种易位产生 F2A/PBX1 融合基因,可阻断 HOX 基因和 E2A 靶基因的表达。临床常见白细胞增高,对标准治疗方案效果欠佳,预后较差(儿童更明显),而强烈化疗后预后良好。④t(12;21)(P13;q22):在儿童 B－ALL 中最为常见,约为 20％,成人约 2％,主要累及 TEL 和 AML1 基因,产生 TEL/AML1 融合基因,免疫表型为早期前 B－ALL。此型为 ALL 中预后较好的一种亚型。⑤t(8;14)(q24;q32):是 B－ALL 中最常见的易位,和 Burkit 淋巴瘤的细胞特点相似,属 L3 型。此外也可以是 t(2;8)(p12;q24)或 t(8;22)(q24;q11)易位。这些易位使 8q24 上 c－Myc 癌基因易位到 14 号染色体上和免疫球蛋白重链 IgH 并列,或于 2p12 和 22q11 免疫球蛋白轻链基因 IgK 和 Igγ 并列,形成 IgH－Myc、Myc－Igκ,c 和 Igγ－Myc 融合基因,使 Myc 基因调控失常而过度表达,导致细胞的恶性转化,此种患者对化疗药物易产生耐药,中位生存期＜1 年。

2)T－ALL 相关的染色体异常:T－ALL 的遗传学异常主要是以一些转录因子的过表达为主要特点。T－ALL 患者最常见的是累及 lp32 上的 TALl 基因重排,其中 3％ALL 患者可见 t(1;14)(p32;q11)易位,形成 TCRaa－TALl 融合基因。T－ALL 也可存在位于 10q24 的 H0X11 基因的过表达,t(10;14)(q24;q11)易位,形成 TCRaa－HOX11 融合基因,而使 HOX11 基因活化。另一个 HOX112 基因位于 5q35,可通过 t(5;14)(q35;q32)或 t(5;14)(q35;q11)而活化。此外,25％T－ALL 有 t(11;14)(P13;q11)易位,并形成 TCRaa－TTG2 融合基因。另外,4％儿童 T－ALL 有 del(11),可以是 11p12 和 11p13,该基因异常导致 LMO2 基因上游自身负调控区域丢失,从而使得邻近 LMO2 基因启动子被激活。

6.血液生化检查　急性白血病,特别是在化疗期间,因白细胞破坏过多,血尿酸增高,尿中尿酸的排泄量增加,可出现尿酸结晶,若不及时处理,可引起尿酸性肾病。ALL 患者末端脱氧核糖核酸转移酶(TdT)大多增高,血清乳酸脱氢酶(LDH)可升高。

五、诊断

ALL 的诊断通常并不困难,一般临床上往往有贫血、发热或骨痛和肝、脾、淋巴结肿大。大多数患者外周血白细胞显著增高,并可见大量白血病细胞。骨髓检查即可确诊,即骨髓中原始＋幼淋巴细胞≥30％。ALL 诊断确定后,还必须通过细胞化学染色和免疫单克隆抗体方法进一步明确其类型和亚型。

六、鉴别诊断

一些疾病可产生与 ALL 相似的症状和血象,但只要详细询问病史,仔细检查和观察,比较容易鉴别。

1.再障　再障和急性白血病都可以出现发热、出血、贫血和全血细胞减少,但再障患者的外周血涂片中找不到白血病细胞,肝、脾一般不肿大,骨髓检查可给予明确。

2.传染性单核细胞增多症　传染性单核细胞增多症的患者外周血涂片中可见异常淋巴细胞,有时可能被误认为白血病细胞,一般来说做嗜异体凝聚试验和骨髓检查即可鉴别。

3.骨髓病性贫血　癌肿骨髓转移时,外周血中常出现幼粒细胞和有核红细胞,骨髓涂片中的肿瘤细胞有时也会被误认为白血病细胞,如神经母纤维瘤细胞尤其容易被误认为原淋细胞,但骨髓中肿瘤细胞常聚集成堆,体积较大,细胞化学染色反应与白血病细胞或正常骨髓造血细胞也不一样。一般通过询问病史,全面分析患者的情况,不难做出正确诊断。

七、治疗

(一)支持治疗

大多数急性白血病都因发热、出血、贫血和(或)肝、脾、淋巴结肿大求治而确诊。因此对这些患者,在尽早进行化疗的同时,还应积极支持治疗,尤其是对化疗后白细胞减少或粒细胞缺乏的治疗,因其常合并严重感染,是死亡的主要原因。

1.感染的处理　急性白血病在发病和治疗过程中易出现感染,故首先应加强预防措施。有条件者应安置在无菌层流病房进行化疗,降低感染率,强调口腔、鼻腔、皮肤、肛门周围的清洁卫生。化疗前如有局灶性感染,有条件者应予去除。有资料显示,当化疗后中性粒细胞绝对计数(ANC)$<0.5\times10^9$/L,且持续1周以上者,几乎100%发生严重感染;当ANC$<0.1\times10^9$/L而未能纠正者,80%死于感染;若ANC$<1.0\times10^9$/L而未能纠正者,60%左右死于感染;当ANC$<1.0\times10^9$/L但能纠正而恢复到1.0×10^9/L以上者,仅1/4死于感染。当患者体温升高达38.5℃以上,且在停止输液、输血等2.5h后高热仍不退时,应首先考虑感染。ALL患者一旦感染,常来势凶猛、进展迅速,尤其是革兰阴性杆菌感染。当粒细胞减少患者合并铜绿假单胞菌败血症时,若未予以及时治疗,死亡率甚高。经验性抗生素的早期应用大大降低了粒细胞减少患者感染的死亡率。故一旦出现发热,应尽早寻找感染源,详细询问病史及做全面体格检查,反复做血、痰、咽拭、尿、肛周等分泌物的细菌培养及药敏试验,行肺部X线检查,同时开始经验性抗炎治疗,选用广谱抗生素。对于粒细胞减少的白血病患者,则应侧重于选择抗革兰阴性杆菌的药物。最常用的方案为氨基糖苷类加抗铜绿假单胞菌的β内酰胺类。对于肾功能不全患者,特别是老年人或有明显听力障碍的患者,主张以第三代头孢菌素类代替氨基糖苷类抗生素。经验性抗生素治疗3~4d后若体温下降,再继续治疗3d;若体温不退,此时可参照病原菌的阳性结果和药敏情况调整用药。若各种培养阴性,患者仍有持续发热,则应考虑患者是否有真菌感染,可加用抗真菌药物。由于患者化疗后细胞免疫和体液免疫功能显著缺陷,故合并病毒感染的机会相对较多,尤其是巨细胞病毒和带状疱疹病毒感染,在正常人可呈良性且有自限性,在ALL患者病情可能较严重。有病毒感染时可采用无环鸟苷、大蒜制剂及IFN－α或β。对体液免疫功能降低的患者,可用IVIG 0.2~0.4g/(kg·d),在一定程度上可帮助控制感染。

2.出血的处理　出血是化疗前或化疗后常见的严重的临床表现。患者起病时由于血循环中白血病细胞数过高,脑部血管白细胞淤积,故颅内出血常是致命的并发症,因此对白细胞过高的患者应积极设法降低白细胞,如用白细胞分离术等。其次化疗后骨髓抑制、血小板计数明显降低,易发生出血。ALL出血若是血小板减少所致,可输注单采血小板,并加用一些止血药物如卡洛柳钠(安络血)、酚磺乙胺(止血敏)等;若为凝血因子减少所致,可输注相应的血浆制品如凝血酶原复合物、纤维蛋白原等。

3.贫血的处理　贫血可引起全身各组织器官的缺氧,导致功能衰竭,因此贫血患者伴有心悸、心动过速、气急、气短或血红蛋白<60g/L 时可输入红细胞悬液,以改善机体缺氧状况。纠正贫血的最根本方法是尽快使白血病缓解。

4.高尿酸血症的处理　急性白血病最常见的代谢异常是高尿酸血症。对已有血尿酸增高者,在化疗期间随白细胞破坏过多,高尿酸血症可能加重,应及早给予别嘌醇 0.1g,每日 3 次口服,防止尿酸性肾病的发生。同时补充足量的液体,使患者保持足够的尿液,以加速尿酸的排泄,并给一些碱性药物如碳酸氢钠,防止尿酸在肾小管沉淀。对白细胞计数>20×10^9/L 的患者,在急性白血病诱导化疗期间也采用上述治疗原则,以减少尿酸形成。

(二)化学治疗

随着医学的不断发展,急性白血病已由不治之症成为可以治愈的恶性疾病之一。骨髓和外周血干细胞移植开展是治愈白血病的方法之一,但却受到供体、年龄、设备诸多条件的限制,尚不能普及,因此化疗仍是目前临床治疗白血病最常用的手段。通过化疗大量杀灭白血病细胞,以减少肿瘤负荷。一次足量的化疗可以杀灭体内 2～5 个对数的白血病细胞,骨髓抑制越明显,越早获得完全缓解,持续完全缓解就越长,长期无病生存率越高。但遗憾的是化疗作用是全身性的,有很大毒性,它既作用于白血病细胞,也影响正常细胞。

1.化疗策略　应用化疗的目的是杀灭肿瘤细胞,故在化疗时应注意:

(1)初治诱导缓解的重要性:因为初治患者存在肿瘤原发耐药的概率较低,骨髓内保留的正常 CFU-GEMM 相对要多一些,患者整体情况好,如有感染,较易控制;

(2)强调一疗程缓解率:此与缓解时残留细胞群数有关;

(3)采取联合方案,加大剂量:这与缓解率有关,亦与一疗程缓解率有关;

(4)缓解后治疗:其目的是消灭残存白血病细胞,阻止耐药细胞生长,防止复发,延长生存期。缓解后强化治疗无疑对治愈白血病起决定作用。

2.化疗治疗原则　联合化疗至今仍是急性白血病治疗的主要方法。强烈诱导、及早巩固、大剂量强化、酌情维持及个体化治疗是白血病化疗的重要原则。此外,髓外白血病的防治(中枢神经系统、睾丸等),支持治疗的进一步加强,生物反应的调控治疗,免疫、分子靶向治疗及多药耐药逆转治疗,都应十分注意。

3.ALL 化疗　ALL 一旦被确诊,应立即进行化疗。首先是诱导缓解,目的是杀死患者体内的白血病细胞,从而使患者临床症状和体征完全消失,骨髓恢复正常造血。然后是缓解后治疗,包括巩固强化治疗、维持治疗及 CNS-L 的防治等。近来资料显示,儿童 ALL 的完全缓解(CR)率可达 98%,5 年无病生存(DFS)达 70%～80%。成人 ALL 的 CR 率在 74%-93%,5 年 DFS 为 33%～48%。

(1)诱导缓解治疗:成人 ALL 标准的诱导化疗方案以长春新碱、泼尼松和蒽环类药物(柔红霉素或多柔比星)组成的 DVP 方案或加左旋门冬酰胺酶(L-ASP)组成的 VDLP 方案最常用,CR 率一般在 75%～90%,中位缓解时间为 18 个月左右。有报道认为在 DVP 方案基础上加用 L-ASP 不影响 CR 率,但可以改善 DFS。在诱导缓解治疗中 L-ASP 可用,也可不用,但缓解后巩固治疗中最好能用。另外,诱导缓解中可提高蒽环类的药物剂量,如柔红霉素(DNR)45～60mg/(m^2·d),用 2～3d。地塞米松代替泼尼松,因为地塞米松在脑脊液中浓度高,维持的半衰期长,有更好地预防 CNS-L 的复发和提高 DFS 的作用。

为了提高 CR 率,继而改善 DFS,在成人 ALL 中诱导缓解治疗中加环磷酰胺(CTX)可提高 T—ALL 的疗效,加用大剂量阿糖胞苷(HD—AraC)主要在于提高 DFS 以及有效预防 CNS 的复发。MD Anderson 癌症中心尝试 Hyper—CVAD 与甲氨蝶呤(MTX)联合 HD—AraC 方案交替使用,其 CR 率可达 92%。此外,替尼泊苷(VM26)、大剂量 MTX、米托蒽醌也被广泛应用于 ALL 患者的诱导缓解治疗。

成人 ALL 患者经诱导治疗,约 20% 未能达 CR,约 10% 成人患者在确诊和治疗开始后最初 8 周内死亡。死亡率与年龄相关,患者年龄>60 岁,约 2/3 死于感染,尤其在中性粒细胞减少期,各种广谱抗生素的大量使用使真菌感染机会明显增加。正规的标准剂量联合化疗 1~2 个疗程,未 CR 者属于难治性白血病,应改变化疗方案。

(2)缓解后治疗:ALL 在取得 CR 后应及时给予缓解后的强化治疗,进一步清除体内残留白血病细胞,防止复发,延长缓解期,使患者能长期存活。缓解后治疗可以采用大剂量化疗,应用诱导缓解时未曾应用的新的化疗药物,也可应用原诱导缓解或序贯的巩固化疗方案。如 CAM(CTX 1000mg/m², 第 1 日,静滴;Am—C 1000mg/m², 每 12h 1 次,第 1~3 日,静滴,用 6 次;巯嘌呤(6—MP)50mg/m², 第 1~7 日,晚上顿服)、VDL、VDLP 方案也可作为缓解后的巩固治疗。

大剂量化疗—主要是 HD—AraC 或 HD—MTX,已越来越多地应用于成人 ALL 的巩固治疗。HD—AraC 常用剂量为每次 1~3g/m²(每 12h 1 次,一般用 6 次),HD—MTX 为 2~3g/m²,对于预防全身和睾丸复发、治疗 CNS—L 具有肯定价值。MD Anderson 癌症中心 Hyper—CVAD 治疗方案是典型的 HD—AraC、HD—MTX、HD—CTX、大剂量糖皮质激素相结合的方案:Hyper—CVAD(第 1、3、5、7 疗程),CTX 300mg/m², 每 12h 1 次,第 1~3 日(美司钠等量解救);VCR 2mg,第 4、11 日;多柔比星 50mg/m², 第 4 日;地塞米松 40mg/d,第 1~4、11~14 日。HD MTX—AraC(第 2、4、6、8 疗程),MTX 1.0g/m², 第 1 日;AraC 3.0g/m², 每 12h 1 次,第 2、3 日;甲泼尼龙 50mg,每 12h 1 次,第 1~3 日。中位随访时间为 63 个月,5 年生存率为 38%,5 年持续 CR 率为 38%。

ALL 患者强化巩固治疗后,继续进行维持治疗对于延长患者缓解期及 DFS 是十分重要的。目前成人 ALL 维持治疗的方法是参考儿童 ALL,基本方案是:6—MP 75~100mg/m²,晚上顿服;MTX 20mg/m², 每周 1 次,口服或静注。此外,成人 ALL 的维持治疗也可间歇使用联合化疗方案,或单药持续给药与联合化疗间歇序贯应用,维持治疗期间的强化治疗多选用 COAD、VDLP、VDL+HD—AraC 方案。强化化疗的间隔则根据不同的危险度,高危患者维持治疗开始每 3 个月需强化 1 次;中危患者每半年强化 1 次;而标危患者在 CR 后 12 个月强化 1 次即可。维持治疗的持续时间往往为 2~3 年,至少不应少于 1 年。

(3)髓外白血病的防治:髓外白血病是指骨髓以外部位所发生的白血病,这些部位在常规化疗时化疗药物不能达到有效的杀伤浓度。除了 CNS 外,尚有睾丸、卵巢等。这些部位残留的白血病细胞是造成临床复发的主要原因。因此加强对髓外白血病的防治是使 ALL 患者持续缓解、避免复发甚至治愈的重要环节。

成人 ALL 初治时脑膜白血病的发生率<10%,但如不接受 CNS 预防措施,30%~50% 成人 ALL 可发展为 CNS—L。发生 CNS—L 的相关因素主要是外周血白细胞增高,特别是处于增殖周期的白血病细胞比例较高。其次 B—ALL,尤其是 L3 型 CNS—L 的发生率高。

1)CNS—L 的预防和治疗:包括:①鞘内化疗:预防性治疗通常在诱导缓解期,外周血中原始细胞基本消失,血小板回升即可开始鞘内注射 MTX 10mg+地塞米松 2.5mg(每周 1~2

次,连用 4～6 次)。如出现 CNS-L,则 MTX+地塞米松隔日鞘内注射至脑脊液生化、常规达正常为止,以后每 4～6 周 1 次,随全身化疗结束而停用。若 MTX 效果不佳,也可使用或加用 AraC 30～50mg/次。②全脑照射+鞘内注射 MTX:全脑预防性照射剂量,标危组为 18Gy,高危组或已发生 CNS-L 者为 24Gy。因全脑照射后长期生存者的随访发现有智力降低、神经内分泌功能降低和继发性脑肿瘤,故目前全脑预防性照射只应用于高危患者。③全身化疗:CNS-L 是全身白血病的一部分,由于血脑屏障的存在,常规全身用药大多不能在脑脊液中达到足够浓度,无法起预防和治疗作用,故应使用能通过血脑屏障的药物,并大剂量给药,如中、大剂量 MTX 或大剂量 Ara-C。当中剂量 MTX(500～1500mg/m²)或大剂量 MTX(1500～2500mg/m²)静脉用药时,脑脊液内浓度达 10^{-7}～10^{-5} mol/L。一般认为 106mol/L 浓度有杀灭白血病细胞的作用。临床上可以用大剂量 MTX 静注+MTX(10mg/m²)鞘内注射预防 CNS-L。大剂量 Ara-C 静脉给药能很快到达脑脊液,渗入脑脊液的比例较高,约为血清浓度的 40%,使其在脑脊液中的浓度与血浆达到平衡,以预防脑膜白血病。

2)睾丸白血病:睾丸白血病的发生率仅次于 CNS-L,也是 ALL 细胞最易浸润的"庇护所"之一。5%～10% 长期生存的男性患者可发生睾丸浸润。生存越久,发生率越高,且多累及双侧睾丸,可根据临床表现和睾丸穿刺活检确诊。对睾丸白血病的治疗主要用局部放射治疗,同时加全身化疗,特别是大剂量化疗可明显提高疗效,还可用类固醇激素治疗。

3)卵巢白血病 卵巢白血病十分罕见。在可能情况下以手术全切除为主,可配合全身化疗或局部放疗。

(4)Ph/bcr-abl 阳性 ALL 治疗:Ph/bcr-abl 阳性 ALL(在成人 ALL 中总的发病率为 25%,且随年龄增长而有所增加,50 岁以上患者发病率在 40% 以上)是一个预后最差的亚型。Ph/bcr-abl 阳性 ALL 的 CR 率加权平均值为 66%,然而只有不到 10% 患者在强烈诱导治疗后可达到分子遗传学的缓解,传统化疗甚至是包括大剂量化疗(如 HD-AraC)后中位缓解期很短(9 个月),2～3 年的 LFS 为 0～15%,非常差。目前最好的结果是在 CR1 时进行干细胞移植,最好是来源于 HLA 相合的同胞供者,也可以是无关供体或自体干细胞移植。

最近出现了一些新的分子靶向治疗手段,可直接选择性抑制 bcr-abl 基因。伊马替尼作为 Ph(+)ALL 的一线治疗的研究已逐渐开展。现一般认为:①在诱导和巩固阶段用化疗与伊马替尼联合有协同作用,CR 率达 95%,并有助于防止继发耐药。②化疗与伊马替尼同时使用有更高的 PCR 转阴率。③老年 Ph(+)ALL 的患者采用伊马替尼 600mg/d 和泼尼松诱导,也可获 90% 的 CR 率。④使用伊马替尼能更好地维持细胞和分子遗传学的缓解,减少复发。⑤CD20-ALL 可加用抗 CD20 单抗。

(三)造血干细胞移植

ALL 患者用化疗能够获得长期 DFS,尤其是儿童 ALL,CR 率高,长期生存率也较高,这些并不急需在 CR1 时就进行干细胞移植。成人标危 ALL 在 CRI 时也不主张进行干细胞移植。目前欧洲骨髓移植协作组公布的 allo-HSCT 在 ALL 治疗中的适应证为:CR1 的高危/极高危患者(Ph+、诱导缓解化疗无效、T-ALL 且泼尼松反应不良、诱导化疗 6 周后 MRD>10^{-2} 等);CR2 患者(CR1 持续时间<30 个月或 CR1 期 MRD 持续高水平)。

八、预后分组

ALL 并不是一个均一性疾病,其由不同的亚型组成,如 pro-B-ALL、C-ALL、Pre-B

—ALL、B—ALL、T—ALL,这些亚型的分子生物学、临床特征、危险因素均不相同。有以下几个预后因素与 ALL 患者的生存相关(表 9—7)。

表 9—7 成人 ALL 的预后分组

危险因素	标危特征	高危特征
年龄	年龄较轻者(青少年)	年龄较大者(>35,>60 岁)
细胞遗传学	超二倍体 复杂核型	t(9;22)/bcr—abl t(4;11)/MLL—AF4
白细胞	$<30.0\times10^9/L$	t(1;19)/E2A—PBX1;低二倍体>$30.0\times10^9/L$(B 细胞系);>100.0$\times10^9/L$(T 细胞系)
免疫表型	—	pro—B—ALL;pro—T—ALL
达到 CR 的时间	CR<4 周	CR>4 周
微小残留病灶		
诱导治疗后	$<10^{-4}$	$>10^{-3}$
第 1 年	$<10^{-4}$或阴性	$>10^{-4}$或升高

最近 3 个研究小组发表了对总共 1049 个患者的细胞遗传学分析结果,所有试验均证实了 t(9;22)和 t(4;11)预后较差,低二倍体核型是预后较差的核型之一,3 年 DFS 为 11%。而 12p 异常(3 年 DFS 为 50%~76%)、t(10;14)(3 年 DFS 为 75%~80%)和无其他异常的高超二倍体核型(3 年 DFS 为 56%~59%),被定义为预后较好的亚型。在所有 3 个试验中正常核型的患者为中度预后,3 年 DFS 为 34%~44%。这些发现显示细胞遗传学异常可能对危险程度的评估提供重要信息。

(周栋)

第十五节 急性髓细胞白血病

急性髓细胞白血病(acute myeloid leukemia,AML)是造血系统的一类恶性肿瘤,白血病细胞在骨髓和血液中大量积聚,浸润全身器官和组织。AML 是一个具有明显异质性的疾病群,它可以由正常髓细胞分化发育过程中不同阶段的祖细胞恶性增殖而产生,不同阶段祖细胞的 AML 具有不同特征,故 FAB 分型有 M_0~M_7 虽然 AML 有其异质性,但对其分子生物学特征和临床治疗方面除了急性早幼粒细胞白血病有比较深入的了解和针对靶基因采取诱导分化治疗外,其他髓系白血病仍以联合化疗为主。AML 总的缓解率可达 60%~80%,但 5 年无病生存(DFS)率仍在 25%~30%。

一、流行病学

美国 AML 每年发病率约为 3.6/10 万,男性略高于女性(1.2∶1),随年龄增长,发病率逐渐升高,65 岁以下为 1.7/10 万,而 65 岁以上则为 16.2/10 万。过去 10 年间 AML 发病率迅速增加。我国近几年也呈上升趋势,20 世纪 80 年代末我国 22 个省进行了白血病年均发病率调查,总发病率为 2.76/10 万,其中 AML 为 1.85/10 万。与 ALL 不同的是,AML 以成人多见(成人急性白血病中 ALL 占 20%,AML 占 80%),其发病率随年龄增长渐次上升,20 岁以下年轻患者仅占全部 AML 的 5%，一般过 40 岁后发病增加，而 50% 以上 AML 年龄＞60 岁，中位发病年龄为 60～65 岁。男性发病率比女性略高，至老年期男性发病率明显高于女性。

二、病因和发病机制

AML 的病因和发病机制类似 ALL，主要为遗传因素、电离辐射、化学药物和某些职业相关因素，但病毒致 AML 还没有直接证据。

1. 遗传因素 体细胞染色体异常如 Down 综合征（21－三体）、Patau 综合征（13－三体）和 Klinefelter 综合征（XXY 畸形）的患者中，AML 的发生率增加。此外，一些常染色体遗传病如先天性血管扩张红斑病（Bloom 综合征）、先天性再生障碍性贫血（Fanconi 贫血）、先天性丙种球蛋白缺失症和 Kostmann 综合征等，AML 的发病率均较高。

2. 电离辐射 日本遭原子弹袭击后的幸存者中，AML 的发生率明显提高，爆炸 5～7 年后是发病高峰。单纯的放疗很少增加 AML 的患病率。

3. 化学因素 苯作为溶剂，应用于化工、塑料、橡皮和制药行业，它的致白血病作用已经肯定。吸烟、接触石油制品、燃料均会增加 AML 的患病率。抗癌药物，尤其是烷化剂可引起继发性白血病，多发生在接触后 4～6 年内，5 号和 7 号染色体异常多见。拓扑异构酶Ⅱ抑制剂相关的白血病发生在 1～3 年内，染色体异常表现为 11q23。乙双吗啉、氯霉素、保泰松亦可能有致白血病作用。氯喹、甲氧沙林可引起骨髓抑制，继而发展为 AML。

AML 的恶性克隆性增殖累及造血细胞的水平不一，可以是多能干细胞，也可以是粒－单核细胞祖细胞，白血病细胞失去进一步分化成熟的能力，阻滞在较早阶段。髓系造血细胞发生白血病变的机制可能还与染色体断裂、易位有关，使癌基因的位置发生移动和被激活，染色体内基因结构的改变可导致细胞发生突变。

三、临床表现

AML 的临床表型与 ALL 大致相同，但各有其特点。

1. 贫血 AML 患者起病急缓不一，有些自感乏力、心悸、气短、食欲下降和体重减轻，多数为轻至中度贫血。老年患者贫血更为多见，甚至为严重贫血，可能少数在确诊前数月或数年先有难治性贫血，以后再发展为 AML。

2. 出血 AML 患者起病时血小板减少极为常见，约 1/3 患者血小板数＜20×10^9/L，60% 初发患者有不同程度的出血，临床主要表现为皮肤瘀点和瘀斑、鼻出血、牙龈出血、口腔黏膜出血，少数患者有眼球结膜出血，女性患者常伴有月经过多。出血的主要原因是由于白血病细胞的异常增殖，使骨髓巨核细胞生成受抑，导致血小板减少；也可能是继发于 DIC 所致，这通常见于急性早幼粒细胞白血病患者，其表现为广泛皮肤、黏膜或注射部位、穿刺部位大片出血，甚至因颅内和消化道大出血而死亡。

3. 感染 10% 的 AML 患者，发热是首发症状，而感染是发热最常见的原因。几乎所有 AML 患者发病时中性粒细胞绝对值是下降的，同时伴粒细胞功能的缺陷。感染可发生在体内任何部位，约 25% 出现严重的软组织或下呼吸道感染，多数为细菌感染，极少数为真菌感染。

4. 白血病细胞浸润 AML 髓外浸润主要以 M_4 和 M_5 多见，白血病细胞可侵及牙龈，出现牙龈增生和肿胀，甚至表面破溃出血。皮肤浸润表现为斑丘疹、结节状或肿块。眼部浸润一般出现在原始细胞极度升高的患者,以视网膜浸润为主,有时在眼球后部位可见绿色瘤,主要是因瘤细胞内含大量髓过氧化物酶,使瘤体切面呈绿色。肝、脾、淋巴结肿大比 ALL 少,肝、脾通常肋下刚及,明显的肝、脾、淋巴结肿大者<10%。中枢神经系统浸润方面,AML 明显低于 ALL,包括初发和复发患者,成人 CNS—L 发生率大约为 15%。极少数患者(2%～14%)首先发现有肿块,可出现在软组织、乳房、子宫、卵巢、硬脑(脊)膜、胃肠道、肺、纵隔、前列腺、骨骼或全身其他部位。肿块是由白血病细胞积聚而成,称为粒细胞肉瘤。肿块可以于 AML 诊断时被发现,亦可在 AML 诊断确立前即出现。这种粒细胞肉瘤多见于伴有 t(8;21) 染色体易位的患者。

四、辅助检查

1. 血象　AML 患者的白细胞均值约为 15×10^9/L,约半数 AML 患者白细胞在$(10\sim100)\times10^9$/L,而 20%患者的白细胞>100×10^9/L,25%～40%患者白细胞计数<5.0×10^9/L,少数患者白细胞数<4×10^9/L,常为 M_3 型和老年患者。外周血分类中可见不同数量的白血病细胞,大约有 5%患者外周血中很难找到原始细胞。外周血中性粒细胞吞噬和趋化功能削弱,形态有异常改变(核呈分叶状,缺乏正常的嗜天青颗粒)。大多数患者有不同程度的正细胞正色素性贫血,有些甚至出现严重贫血,网织红细胞常减少。75%患者血小板计数<100×10^9/L,而 25%患者<25×10^9/L,尤其是 M_3 型。血小板的形态和功能异常,巨大畸形含异常颗粒,失去正常的聚合、黏附功能。

2. 骨髓象　急性白血病的诊断依赖于骨髓穿刺和活检。多数患者骨髓象示细胞显著增多,白血病原始和(或)幼稚细胞占骨髓细胞的 30%～100%,取代了正常的骨髓组织。白血病细胞常有形态异常和核质发育不平衡,如胞质内出现 Auer 小体,则可确诊 AML 而排除 ALL。偶尔可见骨髓纤维化(M_7 多见)和骨髓坏死。

3. 其他实验室检查　在出现 DIC 时,除血小板减少外,可有血浆凝血酶原时间(PT)和活化部分凝血活酶时间(APTT)延长,血浆纤维蛋白原降低,纤维蛋白降解产物增加和 D 二聚体升高。高尿酸血症常见于白细胞数增高和诱导化疗期的患者,往往与肿瘤溶解有关,表现为高钙血症、高钾血症、高尿酸血症、高磷酸血症和肾功能不全,这些症状往往出现在治疗开始后不久,不予适当治疗将危及生命,但 AML 的高尿酸血症发生率比 ALL 低。血清乳酸脱氢酶(LDH)可升高,在 M_4 和 M_5 中多见,但也比 ALL 轻。血清溶菌酶在 AML 患者中增高,以 M_4 和 M_5 型多见。

五、分型

根据白血病细胞的形态学、细胞化学、免疫表型、细胞遗传学及分子生物学的特点,可以将 AML 进行多种分类。

1. 形态学　典型 AML 白血病细胞直径在 $12\sim20\mu m$ 之间,形态有异常改变,如染色质粗糙、排列紊乱,核的形态异常(切迹、分叶),核仁明显,胞质中常含有嗜天青颗粒。AML 的一个重要特征是胞质中可见 Auer 小体,经 Wright—Giemsa 染色呈红色。法国、美国、英国协作组(FAB 协作组)根据形态学和组织化学将 AML 分为 8 个亚型:M_0、M_1、M_2 和 M_3 型是原粒细胞分化停滞在不同阶段,M_4 和 M_5 型白血病未成熟细胞为粒(单核)系,M_6 型为红系,M_7型为巨核系(表 9—8)。

表9-8　AML 的 FAB 分类

亚型	形态	POX	NSE	PAS	染色体改变
M_0，急性未分化型白血病	大小一致，未分化的原粒细胞	—	—	—	多样
M_1，急粒白血病未分化型	未分化的原粒细胞，无嗜天青颗粒	+/-	+/-	—	多样
M_2，急粒白血病部分分化型	含颗粒的细胞占主体，可见 Auer 小体	+++	+/-	+	多样；t(8;21)
M_3，急性早幼粒细胞白血病	以多颗粒的早幼粒细胞为主	+++	+	+	t(15;17)
M_4，急性粒-单核细胞白血病	原粒细胞和原单核细胞为主	++	+++	++	多样；Inv/del(16)
M_{4E0}急粒-单核伴嗜酸性粒细胞增多	除 M_4 型特点外，含有嗜酸性粒细胞				
M_5，急性单核细胞白血病	原单核细胞为主	+/-	+++	++	多样 11q23 异常
M_{5a}，未分化型	原单核细胞≥80%				
M_{5b}，部分分化型	原单核细胞>20%				
M_6，急性红白血病	原红细胞为主，巨大畸形红细胞可见			++	多样
M_7，急性巨核细胞白血病	原巨核细胞为主	—	+/-	+	多样

2.免疫表型　根据细胞表面抗原对单克隆抗体的免疫反应，在一定程度上有助于 AML 进行分型(表9-9)。在 AML 的单克隆抗体检测中，未成熟的粒-单核细胞表面抗原可以与抗 CD13、抗 CD14、CD15、抗 CD33 和抗 CD34 结合，这种反应出现在 AML 患者的白血病细胞中。而 M_6、M_7 型表达红系、巨核系的免疫表型，M_6 型为抗血型糖蛋白 A，M_7 型表达抗血小板糖蛋白 CD41、CD42b、CD61。AML 同时表达 HLA-DR 抗原，但通常缺乏 T 细胞、B 细胞和其他淋巴细胞抗原。仅 10%～20%AML 患者可表达 T、B 细胞等淋巴细胞抗原，这些患者淋巴细胞抗原的表达并不改变疾病的发展，但对化疗的反应可能较差。

表9-9　AML 各亚型的免疫标志

FAB 分型	免疫表型
M_0	HLA-DR$^+$、CD13$^+$、CD33$^+$、CD34$^+$、CD7$^{-/+}$、TdT$^{-/+}$、cMPO$^+$，M_0 至少表达一个髓系抗原，MPO 比 CD13 和 CD33 更敏感
M_1	同 M_0，但 CD34 表达少于 M_0，部分表达 CD15
M_2	HLA-DR$^+$、CD13$^+$、CD33$^+$、CD34$^+$弱于 M_1，CD15$^+$较 M_1 显著，可有 CD19 表达
M_3	HLA-DR$^+$、CD13$^+$、CD33$^+$、CD34$^{-/+}$，CD13 常弱表达，可有 CD2,CD9 表达
M_4	HLA-DR$^+$、CD15$^+$、CD14$^{+/-}$、CD33>CD13、CD34$^{-/+}$、CD45^{dim}
M_5	HLA-DR$^+$、CD15$^+$、CD14$^{+/-}$、CD33>CD13、CD34$^{-/+}$、CD45^{dim}
M_6	HLA-DR$^+$、CD13$^{-/+}$、CD33$^{+/-}$、CD34$^+$、CD45^{dim}
M_7	HLA-DR$^{-/+}$、CD13$^{+/-}$、CD34$^+$、CD41$^+$、CD61$^+$

3.细胞遗传学和分子生物学　在 AML 中，不同的形态学表现和临床亚型往往有特征性的染色体异常。染色体异常包括数目异常、染色体多或少；更多见的是染色体易位、缺失和倒置。在诊断 AML 时进行细胞遗传学的检测成为预测患者预后及治疗方案选择的依据。50%～60%的初发成人 AML 骨髓可检测到染色体克隆的异常(至少 2 个细胞分裂中期的细胞有染色体结构异常或染色体三体，至少 3 个细胞分裂中期的细胞发现染色体单体)；10%～20%患者存在复杂核型，即至少有 3 种染色体异常；另有 40%～50%患者通过常规染色体显带技术检测不到细胞遗传学异常。一些协作研究已经提出在根据诊断时的核型变化，将

AML 分为预后良好、中等和不良三组。而且有资料证实,在诊断时即使只有 1 个中期细胞存在核型异常,但只要这种核型持续存在,就会导致更高的累积复发率及更低的 DFS 和总生存(OS)。当急性白血病患者经过化疗达完全缓解(CR)期,染色体异常消失;而当疾病复发后,染色体异常将又出现。

在所有细胞遗传学分类中,正常核型的患者比例最高,为中等预后。但发现对此类患者采取相同的治疗方案,其效果并非相同,可能原因是正常核型的 AML 患者在分子水平上存在异质性。目前影响正常核型 AML 患者最重要的因子是 FLT3 基因的内部串联重复(FLT3－ITD),大约发生在 1/3 的患者中,提示预后不良,尤其是伴有不表达 FLT3 野生型等位基因或高度突变的 FLT3 基因的患者,预后更差。另外,在正常核型 AML 中有 5%～10% 的 MLL－PTD 突变,另一些有 BAALC 和 ERG 的过度表达,这些突变和过度表达均提示其预后不良。相反,如出现 NPMI 和 CEBPA 突变,则提示其预后较好。

六、诊断

根据 AML 临床表型、外周血象及骨髓检查,一般均能给予明确诊断。随后结合骨髓涂片中的细胞化学、免疫学、染色体及分子生物学的检测,按照 FAB 或 WHO 分型进一步确立其分型。

七、鉴别诊断

1. 再障　白血病和再障都可表现为外周全血细胞减少,但再障的骨髓象示细胞增生低下或极度低下,无原幼细胞发现,淋巴细胞相对增多。

2. MDS　表现为外周血细胞减少,出现病态造血,骨髓中可见一系或多系病态造血,原始细胞<20%。

3. 类白血病反应　严重感染可出现类白血病反应,外周血中可见幼稚粒细胞,但骨髓和外周血中以后期幼粒细胞为主,原始和(或)幼稚细胞增多不明显,一般<10%,细胞化学染色 NAP 积分升高,经抗感染治疗后白细胞逐渐下降。

八、治疗

AML 诊断确立后,应迅速对患者病情作一评估,然后给予适当的治疗。除了判断 AML 的亚型,还应对患者的全身整体情况做出评判,包括心血管系统、呼吸系统和肝肾功能等。还应评定与预后有关的某些因素,这些将影响患者能否达到 CR 和维持缓解的时间。如患者同时伴有感染,因寻找原因,积极抗感染处理。某些患者存在严重的贫血和血小板减少,应及时给予输注红细胞和血小板。尤其是急性早幼粒细胞白血病,若并发 DIC,除积极治疗原发病外,可使用低分子量肝素,24h 内肝素剂量为 3000～6000U;若同时伴有凝血因子减少包括纤维蛋白溶解亢进所致,可输注相应的血浆制品如凝血酶原复合物、纤维蛋白原等。

约 50% 患者血清尿酸浓度轻度或中度升高,仅 10% 有严重升高。尿酸在肾内形成结晶引起严重的肾病是较少见的并发症。化疗将加重高尿酸血症,应立即给予患者别嘌醇,并嘱咐其多饮水并碱化尿液。

多年来成人 AML 的总体疗效逐步改善,目前仍以细胞毒化学药物治疗为主。AML 的化疗一般分为诱导缓解治疗和缓解后治疗两个阶段。诱导缓解治疗的目的是达到临床和血液学的 CR,而缓解后的治疗则是尽可能地减少机体亚临床的白血病细胞负荷,达到真正的治愈。

1.诱导缓解治疗　目前非 APL 的 AML 诱导缓解经典方案为 DA"3＋7"方案:柔红霉素(DNR)45mg/m² 静注,用 3d;阿糖胞苷(AmC)100mg/(m²·d)静滴,用 7d,最好 24h 内持续静滴。小于 55～60 岁患者的 CR 率为 60%～75%,遗传学特征不良组(即核型差的成人 AML)CR 率在 55%～58%。有许多随机研究在 AraC 用量不变的基础上比较了盐酸柔红霉素与伊达比星(idarubicin)、安吖啶(amsacrine)、阿柔比星、米托蒽醌,结果显示这些药物均优于 DNR(45mg/m²)。因此,目前主张采用比 45mg/m² 更大剂量的柔红霉素,或换用其他蒽环类,如伊达比星或米托蒽醌。伊达比星替代 DNR,组成伊达比星加 AraC 的"3＋7"方案,伊达比星 12mg/(m²·d)静滴,每日 1 次,连续 3d,而 Ara－C 的用法同上。此方案比"DA 3＋7"方案有较高的长期 DFS 率。研究表明,此结果可能与伊达比星比 DNR 具有更好的中枢渗透性和在细胞内积蓄,以至不易被 P 糖蛋白(Pgp)泵出与不易耐药有关。

近几年来有许多在"3＋7"方案基础上的改良方案,通过增加 AraC 的剂量或加用依托泊苷来提高诱导化疗强度,对初始缓解率虽无明显提高,但 DFS 率得到改善,尤其对于 50 岁以下的患者。最近几年广泛的临床试验结果表明,在 AML 中具有潜在应用价值的其他新药包括以下 4 类:①核苷类似物:氟达拉滨(fludarabine)。②拓扑异构酶Ⅰ抑制剂:托泊替康(topotecan)和一氨基喜树碱(9－amino camptothecin)。③去甲基化制剂:氮杂胞苷(5－azacytidine)相地西他滨(decitabine)。④铂和烷化剂类似物:卡铂(carboplatin)和 tablimustine。这些新药目前主要被用于难治性 AML 和复发 AML 的诱导缓解治疗。

2.缓解后治疗　20 世纪 80 年代以前 AML 的缓解后治疗主要是长期的维持治疗。维持治疗的方案很多,多数由 2 种以上的药物构成,但总的细胞毒杀伤程度通常低于诱导缓解治疗,复发率比较高。近来缓解后治疗方案的选择主要依据细胞遗传学特征而定。

(1)预后好的遗传学特征组:这组患者对诱导缓解的初始反应率在 85%左右,经过强烈缓解后治疗 5 年生存率＞50%。缓解后治疗的化疗方案有很多,但大多数认为年龄在 55 岁以下者,大剂量阿糖胞苷(HD－AraC)是缓解后治疗的有效方案。HD－AraC 的具体用法为:AraC 2.0～3.0g/m²,每 12h 1 次,每次持续静滴 3h,第 1～3 日,共 6 次,根据骨髓造血功能恢复的快慢,每 35～42 日为一疗程,共 4～5 个疗程。主要毒副作用为皮疹、充血性结膜炎、胃肠道反应和中枢神经系统(常为小脑共济失调)毒性。CALGB 报道称对那些有 t(8;21)易位的患者,3～4 个疗程的 HD－AraC 是最合适的,这组患者 3 年 DFS 约为 60%。对本组患者缓解后是否需要进行自体造血干细胞移植尚有争议。自体造血干细胞移植后复发率明显下降,但移植相关死亡率为 18%,故总生存率无差别。而异基因干细胞移植治疗相关死亡率高,对这组患者不作为标准方案。

(2)预后中等的遗传学特征组:对 55～65 岁的患者,建议行 HLA 相合同胞的异基因移植,3 年生存率达 65%,3 年复发率为 18%。至于初次缓解期何时行异基因干细胞移植为宜,尚无前瞻性研究,IBMTR 的回顾性资料提示缓解后继续化疗无特别优点,如果有 HLA 相配的供体,应当尽快实施移植。无合适同胞供者,可接受 HD－AraC 方案,HD－AraC 的剂量为 1.5～3g/m²。有关核型中等 AML 患者的自体造血干细胞移植有相当多的报道。MRC 研究报道,接受自体移植的患者复发率为 35%,而接受强化疗的患者复发率为 55%,5 年生存率分别为 56%和 48%。提倡移植前给予几个疗程强烈化疗以达到体内净化,或移植前加用抗

CD33 单抗。

（3）预后不良的遗传学特征组：含 3 种以上异常的复杂核型，这组患者长期以来被认为是 AML 中治疗效果最差的，虽然初始治疗反应可能＞50％，但无论缓解后治疗采用什么方案，总的长期生存很差。目前治疗趋势是，如果有 HLA 相合同胞供者，应当在诱导缓解后尽快行异基因造血干细胞移植，5 年生存率达 44％，而接受化疗组仅 15％。如无 HLA 相合同胞，可在第一次缓解后就接受 HLA 相合的无关供者或半相合同胞供者，长期生存仍可达 40％～50％。无合适供者，则接受 2～3 个疗程 HD－AraC 或类似方案，再行自体造血干细胞移植。

3. 老年 AML 的治疗　老年 AML 的治疗仍是一个具有很大挑战的问题，因为细胞遗传学的预后分组主要是以年轻患者（年龄＜60 岁）的研究结果而定，某些染色体的异常对老年和中青年 AML 临床预后的影响是不同的。如 MDR 的表达，＜56 岁的为 33％，而＞75 岁的为 57％；预后良好的核型在＜56 岁为 17％，＞75 岁则降至 4％；而年龄＜56 岁和＞75 岁 AML 患者核型不良的分别为 35％和 51％。且老年患者体能状态差，某些有 MDS 的病史，骨髓中伴有多系分化异常，因此要寻求新的治疗措施，以改善老年患者的生存。

有研究显示，化疗比单纯支持治疗的生存率有增加的趋势，但是年龄＞80 岁的老年患者不会从标准化疗中受益。多中心研究显示，老年患者用标准方案治疗后的 CR 率达 45％～55％，但 3 年 DFS 率＜15％；尤其是对 60 岁以上患者，在诱导治疗和缓解后治疗中采用 HD－AraC，并不优于标准剂量 AraC。将依托泊苷、巯嘌呤等其他药物加到诱导化疗方案中，缓解率略有提高，但并不改善患者的 DFS。目前尚无随机对照显示缓解后的治疗能够改善老年患者的预后，但有研究表明，老年 AML 患者进行诱导缓解和缓解后治疗可获得较长的 DFS，因此给予缓解后治疗是合理的。可以采用重复诱导缓解方案、减弱的诱导方案（DA："2＋5"）或 AraC 单药治疗。

九、预后

AML 的预后因素主要与年龄、外周血白细胞和原始细胞数的高低，以及患者的全身状况、细胞遗传学改变及治疗疗效有关。

患病时的年龄是影响预后最重要的因素，因为年龄较大的患者对化疗耐受性差，难以达到 CR。同时老年患者的 AML 生物学特征与年轻患者不同。老年患者的白血病细胞常有 MDRI（多药耐药基因）的表达，对化疗药物有抗药性。随着年龄增加，对药物的抗药性也增加。老年 AML 患者合并慢性疾病或并发症，对治疗的耐受性下降，如果治疗前有其他急性疾病，也会降低生存率。同时老年患者的一般情况将影响其对化疗的反应和预后，白细胞计数较高是影响预后的又一独立因素，维持 CR 的时间与外周血白细胞计数、外周血白血病细胞绝对值呈负相关。患者白细胞数＞100×10⁹/L，则早期中枢神经系统出血及治疗后复发比例较高，均会影响预后。FAB 分类诊断也会影响预后，其中 M₄ 及 M₅ 的预后较差，M₇ 的预后最差。染色体异常是影响预后的一个独立因素（前面已述）。骨髓有多系细胞异常造血者，或在 AML 诊断前已有一段时间存在贫血、白细胞减少和血小板减少者，预后较差。此类患者可能由 MDS 演变而来。应用细胞毒性药物治疗其他恶性疾病而引起的继发性白血病预后亦差。

除了治疗前的因素，一些治疗时的因素也关系到能否达到 CR，如治疗后多久白血病细胞在外周血中消失。患者经过一个疗程即达到 CR，预后要好于通过几个疗程才能达到 CR。

（周栋）

第十六节　霍奇金淋巴瘤

一、概述

(一)定义

霍奇金淋巴瘤(Hodgkin lymphoma,HL)是恶性淋巴瘤的一个独特类型。其特点为:临床上病变往往从一个或一组淋巴结开始,逐渐由邻近的淋巴结向远处扩散。原发于结外淋巴组织的少见;瘤组织成分多样,但都含有一种独特的瘤巨细胞即 Reed-Sternherg 细胞(R-S 细胞);R-S 细胞来源于 B 淋巴细胞。

(二)发病情况

霍奇金淋巴瘤在欧美各国发病率高(1.6～3.4)/10 万;在我国发病率较低男性(0～0.6)/10 万,女性(0.1～0.4)/10 万。

(三)病因

霍奇金淋巴瘤病因不明,可能与以下因素有关:EB 病毒的病因研究最受关注,约 50% 患者的 RS 细胞中可检出 EB 病毒基因组片段,细菌因素,环境因素,遗传因素和免疫因素有关。

(四)病理

霍奇金淋巴瘤病理检查至关重要。

霍奇金淋巴瘤的显微镜下特点是在炎症细胞的背景下,散在肿瘤细胞,即 RS 细胞及其变异型细胞。其背景细胞以淋巴细胞为主,包括 B 淋巴细胞和 T 淋巴细胞。有学者认为这些淋巴细胞不能限制肿瘤细胞的生长,相反,却能分泌一些淋巴因子刺激其生长。因此,在霍奇金淋巴瘤的治疗中,如果限制和减少了这些背景细胞,也就减少了霍奇金淋巴瘤细胞生长的"土壤"。

1. 病理学分类　HL 的特点是 RS 细胞仅占所有细胞中的极少数(0.1%～10%),散在分布于特殊的反应性细胞背景之中。历史上 HL 曾被认为是单一疾病,并有过几次单纯根据形态学的分型:①Jackson 和 Parker(1949 年)将其分为 3 个亚型:副肉芽肿型、肉芽肿型和肉瘤型。②Luckes 和 Butler(1963 年)将其分为 6 个亚型:L&H 结节型、L&H 弥漫型、结节硬化型、混合细胞型、弥漫纤维化型、网状细胞型。③Rye 国际会议(1965 年)讨论决定将 Luckes 和 Butler 的 6 个亚型合并为 4 个亚型:淋巴细胞为主型(LP)、结节硬化型(NS)、混合细胞型(MC)、淋巴细胞消减型(LD)。纯形态学分类与肿瘤恶性程度、预后等有关,亚型不多,临床医师易于理解和掌握,但不够完善。随着细胞生物学和分子生物学的研究进展,使得人们对霍奇金淋巴瘤的认识越来越深入,仅以病理形态为依据的恶性淋巴瘤分类和诊断已不能满足临床治疗的需求。人们逐渐认识到 HL 不是单一疾病,而是两个独立疾病,在修订的欧美淋巴瘤分类(HEAL 分类,1994 年)的基础上,2001 年世界卫生组织(WHO)的淋巴造血系统肿瘤分类正式将它们命名为:结节性淋巴细胞为主型霍奇金淋巴瘤(nodular lymphocyte predominant Hodgkin's lymphoma,NLPHL)和经典霍奇金淋巴瘤(classical Hodgkin's lymphoma,CHL)。CHL 又包括 4 个亚型:富于淋巴细胞型(lymphocyte rich Hodgkin's lymphoma,LRHL)、结节硬化型(nodular sclerosis Hodgkin's lymphoma,NSHL),混合细胞型(mixed cellularity Hodgkin's lymphoma,MCHL)和淋巴细胞消减型(lymphocyte deplecion

Hodgkin's lymphoma，LDHL)。

NLPHL 与 CHL 在形态学上不同,但具有一个共同的特征即病变组织中肿瘤细胞仅占极少数,而瘤细胞周围存在大量反应性非肿瘤性细胞。CHL 的 4 个亚型之间存在着差异,好发部位不同,背景细胞成分、肿瘤细胞数量和(或)异型程度、EBV 感染检出率也不同,但肿瘤细胞的免疫表型相同。

2.组织学特点　淋巴结正常组织结构全部或部分破坏,早期可呈单个或多个灶性病变。病变由肿瘤细胞(HRS 细胞)和非肿瘤性多种细胞成分组成。HRS 细胞是一种单核、双核或多核巨细胞,核仁大而明显,嗜酸性,胞质丰富。HRS 细胞有很多亚型,近年来已经倾向于其来自 B 淋巴细胞。非肿瘤性细胞包括正常形态的淋巴细胞、浆细胞、嗜酸粒细胞、中性粒细胞、组织细胞、成纤维细胞,同时伴有不同程度的纤维化,病灶内很少出现明显的坏死。

(1)HL 肿瘤细胞的特征:HL 肿瘤细胞是指经典型 RS 细胞及其变异型细胞,统称为HRS 细胞,有 7 种不同的形态。

1)经典型 RS 细胞:是一种胞质丰富,微嗜碱性或嗜双染性的巨细胞,直径为 $15\sim45\mu m$,有 2 个形态相似的核或分叶状核,核大圆形或椭圆形,核膜清楚,染色质淡。每个核叶有一个中位嗜酸性大核仁,直径 $3\sim5\mu m$,相当于红细胞大小,周围有空晕,看起来很醒目,如同"鹰眼"。两个细胞核形态相似,比较对称,似镜映物影,因此有"镜影细胞"之称。这种细胞非常具有特征性,在 HL 中具有比较重要的诊断价值,故有诊断性 RS 细胞之称。值得注意的是,RS 细胞只是诊断 HL 的一个重要指标。但不是唯一的指标,除此之外,还必须具备"反应性背景"这项必不可少的指标。因为 RS 细胞样的细胞也可见于其他疾病,如间变性大细胞淋巴瘤、恶性黑色素瘤、精原细胞瘤、低分化癌等,而这些疾病都不具有反应性背景。

2)单核型 RS 细胞:又称为霍奇金细胞。在形态上除了是单核细胞,其余特征与经典型RS 细胞相同。这种细胞可能是经典型 RS 细胞的前体细胞,即核分裂前的细胞,也可能是由于切片时只切到了经典型 RS 细胞的一叶核所致。这种细胞可见于各型经典霍奇金淋巴瘤,但 MCHl 更多见。在反应性增生的淋巴组织中有时会见到类似这种单核型 RS 细胞的免疫母细胞,应予以鉴别。免疫母细胞要小些,核仁也小些,为 $2\sim3\mu m$,核仁周围没有空晕,因此不够醒目。

3)多核型 RS 细胞:其特点是细胞更大,有多个核,有的核呈"马蹄形",其余特征与经典型RS 细胞相同。这种细胞也有较高的诊断价值,主要见于 LDHL 和 MCHL,但也可见于非霍奇金淋巴瘤,如间变性大细胞淋巴瘤。

4)陷窝型 RS 细胞:又称为陷窝细胞,是经典型 RS 细胞的一种特殊变异型。形态特点是细胞大,细胞界限清楚,胞质空,核似悬在细胞的中央。多为单个核,也可见多个核,核仁通常较典型 RS 细胞的核仁小。出现这种细胞的原因完全是人为所致,是由于组织固定不好造成细胞收缩引起的,如果先将淋巴结切开再固定这种现象就会消失。因此,也不难理解为什么这种细胞多见于包膜厚纤维条带多的 NSHL。

5)固缩型 RS 细胞:又称为"干尸"细胞(mummified cell),这种细胞比经典型 RS 细胞小,细胞膜塌陷,形态不规则,如同细胞缺水的干瘪状,最醒目的是细胞核,低倍镜下很容易注意到形态不规则的深染如墨的细胞核。细胞核的大小不一,与其身前的大小和固缩的程度有关。核仁因核深染而不明显。这种细胞是一种凋亡的 RS 细胞,可见于各型 HL。由于很少见于其他肿瘤(可见于间变性大细胞淋巴瘤),因此,对 HL 的诊断有提示作用。

6)奇异型 RS 细胞:这种细胞较大,可以是单核,也可以是多核,细胞核不规则,异型性明显,核分裂多见。主要见于 LDHL。

7)L&H 型 RS 细胞[lymphocytic and/or histocytic Reed-Stemberg celUl variants,淋巴细胞和(或)组织细胞性 RS 细胞变异型]:L&H 细胞体积大,比典型的 HRS 细胞略小,比免疫母细胞大,胞质少,单一大核,核常重叠或分叶,甚至呈爆米花样,因此,有"爆米花"细胞(popcom)的名称。核染色质细,呈泡状,核膜薄,核仁多个嗜碱性,中等大小,比典型 HRS 细胞的核仁小。主要见于 NLPHL,但在部分 LRHL 中也可见少数 L&H 细胞,此时,应做免疫标记进行鉴别。

传统上一直认为 L&H 细胞是 RS 细胞的一种变异型,但是近年来免疫表型和遗传学研究显示 L&H 细胞明显地不同于经典型 RS 细胞及其他变异型,如 L&H 细胞几乎总是 CD20$^+$,CD15$^-$,CD30,Ig 基因具有转录的功能及可变区存在自身突变和突变正在进行的信号,而经典型 RS 细胞及其他变异型细胞几乎都呈 CD30$^+$,大多数 CD15$^+$,少数(20%～40%)CD20$^+$,Ig 基因虽然有重排和自身突变,但不具有转录的功能。因此,细胞是 RS 细胞的一种变异型,这种传统的观点正在被动摇。

(2)HL 各亚型的病理特点

1)结节性淋巴细胞为主型(MPHL):淋巴结结构部分或全部被破坏,取而代之的是结节,或结节和弥漫混合的病变。结节数量不等,体积比较大,超过常见的反应性淋巴滤泡的大小,结节界限清楚或不太清楚,周边多无纤维带,或有纤细纤维带,结节的边缘可见组织细胞和一些多克隆浆细胞。病变主要由小淋巴细胞、组织细胞和上皮样组织细胞构成背景,背景中偶见散在单个中性粒细胞,但不存在嗜酸粒细胞,也不存在中心母细胞。在背景中可见醒目的散在分布的大瘤细胞-L&H 细胞。不过,约半数病例中可见到分叶核、大核仁的 L&H 细胞,形态似典型 HRS 细胞,但这些细胞的数量很少,只有少数病例中这种细胞较多。L&H 细胞的数量不等,但通常较少。结节内几乎没有残留的生发中心。病变弥漫区主要由小淋巴细胞和组织细胞组成,后者可单个或成簇。该瘤很少以弥漫性为主的形式出现。欧洲淋巴瘤工作组曾将病变结节区域大于 30%定为 NIPHL,小于 30%定为弥漫性淋巴细胞为主 HL 伴结节区。该小组发现 219 例淋巴细胞为主 HL(LPHL)中仅有 6 例为弥漫性 LPHL 伴结节区。大约 3%的病例可以完全呈弥漫性分布,此时,与 T 细胞丰富的大 B 细胞淋巴瘤鉴别非常困难。根据生长方式可以将 NLPHL 分为 6 个变异型:典型(富于 B 细胞)结节型、匍行(serpiginous)结节型、结节外 L&H 细胞为主结节型、富于 T 细胞结节型、富于 T 细胞的弥漫型(TCRacL 样型)、富于 B 细胞的弥漫型。富于 T 细胞的弥漫型主要见于复发病例,提示 T 细胞增多可能预后变差。结节外 L&H 细胞为主结节型可能是结节发展成弥漫的过渡阶段。在淋巴结结构尚未全部破坏的病例中,偶尔在病变附近存在反应性滤泡增生伴有生发中心进行性转化(PTGC)。

2)经典型霍奇金淋巴瘤(CHL):肉眼所见为淋巴结肿大,有包膜,切面呈鱼肉状。NSHL 中可见明显结节,致密纤维条带和包膜增厚。脾脏受累时,白髓区可见散在结节,有时可见大瘤块,也可见纤维条带。发生在胸腺的 HL 可出现囊性变。

镜下显示淋巴结结构部分或全部破坏,病变主要包括两部分,即肿瘤细胞成分和反应性背景成分。

CHL 中每种亚型的组织形态学描述如下。

a. 混合细胞型 HL(MCHL)：淋巴结结构破坏，但也可能见到滤泡间区生长形式的 HL。多数病例呈弥漫性生长，有的可见结节样结构，但结节周围没有宽阔的纤维条带。可以出现间质纤维化，但淋巴结包膜不增厚，容易见到经典型、单核型和多核型 RS 细胞。背景由混合性细胞组成，其成分变化可以很大，常有中性粒细胞、嗜酸粒细胞、组织细胞和浆细胞。可以一种为主。组织细胞可以向上皮样细胞分化并形成肉芽肿样结构。

b. 结节硬化型 HL(NSHL+)：病变具有 CHL 的表现，呈结节状生长，结节周围被宽阔的纤维条带包绕，结节内有陷窝型 RS 细胞，诊断 NSHL 至少要见到一个这样的结节。由于纤维化首先是从包膜开始，然后，从增厚的包膜向淋巴结内扩展，最后将淋巴结分割成大小不等的结节，因此，包膜纤维化(增厚)是诊断 NSHL 的一个必要条件。NSHL 中的 HRS 细胞、小淋巴细胞和其他非肿瘤性反应细胞数量变化很大，结节中的陷窝细胞有时比较多并聚集成堆，可出现细胞坏死，结节内形成坏死灶。当陷窝细胞聚集很多时，称为"变异型合体细胞"。嗜酸粒细胞和中性粒细胞常常较多。

c. 富于淋巴细胞型 HL(LRHL)：有两种生长方式，结节性，常见；弥漫性，少见。病变区有大量的小结节，结节间的 T 区变窄或消失。小结节由小淋巴细胞组成，可有生发中心，但常为偏心的退化或变小的生发中心。HRS 细胞多见于扩大的套区中。经典型 RS 细胞不易见到，但单核型 RS 细胞易见。部分 HRS 细胞可以像 L&H 细胞或单核的陷窝细胞，这一亚型容易与 NLPHL 混淆。最近欧洲淋巴瘤工作组分析了 388 例曾诊断为 NLPHL 的病例，结果发现 115 例(约 30%)是 LRHL。

d. 淋巴细胞消减型 HL(LDHL)：虽然 LDHL 的形态变化很大，但共同特征是 HRS 细胞相对多于背景中的淋巴细胞。有的病例很像混合细胞型，但 HRS 细胞数量更多。有的病例以奇异型(多形性)RS 细胞为主，呈肉瘤样表现，即 Lukes 和 Butler 分类中的网状细胞型。这些病例与间变性大细胞淋巴瘤鉴别较困难。另一些病例表现出弥漫性纤维化，成纤维细胞增多或不增多，但 HRS 细胞明显减少，等同于 Lukes 和 Butler 分类中的弥漫纤维化型。如果有结节和纤维硬化，就将其归为 NSHL。

二、临床表现

霍奇金淋巴瘤(HL)主要侵犯淋巴系统，年轻人多见，早期临床进展缓慢，主要表现为浅表淋巴结肿大。与 NHL 病变跳跃性发展不同，HL 病变沿淋巴结引流方向扩散。由于病变侵犯部位不同，其临床表现各异。

(一)症状

1. 初发症状与淋巴结肿大　慢性、进行性、无痛性浅表淋巴结肿大为最常见的首发症状，中国医学科学院肿瘤医院 5101 例 HL 统计表明，HL 原发于淋巴结内占 78.2%，原发于结外者占 20.2%。结内病变以颈部和隔上淋巴结肿大最为多见，其次见于腋下和腹股沟，其他部位较少受侵。有文献报道，首发于颈部淋巴结者可达 60%~80%。淋巴结触诊质韧、饱满、边缘清楚，早期可活动，晚期相互融合，少数与皮肤粘连可出现破溃等表现；体积大小不等，大者直径可达十厘米，有些患者淋巴结可随发热而增大，热退后缩小。根据病变累及的部位不同，可出现相应淋巴结区的局部症状和压迫症状；结外病变则可出现累及器官的相应症状。

2. 全身症状　主要为发热、盗汗和体重减轻，其次为皮肤瘙痒和乏力。发热可以表现为任何形式，包括持续低热、不规则间歇性发热或偶尔高热，抗感染治疗多无效。约 15% 的 HL

患者表现为周期性发热,也称为 Murchison—Pel—Ebstem 热。其特点为:体温逐渐上升,波动于 38~40℃数天,不经治疗可逐渐降至正常,经过 10d 或更长时间的间歇期,体温再次上升,如此周而复始,并逐渐缩短间歇期。患者发热时周身不适、乏力和食欲减退,体温下降后立感轻快。盗汗、明显消瘦和皮肤瘙痒均为较常见的症状,瘙痒初见于局部,可渐发展至全身,开始轻度瘙痒,表皮脱落,皮肤增厚,严重时可因抓破皮肤引起感染和皮肤色素沉着。饮酒痛为另一特殊症状,即饮酒后出现肿瘤部位疼痛,常于饮酒后数分钟至几小时内发生,机制不清。

3.压迫症状　深部淋巴结肿大早期无明显症状,晚期多表现为相应的压迫症状。如纵隔淋巴结肿大,可以压迫上腔静脉,引起上腔静脉压迫综合征;也可压迫食管和气管,引起吞咽受阻和呼吸困难;或压迫喉返神经引起麻痹声嘶等;病变也可侵犯肺和心包。腹腔淋巴结肿大,可挤压胃肠道引起肠梗阻;压迫输尿管可引起肾盂积水,导致尿毒症。韦氏环(包括扁桃体、鼻咽部和舌根部)肿大,可有破溃或疼痛,影响进食、呼吸或出现鼻塞,肿块触之有一定硬度,常累及颈部淋巴结,抗炎治疗多无效。

4.淋巴结外受累　原发结外淋巴瘤(primary extranodal lymphoma,PENL)由于受侵部位和器官不同临床表现多样,并缺乏特异性症状、体征,容易造成误诊或漏诊。有人曾报道 PENL 误诊率高达 50%~60%,直接影响正确诊断与治疗,应引起足够重视。原发于结外的 HL 是否存在一直有争议,HL 结外受累率明显低于 NHL,以脾脏、肺脏等略多见。

(1)脾脏病变:脾原发性淋巴瘤占淋巴瘤发病率不到 1%,且多为 NHL,临床诊断脾脏原发 HL 应十分小心,HL 脾脏受累较多见,约占 1/3。临床上判断 HL 是否累及脾脏可依据查体及影像学检查,确诊往往要采用剖腹探查术和脾切除,但由于是有创操作,多数患者并不接受此方式,临床也较少采用。

(2)肝脏病变:首发于肝的 HL 极罕见,随病程进展,晚期侵犯肝者较多见,可出现黄疸、腹水。因肝脏病变常呈弥漫性,CT 检查常不易诊断;有时呈占位性病变,经肝穿刺活检或剖腹探查可确诊。临床表现为肝脏弥漫性肿大,质地中等硬度,少数可扪及结节,肝功检查多正常,严重者可有肝功异常。

(3)胃肠道病变:HL 仅占胃肠道 ML 的 1.5%左右。其临床表现与胃肠道其他肿瘤无明显区别。病变多累及小肠和胃,其他如食管、结肠、直肠、胰腺等部位较少见。临床症状常为腹痛、腹部包块、呕吐、呕血、黑便等。胃 HL 可形成较大肿块,X 射线造影显示广泛的充盈缺损和巨大溃疡。与胃 HL 相比,小肠 HL 病程较短,症状也较明显,80%表现为腹痛;晚期可有小肠梗阻表现,甚至可发生肠穿孔和肠套叠。

(4)肺部病变:HL 累及肺部较 NHL 常见,以结节硬化型(NS)多见,女性和老年患者多见。病变多见于气管或主支气管周围淋巴结,原发 HL 累及肺实质或胸膜,病变压迫淋巴管或致静脉阻塞时可见胸腔积液。临床患者可表现呼吸道和全身症状,如刺激性干咳、黏液痰、气促和胸闷、呼吸困难、胸痛、咯血,少数可出现声音嘶哑或上腔静脉综合征;约一半患者出现体重减轻、发热、盗汗等症状。由于肺 HL 形态多变,应注意与放射治疗及化疗所致的肺损伤,以及肺部感染相区别。肺原发 HL 极少见,必须有病理学典型 HL 改变,病变局限于肺,无肺门淋巴结或仅有肺门小淋巴结以及排除其他部位受侵才可诊断。

(5)心脏病变:心脏受侵极罕见,但心包积液可由邻近纵隔 HL 直接浸润所致。可出现胸闷、气促、上腔静脉压迫综合征、心律失常及非特异性心电图等表现。

（6）皮肤损害：皮肤 HL 多继发于系统性疾病，原发者罕见。有报道 HL 合并皮肤侵犯的发生率为 0.5％，而原发性皮肤霍奇金淋巴瘤（pnmary cutaneous HL，PCHL）约占霍奇金淋巴瘤的 0.06％。HL 累及皮肤通常表明病变已进入第Ⅳ期，预后很差。而 PCHL 临床进展缓慢，一般不侵及内脏器官，预后相对较好。

（7）骨骼、骨髓病变：骨的 HL 甚少见，占 0.5％。见于疾病进展期血源性播散，或由于局部淋巴结病变扩散到邻近骨骼。多见于胸椎、腰椎、骨盆，肋骨和颅骨次之，病变多为溶骨性改变。临床主要表现为骨骼疼痛，部分病例可有局部发热、肿胀或触及软组织肿块。HL 累及骨髓较 NHI,少见，文献报道为 9％～14％，但在尸检中可达 30％～50％。多部位穿刺可提高阳性率。

（8）神经系统病变：多见于 NHL，HL 少见。HL 引起中枢神经系统损害多发生在晚期，其中以脊髓压迫症最常见，也可有脑内病变。临床可表现为头痛、颅内压增高、癫痫样发作、脑神经麻痹等。

（9）泌尿系统病变：HL 较 NHL 少见。肾脏受侵多为双侧结节型浸润，可引起肾肿大、高血压及尿毒症。原发于膀胱病变也很少见。

（10）其他部位损害：少见部位还有扁桃体、鼻咽部、胸腺、前列腺、肾上腺等器官，而生殖系统恶性淋巴瘤几乎皆为 NHL。类脂质肾病的肾脏综合征是一种霍奇金淋巴瘤的少见表现，并且偶尔伴有免疫复合物沉积于肾小球，临床上表现为血尿、蛋白尿、低蛋白血症、高脂血症、水肿。

（二）体征

慢性、进行性、无痛性淋巴结肿大为主要体征。

（三）检查

1.血液和骨髓检查　HL 常有轻或中等贫血，少数白细胞轻度或明显增加，伴中性粒细胞增多。约 1/5 患者嗜酸性粒细胞升高。骨髓被广泛浸润或发生脾功能亢进时，可有全血细胞减少。骨髓涂片找到 RS 细胞是 HL 骨髓浸润依据。骨髓浸润大多由血源播散而来，骨髓穿刺涂片阳性率仅 3％，但活检法可提高至 9％～22％。

NHL 白细胞数多正常，伴有淋巴细胞绝对和相对增多。晚期并发急性淋巴瘤细胞白血病时可呈现白血病样血象和骨髓象。

2.化验检查　疾病活动期有血沉加快，血清乳酸脱氢酶活性增高。乳酸脱氢酶升高提示预后不良。当血清碱性磷酸酶活力或血钙增加，提示骨骼累及。B 细胞 NHL 可并发抗人球蛋白试验阳性或阴性的溶血性贫血，少数可出现单克隆 IgG 或 IgM。必要时可行脑脊液的检查。

3.彩超检查　浅表淋巴结的检查，腹腔、盆腔的淋巴结检查。

4.胸部摄片检查　了解纵隔增宽、肺门增大、胸水及肺部病灶情况。

5.胸部、腹腔和盆腔的 CT 检查　胸部 CT 可确定纵隔与肺门淋巴结肿大。CT 阳性符合率 65％，阴性符合率 92％。因为淋巴造影能显示结构破坏，而 CT 仅从淋巴结肿大程度上来判断。但 CT 不仅能显示腹主动脉旁淋巴结，而且还能显示淋巴结造影所不能检查到的脾门、肝门和肠系膜淋巴结等受累情况，同时还显示肝、脾、肾受累的情况，所以 CT 是腹部检查首选的方法。CT 阴性而临床上怀疑时，才考虑做下肢淋巴造影。彩超检查准确性不及 CT，重复性差，受肠气干扰较严重，但在无 CT 设备时仍不失是一种较好检查方法。

6.胸部、腹腔和盆腔的 MRI 检查　只能查出单发或多发结节,对弥漫浸润或粟粒样小病灶难以发现。一般认为有两种以上影像诊断同时显示实质性占位病变时才能确定肝脾受累。

7.PET-CT 检查　PET-CT 检查可以显示淋巴瘤或淋巴瘤残留病灶。是一种根据生化影像来进行肿瘤定性诊断的方法。

8.病理学检查

(1)淋巴结活检、印片:选取较大的淋巴结,完整地取出,避免挤压,切开后在玻片上做淋巴结印片,然后置固定液中。淋巴结印片 Wright's 染色后做细胞病理形态学检查,固定的淋巴结经切片和 HE 染色后作组织病理学检查。深部淋巴结可依靠 B 超或 CT 引导下细针穿刺涂片做细胞病理形态学检查。

(2)淋巴细胞分化抗原检测:测定淋巴瘤细胞免疫表型可以区分 B 细胞或 T 细胞免疫表型,NHL 大部分为 B 细胞性。还可根据细胞表面的分化抗原了解淋巴瘤细胞的成熟程度。

(3)染色体易位检查:有助 NHL 分型诊断。t(14;18)是滤泡细胞淋巴瘤的标记,t(8;14)是 Burkitt 淋巴瘤的标记,t(11;14)是外套细胞淋巴瘤的标记,3q27 异常是弥漫性大细胞淋巴瘤的染色体标志。

(4)基因重排:确诊淋巴瘤有疑难者可应用 PCR 技术检测 T 细胞受体(TCR)基因重排和 B 细胞 H 链的基因重排。还可应用 PCR 技术检测 bcl-2 基因等为分型提供依据。

9.剖腹探查　一般不易接受,但必须为诊断及临床分期提供可靠依据时,如发热待查病例,临床高度怀疑淋巴瘤,彩超发现有腹腔淋巴结肿大,但无浅表淋巴结或病灶可供活检的情况下,为肯定诊断,或准备单用扩大照射治疗 HL 前,为明确分期诊断,有时需要剖腹探查,在取淋巴结标本同时切除脾做组织病理学检查。

(四)临床分期

根据病理活检结果、全身症状、体格检查、实验室检查、影像学检查等结果做出的临床分期,以及在此基础上通过损伤性操作如剖腹探查、骨髓活检做出的病理分期(pathological stage,PS)对治疗方案的选择、预后判断具有重要意义。目前国内外公认的 HL 分期标准系由 1971 年举行的 Ann Arbor 会议所建议,主要根据临床表现、体格检查、B 超、CT 扫描、下肢淋巴管造影、下腔静脉造影等进行分期。

根据患者有无临床症状又可分为 A 和 B。A 为无症状。B 为以下症状:①不明原因半年内体重下降 10%。②发热 38°以上。③盗汗。

三、诊断与鉴别诊断

(一)诊断

霍奇金淋巴瘤的诊断主要依靠淋巴结肿大的临床表现和组织活检结果。霍奇金淋巴瘤的诊断应包括病理诊断和临床分期诊断。

1.结节性淋巴细胞为主型霍奇金淋巴瘤(NLPHL)病理诊断要点

(1)满足 HL 的基本标准,即散在大细胞+反应性细胞背景。

(2)至少有一个典型的大结节。

(3)必须见到 L&H 细胞。

(4)背景中的细胞是小淋巴细胞和组织细胞,没有嗜中性和嗜酸粒细胞。

(5)L&LH 细胞总是呈 LCA+、CD20+、CD15、CD30-,L&H 细胞周围有大量 CD3+

和 CD57＋细胞围绕。

2.经典型霍奇金淋巴瘤 CHL 病理诊断要点

(1)散在大细胞＋反应性细胞背景。

(2)大细胞(HRS 细胞):主要为典型 RS 细胞、单核型和多核型 RS 细胞。

(3)混合性反应性背景:中性粒细胞、嗜酸粒细胞、组织细胞和浆细胞等。

(4)弥漫性为主,可有结节样结构,但无硬化纤维带包绕和包膜增厚。

(5)HRS 细胞总是 CD30$^+$,多数呈 CD15$^+$,少数呈 CD20$^+$,极少出现 EMA$^+$。

(6)绝大多数有 EBV 感染,即 EBER$^+$ 和 LMPI$^+$。

(二)鉴别诊断

1.病理鉴别诊断

(1)结节性淋巴细胞为主型霍奇金淋巴瘤 NLPHL 与富于淋巴细胞型霍奇金淋巴瘤 LRHL 相鉴别。

LRHL 有两种组织形式:结节性和弥漫性。当呈结节性生长时很容易与 NLPHL 混淆。

(2)富于 T 细胞的 B 细胞淋巴瘤 TCRBCL 与结节性淋巴细胞为主型霍奇金淋巴瘤 NL-PHL 相鉴别。

NLPHL 的结节明显时,鉴别很容易。根据现在 WHO 的标准,在弥漫性病变中只要找到一个具有典型 NLPHL 特征的结节就足以排除 TCRBCL。但结节不明显或完全呈弥漫性生长时,应与 TCRBCL 鉴别。

(3)生发中心进行性转化(PTGC)与结节性淋巴细胞为主型霍奇金淋巴瘤 NLPHL 相鉴别。

由于 PTGC 结节形态与 NLPHL 结节相似,二者也常出现在同一淋巴结,因此应做鉴别。PTGC 是由于长期持续的淋巴滤泡增生而变大的,套区小淋巴细胞突破并进入生发中心,生发中心内原有的中心细胞和中心母细胞被分割挤压,但常能见到残留的生发中心细胞(CD10＋),没有 L&H 细胞。

(4)结节性淋巴细胞为主型霍奇金淋巴瘤 NLPHL 与经典型霍奇金淋巴瘤 CHL 相鉴别。

结节性淋巴细胞为主型与经典 HL 不同,NlPHL 的 RS 细胞为 CD45$^+$,表达 B 细胞相关抗原(CD19,CD20,CD22 和 CD79)和上皮膜抗原,但不表达 CD15 和 CD30。应用常规技术处理,NLPHL 病例中免疫球蛋白通常为阴性。L&H 细胞也表达由 bd－6 基因编码的核蛋白质,这与正常生发中心的 B 细胞发育有关。

NLPHL 结节实际上是转化的滤泡或生发中心。结节中的小淋巴细胞是具有套区表型(IgM$^+$ 和 IgG$^+$)的多克隆 B 细胞和大量 T 细胞的混合物,很多 T 细胞为 CD57$^+$,与正常或 PTGC 中的 T 细胞相似。NLPHL,中的 T 细胞含有显著增大的不规则细胞核,类似中心细胞,往往呈小灶性聚集,使滤泡呈破裂状或不规则轮廓。NLPHL 中的 T 细胞多聚集在肿瘤性 B 细胞周围,形成戒指状、玫瑰花结状或项圈状。尽管几个报道表明,围绕爆米花样细胞的 T 细胞大多为 CD57$^+$,但玫瑰花结中缺乏 CD57$^+$ 细胞也不能否定 NLPHL 的诊断。在结节中,滤泡树突状细胞(FDC)组成了明显的中心性网。滤泡间区含有大量 T 细胞,当出现弥散区域时,背景淋巴细胞仍然主要是 T 细胞,但 FDC 网消失。Ig 和 TCR 基因为胚系,EBV 常阴性。但是,经典型霍奇金淋巴瘤常常没有这些特征。

2.临床鉴别　诊断传染性单核细胞增多症(infectious mononucleosis,IM)IM 是 EBV 的

急性感染性疾病,起病急,突然出现头痛、咽痛、高热,接着淋巴结肿大伴压痛,血常规白细胞不升高,甚至有些偏低,外周血中可见异型淋巴细胞,EBV 抗体滴度可增高。患者就诊时病史多在 1～2 周,有该病史者发生 HL 的危险性增高 2～4 倍,病变中可出现 HRS 样的细胞、组织细胞等,可与 LRHL 和 MCHL 混淆,应当鉴别。IM 淋巴结以 T 区反应性增生为主,一般结构没有破坏,淋巴滤泡和淋巴窦可见,不形成结节样结构,没有纤维化。T 区和淋巴窦内有较多活化的淋巴细胞、免疫母细胞,有的甚至像单核型 RS 细胞,但呈 CD45$^+$(LCA)、CD20$^+$、CD15$^-$,部分细胞 CD30$^+$。如鉴别仍困难可进行短期随访,因 IM 是自限性疾病,病程一般不超过 1 个月

四、治疗

目前 HL 的治疗主要是根据患者的病理分型、预后分组、分期来进行治疗选择,同时还要考虑患者的一般状况等综合因素,甚至还要考虑经济、社会方面的因素,最终选择最理想的方案。综合治疗是治疗 HL 的发展方向,对中晚期 HL 单纯放疗疗效不理想,常以化疗为主,辅以放疗。复发性、难治性霍奇金淋巴瘤的治疗已较多考虑造血干细胞移植。

(一)早期霍奇金淋巴瘤的治疗

早期霍奇金淋巴瘤的治疗近年来有较大进展,主要是综合治疗代替了放疗为主的经典治疗。早期霍奇金淋巴瘤是指 Ⅰ、Ⅱ 期患者,其治疗方针以往以放疗为主,国内外的经验均证明了其有效性,可获得 70%～90% 的 5 年总生存率。近年来国外的大量研究表明,综合治疗(化疗加受累野照射)可以获得更好的无病生存率,大约提高 15%,但总生存率相似,预期可以明显减轻放疗的远期不良反应。因此,目前化疗结合受累野照射的方法是治疗早期霍奇金淋巴瘤的基本原则。但是国内尚没有大组病例的相关研究资料。

1. 放射治疗

(1)经典单纯放射治疗的原则和方法:早在 1950 年以后,^{60}Co 远治疗机和高能加速器出现后,解决了深部肿瘤的放射治疗问题。对于常常侵犯纵隔、腹膜后淋巴结的霍奇金淋巴瘤来说,为其行根治治疗提供了技术设备条件。由于该病沿着淋巴结蔓延的生物学特性,扩大野照射解决了根治治疗的方式方法问题。对于初治的早期患者来说,行扩大野照射,扩大区 DT30～36Gy,受累区 DT36～44Gy,就可以获得满意疗效,5 年总生存率 80%～90%,这是单纯放疗给患者带来的利益。

扩大野照射的方法包括斗篷野、锄形野、倒 Y 野照射,以及由此组合产生的次全淋巴区照射和全淋巴区照射等放疗方法。特点是照射面积大,疗效可靠满意,近期毒性不良反应可以接受。因此,对于有化疗禁忌证以及拒绝化疗的患者,还是可以选择单纯放疗。

(2)单纯放疗的远期毒性不良反应:人们对单纯放疗的优缺点进行了较长时间的研究,发现随着生存率的提高,生存时间的延长,缺点逐渐显现,主要是放疗后的不良反应,特别是远期不良反应,如肺纤维化,心包积液或胸腔积液,心肌梗死,第二肿瘤的发生(乳腺癌,肺癌,消化道癌等)。Stanford 报道了 PSⅠA～ⅢB 期治疗后死亡情况分析情况,总的放疗或化疗死亡率为 32.8%(107/326),死亡原因:①死于 HL,占 41%。②死于第二肿瘤,占 26%。③死于心血管病,占 16%。④其他原因死亡,占 17%。可见 59% 的患者不是死于 HL 复发,而是死于其他疾病,这些疾病的发生与先前的高剂量大面积放疗相关。Van-Leeuwen 等 2000 年报道的研究发现第二肿瘤的发生与患者治疗后存活时间和接受治疗时年龄有关。患者治疗

后存活时间越长,接受治疗时年龄越小,第二肿瘤的发病危险性越大。

(3)放疗、化疗远期并发症的预防:国外对预防放疗、化疗远期并发症已经有了一定研究,制订了两级预防的措施。初级预防:①限制放射治疗的放射野和剂量。②先行化疗的联合治疗模式。③避免用烷化剂和VP-16。④避免不必要的维持化疗。⑤用博来霉素的患者应监护其肺功能。二级预防:①停止吸烟。②放疗后5～7年内常规行乳腺摄片。③限制日光暴露。④避免引起甲状腺功能低下的化学药物。⑤有规律的体育运动。⑥注意肥胖问题。⑦心脏病预防饮食。

2.综合治疗

(1)综合治疗的原则:先进行化疗,选用一线联合方案,然后行受累野照射。但要根据患者的预后情况确定化疗的周期数和放疗剂量。

a.预后好的早期霍奇金淋巴瘤:指临床Ⅰ～Ⅱ期,没有不良预后因素者。选用一线联合化疗方案2～4周期,然后行受累野照射,剂量为20～36Gy。而早期结节性淋巴细胞为主型HL可以采用单纯受累野照射。

b.预后不好的早期霍奇金淋巴瘤:指临床Ⅰ～Ⅱ期,具有1个或1个以上不良预后因素的患者。选用一线联合化疗方案治疗4～6周期,然后受累野照射30～40Gy。

(2)综合治疗和经典单纯放疗的比较:尽管单纯放疗可以治愈早期霍奇金淋巴瘤,疗效满意,但其远期并发症是降低患者生活质量和增加死亡率的重要问题。常规化疗的远期毒性不良反应较放疗轻,因此有人提出化疗后减少放疗面积和剂量,以减少远期并发症的发生,结合两者的优点进行综合治疗。最近30年大量临床研究已证明综合治疗模式可以代替单纯放疗治疗早期霍奇金淋巴瘤。

到20世纪90年代后期就已有较大组综合治疗研究结果的报道。1998年Specht L等报道的一个23组试验的随机对照结果,共3888例早期HL病例参加试验,包括Ⅰ、Ⅱ期预后好的和预后不良的HL,也含有少数ⅢA病例。文中分析了其中13组试验涉及单纯放疗或化疗结合放疗的综合治疗随机对照研究,10年复发率分别是15.8%和32.7%(P<0.0001),10年实际生存率分别为79.4%和76.5%(P>0.05)。有学者认为综合治疗可以改善无病生存率,但是实际生存率相似。有学者还分析了8个单纯放疗的随机对照研究报道,对比局限扩大野照射(斗篷野照射等)与大野照射(次全淋巴区照射或全淋巴区照射)的疗效,全组的10年复发率分别为31.1%和43.4%(P<0.0001),10年实际生存率分别为77.0%和77.1%(P>0.05),结论是大野照射可以减少复发率,提高无病生存率,但是不能提高实际生存率,这从另一个角度提示放射野是可以适当缩小的。缩小放射野后,复发率提高增加了HL的死亡率,但是心脏病等并发症的减少似乎可以抵消这种死亡率的提高。

目前的问题是对于预后好的早期HL而言,综合治疗是否可以代替单纯放疗。EORTC对这问题进行了系统研究。1997年报道了H7F号研究结果,该研究对预后好的333例临床Ⅰ、Ⅱ期HL进行随机对照研究,单纯放疗组为次全淋巴区照射,综合治疗组为6周期的EB-VP方案化疗加受累野照射,6年无病生存率分别为81%和92%(P=0.002),6年实际生存率分别为96%和98%(P>0.05)。EORTC-H8F临床研究中,对543例临床Ⅰ、Ⅱ期HL患者进行随机对照研究,单纯放疗组为次全淋巴区照射,综合治疗组为3周期的MOPP/ABV方案化疗加受累野照射,4年TFFS分别为77%和99%(P=0.002),4年OS分别为96%和99%(P>0.05)。

德国的霍奇金淋巴瘤研究组(GHSG)也进行了研究,GHSG HD7研究中有571例早期HL入组,随机分为两组,第一组为综合治疗组,采用ABVD 2周期十次全淋巴区照射;另一组为单纯放疗组,采用单纯次全淋巴区照射。2年FFTS分别是96%和84%,实际生存率无差异。

SWOG/CAL GB的随机分组研究中有324例预后好的HL患者入组,分别随机分为综合治疗组(采用AV3周期+次全淋巴区照射)和单纯放疗组(单纯次全淋巴区照射),3年FFS分别为94%和81%,但是实际生存率无差异。

Hagenheek等在2000年美国血液学年会上报道了543例早期(预后好的)HL的单纯放疗与综合治疗的临床对照研究结果。该研究中单纯放疗组采用sTNI常规放疗,综合治疗组采用MOPP/ABV+受累野照射,两组CR率分别为94%和96%;4年FFS分别为77%。和99%(P<0.001),4年OS分别为95%和99%(P=0.02)。上面多组随机分组研究的结果显示,综合治疗组提高了无病生存率,但是没有提高总生存率。还有其他多组研究均表明,综合治疗疗效不低于传统的单纯放疗。

但是否可以不用放疗,只用化疗治疗早期霍奇金淋巴瘤呢?目前尚无明确答案。在1995～1998年进行的CCG-5942研究中,501例化疗后获得CR的HL病例进入研究组,其中多数为Ⅰ、Ⅱ期,少数为Ⅲ、Ⅳ期,随机分入受累野照射组和单纯观察组。结果3年无事件生存率分别为93%和85%(P=0.0024),实际生存率为98%和99%。化疗后放疗改善了无事件生存率,但是没有改善实际生存率。另一个研究是2002年ASTRO上报道的EORTCH9F研究,入组病例是预后好的Ⅰ、Ⅱ期HL患者,接受EBVP方案化疗达CR后随机分为3组,第一组单纯观察不放疗;第二组行受累野照射20Gy;第三组为36Gy。但是由于单纯化疗组的复发率明显增高,故此项研究被提前终止。还有一些试验在进行中。目前单纯化疗虽然还没有结论,但是EORTCH9F的结果应当重视。目前单纯化疗还没有成为标准治疗。

对于预后不良的(含有1个或1个以上不良预后因素)Ⅰ、Ⅱ期HL,是否也可以用综合治疗的模式代替单纯放疗,对此也有许多重要的临床试验研究。EORTC-H5U是随机对照临床研究,296例入组病例均是预后不好的Ⅰ、Ⅱ期HL,病例特点是年龄≥40岁,血沉≥70mm/h,混合细胞型或淋巴细胞减少型,临床Ⅱ期,但未侵犯纵隔。分为单纯放疗组(全淋巴区照射)和综合治疗组(MOPP×3+斗篷野照射+MOPP×3)。两组15年无病生存率分别为65%和84%(P<0.001),但是实际生存率两组均为69%。在另一组临床研究中,115例膈上受累的病例,病理分期为ⅠA～ⅡB期,随机分入单纯斗篷野照射组或综合治疗组(斗篷野照射+MVPP方案化疗)。两组10年无复发生存率分别为91%和67%(P<0.05),实际生存率为95%和90%(P>0.05)。在EORTC H8U的预后不良Ⅰ、Ⅱ期随机研究中,495例初步结果显示,4周期和6周期MOPP/ABV+受累野或扩大野照射的4年总生存率和无病生存率无差别。说明对于预后不好的HL来说,综合治疗同样提高了无病生存率,但未改善实际生存率。

(3)综合治疗模式中化疗方案的优化:综合治疗中的化疗方案和周期数是以往较多探讨的问题。根据近些年的临床研究表明,预后好的HL选择ABVD方案、VBM方案;预后不好的HL选用ABVD方案、MOPP/ABV方案、BEAMOPP方案、Stanfort V方案等。ABVD方案和MOPP方案是治疗早期霍奇金淋巴瘤的经典方案,许多随机分组的临床研究均已经证明了ABVD方案的优越性,ABVD的疗效明显优于MOPP,毒性不良反应也较低。在

EROTC H6U 试验中,316 例早期 HL 病例入组,随机分入两组,第一组为 MOPP×3＋斗篷野照射＋MOPP×3;第二组为 ABVD×3＋斗篷野照射＋ABVD×3。结果 6 年无进展生存率分别为 76％和 88％,实际生存率分别为 85％和 91％。ABVD 的血液毒性和性腺毒性均轻于MOPP,但是肺毒性略高,可能与博来霉素有关,使用中应当注意不要超过其限制使用剂量。远期毒性还需继续观察。1988—1992 年 EROTC H7U 的研究中,对预后不好的早期 HL 随机进入 EBVP＋IFRT 治疗组或 MOPP/ABV＋IFRT 治疗组进行比较,结果两组 EFS 分别为68％和 90％(P＜0.0001),6 年 OS 分别为 82％和 89％(P＝0.18)。1998—2003 年进行的GHSG HD11 随机研究中,含有 ABVD 或 BEAMOPP 化疗方案的治疗方案,FFTF 分别为89％和 91％,OS 分别为 98％和 97％,均没有明显差别。由于 ABVD 方案疗效不低于其他方案,不良反应相对较低。因此,对于预后不好的早期 HL 来说还是首选的方案。

早期霍奇金淋巴瘤综合治疗中化疗周期数量是长期探讨的问题。一般对于预后好的早期 HL 应采用 2～4 周期的 ABVD 方案化疗加受累野照射 30～36Gy。对于预后不好的应采用 4～6 周期的 ABVD 方案化疗,加 36～40Gy 的受累野照射。有些试验表明并不是增加化疗周期数就可以增加疗效。2000 年 Ferme 等报道 EORTC/GELA H8U 的试验结果,全组为995 例预后不良的早期 HL,分别采用 6 周期 MOPP/ABV＋受累野照射、4 周期 MOPP/ABV＋受累野照射、4 周期 MOPP/ABV＋次全淋巴区照射 3 种治疗方法进行对照研究,结果 3 组病例的缓解率(CR＋PR)分别为 86％、91％和 88％;FFS 分别为 89％、92％和 92％;OS 分别为 90％、94％和 92％。3 组缓解和长期生存情况接近,说明综合治疗方案中化疗 4 个周期与6 个周期接近。

(4)放疗野的大小和放疗剂量:综合治疗中的受累野照射及照射剂量是综合治疗实施的重要问题。综合治疗模式中受累野照射已经可以代替扩大野照射。大多数治疗中心对预后好的早期 HL 受累野照射剂量为 30～36Gy,预后不好的受累野照射剂量为 36～40Gy。Milan 组研究 103 例早期 HL,两组分别为 ABVD＋IF 和 ABVD＋sTNI,结果 4 年 FFS 分别为95％和 94％,OS 为均 100％。这组试验也证明综合治疗中扩大照射野没有益处。1998—2003 年进行的 GHSG HD11 研究中,针对早期 HL 的综合治疗中放疗剂量应该是多少进行了随机分组研究,化疗后受累野照射分为 20Gy 和 30Gy 两组,结果 FFTF91％和 93％,SV99％和 98％,没有明显差异。现在关于 HL 的放疗剂量和放射野均有下降的趋势。

总之,对于早期 HL 的治疗已不再推荐单纯放疗作为其标准方案,而是推荐综合治疗的方法,较好的方法是 ABVD＋IF 的组合。一般对于预后好的早期 HL 应采用 2～4 周期的ABVD 方案化疗然后加受累野照射 30～36Gy。对于预后不好的应采用 4～6 周期的 ABVD方案化疗,然后加 36～40Gy 受累野照射。

(二)进展期、复发性难治性霍奇金淋巴瘤的治疗

1.进展期 HL 的治疗

(1)进展期患者成为复发性和难治性 HL 的风险因素:进展期(Ⅲ、Ⅳ期)HL 患者,疗效不如早期患者,更容易变为复发性和难治性的患者。90 年代哥伦比亚研究机构对 711 例 HL 患者进行研究,虽然发现进展期患者复发率和难治性发生率较早期高,但分析后发现有 7 个风险因素对预后影响明显,包括:男性,年龄＞45 岁,Ⅳ期,血红蛋白＜105g/L,白细胞计数＞15×10⁹/L,淋巴细胞计数＜0.6×10⁹/L 或淋巴细胞分类＜8％,血浆蛋白＜40g/L。其中 0～1个风险因素的进展期患者成为复发性和难治性 HL 的风险小于 20％,而还有 4 个或更多风险

因素的进展期患者成为复发性和难治性 HL 的风险大于 50%。

(2)进展期 HL 化疗:鉴于 ABVD 和 MOPP 方案对 HL 治疗效果,许多人提出 ABVD 与 MOPP 不同组合来提高Ⅲ期和Ⅳ期 HL 疗效。但多中心试验表明,不同组合与单独 ABVD 疗效相当,而血液系统和非血液系统毒性明显增加。进展期 HL 其他治疗方案有 Stanford V 方案、BEACOPP 基本和强化方案、BEACOPP-14 方案等。

(3)进展期 HL 的放疗效果:进展期 HL 的常规治疗仍以联合化疗+受累野照射为主,化疗方案选用 ABVD、MOPP/ABV、BEACOPP 和 Stanford V 等;受累野照射的剂量为 30~36Gy。GHST 进行的一项试验,患者随机分为 2 组,一组是 BEACOPP 强化方案 8 周期或 BEA-COPP 强化方案 4 个周期+BEA-COPP 基本方案 4 个周期后进行最初发病的淋巴结和残留病灶进行照射(剂量为 30Gy);另一组是相同化疗后未进行放疗。两组最终结果无明显差异。最近 EORTC 进行的研究也将进展期 HL 患者化疗 MOPP/ABV 化疗 6~8 周期后分为继续照射组和不进行照射组。化疗达到 CR 的患者照射剂量为 16~24Gy,达到 PR 患者照射剂量是 30Gy。研究也显示,进展期 HL 患者经过 8 周期有效化疗达到 CR 后继续进行放疗并没有显示更好的效果,而且继发 AML/MDS 的概率明显增加。但对于化疗后达到 PR 的患者进行补充放疗效果较好,5 年 EFS 为 97%,OS 为 87%。

2.复发性和难治性霍奇金淋巴瘤

(1)定义和预后:1990 年以后霍奇金淋巴瘤经一线治疗,80%患者达到治愈,所以对于 HL 的临床研究主要集中在复发性和难治性 HL。有专家提出难治性 HL 的定义为:在初治时淋巴瘤进展,或者虽然治疗还在进行,但是通过活组织检查已经证实肿瘤的存在和进展。复发性 HL 的定义为:诱导治疗达到完全缓解(CR)至少 1 个月以后出现复发的 HL。哥伦比亚研究机构对 701 例 HL 患者进行标准治疗,214 例为早期患者,其中有 6 例复发,460 例进展期患者中 87 例复发,34 例为难治性 HL,可见复发性和难治性 HL 主要集中在进展期的患者。

经联合化疗达到 CR 后复发有 2 种情况:①经联合化疗达到 CR,但缓解期<1 年,即早期复发。②联合化疗达到 CR 后缓解期>1 年,即晚期复发。有报道早期复发和晚期复发的 20 年存活率分别为 11%和 22%,晚期复发者约 40%,可以使用常规剂量化疗而达到治愈。难治性 HL 预后最差,长期无病存活率在 0~10%。GHSG 最近提出了对于难治性患者的预后因素:KPS 评分高的、一线治疗后有短暂缓解的、年龄较小患者的 5 年总存活率为 55%,而年龄较大的、全身状况差且没有达到缓解的患者 5 年总存活率为 0。复发和难治的主要原因是难以克服的耐药性、肿瘤负荷大、全身情况和免疫功能差等。

(2)复发性和难治性霍奇金淋巴瘤的挽救治疗:解救治疗的疗效与患者年龄、复发部位、复发时疾病严重程度、缓解持续时间和 B 症状有关。

a.放疗缓解后复发病例的解救治疗:初治用放疗达到 CR 后,复发患者对解救化疗敏感,NCI 长期随访资料表明用放疗达 CR 后复发患者经解救化疗,90%达到第二次 CR,70%以上可长期无病存活,疗效与初治病例相似。所以放疗缓解后复发病例一般不首选大剂量化疗(HDCT)和自体干细胞移植(ASCT)。研究证实,用 ABVD 方案解救疗效优于 MOPP 方案。

b.解救放疗(SRT):对于首程治疗未用放疗的复发患者,若无全身症状,或仅有单个孤立淋巴结区病变及照射野外复发的患者 SRT 治疗有效。Campbell 等对 80 例化疗失败后的 HL 患者进行挽救性放疗,27 例(34%)达到完全缓解;7 例(9%)在 SRT 后仍未缓解;46 例

(58%)复发。实际中位无进展生存期为 2.7 年,5 年 OS 为 57%。SRT 对化疗失败后 HL 患者的局部病灶效果好,长期缓解率高;对于不适合大剂量化疗加自体干细胞移植的患者,SRT 仍是一个很好的选择。

c.复发性和难治性霍奇金淋巴瘤的解救方案:目前尚不能确定复发性和难治性 HL 的多种解救方案中哪个解救方案更好。有报道 Mini-BEAM 方案(卡莫司汀、依托泊苷、阿糖胞苷、苯丙氨酸氮芥)反应率 84%,Dexa-BEAM 方案(地塞米松、卡莫司汀、依托泊苷、阿糖胞苷、苯丙氨酸氮芥)反应率 81%,DHAP 方案(顺铂、大剂量阿糖胞苷、地塞米松)反应率 89%。Mini-BEAM 方案的疗效肯定,但是此方案影响干细胞动员,一般在 HDC/HSCT 之前要进行最低限度的标准剂量化疗,其原因是安排干细胞采集和移植之前需要使淋巴瘤得到控制;促进有效外周血干细胞的采集。Koln 研究组认为在应用大剂量化疗前使用标准剂量的解救方案疗效最佳,如大剂量 BEAM 化疗前应用 3~4 个疗程 Dexa-BEAM。其他常用的药物包括足叶乙苷、铂化物和异环磷酰胺,这些药物既有抗 HL 疗效又具有较好的干细胞动员效果。

(三)大剂量化疗和放疗加造血干细胞移植(HDC/HSCT)

1.HDC/HSCT 的必要性、有效性和安全性　霍奇金淋巴瘤经标准的联合化疗、放疗可获良好疗效,5 年生存率已达 70%,50% 的中晚期患者也可获长期缓解。但仍有部分患者经标准治疗不能达完全缓解,或治疗缓解后很快复发,预后不佳。现代的观点认为霍奇金淋巴瘤首次缓解时间的长短至关重要。如>12 个月,接受常规挽救性方案治疗常可再次获得缓解;如<12 个月,则再次缓解的机会大大下降。美国国立肿瘤研究所(NCI)的一项长期随访发现初次缓解时间长的复发患者,85% 可获再次缓解,24% 存活 11 年以上;而首次缓解时间短的复发患者,仅 49% 获得再次缓解,11% 存活 11 年。其他一些研究中初治不能缓解或短期复发者几乎无长期无病生存,实际生存率为 0~8%。另外,难以获得满意疗效的患者其不良预后因素包括年龄>50 岁、大包块(肿瘤最大直径≥患者的 30%,其生存率明显下降。10cm,或巨大纵隔肿块)、B 组症状、ESR≥30mm/h(伴有 B 组症状)或 ESR≥50mm/h(不伴有 B 组症状)、3 个以上部位受侵,病理为淋巴细胞消减型和混合细胞型,Ⅲ、Ⅳ期患者。这部分患者约占初治经过几十年的努力,自体造血干细胞移植结合大剂量化疗、放疗治疗技术已经成熟,其安全性和有效性已经被临床医师接受,使得挽救这部分患者成为可能。目前主要希望通过这一疗法改善那些初治难以缓解和复发(特别是首次复发)患者的预后状况。大约 25% 的中晚期患者初治时不能达到缓解,强烈治疗结合造血干细胞移植的疗效优于常规挽救治疗。Chopra 等报道造血干细胞移植治疗 46 例难以缓解的患者,8 年无病生存率 33%,其他研究结果为 27%~42%;同法治疗复发(缓解期<12 个月)患者疗效也优于常规解救化疗,8 年无病生存率是 43%;而其他研究组的无病生存率为 32%~56%。

另一前瞻性研究的结果证明,强烈治疗结合造血干细胞移植的疗效优于常规治疗,此研究中高剂量 BEAM(BCNU,VP16,Ara-C,Mel)组与常规剂量 BEAM 组比较,3 年无病生存率分别为 53% 和 0。还有一项随机研究对比了 Dexa-BEAM 方案与 HDT/HSCT 方案,HDT/SCT 方案的无治疗失败生存率(FF-TE)为 55%,Dexa-BEAM 方案为 34%。对多种方案均无效或耐药的难治性 HL 患者,HDC/HSCT 提供了几乎是最后的治疗机会,故认为 HDC/HSCT 是复发和耐药霍奇金淋巴瘤患者标准解救治疗的手段。

2.自体骨髓移植(ABMT)与自体外周血干细胞移植(APBSCT)　造血干细胞移植最初是从 ABMT 开始的,并取得了较好疗效。Chopra 等报道 155 例原发难治性或复发性 HL 患者接受高剂量 BEAM 化疗后进行自体骨髓移植,5 年 PFS 为 50%,OS 为 55%。最近 Lumley 等使用相似的预处理方案对 35 例患者进行骨髓移植,EFS 为 74%。

近年来 APBSCT 已逐渐代替 ABMT,因外周血干细胞的采集已变得较为容易;采集过程痛苦较轻,可避免全身麻醉;可以门诊进行干细胞的采集;造血重建和免疫重建较 ABMT 快;采集的费用降低,降低了住院移植的费用;适用于以前进行过盆腔照射和骨髓受侵的患者。意大利一研究组报道 92 例 HL 患者进行 APBSCT 的多中心研究结果,90% 完成了 HDC 方案,5 例发生移植相关死亡,6 例出现继发性的恶性疾病,5 年 EFS 和 OS 分别为 53%、64%。首次复发者疗效最好,5 年 EFS 和 OS 分别为 63% 和 77%。难治性 HL 结果最差,5 年 EFS 和 OS 分别为 33% 和 36%。美国 Argiris 等对 40 例复发性或难治性 HL 患者进行 HD-BEAM/APBSCT 37 例达到 CR,3 年 EFS 69%,3 年 OS 77%。无论是 ABMT 或是 APB-SCT,其总生存率相似,A R perry 报道两者的 3 年总生存率分别为 78.2% 和 69.6%;无进展生存率分别为 58.1% 和 59.4%,均无显著差别。两者的区别主要在方便程度、造血重建、免疫重建等方面,APBSCT 较 ABMT 更有优势。

首次复发的 HL 是否应采用自体造血干细胞移植尚存争议,特别是仅未照射的淋巴结复发及初治达 CR 持续 1 年以上复发者。前者经扩大范围的照射治疗,加或不加用化疗,40%~50% 的患者仍可再次达至 II 治愈;而后者应用非交叉方案再次进行化疗,可加或不加放疗,也有 20%~40% 患者治愈。很多研究表明,首次复发的 HL 患者采用 HDC/ASCT 疗法,长期生存率可以达到 90%。GHSG 的研究表明,HDC/ASCT 对 HL 复发患者疗效很好,可提高长期生存率。复发者包括:初次化疗达到 CR 状态,但 1 年以内复发者;复发时伴有 B 症状者;结外复发者;照射过的淋巴结复发者。

复发性和难治性 HL 患者进行自体干细胞移植时应注意如下情况:①经检查确认骨髓中无肿瘤细胞侵犯时才可采集干细胞。②化疗次数越多,患者采集干细胞成功的可能性越低,尤其是应用细胞毒性药物时,如应用 MiniBEAM 或 Dexa-BEAM 方案时。③新移植患者获得较完善的造血重建需要一个较长的过程,故移植后一段时间内不应该化疗,移植后可根据患者情况行放射治疗。④移植时肿块越小预后越好,CR 后再进行移植治疗的预后最好。

3.异基因造血干细胞移植

(1)清髓性异基因造血干细胞移植在复发性和难治性 HL 治疗中的应用:异基因造血干细胞移植治疗难治性霍奇金淋巴瘤的疗效似乎优于自体造血干细胞移植,其优点是输入的造血干细胞不含肿瘤细胞,移植物抗淋巴瘤效应可减低复发率。Anderson 等报道的研究结果中,全组异体移植 53 例,自体移植 63 例,治疗后复发率分别为 43% 和 76%。但很多研究证明异基因移植的移植相关死亡率高,同胞间移植的移植相关死亡率为 20%~30%,主要死因为感染、肺毒性和 GVHD,抵消了异体移植低复发率的优点,而且治疗费用昂贵,配型困难,故一般霍奇金淋巴瘤治疗中采用者较少。

无关供者移植和单倍体移植的移植相关死亡率更高。最近一国际骨髓移植注册处(IB-MTR)和欧洲外周血及骨髓移植组(EBMT)研究表明,进行异基因造血干细胞移植的 HL 患者,治疗相关死亡率高达 60%。T 细胞去除的异基因移植可以降低死亡率,但这样又会增加复发率和植入失败率。所以目前自体外周血干细胞移植是治疗 HL 的首选方法,而异基因造血干细胞移植仍然应用较少,主要用于如下情况:①患者因各种原因导致缺乏足够的干细胞进行自体移植。②患者具有较小病变,病情稳定但骨髓持续浸润。③ASCT 后复发的患者。

（2）非清髓异基因外周血干细胞移植（nonmyeloablative allogeneic stem cell transplantation，NST）或小移植（minitranaplantation）：NST 是对传统异基因造血干细胞移植的一个改良，但这方面报道例数少，随访时间短，患者条件、GVHD 的预防、患者与供者之间组织相容性的不同可导致不同的结果。NST 的预处理造成充分的免疫抑制和适当的骨髓抑制，以允许供者和受者造血细胞共存，形成嵌合体，但最终被供者细胞所代替。Carella 等提出 NST 免疫抑制预处理方案包括一个嘌呤类似物（如氟达拉滨）和一个烷化剂（如环磷酰胺或苯丙氨酸氮芥）。欧洲骨髓移植组（EBMT）收集了 94 例接受 NST 治疗的 HI 病例，大部分患者接受的是同一家族的 HI 相同供者提供的造血干细胞，有 10 例接受的是无关供者或不匹配的供者的干细胞。80 例患者 4 年 OS 为 50%，PFS39%，治疗相关死亡率 20%，4 年复发率 50%。Paolo 等治疗 58 例难治复发性 HL，其中 83% 是 ASCT 失败的患者，其中 33 例采用了无关供者。结果 10CW 和 2 年移植相关死亡率分别是 7%、15%，与采用无关供者无关。100d 急性 GVHD（Ⅱ～Ⅳ度）的发生率是 28%，慢性 GVHD 的发生率是 73%，预期 2 年 OS 和 PFS 分别为 64%（49%～76%）、32%（20%～45%），2 年疾病进展或复发率为 55%（43%～70%）。

从 EBMT 和其他机构的研究可以看出，NST 的移植相关死亡率较低，总生存率提高。NST 拓宽了恶性淋巴瘤患者异基因移植的适应证，特别是对一些惰性的类型。与 HDT/HSCT 比较，NST 预处理的强度较低，使用药物的细胞毒性是否充分达到异基因 T 细胞控制残留肿瘤细胞寿命的水平尚不确定，而且 NST 的严重感染发生率和慢性 GVHD 并未减少，故对难治性 HI，NST 的应用仍有一定限制。治疗 HL 还需要大样本和长期随访的临床研究，以确定 NST 最佳时机、最佳适合人群、最佳的预处理方案以及最佳 GVHD 的预防；并需要与 HDT/ASCT 进行大样本及长时间多中心前瞻性比较，才能确定 NST 治疗 HL 的效果。

4. 小结　造血干细胞移植疗法给复发难治性霍奇金淋巴瘤病例提供了重要方法，获得了明显的疗效，其中自体造血干细胞移植的应用更为成功。异基因造血干细胞移植虽然复发率略低于自体造血干细胞移植，但移植相关死亡率较高、供者困难、费用高等问题，抵消了其优点。非清髓异基因外周血干细胞移植还在研究之中。

（四）靶向治疗

靶向治疗是近些年来发展迅速的新型治疗方法，目前研究较多包括抗体治疗（单抗或多抗）、肿瘤疫苗（DNA 疫苗和细胞疫苗）、反义核酸、特异性配体携带治疗物（抗肿瘤药物、免疫毒素、放射性核素）等。现在较为成熟的治疗方法是单克隆抗体治疗，抗 CD20 单抗治疗 CD20 阳性的 B 细胞淋巴瘤取得较大成功，在惰性 NHL 中单药治疗可达到 50% 缓解率；对淋巴细胞为主型霍奇金淋巴瘤 CD20 单抗也有尝试，反应率可达到 50% 或更好。这种治疗方法毒性小，与其他方案联合使用可提高疗效。其原理可能是经典型 HL 损伤中浸润 B 淋巴细胞在体内促进 HRS 细胞生存并调节细胞因子和趋化因子的表达，CD20 在经典 HL 恶性细胞的表达占 25%～30%，而在 LPHL 中 100% 表达，所以使用抗 CD20 单克隆抗体治疗这类患者应该有效。NLPHL 没有经典 HL 典型的 HRS 细胞，也不表达 CD30 和 CD15，但是却像 HL 那样具有明显的炎症背景，表达 CD20 标记，也有人尝试应用不良反应相对较好的抗 CD20 单抗治疗本病。2002 年，德国 HL 研究组报道 Rituximab 单药治疗 12 例 NLPHL，主要为复发病例，结果 CR7 例，PR5 例，OR100%，9 例持续缓解时间 9～12 个月。2003 年，Bradley 等报道用 Rituximab 单药治疗 22 例 NLPHL，其中 10 例复发病例，10 例为初治病例，结果 100% 缓解，CR9 例，CRu 1 例，PR12 例，中位随访时间 13 个月，9 例中位复发时间为 9 个月，预期无复发生存时间 10.3 个月。

最近一些专家选择抗 CD20 单克隆抗体作为一种新的治疗复发性 LPHL 的方法,它可抑制恶性 B 细胞克隆,阻滞其转化为进展期非霍奇金淋巴瘤。1999 年,Keilholz 等给一位Ⅳ期复发性 LPHL 患者静脉注射常规剂量利妥昔单抗,CR 状态持续 6 个月。Lucas 等对 9 例复发性或第一次发病 LPHL 患者使用常规剂量利妥昔单抗,反应率达 100%,其中 6 例(66.7%)达到 CR,3 例(33.3%)达到 PR。另一项研究是 GHSG 进行的一项国际多中心的Ⅱ期临床试验,对象为复发性淋巴细胞为主型 HL 或 CD20 阳性 HL 的其他亚型患者,利妥昔单抗治疗前至少接受 1 次化疗。利妥昔单抗剂量为常规剂量:$4 \times 375 mg/m^2$,14 例患者中 8 例(57.1%)达到 CR,4 例(28.6%)达到 PR,2 例(14.3%)为疾病进展 PD,中位随访时间为 12 个月。

Younes 等对 22 例复发性或难治性经典 HL 患者进行 6 周利妥昔单抗治疗,剂量是 $375 mg/(m^2 \cdot 周)$,连续 6 周。结果 22 例中有 1 例(4.5%)达到 CR,4 例达到 PR(18.2%),SD 为 8 例(36.4%)。伴有结外病灶的患者没有达到 CR 或 PR。结论:利妥昔单抗治疗复发性经典 HL 可以改变血清 IL-6 水平,改善 B 症状,对于限制在淋巴结和脾脏的病灶可以达到临床缓解。

其他研究者有应用抗 CD30 抗体治疗 HL,但治疗结果不满意。Schnell 等研制 I131-CD30 鼠源单抗治疗 22 例复发难治性 HL,结果 CR1 例,PR5 例,MR3 例,7 例发生Ⅳ度骨髓毒性。

总之,利妥昔单抗治疗 CD20 阳性的 HL 各亚型是有效且安全的。但由于 LPHL 和 CD20 阳性的其他 HL 患者数量少,更缺乏大组病例的随机对照研究,目前还不能得出结论,有效性和可行性还需要进一步证实。随着新抗体的不断出现,可能会进一步改善疗效和减轻治疗相关的毒性不良反应,放免铰链物、双特异性抗体,肿瘤特异性免疫疫苗技术也正在研究中。

五、预后

(一)不同病理分型的预后

NLPHL80%～90% 的病例经过治疗可达完全缓解,并能存活 10 年以上。晚期是不利的预后因素。3%～5% 的病例可能变为大 B 细胞淋巴瘤。患 NLPHL 的患者比患其他类型 HL 的患者发展成 NHL 的风险略高,其中发展成弥漫性大 B 细胞性淋巴瘤(DLBCL)最常见。Hansmann 等报道了在 537 个病例中,这种转变的发生率为 2.6%。英国国家淋巴瘤研究组(BNLI)报道了 182 例患者的转变率为 2%。大细胞性淋巴瘤(LCL)不一定含有典型的淋巴细胞和(或)组织细胞,通常与其他 DLBCL 相似。在某些病例中,通过分子遗传学分析,证实了 NLPHL 和 DLBCL 的克隆关系。有报道由 NLPHL 进展演变的 DLBCL 与原发的 DL-BCL 预后相似。除了进展演变为 DLBCL,NLPHL 患者在确诊或复发时,其病变还可和 DL-BCL 病变在同一个淋巴结中并存。目前还不知道这种现象发生的频率,但总体上似乎很低。并存型患者的预后明显比一般 DLBCL 患者好。NLPHL 患者较少转变成外周性 T 细胞性淋巴瘤。

在 CHL 中,淋巴细胞为主型预后最好,5 年生存率为 94.3%;LDHL 预后最差,5 年生存率仅为 27.4%。采用现代治疗方法后,如果临床分期相同,LDHL 与其他亚型 CHL 具有相似的预后。NSHL 的预后略好于 MCHL 和 LDHL,其中部分原因是 NSHL 被发现时多处于较早期(Ⅱ期)。纵隔形成巨大肿块是本病发展成晚期的危险因素。

(二)不同临床表现的预后

不同研究组关于 HL 的预后因素的认识略有不同,一般认为不良预后因素包括:①年龄≥45~50 岁。②≥3~4 个淋巴结区域受侵。③ESR≥50 或 ESR≥30(伴有 B 组症状)。④巨块(直径>10cm)或纵隔大肿块(纵隔肿物最大横径大于第 6 胸椎下缘水平胸腔横径的 1/3)。⑤男性。⑥B 组症状。⑦混合细胞或淋巴细胞削减型。有研究者发现,HIV+患者预后较差。

EORTC 对早期霍奇金淋巴瘤进行了预后分组、分为预后极好组、预后良好组、预后不良组。

1.预后极好组的条件是ⅠA 期,女性,年龄<40 岁,淋巴细胞为主型或结节硬化型,非巨块或大纵隔肿块。

2.预后不良组的条件是≥50 岁,≥4 个淋巴结区域受侵,ESR≥50 或 ESR≥30(伴有 B 组症状),巨块(肿块>10cm)或纵隔大肿块(纵隔肿物最大横径大于第 5、第 6 胸椎水平胸腔横径的 1/3 或 0.35)。

3.预后良好组不符合预后极好组和预后不良组条件的其他临床Ⅰ/Ⅱ期患者。

德国霍奇金淋巴瘤研究组(GHSG)提出的预后因素包括纵隔肿块、结外病变等;EORTC 更重视年龄是否>50 岁,GHSG 则更重视是否发生结外病变,其他各项均相似。

NCCN 2003 年公布的 HL 诊治指导原则中认为早期 HL 的预后因素主要是:①巨大肿块(纵隔肿块最大宽度/胸腔最大宽度>1/3,或任何肿块的直径>10cm)。②血沉≥50mm/h,并伴有 B 组症状。③>3 个以上的受累淋巴结区。

对于进展期 HL 则要参考另一个预后标准,即预后指数。1990 年在哥伦比亚研究机构对711 例 HL 患者进行研究,制订了 7 个风险因素:①男性。②Ⅳ期。③年龄≥45 岁。④Hb<105g/L。⑤WBC≥15×10⁹/L。⑥淋巴细胞绝对计数<0.6×10⁹/L,或淋巴细胞比例<8%。⑦血浆蛋白<40g/L。虽然发现进展期患者复发或难治的发生率较早期高,但含有 0~1 个风险因素的进展期患者,复发难治的风险小于 20%;而有 4 个或更多风险因素的进展期患者,复发和难治的风险大于 50%。根据这一观点,Moskowitz 等进行了相关研究,1998 年报道了 76例 HL 病例,将全组病例进行了分组,化疗方案采用 ABVD44 例,Stanford V 方案 32 例,随访21 个月。结果发现分值越高,疗效越差。这个评分方法在国际国内尚未广泛使用,但是可以研究探讨。

关于 HL 的预后,最近不同的研究者还有新的不同的结论。一线治疗效果不好的难治性HL 预后较差,长期无病存活率在 0~10%。

2003 年的美国血液年会(ASH)提出了更简单的预后因素:分期早晚;是否有 B 组症状;是否有巨大肿块(肿瘤直径≥10cm)。一般来说,没有上述不良预后因素者为预后良好组,或低危组;相反,具有上述不良预后因素者为预后不良组,或高危组,两组患者在治疗和预后上有区别。

(唐广)

第十七节　非霍奇金淋巴瘤

一、概述

(一)定义

非霍奇金淋巴瘤(Non－Hodgkin's Lymphoma, NHL)是恶性淋巴瘤的一大类型,除来源于中枢神经淋巴瘤组织的原始淋巴细胞淋巴瘤是来源于胸腺内前 T 细胞,以及组织细胞淋巴瘤以外,NHL 均来源于在接触抗原后处于不同转化或发育阶段,属于周围淋巴组织的 T 或 B 淋巴细胞的恶性淋巴瘤。

(二)发病情况

非霍奇金淋巴瘤男性比女性更多见,白人比其他种族也更多见,这种情况的原因不明或部分可能是因为遗传因素种族差异在某些 NHL 亚型中非常明显,如网状组织淋巴瘤它在西方国家占很大比例而在发展中国家很少见。新加坡于 1996 年对 1968—1992 年的 1988 例 NHL 病例进行了分析:中国人和马来西亚人的 NHL 发病率都呈增长趋势,每年在美国,约有 5 万例 NHL 发病,在所有肿瘤中占 4% 而且每年在所有肿瘤引起的死亡的比例中 NHL 占 4%。在过去几十年中 NHL 的发病率呈持续稳定性升高每年约增长 3% 比大部分肿瘤增长快,部分原因与 AIDS 流行有关,另外也可能与其他未知的原因有关。

(三)病因

大多数情况下非霍奇金淋巴瘤为散发疾病病因不明。但是,流行病学研究揭示非霍奇金淋巴瘤主要的风险因素与环境因素、化学物质、饮食因素、免疫状态、病毒感染和细菌感染有关。已知 EB 病毒与高发区 Burkitt 淋巴瘤和结外 T/NK 细胞淋巴瘤鼻型有关成人 T 细胞淋巴瘤/白血病与人类亲 T 细胞病毒 I 型(HTLVI)感染密切关联;胃黏膜相关淋巴组织淋巴瘤是由幽门螺旋杆菌感染的反应性病变起始而引起的恶性变放射线接触如核爆炸及核反应堆意外的幸存者、接受放疗和化疗的肿瘤患者非霍奇金淋巴瘤发病危险增高;艾滋病某些遗传性获得性免疫缺陷疾病或自家免疫性疾病如共济失调－毛细血管扩张症联合免疫缺损综合征、类风湿性关节炎系统性红斑狼疮、低 γ 球蛋白血症以及长期接受免疫抑制药治疗(如器官移植等疾病)所致免疫功能异常均与非霍奇金淋巴瘤发病有关。

(四)病理

非霍奇金淋巴瘤病变淋巴结其切面外观呈鱼肉样。镜下正常淋巴结构破坏,淋巴滤泡和淋巴窦可以消失。增生或浸润的淋巴瘤细胞成分单一排列紧密,大部分为 B 细胞性。NHL 常原发累及结外淋巴组织,往往跳跃性播散,越过邻近淋巴结向远处淋巴结转移。大部分 NHL 为侵袭性,发展迅速,易发生早期远处扩散。有多中心起源倾向,有的病例在临床确诊时已播散全身。

1982 年美国国立肿瘤研究所制订了 NHL 国际工作分型(IWF),依据 HE 染色的形态学特征将 NHL 分为 10 个型。在相当一段时间内,被各国学者认同与采纳。但 IWF 未能反映淋巴瘤细胞的免疫表型(T 细胞或 B 细胞来源),也未能将近年来运用单克隆抗体、细胞遗传和基因探针等新技术而发现的新病种包括在内。

民较公认的分类标准是 WHO 制订的分型方案。WHO 未将淋巴瘤单独分类,而按肿瘤的细胞来源确定类型,淋巴组织肿瘤中包括淋巴瘤和其他淋巴组织来源的肿瘤,为保持完整一并列出。

WHO(2001 年)分型方案中较常见的非霍奇金淋巴瘤亚型包括以下几种。

1. 边缘带淋巴瘤　边缘带淋巴瘤(MarginalZone lymphoma,MZL)为发生部位在边缘带,即淋巴滤泡及滤泡外套(mantle)之间结构的淋巴瘤。边缘带淋巴瘤系 B 细胞来源,CD5$^+$,表达 bcl－2,在 IWF 往往被列入小淋巴细胞型或小裂细胞型,临床经过较缓,属于"惰性淋巴瘤"的范畴。

(1)淋巴结边缘带 B 细胞淋巴瘤(MZL):系发生在淋巴结边缘带的淋巴瘤,由于其细胞形态类似单核细胞,亦称为"单核细胞样 B 细胞淋巴瘤"(monocytoid B－cell lymphoma)。

(2)脾边缘带细胞淋巴瘤(SMZL):可伴随绒毛状淋巴细胞。

(3)黏膜相关性淋巴样组织结外边缘带 B 细胞淋巴瘤(MALT－MZL):系发生在结外淋巴组织边缘带的淋巴瘤,可有 t(11;18),亦被称为"黏膜相关性淋巴样组织淋巴瘤"(muco－sa－associated lymphoid tissue lymphoma,MALT lymphoma)。包括甲状腺的桥本甲状腺炎(Hashimoto's thyroiditis),涎腺的干燥综合征(Sjogren syndrome)以及幽门螺杆菌相关的胃淋巴瘤。

2. 滤泡性淋巴瘤　滤泡性淋巴瘤(follicular lymphoma,FL)指发生在生发中心的淋巴瘤,为 B 细胞来源,CD5(+),BCL－2(+),伴 t(14;18)。为"惰性淋巴瘤",化疗反应好,但不能治愈,病程长,反复复发或转成侵袭性。

3. 套细胞淋巴瘤　套细胞淋巴瘤(mantle cell lymphoma,MCL)曾称为外套带淋巴瘤(mantle zone lymphoma)或中介淋巴细胞淋巴瘤(intermediate cell lymphocytic lymphoma)。在 IWF 常被列入弥漫性小裂细胞型。来源于滤泡外套的 B 细胞,CD5$^+$,常有 t(11;14),表达BCL－2。临床上老年男性多见,占 NHL 的 8%。本型发展迅速,中位存活期 2～3 年,属侵袭性淋巴瘤,化疗完全缓解率较低。

4. 弥漫性大 B 细胞淋巴瘤　弥漫性大 B 细胞淋巴瘤(diffuse large B cell lymphoma,DL－BCL)是最常见的侵袭性 NHL,常有 t(3;14),与 BCL－2 表达有关,其 BCL－2 表达者治疗较困难,5 年生存率在 25% 左右,而低危者可达 70% 左右。

5. 伯基特淋巴瘤　伯基特淋巴瘤(Burkitt lymphoma,BL)由形态一致的小无裂细胞组成。细胞大小介于大淋巴细胞和小淋巴细胞之间,胞质有空泡,核仁圆,侵犯血液和骨髓时即为急性淋巴细胞白血病 L3 型。CD20$^+$,CD22$^+$,CD5$^-$,伴 t(S;14),与 MYC 基因表达有关,增生极快,是严重的侵袭性 NHL。流行区儿童多见,颌骨累及是特点。非流行区,病变主要累及回肠末端和腹部脏器。

6. 血管免疫母细胞性 T 细胞淋巴瘤　血管免疫母细胞性 T 细胞淋巴瘤(angio－immu-noblas－tic T cell lymphoma,AITCL)过去认为系一种非恶性免疫性疾患,称做"血管免疫母细胞性淋巴结病"(angio－immunoblastic lymphadenopathy disease,AILD),近年来研究确定为侵袭性 T 细胞型淋巴瘤的一种,应使用含阿霉素的化疗方案治疗。

7. 间变性大细胞淋巴瘤　间变性大细胞淋巴瘤(anaplastic large cell lymphoma,ALCL)亦称 Ki－1 淋巴瘤,细胞形态特殊,类似 Reed－Sternberg 细胞,有时可与霍奇金淋巴瘤和恶性组织细胞病混淆。细胞呈 CD30$^+$,亦即 Ki－1(+),常有 t(2;5)染色体异常,临床常有皮肤侵犯,伴或不伴淋巴结及其他结外部位病变。免疫表型可为 T 细胞型或 NK 细胞型。临床发展迅速,治疗同大细胞性淋巴瘤。

8.周围 T 细胞淋巴瘤　周围 T 细胞淋巴瘤(peripheral T—celUl lymphoma,PTCL)所谓"周围性",指 T 细胞已向辅助 T 或抑制 T 分化,可表现为 CD4$^+$ 或 CD8$^+$,而未分化的胸腺 T 细胞 CD4,CD8 均呈阳性。本型为侵袭性淋巴瘤的一种,化疗效果可能比大 B 细胞淋巴瘤较差。本型通常表现为大、小混合的不典型淋巴细胞,在工作分型中可能被列入弥漫性混合细胞型或大细胞型。本型日本多见,在欧美约占淋巴瘤中的 15% 左右,我国也较多见。

成人 T 细胞白血病/淋巴瘤是周围 T 细胞淋巴瘤的一个特殊类型,与 HTLV—1 病毒感染有关,主要见于日本及加勒比海地区。肿瘤或白血病细胞具有特殊形态。临床常有皮肤、肺及中枢神经系统受累,伴血钙升高,通常伴有免疫缺陷。预后恶劣,化疗后往往死于感染。中位存活期不足一年,本型我国很少见。

9.蕈样肉芽肿/赛塞里综合征　蕈样肉芽肿/赛塞里综合征(mycosis fungoides/Sezary svndrome,MF/SS)常见为蕈样肉芽肿,侵及末梢血液为 Sezary 综合征。临床属惰性淋巴瘤类型。增生的细胞为成熟的辅助性 T 细胞,呈 CD3$^+$、CD4$^+$、CD8$^+$。MF 系皮肤淋巴瘤,发展缓慢,临床分三期:红斑期,皮损无特异性;斑块期;最后进入肿瘤期。皮肤病变的病理特点为表皮性浸润,具有 Pautrier 微脓疡。Sezary 综合征罕见,见于成人,是 MF 的白血病期,可有全身红皮病、瘙痒、外周血有大量脑回状核的 Sezarv 细胞(白血病细胞)。后期可侵犯淋巴结和内脏,为侵袭性皮肤 T 细胞淋巴瘤。

二、临床表现

(一)症状

1.以淋巴结肿大为首发症状　多数见于浅表淋巴结,NHL 较 HL 少见。受累淋巴结以颈部最多见,其次是腋窝、腹股沟。一般多表现为无痛性,进行性淋巴结肿大,早期可活动,晚期多个肿大淋巴结,易发生粘连并融合成块。

部分 NHL 患者为深部淋巴结起病,以纵隔淋巴结肿大较常见,如纵隔大 B 细胞淋巴瘤。肿大的淋巴结可压迫上腔静脉,引起上腔静脉综合征;也可压迫气管、食管、喉返神经产生相应的症状如呼吸困难、吞咽困难和声音嘶哑等原发于腹膜后淋巴结的恶性淋巴瘤亦以 NHL 多见,可引起长期不明原因发热,临床诊断比较困难。

韦氏环也是发生结外淋巴瘤的常见部位,NHL 多见,发生部位最多在软腭、扁桃体,其次为鼻腔、鼻窦,鼻咽部和舌根较少见,常伴随膈下侵犯,患者可表现为咽痛、咽部异物感、呼吸不畅和声音嘶哑等。原发于脾和肝脏的 NHL 较少见,但 NHL 合并肝、脾浸润者较常见,尤以脾脏受累更为多见,临床表现为肝脾肿大、黄疸等,少数患者可发生门脉高压,需与肝硬化鉴别。

2.器官受累的表现　除淋巴组织外,NHL 可发生于身体任何部位,其中以原发于胃肠道 NHL 最为常见,累及胃、十二指肠时患者可表现为上腹痛、呕吐等;发生于小肠、结肠等部位时患者常伴有慢性腹泻、脂肪泻、肠梗阻等表现;累及肾脏导致肾炎。

原发于皮肤的 NHL 并不常见(如蕈样真菌病),但 NHL 累及皮肤较常见,包括特异性和非特异性两种表现。特异性表现有皮肤肿块、结节、浸润斑块、溃疡、丘疹等;非特异性表现有酒精痛、皮肤瘙痒、带状疱疹、获得性鱼鳞癣、干皮症、剥脱性红皮病、结节性红斑、皮肤异色病等。

3.全身症状 淋巴瘤患者常有全身无力、消瘦、食欲减退、盗汗及不规则发热等全身症状。临床上也有少数患者仅表现为持续性发热,较难诊断。

(二)体征

非霍奇金淋巴瘤体征早期不明显,中晚期常有不明原因浅表淋巴结,持续性体温等体征。

(三)检查

1.实验室检查

(1)外周血,早期患者血象多正常继发自身免疫性溶血或肿瘤累及骨髓可发生贫血、血小板减少及出血。9%～16%的患者可出现白血病转化,常见于弥漫型小淋巴细胞性淋巴瘤、滤泡型淋巴瘤淋巴母细胞性淋巴瘤及弥漫型大细胞淋巴瘤等。

(2)生化检查;可有血沉血清乳酸脱氢酶、β_2－微球蛋白及碱性磷酸酶升高,单克隆或多克隆免疫球蛋白升高,以上改变常可作为肿瘤负荷及病情检测指标。

(3)血沉;血沉在活动期增快缓解期正常,为测定缓解期和活动期较为简单的方法。

(4)骨髓象,早期正常晚期浸润骨髓时骨髓象可发生变化如找到淋巴瘤细胞,此时可称为淋巴瘤白血病。

2.病理活检 是诊断 NHL 及病理类型的主要依据。

3.免疫学表型检测

(1)单克隆抗体免疫表型检查可识别淋巴瘤细胞的细胞谱系及分化水平用于诊断及分型常用的单克隆抗体标记物包括 CD45(白细胞共同抗原)用于鉴定其白细胞来源。

(2)CD19、CD20、CD22、CD45RA、CD5、CD10、CD23 免疫球蛋白轻链 κ 及 γ 等用于鉴定 B 淋巴细胞表型。

(3)CD2、CD3、CD5、CD7、CD45RO、CD4、CD8 等鉴定 T 淋巴细胞表型。

(4)CD30 和 CD56 分别用于识别间变性大细胞淋巴瘤及 NK 细胞淋巴瘤 CD34 及 TdT 常见于淋巴母细胞淋巴瘤表型。

4.遗传学 90%的非霍奇金淋巴瘤存在非随机性染色体核型异常,常见为染色体易位部分缺失和扩增等。不同类型(entity)的非霍奇金淋巴瘤多有各自的细胞遗传学特征。非霍奇金淋巴瘤是发生于单一亲本细胞的单克隆恶性增殖,瘤细胞的基因重排高度一致。IgH 基因重排常作为 B 细胞淋巴瘤的基因标志 TCRγ 或 β 基因重排常作为 T 细胞淋巴瘤的基因标志,阳性率均可达 70%～80%细胞遗传学及基因标志可用于非霍奇金淋巴瘤的诊断、分型及肿瘤微小病变的检测。

5.影像学检查 胸正侧位片、腹盆腔 CT 扫描、胸部 CT 扫描、全消化道造影、胸腹部 MRI、脑、脊髓 MRI。胸腹部彩超、淋巴结彩超、骨扫描、淋巴造影术和胃肠镜检查。

三、诊断与鉴别诊断

(一)诊断

本病的确诊有赖于组织学活检(包括免疫组化检查及分子细胞遗传学检查)。这些组织学免疫学和细胞遗传学检查不仅可确诊,还可做出分型诊断这对了解该病的恶性程度、估计预后及选择正确的治疗方案都至关重要。凡无明显原因淋巴结肿大,应考虑到本病,有的患者浅表淋巴结不大但较长期有发热盗汗体重下降等症状也应考虑到本病。

（二）鉴别诊断

不少正常健康人也可在颈部、腹股沟及某些浅表部位触肿大的淋巴结，应注意鉴别。但应以下具体疾病相鉴别：

1. 慢性淋巴结炎　一般的慢性淋巴结炎多有感染灶。在急性期感染如足癣感染可致同侧腹股沟淋巴结肿大，或伴红肿、热痛等急性期表现或只有淋巴结肿大伴疼痛，急性期过后，淋巴结缩小，疼痛消失。通常慢性淋巴结炎的淋巴结肿大较小，0.5～1.0cm，质地较软、扁多活动而恶性淋巴瘤的淋巴结肿大具有较大丰满、质韧的特点必要时切除活检。

2. 淋巴结结核　为特殊性慢性淋巴结炎，肿大的淋巴结以颈部多见，多伴有肺结核，如果伴有结核性全身中毒症状，如低热盗汗、消瘦乏力等则与恶性淋巴瘤不易区别；淋巴结结核之淋巴结肿大，质较硬、表面不光滑质地不均匀或因干酪样坏死而呈囊性，或与皮肤粘连，活动度差 PPD 试验呈阳性反应。但要注意恶性淋巴瘤患者可以患有结核病可能是由于较长期抗肿瘤治疗机体免疫力下降从而罹患结核等疾患因此临床上应提高警惕凡病情发生改变时，应尽可能再次取得病理或细胞学证据以免误诊误治。

3. 结节病　多见于青少年及中年人多侵及淋巴结，可以多处淋巴结肿大，常见于肺门淋巴结对称性肿大或有气管旁及锁骨上淋巴结受累淋巴结多在 2cm 直径以内，质地一般较硬，也可伴有长期低热结节病的确诊需取活检可找到上皮样结节，Kvein 试验在结节病 90％呈阳性反应，血管紧张素转换酶在结节病患者的淋巴结及血清中均升高。

4. 急性化脓性扁桃体炎　除有不同程度的发热外，扁桃体多为双侧肿大红、肿、痛且其上附有脓苔扪之质地较软炎症控制后扁桃体可缩小。而恶性淋巴瘤侵及扁桃体可双侧也可单侧，也可不对称地肿大，扪之质地较硬韧，稍晚则累及周围组织，有可疑时可行扁桃体切除或活检行病理组织学检查。

5. 组织细胞性坏死性淋巴结炎　该病在中国多见，多为青壮年临床表现为持续高热，但周围血白细胞数不高，用抗生素治疗无效酷似恶性网织细胞增生症组织细胞性坏死性淋巴结炎的淋巴结肿大，以颈部多见直径多在 1～2cm。质中或较软。不同于恶性淋巴瘤的淋巴结确诊需行淋巴结活检本病经过数周后退热而愈。

6. 中央型肺癌侵犯纵隔、胸腺肿瘤　有时可与恶性淋巴瘤混淆，诊断有赖于肿块活检。

7. 与霍奇金淋巴瘤相鉴别　非霍奇金淋巴瘤的临床表现与霍奇金淋巴瘤十分相似，只有组织病理学检查才能将两者明确区别诊断。

四、治疗

非霍奇金淋巴瘤的治疗目前崇尚个体化治疗。

（一）前 T 淋巴母细胞淋巴瘤/白血病

1. 病理学特征

（1）组织学：前 T 淋巴母细胞淋巴瘤/白血病（T－LBL/ALL）其组织学表现与多数淋巴瘤不同，淋巴结多有完整的滤泡结构和生发中心。T－LBUALL 有淋巴母细胞的特点，形态上很难与 BLBL 区别，主要依据免疫表型进行鉴别。镜下常累及被膜或周围组织，瘤细胞中等大小，核质比高，细胞核为圆形、类圆形或不规则形，核膜清楚而薄，染色质细，核仁常不明显，核分裂象多见，胞质稀少，嗜碱性。约有 10％的病例瘤细胞体积大，胞质相对丰富，核仁明显，细胞酸性磷酸酶染色核旁灶性强阳性，α－萘酚醋酸酯酶阳性，β－葡萄糖苷酶阳性。瘤细胞呈弥漫性生长,常致密、浸润单一。

(2)免疫组织化学:T-LBL/ALL 表达 T 细胞抗原,如 CD1a、CD2、CD3、CD4、CD5、CD7 和 CD8 等,不同程度表达 CD4、CD8、CD1a。CD3 为 T-LBL-ALL 的特异性抗原,CD45 和 CD34 为非特异性抗原。末端脱氧核糖核酸转移酶(terminal deoxynucleocide transferase, TdT)和 CD99 是 T-LBL/ALL 的重要标记,对诊断淋巴母细胞淋巴瘤有特异性,TdT 也可用于微小残留病的检测。根据影像学特点将 T-ALL/LBL 分为胸腺型与非胸腺型,其中胸腺型免疫表现常为 CD8$^+$/CD56$^-$ 非胸腺型多为 CD56$^+$/CD8$^+$。部分病例不表达 TdT 和 CD99,可以增加 CD34 协助。

T-LBL 可分为普通型(57%)、成熟型(28%)和不成熟型(15%),还有部分为异质的免疫表型。普通型和成熟型表达 CD7、CD2、CD5 和胞质或胞膜 CD3,也可表达 CD1a 及 CD4 和(或)CD8。60%T-LBL 表达 CD3 和 TCR 的 β 链;75% T-LBL 可表达 CD34,43%表达 HLADR,15%~40%表达 CD10。T-LBL 偶尔可表达自然杀伤细胞的标志物如 CD57 或 CD16,如有此表达则恶性度较高。TdT 是 T-LBL 和外周 T 细胞淋巴瘤的鉴别点,淋巴母细胞淋巴瘤/白血病特异地表达 TdT,而外周 T 则不表达。BLBL 也表达 TdT、HLADR;但同时常表达 B 细胞表面的标记如 CD10,CD19,CD99(MIC2),CD43。PAX5,CD20,CD79a;如少部分 B-LBL 表面标记中 CD20(-),CD43(+),则易与 T-LBL 相混淆,可根据其是否表达 CD3 和 CD5 相鉴别。

(3)分子生物学及细胞遗传学

1)基因重排:95%的 T-ALL/LBL 可检测到 TCR 基因的重排,染色体断裂也可以累及 T 细胞受体基因(TCR):TCRa/8(14q11)、TCRp(7q34~35)、TCR7(7p15);在部分病例中也可见到 IgH 基因的重排,克隆性 IgH 基因重排发生率为 10%~25%,IgL 基因重排罕见。因此,IgL 可作为 T-LBL/ALL 的一个排除性诊断指标。

2)14q11~13 染色体畸变:发生率最高,在 T-ALL 和 T-LBL 中分别为 47%和 36%,常见易位有:t(11;14)、t(10;14)、t(1;14)、t(8;14)和 t(9;14),易位导致不同伙伴染色体上的转录因子与 TCR 融合,使转录因子高表达。t(11;14)(P15;q11)、t(11;14)(P13;q11)均累及 14 号染色体上 TCR 基因,11p15 区域内的 TTGl 基因的开放式阅读框和 RHOM 基因编码 LIM 结构域蛋白,11p13 区域包括 RHOM2/TTG2,这些易位使 T 细胞异常表达 RHOMI/RHOM2,引起 T 细胞的异常增殖。在儿童 T-ALL 中,t(1;14)(p32;q11)的发生率为 3%~7%,该染色体异常常伴有外周血细胞数增高、纵隔肿块等临床不利因素。HOX 家族基因与血液系统恶性肿瘤的发生密切相关,t(10;14)的易位使得 HOXⅡ在胸腺中表达,引起 T 细胞生长失控。HOXⅡ基因位于 10 号染色体,t(10;14)导致 HOXⅡ高表达与胸腺 T 有关,是 T-ALL 中预后良好亚型。HOXⅡL2 基因位于 5 号染色体,t(5;14)时被活化,为预后不良因素。4%~6%T-ALL 存在 NUP214-ABLI 融合基因,是伊马替尼的靶标。

3)47%的 T-LBL 有染色体 9、染色体 10 和染色体 11 的缺失和易位:其中有 t(9;17)(q34;q23)易位的患者病情进展迅速,预后较差;在极少数有 t(8;13)(p11;q11)易位的可见到嗜酸粒细胞数增高、浸润和髓系增生,部分常发展为髓系肿瘤如 AML、MDS 等。

4)与 7 号染色体相关的易位:t(7;9)易位可使 TANI 基因缩短,导致其在淋巴样组织中过度表达;t(7;19)易位可使 19 号染色体上的 LYLI 基因缩短,DNA 结合能力发生改变;LCK 基因编码一种 SRC 家族蛋白激酶,与 CD4 介导的信号传导有关,t(1;7)(p34;q34)使得 TCR

恒定区增强了上游与 LCK 基因连接，LCK 过度表达，导致胸腺瘤的发生，有时还合并其他外周淋巴组织恶性肿瘤。

5)STAT 在 ZNF198 基因和 8p11 上成成纤维细胞生长因子受体 1 基因融合中有至关重要的作用。13q14 上的 RBI 基因的缺失或失活在 T—ALL 中的发生率约为 6%。

6)p16 基因在 T 细胞肿瘤中发生率较高，提示 p16 可能在 T 细胞肿瘤的发生发展中有重要作用。P16 是一个重要的抑癌基因，编码 16kd 的蛋白。在细胞的增殖周期中，它一方面通过直接抑制 CDK4 而抑制细胞生长；另一方面 p16 和 Cyclin D 竞争结合 CDK4 而抑制细胞增殖。若 p16 基因发生突变，则会丧失上述功能，使细胞过度增殖导致肿瘤的发生。

2.治疗

(1)一般治疗：在 1970 年以前，T—LBL 单纯用纵隔放疗的长期生存率小于 10%，大部分患者很快出现中枢神经系统的浸润，最终发展为 T—ALL。近 20 年来，随着人们对淋巴细胞生物学和淋巴瘤的发病机制的深入研究，治疗也有了显著的进步。在应用 CHOP 或 CHOP 样方案后患者的 CR 为 53%～71%；应用调整的 CHOP 方案、CNS 的预防治疗、维持治疗后，CR 提高到 79%～100%。T—LBL/ALL 总的治疗原则同 B—LBL/ALL。在本病的治疗中大剂量化疗、维持治疗及 CNS 白血病的预防性治疗越来越受到重视。

T—ALL 诱导化疗以 VDIP/D 四药联合为基本方案。A Reiter 等人对 105 例儿童 T—LBL 患者应用 T—ALL 的方案进行了报道：应用高强度的 ALL 化疗方案（包括环磷酰胺 cyclophosphamide 3g/m²），中等强度的颅内照射（12Gy），但无局部放疗，患者的缓解率可达到 90%。随后对病变局限（Ⅰ、Ⅱ期）患者应用类似 T—ALL 的 VDP 方案，总体生存率达到 80%～85%；但由于治疗相关毒性较大，对 VDP 的治疗强度和疗程相应缩短后，总体疗效可达到 85%～90%。但某些局限期的 T—LBL 尽管应用类似于 ALL 的治疗方案，仍会因病情复发或进展导致治疗失败。美国 CALGB 8811 方案和意大利 GIMEMA 0288 方案将 CTX 加入诱导治疗方案中，并证实对 T—ALL 产生良好效果。LASP 也是重要的药物之一。L—ASP 通过水解耗竭血清门冬氨酸影响肿瘤蛋白合成，持续的门冬氨酸耗竭是治疗成功的关键，其不但受 L—ASP 药物浓度和持续时间的影响，白血病细胞合成门冬氨酸的能力也直接影响 L—ASP 的疗效。与 B—ALL 相比，T—ALL 细胞的门冬氨酸合成酶表达增高，因此 L—ASP 给药必须持续足量且达到 PK/PD 要求。MTX 在 T—ALL 应用时需更大剂量（>3g/m²）方能显效，因体外研究显示 T—ALL 细胞长链多聚谷氨酸盐合成酶（FPGs）低表达，从而使 MTX 活性代谢产物 MTXPG（甲氨蝶呤长链多聚谷氨酸盐）减少，T—ALL 细胞要达到 MTX—PC 95%饱和所需 MTX 胞外浓度为 48μmol/L，而 BALL 只需 34μmol/L，因此必须大剂量应用。

应用类似 ALL 的治疗方案明显提高了Ⅰ、Ⅱ期 T—LBL 患者的生存率，但进展期（Ⅲ期或Ⅳ期）儿童患者的生存率仍不到 50%，因此很多学者对进展期病例提出了新的化疗方案。其中影响较大的是 LSA212 化疗方案，Woliner 等人对 17 例进展期患者进行此方案的治疗，即诱导缓解后进行 3 年的循环巩固化疗及 MTX 鞘内注射预防 CNS 侵犯，取得了令人鼓舞的结果，明显提高了 CR 率、长期生存率：40 个月的实际生存率为 88%，5 年无病生存率为 61%。随后，M. D Anderson 对 175 例儿童患者进行了 LSA2I2 和 COMP 的随机临床试验，结果 LSA2L2 和 COMP 的总体生存率（OS）分别为 67%和 45%（P＝0.008），5 年无病生存率分别 64%和 32%（P＜0.01），CR 率达到 96%。目前国际上公认 BFM 方案为最佳方案，5 年生存率达 90%。

对于 T—ALL 的巩固强化治疗通常采用大剂量 Ara—C(HDAC)＋HDMTX。由 M. D Anderson 的 Murphy 教授设计的 Hyper—CVAD 方案是采用多个无交叉耐药的联合化疗方案,该方案针对 T—LBL 肿瘤细胞增殖分裂快的特点,加大了 CTX 的用量,更快地杀伤肿瘤细胞,使患者尽快达到缓解,减少耐药的发生,降低复发率。该方案用地塞米松代替泼尼松,利用后者在 CNS 中半衰期长的特点,更好地预防 CNS 侵犯,Thomas 等报道了 33 例 LBL 应用 8 个周期 Hyper—CVAD/MTX—Ara—C 方案治疗的结果:OS 为 70%,预计 3 年 DFS 为 66%,CR 率为 91%。由大剂量 Ara—C 造成的骨髓抑制是该方案的主要不良反应。

无白血病生存率(leukemia free survival,LFS)分别为早期 T(eealy—T)25%,胸腺/皮质 T(cortical—T)63%,成熟 T(mature T)28%,因此,早期 T 和成熟 T 可于 CRI 时选择 Allo—SCT。Hyper—CVAD 方案对外周血干细胞有持续毒性,因此应在治疗的早期进行外周血干细胞动员和采集。

DeAngelo DJ 等人对用奈拉滨(Nelarabine)治疗的 26 例 T—ALL 和 13 例 T—LBL 的结果进行了报道:所有患者均为原发耐药或 CR 后复发患者,奈拉滨按照 1.5g/(m^2·d)的剂量在第 1、第 3、第 5 天使用,22d 为 1 个周期,CR 为 31%,OR 为 41%,主要不良反应为 3～4 级的中性粒细胞和血小板减少,发生率分别为 37% 和 26%;中位 DFS 为 20 周,一年总体生存率为 28%,且患者有较好的耐受性,因此奈拉滨在复发或难治性 T—ALL/T—LBL 的抗肿瘤活性较高。

近年来,靶向治疗也成为 T—ALL 治疗的一种新方法。①NUP 214ABL1 阳性 T—ALL 具有酪氨酸激酶活性,可用伊马替尼及二代 TKIs 治疗。②Nelarabine:嘌呤类似物,对 T—ALL 具有高度选择性,有望作为巩固阶段的一线治疗。③阿仑单抗(Alemtuzumab)靶向 CD52 抗原。④50%T—ALL 有 Notchl 受体突变,Notchl 是一种跨膜蛋白,是造血干细胞自我更新和 T 细胞生长发育所必需,突变导致 Notchl 活化增加,继而 c—myc 等原癌基因活化使 T 细胞过度增殖,通过关闭 Notch 信号传导通路就可以关闭 c—myc 基因,切断肿瘤细胞生长。Notchl 有两种类型突变,一种通过蛋白酶复合体 γ—secretase 切割 Notch 蛋白使其进入细胞核活化下游基因,针对 γ—secretase 的抑制剂 MK—0742 正在进行难治复发性 T—ALL 的临床试验。

尽管 TLBL 的治疗取得了显著的进步,治疗过程中的一些问题还未得到解决,且这些问题一直是研究的热点:诱导缓解的最优化、维持治疗的持续时间、CNS 预防性照射的作用、局部放疗特别是纵隔放疗的疗效等。

(二)CNS 和纵隔疾病的处理

CNS—L 预防是 T—ALL 治疗的重要组成部分,约 20% 的 T—LBL 患者有 CNS 受累;未进行 CNS 预防的患者,CNS 是复发的常见部位。由于骨髓受累与 CNS 和(或)睾丸受累有较强的相关性,因此在开始治疗时须进行脑脊液细胞学的评估和 CNS 的预防性治疗。

Coleman 等人的研究中加用 MTX 鞘内注射和预防性头颅照射使复发率由 29% 降低到 3%,但患者的生存率却没有明显的改善。单独应用鞘内注射进行预防时,CNS 的复发率为 3%～42%,联合颅内照射的复发率为 3%～15%;不进行 CNS 预防时其复发率为 42%～100%。儿童肿瘤研究组的研究发现,单独应用鞘内注射和鞘内注射联合头颅照射的复发率是相同的,因此很多研究考虑到长期的神经系统损害和鞘内注射的有效预防作用,已放弃了头颅照射。

但以后的研究发现,单纯鞘内化疗预防 CNS-L 仅在白细胞不高的患者取得与颅脑照射同样的疗效,而白细胞$>100\times10^9$/L 的患者,3 年 EFS 仅 17.9%,经颅脑照射者 3 年 EFS 可达 81.97%。如已有中枢神经系统侵犯,可应用以大剂量 MTX、Ara-C 为主的化疗方案,两药可通过血脑屏障,达到治疗目的并减少放疗导致的脑细胞损伤。但与联合颅脑照射相比,单纯高剂量化疗者复发率高于联合颅脑照射组。

纵隔是肿瘤复发的另一重要部位。最近德国进行了一项多中心的研究 45 例 T-LBL 成人患者,以男性为主,确诊时 91% 存在纵隔肿块,40% 的有腹膜和腹膜周围的浸润,73% 的患者处于 Ⅲ、Ⅳ 期,骨髓受累的比例为 31%,无 CNS 受累。应用儿童 ALL 方案包括标准诱导治疗、预防性头颅照射(24Gy)和纵隔照射(24Gy)、巩固强化治疗后,42 例(93%)患者达到 CR,2 例(4%)达到 PR,1 例(2.2%)在治疗过程中死于肿瘤溶解综合征。Ⅰ 期患者(n=18)的 CR 率为 100%,Ⅳ 期患者(n=27)的 CR 为 89%。总的治疗时间的中位数为 8 个月,远远短于 ALL 的 2.5~3 年的治疗时间。12 个月内有 15 例(36%)复发,其中 47% 的复发患者有纵隔瘤块。根据 Murphy 分类法,有纵隔受累的儿童 NHI,患者至少归为 Ⅲ 期,如果成年患者采用这种分类法,成人 T-LBL Ⅲ、Ⅳ 期患者的比例达到 96%。纵隔复发是 T-LBL 治疗的一大障碍,有学者推荐进一步强化治疗,增加纵隔照射的剂量(36Gy),扩大 SCT 的适应证。

尽管纵隔放疗是一种有效的局部治疗方法,但这种方法可能会引起严重的并发症如继发心脏疾病、放射性肺炎、乳腺癌和骨肉瘤等继发性恶性肿瘤、AML、骨髓增生不良等。这些并发症对儿童患者有重要的不良影响,因此,儿童患者应慎用纵隔放疗。无放疗的巩固和强化治疗使单独纵隔的复发率为 5%~10%。对纵隔受累患者是否应常规进行纵隔放疗仍然有争议。

LBL 患者纵隔残留瘤块的处理也是一个有争议的问题。目前,治疗方法包括:局部放疗、手术切除、患者接受维持治疗或 SCT 后密切观察等。在一组 60 例患者的研究中,在完成化疗后行残留纵隔瘤块的切除,经病理确诊仍有 8% 的患者有微小残留病。若残留的纵隔瘤块的体积有增大时(瘤块的高×宽×厚度×0.523),应进行影像学检查。若在第 33 天,瘤块缩小的体积<70% 或骨髓中有>5% 的肿瘤细胞,就应根据 BFM-90 方案进行强化治疗,采用这一方案大大降低纵隔的复发率(7%);而且成人患者应用这一方案的毒性较低。进一步的研究包括对治疗反应较慢的患者或有其他高危指标的患者在 ALL 化疗方案中加用阿伦单抗(CD52 的单克隆抗体)和奈拉滨等。

尽管 LBL 的发病率较低,但已经有很多治疗方法。关于治疗小结如下:①高强度的 ALL 治疗方案比 NHL 的化疗方案更为有效。②没有维持治疗的短期化疗可能会增加 LBL 的复发。③应用高强度的颅内预防化疗可以降低 CNS 的复发,在预防 CNS 复发时,头颅照射的作用并不清楚。④高强度的 ALL 方案联合足够剂量的纵隔巩固性放疗,可能会降低纵隔的复发。⑤包括了巩固治疗、SCT/BMT 的治疗可能会改善患者的长期预后。

(3)SCT 在 T-LBL 治疗中的作用:高强度的化疗方案(联合或不联合放疗)改善了成人 LBL 患者的预后,但仍有部分患者疗效不佳,为进一步改善患者的预后,对高危的 LBL 患者,需联合应用自体/异体干细胞移植。资料表明,自体和异基因 SCT 可以改善患者的长期预后,但哪些患者可从中受益尚不明确。

一些单中心研究结果显示,与常规化疗相比,成人 LBL 患者在第一次缓解后应用 ASCT

有改善患者无复发生存的趋势。最近淋巴瘤委员会的 LeVine 等人发表了 1989—1998 年在 IBMTR 和 ABMTR 注册过的 204 例患者进行自体(n＝128)或 HLA 相同的同胞兄妹间(n＝76)SCT 的结果。这些患者中,年龄≥16 岁的成年患者 183 例,其中 118 例(64.5％)接受了 ASCT,65 例(35.5％)接受了异基因 SCT。自体移植者的中位年龄为 31(2～67)岁,HLA 相同的同胞兄妹移植的中位年龄为 27(5～53)岁。接受异基因 SCT 者与接受自体移植者比,6 个月的治疗相关死亡率(TRM)分别为 18％和 3％(P＝0.002);这种情况持续 1～5 年, GVHD 的相关死亡率为 7％。自体或异基因移植治疗相关死亡的原因大部分为感染、肺炎、器官衰竭,异基因移植治疗相关死亡是自体移植的 6.12 倍。两者的早期复发率相似,但异基因 SCT 的远期复发率明显降低,异基因 SCT 和自体 SCT 的累积复发率分别为 34％(95％可信区间,23％～45％)和 56％(93％可信区间,45％～65％)(P＝0.004),多变量分析显示,供体来源、移植时骨髓受累、移植时疾病状态是 SCT 后难治或复发淋巴瘤的独立预后因素。

根据上述研究,目前比较公认的成人 T－LBL 患者的一线疗法包括:提高化疗强度、延长维持治疗的时间(根据分期为 1～2 年)、瘤块或微小残留病的控制(通过放疗或切除)、扩大 SCT 的适应证。复发 T－LBL 患者预后较差,应用异基因 SCT 可以降低自体 SCT 晚期复发率(≥1 年),因此复发患者应尽快首选异基因 SCT。发病时无骨髓受累的患者应首选自体 SCT。

总之,应用 ALL 样方案,LBL 患者的疗效已经有很大的改善;有不良预后因素者应考虑更强的治疗方案如大剂量化疗联合 SCT。尽管 T－LBL 患者自体和异基因 SCT 效果的数据有限,但从总体讲这两种治疗模式对 CR1 患者,特别是无骨髓受累者疗效相似。但疾病恶性度较高、有骨髓受累、非 CRI 的患者因 GVL 效应更适合异基因 SCT。

3. 预后　T－LBL/ALL 呈高度侵袭性,病程短,治疗困难,复发率高。高危患者即使采用类似高危 ALL 的治疗方案,5 年生存率也仅为 20％;无上述不良预后因素者 5 年生存率可达 90％。

预后不良因素包括诱导治疗未达到 CR,LDH 的水平高于正常的 1.5 倍,Ⅲ/Ⅳ期、B 症状、年龄＞30 岁、IPI≥2、CNS 受累、每高倍视野＞50 个分裂象、骨髓受累、WBC＞50×10⁹/ L、Hb＜100g/L、SCT 后仍有 CNS 受累。2006 年美国血液年会 Gokbuget 报道中认为,T－ ALL 中的 early－T,mature－T,WBC＞100×10⁹/L,HOXⅡL2 者属于高危,预后不良。

Coleman 等人根据有无骨髓和 CNS 的受累、Ann Arbor 分期和 LDH 水平设计了一个危险分层模型,危险度较低的标准包括:Ⅰ～Ⅲ期或Ⅳ期但无骨髓和 CNS 受累、LDH 低于正常的 1.5 倍,低危患者的 5 年无复发生存率为 94％,而有这些危险因素的患者的 5 年无复发生存率为 19％(P＝0.0006)。Coleman 模型在临床上得到了广泛的认可,但德国 GMALL 的研究发现仅 LDH 大于正常的 2 倍是患者生存的预后指标。同样,在儿童 T－LBL 患者中 GMALL 也未发现显著影响预后的因素。由于 T－LBL 发病率较低,治疗方案不一致,目前还没有前瞻性研究来证实这一模型;T－LBL 患者中没有相应的能够评估对治疗反应的参数。理性的评估应该是以骨髓或外周血 MRD 的检测为依据,这有助于 LBL 患者的个体化治疗(包括 CRI 后进行 SCT)。和 T－ALL 相似,大多数研究表明 T－LBL 有 TCR 基因的重排。因此,将来 SCT 的适应证将以 MRD 的检测为基础。

(三)B 淋巴母细胞淋巴瘤

1. 概述

(1)定义:B 淋巴母细胞淋巴瘤(B lymphoblastic lymphoma,B－LBL)是一种较少见的淋

巴瘤,仅占淋巴母细胞淋巴瘤的 $10\%\sim20\%$。

(2)发病情况:B 淋巴母细胞淋巴瘤可发生于任何年龄,以儿童和青少年为主;20 岁以下患者占 75%,35 岁以下患者占 88%;3~4 岁为高发年龄。男性略多于女性患者。

(3)病因:B 淋巴母细胞淋巴瘤病因不明。

(4)病理:B 淋巴母细胞淋巴瘤:肿瘤细胞有正常分化阶段的淋巴母细胞的特点。镜下瘤细胞呈弥漫性浸润生长,瘤细胞体积中等大小,介于小淋巴细胞和大 B 细胞之间,胞质稀少粉染,核圆形、类圆形或不规则形,核膜薄而清楚,染色质细,核仁常不明显,核分裂象多见;细胞组织化学染色显示其核周环状阳性,非特异性酯酶多为灶性点状或高尔基区阳性。

2.临床表现

(1)症状:B 淋巴母细胞淋巴瘤病变最常侵犯皮肤(尤其是头颈部)、骨、软组织和淋巴结等,表现为皮肤多发性结节,骨内孤立性肿块,很少出现纵隔包块。少数年幼儿童(5 个月至 6 岁)表现为原发性皮肤病变,可位于头面部及颈部,往往多发,病变呈红色结节状,质硬。病变的肿瘤细胞可短期内迅速增多并浸润外周血和骨髓,表现出 ALL 症状。

(2)体征:B 淋巴母细胞淋巴瘤体征不明显。

(3)检查

1)实验室检查:实验室检查血常规,侵犯骨髓时,外周血或骨髓中肿瘤细胞增多,外周血白细胞多 $<10\times10^9/L$,可见到幼稚淋巴细胞;血红蛋白可降低,表现为正细胞正色素性贫血;血小板常低于正常。

2)骨髓穿刺:骨髓中可见幼稚淋巴细胞,$<25\%$。

3)彩超检查:B-LBL 患者可表现为颈部、锁骨上、腋下等淋巴结肿大,部分患者可表现为肝、脾肿大。

3.诊断与鉴别诊断

(1)诊断:确诊 B-LBL 的依据为病理形态学。

(2)鉴别诊断:由于 B-LBL 较少见,部分病例的形态学和免疫表型与成熟 B 淋巴细胞肿瘤(如 Burkitt 淋巴瘤)较为相似而极易误诊,而两类肿瘤的治疗方案完全不同,因此,必须注意鉴别 B-LBL 和成熟 B 细胞淋巴瘤。

4.治疗 治疗原则:根据不同预后选择相应的治疗方案;多药联合化疗应用于诱导缓解,尽快达到完全缓解;缓解后加强巩固,维持治疗,减少肿瘤负荷,降低复发率;早期进行有效的中枢神经系统白血病的预防;加强支持疗法,尽量减少化疗不良反应及并发症。

(1)化学治疗:多药联合的系统治疗[长春新碱(VCR)、强的松(Pred)、6-巯基嘌呤(6MP)、甲氨蝶呤(MTX)],中枢神经系统预防和侵犯野放疗,使 Ⅰ~Ⅱ 期患者的长期生存率可达 $85\%\sim90\%$,但 Ⅲ~Ⅳ 期患者的生存率仍小于 40%。随方案改进强化,逐渐加用了烷化剂、蒽环类药物、左旋门冬酰胺酶(L-ASP)、阿糖胞苷(Ara-C)等药物联合化疗,即应用 COMP、CHOP、LSA2 L2 方案,疗效得以明显改善,尤其是 LSA2 L2 方案采用了 MTX 做 CNS 预防,将维持治疗延长至 3 年,使 5 年无事件生存率(EFS)达 $64\%\sim74\%$。近年来,采用类似治疗 ALL 的强烈化疗方案取得可喜疗效,CR 率为 $77\%\sim100\%$,5 年 EFS 达 $70\%\sim90\%$。

(2)放射治疗:诱导治疗后的纵隔残留病灶是 T-LBL 未达 CR 和治疗失败的主要原因,也是最常见的复发部位,这部分患者往往诊断时有巨大纵隔占位,甚至可发生急性气道梗阻等急症。研究结果显示,在儿童患者中巩固性放疗并未获益,相反却增加了治疗的相关毒性。

部分研究表明,病变局部巨大肿块以及诱导治疗后未达完全缓解是预后不良的表现;有纵隔残留病灶的患者也常增加了复发风险。故除强化系统化疗外,能否对有纵隔巨大占位的患者及诱导治疗后仍有残留病灶的患者应用纵隔巩固性放疗以预防复发,仍需探讨。

(3)综合治疗:综合治疗,诱导缓解、巩固治疗、再诱导和维持治疗,去除了局部放疗,其中Ⅰ、Ⅱ期患者无再诱导治疗,Ⅲ、Ⅳ期患者于再诱导治疗后予预防性颅脑放疗(12Gy),均维持治疗至24个月。5年无事件生存率达90%,是目前报道过的治疗儿童青少年LBL疗效最好的方案。

(4)自体和异基因造血干细胞移植的作用:由于LBL具有复发的高风险,且复发后预后极差,尤其T-LBL,疾病复发后往往迅速进展,对补救化疗反应率很低,故多组研究于化疗首次缓解(CRI)后应用自体或异基因造血干细胞移植(SCT)。

也有研究认为LBL应用ALL样方案化疗,疗效与SCT相当;且目前尚未明确预后不良相关因素,确定高危组患者,故CRI后行SCT的适应证尚未明确,尤其是异基因SCT的治疗相关死亡率较高,更应严格把握。

(5)LBL复发后的补救治疗:10%~20%的进展期T-LBL属难治或复发病例。缓解后一旦复发,往往病情极其凶险,迅速全身多脏器转移,即使应用二线化疗药物也可能不敏感,尤其是应用ALL样方案化疗后再次缓解困难,预后极差;而最初应用CHOP方案、B-NHL短疗程方案的患者复发后再应用ALL样方案仍可获得缓解。

补救治疗主要包括再次诱导和造血干细胞支持的强化治疗。补救的目标是如何尽快达到稳定的CR2,尽早行SCT。目前常用的可以作为二线治疗的细胞毒类药物有异环磷酰胺、去甲氧柔红霉素、卡铂。

5.预后　在治疗早期根据预后不良因素,确定危险分组,尽早发现高危患者,是各研究组长期探讨的问题,但各组统计学分析结果不一。预后相关因素主要包括:诱导结束时未达完全缓解(PR)、临床Ⅲ、Ⅳ期、免疫表型、骨髓侵犯、纵隔病变、巨大瘤块、中枢神经系统侵犯、血清LDH增高等,但虽经国内外多组研究,目前尚无明确统一的预后不良相关因素。

(四)MALT型结外边缘区B细胞淋巴瘤(MALT-MZL)

1.病理学特征　尽管黏膜相关淋巴组织淋巴瘤发生部位不同,但它们的组织学形态却类似。瘤细胞通常为小到中等大小的淋巴细胞,带有中等丰富程度的胞质和不规则的核,相似于滤泡中心细胞,故而被称为中心细胞样细胞。虽然瘤细胞相似于中心细胞是一般规律,但也可有多种变化形式。在一些病例,它们可呈单核细胞样,即胞质丰富、淡染、细胞界限清晰,也可呈小淋巴细胞样或相似于淋巴浆细胞样细胞。以上细胞形态可单独存在,也可不同程度地混合出现。此外,散在的转化性母细胞(免疫母细胞、中心母细胞样的大细胞)及浆细胞分化亦可见到。淋巴瘤细胞多沿反应性淋巴滤泡周围生长,后期也可侵入并取代滤泡而形成滤泡植入(follicular-colonisation)现象。通常,瘤组织中还有数量不等的非肿瘤性反应性T细胞散在分布。

MALT淋巴瘤的一个重要病理学特征是淋巴上皮病变,即簇状的肿瘤细胞浸润并部分破坏黏膜腺体的现象。此时,腺上皮细胞呈嗜酸性变,腺体扭曲、变形,细胞角蛋白免疫组化染色可很好地显示这一病变。淋巴上皮病变在胃、甲状腺、唾液腺及肺的MALT淋巴瘤中经常见到,并为诊断所必需。在其他部位如泪腺及皮肤的MALT淋巴瘤中,淋巴上皮病变则数量较少或很少见到。然而,由于边缘区 B 细胞本身就有可以进入上皮内而形成相似于淋巴上皮病变的特点,因此,对 MALT 淋巴瘤的诊断一定要根据以上形态学特点进行综合判断。

在 MALT 淋巴瘤的病理诊断中,isaacson 建议不应再使用高恶性 MALT 淋巴瘤(high—grade MALT lymphoma)这一术语。MALT 淋巴瘤的术语只限用于小细胞为主的淋巴瘤而不能应用于大细胞淋巴瘤,即使这些大细胞淋巴瘤是继发于 MALT 淋巴瘤。随着病程的进展,肿瘤组织中转化型母细胞可明显增加,并成簇、片状,最终相互融合而使以前的 MALT 淋巴瘤形态完全消失,当 MALT 淋巴瘤中转化的免疫母细胞及中心母细胞样大细胞呈实体样或片状增生时,应诊断为弥漫性大 B 细胞淋巴瘤(diffuse large B—cell lymphoma,DLBCL)(伴或不伴 MALT 淋巴瘤成分)。MALT 淋巴瘤细胞与边缘区 B 细胞具有几乎相同的免疫表型,即表达全 B 细胞标记物(CD19、CD20、CD79a),而不表达 CD5、CD10、CD23 和 Cy—clin D1,从而说明了瘤细胞乃源于边缘带 B 细胞。CD35 和 CD21(染滤泡树突状细胞)的免疫组化染色可显示残余滤泡的存在及瘤细胞植入滤泡现象。瘤细胞同时表达 IgM,并表现为轻链限制(K:λ>10:1,或相反)。

2.治疗　MALT 淋巴瘤属惰性淋巴瘤,病程进展缓慢,治疗无论是手术切除、化疗还是放疗,5 年存活率可达 80%~95%但随着对其病因及分子遗传学研究的进展,其治疗方法也有了很大改变。国内北京大学第三医院的研究提示,其 3 年生存率也已达到 93.8%,与国外的结果相似。

(1)抗 H. pylori 治疗:随着国内外对 H. pylori 在胃 MALT 淋巴瘤发生发展中作用的研究,越来越多的证据表明 H. pylori 根除疗法可以作为早期低度恶性胃 MALT 淋巴瘤的一线治疗。根除 H. pylori 治疗在低、中度恶性胃 MALT 淋巴瘤的治疗中占有重要地位;在高度恶性胃淋巴瘤应采用常规化疗、放疗或手术治疗,抗生素治疗不是首选,但可以作为辅助治疗,因其可以消除肿瘤组织中对 H. pylori 抗原刺激有反应部分肿瘤的复发。2006 年 NCCN 指南明确指出,H. pylori 阳性的Ⅲ期患者应采用含有质子泵抑制剂的三联治疗,推荐的一线药物包括质子泵抑制剂、克拉霉素和阿莫西林或甲硝唑。国内对抗生素治疗肿瘤尚无经验,北京大学第三医院血液科选择了 10 例无 API2—MALT1 融合基因的Ⅰ期和Ⅱ期 H. pylon 阳性患者进行了单纯的抗 H. pylori 治疗。经胃镜证实 5 例 CR,5 例 PR,PR 患者经化疗 3 例达到 CR,现仍在随访中。

(2)放射治疗:对伴有 1(11;18)、t(1;14)等分子遗传学异常、肿瘤细胞侵及肌层以下以及 H. pylori 阴性的胃 MALT 淋巴瘤病例,单纯抗 H. pylori 治疗效果可能不好,治疗失败的病例可以选择局部放疗。国外报道,对 H. pylori 阴性的Ⅰ~Ⅱ期患者应用单纯胃的低剂量放疗,经过 27 个月的随访,达到了 100% 的完全缓解率且无严重的不良反应。在多伦多大学放疗肿瘤学系进行的研究中,61 例接受放疗(单独或联合化疗)的患者的中位放射剂量为 30Gy。目前国内仅有少数病例接受过胃的单纯低剂量照射治疗,尚无大样本报道,照射后 X 射线的影像学改变明显滞后,部分患者放射治疗后几次胃镜病理检查未见肿瘤细胞,但影像学尚未见明显好转。原发于甲状腺的 MALT 淋巴瘤,Ⅰ期可以采用体外放疗,局限性的Ⅱ期采用放疗联合 CVP 化疗也可取得较好疗效。

(3)化学治疗:由于 MALT 淋巴瘤是低恶度的肿瘤,所以不建议使用强烈的化疗方案,常用的传统方案 COP、CVP、CHOP 等,其他如含氟达拉滨的 FC、FMD 也有报道;对原发甲状腺或转化型 MALT 淋巴瘤常采用 BA—COP、ESHAP 等更积极的化疗方案。国际结外淋巴瘤研究组对 CD20 抗体利妥昔单抗治疗 MALT 淋巴瘤尤为关注,认为利妥昔单抗联合上述化疗方案可以明显提高疗效,故 NCCN 推荐将 RCHOP 方案作为一线方案。

也有报道认为由于 MALT 肿瘤的胃泌素水平高于正常,而在早期胃泌素与肿瘤细胞是相互促进的,所以可以使用胃泌素抗体来治疗。

(4)手术治疗:手术治疗对早期、病情局限的胃和胃外 MALT 淋巴瘤是有效的治疗措施。Cogliatti 等报道了 69 例低度 MALT 的治疗,其中 48 例处于 IE 期,21 例处于ⅡE 期:45 例只接受手术治疗,12 例接受手术和化疗,11 例接受手术和放疗,1 例接受了手术、化疗和放疗,结果 5 年存活率为 91%(ⅠE 期为 95%,ⅡE 期为 82%),且对接受单独的手术治疗组和手术与其他治疗的联合治疗组间进行比较没有显著性差异。

但因胃 MALT 淋巴瘤常呈多灶性分布,手术常需进行全胃切除,严重影响了患者生活质量,而进行胃大部切除又有残胃肿瘤复发或肠道及远处转移的报道。近年,由于抗生素治疗和局部放疗能使大多数早期胃 MALT 淋巴瘤患者获得治愈,因此手术除了明确诊断外只用于那些有出血、溃疡的患者,手术治疗在国外已基本放弃,但肺局限性 MALT 淋巴瘤手术治疗效果很好。

(5)综合治疗:抗 H. pylori 治疗、放射治疗、化学治疗、手术治疗都不能对所有病例达到最好的治疗效果,但是国际上普遍认为抗 H. pylori 治疗应作为基本的初治手段,同时可根据组织学分型、免疫学表型、分子遗传学特点、临床分期、国际预后指数以及患者情况进行个性化综合治疗,以期达到最好的治疗效果。

3. 预后 MALT 淋巴瘤的 5 年 OS 率为 86%~95%,且在Ⅰ期患者伴或不伴远处转移的患者中无显著性差异。小于 10% 的病例在疾病晚期其组织病理可以转化为大细胞淋巴瘤。肿瘤大小、血 β_2-MG 和 LDH 及血清白蛋白水平对预后有一定的影响,大瘤块、血 β_2-MG 和 LDH 升高者预后较差。诊断时组织学上存在大细胞成分者预后较差。存在 t(11;18)(q21;q21)易位的病例对于抗 H. pylori 及烷化剂治疗效果差,而对于利妥昔单抗治疗有效。Taji 等人进行了一系列关于第三染色体三体化的研究,研究结果提示第三染色体三体化的出现预示抗生素根治 H. pylori 效果不佳。另外也有人报道,NF-KB 与 bcl-10 是感染 H. pylori 的胃 MALT 淋巴瘤的独立预后因素,Ki-67 高表达者预后较差。

(五)脾边缘区淋巴瘤,+/-绒毛状淋巴细胞(SMZL)

1.病理学特征

(1)组织学

1)肉眼观:脾通常增大呈典型的微小结节状。多数患者的脾重超过 400g,甚至超过 2000g。

2)组织学:早期病变累及白髓,滤泡增大,并且大小不等,表现为滤泡周围围绕着浅染的边缘区样结构,此区内的细胞中等大小,胞质丰富、浅染,核椭圆形,似单核样 B 细胞形态。滤泡的中心或呈现由于小的中心细胞样细胞取代套区及生发中心。

小而圆的淋巴细胞围绕或取代转化性生发中心,同时正常滤泡套区消失。其外周细胞小到中等大小,染色质较分散,并有丰富的淡染胞质,形态相似于边缘区细胞,其中有分散的转化性母细胞。肿瘤细胞可有浆细胞分化。病变进一步发展,红髓也可受累。红髓中聚集成结节状的较大细胞与成片分布的小淋巴细胞常侵犯髓窦。

(2)免疫表型:肿瘤细胞表达表面 IgM 和 IgD,表达 B 细胞抗原 CD20 和 CD79a,并表达

bcl-2。不表达 CD5、CD10、CD23、CD43 和 Cyclin D1。Ki-67 的表达少于 5%。

2.治疗   目前仍无统一的首选治疗方案，具体治疗取决于患者的临床表现。

(1)随诊观察：如果淋巴细胞增多不明显且较稳定及无血细胞减少、无脾亢的患者并不需要积极治疗，可随诊观察。这些患者的 5 年存活率可以达到 88%，疾病多可稳定存在至少 10 年。

(2)放射治疗：El Weshi 等人报道小剂量(4Gy)放疗就可以有效，可以显著减少外周循环的绒毛淋巴细胞，使脾缩小，且显著改善血细胞的减少。当不允许进行切脾手术或化疗的不良反应太大时，放疗是一种有效的替代治疗。

(3)化学治疗：对于初发患者化疗很少带来益处，但是对于进展期的患者，尤其是切脾以后病情进展的患者，烷化剂是有益的，但是很少能达到 CR，这类患者的 5 年存活率为 64%。嘌呤类似物是一种更有前景的药物，但直到目前为止，仅少量患者应用氟达拉滨治疗。无论是一线还是二线治疗都有一些 CR 病例。

(4)手术治疗：脾切除可以有效改善脾亢、腹胀等不适，而且有助于确诊，但有报道脾切除可能会改变骨髓的侵犯方式，从而增加肿瘤负荷。

脾切除不适用于高度侵袭性的肿瘤，单纯切脾不能控制脾外浸润。

(5)综合治疗：单克隆抗体，如 CD20 单抗及 CD22 单抗，目前已经或即将给临床治疗带来更大进展。另有报道对于 HCV 感染的病例，干扰素的抗病毒治疗有效。

3.预后   目前多数报道认为 SMZL 的预后较好，5 年生存率可以超过 50%。有发热等全身症状、LDH 升高、全身一般情况差者预后较差，中位生存时间仅为 26 个月。其余不利的预后因素包括：白细胞总数$>20\times10^9$/L、淋巴细胞总数$<4\times10^9$/L 或$>20\times10^9$/L、血 β_2-MG 升高、血中有单克隆免疫球蛋白等。出现淋巴结或其他结外组织转移的中位时间为 3.7 年，非 SVCL 和 SCVL 病例没有差异，极少数转化为 DLBCL。

(六)淋巴结边缘区 B 细胞淋巴瘤(NMZL)

1.病理学特征

(1)组织学：大多数淋巴结边缘区淋巴瘤在低倍镜下即可引起注意。此时，界清或不清的斑片状淡染区存在于淋巴结滤泡间区及滤泡边缘区，80% 的病例可见到或多或少的残存滤泡。斑片状淡染区的肿瘤细胞为中等大小、胞质丰富淡染的单核样 B 细胞，核圆形或不规则形，核染色质略粗，通常有小而孤立的核仁。有些病例中可见转化的母细胞(母细胞样大细胞)散在分布于单核样 B 细胞中，并可见数量不等的浆细胞(肿瘤细胞的浆细胞样分化)。少量的中性粒细胞通常可找到，少数情况下也可见到一些上皮样细胞。当母细胞样大细胞增多时，可能转化为弥漫性大 B 细胞样淋巴瘤。鉴于生长方式及免疫表型的不同，淋巴结边缘区淋巴瘤可分为两个不同的类型：①MALT 型；此型占多数，显示 MALT 淋巴瘤的形态学及免疫表型特征。带有单核样 B 细胞/边缘区分化，生长多呈窦周和血管周围浸润方式，残存生发中心带有相对完好的套区。肿瘤细胞 IgD 阴性，44% 的患者临床上有结外受累情况。②脾型：相似于脾边缘带淋巴瘤的形态学及免疫表型特征。多形性肿瘤细胞围绕残留生发中心生长，缺乏或仅有微小(attenuated)的套区，肿瘤细胞 IgD 阳性，诊断时通常处于早期(Ⅰ、Ⅱ期)，没有脾脏的受累。

(2)免疫表型：肿瘤细胞 CD5、CD10、CD23 阴性，80% 的病例 bcl-2 弱表达。大多数病例与 MALT 淋巴瘤的免疫表型相似，IgD 阴性；一些病例则与脾边缘带淋巴瘤者相似，IgD

阳性。

(3)遗传学:淋巴结边缘区淋巴瘤的遗传学异常部分与脾边缘带淋巴瘤及 MALT 淋巴瘤一致,如部分或整个 3 号染色体三体等,表明三者组织起源的相似性。但淋巴结边缘区淋巴瘤不存在 MALT 淋巴瘤特异性染色体易位,如 t(11;18)/API2MALTI、t(14;18)(q32;q21)/IgH-MALTI 等。

2.治疗 早期患者可采取手术切除、局部放疗、联合化疗或几种方法的联合治疗。化疗一般是根据患者的疾病进展分期来选择化疗药物的,目前认为嘌呤类似物可能是一种有效的治疗方法,而联合利妥昔单抗的治疗可能更好。

3.预后 本病临床呈惰性进展,预后与 SMZI,相似,但是较 MALT 为差。5 年总生存率为 50%~70%,但是中位进展期仅 1~2 年。大约有 20% 的病例因存在大细胞成分而转化为 DLBCL。这与其他低恶度淋巴瘤相似,然而随着疾病的进展,不同分期患者的预后不同。早期患者即使只进行局部治疗也会有好的预后及较长的生存期,进展期患者预后差,而且复发的危险性大,生存期短。

(七)弥漫性大 B 细胞淋巴瘤

1.病理学特征

(1)组织学:大体标本多为均一的新鲜鱼肉状肿物,可侵及全部或绝大多数的淋巴结,偶见淋巴结部分受累。结外受累通常表现为肿块,可伴有或不伴有纤维化。

形态学上,典型的肿瘤细胞弥漫性增生取代受累的淋巴结或结外组织。淋巴结的受累可为完全性、部分性、滤泡内、窦样或几种形式混合。结外软组织及血管浸润常见,可观察到广泛或清晰的硬化带。坏死常见,偶尔出现整个病灶梗死,而影响诊断。一些病例由于反应性组织细胞增生明显,呈现"星空"现象。背景中有时可见上皮样细胞、浆细胞和嗜酸粒细胞。

肿瘤细胞为大的转化淋巴细胞,体积在不同的病例或同一病例中可有很大差异,但核都较大,一般大于反应性组织细胞的核。部分病例中,核中等大小,可造成与 Burkitt 淋巴瘤鉴别困难。核呈圆形、锯齿状或不规则折叠,染色质空泡状或粗颗粒状,常有核仁,大小不等、嗜碱或嗜酸性、1 个或多个。胞质中等量或丰富,可透明、淡染或嗜双色。一些病例中的瘤细胞呈浆细胞样:嗜碱性、嗜派洛宁,伴有淡染的核周高尔基空晕。可有嗜碱性胞质碎片,与炎症反应中的"浆细胞小体"不易区分。可见类似于 RS 细胞的多叶核细胞或奇异细胞。核分裂象易见。

从细胞学的角度,肿瘤细胞形态多样,可进一步进行形态学分类—中心母细胞型、免疫母细胞型、富于 T 细胞/组织细胞型以及间变型 4 种变异型,但治疗和预后差别不大,故统一名词在 DLBCL 下。另外还有 2 类特殊少见的亚型:纵隔硬化性大 B 细胞淋巴瘤和血管内大 B 细胞淋巴瘤,其发病部位、临床还是有些特点,故作为亚型提出。

(2)免疫组织化学:肿瘤细胞可表达多种 B 细胞抗原,如 CD19、CD20、CD22、CD79a,但也可缺少其中的一项或几项。大多数研究用 3 个标记 CD10、BCL6 和 MUMI 来区别 GC 和 ABC 样 DLBCL。但近来的研究发现增加 GCET-I 和 FoxPl 对明确细胞起源更有帮助。50%~70% 的病例表达表面和(或)胞质 Ig(IgM>IgG>IgA)。胞质型 Ig 常见于有浆样分化的病例。CD30 最常表达于间变型。10%DLBCL 表达 CD5。bcl-6 表达在生发中心起源的 B 细胞 NHL 上,阳性率为 70%。30%~50% 的病例 bcl-2 阳性,少数病例 p53 阳性,很少的病倒可有浆细胞相关抗原(CD138)表达。Cyclin D1 阴性。核增殖指数(Ki-67)>40%,有的甚至＞90％。

(3)分子生物学及细胞遗传学：约50％的病例有染色体的易位，67％的患者存在DNA的失衡，其中比较常见的失控基因包括bcl－6、bcl－2和c－mve基因等。

1)多数病例有IgH和IgL基因重排及可变区自发突变。

2)bcl－2：是一种原癌基因，位于18q21，抑制凋亡。bcl－2的失调常常和t(14;18)相关，t(14;18)见于20％～30％的DLBCL中。bcl－2蛋白的表达可以出现在至少50％的DLBCL中，而不与t(14;18)相关。有趣的是，bcl－2蛋白表达和DLBCL的良好预后相关，而独立的t(14;18)与预后无关。另有研究显示其与患者对化疗的耐药有关，是一项不依赖于IP1的独立的预后因素。

3)bcl－6：涉及3q27的bcl－6基因，发生率为35％～40％。bcl－6是锌指蛋白转录抑制因子，在生发中心形成反应中起重要作用，正常情况下只表达在GC－B细胞上。bcl－6的下调可能对GCB细胞进一步分化为记忆性B细胞和浆细胞起关键作用，同时bcl－6还可能抑制GC反应中由于DNA损伤引起的、由p53介导的GCB细胞的凋亡，bcl－6在DL－BCL中表达可能抑制凋亡，使恶性克隆持续存在。

4)c－myc：是与Burkitt淋巴癌相关的一种转录因子。15％的DLBCL中存在c－mvc的下调。下调最常见于t(14;18)，使8q24上的c－myc基因置于免疫球蛋白启动子的控制下。c－myc重排与DLBCL的预后无明确的相关性。

5)Fas(CD95)：是一种表达在GC中的原凋亡蛋白。Fas配体与跨膜的Fas死亡受体交联，导致诱导死亡的信号复合体装配和启动凋亡。Fas突变见于约20％的DLBCL中。

6)p53：位于染色体17p上，属于肿瘤抑制基因，它的突变出现在一少部分DLBCL中，与DLBCL的不良预后有关。p53很少作为独立的表现出现在DLBCL中。

7)其他：GCB－DLBCL染色体的改变常见12q12扩增，3q扩增，18q21～q22扩增(bcl－2)，6q21～q22缺失，t(8;14)；ABC－DLBCL染色体改变常见为3号染色体三体。其他染色体失衡包括：1q，5号、7号和14号染色体异常，与DLBCL的不良预后有关，Xq、7q、12p和6q对预后没有明显的影响。

(4)DLBCL的预后分型

1)应用DNA microarray技术：随着DNA microarray技术的出现，通过对肿瘤细胞基因表达图谱的分析，将DLBCL分为2个亚型：①生发中心B细胞性DLBCL(germinalcenter B－celUl like DLBCL)。②活化B细胞性DLBCL(activated B－cell like DLBCL)。前者的预后明显优于后者。近年研究发现存在第3型：基因表达图谱介于生发中心B细胞和活化B细胞之间，预后与活化B细胞性DLBCL相似，约占DLBCL的40％，其临床意义尚不明确。但DNA microarray需要大量的新鲜组织，且成本昂贵，难以应用于日常诊断工作。

2)应用免疫组化技术：目前可综合使用CD10、bcl－6以及MUMI免疫组化染色将DL－BCL分为生发中心细胞来源和非生发中心细胞来源两型，与DNA microarray分型结果对比显示吻合率达到70％以上，且研究表明免疫组化分类更符合临床生物学行为，具有广泛的应用价值。大部分研究用CD10、bcl－6作为GCB细胞的标志，用MUMI/干扰素调节因子4(IRF)作为活化(ABC)或非GCB细胞标志。但用免疫组化法无法区别第3种类型，只能将DLBCL分为生发中心B细胞性DLBCL和非生发中心B细胞性DLBCL。

A.CD10：是一种蛋白水解酶，表达在GCB细胞和各种其他细胞表面，包括淋巴前体细胞和许多上皮细胞的表面。它的确切功能还不清楚,CD10 是淋巴母细胞淋巴瘤、Burkitt 淋巴瘤和滤泡性淋巴瘤的特征性标记物。CD10 表达在 30%～40% 的 DLBCL 病例中,通常被认为是生发中心来源的标志。许多报道发现 CD10 的表达对 DFS 和 CR 是良好的预后指标。

B. bcl-6:被认为在生发中心的形成中起了核心的作用,表达在 GC 反应的起始阶段,在凋亡或分化选择过程中下调。bcl-6 蛋白表达严格局限在核内,通常表达在正常 GCB 细胞中(中心母细胞及中心细胞)和 50%～70% 的 DLBCL 肿瘤细胞中。它的预后意义还不清楚。

C. MUMI/IRF4(multiple myeloma oncogenel/干扰素调节因子 4)蛋白:是转录因子 IRF 家族的一员。它们在调节一些基因的表达中起重要的作用,这些基因对有干扰素和其他细胞因子参与的信号传导起反应。MUMI/IRF4 只表达在淋巴细胞中,可能对浆细胞的发育起了关键的作用。在浆细胞中,MUMI 单克隆抗体显示核染色,一小部分 GCB 细胞表现一定程度的浆细胞分化。大部分 GCB 和套细胞 MUMI 阴性。MUMI 表达在 40%～50% 的 DLBCL 病例中。正常情况下的 GCB 细胞中,bcl-6 和 MUMI 不共同表达,而 DLBCL 肿瘤细胞中可以共同表达这两个蛋白。

目前大部分文献将 DLBCL 按照上述 3 个指标将原发 DLBCL 分为 2 个亚群:①GCB: CD10$^+$ 或 CD10$^-$,MUMI$^-$。②非 GCB:CD10$^-$,MUMI$^+$。

3)应用 consensus clusters 技术将 DLBCL 分为 3 种类型

A. 氧化磷酸化(oxdalive phosphorylation,OX phos)DLBCls:表现更多基因缺陷而影响凋亡通路,包括 t(14;18)和 Fas 死亡功能区的缺失。

B. B 细胞受体/增殖(B-cell receptor/proliferation,BCR)DLBCLs:更依赖 bcl-6 信号通路,并对 bcl-6 抑制剂敏感。

G. 宿主反应(host response,HR)DLBCLs:显示活跃的宿主免疫和炎症反应,伴有大量炎症和 DC 细胞,临床表现类似富于 T/组织细胞的 B 细胞淋巴瘤(T/HRBCL),多见于青年,更易伴肝、脾、骨髓浸润,细胞遗传学异常少见。

2. 治疗

(1)治疗原则

1)局限期:目前局限期标准治疗为:化学治疗加或不加局部放射治疗,即 R-CHOP(4～8 周期);R-CHOP(3～8 周期)+局部放疗。目前对早期患者的化疗周期没有较好的对照试验加以比较。

3 周 CHOP+RT 最初由英国哥伦比亚肿瘤中心的研究人员提出,对于局限病变的患者在第 10 年约 90% 可被治愈,局限的病例在第 10 年约 70% 可被治愈。对于早期患者是否放疗目前还存在争议。

Miller TP 等前瞻性随机研究了 401 例局限期中、高度恶性 NHL,201 例接受 3 周期 CHOP+RT,200 例接受单纯 8 周期 CHOP,发现 9 年 OS 没有差异。单纯化疗组有 7 例心功能下降,而放疗组没有心脏事件,提示对于局限期患者 3 周期 CHOP+RT 优于单纯 8 周期化疗。Reyes F 等研究了 631 例年龄小于 60 岁的局限期患者,329 例接受 3 周期 CHOP+RT,318 例以 BCHOP 为主的化疗。7 年的随访结果,无病和 OS 在单纯化疗组明显高于加放疗组。近期,Laurie H 等提出采用 PDF-PET 的方法可以有助于区分适宜放疗的患者,他们研究了局限期患者 3 周期 CHOP 联合利妥昔单抗,后若 PET 阴性可单纯使用化学免疫治疗,不加放疗。PET 阴性组/阳性组 2 年的预计无疾病进展率 91%、75%(P=0.09),2 年的预计总体生存率97％、69％（P＝0.1）。

GELA试验中，Reyes等人将Ⅱ期伴有大包块的病例分为采用3周期CHOP＋RT方案与采用进展期方案（ACVBD，CTx，VCR，阿霉素，博来霉素和激素，2周间歇后加高剂量MTX，依托泊苷，阿糖胞苷巩固）2组进行比较，后者5年预期生存优于前者（82％对50％，P＝0.03），提示3周CHOP＋RT不足以清除由于巨大肿块引起的远处微小的转移，Ⅱ期伴有大包块应该选择更积极的进展期方案。

2)进展期：Ⅲ～Ⅳ期DLBCL标准治疗的选择为CHOP加利妥昔单抗；或单纯CHOP化疗。

（2）化学治疗

1)标准方案：1972年，LevittM首次报道了用联合化疗治愈进展性DLBCL（网状细胞肉瘤）。1978年，Elias L报道用CHOP方案治疗DLBCL（弥漫性组织细胞淋巴瘤）治愈率35％。西南肿瘤协作组（SWOG）和东部肿瘤协作组（ECOG）进行了一项组间研究，将初发Ⅱ期伴大包块、Ⅲ、Ⅳ期中高度恶性患者随机分入CHOP、m－BACOD、ProMACE－CytaBOM或MACOP－B 4组，患者平均年龄54岁，5年无病生存期和总体生存期在各组间没有差异。CHOP和ProMACE－CytaBOM的致命性不良反应明显低于m－BACOD和MACOPB（P＜0.001）。以后的学者如Gordon和Cooper等分别比较了m－BACOD和CHOP、MACOP－B与CHOP方案的疗效，到治疗失败的时间（TTF）和总体生存期（OS）及无病生存期（FFS）没有差异。

CHOP方案最经济和方便，且不良反应的发生率较少，是治疗DLBCL的金标准，14d或21d为1个疗程，对60％～70％患者有效，但DLBCL属于侵袭性淋巴瘤，CHOP方案只有40％治愈的可能性。2005年美国血液学年会将6周期的R－CHOP方案作为老年弥漫大B细胞淋巴瘤的标准治疗。R－CHOP方案为CHOP方案合用利妥昔单抗（抗CD20嵌合型单克隆抗体），$375mg/m^2$，50ml/h，开始，逐渐增加至100ml/h，是有经济条件者的一线治疗方案。若乳酸脱氢酶（LDH）增高±β_2－微球蛋白（β_2－MG）增高±明显胸腔内病变（甚至＞10cm）则CHOP方案应用8个疗程。在某些病例（累及睾丸、鼻旁窦、硬膜外、骨髓），要考虑预防中枢神经系统受累。治疗可包括大剂量治疗。

2)强化化疗：2004年，德国Pfreundschuh等人采用析因分析的方法研究了CHOP－14、CHOP21和CHEOP－14、CHEOP214个方案对NHL的疗效，710例年龄＜60岁，LDH正常的患者（60％为DLBCL），5年EFSCHO(E)P－14与CHO(E)P－21组没有差异，分别为65％和62％，而5年的OS前者优于后者，分别为85％和58％（P＝0.004）。接受依托泊苷（E）治疗的患者EFS提高（69％对58％，P＝0.004），OS无变化（84％对80％）。一项有689例（71％为DLBCL）、年龄＞60岁的老年患者参加的研究指出，相对于CHOP－21方案，CHOP－14的EFS（44％对33％，P＝0.003）和OS（53％对42％，P＜0.001）均有显著提高，而加入E没有显示对EFS和OS有提高，且毒性增加。

3)难治复发性患者的治疗：任何患者经3个连续治疗方案仍进展，则不可能从现有的联合化疗中获益。挽救性的方案常常加入顺铂、异环磷酰胺、依托泊苷和阿糖胞苷，同时加用利妥昔单抗。常见的解救方案有：B－CHOP（博来霉素、环磷酰胺、阿霉素、长春新碱、强的松），DICE（地塞米松、异环磷酰胺、顺铂、依托泊苷），DICE中的异环磷酰胺、依托泊苷和顺铂联合对NHL或其他复发耐药肿瘤（如睾丸肿瘤）的疗效相对较好。DICE方案可将中、高度恶性

NHL 的有效率提高到 60%～73%,CR 率 23%～41%。在 T 细胞淋巴瘤中 DICE 组缓解率和生存率均优于 CHOP 组,主要不良反应为骨髓抑制和消化道反应,表现为粒细胞、血小板减少及恶心、呕吐等。少数病例有肝功能损害,均为轻度。偶发膀胱炎或肉眼血尿。VAEP(长春新碱、阿糖胞苷、依托泊苷、强的松),ICE(异环磷酰胺、阿糖胞苷、VP－16),ESHAP(VP－16、甲基强的松龙、阿糖胞苷、顺铂或卡铂),MOEP(米托蒽醌、长春新碱、VP－16、强的松),HOAPBLEO(阿霉素、长春新碱、阿糖胞苷、强的松、博来霉素),pro－MACE/MOPP(阿霉素、环磷酰胺、VP－16、氮芥、长春新碱、甲氨蝶呤、强的松),pro－MACE/CytaBOM(阿霉素、环磷酰胺、VP－16、阿糖胞苷、博来霉素、长春新碱、甲氨蝶呤、强的松),MIME[Methyl－guazone(Methly－GAG)、异环磷酰胺、甲氨蝶呤、VP－16],m－BACOD(长春新碱、阿霉素、环磷酰胺、博来霉素、地塞米松、甲氨蝶呤),HD－MTX,CAEP－BLEO(环磷酰胺、VM－26、博来霉素、阿糖胞苷、强的松),CEAP(卡铂、VP－16、阿霉素、强的松),COEP(卡铂、VP－16、环磷酰胺、强的松)等。

近年来多选择不含蒽环类药物的方案作为常规解救方案,铂类为主的方案最为常用,有效率达 30%～70%,患者长期生存率在 10% 以下。

(3)综合治疗

1)大剂量化疗(HDT)和造血干细胞移植(SCT):异基因移植复发率低,但有较高的移植相关死亡率大部分学者倾向于进行自体干细胞移植(ASCT),而对高危患者非清髓异基因移植的效果正在评价中。

Haioun 等回顾性地比较了 236 例年龄<55 岁的患者缓解后选用常规量 CMTX、异环磷酰胺及左旋门冬酰胺、阿糖胞苷化疗与自体干细胞移植的结果,高危组 8 年的无病生存率(DFS)在 ASCT 和化疗组分别为 55% 和 39%(P=0.02);8 年的总体生存率(OS)分别为 64% 和 490r4(P=0.04),ASCT 组在 DFS 和 OS 上均有提高。Cissebrecht 等报道 370 例患者,其中 DLBCL 占 61%,5 年无事件生存率(EFS)在 ASCT 和化疗组分别为 52% 和 39%(P=0.01),5 年的 OS 分别为 46% 和 60%(P=0.007),因移植组的生存缩短,研究提前终止;Milpied 等回顾性分析了 197 例年龄 15～60 岁 NHL(其中 DLBCL 占 55%),缓解后 4 周期化疗和 HDT/HASCT 比较,5 年的 EFS 在 ASCT 和 CHOP 组分别为 55% 和 37%(P=0.037),5 年 OS 分别为 71% 和 56%;对于 IPI 高危组患者其 5 年的 EFS 在 ASCT 和 CHOP 组分别为 56% 和 28%(P=0.003),5 年 OS 分别为 74% 和 44%(P=0.001)。法国 V Ivanov 等研究了 27 例 60 岁以上(平均年龄 63 岁)DLBCL 患者,采用 BEAM 联合自体外周血干细胞移植,3 年 EFS 66%,5 年 EFS 49.4%,但仍有复发(1 例相关死亡,7 例复发)。Imothy S 等采用加利妥昔单抗的预处理方案,1 年和 3 年的 EFS(62%/49%,P=0.002;49%/38%,P=0.010),OS 利妥昔单抗组提高(1 年 68%/60%,P=0.032;3 年 57%/45%,P=0.003)。但目前大部分研究认为 HDT/ASCT 作为 DLBCL 的首选治疗与传统的化疗相比并没有优势,且存在移植相关死亡,因此不建议作为初发 DLBCL 的首选治疗方案,欧美国家也只建议在临床试验中进行,高复发危险的患者采用自体或异基因外周血或骨髓移植也尚在临床评价中。

2)放射免疫治疗方法(RIT):对于复发难治性 DLBCL 还可以采用放射免疫治疗方法(RIT),将单克隆抗体连接到放射性核素上形成放射免疫复合体。RIT 的目的是使放射性核素到达与单抗相连的细胞,破坏肿瘤细胞和肿瘤局部的微环境,增强细胞毒作用。目前已被美国 FDA 批准的药物为 Ibritumomab tiuxetan(Zevalin,Biogen－IDEC)和 Tositumomab

（Bexxar，Glaxo Smjth Kline），这是两个鼠的 CD20 单抗，分别与放射性核素 tiuxetin 和 iodine—131 连接，90Y—ibritumomab tiuxetan 发出纯的 β 射线，照射范围 5mm，iodine—131 发射 β 和 γ 射线。欧洲的 Morschhauser F 等学者的一项 Ⅱ 期 90Y—ibritumomab tiuxetan 临床试验研究了 76 例单纯化疗的难治复发性 DLBCL，诱导失败组的 ORR 52%，复发组为 ORR 53%，无疾病进展生存期（PFS）分别为 5.9 个月和 3.5 个月，因 4 级血小板减少引起脑出血 2 例。另一项早期的 90Y—ibritumomab tiuxetan 研究中，中度恶性患者的 ORR 为 43%，7 例（58%）有效 DLBCL 患者平均持续缓解 49.8（1.3～67.6）个月。

（4）免疫治疗：利妥昔单抗（Ritu xman，R）是针对全 B 细胞标志 CD20 的重组人单克隆抗体，它的作用机制包括：抗体依赖细胞介导的细胞毒作用，补体介导的细胞溶解和诱导凋亡。Coiffier 等研究了 399 例老年 NHL（其中 DL—BCL 占 84%），年龄 60～80 岁；R—CHOP 和 CHOP 比较，5 年 EFS 分别为 47% 和 29%（P<0.001），5 年 OS 分别为 58% 和 45%（P=0.007），不良反应无明显增加，显示了利妥昔单抗联合化疗治疗老年 DLBCL 的优势，尤其是化疗耐受能力差者。GELA 协作组中，Pfreundschuh 等的 MlnT 实验研究了 326 例 18～60 岁患者，IPI 低危者选择 R—CHOP 与 CHOP 方案的效果，其 TrF 分别为 76% 和 60%（P<0.001），2 年 OS 分别为 94% 和 84%（P=0.001），提示利妥昔单抗对各年龄段的患者均有益处。在一项早期分析中发现，在 bcl—2 阳性患者中 R—CHOP 方案比 CHOP 方案更有效，提示利妥昔单抗可能可以克服 bcl—2 引起的化疗耐药。基于 GE—LA 的大量相关报道，CHOP 加利妥昔单抗逐渐成为进展期 DLBCL 的标准初始治疗方案。

Halaas 等单中心报道 49 例初发 DLBCL 患者采用 6～8 周期 R—CHOP—14，辅以粒系集落刺激因子和预防性抗生素，平均随访 24 个月，EFS80%，OS 90%，毒性反应为血液毒性，无治疗相关死亡。意大利 Brusamolirio E 等进行的 Ⅱ 期临床研究入组 50 例患者（22～70 岁），采用 R—CHOP—14，第一天使用利妥昔单抗（375mg/m²），第 3 天使用 PEG 粒细胞集落刺激因子（每周期 6mg），10% 的患者未完成试验，原因为间质性肺炎、疾病进展、严重粒细胞缺乏和败血症，该研究 CR74%，2 年的 EFS72%，OS68%。西班牙淋巴瘤协作组（GEUTA-MO）Eva Gonzalez—Barca 等研究了 6 周期 R—CHOP—14 加 PEG 粒细胞集落刺激因子治疗低危 DLBCL，这是一项开放性多中心临床研究，患者 16～65 岁，IPI 0～2 分，每疗程第二天予 PEG—G—CSF 共 6mg。

化疗发生率 5.5%，显示这一方案在大部分 DLBCL 患者中的可耐受性和有效性。人们在对利妥昔单抗联合其他化疗方案的有效性进行研究。对于应用利妥昔单抗作为 DLBCL 患者的维持治疗（MR），由于它的费用和有效性，目前存在争议。一些学者认为，对于已用利妥昔单抗联合诱导的患者维持单抗治疗没有益处，MR 治疗仅对单纯化疗的患者有益。

（5）治疗新进展：虽然现在有很多方法治疗 DLBCL，但仍有部分患者不能治愈，还需要一些新药。目前可能治疗进展期 DLBCL 的药物有蛋白激酶 C（PKC）—β 抑制剂，Epratuzum-ab，Galliumnitrate，Genasense 和 anti—VEGF 药等，这些药物不仅可以增加疗效而且可以降低毒性。

1）Genasense：是一种新型反义药物，目前正研究将其用于骨髓瘤、淋巴瘤和多种实体瘤。在肿瘤细胞中，对化疗药物的耐药是由于 bcl—2 蛋白的产生，Genasense 可以特异性结合 mRNA，从而抑制 bcl—2 蛋白的产生，提高化疗对肿瘤细胞的敏感性，引起肿瘤细胞死亡，减少对正常细胞的不良反应。2003 年 ASH 的报道指出 Genasense 可以增强蛋白酶体抑制剂硼替佐米的作用。Genasense 目前主要用于复发难治多发性骨髓瘤的治疗,对 DLBCL 的研究还处在临床研究阶段,常见不良反应为低度发热、血液性毒性。

2)Enzastaurin:是一种蛋白激酶 C-β(protein kinase C-heLa,PKC-β)的抑制剂。PKC-β 是一种丝氨酸/苏氨酸激酶,可以调节 B 细胞中 B 细胞受体(BCR)的信号传导和肿瘤微血管中血管内皮生长因子信号,对于 BCR 介导的 NF-KB 活化是特别需要的。而 NF-KB 对于维持正常的 B 细胞是必需的,NF-KB 活化失调有助于淋巴瘤的产生,因此,PKC-β 的抑制可以促 B 淋巴瘤的细胞死亡,提示 PKC-β 可以作为 B 系淋巴瘤的关键靶位。体外实验已经证实其靶向作用,PKcp 抑制剂已在临床试验中用于难治/复发性 DLBCL 患者。

Michael J 报道了 Enzastaurin 用于治疗难治复发性 DLBCL 的 II 期临床试验。共入组 55 例患者,年龄 31~87 岁,平均 68 岁,均为既往接受过以 CHOP 方案为主治疗的难治复发性 DLBCL 淋巴瘤患者。15 例患者因疾病进展,疗程不足 1 周期(500~525mg,口服,每天 1 次,28d1 周期),6 例完成 6 周期或 6 周期以上的治疗,其中 4 例持续用药超过 20 周期。最常见的毒性是乏力(8/55)、腹泻(7/55)、恶心呕吐(5/55),严重的 3 级毒性分别为乏力(2/55)、水肿(1/55)、高钾(1/55)、头痛(1/55)、血小板减少(1/55)、运动神经病(1/55),4 级毒性为低镁血症(1/55)。无 3~4 级血液毒性和治疗相关死亡。值得注意的是,22%(12/55)(95%CI,13%~46%)患者无疾病进展(FFP)超过 2 个周期,150/(8/55)(950/CI,6%~27%)患者 FFP 超过 4 周期,70/(4/55)(95%CI,2%~18%)持续 FFP 超过 20~50 个月。这项试验显示了 Enzastaurin 的良好耐受性,延长了一小部分复发 DLBCL 患者的 FFP。

3)Epratuzumah:是一种单克隆免疫球蛋白 G1 抗体,可以对抗表达在前 B 细胞和成熟、正常 B 细胞上的 B 细胞特异性抗原 CD22。CD22 表达在约 85%DLBCL 中。Immunomedics 公司生产的 Epratuzumab(H112 或 LymphoCide)可以与 CD22 结合,主要通过抗体依赖的细胞毒性作用(antibody dependent cellular cytotoxicity,ADCC)发挥抗肿瘤作用。通过放射性核素标记后证实其具有抗淋巴瘤活性。目前已经将非标记的抗体应用于复发难治性 NHL 以评价其安全性和疗效。Micallef IN 等进行的一项 Epratuzumab 和利妥昔单抗联合 CHOP 方案治疗初发 DLBCL 的研究,方法为 Epratuzumab 360mg/m²,利妥昔单抗 375mg/m²,标准剂量 CHOP,每 3 周 1 个疗程,共 6~8 周期。15 例平均年龄 63 岁(42~78 岁)DLBCL 患者入组,60% 为 III 期或 IV 期。14 例(93%)出现 3~4 级中性粒细胞缺乏。3 例出现 3 级以上的感染或发热。11 例(73%)患者需要减量。10 例(67%)达 CR,3(20~6)例 PR,1 例病情稳定,1 例进展。平均随访 30 个月,1 年 PFS93%,OS100%,2 年 PFS 和 OS 均为 86% Leonard JP 等报道了 Epratuzumab 治疗进展期非霍奇金淋巴瘤的 I/II 期临床试验的结果,采用单中心、剂量递增型的方法。共入组 56 例患者,35 例为 DLBCL,所有患者之前均有积极的治疗,其中包括自体干细胞移植。每周 1 次用 Epratuzumab,150~1000mg/m²,未出现剂量限制性的毒性,3 例 CR。DLBCL 患者中 15% 出现客观反应,20% 患者肿块缩小,到疾病进展的时间平均 35 周。提出治疗进展期 NHL 的适宜剂量为 240mg/m²。Leonard JP 等报道了另一项有关 Epratuzumab 治疗惰性 NHL I/II 期临床试验的结果。患者每周 1 次 Epratuzumab,剂量递增,120~1000mg/m²,共 4 周。55 例患者中,9 例(18%)出现客观反应,均为滤泡型 NHL,其中 3 例 CR。平均客观反应时间 79.3 周(11.11~143.3 周),平均无疾病进展时间 86.6 周。

4)抗 CD40 抗体:SGN-40 是重组人抗 CD40 抗体。CD40 是肿瘤坏死因子(tumornecrosis factor,TNF)受体家族的一员,具有效应细胞的功能,广泛表达在 B 细胞恶性肿瘤上。

Ranj—ana Advani 等报道了单药治疗复发进展期 NHL I 期临床试验的结果,入组患者为 14 例 DLBCL,9 例 FCL,9 例 MCL,2 例 MZL 和 1 例 SLL。8 例 DLBCL 患者完成 1 个疗程并接受了最大剂量至少为 3mg/kg SGN—40 的治疗,客观反应率 37.5%(1 例 CR,2 例 PR),2 例疾病稳定。最常见的不良反应是疲乏(31%)、头痛(26%)、寒战(17%)、发热(17%)、肝转氨酶升高(11%)和低血压(11%)。3 级药物相关的不良反应为结膜炎和单侧视敏度缺失,贫血和肝转氨酶升高,均为短暂可恢复,提示 SGN—40 的安全性和良好的抗肿瘤活性。一项单药治疗复发性 DLBCL 的 II 期临床试验正在进行。

5)其他单抗:体外实验,更强的 CD20 单抗已经证实对利妥昔单抗耐药的 CD20 细胞系有效,将最终用于临床。其他单抗 CD22,HLA—DR 和 CD80 也正在研究中。

6)Suberoylanilide hydroxamic acid(SAHA):是最具代表性的 HDAC 抑制剂。组蛋白乙酰基转移酶(hisloneacetylase,HAT)或组蛋白去乙酰基转移酶(HDAC)均能与对某些造血细胞分化、发育十分关键的信号转导途径(RAS/MAPK、JAK—STAT 等)和一系列影响造血细胞发育分化的转录因子相互作用。组蛋白去乙酰化酶(histone deacetvlase,HDAC)和 silent information regulalor 2(SIR2)可以使组蛋白去乙酰化,其抑制剂可以诱导组蛋白高度乙酰化,下调 bcl—6,抑制细胞增殖,促进细胞的分化和凋亡。

7)硼替佐米(Bortezomib,P5341,VELCADE,万珂):是首个进行临床研究的蛋白酶体抑制剂。蛋白酶体是泛素—蛋白酶体通路的一部分,负责细胞内 90% 以上的胞质蛋白的降解。蛋白酶体由两部分组成,20S 蛋白酶体和 19S 调节亚基,共同组成 26S 蛋白酶体,可以降解蛋白质成为较小的碎片。研究显示蛋白酶体抑制剂可以:①导致细胞的死亡和细胞周期的停滞。②导致一些细胞周期调节蛋白的堆积,包括细胞色素、细胞色素依赖激酶抑制因子 P21 和 P27。③通过对 bax 和 bik 抗凋亡及促凋亡蛋白的调节直接诱导凋亡。④抑制 NF—κB,蛋白酶体抑制剂能够通过抑制它的自然抑制因子,IκB 的降解,阻断转录因子 NF—κB 的活化。在正常静止期的细胞中,NF—κB 和 IκB 结合以没有活性的状态存在。在恶性细胞中或受到刺激,暴露于各种细胞因子,细胞毒性药物、病毒、氧化剂或其他有丝分裂因素的刺激,IκB 被 IκB 激酶磷酸化,导致最终降解,释放出游离的 NF—κB。Leonard JP 等报道用剂量递增法硼替佐米加标准 R—CHOP 治疗 DLBCL 的 I/II 期临床试验,方法为初治的 DL—BCL 患者 40 例,患者分为 3 组,分别接受 0.7mg/m² 、1.0mg/m² 和 1.3mg/m² 3 个剂量组的硼替佐米,患者平均年龄 58 岁(21~86 岁),其中 35 例患者(88%)疾病处于 III/IV 期,意向性治疗组(intent to treat,ITT)总体反应率为 90%,CR 和 CRu 为 68%,2 年的无进展生存为 72%,不良反应为外周神经病变 55%(450/为 I 级)。

3.预后

(1)国际预后指数(international prognostic index,IPI):有许多因素可以影响 DLBCL 对治疗的反应,包括年龄、一般状况、病变的范围、LDH 水平等。国际上有 2 种评估预后的模型:国际预后指数(IPI)和年龄调整的 IPI。IPI 有 5 个预后因子(年龄>60 岁、血清 LDH>正常值、PS 评分为 2~4、III 或 IV 期、结外累及部位>1 个,有 2 个或 2 个以上危险因素的患者 5 年无病生存和 OS 不足 50%),而这 5 个因素又是 DI,BCL 预后的 5 个独立危险因素。年龄调整的 IPI 根据 3 个预后因素(III 期或 IV 期、PS 评分为 2~4、血清 LDH>1×正常值)将 60 岁以下患者分为低、低中、中高和高危 4 组。在这两种预后测算模型中,患者死亡危险的增加常与完全缓解率低及复发率较高有关。

（2）其他影响预后的因素：目前已有研究显示，采用标准化疗，GCBDLBCL 的预后显著好于 ABC－DLBCL，5 年 OS 分别为 59％和 30％，是独立于 IPI 的预后因素。近期有学者指出，ABC－DLBCL 的 OS 较低可能和有些文献中将第三型 DLBCL 与 ABC－DLBCL 通称为 Non－GCBDLBCL 有关，因为第三型 DLBCL 的预后很差。也有学者认为采用含有利妥昔单抗的免疫化学疗法，二者的长期生存没有差异。肿瘤增殖率（K1－67）高，则预后较差；bcl－6 易位者预后较好。日本学者最近提出 sFas 可以作为预后不良的指标，以 3.0ng/ml 为界，大于和小于 3.0ng/ml 的 CR 分别为 51.5％、81.6％（P＜0.0005）；5 年 OS 为 19.8％、61.9％（P＜0.0005）。bcl－2、p53 阳性是预后不好的指标。

（陈兴华）

第十八节　孤立性浆细胞瘤以及髓外浆细胞瘤

一、孤立性浆细胞瘤

原发于骨骼、单个孤立的浆细胞瘤称为孤立性浆细胞瘤（solitary plasmacytoma），约占全部恶性浆细胞病的 3％，是一种少见的恶性浆细胞病，男女患病率之比是 2∶1。发病年龄比多发性骨髓瘤小，多数患者年龄大于 50 岁，部分患者年龄小于 50 岁，个别患者年龄在 20～30 岁之间。

（一）临床表现

以局部骨骼肿物伴有疼痛为特征。最常受侵犯的部位是脊椎骨骼，不仅椎体受累，而且椎弓根也常受破坏引发神经根症状。其他好发部位依次是骨盆、股骨、肱骨、肋骨，而颅骨受侵罕见。在 X 线影像上，病变多呈多孔状或呈肥皂泡状溶骨性，病变边界不像多发性骨髓瘤溶骨性病变那样锐利、清晰。少数患者表现为受损部位骨质硬化。病理性骨折可发生在受损骨骼部位。除孤立的骨骼浆细胞瘤外，其他骨骼无病变。骨髓象、血常规正常。仅 10％～20％的孤立性浆细胞瘤患者血和尿中伴有单克隆免疫球蛋白增多或轻链增多，大多数患者无单克隆免疫球蛋白增多或其多肽链亚单位（轻链）增多，也无贫血、高钙血症、高黏滞综合征、肾功能损害等症状。

（二）诊断

1. 在 X 线、MRI 影像上呈现单个溶骨性肿瘤。

2. 肿瘤组织活体组织检查证实为浆细胞瘤，多部位骨髓穿刺为正常骨髓象。

3. 没有继发于浆细胞病的贫血，高钙血症和肾损害。

4. 一般不伴有单克隆免疫球蛋白增多，若增多，则会因孤立性浆细胞瘤的根治（放射治疗或者手术＋放射治疗）而消失。

（三）治疗

孤立性浆细胞瘤可以进展为多发性骨髓瘤，一般在 3～5 年内发生，但部分患者可以延迟十余年，甚至更久。原发性病变在脊柱者多向多发性骨髓瘤转化，发生率高达 60％以上，而原发性病变在周围四肢骨骼者相对较少发展为多发性骨髓瘤，发生率为 25％～30％。转为多发性骨髓瘤后，临床表现、治疗方法以及预后均与多发性骨髓瘤相同。除发展为多发性骨髓瘤外，本病也可侵犯局部邻近淋巴结，但很少侵犯软组织。

治疗以局部放射治疗为首选,总放射量应大于 45Gy。如果病变局限易于切除,则手术切除后局部放疗效果更佳。当脊椎骨受损发生压缩性骨折时,尤当并发神经系统损害可能导致截瘫时,可行病椎切除、人工椎体置换术,术后予以局部放射治疗,多可获得满意效果。对肿瘤直径大于 5cm 的高危患者,在局部放疗后应给予联合化疗,联合化疗方案与多发性骨髓瘤相同。部分病例可以治愈。

二、髓外浆细胞瘤

髓外浆细胞瘤是指原发于骨骼、骨髓之外任何其他部位的浆细胞瘤。此种浆细胞瘤约占全部浆细胞肿瘤的 4%。发病年龄与多发性骨髓瘤近似,男性多于女性。

该疾病临床表现取决于髓外浆细胞瘤发生的部位。据国外某文献报道,发生于上呼吸道者约占 75%,下呼吸道者占 4%,淋巴结及脾者占 6%,皮肤及皮下组织者占 4%,胃肠道者占 3%,甲状腺者占 3%,睾丸者占 1%,其他部位者约占 4%。发生于鼻腔和鼻窦时引起鼻塞、鼻出血、局部隆起伴有疼痛及压痛。起源于上呼吸道(包括鼻窦)黏膜上皮下组织,常为女性。淋巴结浆细胞瘤以颈部多个淋巴结受累、增大最为多见。脾浆细胞瘤常为多发性,导致脾大。胃肠道中以胃浆细胞瘤最为多见,但同时常有肠部病变,大肠、小肠各部分均可受累,引起相应症状。除原发病灶外,本病可向其他部位扩散,其中以骨骼受累最常见,通常是单个溶骨性病变,呈圆形或不规则形,边界不清,多见于四肢骨骼;其次是邻近淋巴结或远距离淋巴结和皮下软组织。甚至向肝、肺、胸膜、乳腺、子宫、膀胱、前列腺、甲状腺、腮腺、牙龈、心脏等处扩散,虽然均有报道,但少见。

本病一般不伴有单克隆免疫球蛋白异常,但发生广泛播散时,血和尿中可能出现异常增多的单克隆免疫球蛋白及其轻链(本周蛋白)。

放射治疗是局限性髓外浆细胞瘤的首先治疗。放射剂量为 40~50Gy。若邻近淋巴结受累,则应包括在视野内。对已有广泛播散的病例或者放射治疗后复发者,则应进行联合化疗,化疗方案及应用与多发性骨髓瘤相同,但本病对化疗的反应比多发性骨髓瘤好。

本病的预后优于孤立性浆细胞瘤,更优于多发性骨髓瘤。局部放疗后复发或者广泛播散大多发生在发病 5 年内。60%~70%的患者存活期在 10 年以上。其中原发于上呼吸道的局限性髓外浆细胞瘤预后最好,而发生于头颈部之外的巨大髓外浆细胞瘤或多发髓外浆细胞瘤易发生扩散,预后较差。

(陈兴华)

第十九节　意义未明的单克隆免疫球蛋白血症

意义未明的单克隆免疫球蛋白血症(MGUS)又称为原发性单克隆免疫球蛋白血症,其特点是患者无恶性浆细胞病或可引起免疫球蛋白增多的疾病,单克隆免疫球蛋白水平升高有限。血 M 蛋白小于 30g/L,骨髓浆细胞少于 10%,尿中有少量或无 M 蛋白,无靶器官损害的症状,如溶骨性损害、贫血、高钙血症或肾功能不全。但是,部分患者可发展为多发性骨髓瘤、巨球蛋白血症或淋巴瘤。

一、病因和发病机制

MGUS 病因尚不明了，遗传学改变可能是其重要因素，通过 FISH 技术检测 59 例 MGUS 患者，45% 的患者存在 IgH 易位，包括 25% 的 t(11;14)、9% 的 t(4;14)(p16.3;q32)、5% 的 t(14;16)(q32;q23) 及 13 号染色体缺失。此外，MGUS 恶性转化可能与骨髓微血管增生有关，可能与促进和抑制血管增生的细胞因子表达失衡有关。

二、临床表现

MGUS 本身并不引起任何临床症状和体征，患者常常是体格检查或患有其他无关疾病进行检查时发现单克隆免疫球蛋白增多。免疫球蛋白常为 IgG，但也可以是 IgA、IgM 或轻链型。冷凝集反应可为阳性。

三、诊断

WHO 2008 年制定的诊断标准需同时符合以下四条标准。

1. 血清 M 蛋白少于 30g/L。

2. 骨髓浆细胞少于 10%，且形态正常。

3. 无高钙血症、肾功能不全、贫血和骨骼破坏（即无 CRAB 征）。

4. 无其他 B 细胞增殖性疾病存在。

四、鉴别诊断

MGUS 首先应与继发性免疫球蛋白增多症以及其他疾病伴有单克隆 M 蛋白相鉴别，再则，还须与 SMM、原发性巨球蛋白血症相鉴别。

1. 继发性免疫球蛋白增多症　转移癌也可有溶骨性病变、中等量 M 蛋白，骨髓浆细胞少于 10%；此外，自身免疫性疾病（如系统性红斑狼疮等）、某些感染性疾病（结核分枝杆菌感染、细菌性心内膜炎等）、肝病（病毒性肝炎、肝硬化等）、内分泌系统疾病（甲状旁腺功能亢进症等）可出现免疫球蛋白增多，多呈多克隆性，并有原发病的临床特点。

2. 无症状（冒烟型）骨髓瘤（SMM）　SMM 指符合 MM 诊断标准，但病情进展缓慢，且无临床症状的 MM。诊断标准如下：血清单克隆 M 蛋白浓度大于 30g/L 和（或）骨髓中单克隆浆细胞占 10% 以上；无相关器官及组织的损害（无终末器官损害，包括溶骨改变）。同 MGUS 相比更容易进展为 MM。

3. 原发性巨球蛋白血症　原发性巨球蛋白血症是一种较为少见的 B 细胞异常增殖性疾病，现 WHO 肿瘤分类称之为淋巴浆细胞淋巴瘤，以淋巴浆细胞骨髓浸润和血清单克隆 M 蛋白血症（通常是 IgM 型，少数是 IgG 或 IgA）为主要特征，常伴高黏滞综合征、肾损害。

五、治疗

本病不需特殊治疗，确诊后必须长期随防。对存在疾病进展风险的患者，每 6 个月随访 1 次，对低危 MGUS 患者可每年复查 1 次。随访内容包括问诊和体格检查（淋巴结、肝、脾有无肿大）。实验室检查包括血常规、尿常规、血小板计数、血 LDH、β_2 微球蛋白、血钙、血尿素氮、肌酐、血白蛋白、免疫球蛋白定量，有条件的还需送检血清和尿免疫固定电泳、游离轻链测定，分析评估 MGUS 是否向 MM、WM、原发性淀粉样变（AL）等恶性血液病发展。对于具有高危染色体特性的 MGUS 患者，可以考虑进行早期干预治疗。

六、预后

早期的小样本研究中，25％的患者 10 年（中位时间）后会发展为多发性骨髓瘤或巨球蛋白血症或淋巴瘤。近年来，根据血清游离轻链比值异常、免疫球蛋白类型和血清 M 蛋白将 MGUS 分为低危组和高危组，低危组 20 年疾病进展的风险为 5％。约 40％MGUS 为低危，因疾病进展的终身风险非常低，可无须进行随访。

（陈兴华）

第十章　泌尿系统肿瘤

第一节　肾癌

一、病理分类

肾癌(Renal Cancer)亦称肾细胞癌、肾腺癌。WHO(2008)病理分类：①透明细胞性肾细胞癌。②多房性囊性肾细胞癌。③乳头状肾细胞癌。④嫌色性肾细胞癌。⑤集合管癌。⑥Xp11.2易位性肾癌。⑦神经母细胞瘤相关性肾细胞癌。⑧黏液性小管状和梭形细胞癌。⑨未分类的肾细胞癌。

二、临床分期

肾癌的 TNM 及临床分期(AJCC,第 7 版,2009)。

T－原发肿瘤

T_x－原发肿瘤不能评价；

T_0－未发现原发肿瘤；

T_1－肿瘤局限于肾,最大径不超过 7cm；

T_{1a}－肿瘤局限于肾,最大径不超过 4cm；

T_{1b}－肿瘤局限于肾,最大径大于 4cm,但不超过 7cm；

T_2－肿瘤局限于肾,最大径超过 7cm；

T_{2a}－肿瘤局限于肾,最大径大于 7cm,但不超过 10cm；

T_{2b}－肿瘤局限于肾,最大径超过 10cm；

T_3－肿瘤侵犯主要静脉或肾周围组织,但未侵犯同侧肾上腺且未超过 Gerota 膜；

T_{3a}－肿瘤肉眼侵入肾静脉或肾静脉段分支(含肌层),或侵犯肾周脂肪组织和(或)肾窦脂肪组织,但未超过 Gerota 膜；

T_{3b}－肿瘤肉眼侵入横膈以下下腔静脉；

T_{3c}－肿瘤侵入横膈以上下腔静脉或侵犯下腔静脉壁；

T_4－肿瘤超过 Gerota 膜(包括直接侵犯同侧肾上腺)。

N－区域性淋巴结

N_x－区域淋巴结转移不能确定；

N_0－无区域淋巴结转移；

N_1－1 个或以上区域淋巴结转移。

M－远处转移

M_x－远处转移不能确定；

M_0－无远处转移；

M_1－有远处转移。

临床分期

Ⅰ期	T_1	N_0	M_0
Ⅱ期	T_2	N_0	M_0
Ⅲ期	$T_{1,2}$	N_1	M_0
	T_3	$N_{0,1}$	M_0
Ⅳ期	T_4	$N_{0,1}$	M_0
	任何T	$N_{0,1}$	M_1

三、治疗原则和综合治疗

1.局限性肾癌(Ⅰ、Ⅱ期)　外科手术是首选治疗方法。手术方式包括根治性肾切除、保留肾单位手术、腹腔镜下根治性肾切除术和腹腔镜下肾部分切除术。根治性肾切除的切除范围包括:肾周筋膜、肾周脂肪、患肾、肾门淋巴结及髂血管分叉以上输尿管。可以视情况选择保留同侧肾上腺。

2.局部进展性肾癌(Ⅲ期)　首选根治性手术切除。但对转移的淋巴结或血管瘤栓需根据病变程度选择是否切除。

辅助治疗:局限性和局部进展性肾癌。根治性肾切除术后尚无标准辅助治疗方案。多个随机对照临床试验中,采用IFN-α或(和)IL-2作为术后辅助治疗均未能降低复发和提高总生存。靶向治疗药物作为术后辅助治疗的多个随机对照临床试验正在进行之中,尚无明确的结论。肾癌属于对放射治疗不敏感的肿瘤,术后。般不选择辅助治疗。未能彻底切除干净的肾癌可选择术中或术后放疗。

3.Ⅳ期和转移性肾癌　以全身治疗为主。对原发灶未切除的患者如一般状况良好,可先行肾原发灶切除,对孤立的转移灶也可考虑手术切除。传统上,转移性肾癌的全身治疗以免疫治疗为主,生物化疗较单纯免疫治疗虽然提高客观有效率,但不能提高生存率。近年来,多个临床试验证实靶向药物的疗效优于免疫治疗,已成为晚期肾细胞癌的标准治疗手段。已批准用于转移性肾癌的靶向药物包括索拉非尼(Sorafenib,多吉美)、舒尼替尼(Sunitinib,索坦)、贝伐珠单抗(Bevacizumab,安维汀)、替西罗莫司(CCI-779,Temsirolimus)、依维莫司(Evirolimus,RAD001)、帕唑帕尼(Pazopanib)和阿西替尼(Axitinib)。

四、肿瘤内科治疗

(一)免疫治疗

IFN-α治疗转移性肾癌的客观有效率为8%~15%,中位无进展生存时间为5个月左右,中位生存时间8.5~13个月。

高剂量IL-2的客观有效率为15%~20%,CR7%,中位生存时间为16.3个月,其中2%~3%的患者可获得长期生存,中位缓解时间为54个月。高剂量IL-2是既往唯一被美国FDA批准用于治疗转移性肾癌的药物。但其不良反应严重,尤其是血管渗漏综合征,需在重症监护下进行,治疗相关死亡率高达4%,因此,极大地限制了其普遍应用。

低剂量IL-2的有效率为10%左右,毒性较低,总生存与高剂量IL-2无差别。但很少有患者获得CR和长期生存。

(二)生物化学治疗

生物化学治疗转移性肾癌的有效率为14.6%~33%,中位生存时间为8~25个月。虽然一些小的Ⅱ期临床试验显示出较好的生存。但已发表的随机试验结果表明生物，与单纯免疫治疗比较，化疗并不能提高生存率。常用的方案包括 5-FU 类药物联合 1L-2 和 IFN-α，吉西他滨联合 IL-2 和 IFN-α。

（三）靶向药物

约 70%的散发性肾透明细胞癌有 VHL 基因的突变、杂合性缺失或甲基化，这一基因的失活最终导致包括 VEGF/PDGF 在内的缺氧诱导基因的过表达。而 VEGF 和 PDGF 是促进新血管形成最重要的两个生长因子。因此，肾透明细胞癌是最富血管生成的恶性肿瘤之一。这一特点使得针对 VEGF/VEGFR、PDGF/PDGFR 的抑制血管生成成为肾透明细胞癌靶向治疗最重要的策略。

此外，肾透明细胞癌往往有 PI3K-AKT-mTOR 信号传导通路的过度激活。而 PI3K-AKT-mTOR 是多种细胞生长因子共同的下游信号传导通路。mTOR 是这一通路中一个非常重要的激酶。因此，mTOR 是肾癌靶向治疗的又一重要靶点。

1. 一线治疗　推荐用于转移性肾癌一线治疗的靶向药物包括舒尼替尼、索拉非尼、贝伐珠单抗、IFN-α、替西罗莫司和帕唑帕尼。

（1）舒尼替尼：舒尼替尼是针对 VEGFR，PDGFR，FLT3，KIT 和 RET 的小分子多靶点受体酪氨酸激酶抑制剂，具有抑制血管生成和抗增殖的双重抗肿瘤作用。舒尼替尼一线治疗转移性肾细胞癌的中位生存时间超过 2 年。

Motzer RJ 等（2006，2007）开展的Ⅲ期临床试验，入组 750 例初治的中低危转移性肾细胞癌，随机分组接受舒尼替尼或 IFN-α 治疗。舒尼替尼 50mg/d，口服，连用 4 周休息 2 周为 1 周期；IFN-α 每次 300 万 U，皮下注射，每周 3 次，第 3 周递增至 900 万 U，结果：舒尼替尼和 IFN-α 的有效率分别为 31%和 6%（P<0.001），中位无进展生存时间分别为 11 个月和 5 个月（P<0.001），舒尼替尼组均显著优于 IFN-α 组。在中期分析后，允许 IFN-α 组进展的患者交叉接受舒尼替尼治疗，舒尼替尼组的总生存仍优于 IFN-α 组，分别为 26.4 个月和 20.0 个月（P<0.0362），而未接受交叉治疗患者的总生存分别为 28.1 个月和 14.1 个月（P<0.0033）。

（2）索拉非尼：国外一项Ⅱ期随机临床研究，入组 189 例初治的转移性肾癌患者，随机分为索拉非尼组或 IFN-α 治疗组。结果中位无进展生存时间：索拉非尼组为 5.7 个月，IFN-α 组为 5.6 个月。结果表明索拉非尼一线治疗转移性肾细胞癌的疗效与 IFN-α 相同。我国国内开展的一项索拉非尼治疗转移性肾癌的单臂临床研究，显示了良好的疗效。共入组 62 例，57 例可评价疗效。最佳疗效：PR11 例，CR1 例，稳定 36 例，总缓解率按意向治疗人群计算为 19.4%（11/62），按符合可评价疗效人群计算为 21.1%（11/57）。中位无进展生存时间为 11.7 个月，中位生存时间为 23.5 个月。

（3）贝伐珠单抗联合 IFN-α：贝伐珠单抗单药对转移性肾细胞癌的疗效有限，但与 IFN-α 联合应用疗效显著提高。在美国开展的一项Ⅲ期临床研究（CALGB90206），649 例初治的转移性肾细胞癌，随机分组接受贝伐珠单抗联合 IFN-α 或 IFN-α 单药治疗。结果，贝伐珠单抗联合 IFN-α 显著提高客观有效率，贝伐珠单抗联合 IFN-α 为 30.6%，IFN-α 单药治疗为 12.4%，并延长中位无进展生存时间，贝伐珠单抗联合 IFN-α 的中位无进展生存时间为 10.2 个月，IFN-α 单药治疗为 5.4 个月（P=0.0001）。EORTC 开展的另一项设计类似的Ⅲ期研究结果得出与 CALGB90206 相同的结果。

(4)替西罗莫司(Temsirolimus):即 CCI－779,是 mTOR 的抑制剂。研究表明,CCI－779 一线治疗高危的转移性肾透明细胞癌疗效优于 IFN－α。Hudes 等报道的Ⅲ期临床研究。626 例初治的高危转移性肾细胞癌随机接受替西罗莫司单药、IFN－α 单药或替西罗莫司联合 IFN－α 的治疗。替西罗莫司单药 25mg,静脉输注,每周 1 次。结果表明,替西罗莫司和 IFN－α 单药组的客观有效率分别为 8.6%和 4.8%,中位无进展生存时间分别为 5.5 个月和 3.1 个月(P=0.008),总生存时间分别为 10.9 个月和 7.3 个月(P<0.001),而联合组与 IFN－α 单药组的疗效无明显差别。

2.二线治疗 传统上,转移性肾癌免疫治疗失败后缺乏标准的二线治疗方案,中位肿瘤进展时间只有 2.5 个月左右。临床研究证实,索拉非尼和舒尼替尼可显著延长免疫治疗失败的转移性肾细胞癌的无进展生存和总生存时间。而依维莫司可用于小分子酪氨酸及酶抑制剂失败的患者。

(1)索拉非尼:TARGET 试验证实索拉非尼用于免疫治疗失败的转移性肾细胞癌的二线治疗能显著延长生存时间。903 例经一次系统治疗失败的晚期肾透明细胞癌,随机分组接受和索拉非尼(451 例)或安慰剂(452 例)治疗。结果表明,两组的疾病控制率(CR＋PR＋SD)分别为 84%和 55%。索拉非尼组的无进展生存期较安慰剂组延长一倍,分别为 5.8 个月和 2.8 个月(P<0.00001),生活质量较安慰剂组明显改善。虽然在中期分析后允许安慰剂组进展的患者交叉接受了索拉非尼的治疗,但索拉非尼组的总生存期仍明显优于安慰剂组(19.3 个月对 15.9 个月,P=0.015)。

(2)舒尼替尼:在两个样本量相对较小单臂的Ⅱ期临床经验中,舒尼替尼治疗细胞因子失败后的转移性肾细胞癌取得了较好的客观有效率和无进展生存。这两个试验分别入组了 63 例和 106 例经免疫治疗失败的转移性肾细胞癌,客观有效率分别为 44%和 40%,中位无进展生存时间分别为 8.7 个月和 8.3 个月,第一个试验中患者的中位生存时间为 16.4 个月。

(3)依维莫司(Everolimus):即 RAD001,是另一个 mTOR 抑制剂。Motzer RJ 等(2008)开展的一项Ⅲ期临床试验结果证实依维莫司(RAD001),对索拉非尼或舒尼替尼治疗失败的转移性肾细胞癌有效。400 例经舒尼替尼和(或)索拉非尼治疗失败的转移性肾细胞癌,按 2∶1 随机分组接受依维莫司或安慰剂治疗。依维莫司的用法:10mg,口服,每日 1 次,连续服用至肿瘤进展或不可耐受。结果,依维莫司组的中位无进展生存时间为 4.0 个月,明显优于安慰剂组的 1.9 个月。依维莫司的主要不良反应发生率:胃黏膜炎占 40%,皮疹占 25%,疲乏占 20%,肺炎占 8%。

3.靶向药物的不良反应 靶向药物不仅可产生与细胞毒药物同样的消化道反应、骨髓抑制和脱发等,还可产生一些靶向药物特有的不良反应,如皮肤毒性、心脏毒性、内分泌异常、代谢紊乱、高血压和出血等。肾癌靶向药物常见的共同副作用包括疲乏、皮肤毒性(皮疹、瘙痒、脱屑和手足综合征)以及消化道反应(恶心、呕吐、腹泻和食欲不振)。这些药物大多数对血液学和肝肾功能的影响较小,但舒尼替尼和 CCI－779 可以对血液学产生明显的抑制作用,舒尼替尼所致的中性粒细胞和血小板减少的发生率在 60%～70%,尤其在亚洲人群中 3、4 度血小板减少的发生率可高达 20%以上。

以抗 VEGF 为基础的抗血管生成药物一个共同的突出副作用是高血压,舒尼替尼、索拉非尼和贝伐珠单抗高血压的发生率分别为 24%、17%和 26%。索坦可以引起心脏射血分数下降,.发生率约为 10%,其中 3、4 度为 2%。索坦和索拉非尼均可导致甲状腺功能减退,发生率可分别高达 60％ 和 24％,但大多数为亚临床型,部分患者需激素替代治疗。

mTOR 的抑制剂如替西罗莫司和依维莫司均可引起间质性肺病。替西罗莫司间质性肺病的发生率可高达 34％。mTOR 抑制剂还可以引起代谢紊乱,包括高血糖、高胆固醇和高甘油三酯症,发生率均在 25％ 左右,其中 3/4 度血糖升高的发生率为 11％。在大肠癌的临床试验中,贝伐珠单抗还可引起胃肠道穿孔和伤口愈合障碍。

因此,在应用这些分子靶向药物之前,全面评估患者可能出现的不良反应及其高危因素,以及治疗过程中严密监测相应的指标尤为重要。

五、化疗方案

以下方案可用于转移性肾癌。

1.索拉非尼　索拉非尼 400mg 口服,每日 2 次,连续服用。

2.舒尼替尼　舒尼替尼 50mg 口服,每日 1 次,连用 4 周,休息 2 周,6 周为 1 周期(必要时可减量至 37.5mg,每日 1 次)。

3.依维莫司　10mg,口服,每日 1 次,连续服用。

4.IFN-α　常采用剂量递增的方法:第 1 周 300 万 U,第 2 周 600 万 U,第 3 周 900 万 U,皮下注射或肌内注射,每周 3 次,8～12 周为 1 个疗程。

5.IL-2

(1)大剂量方案:60 万～72 万 U/kg,静脉注射,每 8h 1 次,第 1～5d,间隔 9d 后重复(注:该方案不良反应严重,国内尚无可以用至此剂量的 IL-2)。

(2)低剂量方案:国外常用,1800 万 U,皮下注射,5d/周,连续 8 周为 1 周期。我国常用剂量为 200 万～300 万 U,皮下或肌内注射,每周 5 次,连续 6～8 周。

6.ⅡF 方案(Ellerhorst JA,1997)

IFN-α　300 万～600 万 U 皮下注射,每周 3 次;

5-FU　600mg/m² 静脉注射,每日 1 次,第 1～5d;

28d 为 1 周期。

7.ⅡG 方案(Neri B,2002)

GEM　1.0g/m² 静脉滴注,第 1、8、15d,每 4 周重复;

IFN-α　300 万～600 万 U 皮下注射,每周 3 次;

连用 2 周休息 2 周,4 周为 1 周期。

(武云)

第二节　肾母细胞瘤

一、病理分类

肾母细胞瘤按组织学及临床特点分为预后良好组织型(FH)和预后不良组织型(UH)。绝大多数患儿为 FH,包括典型肾母细胞瘤和囊性部分分化肾母细胞瘤。UH 仅占 12％～15％;包括未分化型、透明细胞型和横纹肌肉瘤型。横纹肌肉瘤型恶性程度很高。

二、临床分期

通常采用美国国家肾母细胞瘤研究组制定的肾母细胞瘤手术—病理分期系统(the National Wilms Tumor Group surgical—pathologic staging system),即 NWTS 分期(2001)。

Ⅰ期:肿瘤局限于肾能被完整切除;肿瘤没有侵透肾被膜;术中肿瘤无破裂或术前未行活检术;肿瘤未侵犯肾静脉。

Ⅱ期:肿瘤超出肾但仍能完整切除;无淋巴结转移;至少有下列一项:侵透肾被膜,侵犯肾窦血管,术前曾穿刺活检,术中肿瘤局限性破裂。

Ⅲ期:术后有肉眼或显微镜下肿瘤残存,包括不能切除的肿瘤,切缘阳性;术中肿瘤破裂污染腹膜;区域淋巴结转移;术中分次切除肿瘤。

Ⅳ期:血行转移(肺、肝、骨、脑)或腹部以外的淋巴结转移。

Ⅴ期:双侧肾母细胞瘤。

三、治疗原则和综合治疗

肾母细胞瘤(Nephroblastoma,Wilm's 瘤)是儿童最常见的恶性肿瘤之一。采用手术、化疗和放疗组成的综合治疗方案,儿童肾母细胞瘤的治疗有了很大进步,生存率也由 20 世纪 30 年代的 30%左右提高到目前的 85%以上。

美国国家肾母细胞瘤研究组自 1969 年起进行 5 个肾母细胞瘤的随机分组临床研究,为肾母细胞瘤的诊断、分期和治疗提出了重要建议。根据最新的 NWTS—5 推荐不同分期和类型的肾母细胞瘤治疗原则如下。

1. Ⅰ、Ⅱ期预后良好型和Ⅰ期预后不良型肿瘤　手术切除肿瘤。手术均尽量采用经腹行肿瘤和患肾切除术,只有在仅有单侧肾、双侧肾母细胞瘤、其他原因所致的肾功能不全和 Bechwith—Wiedemann 综合征时才进行部分肾切除术。术后给予放线菌素 D(ACTD)+长春新碱(VCR)联合化疗 4.5 个月。

2. Ⅲ、Ⅳ期预后良好型和Ⅱ~Ⅳ期局灶间变性肿瘤　手术切除肿瘤和患侧肾,术后需要辅助放疗,放疗范围包括瘤床即原发肿瘤和已切除的肾,只有在肿瘤破裂导致严重污染腹腔或腹腔播散才需要全腹放疗。放疗剂量的大小仍存在争议,目前多为 10.8Gy。对术后肿瘤残存超过 3cm 以上者,局部应增加放疗 10Gy。术后化疗采用放线菌素 D(ACTD)+长春新碱(VCR)+阿霉素(ADM)方案,化疗 6 个月。Ⅳ期有肺转移患者给予全肺放疗。

3. Ⅱ~Ⅳ期弥漫间变性肿瘤　手术切除肿瘤和患侧肾,术后辅助放疗,术后化疗方案为:放线菌素 D(ACTD)+长春新碱(VCR)+阿霉素(ADM)+环磷酰胺(CTX)+足叶乙苷(VP—16)方案,化疗 6 个月。Ⅳ期有肺转移者给予全肺放疗。

4. Ⅴ期肿瘤　双侧肾母细胞瘤应该力争实施双侧肾保留手术,手术保留至少一侧 2/3 或双侧 1/2 功能良好的肾实质,这也是保证双侧肾母细胞瘤患者长期生存与生活质量的重要因素。术后应就每侧肾单独分期,以其中分期较为严重的一侧为依据制定术后治疗方案。

四、肿瘤内科治疗

肾母细胞瘤对化疗高度敏感,化疗在综合治疗中占重要地位。几乎各期各型肿瘤均需行术后辅助化疗。Ⅰ、Ⅱ期术后联合放线菌素 D 和长春新碱化疗 6 个月,16 年总生存率在 90%

左右。Ⅲ期预后好的患者手术后加用阿霉素＋放线菌 D＋长春新碱三药联合化疗 15 个月后不仅可以提高无复发生存率,更重要的是可以替代腹部放疗剂量 10Gy,使放疗总剂量降低至 10.8Gy,16 年总生存率达到。无预后不良因素只有肺部转移的Ⅳ期通过联合化疗使 80％的患者存活超过 4 年。

对于术前化疗目前仍存在争议。以欧洲国家为主的国际儿科肿瘤学会(the International Society of Pediatric Oncology,SIOP)肾母细胞瘤治疗方案比较重视术前化疗,SIOP 按临床分期进行术前化疗,即Ⅰ～Ⅲ期化疗时间为 4 周,Ⅳ期化疗时间为 6 周,并在长春新碱和放线菌素 D 基础上加用表阿霉素。SIOP 认为术前化疗能够缩小瘤体,因纤维化而产生假包膜使瘤体在术中不易破溃;出现降期效果后,可减轻化疗和放疗的强度,减少化疗或放疗产生的并发症和后遗症;消除或缩小腔静脉、右心房瘤栓,使手术切除巨大瘤栓成为可能。NWTS 则强调准确的术中分期和病理分型,术前化疗使肿瘤细胞坏死而干扰了肿瘤的病理组织类型,临床分期不准确,给术后治疗带来一定困难,可能导致术后治疗强度不足或治疗过度;术前化疗还可使双侧肾母细胞瘤漏诊。

五、化疗方案

1. ACTD＋VCR 方案

ACTD　8～15μg/kg 静脉滴注,每日 1 次,第 1～5d;

VCR　1.5mg/m² 静脉冲入,第 1、8d;

3 周重复。

在 NWTS—1 研究中,术后患者随机接受放线菌素 D、长春新碱或两药联合方案治疗,结果显示,4 年无复发生存率三组分别为 56％、54.4％和 77.5％。联合组较任一单药治疗组均明显提高 4 年无复发生存率。

2. ACTD＋VCR＋AMD 方案

ACTD　10～15μg/kg 静脉滴注,每日 1 次,第 1～5d;

VCR　1.4mg/kg 静脉冲入,第 1、8d;

ADM　40mg/m² 静脉冲入,第 1d,

3 周重复。

NWTS—2 随机研究将Ⅱ～Ⅳ期 Wilm's 瘤患者随机分为 ACTD＋VCR 和 ACTD＋VCR＋ADM 组,结果显示:Ⅱ期预后良好患者无复发生存率由两药组的 78.4％提高至 87.7％;Ⅲ期预后良好者无复发生存率由两药组的 65.4％提高至 88.5％;然而对于Ⅳ期病变和预后不良型病变,三药治疗较两药治疗组无明显改善。

3. DV 方案 2　用于术后辅助化疗病例。

ACTD　15μg/kg 静脉滴注,第 5、13、22、31、40、49、58 周时重复;

VCR　1.4mg/m² 静脉冲入,每周 1 次,第 1～10 周,从第 15 周起,每周 1 次,连用 6 周,休息 3 周,重复使用直至 60 周为止。

4. DVA 方案 2　用于术后辅助化疗。

ACTD　15μg/kg 静脉滴注,第 13,26/39/52/65 周时重复;

VCR　1.4mg/m² 静脉冲入,每周 1 次,第 1～10 周,第 13、26、39、52、65 周时各连用 2 次,2 次;

间隔 4d；

ADM　40mg/m² 静脉冲入，每天 1 次，连用 3d，第 13、26、39、52、65 周时重复。

5. Regimen I 方案

ACTD　10～15μg/kg 静脉滴注，每日 1 次，第 1～5d；

VCR　1.4mg/m² 静脉冲入，第 1、8d；

ADM　40mg/m² 静脉冲入，第 1d；

CTX　600mg/m² 静脉冲入，第 1d；

VP—16　75mg/m² 静脉滴注，每日 1 次，第 1～5d，

3 周重复。

NWTS—3、NWTS—4 随机研究均证实 II～IV 期预后不良型病变术后化疗多药联合方案优于三药联合方案。

（何娜娜）

第三节　膀胱癌

一、病理分类

尿路肿瘤组织学分类（WHO，2008）。包括肾盂癌、输尿管癌和膀胱肿瘤。

1. 尿路上皮肿瘤　主要为移行细胞型，目前称为尿路上皮癌。

2. 鳞状细胞肿瘤　鳞状细胞癌；疣状癌。

3. 腺性肿瘤　腺癌黏液型、印戒细胞型、透明细胞型。

4. 神经内分泌肿瘤　小细胞癌；类癌；肾上腺外嗜铬细胞瘤。

二、临床分期

1. TNM 分期（AJCC，第 7 版，2010）

T—原发肿瘤

T_x—原发肿瘤不能评价；

T_0—无原发肿瘤证据；

T_a—非浸润性乳头状癌；

T_{is}—原位癌；

T_1—肿瘤侵犯上皮下结缔组织；

T_2—肿瘤侵犯固有肌层；

T_{2a}—肿瘤侵犯浅肌层（内 1/2）；

T_{2b}—肿瘤侵犯深肌层（外 1/2）；

T_3—肿瘤侵犯膀胱周围组织；

T_{3a}—显微镜下可见；

T_{3b}—肉眼可见；

T_4—肿瘤侵犯下列任何部位：前列腺、子宫、阴道、盆壁、腹壁；

T_{4a}—肿瘤侵犯前列腺、子宫、阴道；

T_{4b}－肿瘤侵犯盆壁、腹壁。

N－区域淋巴结(区域淋巴结是指真骨盆内的淋巴结,其余均为远处转移)区域淋巴结不能评价;

N_0－无区域淋巴结转移;

N_1－单个真骨盆内淋巴结;

N_2－多个真骨盆内淋巴结;

N_3－总淋巴结。

M－远处转移

M_x－远处转移不能评价;

M_0－无远处转移;

M_1－有远处转移。

2.临床分期

0_a	T_a	N_0	M_0
0_{is}	T_{is}	N_0	M_0
I	T_1	N_0	M_0
II	T_{2a}	N_0	M_0
	T_{2b}	N_0	M_0
III	T_{3a}	N_0	M_0
	T_{3b}	N_0	M_0
	T_{4a}	N_0	M_0
IV	T_{4b}	N_0	M_0
	任何 T	N_1,N_2,N_3	M_0
	任何 T	任何 N	M_1

三、治疗原则和综合治疗

膀胱癌(Bladder Cancer)的治疗需要多学科的综合治疗,以期取得最佳的治疗效果。膀胱癌临床病变分为三类:第一类为非浸润性病变;第二类为浸润性病变;第三类为转移性病变。

1.非浸润性膀胱尿路上皮癌的治疗　非浸润性病变包括非浸润性乳头状瘤(T_a),T_1 病变和原位癌(T_{is})。

(1)T_a,G_1 和 G_2 肿瘤:标准治疗是经尿道肿瘤切除。由于这些肿瘤患者有相对高的复发风险,除了密切观察外,专家也提出在肿瘤切除的 24h 内进行单次剂量的膀胱灌注化疗(而不是免疫治疗)。

(2)T_a,G_3 肿瘤:术后采用膀胱内灌注卡介苗(BCG)或丝裂霉素。

(3)T_1,$G_{1\sim2}$ 和 T_1,G_3 肿瘤:在经尿道肿瘤完全切除后,采用 BCG、丝裂霉素膀胱内灌注治疗,如经反复切除后仍有肿瘤残存可行根治性膀胱切除。

(4)原位癌(T_{is}):膀胱镜完全切除肿瘤,术后 2～4 周开始膀胱内灌注 BCG 治疗,一般每周 1 次,连用 6 周,随后休息 6 周,在开始治疗后的 12 周重新评价。

5. TC 方案

PTX　150mg/m²,静脉滴注,第 1d;

CBP　300mg/m²,或 W/C5,静脉滴注,第 1d,每 3 周重复。

20 世纪 90 年代以来,紫杉醇被证实为治疗尿路上皮癌的有效药物之一,总有效率及 CR 率分别为 42% 及 27%。当患者因肾功能不全或其他不能耐受顺铂治疗的时候,可考虑给予此方案。这类患者同样适合单药化疗。

6. 培美曲塞　一项研究显示,47 例经一线治疗失败的晚期尿路上皮癌患者接受培美曲塞 500mg/m²,每 3 周重复治疗,有效率(CR+PR)为 27.7%,稳定率为 21.3%。中位疾病进展时间为 2.9 个月,总生存时间为 9.6 个月。因此,目前可推荐该药作为二线治疗晚期膀胱癌。

(丁晓蕾)

第十一章 肿瘤中西医结合治疗

第一节 乳腺癌

一、概述

乳腺癌临床以乳腺肿块为主要表现,与其他恶性肿瘤相比具有发病率高、侵袭性强但病情进展缓慢、自然生存期长等特点。自 20 世纪 70 年代末开始,乳腺癌的发病在全球范围内一直位居女性肿瘤的首位,并且其发病率还在以每年 2% 的速度递增。全球每年有 120 万妇女患乳腺癌,50 万妇女死于乳腺癌。我国虽不是乳腺癌的高发国家,但年均增长速度却高出高发国家 1~2 个百分点,以每年 3% 的速度递增,并且呈现年轻化趋势,与发达国家呈现出惊人的巧合。我国乳腺癌发病年龄高峰较西方国家早 10 年,在 40~49 岁,但是 30 岁以后就有明显增加。在国内的大城市中,京、津、沪及沿海一些大城市的发病率较高,其中上海的发病率居全国之首。京沪两地女性乳腺癌发病率分别达到 4.5/万和 5.49/万,在 10 年间上升了 23% 和 31%,已经接近西方乳腺癌高发国家的水平。

乳腺癌在中医文献记载为乳岩、石痈等。由于肿物位于体表,不需特殊仪器即可细致观察,中医古籍中相关记载较多。其发生多与情志郁结有关,朱丹溪《格致余论》载"忧怒郁闷,昕夕积累,脾气消阻,肝气横逆,遂成隐核,如大棋子,不痛不痒,数十年后方疮陷,名曰乳岩,以其疮形嵌凹似岩穴也,不可治矣。"对于其治疗,明代汪机《外科理例》载:"肿疡内外皆壅,宜托里表散为主。乃补气血药而加之以行散之剂,非专攻之谓。或者肿痛甚,烦躁脉大,其辛热之剂,不但肿疡不可用,虽溃疡亦不可用也。凡患者须分经络、血气、地部远近、年岁老幼、禀气虚实及七情所感、时令所宜而治之。常见以流气、十宣散二药,概治结肿之症,以致取败者多矣。"清王维德《外科证治全生集》载:"大忌开刀,开则翻花最惨,万无一活。男女皆有此证。"我国古代限于当时历史条件,难以施行手术,治疗多有困难,故常延至晚期溃烂翻花。但在这些记载中,可以看出古代医家对这一病种的细致观察和治疗体会,丰富了中医对乳癌的认识、对今日中西医结合治疗乳癌有一定的帮助。

二、西医病因病理

(一)病因

乳腺癌的病因中年龄、家族史、遗传和内分泌因素对乳腺癌的发生有较大的影响,饮食、饮酒和外源激素的应用(避孕及激素替代疗法)对乳腺癌的发生也有影响。微观上特殊基因的突变尤其是 BRCA1 和 BRCA2 在乳腺癌的发展上起着重要作用。

北欧研究人员在新英格兰杂志发表了对 44788 对双胞胎和他们的医学档案的调研分析,其中乳腺癌有 27% 由遗传因素决定。口服避孕药略增加患乳腺癌的危险。当口服避孕药超过 10 年或于 20 岁之前开始服用时危险性增加,危险性随着停服逐渐降低。停药 10 年后相对危险与未服时相同。而且据文献报告口服避孕药使卵巢癌的发病率降低 40%。子宫内膜癌的发病率降低 40%~60%。关于停经后激素替代疗法导致乳腺癌发病危险性增加的报告结论不一致。一些报告认为不增加患病危险，另外一些估计相对危险性为 $1.1 \sim 1.4$。停用雌激素后增加的患病危险性迅速降低。一项复杂的计算机风险效益评估研究表明，激素替代疗法延长绝经后妇女生存期的作用超过其理论上的风险。

中国妇女绝经前乳腺癌的比率远远高于西方妇女。临床实践中发现部分绝经前妇女乳腺癌发生于多次人工流产后，可能与中止妊娠后激素大幅度变化有关。

虽然乳腺癌的发病与上述因素有关，值得提出的是至少有 50% 的患乳腺癌的妇女无明显的患病危险因素，乳腺癌的病因还需要进行大量的研究和探索。

(二)病理

1. 大体病理形态

(1)非浸润癌：导管原位癌和小叶原位癌。

(2)早期浸润癌：非浸润癌开始突破基底膜者。

(3)浸润性特殊癌：乳头状癌、腺样囊腺癌、黏液腺癌、大汗腺癌、乳头派杰(Paget)病、腺管样癌和鳞状细胞癌。

(4)浸润性非特殊癌：浸润导管癌、硬癌、单纯癌、髓样癌、腺癌。

其中导管原位癌(DCIS)、小叶原位癌(LCIS)、乳头派杰(Paget)病、髓样癌伴有大量淋巴细胞浸润者有较独特的生物学特性，预后较好。小叶原位癌(LCIS)是乳腺癌的一种高危标志，发病年龄在 45 岁左右，绝经前较多。60%~90% 是多中心和双侧型。约 1/4 的病例在 15~20 年后可发展成浸润癌。导管原位癌是真性癌前病变。发病年龄在 55 岁左右，临床影像学可见微小钙化点。多发生在绝经后，常为单侧性，有 25%~70% 在 5~10 年后可发生浸润癌。不宜做保留乳房的局部广泛切除术。硬癌的恶性程度高，侵袭性强，易转移。

2. 分子生物学分型　以基因表达谱和分子生物学特征为基础的乳腺癌分子生物学分型，能较好地反映肿瘤的生物学行为，是对传统肿瘤分类的重要补充，具有重要的临床指导意义。

乳腺癌分子标志大致可分为如下几类：①原癌基因和抑癌基因：Her－1、Her－2、c－myc、ras、p53、mucl；②增殖与凋亡相关标志：Ki67、p27、bcl2、CyclinD1 等；③与侵袭性和转移性相关的因子：VEGF、CD44、$nm^2 3$ 等；④激素受体：ER、PR；⑤特异性蛋白：Telomerase、Ps2 等。

Perou 等采用包含 8102 个基因的 cDNA 芯片对 65 个乳腺癌标本基因表达方式的特征进行分析，并在筛选出 456 个内在固有基因亚群进一步研究的基础上，将乳腺癌分为 5 个类型，即管腔上皮(表达正常乳腺管腔上皮激素受体、细胞角蛋白和相关基因)A 型(Luminal A)、管腔上皮 B 型(Luminal B，较 A 型激素受体水平低，组织学级别高)、HER－2 过表达型、基底样型(basal－like，表达乳腺上皮基底样或干细胞相关基因)和正常乳腺样型(表 11－1)。这 5 种分子类型，除正常乳腺样型认为更可能是存在于标本中的正常乳腺组织的污染所致外，其他 4 种类型在之后大量的临床研究中，证实了它们在预后和治疗反应等方面的特异性，而受到越来越广泛认可。2011 年 3 月在 ST. Gallen 召开的国际乳腺癌会议上，对乳腺癌亚型病理学及其新定义进行了讨论，乳腺癌分子分型对乳腺癌内在生物学本质的认识及其临床价值受到专家组广泛认可。

表 11-1 免疫组化分子亚型的临床病理特征

	特异基因表达模式	病理分级	免疫组化标记	临床特点
管腔上皮型	ER 阳性;ER 相关基因激活;表达细胞角蛋白 8/18	$G_{1\sim2}$	A 型:ER^+/PR^+,$HER-2^-$,Ki67 低表达($<14\%$) B 型:ER^+/PR^+,$HER-2^+$ ER^+/PR^+,$HER-2^-$,Ki67 高表达($>14\%$)	占 50%~70%;预后好(A型较B型好);内分泌治疗有效;化疗反应较差(B型比A型好)
HER-2 过表达型	ER 阴性;HER-2 过表达;GRB7(ERBB2 扩增子)高表达;增殖相关基因高表达	$G_{2\sim3}$	ER^-,PR^-,$HER-2^+$	占 15%~20%;预后较差;曲妥珠单抗治疗有效;对新辅助化疗反应较好
基底样型	ER 阴性;HER-2 阴性;表达基底细胞角蛋白 CK5,6,14,17;增殖相关基因高表达	G_3,推挤式边界,高核分裂活性,坏死,与髓样癌及化生性癌有关	ER^-,PR^-,$HER-2^-$,CK5/6^+ 或 $EGFR^+$	一般人群占 10%~15%,绝经前美国黑种人妇女中占 35%;预后差;无药物靶点;新辅助化疗反应较好;与 BRCA1 相关肿瘤有关

三、中医病因病机

（一）病因

1.外因 《诸病源候论》提到"有下于乳者,其经虚,为风寒气客之,则血涩结……无大热,但结核如石。"

2.内因 所愿不遂、忧郁膹闷等引起体内气血失调、脏腑功能紊乱而发病。因此,"此症多生于忧郁积忿中年妇女。"(虞抟《医学正传》)这一点与现代医学对乳腺癌发病年龄统计一致。

中医认为乳腺癌的病因主要机体为七情所伤,体内气血失调、脏腑功能紊乱,其发病也与经虚为风寒所袭等外因有关。中西医均认为情绪因素与乳腺癌的发病有关。

（二）病机

1.发病 以缓慢发病为多。

2.病位 本病病位在乳房,与肝、脾、肾密切相关。

3.病性 本病的性质是本虚标实,脾肾虚弱为本,痰凝、气滞、血瘀、毒结为标。

4.病势 初起多以气滞痰凝为主,中期虚实夹杂,晚期则以脾肾气血大亏为主。

5.病机转化 本病病机重点在于"虚""痰""毒""瘀"等方面,临床中上述病机因素往往相互交叉,互为因果,相互联系。其主要病机为肝郁气滞、所愿不遂、郁结伤脾等机体为七情所伤引起体内气血失调、脏腑功能紊乱,导致邪毒内蕴、气滞血瘀、痰浊交结滞于乳中而发病。毒邪日耗,痰凝、气滞、血瘀日久可导致脾肾亏虚、肝肾阴虚等证,而正气不足,气血亏虚又易致肿块溃破,久不敛口。

四、临床表现及辅助检查

（一）临床表现

1.局部肿瘤表现 乳房肿块:常为就诊的首发症状,多为单发,质地较硬,增大较快,可活动,如侵及胸肌或胸壁则活动差或固定。皮肤橘皮样改变和乳头内陷为癌侵及皮肤和乳头的表现。

2.区域淋巴结转移表现　腋窝和锁骨上淋巴结肿大、质硬、活动、融合或固定。

3.晚期乳腺癌表现　血行转移至肺、肝、骨、脑而出现相应的临床表现。

4.乳头溢液　血性或浆液性,有此症状的患者适宜行乳腺导管内镜检查。

5.炎性乳腺癌　表现为乳房皮肤炎症样改变,由局部扩大到全乳房,皮肤颜色由浅红到深红,同时伴有皮肤水肿、增厚、表面温度升高。

(二)实验室检查

1.病理或细胞学检查　诊断的准确性高。

(1)乳头分泌物细胞学检查:无创且操作简便。

(2)肿块穿刺检查:细针针吸细胞学涂片或B超引导下穿刺活检。

(3)切除活检:先做肿物整块切除,冰冻切片病理确诊后行乳腺癌保乳手术或扩大切除术。

2.肿瘤标志物检查　CA-153和CEA增高与乳腺癌有一定相关性。

3.乳腺癌内分泌受体检查　雌激素受体(ER)孕激素受体(PR)检查:是乳腺癌病理检查必须包括的项目,阳性者内分泌治疗有效,检测结果决定术后治疗方案的选择和患者的预后。

4.CerbB-2(HER2/neu)　结果阴性者,预后好,阳性者靶向治疗有效。准确的检测很重要。是否阳性影响到化疗方案和生物治疗方案的选择以及患者的预后。

5.BRCA基因检查　遗传性乳腺癌占全部乳腺癌的$5\%\sim10\%$。BRCA基因突变发生于70%的遗传性乳腺癌中。

(三)其他检查

1.乳腺B超检查　非创伤性,可同时检查双腋下淋巴结。B超下可见形状不规则的低回声区,准确率$80\%\sim85\%$,如能同时发现腋窝淋巴结肿大、融合、固定则提示乳腺肿块很可能是乳腺癌。

2.乳腺X线照相检查　可见密度增高、边缘不规则的肿块阴影,有时中心可见钙化,如$1cm^2$范围内钙化点超过5个则应警惕恶性。

3.钼靶X线或干板照相　根据乳腺肿块密度与周围组织对比有无毛刺或钙化等帮助诊断。

4.导管造影或导管镜检查　对有病理性溢液的患者,可行导管造影或导管镜检查,以观察导管有无中断扩张、受压移位和占位性病变。

五、诊断与鉴别诊断

(一)诊断要点

乳腺癌的诊断应根据临床表现、辅助检查结果进行初步诊断,确诊需要细胞学或病理学证据。近年来,乳腺癌的发病呈年轻化和上升趋势对于发生于乳腺的肿物应警惕恶性肿瘤的可能,尽早行活检或细胞学检查,以免因延误诊断影响治疗和预后。

(二)肿瘤分期诊断

参照美国癌症联合委员会(AJCC)/国际抗癌联盟(UICC)乳腺癌TNM分期系统(2010年,第七版)

0 期：$T_{is}N_0M_0$　　　　T_{is}：指病理学的原位癌

Ⅰ期：$T_1N_0M_0$

ⅡA 期：$T_0N_1M_0$

　　　　$T_1N_1M_0$

　　　　$T_2N_0M_0$

ⅡB 期：$T_2N_1M_0$

　　　　$T_3N_0M_0$

ⅢA 期：$T_0N_2M_0$

　　　　$T_1N_2M_0$

　　　　$T_2N_2M_0$

　　　　$T_3N_1M_0$

　　　　$T_3N_2M_0$

ⅢB 期：T_4 任何 NM_0

任何 TN_3M_0

Ⅳ期：任何 T 任何 N,M_1

T：原发性肿瘤

T_x：不能估价的原发肿瘤（已被切除）

T_0：未能触及原发肿瘤

T_{is}：原位癌

T_1：肿瘤最大直径≤2cm

T_2：肿瘤最大直径＞2.0cm 但≤5.0cm

T_3：肿瘤最大直径＞5.0cm

T_4：任何体积的肿瘤直接侵犯胸壁或皮肤

T_{4a}：与胸壁固定

T_4b：乳房皮肤水肿,溃疡和限于同侧乳房的卫星结节

T_{4c}：上两者同时存在

T_{4d}：炎性乳癌

N：区域淋巴结

N_x：不能估计的局部淋巴结

N_0：同侧腋下未扪及淋巴结

N_1：同侧腋下能扪及散在淋巴结

N_2：同侧腋下淋巴结转移互相融合成块或与其他组织粘连

N_3：同侧内乳区淋巴结转移

远处转移 M

M_0：无远处转移

M_1：有远处转移,包括同侧锁骨上淋巴结转移

(三)西医鉴别诊断

乳腺癌应与发生于乳腺的良性和其他恶性肿瘤相鉴别。

1.乳腺纤维腺瘤　临床多见于年轻女性,单发或多发,触诊为边缘光整的圆形或椭圆形

结节,活动好。

2.乳腺叶状瘤 临床表现为迅速增大的肿物,轮廓较光整,有浅分叶,一般活动好。

3.乳腺癌肉瘤或肉瘤 罕见,一般通过手术病理诊断。

4.乳腺转移瘤 少见。原发肿瘤可为对侧乳腺癌、恶性黑色素瘤、肺癌;卵巢癌等。X线表现为圆形轮廓光整的结节。

5.乳腺淋巴瘤 少见。可原发或继发,X线表现为弥漫密度增高,与炎性乳腺癌相仿、可%边缘清楚的单发或多发的结节及模糊小片影等,很少见钙化。

(四)中医类证鉴别

1.乳癖 多见于20~40岁妇女,乳房可有胀痛,每随喜怒而消长,常在月经前加重,月经后缓解,多数可在乳房外上象限扪及扁平肿块或豆粒大小质韧硬结节,可有触痛,肿块边界欠清,与周围组织不粘连。

2.乳核 好发于青少年女性,多数发生在一侧乳房,肿块多为单发,以外上象限多见,多呈卵圆形,大小不一,质地坚硬,表面光滑,边界清楚,活动度大,不与周围组织粘连,无疼痛和触痛,生长缓慢,不会化脓溃烂,与月经周期无关。

3.乳痨 初起乳房部肿块,红热痛及全身症状不明显;成脓为寒性脓肿;溃后稀薄如痰,创口难敛,易成窦道。

六、治疗

(一)治疗原则

1.Ⅰ期 改良根治或局部广泛切除加放疗。下列高危因素时辅助以化疗:①细胞分化差;②DNA呈异倍体;③肿块生长迅速;④未闭经,ER(一)者。肿瘤位于内象限或中央区术后行放疗。ER(+)者术后服三苯氧胺(TAM)5年。术后及放、化疗期间以中医药调理。

2.Ⅱ期 一般先行手术治疗,术后4周内开始辅助化疗,术后辅助化疗一般进行4~8个周期。有放疗适应证的患者行放疗。放疗一般安排在两程化疗之间进行。ER(+)或患者服用TAM5年或芳香化酶抑制剂5~10年即内分泌治疗。术后及放、化疗期间以中医药调理。

3.Ⅲ期 先做术前化疗(新辅助化疗),以后做改良根治术或乳腺单纯切除加腋窝淋巴结清扫术。术后4周内开始辅助化疗、放疗、化疗。ER(+)或芳香化酶抑制剂5~10年患者服用TAM5年进行内分泌治疗。诊断即开始中医药调理。

4.Ⅳ期 化疗和内分泌治疗为主。必要时做局部放疗或姑息性局部手术切除,诊断即开始中医药调理。

(二)西医治疗

根据基因分析或者免疫组化结果进行治疗选择:Luminal A型乳腺癌通常存在内分泌依赖,化疗敏感性差;Luminal B型,虽然ER阳性,但内分泌依赖性较差,需要化疗;三阴性乳腺癌不依赖内分泌治疗,目前没有明确有效的分子靶向治疗,更需要化疗;HER-2阳性型适合用曲妥珠单抗治疗。但是在决定术后辅助化疗时还是要强调临床病理分期的重要性,如腋窝淋巴结阳性,尤其是3个以上阳性淋巴结,肿瘤直径>5cm等因素依然是决定化疗的重要因素。

1.乳腺癌手术方案的选择

(1)保乳手术加术后放疗:早期乳腺癌的保守性手术合并放疗与根治术可获同样的生存

率,但患者的生活质量和心理状态明显得到改善。中国医学科学院肿瘤医院对肿瘤≤3cm的乳腺癌直接行保乳手术,若肿瘤>3cm但≤5cm,先行2~4个周期化疗,若肿瘤≤3cm,仍可行保乳手术,若化疗后肿瘤仍>3cm,则行改良根治术。如果肿瘤位于乳头、乳晕,可行中央象限切除,再行乳头再造术。保乳手术后的放疗明显降低局部复发率,局切后不加用放疗的局部复发率为28.9%,而加用放疗后为7%(NSABP-B-06计划)。保乳手术的绝对禁忌证是2个或多个肿瘤位于不同象限,钼靶片显示散在的恶性钙化灶。

(2)根治术:在原发灶为T_2、T_3,同时腋淋巴结有转移的病例中,根治术的生存率仍高于改良根治术患者。

(3)腋窝淋巴结清扫:一直是浸润性乳腺癌根治性手术的重要步骤,它在预后方面的价值大于治疗上的价值。腋窝淋巴结清扫有一定的并发症,如神经、血管损伤、上肢水肿、肩关节功能障碍、肋间臂神经感觉丧失等。前哨淋巴结活检可以筛选病例避免进行腋窝淋巴结清扫,不建议常规采用免疫组化法检测前哨淋巴结微转移,因为其并不能改变治疗选择。此外孤立肿瘤细胞和直径<2mm的微转移并不是腋窝清扫的适应证。

2.早期乳腺癌的术后辅助治疗

(1)化疗:对于部分有预后不良或者高危因素的患者仍需要给予化疗降低其复发风险。蒽环类及紫杉类药物仍然是乳腺癌辅助化疗的常用药物。NCCN推荐的联合化疗方案包括:TAC(多西他赛、多柔比星和环磷酰胺)方案、AC(多柔比星和环磷酰胺)方案、AC序贯紫杉醇方案等。在临床实践中应根据患者不同的复发风险,遵循指南选择合适的化疗方案。

(2)靶向治疗:曲妥珠单抗用于Her-2阳性早期乳腺癌术后辅助治疗,可明显降低患者的复发率和死亡率。AC序贯紫杉类(紫杉醇或者多西紫杉醇)+曲妥珠单抗治疗1年,作为含曲妥珠单抗化疗辅助治疗的首选方案。TCH(多西紫杉醇/卡铂/曲妥珠单抗)也被推荐为可选方案,尤其是对于那些有心脏毒性风险因素的患者。在辅助治疗阶段使用曲妥珠单抗过程中应注意其心脏毒性,定期监测患者心脏功能,必要时给予暂停或者终用曲妥珠单抗。

曲妥珠单抗(Herceptin)首次应用剂量4mg/kg,溶于生理盐水250mL中缓慢静脉滴注,以后每周2mg/kg静脉滴注,不能静脉推注或通过其他途径给药。

(3)内分泌治疗:三苯氧胺是绝经前早期乳腺癌患者内分泌治疗的首选药物,绝经后的患者也可以使用。芳香化酶抑制剂已成为绝经后乳腺癌患者辅助治疗的首选药物。对于绝经后激素受体阳性患者,可以直接选择术后5年AIs(阿那曲唑、来曲唑或依西美坦);对于已经用过TAM2~3年的患者,可换用AIs治疗至5年,或者可以再换用AIs治疗5年;已经用过TAM5年的患者,可以选择后续强化使用AIs5年。对部分不适合用TAM治疗,或有高危复发转移因素的绝经前患者,可以考虑在有效的卵巢功能抑制后,选择使用芳香化酶抑制剂作为辅助治疗。

长期使用芳香化酶抑制剂可能会出现骨质疏松,应进行骨密度监测,当测量骨密度的T评分<2.5标准差时,应开始二膦酸盐治疗,同时推荐常规补充维生素D和钙剂,鼓励进行体育锻炼。2010年专家共识推荐可预防性使用二膦酸盐治疗。

(4)乳腺癌根治术后或改良根治术后放疗:适应证:①腋窝淋巴结≥4个;②乳腺原发灶>5cm;③皮肤、胸肌筋膜或胸肌受侵;④病理类型为分化差癌;⑤淋巴结融合或侵至淋巴结包膜外;⑥腋窝淋巴结清扫不彻底(淋巴结检出总数不足10个),淋巴结转移1~3个。

术后辅助放疗是在术后进行胸壁、淋巴引流区的放疗,主要是加强根治术后的局部控制,尤其是有腋淋巴结转移的患者。

3.术前新辅助治疗 并非所有的患者均可以从辅助治疗中获益。新辅助治疗的适应证是不适合手术的局部晚期乳腺癌,即 T_3 和(或) N_2 以上、或者有保乳意愿的部分 T_2 患者(原发肿瘤大小 3~5cm)。新辅助治疗的优势在于一方面可以降低肿瘤分期,使部分不可手术或者不能保乳的患者获得手术切除或者保乳手术的机会;另一方面可以直接观察药物治疗的敏感性,避免无效治疗的长期应用;同时,新辅助治疗可以使获得病理学完全缓解(pCR)的患者得到生存获益。

凡推荐用于术后辅助治疗的化疗方案都可用于术前化疗,如含蒽环类的 CAF、FAC、AC、CEF 和 FEC 等方案。普遍认为含紫杉类的化疗方案较含蒽环类的化疗方案有更高的病理学完全缓解率,虽然在新辅助治疗的临床研究中,更多采用蒽环类和紫杉类药物序贯使用的策略,但临床实践中新辅助化疗可以选择含有蒽环类和紫杉类药物的联合方案。新辅助化疗应严格临床适应证,遵循科学和伦理结合的原则,避免过度使用。

年龄较大、不能耐受化疗、激素受体阳性的老年患者可以选择新辅助内分泌治疗,可供选择的药物包括三苯氧胺和芳香化酶抑制剂。HER-2 阳性的患者,由于加用曲妥珠单抗后可以显著提高患者的病理学缓解率,因此推荐在术前新辅助治疗过程中使用含曲妥珠单抗的治疗。

4.复发转移乳腺癌解救治疗

(1)晚期乳腺癌分类治疗策略:晚期乳腺癌内分泌治疗的基本原则激素反应型乳腺癌,是指激素受体[ER(或)PR]阳性的患者,对于这部分患者即使有内脏转移,如果没有症状,可以首选内分泌治疗。非激素反应型乳腺癌是指激素受体均为阴性,或者即使受体阳性但是内分泌治疗耐药的患者。一般情况下对这部分患者不考虑抗雌激素或者芳香化酶抑制剂的内分泌药物治疗。但是 ER 和 PR 阴性的患者在某些特殊情况下也可以选内分泌治疗,尤其是对软组织转移和(或)骨转移的患者,可以考虑严格遵守 GCP 原则试用一次内分泌治疗。

接受过抗雌激素治疗的绝经后患者,芳香化酶抑制剂是复发乳腺癌的首选一线方案。对未接受抗雌激素治疗的绝经前患者,初始治疗可以是抗雌激素单药治疗,或有效的卵巢功能抑制后加用芳香化酶抑制剂;绝经前抗雌激素治疗失败的患者,首选二线治疗方案是卵巢功能抑制联合芳香化酶抑制剂。芳香化酶抑制剂失败的绝经后乳腺癌患者,可选择孕激素治疗或氟维司群,而非甾体类芳香化酶抑制剂(阿那曲唑和来曲唑)治疗失败的患者,可选择甾体类芳香化酶抑制剂(依西美坦)、孕激素或氟维司群。

(2)晚期乳腺癌化疗基本原则:激素非反应型患者,应该选择化疗,化疗药物的选择应避免既往使用过确定治疗无效的药物。辅助治疗仅用过内分泌治疗而未用过化疗的患者,可以选择 CMF 方案或蒽环类为主的 CAF/CEF 方案。对于辅助治疗中未曾用过蒽环类药物的患者,出现复发转移后首选蒽环类药物联合紫杉类的方案,部分辅助治疗曾经用过蒽环类或紫杉类的患者,只要未判定耐药和治疗失败也可使用 AT 方案。多西紫杉醇联合卡培他滨的 XT 方案,和吉西他滨联合铂类的 GP 方案,与单药紫杉类药物比较,能够显著提高蒽环类药物失败的转移乳腺癌的有效率,延长疾病进展时间,并有延长生存优势,是蒽环类药物失败转移乳腺癌的首选方案。随着越来越多的乳腺癌患者在术后辅助治疗中接受了紫杉类药物治疗,出现复发转移后可以考虑的药物有:卡培他滨、长春瑞滨、吉西他滨和铂类药物,可以考虑单药或联合方案。

联合化疗比单药化疗有更高的客观缓解率和更长的至疾病进展时间(TTP),但与单药序贯治疗相比总生存期无显著差异,然而联合化疗的毒性相对较大,而单药毒性较低,利于长期用药,患者生活质量较好。因此,对于疾病进展快、一般情况好、肿瘤负荷大、年轻的患者可以选择联合化疗。联合化疗后取得疗效的患者,由于不良反应而不能耐受联合化疗者也可以考虑原有有效联合方案的单药序贯治疗,以尽量延长疾病控制时间。

疾病进展缓慢、肿瘤负荷小、一般情况差、老年患者应考虑单药化疗。既往2个联合化疗失败的晚期患者建议不再给予联合化疗,应考虑单药化疗或化疗联合分子靶向治疗。如果连续3种化疗方案无缓解或 ECOG 体力状态评分≥3,则建议仅给予最佳支持治疗。

(3)靶向治疗:Her－2 阳性乳腺癌的靶向治疗对于 HER－2 阳性的转移或复发乳腺癌患者,首选含曲妥珠单抗为基础的联合化疗。对于蒽环类失败的 HER－2 阳性需要化疗患者,首选方案是曲妥珠单抗联合紫杉类药物,但对于紫杉类药物也失败的患者,曲妥珠单抗可以联合长春瑞滨、卡培他滨、铂类、吉西他滨等化疗药物。曲妥珠单抗治疗疾病进展后,可以继续使用曲妥珠单抗,更换其他的化疗药物,或选择拉帕替尼联合卡培他滨。

(三)中医治疗

1.常见辨证论治分型

(1)肝郁气滞型:见于乳腺癌早期或术后放、化疗期间患者

主症:发病与情绪因素有关,乳房肿块胀痛,两胁作胀,心烦易怒,口苦咽干,头晕目眩。脉弦滑,舌苔薄白或薄黄。

辨证:肝郁不舒,气滞痰凝。

治法:疏肝理气,化痰散结。

处方:柴胡 10g,青皮 10g,郁金 10g,橘叶 10g,当归 10g,白芍 10g,云苓 10g,瓜蒌 30g,白术 10g,草河车 15g,山慈菇 15g,白花 10g。方中柴胡、青皮、郁金、橘叶疏肝理气;当归、白芍养血柔肝;瓜蒌、山慈菇、草河车、白芷化痰消肿散结;白术、云苓健脾利湿。

(2)冲任失调型:见于乳腺癌中期、病情进展。

主症:发病与情绪因素有关,乳房肿块胀痛,两胁作胀,心烦易怒,口苦咽干,头晕目眩,兼有月经失调,腰膝酸软,五心烦热,目涩,口干,脉细数无力,苔少有龟裂,舌质红。

辨证:冲任失调,肝肾阴虚。

治法:调理冲任,滋补肝肾。

处方:香附 10g,郁金 10g,川楝子 10g,当归 10g,生地黄 15g,熟地黄 15g,白芍 15g,川芎 10g,橘叶 10g,女贞子 10g,枸杞子 10g,生山药 15g,瓜蒌 30g,夏枯草 15g。方中当归、生熟地、白芍、川芎、女贞子、枸杞子,滋阴养血、补肾调经,香附、郁金、川楝子、橘叶疏肝理气,生山药健脾,夏枯草、瓜蒌解毒散结。

(3)毒热蕴结型:见于炎性乳腺癌,肿瘤局部为 T_{4d}、T_{4c} 或化疗后多发卫星结节或Ⅳ期乳腺癌患者

主症:乳房肿块迅速增大,疼痛或红肿甚至溃烂翻花,分泌物臭秽或乳腺癌术后多发转移,消瘦乏力或发热,心烦,口干,便秘。舌质暗红,舌苔黄白或黄厚腻,脉弦数或滑数。

辨证:瘀毒内结,正虚邪实。

治法:解毒化瘀、扶正祛邪。

处方:猫爪草 15g,山慈菇 10g,草河车 15g,刘寄奴 10g,蜂房 6g,蒲公英 30g,全瓜蒌 30g,

瘤病理组织类型是决定乳腺癌预后的重要因素。非浸润癌预后最好。随着浸润的出现和程度的加重,预后逐渐变差。在浸润癌中,特殊型浸润癌一般比非特殊型浸润癌预后好。肿瘤的组织学分级Ⅰ级、Ⅱ级、Ⅲ级分别代表肿瘤的高、中、低分化程度,分化高的肿瘤预后好。淋巴结转移是影响乳腺癌患者预后的最重要因素,转移数目越多,预后越差。临床前和临床研究显示,乳腺癌患者中有 20%～25%过度表达 HER2/neu,其扩增和过度表达参与了乳腺癌的转移和发生过程,是一个独立的预后因素,与病理类型和淋巴结转移无关,阳性的患者无病生存期较短,是不良预后因素。其他不良预后因素还包括:p53 基因突变、增殖细胞核抗原(PCNA)阳性、Ki-67 等。有利预后因素包括:ER、PR 阳性、Ps(受雌激素调节的基因)阳性、nm^{2}3(转移抑制基因)高表达、P27(细胞周期调节有丝分裂抑制因子和肿瘤抑制基因)高表达等。

由于乳腺癌属于化疗和内分泌治疗敏感肿瘤,新的化疗药和内分泌治疗药不断被研制开发,对于晚期复发转移性乳腺癌的治疗选择的余地较大,因此无论是医生还是患者都应有一种永不放弃的精神。临床上经常可以见到已发生内脏转移和骨转移的患者存活 5 年以上。

(二)随访

治疗后随访应包括常规体检和乳腺 X 线摄片。对接受保乳手术的患者,应每年进行 1 次乳腺 X 线摄片检查。

NCCN 指南不建议包括常规进行碱性磷酸酶和肝功能检查。并指出也没有证据支持在乳腺癌监测中使用"肿瘤标志物",而且鉴于无症状患者接受常规骨扫描、CT、MRI、PET 和超声检查并不能带来生存获益或减缓疾病复发,因此不作为推荐。

乳腺专用 MRI 检查可被考虑用于双侧乳腺癌高风险患者(如 BRCA1/2 突变的携带者)的治疗后监测和随访。与散发乳腺癌患者相比,携带 BRCA1/2 突变的患者无论接受保乳手术还是全乳切除,对侧乳腺癌复发率均较高。

因为绝经后患者应用他莫昔芬有引发子宫内膜癌的风险,专家组建议子宫完整女性患者在接受他莫昔芬治疗同时应每年接受妇科检查,并对出现的任何阴道少量出血作出快速的检查判断。不推荐在无症状女性中常规进行子宫内膜活检或超声检查。

如果治疗后无月经的患者考虑应用芳香化酶抑制剂,应在开始芳香化酶抑制剂治疗前测定雌二醇和促性腺激素的基线水平并在治疗中连续随访。双侧卵巢切除可以确保治疗后无月经的年轻女性处于绝经状态,因此较年轻患者在开始芳香化酶抑制剂治疗前可以考虑行此手术。

随访内容还包括评估患者对现行治疗(如内分泌治疗)的依从性。

有证据显示健康的生活方式可能改善乳腺癌患者的转归。肥胖(BMI≥30)、吸烟和饮酒与对侧乳腺癌的发生相关。一项入组 1,490 例Ⅰ～ⅢⅠ期女性乳腺癌患者的前瞻性研究显示,无论是否肥胖,多食蔬菜水果和体育锻炼均与生存率改善相关。因此,专家组建议采取积极的生活方式,保持理想的体重(BMI 20～25),以使总体健康状况和乳腺癌转归达到最理想化。专家组反对采用激素避孕法。

有转移或复发表现的乳腺癌患者的分期评估检查包括病史、体检、全血细胞计数、血小板计数、肝功能检查、胸片、骨扫描以及对疼痛或骨扫描异常的长骨或承重骨进行的放射学检查,可考虑腹部 CT 或 MRI 扫描,应对首次复发灶进行活检,并确定激素受体状况(ER 和 PR)和重新检测 HER-2 状况,尤其如果为既往未知、以前检测为阴性或者无扩增的情况。

对于根据 NCCN 遗传性/家族性高危评估:乳腺癌与卵巢癌指南被判定为遗传性乳腺癌的高危患者,推荐进行遗传学咨询。

(卢亚巍)

第二节 食管癌

一、概述

食管癌是发生在食管上皮组织的恶性肿瘤,是常见的消化道恶性肿瘤之一,世界范围内,食管癌死亡顺位排在第 7,每年约有 30 万人死于食管癌。发病率地区差别非常大,中国、伊朗及里海地区、非洲部分地区属高发区域,欧洲(法国除外)、北美等发达国家发病率较低。高低发区人群食管癌发病率和死亡率可相差 500 倍。食管癌预后极差,中晚期患者 5 年生存率仅为 10%左右。

我国为世界上食管癌发病率和死亡率最高国家,1999 年 WHO 资料显示,中国食管癌患者占世界总数的 46.6%。根据 90 年代初全国人口死亡抽样调查,食管癌死亡顺位排在第 4,男性死亡率为 22.14/10 万,女性死亡率为 12.34/10 万。我国食管癌流行病学具有如下特点:①存在高发区,如太行山区的河南林县、河北涉县、四川盐亭、江苏扬州以及苏北地区部分县市等。②一般地区男性发病率高于女性,男女发病率之比约为 1.6∶1。③发病率随年龄增加而升高,80%在 50 岁以后发病。④农村明显高于城市。近年来,我国部分地区食管癌的发病率和死亡率呈渐缓下降趋势。上海、天津、启东地区食管癌发病率男性平均下降 21.9%,女性下降 17.4%,但是高发区如林县食管癌的发病率仍较稳定。

二、西医病因病理

(一)病因

食管癌的病因目前还不确切,一般认为是环境因素、遗传因素长期相互作用的结果。流行病学资料显示,烟、酒是西欧和北美食管癌发生的主要危险因素,而膳食缺乏维生素、亚硝酸盐含量增高以及食物真菌污染等可能与亚洲中部地区和中国食管癌发生有关。

1.生活、饮食习惯　在西方发达国家,吸烟、饮酒因素是食管癌较为肯定的危险因素。我国调查发现,在高发区居民长期大量使用腌菜和霉变食物后,体内硝酸盐、亚硝酸盐和二级胺含量显著增高,且和当地食管癌和食管上皮重度增生的患病率呈正相关,这些物质在胃内易合成强致癌物质亚硝胺。动物实验证实,霉变食品可以诱发小鼠食管和胃的癌前病变或鳞状上皮癌,这类真菌与亚硝胺促癌有协同作用,可能是食管癌发病原因之一。

有研究发现,长期喜进烫食、粗食,饮浓茶,多食辣椒等刺激性食物以及进食过快等不良习惯可引起食管黏膜损伤、引起食管黏膜增生间变,也可能是致癌因素之一,而长期饮茶、多吃新鲜蔬菜、水果、葱蒜可能具有保护作用。

2.癌前病变　研究表明慢性食管炎与食管黏膜的鳞状上皮的不典型增生有密切关系,慢性食管炎是不典型增生的基础条件之一,而不典型增生是癌前病变,因此也可以认为慢性食管炎是食管癌前病变发生的基础条件。在我国华北高发区经内镜和组织学检查发现,慢性食管炎相当普遍,高达 80%左右,且 90%累及食管中下段 1/3 处,与癌肿的好发部位相一致。

目前倾向于慢性食管炎、十二指肠反流症等是食管癌的危险因素,各种长期不愈的食管炎可能是食管癌的癌前病变。

3.微量元素与营养因素　食管癌高发区人群中血清钼、发钼、尿钼及食管癌组织中的钼都低于正常。林县食管癌高发区水土中缺少钼,钼的抑癌作用被多数学者证实。除此之外,通过分析食管癌高、低发区土壤中微量元素含量时发现,食管癌高发区的微量元素（Fe、Mn、Cu、Zn)有效态含量均显著低于低发区。这提示了微量元素与食管癌的发病密切相关。

膳食营养与食管癌的发生密切相关,在对食管癌高发区林州市膳食营养素摄入水平分析时发现,该地居民膳食蛋白质摄入量偏低,且来源不合理,大部分来自粮谷类,动物及豆类蛋白占比例较小,维生素 A、核黄素明显摄入不足,而核黄素是维持食管上皮的正常生长所必需。

4.遗传因素　食管癌具有显著的家族聚集现象,高发区连续三代或三代以上患病家族屡见不鲜,在阳性家族史中,食管癌患者以父系为多,母系次之,旁系最少。

(二)病理

食管癌的病变部位,我国各地报告不一,但均以中段最多(52.69%～63.33%),下段次之(24.95%～38.92%),上段最少(2.80%～14.0%)。

1.大体分类　早期食管癌指病变只累及上皮、固有膜或黏膜下层,未侵犯肌层。可分为隐伏型(上皮内癌)、糜烂型、斑块型、乳头型。进展期食管癌可分为髓质型、蕈伞型、溃疡型、缩窄型,以前两型为多见。

2.组织学分类　食管癌的组织学类型中以鳞癌最多见,约占全部病例的90%以上,其次为腺癌(包括腺棘癌),约占7%,其他如小细胞癌、黏液表皮样癌、癌肉瘤等更为少见。

3.食管癌的扩散与转移　主要有以下3种方式:

(1)直接侵犯:癌组织通过食管黏膜及黏膜下层的淋巴管,形成广泛的黏膜及黏膜下层的癌细胞浸润。有时出现互不相连的癌结节,可距原发灶5cm之外。食管无浆膜层,肿瘤穿透肌层后,可直接浸润邻近器官,包括气管、支气管、甲状腺、胸导管、奇静脉、肺门及肺组织、心包等,少数病例则浸润至主动脉,形成主动脉瘘,突然大出血而死亡。

(2)淋巴结转移:食管癌的淋巴道转移较为常见,约占病例的2/3,一般顺淋巴引流方向而转移,有时则呈现跳跃现象。

(3)血行转移:以肝、肺转移最为常见,其他脏器依次为骨、肾、肾上腺、胸膜等。

三、中医病因病机

食管癌在古代中医文献记载中见于噎膈、痞满等病证。中医学文献中,远在两千年前就有关于类似食管癌症状的描述。如《素问·阴阳别论》中即有"三阳结谓之膈",《素问·至真要大论》有"饮食不下,隔噎不通,食则呕"。《素问·通评虚实论》中说:"隔塞闭绝,上下不通,则暴忧之病也。"《灵枢·邪气脏腑病形》中载"隔中,食饮入而还出,后沃沫"等,这些论述与食管癌临床表现相似。巢元方将噎分为气、忧、食、劳、思五噎,具体描述了食噎和气噎的症状。综合古代医家观点,可以将食管癌病机归纳为如下几方面。

(一)七情郁结,脾胃受伤

中医理论认为,七情不遂,皆可影响气机失调,形成气结。《黄帝内经》提到:"膈塞间绝,上下不通则暴忧之病也。"《诸病源候论》说:"忧思则气结;气结则不宣流,使噎,噎者,塞不通也。"明李中梓提出:"忧思悲恚则脾胃受伤,津液渐耗,郁气生痰,痰塞不通,气则上而不下,妨碍道路,饮食难进,噎塞所由成也。"《医统》说:"膈噎始因酒色过度,继以七情所伤。"这些都说明噎膈的病因与七情郁结、脾胃损伤有密切关系。

(二)气滞血瘀,痰湿凝结

明徐灵胎说:"噎膈之证必有瘀血,顽痰逆气,阻隔胃气。"清杨素园指出:"食管中系有形之物阻扼其间,而非无故狭隘也明矣!"明确指出食管内长了有形之物。古代文献中有人将膈症分为气膈、血膈、痰膈、火膈、食膈5种,说明与气、血、痰、火及饮食有关。如《明医指掌》称:"膈病多起于忧郁,忧郁则气结于胸臆而生痰,久则痰结成块,胶于上焦,道路窄狭,不能宽畅,饮则可入,食则难入,而病已成矣。"说明此病与痰结形成肿物有关。

(三)饮食、起居不节

中医文献中论及噎膈成因时,也提出与饮食的不良习惯有关。如朱丹溪说:"夫气之为病或饮食不谨,内伤七情或气味过厚,偏助阳气,积成膈热。"李梴说此症的病因是"饮食、淫欲或因杂病误服辛香燥药。"一些医家还指出好热饮之人,特别是喜欢喝热酒的人易生膈证,清喻昌《医门法律》说:"过饮滚酒,多成膈证,人皆知之。"宋代《济生方》著者严用和指出:"饮酒有节度,七情不伤,阴阳平衡,气顺痰下,噎膈之疾无由作。"说明饮食不节亦是诱因之一。

(四)气血亏损、年高肾衰或先天禀赋不足

人的气血亏损和年老肾虚作为内因与食管癌发病有关。元朱丹溪说:"噎膈反胃各虽不同,病出一体,多由气血虚弱而成。"明赵献可《医贯》论膈证时亦指出:"惟年高者有之,少无噎膈反胃者。"明张景岳说:"噎膈一证,必以忧愁、思虑、积劳、积郁或酒色过度,伤阴而成……伤阴则阴血枯涸,气不行则噎膈病于上,精血枯涸则燥结病于下。"以上说明人体的脏腑虚弱,气血亏损,及年高之人精枯阴伤,都能诱发噎膈证。而先天禀赋不足,对食管癌的遗传易感性也要加以考虑。

四、临床表现及辅助检查

(一)临床表现

1.症状 早期食管癌症状轻微,主要表现为进食时梗噎或胸骨后的不适、微痛、摩擦感、食物滞留感、异物感等。这些症状常只在吞咽食物时出现,开始是间歇性,以后逐渐变为经常性。中晚期食管癌的典型症状是进行性吞咽困难,即初期进食固体食物时觉吞咽障碍,以后则进半流质甚至流质饮食亦有此症状,最后可发展至滴水不入。因为食管壁富有弹性和扩张能力,只有当约2/3的食管周径被癌肿浸润时,才出现吞咽困难。由于管腔梗阻,涎液及食管分泌液不能流入胃内,加之局部炎症反应,黏液分泌增加,可出现呕吐黏液。部分患者还可出现胸骨后或背部疼痛,多为持续性钝痛,若疼痛剧烈,伴有发热,常预示着肿瘤穿孔。

2.食管癌的体征 早期体征缺如。晚期则可出现消瘦、贫血、营养不良、失水或恶病质等体征。当癌肿转移时,可触及肿大而坚硬的浅表淋巴结,或肿大而有结节的肝脏。肿瘤侵犯气管、支气管可导致食管-气管瘘,引起呛咳、肺部感染等。肿瘤压迫或侵犯喉返神经可引起声带麻痹可致声音嘶哑,侵犯大血管可引起大出血。

(二)辅助检查

1.实验室检查 部分肿瘤标志物如血清细胞角蛋白-19片段、CA211、CEA、TPA、CA199等的检测对肿瘤诊断有辅助作用,但缺乏特异性,更多地应用于随访或判断预后。

2.X线诊断 食管X线钡餐检查是一项较简便而实用的方法,可以明确肿瘤部位,侵犯周围脏器程度;显示黏膜改变,如黏膜皱襞增粗、迂曲、中断或消失;显示管腔、管壁病变,如充盈缺损和狭窄、管壁僵硬等。此外还可显示钡剂通过及排空障碍。

3.CT检查 CT扫描可以清晰显示食管与邻近纵隔器官的关系。正常食管与邻近器官分界清楚,食管壁厚度不超过5mm,如食管壁厚度增加,与周围器官分界模糊,则表示食管病变存在。CT还可显示纵隔、腹腔内肿大淋巴结以及有无其他脏器转移。增强扫描还有助于判断肿瘤对血管等器官有无侵犯及侵犯程度。

4.食管癌的内镜诊断 通过纤维食管镜检查可直接观察肿瘤的形态,并可在直视下做活组织病理学检查,以确定诊断。近年应用色素内镜技术,通过活组织染色诊断早期食管癌获得良好效果。超声内镜不仅可以检测黏膜下肿瘤,而且可以准确判断病变浸润及邻近转移的程度。对于邻近的纵隔淋巴结转移可依据淋巴结的大小及内外部回声进行辨别,准确率可达90%左右。

5.脱落细胞学检查 应用线网气囊双腔管细胞采集器吞入食管内,通过病变段后充气膨胀气囊,然后缓缓将气囊拉出。取网套擦取涂片做细胞学检查,阳性率可达90%~95%以上,常可以发现一些早期病例,为食管癌大规模普查的重要方法。

6.B超 可了解周围实质性脏器如肝脏或腹腔淋巴结有无转移。

五、诊断与鉴别诊断

(一)诊断要点

对年龄40岁以上,有吞咽不适或异物感,尤其是进行性吞咽困难者,均应考虑本病之可能性,对疑似病例进行上消化道造影或食管镜检查,必要时做拉网细胞学检查。经上述检查后,绝大部分患者可获确诊。

(二)分期诊断

食管癌国际TNM分期标准(UICC,2009版)

1.分级 T分级

T_x:原发肿瘤不能确定

T_0:无原发肿瘤证据

T_{is}:高度不典型增生(腺癌无法确定原位癌)

T_{1a}:肿瘤侵及黏膜固有层

T_{1b}:肿瘤侵及黏膜下层

T_2:肿瘤侵及固有肌层

T_3:肿瘤侵及纤维膜

T_{4a}:肿瘤侵及胸膜、心包、膈肌

T_{4b}:肿瘤侵及其他邻近器官 N分级 *

N_x:区域淋巴结无法确定

N_0:无区域淋巴结转移

N_{1a}:1~2个区域淋巴结转移

N_{1b}:3~5个区域淋巴结转移

N_2:6～9 个区域淋巴结转移

N_3:多 10 个区域淋巴结转移

＊:AJCC 建议清扫淋巴结总数不少于 12 个,并应记录清扫的区域淋巴结总数。

M 分级＃

M_x:远处转移无法确定

M_0:无远处转移

M_1:有远处转移

＃:锁骨上淋巴结和腹腔动脉干淋巴结不属于区域淋巴结,而为远处转移。

2.分期

0 期:$T_{is}N_0M_0$

Ⅰ期:$T_1N_0M_0$

Ⅱ期:$T_2N_0M_0$

Ⅲ期:$T_3N_0M_0$;$T_1N_1M_0$;$T_2N_1M_0$;$T_3N_1M_0$

Ⅳ期:T_4,任何 N,M_0;任何 T,任何 N,M_1

(三)西医鉴别诊断

1.贲门失弛缓症　患者多见于年轻女性,病程长,可有吞咽困难或胸骨后疼痛,症状时轻时重。食管钡餐检查有其特殊表现,表现为食管下端呈光滑的漏斗型狭窄,但食管黏膜光滑,应用解痉剂时可使之扩张。

2.食管良性狭窄　可由误吞腐蚀剂、食管灼伤、异物损伤、慢性溃疡等引起的瘢痕所致。经详细询问病史和 X 线钡餐检查可以鉴别。

3.食管良性肿瘤　主要为平滑肌瘤,占 60％～80％,发病年龄较轻,病程较长,下段食管多见,吞咽困难多为间歇性。X 线钡餐检查可显示食管有圆形、卵圆形或分叶状的充盈缺损,边缘整齐,周围黏膜纹正常。

4.反流性食管炎　表现为不同程度吞咽困难,往往伴有胸骨后疼痛、烧灼感或体位性反酸。鉴别主要依据病史、食管镜以及食管功能检查。

5.梅核气　多见于青年女性,时有咽部球样异物感,进食时消失,常由精神因素诱发。本病实际上并无器质性食管病变,亦不难与食管癌鉴别。

6.食管周围器官病变　如纵隔肿瘤、主动脉瘤、支气管肺癌、甲状腺肿大、心脏增大等可压迫食管引起吞咽困难,X 线钡餐检查可显示食管有光滑的压迹,黏膜纹正常。

(四)中医类证鉴别

食管癌属于中医"噎膈"范畴,表现为进食梗噎感,伴有胸骨后不适、烧灼或疼痛等症状,进行性加重可表现为进食困难,食入即吐,吐白色黏痰或泡沫样痰涎,进行性消瘦。临床需与反胃、梅核气相鉴别。

1.反胃　噎膈与反胃均有食后呕吐症状,噎膈多属阴虚有热,表现为吞咽困难,梗噎不通,食入即吐;反胃多为阳虚有寒,表现为食尚能入,朝食暮吐,暮食朝吐。

2.梅核气　两者均可见咽中梗塞不舒症状。噎膈为有形之物梗阻于食管,吞咽困难;梅核气为气逆痰阻于咽喉,无吞咽困难,饮食不下,食入即吐等症状。

六、治疗

(一)治疗原则

1.0 期、Ⅰ期　首选手术治疗,术后配合中药治疗。

2.Ⅱ、Ⅲ期　首选手术治疗,选择性术前化疗和(或)放疗,以提高切除率和远期疗效,术后巩固性给予化疗或放疗,术后或放化疗期间配合中药治疗。

3.Ⅳ期　选择性给予化疗、放疗,并配合中药治疗,治疗目的在于延长生存期,提高生活质量,一般不考虑手术。

(二)西医治疗

1.手术治疗　对于早期和局限的食管癌(0 期、Ⅰ期、Ⅱ期),手术治疗可获得长期治愈,其中早期食管癌手术后五年生存率可达 90% 以上。而对中晚期(Ⅲ期)患者,虽难以进行根治,但也应尽可能行姑息手术,目的在于缓解症状、提高生活质量,并有利于术后辅助放疗和药物治疗。

2.放疗　放射线治疗在食管癌的治疗中占重要地位,由于早期诊断滞后,确诊时 80% 以上病例为中晚期。中晚期食管癌的治疗主要依靠放射治疗以及放疗和其他学科的综合治疗,上段及中段食管癌应以放射线治疗为主。近年来,食管癌放疗在照射技术、分割方法和多学科综合治疗方面的研究已取得可喜进展,适形放疗以及超分割放疗研究方面的进展在一定程度上提高了放射线治疗效果。

3.化疗　随着新化疗药物的不断发现,化疗在食管癌综合治疗中的地位不断提升。其中,新辅助化疗在降低肿瘤分期、提高根治性切除率和提高远期生存率的作用也逐渐被认可。中、晚期食管癌不能手术或放射线治疗的病例,或手术后、放射线治疗后复发、转移的病例,应以中西药物综合治疗。食管癌对化疗较不敏感,通常采用联合化疗,以提高疗效。食管癌化疗有如下几种模式:①新辅助化疗:目的在于消灭潜在的微小转移灶;降低手术分期,提高切除率;评估药物敏感性,便于术后治疗方案选择。一般术前化疗基于 PF(PDD＋5－FU)方案,一组文献报告采用新辅助化疗组的总的生存情况优于单纯手术组,2 年生存率分别为43%、34%。②辅助化疗:目的在于延缓或预防肿瘤的复发转移。目前食管鳞癌术后是否常规辅助化疗存在争议。约 70% 的食管鳞癌术后患者会在 2 年内复发或转移,因此应进一步探索更好的综合治疗模式。③姑息化疗:对于晚期病例,合理选择化疗,可以改善症状,延长生存期。④化疗合并放疗:许多临床研究结果证明同步或序贯化放疗能明显提高肿瘤局部控制率,甚至可以获得 20%～30% 的病理学的完全缓解,延长生存期,逐渐成为一个新的治疗模式。目前临床联合化疗方案有效率在 25%～50%,常用方案如下:

(1)PF 方案:PDD 100mg/m², IV,第 1 天;5－FU 1000mg/(m²·d),CIV 第 1～5 天;28 天为 1 个周期。

(2)TCF 方案:Paclitaxel:175mg/m²,IV,第 1 天;PDD:20mg/(m²·d),IV,第 1～5 天;5－FU:750mg/(m²·d),CIV 第 1～5 天;28 天为 1 个周期。

(3)TP 方案:Paclitaxel:90mg/m²,IV,第 1 天;PDD:50mg/m²,IV,第 1 天;14 天为 1 个周期。

(4)GP 方案:GEM:1000mg/m²,IV,第 1、8 天;PDD:75mg/m²,IV,第 1 天;21 天为 1 个周期。

4.靶向治疗　近年在食管癌的分子靶向治疗方面也进行了一些研究,主要是针对 EGFR 的西妥昔单抗、小分子酪氨酸激酶抑制剂吉非替尼、厄洛替尼及针对 VEGF 的贝伐珠单抗等。初步的临床研究提示,酪氨酸激酶抑制剂疗效欠佳,对于鳞癌疗效优于腺癌;西妥昔单抗有增敏化放疗的作用,贝伐珠单抗联合化疗可能提高食管腺癌的疾病控制率。但也有相反的结论,一项在化放疗基础上加用西妥昔单抗治疗局限性食管癌的Ⅱ/Ⅲ期临床试验已提前终止,原因是中期结果显示,加用西妥昔单抗会增加毒性、降低化放疗完成率和不利于生存。

(三)中医治疗

1.辨证施治

(1)痰气互阻型

主症:食入不畅,吞咽不顺,时有嗳气不舒,胸膈痞闷,伴有隐痛,口干,脉细弦,舌质淡红,舌苔薄白。

辨证:气滞痰结,气痰互阻。

治法:开郁降气,化痰散结。

处方:旋覆花 10g(包),代赭石 20g,莱菔子 15g,郁金 10g,瓜蒌 20g,山豆根 8g,贝母 10g,砂仁 4g,苏梗 10g,刀豆子 15g,草河车 20g,陈皮 10g。

按语:气痰互阻梗噎不畅,气滞则胸膈痞闷,气不降则咽梗作塞。津液不布,灼而成痰。旋覆花、代赭石、郁金、砂仁、苏梗、刀豆子、陈皮开郁下气;莱菔子、瓜蒌、贝母、陈皮下气化痰;山豆根、草河车解毒散结。

(2)血瘀痰滞型

主症:吞咽困难,胸背疼痛,甚则饮水难下,食后即吐,吐物如豆汁、痰黏等。大便燥结,小便黄赤,形体消瘦,肌肤甲错,舌质暗红,少津或有瘀斑瘀点,黄白苔,脉细涩或细滑。

辨证:血瘀痰滞,瘀毒内结。

治法:祛瘀散结,化痰解毒。

处方:急性子 10g,木鳖子 10g,威灵仙 30g,半夏 15g,胆南星 10g,赤芍 10g,桃仁 10g,杏仁 10g,半枝莲 30g,山豆根 8g,瓜蒌 30g,草河车 15g,郁金 10g。

按语:明徐春甫《古今医统》说:"凡食下有碍,觉屈曲而下,微作痛,此必有死血。"故血瘀于内则胸膈疼痛,食饮难下,肌肤甲错,舌暗有瘀。痰滞则气不降而上逆,食后即吐,吐如豆汁,沫状黏液等;饮食不入,津液枯涩而大便难,后天不充则形体消瘦。赤芍、桃仁、郁金破瘀化结;急性子、半夏、胆南星、杏仁、瓜蒌化痰散结;威灵仙通络除痰;木鳖子、半枝莲、山豆根、草河车解毒消肿散结。

(3)气虚阳微型

主症:见于晚期食管癌,饮食不下,泛吐清涎及泡沫,形体消瘦,乏力气短,面色㿠白,形寒肢冷,面足浮肿。舌质淡,脉虚细无力。

辨证:气虚阳微,气血大亏。

治法:益气养血,温阳开结。

处方:黄芪 30g,党参 20g,当归 15g,白芍 10g,旋覆花 10g(包),代赭石 30g,威灵仙 30g,急性子 10g,生半夏 10g(先),桂枝 10g,陈皮 10g,生地黄 10g,熟地黄 10g。

按语:患者病程日久,耗气伤血,气血大亏。血亏气无所长,久之阳气亦衰,故形寒肢冷,面色㿠白,面足浮肿。噎塞不通而滴水难入,泛吐清水、涎沫乃气虚胃败,阳绝之兆。故宜大剂温阳开结,补气养血,以延时日。黄芪、党参健脾补气,当归、白芍、生熟地养血;旋覆花、代赭石、威灵仙、陈皮降气通络;急性子、生半夏、桂枝温阳开结。

临床辨证加减用药:呕吐嗳气者用旋覆花、代赭石、姜半夏、陈皮;呕吐黏痰者用半夏、陈皮,加胆南星、青礞石;气逆呃逆者用威灵仙,加老刀豆、丁香、柿蒂;气滞胸痛者加瓜蒌、郁金、八月札、橘叶、枳壳、白屈菜;血瘀胸痛者加赤芍、桃仁、乳香、没药、延胡索、五灵脂等;阴虚火旺者加生地黄、麦冬、元参、牡丹皮、黄芩、女贞子、鳖甲、龟甲、知母等;吐血便血者加陈棕炭、贯众炭、仙鹤草、露蜂房、白及、三七等;滴水不入者加开管酒、通道散、醋熬硇砂等。

2.对症治疗

(1)反酸:进食、用力或者体位改变时,从胃、食管反流至咽喉部,可在睡眠中突然发生,醒来自觉咽痛、咳嗽以及口腔异味,常伴胸骨后烧灼感或刺痛。其常见原因为食管癌局部刺激或放射性食管炎以及食管癌术后引起的反流性食管炎。西医给予对症抑酸和黏膜保护剂,中医采用辨证治疗。因肝气犯胃引起的反酸,常伴有胸胁不舒、口干咽苦、心烦易怒,舌苔薄黄、脉弦数。宜疏肝理气、和胃降逆,方用左金丸加柴胡、郁金、瓦楞子等。因饮食积滞导致的反酸,常兼有嗳腐口臭、脘痞厌食,舌苔黄厚而腻、脉滑,宜消食导滞、理气和中,方用保和丸加减。因湿热内阻所致的反酸,可兼胸脘痞闷,不思引食,舌苔白滑、脉弦滑。治以理气和中,方用香砂六君子汤。

(2)呛咳:患者突然出现饮食后呛咳,或转为持续性呛咳,或进硬食后剧咳,而后出现呛咳者。常伴胸背剧痛、烧灼,呼吸困难等。其主要由于癌瘤直接浸润,或放、化疗后,肿瘤组织破溃引起的食管癌穿孔,食管气管瘘。临床上以抗炎、支持治疗以及外科手术为主。肺热壅盛者,常兼咳痰色黄带血,血量多、色鲜红,急躁易怒,便秘溲赤,舌红苔黄、脉滑数。治以清肺泻火,凉血止血。用泻白散合十灰散治疗。肺脾气虚者常伴咳嗽痰白量多,身疲乏为,心悸气短,舌淡苔白脉细。治以益气健脾,补肺止泻。用参苓白术散治疗。阴虚火旺者可见干咳少痰或痰黏难排,心烦低热,乏力盗汗,舌红少苔、脉细数。治以滋阴降火,用百合固金汤治疗。注意:此症中药应鼻饲胃管灌入治疗。

3.常用的抗癌中草药 山豆根、半枝莲、黄药子、石见穿、败酱草、金银花、蒲公英、蚤休、干蟾、苦参、白英、鬼针草、藤梨根、龙葵、八角金盘、板蓝根、天葵子、乌骨藤、冬凌草、蚤休、急性子、山慈菇、瓜蒌、夏枯草、海藻、木鳖子、穿山甲、斑蝥、莪术、硇砂等。

4.常用抗癌中药制剂

(1)华蟾素注射液:10~20mL加入5%GS 500mL中缓慢静脉滴注,用药7天,休息1~2天,4周为1个疗程。

(2)参芪扶正注射液:每次250mL,静脉滴注,21天为1个疗程。益气扶正。用于肺脾气虚引起的神疲乏力,少气懒言,自汗眩晕。

(3)鸦胆子乳注射液:10~30mL加入生理盐水250mL中静脉滴注,每日1次。

(4)华蟾素片:口服,每次3~4片,每日3次。

(5)消癌平片:口服,每次8粒,每日3次。

(四)中西医结合治疗

1.中医药与手术配合 在手术后给予积极的中医药辨证治疗有利于胃肠功能的调理和机体的迅速恢复。食管癌患者术后常出现嗳气、反酸、胸骨后不适感、食少、纳呆、乏力等胃气上逆与气血不足表现。常用处方旋覆代赭汤、六君子汤、八珍汤加减等。

2. 中医药与放疗结合　放射线治疗在食管癌的治疗中占重要地位,中晚期食管癌、上段及中段食管癌以放射线治疗为主。在放疗期间合理应用中药可以发挥增效减毒作用。放射线作为一种热毒之邪,易耗气伤阴,灼伤津液,伤害脾胃,影响气血生化之源,致使放疗后气虚血瘀证加重。常见症状有口干口渴、咽喉灼热疼痛影响进食、纳少乏力、便秘等。临床选用益气养阴、活血解毒中药可取得较好的效果。常用基本方:生黄芪、太子参、沙参、麦冬、石斛、五味子、当归、鸡血藤、女贞子、枸杞子、川芎、山豆根、藤梨根等,中药制剂马蔺子素被临床和实验证明具有放疗增敏作用。

3. 中医药与化疗配合　食管癌对化疗较不敏感,目前尚无标准的化疗方案,通常参照胃癌的治疗方案,常用药物有 5-氟尿嘧啶、顺铂、紫杉醇等。常见不良反应有消化道反应、血液学毒性、神经毒性等。化疗期间配合使用中医治疗,可以起到减轻不良反应,提高患者耐受能力,改善临床症状等作用。临床常选用健脾补肾、和胃降逆、益气养血、活血通络中药内服或外用,具有较好效果。常用方剂如六君子汤、六味地黄汤、旋覆代赭汤、八珍汤、黄芪建中汤、补阳还五汤等。

七、预后及随访

(一)预后

食管癌患者的预后总的来说,鳞状细胞癌好于腺癌;缩窄型、蕈伞型好于溃疡型、髓质型。根据一组国内报道,食管癌手术后总的 5 年生存率为 24.9%～40.6%;单纯放射治疗后 5 年生存率为 8.4%～16.8%。食管癌无淋巴结转移的 5 年生存率(47%～71.8%)明显高于有淋巴结转移者,1～4 个淋巴结转移者 5 年生存率为 34.2%,5 个以上转移者生存期未超过 3 年。隆突以上淋巴结转移比隆突以下转移预后差,胸段食管癌颈部、上纵隔淋巴结转移预后差。

(二)随访

1. 时间　手术后 2 年之内,应每 3 个月 1 次,之后每半年随访 1 次,随访 5 年。随访内容包括全面的病史询问和体格检查,注意临床症状的变化如吞咽情况,有否声嘶、咳嗽、胸痛,食欲和体重的变化等。体格检查包括颈部浅表淋巴结的触摸,胸部的听诊等。

2. 理化检查项目

(1)血尿便常规、肝肾功能。

(2)胸片或 CT。

(3)腹盆腔 B 超或 CT 扫描。

(4)消化系肿瘤标志物:CA199、SCC 和 CEA 等。

(5)食管镜或胃镜:根据病情需要采用,一般 1 年检查 1 次。

(卢亚巍)

第三节　结直肠癌

一、概述

大肠癌包括结肠癌与直肠癌,其发病率与死亡率呈上升趋势。是常见恶性肿瘤之一,其发病率和死亡率仍呈上升趋势,我国国家癌症中心于 2009 年对中国肿瘤登记地区进行发病和死亡情况进行调查显示,结直肠癌的发病率居全部恶性肿瘤的第 3 位,男性发病居第 4 位,女性发病居第 3 位,城市地区结直肠癌发病居第 2 位,农村地区居第 5 位。结直肠癌死亡居全部恶性肿瘤第 5 位。结直肠癌具有明显的地域分布差异性,高发区是北美、西欧、澳大利亚和新西兰,低发区是亚洲、非洲、部分拉丁美洲和部分欧洲。我国发病沿海高于内地,东部高于西北地区。我国结肠癌的发病率超过直肠癌,结肠癌发病率低的国家好发部位是盲肠和升结肠,老年乙状结肠癌发病呈上升趋势。

中医古籍文献中并无大肠癌之名称,但类似大肠癌临床表现的描述,见诸于"肠覃""积聚""脏毒""锁肛痔""肠风""下痢""肠澼"等疾病中。《灵枢·水胀》记述:"肠覃何如? 岐伯曰:寒气客于肠外与卫气相搏,气不得荣,固有所系癖而内著,恶气乃起,息肉乃生。"说明此病与外邪入侵、营卫失调有关;《外科大成》称:"锁肛疼,肛门内外犹如竹节锁紧,形如海蛇,里急后重,粪便细而带扁,时流臭水。"这里中医所说"痔"不独是指现今的内痔、外痔、混合痔,还包括其他一些直肠、肛门病变,至清朝《医宗金鉴》中论述脏毒时说:"此病有内外阴阳之别。发于外者,由醇酒厚味,勤劳辛苦,蕴注于肛门,两旁肿突,形如桃李,大便秘结,小水短赤,甚者肛门重坠紧闭,下气不通,刺痛如锥……发于内者,兼阴虚湿热下注肛门,内结蕴肿,刺痛如锥……大便虚闭……"从以上叙述中,可以看到中医关于积聚、脏毒、锁肛痔等症状的描写与大肠癌中直肠癌、肛管癌很相似,同时指出其预后不良和难治。

二、西医病因病理

(一)病因

大肠癌的病因尚未完全清楚,目前认为主要是环境因素与遗传因素综合作用的结果。

1. 环境因素 一般认为高脂肪食谱和食物纤维不足是主要发病原因,过食煎炸食品也是导致大肠癌的一个原因。高脂肪饮食特别是含有饱和脂肪酸的饮食,可促进肝中胆固醇和胆酸的合成,而进入肠腔增加,经结肠的细菌作用使之转变成胆固醇代谢物及次级胆酸,有致癌作用。食物纤维具有吸收水分性能,可增加粪便量,稀释肠残留物浓度,并因缩短粪便通过大肠的时间而减少致癌物质和大肠黏膜接触的机会;反之,食物纤维不足即成为大肠癌的发病因素之一。

2. 遗传因素 据估计 20%～30% 的结直肠癌患者中,遗传因素可能起着重要作用。大肠癌患者的家族成员发生结直肠癌的危险性也较大。从遗传学观点,可将大肠癌分为遗传性(家族性)和非遗传性(散发性)2 类,前者如家族性结肠息肉综合征和家庭遗传性非息肉病大肠癌,后者主要是环境因素引起基因突变。

3. 其他高危因素

(1)大肠息肉(腺瘤性息肉):绝大部分大肠癌均起源于腺瘤,将腺瘤样息肉看做是癌前病变。从形态学上可见到增生、腺瘤及癌病各阶段以及相应的染色体改变。

(2)肠道慢性炎症:国外报道,慢性溃疡性结肠炎超过 10 年者,发生大肠癌的危险性较一般人群高 5～10 倍。克隆病有结肠、直肠受累者也可发生癌变。

(二)病理

1. 肿瘤分布部位 我国大肠癌一般以直肠为最多,约占大肠癌的 60%。1/5 位于乙状结肠,其余依次为盲肠、升结肠、降结肠、横结肠。近年来,右半结肠癌的发病率有所增加而直肠癌发病率下降。

2.大体病理形态　分早期大肠癌和进展期大肠癌,前者是指癌瘤局限于大肠黏膜及黏膜下层,后者是指肿瘤已侵入固有肌层。

(1)早期大肠癌:分以下3型:①息肉隆起型:(Ⅰ型)肿瘤向肠黏膜表面突出形成有蒂、短蒂或广基底型的隆起,又可进一步分为有蒂型(Ⅰp)、亚蒂型(Ⅰs)及广基型;此型多为黏膜内癌。②扁平隆起型(Ⅱ型):肿瘤如钱币状隆起于黏膜表面。此型多为黏膜下层癌。③扁平隆起伴溃疡型(Ⅲ型):肿瘤如小盘状,边缘隆起,中心凹陷。此型均为黏膜下层癌。

(2)进展期大肠癌:分为4大类型:①隆起型:凡肿瘤主体向肠腔内凸出者均为此型。肿瘤与周围组织分界清楚,浸润较为表浅、局限。②溃疡型:肿瘤表面形成较深的溃疡者属此型。③浸润型:肿瘤向肠壁内各层弥漫浸润,常累及肠壁打不或全周,肠壁局部增厚,但表面常无明显溃疡或隆起。此型常有肠腔环状狭窄,预后差。④胶样型:肿瘤外形不一,或隆起,或并有溃疡形成,但外观及切面均呈透明胶冻状。此型多为黏液腺癌或印戒细胞癌,预后差。

3.组织学分类及分级　绝大多数为腺癌,占80%～90%,其中以管状腺癌最多见,其次为黏液腺癌、乳头状腺癌,其他类型有印戒细胞癌、鳞癌、未分化癌等。

根据大肠癌分化程度分为三级:G_0:分级无法评估;G_1:高分化;G_2:中分化;G_3:低分化;G_4:未分化。

三、中医病因病机

(一)病因

1.饮食失节　饮食不节,恣食肥甘、醉饮无时、燥热或生冷之物,渐成久痢久泻,导致脾不健运,湿热蕴毒下迫大肠。热伤肠络,毒邪成痈而发为大肠癌。

2.情志内伤　忧思抑郁,情志失调,肝失疏泄,脾胃失和,湿浊内生,郁而化火,湿热蕴毒下注,浸注肠道,气滞血瘀,日久蕴结成瘤,发为本病。

3.正气虚损　久病、年老而导致五脏虚衰(尤以脾肾虚弱为主),正气内虚,火毒、湿邪、瘀血、气滞胶结不化,邪毒留滞肠道,渐成本病。

(二)病机

本病以缓慢发病为多。病位在肠,累及脾、胃,与肝、肾密切相关。病性是本虚标实,脾肾虚弱为本,湿聚、气滞、热蕴、血瘀为标。初起多以湿热、瘀毒为主,中期虚实夹杂,晚期则以脾肾阳虚、肝肾阴虚为主。其主要病机为脾胃虚弱、湿热瘀毒互结,使大肠络脉瘀阻,久而成积。湿热、气滞、血瘀日久可导致脾肾亏虚、肝肾阴虚等证,而正气不足,又易致湿热邪毒内生,胶结不化,而出现湿热、瘀毒、气滞之象。

四、临床表现及辅助检查

(一)临床表现

1.排便习惯与粪便性状改变　多以血便为突出表现,或有痢疾样脓血便伴里急后重。有时表现为顽固性便秘,大便形状变细。

2.便血　肿瘤破溃出血,暗红或鲜红,量一般不多,间歇出现。肿瘤位置较高时,血与大便相混则呈果酱样大便。

3.腹痛　多见于右侧大肠癌,表现于右侧钝痛,或同时涉及右上腹、中上腹。

4.腹部肿块　常以右半结肠癌多见(95%)。初期推之可活动,侵及周围组织后多固定。

5. 直肠肿块　多经直肠指诊发现，质地坚硬，表面呈结节，有肠腔狭窄，直肠指诊可检出低位直肠癌、肛管癌。

6. 全身情况　可有贫血、低热，多见于右侧大肠癌，晚期患者有进行性消瘦、恶病质、腹水等。

(二)实验室检查

1. 粪便潜血检查　该检测作为大肠癌普查初筛方法和诊断的辅助检查，20%～30%的大肠癌患者大便潜血试验阴性，不到 1/3 的息肉病患者的大便中查到潜血。

2. 肿瘤标志物　癌胚抗原(CEA)为大肠癌较为敏感的标志物，是一种大肠癌细胞产生的糖蛋白，其分子表面具有不同的抗原决定簇，对大肠癌诊断的敏感性及特异性不理想，除大肠癌以外，在乳腺癌、肺癌、胚胎性肿瘤也可出现血清 CEA 水平增高。该指标可作为诊断及肿瘤复发转移的监测指标。

其他血清相关性抗原：血清 CA199、CA242、CA211 及 CA724 亦应用于大肠癌的检查。

3. 基因检测　包括粪便和癌组织的癌基因或癌基因产物的检测，据研究显示：大肠癌患者往往存在 p53 和 K－ras 基因的阳性高表达，部分患者存在 K－ras 基因和 B－raf 基因的突变，因此基因检测为结肠癌的早期临床诊断提供了崭新的手段，同时为分子靶向药的治疗提供依据。

(三)其他检查

1. 内镜检查　纤维结肠镜和直肠镜检查是确诊大肠癌最好的方法，通过肠镜可在直视下观察肿瘤位置、侵犯范围、瘤缘与肛缘的距离，并可做电灼及采样活体组织检查，或冲刷做脱落细胞学检查。对直肠下段癌，在病理确诊后可实施腹会阴联合根治术。检查前需做彻底的肠道准备，其优点可弥补钡剂灌肠的不足，并对同时多发的病变和较小的病变有诊断价值。肠镜检查最常见的合并症是穿孔和出血，据美国内镜协会的资料，其穿孔发生率为 0.2%～0.3%，出血发生率为 0.07%～0.1%。肠镜检查也有局限性，如遇到其他原因或肿瘤所致的肠腔狭窄时，即不能继续进镜，有可能遗漏狭窄部位以上的多发肿瘤。因此在肠镜确诊肿瘤后，特别是在直肠和左半结肠癌管腔有狭窄而不能检查全结肠时，应辅助钡灌肠。此外，结、直肠癌有 5%～10% 为多发癌，且术后可发生第二原发大肠癌，手术时可能遗漏同时存在的第二处癌，故术后 3～6 个月即应首次结肠镜检查。

2. CT、MRI 及 PET－CT 检查　CT、MRI 检查可以很好的显示肿瘤的大小、部位、形态及其与周围组织的关系、是否有系膜淋巴结受累及远处脏器转移等，对判断肿瘤分期，了解周围组织转移情况，制订治疗计划和判断预后提供依据。PET－CT 在肿瘤的定性及了解全身转移情况有重要意义，虽价格昂贵，必要时可行该项检查。

3. B 超检查　普通超声检查可帮助发现大肠癌有无肝转移和腹腔淋巴结转移的情况。直肠内的 B 超检查，可检测肿瘤的范围及侵犯邻近脏器如膀胱、前列腺等的情况。

4. X 线检查　该检查是大肠癌常用有效的方法。目前结肠气钡双重对比造影是诊断大肠癌的常用方法。对于距肛门 5cm 以上的结肠癌有重要的诊断意义，对直肠癌的诊断价值较小。此技术可清晰显示肠黏膜的肿物、溃疡和狭窄等病变，但小于 0.5cm 的息肉有可能漏诊。影像表现一般为钡剂的充盈缺损、边缘不整齐、龛影、肠壁僵硬、黏膜破坏、肠腔狭窄等。该检查准确率较高，但容易发生假阴性，多发生在盲肠、脾曲及乙状结肠的悬雍垂部。

五、诊断与鉴别诊断

（一）诊断要点

以排便习惯及性状、腹部肿块、腹胀、腹痛、脓血便为本病的典型症状，体征以腹部肿块、直肠肿块及腹水为主，便潜血可为阳性，肿瘤标志物升高，最重要是肠镜和病理检查。

（二）肿瘤分期诊断

1. TNM 分期系统　参照美国癌症联合委员会（AJCC）/国际抗癌联盟（UICC）结直肠癌 TNM 分期系统（2010 年第七版）：

原发肿瘤（T）：

T_x：原发肿瘤没法评价。

T_0：无原发肿瘤证据。

T_{is}：原位癌：局限于上皮内或黏膜固有层。

T_1：肿瘤侵犯黏膜下层。

T_2：肿瘤侵犯固有肌层。

T_3：肿瘤穿透固有肌层到达浆膜下层，或侵犯无腹膜覆盖的结直肠旁组织。

T_{4a}：肿瘤穿透腹膜脏层。

T_{4b}：肿瘤直接侵犯或粘连于其他器官或布局。

区域淋巴结（N）：

N_x：区域淋巴结没法评价。

N_0：无区域淋巴结转移。

N_1：有 1～3 枚区域淋巴结转移。

N_{1a}：有 1 枚区域淋巴结转移。

N_{1b}：有 2～3 枚区域淋巴结转移。

N_{1c}：浆膜下、肠系膜、无腹膜覆盖结肠/直肠周围组织内有肿瘤种植，无区域淋巴结转移。

N_2：有 4 枚以上区域淋巴结转移。

N_{2a}：4～6 枚区域淋巴结转移。

N_{2b}：7 枚及更多区域淋巴结转移。

远处转移（M）：

M_0：无远处转移。

M_1：有远处转移。

M_{1a}：远处转移局限于单个器官或部位（如肝、肺、卵巢、非区域淋巴结）。

M_{1b}：远处转移蔓延于 1 个以上的器官/部位或腹膜转移。

2. Dukes 分期

A 期：癌肿浸润深度限于直肠壁内，未穿出深肌层，且无淋巴结转移。

B 期：癌肿侵犯浆膜层，亦可侵入浆膜外或肠外周围组织，但尚能整块切除，无淋巴结转移。

C 期：癌肿侵犯肠壁全层或未侵犯全层，但伴有淋巴结转移。

D 期：癌肿伴有远处器官转移、局部广泛浸润或淋巴结广泛转移不能根治性切除。具体见表 11—2。

表 11-2 Dukes 分期

	T	N	M	Dukes 分期
0	T_{is}	N_0	M_0	—
I	T_1	N_0	M_0	A
	T_2	N_0	M_0	A
II a	T_3	N_0	M_0	B
II B	T_{4a}	N_0	M_0	B
II C	T_{4b}	N_0	M_0	B
III A	$T_1 \sim T_2$	N_1/N_{1c}	M_0	C
	T_1	N_{2a}	M_0	C
III B	$T_3 \sim T_{4a}$	N_1/N_{1c}	M_0	C
	$T_2 \sim T_3$	N_{2a}	M_0	C
	$T_1 \sim T_2$	N_{2b}	M_0	C
III C	T_{4a}	N_{2a}	M_0	C
	$T_3 \sim T_{4a}$	N_{2b}	M_0	C
	T_{4b}	$N_1 \sim N_2$	M_0	C
IV A	任何 T	任何 N	M_{1a}	D
IV B	任何 T	任何 N	M_{1b}	D

(三)西医鉴别诊断

1.结肠癌　主要应与结肠炎症性疾病鉴别。包括肠结核、溃疡性结肠炎、阑尾炎、血吸虫病肉芽肿、阿米巴肉芽肿以及结肠息肉等。

(1)溃疡性结肠炎:是一种原因不明的直肠和结肠慢性炎性疾病,95％以上病例有直肠受累。以 20～50 岁多见。临床上以腹泻、黏液脓血便、腹痛和里急后重为主要表现,故与直肠癌易混淆。纤维结肠镜检查可见病变黏膜呈弥漫性充血、水肿,黏膜表面呈颗粒状,常有糜烂或浅小溃疡,附有黏液和脓性分泌物,重者溃疡较大。后期可见假性息肉,结肠袋消失。气钡双重对比造影可见黏膜皱襞粗大紊乱,有溃疡和分泌物覆盖时,肠壁边缘可呈毛刺状或锯齿状,后期肠壁僵硬,肠腔狭窄,结肠袋消失,假性息肉形成后可呈圆形或卵石形充盈缺损。

(2)肠结核:以右下腹痛、腹泻、糊样便、腹部包块和全身结核中毒症状为特征。增生型肠结核,多以便秘为主要表现。X线胃肠钡餐造影可与大肠癌鉴别。溃疡型肠结核,钡剂在病变肠段可见激惹征象,充盈不佳,而在病变上下肠段的钡剂则充盈良好,称为 X 线钡影跳跃征象。黏膜皱襞粗乱,肠壁边缘不规则,有时呈锯齿状。增生型肠结核见肠段增生性狭窄、收缩与变形,可见充盈缺损、黏膜皱襞紊乱,肠壁僵硬与结肠袋消失。如做纤维结肠镜检查,从病变部位作活检可获进一步确诊。

(3)阑尾炎:回盲部癌可因局部疼痛和压痛而误诊为阑尾炎。特别是晚期回盲部癌,局部常发生坏死溃烂和感染,临床表现有体温升高,白细胞计数增高,局部压痛或触及肿块,常诊断为阑尾脓肿,需注意鉴别。

(4)结肠息肉:主要症状可以是便血,有些患者还可有脓血样便,与结肠癌相似,钡剂灌肠检查可表现为充盈缺损,行纤维结肠镜检查并取活组织送病理检查是有效的鉴别方法。

(5)阿米巴痢疾:患者表现腹胀、腹痛、腹泻或有里急后重,大便呈黏液带脓血、排便次数增多。慢性型可有消瘦、贫血,结肠常粗厚可触,左右两下腹及上腹部常有压痛,易和直肠癌或结肠癌相混淆。但阿米巴痢疾时大便有腥臭,粪中可找到阿米巴包囊或滋养体。乙状结肠镜检查见到正常黏膜上有典型的散在溃疡,从溃疡底刮取材料作镜检可找到原虫。

2.直肠癌 应与菌痢、阿米巴痢疾、痔、肛瘘、直肠息肉等相鉴别。

(1)细菌性痢疾(慢性细菌性痢疾):患者以腹痛、腹泻、里急后重、黏液脓血便、大便次数增多、左下腹压痛等为特征。如为慢性细菌性痢疾急性发作,除上述症状加剧外尚有发热、头痛、食欲不振。本病有流行病学特征,大便培养痢疾杆菌阳性。乙状结肠镜检查肠黏膜除充血、水肿、溃疡外,黏膜呈颗粒状,可有瘢痕和息肉,取肠壁黏液脓性分泌物做细菌培养阳性率高,应用呋喃唑酮、诺氟沙星、氧氟沙星等抗菌药物治疗有效。

(2)痔:一般内痔多为无痛性出血,呈鲜红色,不与大便相混,随出血量的多寡而表现为大便表面带血、滴血、线状流血甚至喷射状出血。而直肠癌患者之粪便常伴有黏液和直肠刺激症状,直肠指检或乙状结肠镜检查可将痔与直肠癌鉴别。

(3)肛瘘:肛瘘常由肛窦炎而形成肛旁脓肿所致,患者有肛旁脓肿病史,局部红肿疼痛,与直肠癌症状差异较明显,鉴别比较容易。

(4)直肠息肉:主要症状是便血,纤维结肠镜检查及活检为有效鉴别手段。

3.其他肿瘤

(1)结肠直肠类癌:瘤体小时无症状,瘤体长大时可破溃,出现极似结肠腺癌的症状。

(2)原发于结直肠的恶性淋巴瘤:病变形态呈多样性,与结肠癌常不易区别。均应做组织涂片活检来鉴别。

(四)中医类证鉴别

1.痢疾 多发于夏秋季节,以腹痛、里急后重,下痢赤白脓血为主症。而直肠癌之腹痛、里急后重,无季节性,可以此鉴别。另外,腹部B超、CT等可以发现肠内占位。

2.泄泻 内科泄泻指排便次数增多、粪质稀薄、甚则泻出如水,其一般与饮食、环境、季节等有关,对体重无明显影响。结直肠癌也可出现大便次数增多,且多伴有腹痛及大便形状的改变,需与慢性腹泻鉴别;另外,结直肠癌患者经腹部B超、CT等可以发现肠内占位。

3.腹痛 腹痛是指胃脘以下、耻骨毛际以上的部位发生疼痛,出现于多种疾病中。内科之腹痛为外感时邪、饮食不节、情志失调以及素体阳虚等,导致气机郁滞、脉络痹阻及经脉失养所致。而肠癌患者之腹痛,常常部位固定、难以缓解并可触及肿块。

4.肠风 多由风热客于肠胃或湿热蕴积肠胃,久而损伤阴络,致大便时出血。其与结直肠癌的出血不同,肠风在大便前出血如注,血色鲜红,肛门无肿痛等。

六、治疗

(一)治疗原则

以手术为主是结直肠癌的主要治疗原则。早期手术切除后用中药长期调理,可不用放化疗。中晚期手术后服用中药同时须辅以放疗、化疗及分子靶向治疗,以提高生存率和减少复发,提高生活质量。晚期患者可行化疗、分子靶向治疗及中药治疗提高生活质量,延长生存期。不同分期综合治疗方案如下:

1.0期和Ⅰ期 单纯手术切除,术后辅以长期中药调理,一般不需要放疗和化疗。如果病灶仅限于黏膜,根治性手术后的 5 年生存率接近 80%。

2. Ⅱ期和Ⅲ期　以根治性手术治疗同时服用中药,并辅以术前术后放化术前放疗能使瘤体缩小,使已经转移的淋巴结缩小或消失,减轻癌性粘连,降低肿瘤细胞活力及闭合脉管。尤适用于Ⅱ、Ⅲ期的直肠癌患者,有利于提高手术切除率,减少复发率和、扩大保肛手术的范围。通常设盆腔前后两野对穿照射。直肠癌术后放疗可于伤口愈合后即开始照射,可减低局部复发率。对于高危Ⅱ期及Ⅲ期病例,术后辅助化疗,可使 5 年生存率提高 10%左右。

3. Ⅳ期　以化疗为主,根据病情选择放疗,放化疗同时可以联合中药治疗,兼以积极的对症治疗。若原发灶及转移灶均能切除者,可将两者一并切除;若原发灶可以切除而转移灶不能切除时,可行原发灶姑息性切除;若原发灶不能切除,可行旁路手术。在行西医治疗的同时,中医中药治疗是不可缺少的辅助部分,不仅对放化疗起到减毒增效的作用,同时还可以起到增加机体免疫力和控制肿瘤转移的作用。

(二)西医治疗

1. 手术治疗

(1)结肠癌手术方式:根据结肠癌的部位及淋巴结引流区做整块的广泛切除,常用的根治性手术方法有:右半结肠切除术、横结肠切除术、左半结肠切除术、乙状结肠癌根治切除术等。

(2)直肠癌手术方式:手术切除范围及手术方式主要根据肿瘤所在位置及淋巴结引流途径而定,肿瘤分期与肿瘤生物学特征对手术方法选择有一定的参考价值。根治性手术包括:腹会阴联合直肠切除术(Miles 手术)、经腹直肠切除术、经腹直肠切除、结肠造瘘术、拖出式直肠切除术及结肠肛管吻合术、局部全层直肠癌切除术、全直肠系膜切除术(TME)等。

(3)肝转移瘤的外科治疗:肝部分切除是结直肠癌可切除肝转移瘤的一种治疗方法。完整切除必须考虑到肿瘤范围和解剖学上的可行性,剩余肝脏必须能维持足够功能。原发灶必须能根治性切除(R_0)。无肝外不可切除病灶。不推荐减瘤手术方案(非 R_0 切除)。可切除的原发和转移病灶均应行根治性切除,根据两者切除的复杂程度、伴发病、术野暴露和手术者经验不同可同期切除或分期切除。某些经过筛选的患者可以考虑多次切除。

(4)肺转移的外科治疗:完整切除必须考虑到肿瘤范围和解剖部位,肺切除后必须能维持足够功能。原发灶必须能根治性切除(R_0),有肺外可切除病灶并不妨碍肺转移瘤的切除,某些患者可考虑多次切除。同时性可切除肺转移患者可选择同期切除或分次切除。

(5)转化为可切除病灶的外科治疗:转移灶不可切除而行术前化疗的患者,化疗 2 个月后及以后每 2 个月应予重新评估。分布局限的病灶更易转化为可切除病灶。评价是否已转化为可切除时,所有已知病灶必须可切除。有可能转化的患者术前化疗应选用高反应率的方案。

2. 化学治疗

(1)辅助性治疗

1)Ⅰ期或者有放化疗禁忌的患者不推荐辅助治疗。

2)Ⅱ期结直肠癌患者,应当确认有无以下高危因素:组织学分化差(Ⅲ或Ⅳ级)、T_4、血管淋巴管浸润、术前肠梗阻/肠穿孔、标本检出淋巴结不足(少于 12 枚)。①Ⅱ期结直肠癌,无高危因素者,建议随访观察,或者单药氟尿嘧啶类药物化疗。②Ⅱ期结直肠癌,有高危因素者,建议辅助化疗。化疗方案推荐选用 5-FU/LV、卡培他滨、5-FU/LV/奥沙利铂或 CapeOx方案。化疗时限应当不超过 6 个月。有条件者建议检测组织标本 MMR 或 MSI,如为 dMMR

或 MSI－H,不推荐氟尿嘧啶类药物的单药辅助化疗。

3)Ⅲ期结直肠癌患者,推荐辅助化疗。化疗方案推荐选用 5－FU/CF、卡培他滨、FOL-FOX 或 FLOX(奥沙利铂＋氟尿嘧啶＋醛氢叶酸)或 CapeOx 方案。化疗不应超过 6 个月。

直肠癌辅助放化疗:$T_{3\sim4}$ 或 $N_{1\sim2}$ 距肛缘≤12cm 直肠癌,推荐术前新辅助放化疗,如术前未行新辅助放疗,建议辅助放化疗,其中化疗方案推荐氟尿嘧啶类单药或 5－FU 类似物为基础方案。

术后放化疗和辅助化疗的顺序:Ⅱ～Ⅲ期直肠癌根治术后,推荐先行同步放化疗再行辅助化疗或先行 1～2 个周期辅助化疗、同步放化疗再辅助化疗的夹心治疗模式。

(2)晚期/转移性结直肠癌化疗:目前,治疗晚期或转移性结直肠癌使用的药物:5－FU/LV、伊立替康、奥沙利铂、卡培他滨、和靶向药物,如西妥昔单抗、帕尼单抗、贝伐单抗及阿柏西普。治疗方案选择遵循以下原则:①治疗前检测肿瘤 K－ras 基因和 B－raf 基因状态。②联合化疗应当作为能耐受化疗的转移性结直肠癌患者的一线治疗。推荐以下化疗方案:FOLFOX/CapeOx±R 伐单抗,FOLFOX±帕尼单抗(推荐用于 K－ras 基因野生型患者)。③第一次进展考虑应用 FOLFIRI±贝伐单抗或阿柏西普,或伊立替康±贝伐单抗或阿柏西普,或 FOLFIRI±西妥昔单抗/帕尼单抗(仅用于 K－ras 基因野生型患者)。第二次进展考虑应用 FOLFIRI±西妥昔单抗/帕尼单抗或应用西妥昔单抗/帕尼单抗单药(对以往应用贝伐单抗进展者同时 K－ras 基因野生型患者),除此之外,可应用瑞戈非尼(仅用于 K－ras 基因突变型患者),或参加临床试验。④不能耐受联合化疗的患者,推荐方案 5－FU/LV±靶向药物,或 5－FU 持续灌注,或卡培他滨单药。⑤结直肠癌局部复发者,推荐进行多学科评估,判定能否有机会再次切除,是否适合术前放化疗。如与放疗联合,可以根据患者身体状况选择氟尿嘧啶类单药或联合化疗,如仅适于化疗,则采用上述晚期患者药物治疗原则。

3.分子靶向治疗　目前应用于结直肠癌治疗的主要有两大类药物:针对表皮生长因子受体(EGFR)通路的抑制剂以及针对血管内皮生长因子受体(VEGF)通路的抑制剂。①贝伐单抗是抗血管内皮生长因子的单克隆抗体,于 2004 年 2 月被美国 FDA 批准应用于晚期大肠癌的治疗。②西妥昔单抗是抗 EGFR 的单克隆抗体,检测 K－ras 基因为野生型可使用,治疗有效率显著提高。③阿柏西普是血管生成抑制剂,一种重组人融合蛋白,获 FDA 批准联合FOLFIRI 方案二线用于治疗已使用含奥沙利铂方案疾病出现进展的转移性结直肠癌患者。④瑞戈非尼是一种口服多激酶抑制剂,通过抑制多种蛋白质激酶,靶向作用于肿瘤生成、肿瘤血管发生和肿瘤微环境信号传导的维持。

4.放射治疗　结肠癌很少使用放疗,因放疗对腺癌相对不敏感,且腹部定位困难,同时腹部放疗副作用较大。本法多用于直肠癌有局部淋巴结转移,或肿瘤体积较大、与盆腔器官相粘连者。术前放疗有助于切除肿瘤,防治扩散;术后继续放疗或合用化疗可减少复发;对晚期直肠癌患者可用于止痛、止血等姑息性治疗。

对于肝、肺、脑及腹腔转移,可以考虑局部立体定向放疗,如伽马刀治疗。

5.局部微创治疗

(1)介入治疗:用于不能手术的晚期患者控制病变发展,延长生存期(也可用于转移病灶的治疗。

(2)射频消融治疗:多用于肝、肺转移灶的治疗。

(3)热疗:用于腹盆腔病灶的治疗。注意热疗野中避免金属物质。

(4)超声聚焦治疗:用于腹盆腔转移灶的治疗。

(三)中医治疗

1.常见辨证论治分型

(1)肠道湿热

主症:腹部阵痛,大便带血或有黏脓血,里急后重,肛门灼热,或有发热,恶心呕吐,脘腹胀满,舌红,苔黄腻,脉滑数。

治法:清利肠道湿热。

处方:白头翁汤合葛根芩连汤:白头翁、黄连、黄柏、秦皮、葛根、黄芩、甘草等。

(2)瘀毒内阻

主症:腹胀痛,泻下脓血色紫暗、量多,里急后重,或可触及固定不移的包块,舌质紫暗或有斑点,脉弦涩。

治法:行气化瘀、解毒散结。

处方:膈下逐瘀汤:灵脂、川芎、牡丹皮、赤芍、乌药、延胡索、甘草、桃仁、红花、香附、枳壳等。

(3)肝肾阴虚

主症:腹胀痛,大便形状细扁,或带黏液脓血,形体消瘦,五心烦热,头晕耳鸣,腰膝酸软,盗汗,舌红,少苔,脉细数。

治法:滋补肝肾、清泻肠热。

处方:知柏地黄汤加味:知母、黄柏、熟地黄、山药、山茱萸、茯苓、牡丹皮、泽泻等。

(4)气血两虚

主症:腹胀痛,大便变形,或带黏液脓血,肛门坠胀,甚至脱肛,面色萎黄,唇甲不华,少气乏力,神疲懒言,舌淡,苔薄白,脉沉细无力。

治法:补气生血。

处方:八珍汤:人参、白术、茯苓、甘草、当归、白芍、熟地黄、川芎等。

(5)脾肾阳虚

主症:腹胀痛,畏寒肢冷,面色苍白,少气乏力,纳食不振,腰膝酸软,大便溏薄,小便清长,舌淡胖,苔白滑,脉沉细微。

治法:温补脾肾。

处方:附子理中汤合四神丸:附子、人参、白术、炮姜、甘草、肉豆蔻、补骨脂、五味子、吴茱萸、大枣、茯苓等。

2.常见症状的对症治疗

大便鲜血:地榆炭,槐花炭,大黄炭,三七粉,血余炭,白及等。

黏液脓便:马齿苋,败酱草,槐花,白头翁,秦皮,儿茶等。

里急后重:广木香,枳壳,槟榔,酒军,秦皮,赤芍,葛根等。

疼痛明显:延胡索,白屈菜,生蒲黄,赤芍,白芍,莪术,大腹皮,乌药,厚朴等。

纳呆腹胀:焦山楂,鸡内金,焦三仙,砂仁,扁豆,黄连,熟军等。

泻泄不止:罂粟壳,儿茶,白头翁,赤石脂,肉豆蔻,山药,石榴皮,老鹳草,车前草,猪苓,诃子等。

肛门下坠:升麻,葛根,太子参,黄芪,醋柴胡等。

便秘不畅:大黄,枳实,厚朴,麻子仁,瓜蒌仁,郁李仁,桃仁,莱菔子等。

3.治疗大肠癌常用中草药　藤梨根、龙葵、白英、石上柏、蜈蚣、全蝎、地龙、海藻、夏枯草、生薏苡仁、土茯苓、半枝莲、草河车、败酱草、白花蛇舌草、马齿苋、苦参等。

4.常用中成药

(1)抗肿瘤针剂:华蟾素:适用于肠癌患者属癌毒内结或伴疼痛等症者;艾迪注射液:适用于正虚邪恋的直肠癌患者;榄香烯注射剂:适用于大肠癌见血瘀或痰湿证者;还可选用鸦胆子乳及苦参注射液。

(2)口服中成药:根据辨证可选择西黄丸、华蟾素片、鸦胆子乳剂、参苓白术散、加味保和丸、六味地黄丸、知柏地黄丸、云南白药、八珍冲剂、平消片、去甲斑蝥片等。

(四)中西医结合治疗

1.围术期中药应用　早期当以理气通腑为先,旨在恢复脾胃的升降功能,可用大柴胡汤;中期脏腑虚损,当以扶正为主,如四君子汤加味;至后期,脾胃功能渐恢复,当扶正攻邪兼顾,以巩固疗效。

2.放疗期间中药应用　放疗期间常用法则有活血化瘀、清热利湿、凉血解毒、益气养阴等。出现口渴欲饮,低热盗汗,疲倦乏力等气津两伤之象,予生脉饮或益气生津散治疗;出现大便次数增多、甚至便血等放射性直肠炎表现时,以清热祛湿止血治疗,可予四妙丸加味,并配合使用中药灌肠;出现尿频、尿急、尿痛、血尿等放射性膀胱炎表现时,予八正散加味治疗。

3.化疗期间中药应用　选用益气活血、健脾补肾中药与化疗结合治疗中晚期结直肠癌,能够增强化疗的近期疗效,减轻化疗的毒副作用。

4.晚期结直肠癌的维持性治疗　在晚期结直肠癌化学治疗结束后,对未发生疾病进展的患者进行维持巩固的治疗方法,其可能延缓疾病进展、预防症状恶化、维持体能状态以使患者能接受更多的治疗,并最终延长总生存期。现在的维持治疗可考虑应用希罗达及(或)辨证中药。

七、预后及随访

1.预后　本病的预后主要取决于早期诊断和手术根治。分期越早,手术切除的越成功,预后越好。术后总的5年生存率在50%左右;如病变局限于黏膜下层,根治术后的5年生存率可达90%,如已有淋巴结转移,则在30%以下。一旦有远处转移,5年生存率不到10%。

2.随访

(1)病史和体检:每3~6个月1次,共2年,然后每6个月1次,总共5年,5年后每年1次。

(2)测 CEA、CA199:每3~6个月1次,共2年,然后每6个月1次,总共5年,5年后每年1次。

(3)腹/盆超声、胸片:每3~6个月1次,共2年,然后每6个月1次,总共5年,5年后每年1次。

(4)腹/盆 CT 或 MRI:每年1次。

(5)肠镜检查:术后1年内行肠镜检查,如有异常,1年内复查;如未见息肉,3年内复查;然后5年1次,随诊检查出现的大肠腺瘤均推荐切除。

(6)PET-CT:不是常规推荐的检查项目。

(卢亚巍)

第四节 胰腺癌

一、概述

胰腺虽是一既有内分泌细胞又有外分泌细胞的腺体,但胰腺的恶性肿瘤绝大部分源自外分泌组织(约占90%),且主要是来源于胰腺的导管细胞。近40年来,胰腺癌的发病率在国内外均呈上升趋势,已进入常见的消化道恶性肿瘤之列。但由于胰腺癌早期无明显症状,中期或晚期出现的一些症状也常缺乏特异性,以致较难获得早财诊断,临床所确诊者大多已属晚期,手术切除率较低(10%~20%),疗效很差,80%左右的患者在术后1年内死亡,总体术后5年生存率仅为1%~9%,是目前预后最差的癌肿之一。

古代文献中无胰腺癌的记载,根据部位、症状、体征等表现,其与积聚、黄疸、腹痛等病的某些表现非常相似。

二、西医病因病理

(一)病因

胰腺癌的病因至今尚未完全清楚。流行病学调查资料提示发病率增高与吸烟、饮食中脂肪和蛋白质摄入过多、内分泌代谢紊乱及遗传等因素有关。

胰腺的高危人群包括:①年龄大于40岁,有上腹部非特异性症状的患者;②有胰腺癌家族史的患者;③突发糖尿病患者,特别是不典型糖尿病,年龄在60岁以上,很快形成胰岛素抵抗者;④慢性胰腺炎患者;⑤患有导管内乳头状黏液瘤等癌前病变的患者;⑥有家族性腺瘤息肉病的患者;⑦良性病变行远端胃大部切除者,特别是术后20年以上的患者;⑧长期吸烟、饮酒和接触有害化学物质的人。对以上高危人群进行筛查和监测,能够尽早发现胰腺癌,使早期确诊成为可能。

(二)病理

部位分为胰头癌、胰体癌、胰尾癌和全胰癌,其中以胰头部最为多见(约占60%),体部次之(约占25%),尾部则相对较少(约占5%),另外还有10%左右为弥漫性或多灶性癌肿。导管细胞癌最常见(约占90%),还有腺泡细胞癌。胰体尾癌的转移途径不完全一致,胰头癌常侵犯到胆总管、十二指肠、胃及腹腔动脉,其淋巴转移途径主要是经肠系膜上动脉周围淋巴结向主动脉周围淋巴结转移。胰体尾癌常沿神经鞘向腹腔神经丛及脊髓方向转移,或沿淋巴管转移至胰上及肝门淋巴结等处。生物学行为上有出现转移早,沿神经分布转移的特点。

三、中医病因病机

(一)病因

1.外感湿邪　脾主运化,喜燥恶湿。外感湿邪,日久伤脾,脾失运化,湿邪内聚,结而成瘤。

2.内伤七情　肝主疏泄条达,脾主运化水湿。忧思伤脾,恼怒伤肝。肝气不疏,脾失健运,则气血运行失调,水液代谢紊乱,日久痰瘀互结,与毒相搏,结聚成瘤。

3.饮食不节　酒食过度,暴饮暴食,食伤脾胃,聚湿成痰,影响气血运行,痰瘀互结,日久不散,积聚成瘤。

（二）病机

中医认为,本病病位在肝、脾,常因外感湿邪、忧思恼怒、嗜食肥甘厚腻等因素,导致肝气郁结、痰湿蕴聚、瘀毒内结,日久不散,积而成瘤。

四、临床表现及辅助检查

（一）临床表现

1.梗阻性黄疸。

2.腹痛。

3.食欲不振,厌食油腻。

4.消瘦。

5.血糖升高。

（二）实验室检查

1.肝功能　有阻塞性黄疸时,血清胆红素升高;在有阻塞性黄疸或肝转移时,血清碱性磷酸酶、谷酰转肽酶、亮氨酸氨其肽酶和 5－核苷酸酶可见升高,但这些指标对胰腺癌并无特异性。

2.淀粉酶及脂肪酶　胰管梗阻或并发急性胰腺炎时,二者在血清中的含量可以升高。

3.血糖　胰岛细胞被癌肿破坏时,可引起血糖升高、糖耐量异常。

4.胰腺外分泌功能试验　晚期可出现胰液总量、胰酶和重碳酸盐含量减少。

5.肿瘤标志物检查　CA199 被认为是诊断胰腺癌的重要指标,诊断准确率可达 90%。约 70%的胰腺患者可出现血清癌胚抗原（CEA）升高,但这种结果也见于其他消化道癌症。

（三）其他检查

1.B 超　为本病的首选检查方法,但对于＜2cm 的胰腺占位病变的检出率仅为 33%,亦可指导细针穿刺细胞学涂片或病理检查。

2.CT　是本病重要的检查方法,B 超显示有胰腺肿瘤时应该进行 CT 扫描。CT 诊断的准确率超过 70%,且对判断血管受侵和能否手术切除有一定帮助。

3.MRI　胰腺癌的 MRI 表现大致与 CT 所见相似,显示门静脉癌栓和淋巴结转移方面较CT 稍佳。

4.PET－CT　对胰腺肿物的良恶性判断有一定意义。

5.经皮肝内胆管造影（PTC）　可以显示胆管阻塞部位及狭窄的形态部位,当胰腺癌的黄疸严重时可行 PTCD。

6.逆行性胰胆管造影（ERCP）　ERCP 在纤维内镜下进行,通过 ERCP 还可以采集胰液和刷取细胞进行检查,仅用在 B 超和 CT 不能确诊临床又高度怀疑的病例。

7.选择性腹腔动脉造影　对胰体尾部癌诊断价值较大,常为是否能进行手术治疗的重要参考资料。

五、诊断与鉴别诊断

（一）诊断要点

1.高危因素　老年,有吸烟史,高脂饮食,体重指数超标为胰腺癌的危险因素。暴露于 β

一萘胺、联苯胺等化学物质可导致发病率增加。

2.临床表现

(1)多数胰腺癌患者缺乏特异性症状,最初仅表现为上腹部不适,隐痛,易与其他消化系统疾病混淆。当患者出现腰背部疼痛为肿瘤侵犯腹膜后神经丛,为晚期表现。

(2)80%～90%的胰腺癌患者在疾病初期即有消瘦、体重减轻。

(3)常出现消化不良、呕吐、腹泻等症状。

(4)40岁以上患者有下列任何表现,需高度怀疑胰腺癌的可能性,如果患者是嗜烟者更应高度重视:①不明原因的梗阻性黄疸;②近期出现无法解释的体重下降>10%;③近期出现不能解释的上腹或腰背部疼痛;④近期出现模糊不清又不能解释的消化不良症状,内镜检查正常;⑤突发糖尿病而又无诱发因素,如家族史、肥胖;⑥突发无法解释的脂肪泻;⑦自发性胰腺炎的发作。

3.体格检查

(1)体征:胰腺癌患者病变初期缺乏特异性体征,出现体征时多为进展期或晚期。

(2)黄疸:为胰头癌患者常见体征,表现为全身皮肤黏膜黄染,大便颜色变白,小便发黄,皮肤瘙痒。

(3)腹部肿块:胰腺癌患者触及腹部肿块多为晚期,极少能行根治性手术切除。

4.影像检查

(1)B超:是胰腺癌诊断的首选方法。其特点是操作简便、无损伤、无放射性、可多轴面观察,并能较好地显示胰腺内部结构、胆道有无梗阻及梗阻部位、梗阻原因。局限性是视野小,受胃、肠道内气体、形状等影响,有时难以观察胰腺,特别是胰尾部。

(2)CT检查:是目前检查胰腺最佳的无创性影像检查方法,主要用于胰腺癌的诊断和分期。平扫可显示病灶的大小、部位,但不能准确定性诊断胰腺病变,显示肿瘤与周围结构的关系较差。三期增强扫描能够较好地显示胰腺肿物的大小、部位、形态、内部结构及与周围结构的关系。能够准确判断有无肝转移及显示肿大淋巴结。

(3)MRI及磁共振胰胆管成像(MRCP)检查:不作为诊断胰腺癌的首选方法,但当患者对CT增强造影剂过敏时,可采用MR代替CT扫描进行诊断和临床分期;另外,MRCP对胆道有无梗阻及梗阻部位、梗阻原因具有明显优势,且与ERCP(经内镜逆行性胰胆管造影术)、PTC(经皮肝穿刺胆道造影)比较,安全性高,对于胰头癌,MR可作为CT扫描的有益补充。

(4)PET-CT扫描:PET-CT扫描的作用仍不明确,在高危患者中可在常规胰腺CT检查后考虑使用PET-CT扫描,以便检出胰腺意外的转移病灶。

(5)上消化道造影:只能显示部分晚期胰腺癌对胃肠道压迫侵犯所造成的间接征象,无特异性,目前已为断面影像学检查所取代。

5.血液免疫生化检查

(1)血液生化检查:早期无特异性血生化改变,肿瘤阻塞胆管可引起血胆红素升高,伴有谷丙转氨酶、谷草转氨酶等酶学改变。胰腺癌患者中有40%出现血糖升高和糖耐量异常。

(2)血液肿瘤标志物检查:胰腺癌常见血清中CEA、CA199升高,有一定的辅助诊断意义,但需注意CA199的测定,在胆道通畅、血清胆红素基本正常情况下才有诊断意义。

6.组织病理学和细胞学诊断　组织病理学或细胞学检查可确定胰腺癌诊断。可通过术前/术中细胞学穿刺、活检,或转至有相应条件的上级医院行内镜超声穿刺/活检获得。

(二)肿瘤分期诊断

1. TNM 分期(AJCC2010)

T—原发肿瘤：

T_1：肿瘤局限在胰腺组织内，最大直径小于等于 2cm。

T_2：肿瘤局限在胰腺组织内，最大直径大于 2cm。

T_3：肿瘤侵犯至胰外，但未累及腹腔干或十二指肠上动脉。

T_4：肿瘤累及腹腔干或十二指肠上动脉。

N—区域淋巴结：

N_x：区域淋巴结无法评估。

N_0：无区域性淋巴结转移。

N_1：有区域性淋巴结转移。

M—远处转移

M_0：肿瘤无远处转移。

M_1：肿瘤有远处转移。

2. 临床分期

0 期：T_x，N_0，M_0。

Ⅰ A 期：T_1，N_0，M_0。

Ⅰ B 期：T_2，N_0，M_0。

Ⅱ A 期：T_3，N_0，M_0。

Ⅱ B 期：$T_{1\sim3}$，N_1，M_0。

Ⅲ 期：T_4，任何 N，M_0。

Ⅳ 期：任何 T，任何 N，M_1。

(三)西医鉴别诊断

1. 壶腹癌　梗阻性黄疸亦常见于壶腹癌，由于壶腹癌的梗阻位置低，CT 上显示扩张胆总管的层面较多，在胰腺水平仍表现为圆形，胰腺内未见肿物及异常密度。扩张的胆总管与胰管并行成双管征，而在胰头癌两者呈分离状态。

2. 慢性胰腺炎　少数以肿块形式出现的假肿瘤性胰腺炎需与胰腺癌鉴别。在 CT 扫描上假肿瘤性胰腺炎肿块内常见钙斑，增强扫描后肿物与胰腺实质强化程度相近，获取病理诊断是二者鉴别的最终依据。

3. 黏液性囊腺瘤　是胰腺最常见的囊性肿瘤，多发生在胰体尾部，女性发病率明显高于男性，常为良性、恶性共存。B 超、CT 均表现为囊实性肿物，常见分房。相对于囊腺癌，囊腺瘤边界较清楚，囊壁或分隔较规则。

4. 胰腺假性囊肿　胰腺假性囊肿占胰腺囊肿总数的 40%～50%，多继发于胰腺炎和胰腺损伤，一般可有腹部包块、腹痛、恶心、呕吐、食欲不振、消瘦等临床表现与胰腺癌相似，但该病常继发于急性或慢性胰腺炎或胰腺损伤，包块呈圆形或椭圆形，表面光滑，多有血清淀粉酶和脂肪酶的持续增高，超声、CT 显示囊性包块可相鉴别。

(四)中医类证鉴别

1. 黄疸　黄疸是由于感受湿热疫毒等外邪，导致湿浊阻滞，脾胃、肝胆功能失调，胆液不循常道，随血泛溢引起的，以目黄、身黄、尿黄为主要临床表现的一种肝胆病证。其发病多与湿邪有关,湿从热化,则致湿热为患,发为阳黄;中阳不足,湿从寒化,则致寒湿为患,中阳偏盛,发为阴黄。

2.瘕聚 为腹部脐下有块,推之可移,痛无定处。瘕聚与胰癌不同,其为腑病,属气分,病程短,病情轻,腹中结块无形,时聚时散,痛无定处。

六、治疗

(一)治疗原则

对于无远处转移,局部病灶可切除患者考虑手术切除,并行术后辅助化疗;对于潜在可切除患者根据体能可考虑新辅助化疗或放化疗后行手术切除;对于局部晚期不可手术切除,患者一般状况良好可以耐受化疗者可采取全自身化疗。切除后复发者亦可考虑全身化疗。对于一般状况较差,肿瘤广泛转移者以姑息治疗为主,目的在于预防并缓解痛苦,保证获得理想的生活质量。包括胆道内、肠道内支架置入,胃或空肠造瘘术,胰酶替代治疗,营养支持治疗,良好的止痛治疗等。

(二)西医治疗

1.手术 外科手术的目的是根治肿瘤、延长患者生命、改善生活质量、缓解痛苦。

(1)根治性手术

1)胰腺癌可切除的标准一般为:①肿瘤局限于胰腺内或直接侵犯胆总管、十二指肠、脾脏、胃等可一并切除的范围内(TNM 分类中的 $T_1 \sim T_2$ 期和没有血管侵犯的 T_3 期);②肿瘤没有侵犯周围大血管,如腹腔干动脉、肝静脉、门静脉、腹主动脉或下腔静脉;③没有广泛的淋巴结转移;④肿瘤没有腹膜种植或肝脏等其他远处转移。

2)胰尾癌:行胰尾切除术,切除胰尾、脾脏和邻近软组织、神经丛和淋巴结。

3)胰体尾癌:行胰体尾切除术,切除颈部以左的胰体、胰尾、脾脏和邻近的软组织、神经丛和淋巴结。

4)胰头癌:①区域性胰、十二指肠切除术,对Ⅰ、Ⅱ、Ⅲ期胰头癌均应行区域性胰十二指肠切除术,除 Whipple 手术要求外,清扫至少达第二站淋巴结或直接受损的周围组织。②保留幽门的胰十二指肠切除术:由于较 Whipple 手术切除范围小,全胃、幽门及十二指肠球部得以保留,术后消化道激素的分泌更接近生理状态,并减少吻合口溃疡的发生。

(2)姑息性手术:目的在于解除胆道、胃十二指肠及胰管梗阻,获取病理,缓解或减轻疼痛等症状或埋置化疗泵等。胆道引流可依患者情况采取经内镜逆行胰胆管内支架置入术或经皮肝穿胆道外引流术。

2.高强度超声聚焦治疗 超声聚焦治疗适用于不能外科手术切除的胰腺肿瘤,特别是胰体尾肿瘤,亦可适用于不愿接受手术切除的患者,部分患者可达到手术切除的相同疗效,副作用明显低于手术,是一种新兴的微创治疗方法,对于晚期胰腺癌出现腹腔淋巴结转移,也同样适合超声聚焦治疗,可控制原发肿瘤和转移病灶,缓解临床症状,如腰背疼痛等。

3.放疗 放疗主要适用于不能切除的胰腺癌或切除后预防局部复发。对胰腺癌浸润周围神经丛伴腰背疼痛的患者可减轻症状,提高生活质量,控制局部病变,缓解疼痛等症状,延长生存时间。

4.化疗 胰腺癌对化疗不敏感,单药有效率仅为 20% 左右,目前临床上应用最多的是 5-FU、吉西他滨、紫杉醇和铂类,联合化疗优于单药化疗。GEM 是治疗胰腺癌的标准化疗药物,临床常采用以 GEM 为主的化疗方案如 GEM＋PDD 或 GEM＋5－FU。

胰腺癌的化学治疗模式:

(1)胰腺癌术后辅助化疗:健择 1000mg/m²,静脉滴注 30 分钟,每周 1 次,连续 3 次,然后休息 1 周为 1 个周期,连续 3 个周期为 1 个疗程。体能状态良好的患者亦可采用放化同步或序贯的辅助治疗方法。

(2)局部晚期或转移性胰腺癌的化疗:对于体能状态好的局部晚期或转移性胰腺癌患者可采用单药吉西他滨方案(同上)或 FOLFIRINOX 方案以及单药卡培他滨化疗。①FOL-FIRINOX 方案 Oxal 85mg/m², ivgtt, d1; CPT－11 180mg/m², ivgtt, d1; LV 400mg/m², ivgtt, d1; 5－FU 400mg/m², ivgtt, d1; 5－FU 2400mg/m², ivgtt, d1。以上每 2 周重复(NC-CN 推荐)。②单药卡培他滨方案:卡培他滨片 2500mg/(m² · d),分早晚 2 次服,连用 2 周,休息 1 周。对于一线化疗方案失败的患者可遵从以下原则选择二线化疗方案:即既往接受吉西他滨为主方案化疗者选择基于氟尿嘧啶为主的化疗方案,反之亦然。

5.介入治疗

(1)介入化疗:由于全身化疗效果不满意、副作用大,区域性化疗通过胰腺主要的供血动脉,给予高剂量的化疗药物,可明显提高肿瘤局部的药物浓度,抑制肿瘤生长,改善疾病相关症状,提高有效率,且副作用低于全身化疗。目前主要采取的介入治疗手段包括:经肠系膜上动脉、脾动脉灌注化疗,主要适用于影像学检查估计手术切除有困难或不能手术切除的中晚期胰腺癌,或术后预防性灌注化疗。

(2)胆道引流:适用于胰头癌继发梗阻性黄疸,依据患者具体情况选用肝内胆管的外引流术(PTCD),胆管内支架置入术等。

(三)中医治疗

1.肝气郁滞型

主症:胸胁满闷,食欲减退,恶心呕吐,口干口苦,大便秘结,舌红苔薄黄,脉弦数。

治法:疏肝理气,解毒散结。

处方:柴胡,枳实,白芍,赤芍,半夏,黄芩,生草,半枝莲,白花蛇舌草,炙鳖甲,夏枯草,茯苓,石见穿。

2.肝胆湿热型

主症:胸胁胀痛,目睛黄染,身热汗黏,腹背疼痛,皮肤瘙痒,恶心呕吐,大便干结或色如灰土或色如白垩,小便短赤,舌红苔黄腻,脉弦滑数。

治法:清肝利胆,抗癌解毒。

处方:柴胡,茵陈,鬼箭羽,金钱草,白英,生川军(后下),枳实,厚朴,姜黄,虎杖,泽泻,八月扎,龙胆草,焦三仙。

3.肝郁血瘀型

主症:黄疸日久,色黄晦暗,面色黎黑,胁下肿块,刺痛时作,不思饮食,身体消瘦,舌暗有瘀斑,脉弦涩或细涩。

治法:疏肝解郁,活血化瘀。

处方:柴胡,茵陈,金钱草,白英,郁金,桃仁,红花,赤芍,香附,鳖甲,姜黄,肿节风,延胡索,莪术,白龙蛇舌草。

4.中虚湿阻型

主症:全身黄疸,胃脘胀满,肿块隐痛,恶心纳呆,大便溏泻,色如陶土,神疲乏力,面色萎黄,舌淡苔白,脉沉弱。

治法:健脾祛湿。

处方:生薏苡仁,党参,白术,茯苓、扁豆,陈皮,法半夏,白豆蔻,鳖甲,生牡蛎,茵陈,桂枝,藤梨根,肿节风。

(四)中西医结合治疗

1.手术后调理脾胃方 有助于手术后患者胃肠功能的恢复,为今后的治疗创造有利条件。

处方:生黄芪 30g,党参 15g,陈皮 10g,枳壳 10g,半夏 10g,厚朴 10g,石斛 15g,砂仁 6g,鸡内金 10g,甘草 4g,焦三仙 30g(各)。

加减:阴虚者加沙参、麦冬、生地黄;腹胀加莱菔子、大腹皮;便干加火麻仁;便溏加白术、云苓。

2.化疗升血汤方 配合化疗使用中药协定处方以提高治疗效果、减轻化疗毒副反应。

处方:生黄芪 30g,太子参 30g,白术 10g,云苓 10g,鸡血藤 20g,枸杞子 15g,菟丝子 15g,女贞子 15g,半夏 10g,黄精 10g,沙参 20g,焦三仙 30g(各)。

3.扶正祛邪方 用于化疗间歇期或化疗后的维持治疗。

处方:生黄芪 30g,太子参 30g,白术 10g,云等 10g,陈皮 10g,补骨脂 10g,半枝莲 30g,藤梨根 30g,白英 30g,白花蛇舌草 30g,草河车 15g,焦三仙 30g(各)。

4.固本抑瘤 2 号方(协定处方) 用于气虚血瘀证患者的治疗。

处方:生黄芪 30g,党参 30g,白术 10g,云苓 10g,鸡血藤 20g,枸杞子 15g,莪术 15g,女贞子 15g,肿节风 20g,茜草 10g。

七、预后及随访

1.预后 胰腺癌的预后极差,虽经数十年的努力,效果仍不理想。胰腺癌不治疗,1 年生存率为 8%,5 年生存率为 3%,中位生存期仅为 2~3 个月。对于胰腺癌的治疗主要采用单一的手术治疗,放疗以及单一的化疗均未能获得满意的疗效。目前还是以手术为主,无淋巴结转移的小胰腺癌 5 年存活率为 23%,但大多数大于 2cm 的胰腺癌术后生存难以达到 5 年以上。外科治疗后 5 年生存仅为 5%~25%,有报道为 28%,平均 10%左右。只有 10%~15%的患者有手术的机会,其中能根治的仅为 5%~7.5%。

胰腺癌对于目前所有的化疗药物均不敏感,对胰腺癌术后行辅助化疗能否提高患者的生存率尚无定论。

一般认为,未能切除的肿瘤经术中放疗后平均生存期为 9 个月,采用多野连续或分段照射,患者的中位生存期为 4~16 个月。有少量报道采用放射性粒子置入对未切除肿瘤进行连续照射可延长生存期 2~3 个月。

2.随访 对于术后患者前两年每 3~6 个月监测 1 次,然后每年进行监测。监测内容主要包括病史及体格检查,以及评估相关症状,包括肿瘤标志物 CA199 检测及 CT 扫描。

(卢亚巍)

第五节　子宫颈癌

一、概述

子宫颈癌是全球妇女中仅次于乳腺癌的第 2 位最常见恶性肿瘤,在女性生殖系统恶性肿瘤中居第 1 位,是生育期妇女癌性死亡最常见的原因。100 年来子宫颈癌诊治研究及近 50 年国内外普遍开展宫颈癌普查普治,使宫颈癌的发病率和病死率均有明显下降,早期宫颈癌已达满意疗效。为提高晚期癌疗效,近 10 年国内外学者致力于宫颈癌的综合治疗并取得了一定的疗效。

子宫颈癌在世界不同国家、地区的发病率差异很大。地理分布反映了宫颈癌的发病与经济发展有关,经济不发达国家发病率高,但不是唯一的因素。另外,对性行为持保守态度的国家尽管经济发展不一样,但是宫颈癌的发病率均很低。我国宫颈癌的地理分布主要在中部地区,不论省、区、市或县的分布都有聚集现象,且农村高于城市,山区高于平原,以从内蒙古、山西、陕西经湖北、湖南到江西,形成一高发地带。

宫颈浸润癌常发生在 40~60 岁的妇女,平均年龄为 45 岁。宫颈上皮肉瘤样病变(即宫颈癌前期病变)和宫颈浸润癌的发病年龄不同,宫颈原位癌的发病年龄高峰为 30~34 岁,其转化为浸润癌的时间长达 20 年。

二、西医病因病理

(一)病因

宫颈癌的确切病因尚不明确,经过多年大量研究,认为与下列因素有关:

1.性行为和婚产情况　婚产情况及性行为与宫颈癌密切相关。如早婚、性生活紊乱、性生活过早、早年分娩、密产、多产等因素导致宫颈癌的危险性增加。

2.病毒因素　宫颈癌具有性传播疾病的特点,提示性传播疾病与宫颈癌可能存在病因联系。近年来的实验研究和流行病学调查证实,通过性传播的病毒致癌的可能性最大。

3.其他因素　常包括种族、社会经济地位、孕产史以及食物、吸烟和宿主的遗传。

(二)病理

子宫颈分为颈管及宫颈阴道部。颈管被覆单柱状黏液上皮,宫颈阴道部被覆非角化鳞状上皮,宫颈鳞状上皮和柱状上皮的交接部位在宫颈外口,宫颈癌的组织发生总是位于宫颈鳞状和柱状腺体上皮的转化区,即活跃的鳞状和柱状上皮交界处。

1.原位癌　鳞状上皮全层均为不典型增生细胞;上皮分层结构消失,细胞极性消失;基底膜完整,不典型增生细胞可沿腺体基底膜及柱状上皮之间生长,但无间质浸润。

2.早期浸润癌是指临床前宫颈癌,为临床分期中的Ⅰa 期宫颈癌,肉眼未见癌灶,仅在显微镜下可见浸润癌。

3.宫颈浸润性癌　主要组织类型为鳞癌(占 70%)、腺癌(占 20%)、腺鳞癌(占 8%~10%),其他罕见的宫颈癌有小细胞未分化癌、腺样基底细胞癌、腺样囊性癌、腺肉瘤等。根据分化程度宫颈鳞癌、腺癌可分为高分化(Ⅰ级)、中分化(Ⅱ级)、低分化(Ⅲ级)3 级。

4.病理形态　宫颈癌的大体病理形态有3种：

(1)外生型：一般来自宫颈外口，向外生长形成息肉、乳头状或菜花状肿物。肿瘤体积较大，但浸润宫颈组织线。可侵犯阴道，较少侵犯宫颈旁组织，故预后相对较好。

(2)内生型：来自颈管或从外口长出后向颈管内生长，浸润宫颈深部组织，宫颈增大成桶状或浸透宫颈达宫颈旁组织，此类型预后差。

(3)溃疡型：上述2型合并感染坏死后可形成溃疡，特别是内生型，溃疡可很深，甚至宫颈及阴道穹隆肿瘤可溃烂、消失，形成大空洞。

三、中医病因病机

(一)病因

中医认为该病的发生是多种原因综合的结果。或七情所伤，肝气郁滞，而生癥瘕。或早婚多产，不节房事，损肾，肾阴亏虚，精血不足，以致冲任失养，或下血未止而合阴阳，或湿郁化火，久遏成毒湿毒下注，遂成带下；或先天肾气不足，或早产、多产更损肾气。总之，可谓本病以正虚冲任失调为本，湿毒凝聚而成。

(二)病机

对宫颈癌的病机，古代医学家认为"崩中"与冲任损伤有关，如巢氏《诸病源候论》说："崩中之病，是伤损冲任之脉……冲任气虚，不能统制经血，故忽然崩下……伤损之人，五脏皆虚者，故五色随崩俱下。"后金元李东垣指出："妇人崩中者，由脏腑损伤，冲任二脉气血俱虚故也，二脉为经脉之海，血气之行，外循经络，内荣脏腑，若气血调适，经下依时，若劳动过极，脏腑俱伤，冲任之气虚不能制约其经血，故忽然而下，谓之崩中暴下。"肝、肾两脏与冲任密切关联，故崩漏与肝、肾受损有关；脾虚湿盛，湿郁化热，久遏成毒，湿毒下注，遂成带下。此病以七情所伤，肝郁气滞，冲任损伤，肝、脾、肾诸脏虚损为内因，外受湿热，或积冷结气、血寒伤络、瘀阻胞络所致。故此病以正虚冲任失调为本，湿热淤毒凝聚而成。古籍中还有"夫妇不睦，愤怒忧郁，遂病漏下，黄白如膏""下血未止而合阴阳，因漏不止，状如腐肉"的记载，说明七情所伤和性生活卫生亦与宫颈癌有关。

四、临床表现及辅助检查

(一)临床表现

典型宫颈癌患者常主诉异常阴道流血、绝经后流血、月经间期流血、性交后流血或月经过多、过多阴道排液(多为恶臭性或血性白带)，也可主诉盆腔疼痛。晚期患者可出现受累脏器的一系列症状，如尿频、尿急、血尿、肛门坠胀、里急后重、便血、下肢水肿、骨盆疼痛等。偶见有锁骨上和腹股沟淋巴结增大。妇科检查宫颈菜花型、溃疡型等病灶，三合诊检查的重要性在于了解阴道、宫旁、骨盆壁淋巴结有无肿瘤浸润。

(二)实验室检查及特殊检查

1.阴道细胞学检查　仅有20%的宫颈癌患者阴道细胞学为阳性，可作为筛选性检查。目前国内多采用巴氏5级分类法。

2.阴道镜检查　阴道镜可直接观察宫颈组织形态学和血管变化，并在上皮增厚、反光增强、血管紊乱和异常血管明显的醋酸白变区进行宫颈活检，可提高诊断的准确性。

3.宫颈活组织检查和宫颈管诊刮术 这是确诊宫颈癌 CIN 最可靠和不可缺少的方法。对宫颈可疑病灶应行活检或在 Lugot 液碘染试验或阴道镜检查下对可疑部位行活检,重点检查整个鳞柱状细胞转化带(SCJ)。非妊娠期妇女,特别是绝经后妇女,SCJ 可扩展到宫颈管内而不易观察到,如此应行宫颈诊刮术。

4.宫颈锥切术 其指征为:①宫颈活检为 CIN,而阴道镜不能确定的颈管病变者;②宫颈活检或颈管诊刮怀疑腺上皮恶性变者;③连续阴道细胞学检查均为不典型增生或宫颈癌,但宫颈活检未能证实者。从宫颈上切除的锥体组织应包括整个宫颈管和宫颈不典型增生和癌变区;即鳞柱状上皮转化带,其位于宫颈表面并靠近宫颈外口,宫颈锥切标本应进行连续冰冻切片观察。

五、诊断与鉴别诊断

(一)诊断要点

1.病史 应详细询问病史,尤其是有无子宫颈细胞学结果异常或 CIN 治疗史。高危因素包括多个性伴侣、性传播性疾病史、长期应用免疫抑制药物或患有免疫抑制性疾病史、长期吸烟史、长期口服避孕药史和多年未行子宫颈癌筛查史等。

2.临床表现 CIN 或早期子宫颈癌可以无任何症状。患者多有阴道出血或阴道分泌物增多。阴道出血可表现为性交后或妇科检查后接触性出血,非经期不规则阴道流血或绝经后阴道流血。阴道分泌物稀薄似水样或米泔水样,有腥味,可因癌组织坏死感染而呈恶臭味。晚期患者可出现盆腔疼痛、尿频、尿急、血尿、肛门坠胀、便血、下肢水肿和疼痛。终末期患者可出现发热、贫血、消瘦等恶病质表现。

3.妇科检查

(1)外阴检查:应观察有无新生物。

(2)阴道和子宫颈检查:应用窥阴器观察子宫颈及新生物大小、部位、形态,阴道穹隆和阴道壁是否受侵犯及浸润范围。CIN 和早期子宫颈癌可无明显病灶,子宫颈呈光滑或糜烂状。外生型可见宫颈息肉状或菜花状新生物,质脆易出血。内生型可见宫颈增粗、质硬、呈桶状。

(3)双合诊及三合诊检查:应先行双合诊检查阴道壁和子宫颈,注意病灶部位、大小、质地、有无接触性出血。然后检查子宫体,再检查子宫双侧附件和宫旁组织,注意有无增厚和质地。最后行三合诊检查,主要注意检查盆腔后部及盆壁情况,了解子宫颈主、骶韧带和宫旁组织的厚度、弹性、有无结节形成、病灶是否已累及盆壁以及直肠壁、是否受到浸润等。

4.全身检查 除常规检查外,应注意全身浅表淋巴结有无肿大。特别是腹股沟区和锁骨上淋巴结。应注意脊肋角肾脏区有无压痛或包块。

(二)肿瘤分期诊断

1.宫颈癌临床分期(FIGO,2009) 见表 11－3。

表 11-3 宫颈癌临床分期(FIGO,2009)

Ⅰ	肿瘤严格局限于宫颈(扩展至宫体将被忽略)
Ⅰa	镜下浸润癌。间质浸润≤5mm,水平扩散≤7mm
Ⅰa1	间质浸润≤3mm,水平扩散≤7mm
Ⅰa2	间质浸润>3mm,且≤5mm,水平扩展≤7mm
Ⅰb	肉眼可见病灶局限于宫颈,或临床前病灶>Ⅰa期*
Ⅰb1	肉眼可见病灶最大径线≤4cm
Ⅰb2	肉眼可见病灶最大径线>4cm
Ⅱ	肿瘤超过子宫颈,但未达骨盆壁或未达阴道下1/3
Ⅱa	无宫旁浸润
Ⅱa1	肉眼可见病灶最大径线≤4cm
Ⅱa2	肉眼可见病灶最大径线>4cm
Ⅱb	有明显宫旁浸润
Ⅲ	肿瘤扩展到骨盆壁和(或)累及阴道下1/3和(或)引起肾盂积水或肾无功能者
Ⅲa	肿瘤累及阴道下1/3,没有扩展到骨盆壁
Ⅲb	肿瘤扩展到骨盆壁和(或)引起肾盂积水或肾无功能
Ⅳ	肿瘤播散超出真骨盆或(活检证实)侵犯膀胱或直肠黏膜,疱状水肿不能分为Ⅳ期
Ⅳa	肿瘤播散至邻近器官
Ⅳb	肿瘤播散至远处器官

注:* 所有肉眼可见病灶甚至于仅仅是浅表浸润也都定为Ⅰb期。浸润癌局限于可测量的间质浸润,最大深度为5mm,水平扩散不超过7mm。无论从腺上皮或者表面上皮起源的病变,从上皮的基底膜量起,浸润深度不超过5mm。浸润深度总是用mm来报告,甚至在这些早期(微小)间质浸润(0～1mm)。无论静脉或淋巴等脉管浸润均不改变分期。直肠检查时肿瘤与盆腔间无肿瘤浸润间隙。任何不能找到其他原因的肾盂积水及肾无功能病例都应包括在内

2. TNM 国际分期(UICC,1992)

T—原发肿瘤:

T_x:原发肿瘤不能确定。

T_0:未发现原发肿瘤。

T_{is}:原位癌。

T_1:局限宫颈(扩展至宫体需除外)。

T_{1a}:临床前浸润癌,仅显微镜下诊断。

T_{1a1}:显微镜下间质侵犯较少。

T_{1a2}:从上皮基底向下侵犯,深度为≤5mm,水平扩展为≤7mm。

T_{1b}:肿瘤浸润>T_{1a}。

T_2:癌侵犯超出子宫颈,但未累及盆壁或阴道下1/3。

T_{2a}:无子宫旁侵犯。

T_{2b}:有子宫旁侵犯。

T_3:癌已扩展至盆壁和(或)累及阴道下1/3和(或)引起肾盂积水或肾无功能。

T_{3a}:肿瘤侵犯阴道下1/3,未达盆壁。

T_{3b}:癌扩展至盆壁和(或)引起肾盂积水或肾无功能。

T_4:癌侵犯膀胱或直肠黏膜和(或)扩展至真骨盆外。

N—区域淋巴结:

N_x:区域淋巴结转移不能确定。

N_0:无区域淋巴结转移。

N_1:有区域淋巴结转移。

M—远处转移:

M_0:无远处转移。

M_1:有远处转移。

临床分期(按 TNM 分期):

0 期:$T_{is}N_0M_0$。

Ⅰ A 期:$T_{1a}N_0M_0$。

Ⅰ B 期:$T_{1b}N_0M_0$。

Ⅱ A 期:$T_{2a}N_0M_0$。

Ⅱ B 期:$T_{1b}N_0M_0$。

Ⅲ A 期:$T_{3a}N_0M_0$。

Ⅲ B 期:$T_1N_1M_0$。

　　　　$T_2N_1M_0$。

　　　　$T_{3a}N_1M_0$。

　　　　T_{3b}任何 NM_0。

Ⅳ A 期:T_4 任何 NM_0。

Ⅳ B 期:任何 T 任何 NM_1。

(三)西医鉴别诊断

1.子宫颈糜烂　可有月经间期出血,或接触性出血,阴道分泌物增多,检查时宫颈外口周围有鲜红色小颗粒,拭擦后也可以出血,故难以与早期宫颈癌鉴别。可做阴道脱落细胞学检查或活体组织检查以明确诊断。

2.子宫颈外翻　外翻的黏膜过度增生,表现也可呈现高低不平,较易出血。但外翻的宫颈黏膜弹性好,边缘较整齐。阴道脱落细胞学检查或活检可鉴别。

3.子宫颈息肉　临床上可有月经期出血,或接触性出血。但宫颈息肉表面光滑,弹性好,病理可明确诊断。

4.宫颈湿疣　表现为宫颈赘生物,表面多凹凸不平,有时融合成菜花状,可进行活检以鉴别。

5.子宫内膜癌　有阴道不规则出血,阴道分泌物增多。子宫内膜癌累及宫颈时,检查时颈管内可见到有癌组织堵塞,确诊须做分段刮宫送病理检查。

6.其他宫颈良性病变　子宫黏膜下肌瘤、子宫颈结核、阿米巴性宫颈炎等,可借助活检与宫颈癌鉴别。

(四)中医类证鉴别

中医妇科中无"宫颈癌"的病名记载,因其有带下增多,色、质、气味异常等改变,故属"带下病"的范畴。

1.带下呈赤色　应与经间期出血、经漏鉴别。

(1)经间期出血:是指月经周期正常,在2次月经中间出现周期性出血,一般持续3~7天,能自行停止。赤带者,其出现无周期性,且月经周期正常。

(2)经漏:是经血非时而下,淋漓不尽,无正常月经周期可言。而赤带者,月经周期正常。

2.带下呈赤白带或黄带淋漓 需与阴疮、子宫黏膜下肌瘤鉴别。

(1)阴疮:溃破时虽可出现赤白样分泌物,但伴有阴户红肿热痛,或阴户结块,带下病无此症。分泌物的部位亦大不相同。

(2)子宫黏膜下肌瘤突入阴道伴感染:可见脓性白带或赤白带、或伴臭味,与黄带、赤带相似,通过妇科检查可见悬吊于阴道内的黏膜下肌瘤,即可鉴别。

3.带下呈白色 需与白浊鉴别。白浊是指尿窍流出混浊如米泔样物的一种疾患,多随小便排出,可伴有小便淋沥涩痛。而带下过多,出自阴道。

六、治疗

(一)治疗原则

宫颈癌的治疗取决于临床分期、肿瘤的病理类型、患者的体质以及医疗条件和医疗技术水平。常用的方法有手术、放疗及化疗等综合治疗。手术和放疗长期以来是宫颈癌治疗的主要常规手段并取得了较好的成绩,可按照肿瘤扩散的范围选择使用。而大多数情况下,为获得满意的治疗效果,常采取两种方法的联合治疗而不采用单一疗法。20世纪80年代以前化疗在宫颈癌中应用较少,而且主要是用于晚期或复发性宫颈癌的辅助治疗,近10余年来由于肿瘤化学治疗的迅速进步,化疗联合手术或联合放疗治疗宫颈癌受到越来越广泛的重视。尤其是对进展型宫颈癌采用化疗已成为一种趋势。

(二)西医治疗

CINⅠ~Ⅱ级可采用保守治疗,如随访观察、激光、冰冻、电凝、微波等;CINⅢ级的年轻患者可行宫颈锥切术或全子宫切除术,老年患者则多行全子宫切除术,双侧卵巢无病变患者应予保留卵巢。以下主要论述宫颈浸润癌的治疗。

1.手术治疗 手术治疗多用于治疗早期宫颈癌,即Ⅰa~Ⅰb期者,Ⅱa期可选择性应用,其优点是治疗时间短,切除原发病灶,组织损伤较小,可选择性地保留卵巢功能。

手术类型有:①次广泛性全子宫切除术:适用于Ⅰa1期;②广泛性全子宫切除术加盆腔淋巴结清扫术,即宫颈癌根治术,此术式为宫颈浸润癌手术治疗的基本本式,最常采用;③其他术式:很少采用,如超广泛性全子宫切除手术,盆腔脏器切除术,需慎重选择。

2.放射治疗 放射治疗适用于各期患者,Ⅰb~Ⅱa期手术和放疗疗效相同,放疗多用于较晚期宫颈癌,即Ⅱb~Ⅳb期患者。宫颈癌根治性放疗包括腔内放疗及体外照射两部分,两者有机配合可达到理想的剂量分布,治疗效果良好。放疗虽可治疗转移至膀胱和直肠等部位的肿瘤,但其缺点是易损伤其功能,致严重的并发症。当今国内外一些肿瘤治疗中心开展的适形放疗技术如果能广泛应用子宫颈癌治疗,将会明显提高疗效并降低并发症。

3.放射和手术联合治疗 手术和放疗联合应用的目的是提高手术切除率,减少复发,提高疗效并用于复发癌的治疗。

4.辅助性化疗 过去化疗主要用于中晚期或复发转移患者的治疗。近年来,手术和放射技术不断改进,早期患者治愈率高,但局部进展型宫颈癌的5年存活率无明显提高,其原因可能与放射野外或手术切除范围外已有转移灶存在和大体积病灶对放疗不敏感有关,因而众多国内外学者提出对一些合并不良预后因素的早期患者,亦试用手术前、后的辅助性化疗,以提高手术切除率,改善生存率。

下列情况可选择化疗:①局部肿瘤巨大或桶状宫颈或宫旁有团块浸润,病理分级Ⅲ级以上,可行术前或放疗前化疗;②有预后不良因素者,如盆腔淋巴结或宫旁转移,肿瘤的切缘阳性,术后给予化疗;③中晚期患者的综合治疗及复发转移患者的姑息治疗;④非鳞癌如宫颈腺癌、腺鳞癌、透明细胞癌及小细胞癌等患者的综合治疗。

(1)新辅助化疗:术前和(或)放疗前对局部进展型(Ⅱb～Ⅳa)及巨大型Ⅰb和Ⅱa期患者,先行化疗,可缩小肿瘤体积,消除亚临床转移,改善肿瘤的乏氧状态,增加肿瘤细胞对放射的敏感性,提高手术切除率,从而改善预后。

(2)放疗同时化疗及术中化疗:化疗和放疗作用于不同细胞周期起互补作用,化疗抑制肿瘤细胞的增殖和放射损伤的修复,并使肿瘤细胞同步化于放射敏感周期;宫颈癌根治术和髂内动脉化疗同步进行可以消除亚临床转移和减少术中挤压扩散,从而减少术后复发。

(3)复发癌的化疗:宫颈癌手术或放疗后复发治疗较困难,预后差,根据复发类型、患者的状况给予手术、放疗,化疗也是重要的治疗手段。临床上多采用2种或2种以上方法进行综合治疗。

(三)中医治疗

1.中医分型治疗

(1)肝郁气滞型

主症:胸胁胀满,情绪郁闷或心烦易怒,少腹胀感,全身窜痛,口苦咽干,白带稍多,阴道流血夹有瘀块。脉弦,舌质略暗或正常,薄白苔或微黄。此型宫颈局部轻度糜烂或呈小菜花样损害。

治法:疏肝理气,解毒散结。

处方:当归10g,柴胡10g,青皮10g,陈皮10g,郁金10g,杭芍10g,茯苓15g,白术10g,川楝子10g,黄芩10g,半枝莲30g,败酱草20g,白花蛇舌草30g。

(2)肝肾阴虚型

主症:头晕耳鸣,目眩口干,腰膝酸痛,手足心热,夜寐不安,便秘尿赤,有时阴道流血,脉弦细,舌质红或正常,苔少或有剥苔。宫颈局部常为结节型、菜花样或溃疡。

治法:滋补肝肾,清热解毒。

处方:生地黄20g,知母10g,黄柏10g,女贞子15g,枸杞子10g,山萸肉15g,草河车10g,半枝莲30g,旱莲草30g,焦三仙30g(各),大蓟30g,小蓟30g,山药10g。

(3)湿热淤毒型

主症:白带多,色如米泔或黄,或粉污,气臭,少腹胀痛,脘闷纳差,尿黄便干,舌质暗红,苔黄腻或白腻,脉滑数或弦滑。宫颈局部菜花样坏死溃疡,继发感染。

治法:清热利湿,解毒化淤。

处方:土茯苓30g,败酱草30g,瞿麦20g,蒲公英30g,生薏苡仁20g,半枝莲30g,篇蓄15g,苍术10g,厚朴10g,车前草30g,龙葵30g,赤芍10g。

(4)脾肾阳虚型

主症:神疲乏力,腰酸膝冷,纳少,小腹坠胀,白带清稀而多,或多量阴道流血,大便先干后溏,舌质胖,舌苔白润,脉细弱。

治法:健脾温肾,补中益气。

处方:黄芪 30g,党参 15g,白术 10g,茯苓 10g,吴萸 10g,补骨脂 10g,升麻 10g,附子 6g,桑寄生 15g,生牡蛎 30g,生龙骨 30g,山药 10g。

2.局部用药 宫颈局部外用中药,可直接作用于肿瘤局部消除肿瘤。目前局部治疗有效的药物可分为两类:①细胞毒药物:使肿瘤凝固、坏死、脱落、溶解。如中药"三品"锥切、治癌散、制癌粉、催脱钉、鸦胆子油等。②非细胞毒药物:如掌叶半夏、莪术制剂、农吉利制剂、复方阿魏、香葵精油等治疗宫颈癌,均有较好疗效。

1)"三品"锥切:江西妇女保健院等从 1972—1980 年共用中药"三品"锥切疗法治疗原位癌及早期宫颈癌(Ⅰa 期)170 例,均达近期治愈。其中随访 5～8 年者 86 例,均获 5 年以上治愈率。此法仅适用于早期。

"三品"饼、杆剂组分:白砒、明矾、雄黄、没药。制法为先将白砒、明矾混合煅制、研细,加雄黄、没药粉混匀,压制成饼、杆型,紫外线消毒后备用。辅助药为双紫粉、鹤酱粉。双紫粉由紫草、紫花地丁、草河车、黄柏、旱莲草各 30g,冰片 3g,共研成细末。鹤酱粉由仙鹤草、败酱草、银花、黄柏、苦参各 30g,冰片 3g,共研成细末而成。均经高压消毒后供外用。

2)治癌散:沈阳医科大学附属医院用治癌散外用,内服"抑癌片",治疗 71 例宫颈癌,近期治愈率为 50%(36/71),有效率为 73%。治癌散组分:砒石 10g,枯矾 20g,碘仿 40g,硇砂 10g,冰片适量,共研成细末外敷,每日上药,辅以青黛、紫金锭等防腐、消炎。"抑癌片"每日 3 次,每次 3～5 片,内服。抑癌片组分:生马钱子、天花粉、重楼、甘草。马钱子去皮香油炒至酥脆,与其他三味药物共研成细末,加淀粉打成片剂,每片 0.3g。

3)制癌粉付号:北京中医医院外用制癌粉付号(蟾酥 15g,雄黄 3g,白及 12g,制砒 1.5g,五倍子 1.5g,明矾 60g,硇砂 0.3g,三七 3g,外加消炎粉 60g,共研成细末外用)及 653 粉(即子宫丸粉)、黑倍膏等,外用上药,隔日 1 次,同时内服辨证论治中药。1958—1968 年治疗 62 例宫颈癌,1972 年总结时,5 年治愈率为 53.2%,1977 年随访,10 年治愈率为 37.9%。

4)催脱钉(山慈菇 18g,炙砒霜 9g,雄黄 12g,蛇床子 3g,麝香 0.9g,硼砂 3g,枯矾 18g,冰片 3g,将以上诸药研成细末,加适量江米糊制成 1cm 长钉状栓剂)及外用"蜈蚣粉"(轻粉 6g,冰片 1.5g,麝香 0.3g,蜈蚣去头足 4 条,黄柏 30g,雄黄 3g,共研成细末)。北京妇产医院用以上两药外用治疗 44 例宫颈癌,近期治愈率为 71.7%。

以上局部用药特点:均对早期宫颈癌效果较好。此外,尚有用 0.25%斑蝥素混悬液、鸦胆子油做瘤体局部注射,使瘤体溶解、坏死、脱落。

3.有效单方、验方

(1)掌叶半夏:每日服片剂约含生药 60g;外用栓剂及棒剂,每栓合生药 50g,棒药含生药 5～7.5g。上海市治疗 157 例宫颈癌,Ⅰ期有效率 88.89%,Ⅱ期有效率 82.91%,Ⅲ期有效率 41.17%,原位癌、早期浸润癌均近期治愈,各期近期治愈率为 38.8%。

(2)莪术制剂:1%莪术油或 5%莪术注射液,局部注射及全身静脉用药(沈阳药学院供药)治疗宫颈癌 220 例/总有效率为 70.5%。以早期及溃疡型效果较好。但疗程长,晚期疗效差。

(3)农吉利制剂:山东以农吉利甲素局部注射及静脉、肌内注射,治疗 150 例宫颈癌,总有效率为 43.3%。

(4)其他报道有效的还有复方阿魏、香葵精油、信枣散(白砒、大枣)等。

(四)中西医结合治疗

1.手术与中医药结合治疗 在术前用扶正补虚,调益气血中药可为手术创造条件,扩大手术适应证,减少手术合并症;在术后用益气活血、散结解毒中药可缓解腹胀、纳呆、体弱症状,清除残留癌细胞,加速康复,有利于提高远期治愈率。由于手术后,一些并发症、后遗症的发生率并不低,常能影响患者的生活质量,中医药对改善这些症状有独到之处。另外,在20世纪50—60年代,曾开展中药制剂局部治疗宫颈早期癌的尝试,在一些中药治疗后的手术切除标本中,观察到瘤灶的坏死。

2.放疗与中医药结合治疗 在放疗时用滋阴生津、清热解毒的生地黄、玄参、麦冬、鱼腥草、龟甲、鳖甲等中药有增敏作用,能减轻近期不良反应及远期后遗症,提高远期生存率。北京中医医院曾用中药加深部 X 射线放疗宫颈癌 144 例,大都为Ⅱ、Ⅲ期,中药以内服汤剂为主,同时进行放疗。5 年相对生存率 88.2％,5 年治愈率 81.2％。观察到放疗反应轻微,一部分患者放疗前用过内服、外敷中药 3～6 个月以上无效,改用放疗,同时合并中药的患者效果很好,无任何反应,可能与放疗前及放疗同时用药有关。还看到少数病例因故只接受常规放疗量的 1/2 或 2/3 剂量,加上中药亦获得痊愈效果,说明中药可能有增敏作用。

3.化疗与中医药结合治疗, 化疗药物作用的全身性决定了其毒副反应的不可避免,患者经用化学药物治疗后,常出现恶心、呕吐、厌食、腹泻等消化道反应,甚至出现电解质紊乱、骨髓抑制、肝肾功能损害,故在患者化疗的同时,服用一些健脾和胃止呕、益气养血活血、滋补肝肾的中药,既能增加化疗的疗效,改善肠胃功能,又能减少或减轻化疗的毒副作用,使患者顺利地接受全程化疗,促进病情稳定或好转。

七、预后及随访

(一)预后

癌瘤患者经治疗后临床症状与体征均消失,但经过 6 个月以上又出现癌征者谓之复发。治疗后 3～6 个月内仍查有癌存在者应列为未愈。

1.复发癌患者的预后 放射治疗后复发的患者死于治疗后 1 年内的数量最多,约占死亡患者的 1/2,即复发患者的一半以上在治疗后 1 年内出现症状。约有 88％的复发病例在治疗后 3 年内出现复发症状。以后死亡率逐渐下降并无规律性,一般在 5 年内死亡占死亡总数的 93％,在治疗后 5～10 年复发死亡的占 5％。

2.宫颈癌复发后患者生存时间 随复发部位不同而异,如阴道断端或局部复发者,其生存时间可能早些,据国外一个医院分析 200 例复发患者生存时间,0.5 个月～1 年者 50％,1～2 年者 32％,超过 2 年者 18％。

(二)随访

宫颈癌治疗后复发 50％在 1 年内,75％～80％在 2 年内;复发部位盆腔内局部复发占 70％,远处为 30％。随访内容应包括盆腔检查、阴道涂片细胞学检查、胸片及血常规等。故治疗后 2 年内每 3 个月复查 1 次;3～5 年内每 6 个月 1 次;第 6 年开始每年复查 1 次。

八、问题与展望

经过数十年的研究,虽然我国在宫颈癌的防治方面取得了显著的成绩,但回顾过去,展望未来,还有很多工作要做。

1.探索最佳普查方案　普查是国际公认可以降低宫颈癌发生率的有效手段,但我国人口众多,搞一次普查花费大量的人力和财力,为此研究适合我国国情的普查方案是迫切需要解决的问题。

2.病因学研究　宫颈癌的病因尚不十分清楚,虽然近年来各国都在致力于研究 3 种病毒即 HSV－2 型、HPV 及 HCMV 与宫颈癌发生的关系,但尚未得出最后的结论。除病毒以外还有其他因素如吸烟、性传播疾病与宫颈癌发生之间的关系都需要进一步研究。

3.探索新的辅助诊断方法及肿瘤标记　常用的宫颈癌辅助诊断方法有多种,效果较肯定。但在极早期应用这些方法有时还会发生漏诊和误诊。为进一步提高早期诊断率,有必要研究新的更简单有效的辅助诊断方法及宫颈癌特异且敏感的肿瘤标志物。

此外,应恰当使用手术和放射治疗,适当加用化疗,以进一步提高指导效果,降低并发症。同时应做好预防工作,普及防癌知识,提高妇女的自我保健意识,定期开展妇女病普查,从而降低宫颈癌的发病率。

(卢亚巍)

第六节　卵巢肿瘤

一、概述

卵巢肿瘤属妇科常见肿瘤,以良性肿瘤占大多数,但卵巢癌发病率有上升趋势。由于早期症状隐蔽,确诊时有 2/3 已属于晚期;加之病理分类繁多,生物学特性不同,放化疗敏感性各异,且肿瘤易产生耐药,故预后较差,死亡率居妇科恶性肿瘤之首。世界各地卵巢癌的发病率有显著差异,北欧、北美最高,挪威为 15.3/10 万妇女人口,美国为 13/10 万妇女人口,日本最低,仅为 3.2/10 万妇女人口。根据我国试点县市恶性肿瘤发病调查北京地区卵巢和其他子宫附件恶性肿瘤发病率,1988—1992 年统计为 5.7/10 万妇女人口;上海市区为 7.6/10 万妇女人口,均占恶性肿瘤发病第 8 位。

卵巢癌可以发生在妇女一生中任何时期,发病年龄与其所患肿瘤的类型有关,恶性卵巢生殖细胞瘤多发生于青少年,高发年龄为 20 岁。21 岁前 2/3 的卵巢恶性肿瘤是生殖细胞瘤。恶性畸胎瘤患者年龄平均为 14～21 岁。癌的发生以绝经后妇女为多,国外发病高峰为 62 岁,国内发病年龄略低,约 50 岁。

中医古籍中所载"肠覃""癥瘕"病状与卵巢癌相类似。

二、西医病因

(一)病因

卵巢癌病因不明,流行病学研究表明,排卵年的增加是卵巢癌发病的一个因素,而妊娠,特别是足月妊娠则有保护作用。这种保护作用以足月妊娠 3 次,达到高峰,再增加次数其保护作用不再显著。口服避孕药亦有保护作用;晚婚、不育者患卵巢癌的危险性相对增高;其他如饮食因素—摄入过多动物脂肪,环境因素如接触石棉、滑石粉,以及长期服用非避孕性外源性雌激素,青春期前后病毒感染等均与卵巢癌发病有关。

卵巢癌患者中遗传性卵巢癌发生率为 3%～7%,普通人群妇女一生中患卵巢癌的几率为

1.4％。如有 1 名一级亲属患卵巢癌,其终生风险上升为 5％,而有 2 名直系亲属患卵巢癌,其患病风险为 7％。属于 HOCS 家系的妇女其终生风险达 60％甚至 87％。进一步的分子流行病学研究表明:遗传性卵巢癌综合征包括:①遗传性位点特异性卵巢癌:有此家族史的妇女比一般人患卵巢癌的危险可高达 8～9 倍。其特点是:比一般卵巢癌发病年龄提前 10 年,在 50 岁之前患病者携带受累基因的可能性大,其家谱类型同常染色体显性遗传模式。②遗传性乳腺/卵巢癌综合征:有此家族史的妇女比一般人患卵巢上皮癌危险高 2～4 倍。其特点是发病年轻,乳腺癌多是双侧的。与此症候群相关基因位点在 17 长臂染色体,BRCA1 基因。③遗传性非息肉性结肠癌:又称 Lynch Ⅱ 综合征。表现为家族性结肠癌,子宫内膜癌和乳腺癌,以及其他的胃肠和泌尿生殖的多种腺癌。有此家族综合征的妇女比一般人群患卵巢上皮癌至少高 3 倍。

(二)病理

卵巢癌病理种类繁多,素有"癌库"之称,最常见的是卵巢上皮癌。它来源于胚腔上皮,这些上皮细胞是由原始的中胚叶细胞演化而来,当细胞的遗传趋向于发生肿瘤和(或)暴露在致癌因子下时可发生癌变。卵巢恶性肿瘤中大部分为上皮癌,国外报道偏高,占 80％～90％,国内报道偏低,占 60％～70％。上皮癌的病理类型基本可分为三种:①临界瘤:其特点是多发生于绝经前妇女,高发年龄为 30～50 岁;是低度恶性的一组肿瘤,有长期限于卵巢的倾向,很少浸润性生长或转移,预后好,5 年生存率达 90％,但晚期能导致肠梗阻死亡。②浸润癌:肿瘤浸润性生长。在上皮癌中浆液腺癌居多,占 75％,其次为黏液腺癌,占 20％,少见子宫内膜样癌(2％),透明细胞癌和移行细胞癌和未分化癌更少见(＜1％)。每种肿瘤都具有产生这种肿瘤的生殖道黏膜特点,如浆液腺癌和乳头样腺癌形态与输卵管腺上皮相似,黏液腺癌和宫颈管腺体相似,子宫内膜样癌与子宫内膜腺上皮相似。③腹膜癌:为原发腹膜恶变,也称原发腹膜癌,或腹膜卵巢癌综合征。其临床特点与卵巢癌相似。在腹膜有广泛的病变,卵巢多为正常大小,其表面有镜下的癌浸润,或大体癌。腹膜癌可发生在双侧卵巢被切除多年后。多为浆液乳头状癌,也称为原发腹膜浆液乳头状癌。

卵巢生殖细胞瘤来源于卵巢原始的生殖细胞,它可以直接来自性分化前的原始生殖细胞(如无性细胞瘤),也可来自胚胎分化的不同阶段和部位,如来自胚胎发育早期阶段的胚胎癌,胚外分化成卵黄囊并能分泌甲胎蛋白(AFP)作为肿瘤标记的内胚窦瘤和胚外分化的滋养层,并能分泌人绒毛膜促性腺激素(HCG)的卵巢绒癌,来源于三个胚层不同比例的未成熟畸胎瘤。

性腺或性索间质肿瘤是由性腺间质来源的颗粒细胞、泡膜细胞、成纤维细胞、支持或间质细胞发生的肿瘤,此瘤可发生于各年龄组,是一组低度恶性肿瘤,临床有预后好、晚期复发和具有内分泌功能的特点。此外还有类脂细胞瘤、生殖细胞瘤、性腺母细胞瘤、非特异性软组织肿瘤、未分类肿瘤等。

三、中医病因病机

(一)病因

中医很早即认识到本病,《灵枢经·水胀》载有肠覃,说:"寒气客于肠外,与卫气相搏,气不得营,因有所系,癖而内著,恶气乃起,息肉乃生。其始生也,大如鸡卵,稍以益大,至其成,如怀子之状,久者离岁,按之则坚,推之则移,月事以时下,此其候也。"指肿物初起时如鸡蛋大,渐次长大,形似怀孕。经年之后,肿物按之硬,但推之能移动,月经按期来潮,这描述与卵巢肿瘤类似。而中医将腹腔、盆腔的肿块称为癥瘕,逐渐增大,盘牢不移动者称"癥",可推动者名"瘕"。隋《诸病源候论》指出:"若积引岁月,人皆柴瘦,腹转大,遂致死。"这和晚期卵巢癌患者的恶病质、腹水肿块及预后极其相似,所以卵巢肿瘤亦包括在"癥瘕"之中。

中医认为,"癥者,由寒温失节,致脏腑之气虚弱,而食饮不消,聚结在内"所致,或寒气客于肠外,与卫气相搏,留而不去,始生肠蕈。说明病因之一是外邪寒气入侵,而内为脏腑气虚、营卫失调所致。

(二)病机

1.发病　以缓慢、隐匿发病为多。

2.病位　本病病位在冲任,累及脾、胃,与肝、肾密切相关。

3.病性　本病的性质是本虚标实,脾肾虚弱为本,饮停、气滞、毒结、血瘀为标。

4.病势　初起多以饮停、瘀毒为主,中期虚实夹杂,晚期则以脾肾阳虚、肝肾阴虚为主。

5.病机转化　本病病机重点在于"虚""毒""饮""瘀""气滞"等5个方面,临床中上述病机因素往往相互交叉,互为因果,相互联系。其主要病机为癥积内生,三焦气化失司,水饮内停,瘀毒互结。日久可导致脾肾亏虚、肝肾阴虚等证,而正气不足,又易致邪毒内生,胶结不化。

四、临床表现及辅助检查

(一)临床表现

1.症状

(1)早期症状:可有月经失调及轻度的胃肠症状。

(2)下腹部不适:髂窝部充胀下坠;卵巢癌患者常有腹部不定部位的不适感。

(3)腹部包块、腹痛:腹部包块为最常见的症状。早期不易觉察,如盆腔或腹腔有肿瘤种植转移,或体位改变使包块牵引周围脏器甚至扭转,即可有腹痛症状。

(4)腹水:卵巢癌常出现腹腔或盆腔种植转移,故腹水症状较多见。

(5)排尿困难、尿频尿急,大便秘结:卵巢癌进入中晚期,由于肿瘤生长迅速,致使周围脏器出现压迫症状或不同程度的肠梗阻等。

(6)全身症状:如恶病质,为晚期卵巢癌的特征,见贫血、消瘦等。卵巢恶性生殖细胞瘤由于肿瘤生长迅速,常伴坏死,多有腹痛、发热,或因肿瘤扭转出现急腹症。

2.体征　定期的盆腔检查仍是临床诊断的重要手段。盆腔检查需包括腹部－阴道－直肠三合诊,不能单做双合诊。检查时要注意肿块的形状、大小、质地、活动度、位置、与周围组织的关系,同时还应注意子宫后壁、宫骶韧带、后陷凹及阴道直肠凹等情况。切忌任意穿刺肿块,因囊液漏出可产生黏液性腹膜炎及肿瘤扩散等。妇科检查发现下述情况应疑有卵巢癌的可能:①肿块为实性,50％的实性肿块是恶性肿瘤;②70％的恶性肿瘤累及双侧卵巢;③肿块表面不规则,有结节状突起;④肿瘤有粘连或固定者;⑤伴腹水或胸水,尤其是血性腹水或胸水;⑥子宫直肠窝扪及质硬的结节,有时甚至结节状肿物长入直肠阴道间隔者;⑦肿瘤生长迅速者;⑧伴有上腹部块物如肝区结节,大网膜呈饼状;⑨锁骨上、腹股沟淋巴结肿大、质硬。

(二)实验室检查

1.常用妇科肿瘤标志物　HCG 是滋养细胞肿瘤十分重要的标志物,特别是 β－HCG。HCG也用于某些含绒毛成分的胚胎性肿瘤的检测,其敏感性是 17％～50％,特异性是 97％～98％。

以 AFP 检测卵巢内胚窦瘤，其敏感性几达 100%，在含有卵黄囊成分的未成熟畸胎瘤及混合型无性细胞瘤亦可呈现阳性。

Ca125 是卵巢非黏液性上皮癌的重要标志，敏感性为 80%～96%，特异性为 75%～89%，可用于筛查和早期诊断。

CEA 在卵巢黏液性腺癌，阳性率为 32.5%，亦可出现在卵巢布伦那瘤。近年来发现患卵巢无性细胞瘤者血液中乳酸脱氢酶增高。

这些肿瘤标志物均可用于相应肿瘤的诊断及病情追踪。

2.细胞学检查　阴道涂片可作为辅助性检查之一，腹水涂片细胞学检查及后穹隆穿刺液做脱落细胞学检查，亦对诊断有帮助。70%～80% 的上皮癌腹水中可发现腺癌或恶性细胞。

（三）其他检查

X 射线腹部平片中有巨大软组织阴影；如有牙齿、骨样组织，则对畸胎瘤诊断有所帮助；如呈分散或密集的颗粒状小圆形阴影，则常暗示卵巢恶性肿瘤的诊断。盆腹 CT、MIR、B 超等，可提供病变部位、大小、性质及累及范围等资料，有利于诊断及鉴别诊断。

五、诊断和鉴别诊断

（一）诊断要点

卵巢恶性肿瘤无特异性症状，常于体检时发现，根据患者年龄、病史及局部体征等可初步判断是否为卵巢肿瘤，并对良恶性进行估计。卵巢恶性肿瘤体检特点为双侧、实性、不规则盆腹腔包快，活动度差，常伴有腹水和子宫直肠窝结节，确诊需要病理。

（二）肿瘤分期诊断

见表 11－4。

表 11－4　肿瘤的常见分期

TNM 分期	FIGO 分期	
pT$_1$	Ⅰ期	肿瘤局限于一侧或双侧卵巢
pT$_{1a}$	Ⅰa 期	肿瘤限于一侧卵巢，包膜完整，卵巢表面无肿瘤，腹水或腹腔冲洗液中无癌细胞
pT$_{1b}$	Ⅰb 期	肿瘤限于双侧卵巢，包膜完整，卵巢表面无肿瘤，腹水或腹腔冲洗液中无癌细胞
pT$_{1c}$	Ⅰc 期	肿瘤限于一侧或双侧卵巢，伴有肿瘤包膜破裂，或/和卵巢表面有肿瘤，或/和腹水或腹腔冲洗液中有癌细胞
pT$_2$	Ⅱ期	肿瘤累及一侧或双侧卵巢，伴盆腔转移
pT$_{2a}$	Ⅱa 期	蔓延或种植到子宫或卵管♯
pT$_{2b}$	Ⅱb 期	蔓延到其他盆腔组织
pT$_{2c}$	Ⅱc 期	Ⅱa 或Ⅱb，腹腔积液或腹腔冲洗液中有癌细胞
pT$_3$	Ⅲ期	肿瘤累及一侧或双侧卵巢，伴有病理证实的盆腔外腹膜转移，或（和）区域性淋巴结转移（包括腹主动脉旁、盆腔及腹股沟淋巴结）
pT$_{3a}$	Ⅲa 期	仅有超出盆腔的镜下转移
pT$_{3b}$	Ⅲb 期	超出盆腔的腹膜转移结节最大直径≤2cm
pT$_{3c}$	Ⅲc 期	超出盆腔的腹膜转移结节最大直径＞2cm，和（或）有区域性淋巴结转移
pM	Ⅳ期	远处转移

注：(1)肝包膜转移属 T$_3$/Ⅲ期，肝实质转移属 M$_1$/Ⅳ期；

(2)胸腔积液必须有阳性细胞学检查方属 M_1/Ⅳ期;

(3)强调非恶性腹水的存在并加以分类,除非腹水中找到恶性细胞,否则腹水的存在不影响分期

(三)西医鉴别诊断

1. 与良性肿瘤的鉴别　见表11-5。

表11-5　肿瘤良恶性鉴别

鉴别项目	良性肿瘤	恶性肿瘤
年龄	多发生在生育期年龄组	除生育期年龄组外,其他年龄组亦可发生
病史	多无症状或有并发症的症状,肿瘤生长缓慢	腹胀、腹痛、纳差、便秘或出现排尿异常、呈现恶病质症
体征	肿瘤多为单侧,表面光滑,可推动,有囊性感,无腹水。	肿瘤多为双侧,肿块固定、表面多不光滑,实质或不均质,伴有腹水
B超	多为囊性影像	多为实性影像
血清 CA125 检测	阴性或低水平上升	阳性,高水平上升

2.与盆腹腔其他病变的鉴别

(1)盆腔子宫内膜异位症:为妇科常见病之一,其主要病理变化为异位内膜周期性出血,和其周围组织形成紧密粘连并纤维化,形成大小不等实质结节或包块。直肠阴道检查常可发现子宫直肠陷凹的种植结节,或在附件部位可扪到实性不规则的固定肿块,也可发现宫骶韧带和(或)宫旁的结节或增厚,临床上有时易与卵巢癌混淆,经孕酮类药物治疗可缓解症状,甚至包块缩小。B超监视下长针穿刺,从后穹隆可抽取出巧克力样囊液。若鉴别困难,应通过腹腔镜甚至剖腹探查,借以确诊或排除卵巢癌。

(2)盆腔炎性包块:盆腔炎长期发作,造成宫旁结缔组织炎性浸润、组织增厚及输卵管卵巢与宫旁结缔组织粘连,在附件部位形成固定的不规则肿块,易与卵巢癌相混淆。但前者有长期盆腔炎反复发作史,有发热及腹痛,肿块部位有明显的触痛,经抗炎治疗后,体温下降可恢复正常,腹痛缓解并消失,盆腔肿块亦缩小。

(3)肝硬化腹水:卵巢癌伴腹水者有时易误诊为肝硬化腹水,但后者有肝硬化病史,肝功能异常,盆腹腔检查无包块,B超或 CT 检查提示肝脏异常;腹水脱落细胞检查阴性。此外肝硬化者还可有蜘蛛痣、肝掌、食管静脉曲张等,而卵巢癌患者经妇科检查、B超检查均可发现包块。

(4)腹膜后肿瘤:常见的腹膜后肿瘤有来自间叶组织的脂肪瘤、来自神经组织的神经纤维瘤或来自胚胎残留组织的畸胎瘤,若位于下腹或盆腔部位,应与卵巢恶性肿瘤鉴别。输尿管造影、X 光摄片显示患侧输尿管移位或受压,胃肠道造影则显示肠段移位或受压。

(5)肠系膜恶性肿瘤:多为表面不平或结节状肿块,一般较硬、伴有压痛,有时变性、坏死,也有变软或有囊性感,需与卵巢恶性肿瘤相鉴别。肠系膜恶性肿瘤的肿块多较固定,常因肿瘤浸润肠壁引起慢性不完全性肠梗阻,钡餐或钡灌肠造影可显示肠管受压移位,而肠腔内无任何变化,当其侵入肠壁时,也可出现肠壁僵直、黏膜皱襞增粗、钡剂通过缓慢等现象,有助于诊断。

(四)中医类证鉴别

腹痛:腹痛是指胃脘以下,耻骨毛际以上的部位发生疼痛,出现于多种疾病中。内科之腹痛为外感时邪、饮食不节、情志失调以及素体阳虚等导致的气机郁滞,脉络痹阻及经脉失养所

致。而卵巢癌患者之腹痛,常常以下腹部不适,充胀下坠感为主;部位不固定、难以缓解并可触及肿块。

六、治疗

（一）治疗原则

各期癌的综合治疗方案如下:

1.卵巢上皮癌

(1)Ⅰ期:以外科手术切除为主,切除范围包括全子宫双附件、大网膜、阑尾。对年轻、要求保留生育功能的患者,符合以下条件,可单行单侧附件切除:①肿瘤限Ⅰa期,和周围组织无粘连;②对侧卵巢探查、活检正常;③肿瘤分化好或中;④肿瘤类型属非透明细胞癌。Ⅰ期具备预后差因素包括Ⅰb或Ⅰc、肿瘤分化差、属透明细胞癌,术后应行辅助化疗或放疗,一般化疗不超过6个疗程。手术、放化疗期间及以后均可服中药调理。

(2)Ⅱ和Ⅲ期:行剖腹探查及肿瘤减灭术,即以尽量彻底切除肿瘤的原发及转移灶为原则,包括全子宫、双附件、大网膜、阑尾切除,以及受累腹膜和(或)部分脏器,并需术后化疗,一般8～10个疗程,Ⅱ期无或残存肿瘤小者术后可盆腹腔放射治疗。对于不适合手术的大块肿瘤型Ⅲ期或Ⅳ期患者(经细针穿刺,活检或腹水细胞学病理诊断),可考虑先行新辅助化疗,再行中间性细胞减灭术。

(3)Ⅳ期:以化疗为主,为提高疗效,延长寿命,可佐以手术治疗及中医药调理。

2.卵巢恶性生殖细胞瘤　近10余年来,卵巢生殖细胞瘤的疗效有明显改善,现已将其列入可用化疗根治的、继绒癌之后第2种妇科恶性肿瘤。其5年生存率早期为90%以上,晚期为70%～80%。

(1)Ⅰ～Ⅱ期:手术强调全面探查、分期,切除原发灶及转移灶。由于此组肿瘤多发生于青少年,保留生育功能备受关注,目前认为经探查对侧卵巢及子宫,未受肿瘤侵犯者均可保留生育功能,行单侧附件切除。术后除Ⅰa期中肿瘤分化Ⅰ级的未成熟畸胎瘤外,均需术后化疗,如手术后无残存肿瘤,一般化疗需3～4个疗程,并严密随诊辅以中药治疗。

(2)Ⅲ～Ⅳ期:行肿瘤减灭术,术后化疗。由于此组肿瘤对化疗高度敏感,一般化疗需6个疗程。

未控复发者,采用二线化疗,佐以手术。

3.颗粒卵泡膜细胞瘤　多发生于绝经前后,属于低度恶性肿瘤。化疗以顺铂联合方案为主,目前多用PEB方案。复发转移后疗效差。

（二）西医治疗

卵巢恶性肿瘤主要采取手术和化疗。

手术是卵巢癌最主要的治疗手段之一,手术的目的、范围和操作,应根据肿瘤的组织学类型、临床分期以及患者的具体情况而有所不同。分为三大类:①诊断性手术:可以于术中取活组织进行病理学检查,获得准确诊断;明确分期;评价治疗的效果,即全面分期探查术和再分期手术。②治疗性手术:其目的是尽量彻底切除肿瘤。③姑息性手术:主要目的为了解除患者的症状,改善生活质量。包括肿瘤细胞减灭术、二次探查手术等。

卵巢癌的化疗已经历了3个里程碑时代,即20世纪70年代的烷化剂、20世纪80年代的顺铂类药物及20世纪90年代的紫杉醇。随着卵巢癌的化疗方法不断发展,很多新药和方案问世,为治疗带来更多选择。

1. 上皮性卵巢癌　经既往手术或活检(包括细胞学检查)诊断为卵巢癌者,有两种情况:①既往手术不彻底和(或)分期不全面(如存留子宫或附件,大网膜未切除,分期记录不全面或有可能切除的残留肿瘤病灶),疑为Ⅰa或Ⅰb期,G_1者,行手术分期;疑为Ⅰa或Ⅰb期,G_2者,如疑有残留病灶行手术分期,如无残留病灶,则可行6周期化疗或完成手术分期;疑为Ⅰa或Ⅰb期,G_3或Ⅰc期,疑有残留病灶者建议完成手术分期,无残留病灶者行6个周期化疗或完成手术分期;对于Ⅱ、Ⅲ或Ⅳ期者,有残留病灶并仍可切除者行肿瘤细胞减灭术,估计残留病灶无法切除者给予3~6个周期化疗后再行全面分期手术,术后再予化疗,总共6~8个周期。全面手术分期后按初始治疗处理。②既往手术切除充分且分期全面者,按初始治疗处理。

全面手术分期后的初始治疗:对于Ⅰa或Ⅰb期,G_1者予观察,G_2者可观察或静脉用紫杉类和卡铂化疗3~6个周期,G_3者静脉用紫杉类和卡铂化疗3~6个周期。对于Ⅰc期,G_1~G_3者,静脉用紫杉类和卡铂化疗3~个6周期。Ⅱ、Ⅲ和Ⅳ期,行细胞减灭术后残留瘤灶＜1cm者给予腹腔化疗或静脉用紫杉类和卡铂6~8个周期。

持续肿瘤或复发的治疗:①初始化疗过程中肿瘤进展或稳定者,推荐临床试验或支持治疗或按复发治疗。②完全缓解,但停止化疗后＜6个月复发或Ⅱ、Ⅲ和Ⅳ期部分缓解包括手术过程评估有残留灶者,推荐临床试验或按复发治疗或观察。③完全缓解,但停止化疗后6~12个月复发者,推荐临床试验或铂类为基础的联合化疗或按复发治疗。④完全缓解,但停止化疗12个月后复发者,临床试验或铂类为基础的联合化疗。⑤无瘤间期超过6个月后临床小体积或局灶性复发者,考虑二次细胞减灭术和(或)复发治疗方案,之后行卡铂/紫杉醇或吉西他滨/卡铂化疗或按复发治疗。

2. 交界性上皮性卵巢癌(低度恶性潜能)　盆腔肿块考虑为低度恶性潜能,Ⅰ~Ⅳ期要求保留生育功能者,都可行保留生育功能手术并进行全面分期手术;Ⅰ~Ⅳ期不要求保留生育功能者,行包括全面分期的标准手术治疗。手术后对于无浸润性种植者予观察,有浸润性种植者观察或参照上皮性卵巢癌治疗。

既往手术诊断为低度恶性潜能并经病理复核者,如果既往已行全面的分期手术,对于无浸润性种植者予观察,有浸润性种植者可观察或参照上皮性卵巢癌治疗。如果既往手术不完全,疑有残留病灶者行全面分期手术后监测随访;考虑无残留病灶者,无生育要求及既往手术无浸润性种植者可行全面分期手术或观察;既往手术时已有浸润性种植者观察或参照上皮性卵巢癌治疗。

复发卵巢癌可接受的治疗方案包括:细胞毒药物治疗,内分泌治疗(阿那曲唑,来曲唑,亮丙瑞林,醋酸甲地孕酮,他莫西芬),靶向药物治疗(贝伐单抗)和放疗(姑息性局灶性放疗)。首选的细胞毒药物治疗为:铂敏感的联合化疗(卡铂/紫杉醇,卡铂/多西他赛,卡铂/吉西他滨,顺铂/吉西他滨);铂敏感单药化疗(卡铂,顺铂);铂耐药的非铂类单药化疗(多西他赛,依托泊苷,吉西他滨,多柔比星脂质体,紫杉醇,培美曲赛,托泊替康)。

3. 生殖细胞肿瘤　生殖细胞肿瘤初次手术,对于有生育要求者各期都可行保留生育功能的手术,无生育要求者则行全面分期手术。Ⅰ期无性细胞瘤或Ⅰ期,G_1的未成熟畸胎瘤术后可以观察。内胚窦瘤、Ⅱ~Ⅳ期的无性细胞瘤或Ⅰ期,G_2~G_3或Ⅱ~Ⅳ期的未成熟畸胎瘤术后需化疗,化疗后临床完全缓解者,如原先有肿瘤标志物升高,则每2~4个月复查1次,共2

年。化疗后 X 线摄片有残留肿瘤,但肿瘤标志物正常者,考虑手术切除或观察,如为坏死组织,而原先有肿瘤标志物升高,则每 2～4 个月复查 1 次,共 2 年;如为畸胎瘤,有临床指征者行 CT 或其他影像学检查,如有残留瘤灶,考虑辅助化疗或观察。化疗后有确定残留肿瘤且肿瘤标志物持续升高者,行紫杉醇/异环磷酰胺/顺铂(TIP)方案化疗或大剂量化疗。

生殖细胞肿瘤复发治疗方案为:大剂量化疗(顺铂/依托泊苷,多西他赛,多西他赛/卡铂,紫杉醇,紫杉醇/异环磷酰胺,紫杉醇/卡铂,紫杉醇/吉西他滨,依托泊苷/异环磷酰胺/顺铂,长春新碱/异环磷酰胺/顺铂,长春新碱/更生霉素/环磷酰胺,紫杉醇/异环磷酰胺/顺铂),放疗,支持治疗等。

4.间质细胞肿瘤 有生育要求的Ⅰa/Ⅰc期卵巢间质细胞肿瘤,行全面分期后可保留生育功能。Ⅰ期低危患者术后予观察;Ⅰ期高危患者(如Ⅰc期破裂或低分化),术后可予观察或予铂类为基础的化疗或放疗。对于无生育要求的Ⅰ期,或Ⅱ～Ⅳ期卵巢间质细胞肿瘤先行全面分期手术,Ⅰ期低危患者术后可予观察;Ⅰ期高危患者(如Ⅰc期破裂或低分化),术后可予观察或铂类为基础的化疗或放疗;Ⅱ～Ⅳ期者给予铂类为基础的化疗或对局限性病灶进行放疗,治疗后临床复发的Ⅱ～Ⅳ期患者,推荐行临床试验或考虑再次细胞减灭术,术后化疗或按复发治疗。

卵巢间质细胞肿瘤复发治疗方案为:内分泌治疗(亮丙瑞林可考虑作为颗粒细胞瘤患者的内分泌治疗),化疗(多西他赛,紫杉醇,紫杉醇/异环磷酰胺,紫杉醇/卡铂,他莫西芬,长春新碱/更生霉素/环磷酰胺),放疗,支持治疗等。

(三)中医治疗

1.常见辨证论治分型

(1)湿热郁毒型

主症:腹部肿块,小腹胀痛,或伴有腹水,不规则阴道出血,口干苦、不欲饮。便干尿黄,舌质暗红,苔厚腻,脉弦滑或滑数。

治法:清热利湿,解毒散结。

处方:半枝莲 30g,龙葵 30g,白花蛇舌草 30g,白英 30g,川楝子 12g,车前草 30g,土茯苓 30g,瞿麦 15g,败酱草 30g,生薏苡仁 30g,大腹皮 10g。

加减:毒热盛者加蛇莓、草河车、苦参。腹胀甚者加木香、槟榔、大腹皮、枳实。

(2)气血淤滞型

主症:腹部包块坚硬固定,腹胀,腹部有时刺痛,夜间加重,面色晦暗无华,形体消瘦,肌肤甲错,神疲乏力,二便不畅,尿黄少。舌有淤斑及暗紫,脉细涩或细弦。

治法:理气活血,软坚消积。

处方:当归 15g,川芎 10g,三棱 10g,莪术 15g,延胡索 10g,川楝子 12g,川朴 10g,乌药 10g,鸡血藤 30g,龙葵 30g,生牡蛎 30g,土茯苓 30g,白英 30g,生黄芪 30g。

加减:肿块坚硬者加土鳖、穿山甲、水蛭、桃仁、虻虫;腹痛甚者加白屈菜、白芍、炙甘草。

(3)痰湿凝聚型

主症:腹部胀满,可触及腹部坚硬肿块及腹股沟或皮下结节肿物,胃脘胀,时有恶心,面虚浮肿,身倦无力,舌淡,苔白腻,脉滑。

治法:健脾利湿,化痰散结。

处方:党参 15g,生黄芪 30g,白术 10g,茯苓 15g,车前子 15g,山慈菇 15g,夏枯草 15g,陈皮 10g,半夏 10g,猪苓 15g,海藻 15g,厚朴 10g,鸡内金 10g。

加减:腹水多者加水红花子、抽葫芦、冲天草、天葵;腹胀甚者加木香、槟榔、大腹皮、枳实。

(4)气阴两虚型。

主症:腹胀纳少,食后尤甚,午后低热,神疲乏力,心悸烦躁,日渐消瘦,喜凉饮,尿少便干,舌淡边尖红,或有裂纹,苔薄,脉细弱。

治法:益气养阴,退热除烦。

处方:生黄芪 20g,太子参 15g,白术 10g,白芍 10g,麦冬 15g,生地黄 10g 天花粉 15g,沙参 30g,五味子 10g,山萸肉 10g,沙苑子 10g,银柴胡 10g,牡丹皮 10g,炙甘草 6g,柏子仁 10g。

加减:阴虚甚患者加生熟地、女贞子、旱莲草、龟甲;毒热盛者加败酱草、白英、龙葵、蛇莓、白花蛇舌草、苦参、蒲公英。

2. 治疗卵巢癌常用中草药 半枝莲、半边莲、龙葵、白英、干蟾皮、泽漆、猪苓、核桃树枝、重楼、土茯苓、商陆、泽泻、莪术、土鳖虫、艾叶、苦参、皂刺、木馒头、白花蛇舌草、水红花子等。

3. 卵巢癌常用的中成药治疗

(1)加味犀黄散(经验方):主要药物为麝香、人工牛黄、乳香、没药、三七粉、山慈菇等。该药具有清热解毒、攻坚散结、活血止痛等作用,对于中晚期卵巢癌患者应用后能缓解症状,稳定病情,对小部分患者肿瘤有缩小作用。用法:将所含药物共为细末,每个胶囊含药粉 0.25g,每日 2~3 次,每次 2~3 粒,饭后半小时温开水送服。服药 3~4 个月为 1 个疗程,休息 7~10 日继续服第 2 疗程。

(2)化瘀丸(北京中医医院方):药物组成为水蛭、虻虫、王不留行、土鳖虫、桃仁、郁金、草河车、生牡蛎、赤芍等。每次服 1 丸,每日 2 次。

(3)大黄䗪虫丸:主要药物为熟大黄、土鳖虫、水蛭、蛴螬、牛膝、生地黄等。诸药配伍具有破瘀消癥、逐瘀通经之功。对于卵巢癌患者表现为腹部肿块坚硬,月经不规则,身体消瘦,面色晦暗,脉细涩,辨证为瘀血内结者较适宜。本药为蜜丸剂,每丸重 3g。成人每次服 1 丸,每日 3 次,本药药力较猛,血虚经闭者不可使用。孕妇禁用。

(4)活血止痛散:主要组成药物为土鳖虫、当归、乳香、三七等。具有活血化瘀、消肿止痛之功效。对卵巢癌患者表现有腹部肿块,持续性疼痛,舌质瘀暗,脉涩者可选用本品,该药为散剂,每瓶内装 3g,每次 1.5~3g,每日 2 次,温黄酒或温开水送服。

(5)化瘤丸(北京中医医院方):药物组成有党参、熟地黄、紫河车、马钱子、甘草。早晚各服 1 丸。用于晚期卵巢癌及各种肿瘤患者有虚寒现象者。

(四)中西医结合治疗

1. 围术期中药应用 手术前后服用中药,能明显提高手术效果,调整脏腑功能,增加免疫力,减少术后并发症及后遗症,延长寿命,提高远期生存率。常用药如黄芪、太子参、刺五加、当归、女贞子、川楝子、延胡索、白花蛇舌草、蛇莓等。

2. 化疗期间中药应用 卵巢癌化疗的毒副反应很大,尤其对消化功能、骨髓造血功能和机体免疫功能都造成了很大的影响,从而使患者不能继续顺利进行治疗,严重影响了疗效。因此采用中西医结合治疗是治疗卵巢癌极为重要的一环。

患者接受化学药物治疗后,可造成机体津液受损,气血损伤,脾胃失调以及肝肾亏损等。因此在患者化疗的同时,服用益气养血、滋补肝肾之剂,既能增加化疗的疗效,又能减轻化疗的毒性反应,使患者顺利地全程接受化疗,促使病情稳定或趋向好转。常用药为黄芪、太子参、鸡血藤、西洋参、女贞子、沙参、麦冬、五味子、枸杞子、山萸肉、仙灵脾、紫河车、焦三仙、内金、砂仁、橘皮、竹茹等。

3.放疗期间中药应用　放射线对人体的气阴损害较重,卵巢癌放疗可引起放射性膀胱炎、放射性直肠炎,并出现各种不同的症状。在放疗期间服用益气养阴,活血解毒的中药,在明显减轻放疗的副作用的同时,有放疗增效作用。常用药有西洋参、黄芪、太子参、川楝子、鸡血藤、马蔺子、赤芍、莪术、白花蛇舌草、黄柏、白蒺藜、生地黄、沙参、麦冬、玄参、花粉、女贞子、枸杞子等。

4.免疫疗法与中药结合　卵巢癌患者均有不同程度的免疫功能低下,在免疫治疗的同时配合服用温补气血、滋补肝肾类中药,可提高免疫效果。常用药有黄芪、党参、红参、仙灵脾、灵芝、紫河车、龙眼肉、枸杞子、补骨脂、菟丝子、仙茅、淡附片等。

七、预后及预防

（一）预后

近20年来,由于有效化疗方案的应用,使卵巢恶性生殖细胞肿瘤的治疗效果有了明显提高,死亡率从90%降至10%;但卵巢恶性上皮性肿瘤(卵巢癌)的治疗效果一直未能改善,5年生存率徘徊于30%～40%,死亡率居妇科恶性肿瘤首位。分期是影响5年生存率最重要的预后指标,Ⅰ期卵巢癌5年生存率可达90%,而Ⅳ期只有4.5%。卵巢癌已成为严重威胁妇女生命和健康的主要恶性肿瘤。

（二）随访

1.卵巢上皮癌　初始治疗后,Ⅰ、Ⅱ期及临床完全缓解的Ⅲ和Ⅳ期,予观察随访:①每2～4个月随访1次,共2年,然后3～6个月随访1次,共3年,以后每年随访1次。②如首次确诊时有CA125升高,每次随访时复查CA125。③如有指征,行全血细胞计数和生化检查。④包括盆腔在内的体格检查。⑤如有临床指征,可行胸部/腹部/盆腔CT、MRI、PET－CT或PET检查。⑥如有指征行胸片检查。⑦以前未行家族史评估者考虑家族史评估。随访发现肿瘤复发的处理:CA125升高或临床复发而既往未化疗者,行影像学检查(如临床需要行胸部/腹部/盆腔CT、MRI、PET－CT或PET检查),之后按初始治疗处理;CA125持续升高既往化疗过者,行影像学检查,之后可延迟治疗直至临床复发或立即按复发肿瘤治疗或临床试验;对于临床复发既往化疗过患者先行影像学检查,再按持续或复发肿瘤进行治疗。Ⅱ、Ⅲ和Ⅳ期初始治疗后,完全临床缓解者予观察或临床试验或缓解后紫杉醇治疗后再监测随访,或再次评估手术过程,无残留灶者观察或临床试验,有确定残留灶者按持续或复发肿瘤治疗;部分缓解或进展者按持续或复发肿瘤治疗。

2.交界性上皮性卵巢癌(低度恶性潜能)　交界性上皮性卵巢癌监测随访内容:①每3～6个月随访1次,共5年,以后每年随访1次。②包括盆腔在内的体格检查。③行保留生育功能手术的患者,如有指征可行超声检查。④如首次确诊时有CA125升高,每次随访时复查。⑤如有指征,行全细胞计数和生化检查。⑥单侧附件切除者生育后,考虑完成全面手术。随访中发现临床复发者,如果条件适合,可行手术探查＋减瘤术,对无浸润性病灶者可观察,有浸润性病灶者考虑参照上皮性卵巢癌治疗。

（卢亚巍）

第七节　恶性淋巴瘤

一、概述

恶性淋巴瘤(ML)是一种原发于淋巴结或结外淋巴组织的恶性肿瘤,根据组织细胞学特点可分为霍奇金淋巴瘤(HD)和非霍奇金淋巴瘤(NHL)。ML 是常见恶性肿瘤,在全球范围内霍奇金病和非霍奇金淋巴瘤的发病情况有显著差别,非霍奇金淋巴瘤占全人群肿瘤病例的 3%左右,而霍奇金病约为非霍奇金淋巴瘤的 1/5。有资料显示,我国恶性淋巴瘤的发病率比较高,男性为 1.39/10 万,女性为 0.84/10 万;其死亡率为 1.5/10 万,在各种恶性肿瘤中占第 11~13 位。恶性淋巴瘤在各地区的分布有明显的差异,NHL 在发达国家如西欧、北美和澳大利亚发病率比南美及亚洲等发展中国家要高;Burkitt 淋巴瘤多见于非洲;中国恶性淋巴瘤的发病率明显低于欧美各国及日本,但城市高于农村。恶性淋巴瘤的年龄分布也有一定的特点,HD 有 2 个发病年龄高峰,分别在 15~34 岁和 50 岁后,但第一高峰在我国和日本不明显,NHL 也有 2 个发病年龄高峰,分别在 10 岁和 40 岁以后。不论 HD 或 NHL,均以男性发病为多,在我国恶性淋巴瘤发病率男女之比约 1.65∶1。

中医古籍文献中并无淋巴瘤之名称,但类似淋巴瘤临床表现的描述,见诸于"阴疽""石疽""恶核""失荣"等疾病中。如《外科大成·阴疽治法》中指出:"夫色之不明而散漫者,乃气血两虚也,患之不痛而平塌者,毒痰凝结也。"《医宗金鉴》曰:"此疽生于颈项两旁,形如桃李,皮色如常,坚硬如石。""失荣证,生于身之前后及肩项,其症初起,状如痰核,推之不动,坚硬如石。皮色如常,日渐长大。"《外科全生集》载:"石疽:初起形如恶核,渐大如拳……迟至大如升斗,仍如石硬不痛。""恶核……与石疽初起相同,然其寒凝甚结,毒根最深。"

二、西医病因病理

(一)病因

恶性淋巴瘤的病因目前还不十分清楚,经过多年研究,认为可能与以下几种因素有关:

1.感染因素　1964 年 EPstein 等首先报道 EB 病毒与非洲儿童 Burkitt 淋巴瘤的发生有关,从其组织传代培养中分离出 EB 病毒,用荧光免疫法也发现部分 HL 患者血清中有高滴定度抗 EB 病毒抗体,在 HL 的 R－S 细胞中找到 EB 病毒,这些均提示 EB 病毒可能是淋巴瘤的病因;另一种 C 型 RNA 反转录病毒称成人 T 淋巴细胞淋巴瘤病毒(HTLV)与成人 T 淋巴细胞瘤的发生关系密切。另外,胃黏膜相关淋巴瘤(MALT)与幽门螺杆菌的慢性感染有高度相关性。

2.理化因素　长期接触电离辐射或氯酚、苯、失眠、砷、免疫抑制剂、某些染发剂等化学物品可能增加患淋巴瘤的风险。

3.免疫缺陷　约 25%的原发性免疫缺陷病如 Wiskott－Aldrich 综合征等患者在疾病进程中发展为 B 细胞淋巴瘤;长期使用免疫抑制剂,如器官移植患者、患有 AIDS 的人,其淋巴瘤的发病率明显高于一般人群。

4.遗传因素　在有遗传家族史者中,其淋巴瘤发生的危险性会增加。

（二）病理

受侵犯的淋巴结结构有不同程度破坏，多数结构消失，皮质和髓质分界不清，淋巴窦及淋巴滤泡消失或淋巴结包膜受侵，整个淋巴结呈弥漫性，为不同分化程度的淋巴细胞所代替。霍奇金淋巴瘤病理表现典型的镜影细胞、单核 R－S 细胞、变异 R－S 细胞（包括腔隙型细胞、"爆米花"细胞、多形性或未分化的 R－S 细胞）。非肿瘤成分主要是炎性细胞和纤维间质。大多数非霍奇金淋巴瘤的瘤细胞形态基本上为不同分化阶段的淋巴细胞，往往以一种类型细胞为主。20 世纪 80 年代，恶性淋巴瘤的病理分类主要依据细胞学形态。随着近 20 年免疫学和分子生物学的迅猛发展，免疫组化和流式细胞技术的广泛应用，目前恶性淋巴瘤的分类原则按形态学、免疫表型、遗传学和临床特点来定义各类型淋巴瘤，并提出可能起源的假定相应正常细胞和分化阶段，每种淋巴瘤都是一个独立病种。

采用活检确定组织学亚型对于区分 NHL 各种亚型，确定正确的诊断，进行免疫表型分析是十分必要的。可通过流式细胞术和（或）免疫组化法（IHC）分析免疫表型，具体选择哪种方式取决于抗原、血液病理医师的专业技能和已有资源。对于某些病例，流式细胞术和 IHC 是互补的诊断工具。特定情况下，有必要采用细胞遗传学或分子遗传学分析，以确定某些 NHL 亚型中的特异性染色体易位或进行克隆性分析。通过免疫组化方法可以确定 T 细胞或 B 细胞来源。目前，用于 T 细胞的有 CD3、CD4、CD8、CD45RO 等；常用于 B 细胞的有 CD19、CD20、CD22、CD45R 等。

2008 年 WHO 分类对原有类型做了必要的修正和补充，并增加了近年来被认识和明确的新类型。WHO（2008）造血和淋巴组织肿瘤分类列举如下：

前体淋巴组织肿瘤：

B 淋巴母细胞性白血病/淋巴瘤，非特指性

B 淋巴母细胞性白血病/淋巴瘤，伴重现性遗传学

伴 t(9;22)(q34;q11.2);BCR－ABL1

伴(v;11q23),MLL 重排

伴 t(12;21)(p13;q22);TEL－AML1(ETV6－RUNX1)

伴超二倍体

伴低二倍体(低二倍体 ALL)

伴 t(5;14)(q31;q32);IL3－1GH

伴 t(1;19)(q23;p13.3);E2A－PBX1(TCF3－PBX1)

T 淋巴母细胞性白血病/淋巴瘤

成熟 B 细胞肿瘤：

慢性淋巴细胞性白血病/小淋巴细胞性淋巴瘤

B 细胞幼淋巴细胞性白血病

脾 B 细胞边缘区淋巴瘤

毛细胞白血病

脾 B 细胞淋巴瘤/白血病，不能分类

脾弥漫性红髓小 B 细胞淋巴瘤

毛细胞白血病－变型

淋巴浆细胞性淋巴瘤

Waldenstrm 巨球蛋白血症

重链病

α 重链病

γ 重链病

μ 重链病

浆细胞骨髓瘤

骨的孤立性浆细胞瘤

骨外浆细胞瘤

结外黏膜相关组织边缘区淋巴瘤（MALT 淋巴瘤）

淋巴结边缘区淋巴瘤

儿童淋巴结边缘区淋巴瘤

滤泡性淋巴瘤

儿童滤泡性淋巴瘤

原发性皮肤滤泡中心淋巴瘤

套细胞淋巴瘤

弥漫性大 B 细胞淋巴瘤（DLBCL），非特指性

T 细胞/组织细胞丰富的大 B 细胞淋巴瘤

原发性中枢神经系统（CNS）DLBCL

原发性皮肤 DLBCL（"腿型"）

老年人 EBV 阳性 DLBCL

慢性炎症相关 DLBCL

淋巴瘤样肉芽肿病

原发性纵隔（胸腺）大 B 细胞淋巴瘤

血管内大 B 细胞淋巴瘤

ALK 阳性大 B 细胞淋巴瘤

浆母细胞性淋巴瘤

起自 HHV8 相关多中心性 Castleman 病的大 B 细胞淋巴瘤

原发性渗出性淋巴瘤

Burkitt 淋巴瘤

B 细胞淋巴瘤，不能分类，具有 DLBCL 和 Burkitt 淋巴瘤中间特点

B 细胞淋巴瘤，不能分类，具有 DLBCL 和经典型霍奇金淋巴瘤中间特点

成熟 T 细胞和 NK 细胞肿瘤：

T 细胞幼淋巴瘤性白血病

T 细胞大颗粒淋巴细胞性白血病

慢性 NK 细胞淋巴组织增生性疾病

侵袭性 NK 细胞白血病

儿童系统性 EBV 阳性 T 细胞淋巴组织增生性疾病

水疱痘疮样淋巴瘤

成人 T 细胞白血病/淋巴瘤

结外 NK/T 细胞淋巴瘤,鼻型

肠病相关性 T 细胞淋巴瘤

肝脾 T 细胞淋巴瘤

皮肤脂膜炎样 T 细胞淋巴瘤

蕈样真菌病

Sezary 综合征

原发性皮肤 CD30 阳性 T 细胞淋巴组织增生性疾病淋巴瘤样丘疹病

原发性皮肤间变性大细胞淋巴瘤

原发性皮肤 γδT 细胞淋巴瘤

原发性皮肤 CD8 阳性侵袭性亲表皮细胞毒性 T 细胞淋巴瘤

原发性皮肤小/中 CD4 阳性 T 细胞淋巴瘤

周围 T 细胞淋巴瘤,非特指性

血管免疫母细胞性 T 细胞淋巴瘤

间变性大细胞淋巴瘤(ALCL),ALK 阳性

间变性大细胞淋巴瘤(ALCL),ALK 阴性

霍奇金淋巴瘤:

结节性淋巴细胞为主性霍奇金淋巴瘤

经典型霍奇金淋巴瘤

结节硬化经典型霍奇金淋巴瘤

富于淋巴细胞经典型霍奇金淋巴瘤

混合细胞经典型霍奇金淋巴瘤

淋巴细胞消减经典型霍奇金淋巴瘤

三、中医病因病机

(一)病因

1.外感邪毒　风寒毒邪侵袭人体,蕴于肌腠,阻于血脉,瘀毒胶结,发为石疽。

2.七情郁滞　忧思喜怒,情志不达,肝失柔和,郁久化火,炼津液为痰,气郁痰凝;或气滞血瘀,痰瘀搏结,而成石疽。

3.饮食失调　饮食不节,中焦受损,脾胃运化失常,致痰湿内生,痰凝血瘀,胶结不解,发为石疽。或中阳不振,痰从寒化,寒痰凝滞于脏腑经络,而成石疽。

4.正气不足　禀赋不足,房室劳损,久病年迈,均见肾元亏虚。肾阳不足,气化不利,水湿上泛,聚而为痰;或命门火衰,不能温运脾阳,生湿生痰。肾阴亏耗,虚火内炽,灼津为痰,痰阻血脉,瘀痰胶结,发为石疽。

(二)病机

本病多发于青壮年,发病范围广,病情变化复杂。病位在淋巴结,但与肝、脾、肾密切相关。病性为局部属实,全身属虚,本虚标实之病变。其虚以肝、脾、肾虚损为主,其实以痰、瘀、毒、郁为主。恶性淋巴瘤早、中期以邪实为主,多表现为气郁痰凝、寒痰凝滞。进一步发展,痰郁化热,毒火内生,出现瘀毒互阻;晚期以正虚为主,表现为为肝肾阴虚,或气血双亏兼痰凝瘀阻。

四、临床表现及辅助检查

（一）临床表现

1.局部表现

（1）淋巴结肿大：淋巴瘤浅表淋巴结受侵常表现为淋巴结无痛性肿大，部位以颈部、腋下、腹股沟为多见。表面光滑，质地坚韧，活动度可，进一步发展，淋巴结可以互相融合，固定甚至破溃。NHL常侵犯韦氏环淋巴组织，包括扁桃体、舌根、软腭及鼻咽。如果腹腔或腹膜后淋巴结受累，则常表现出腹痛、腰骶部疼痛、发热等。

（2）胸部病变：纵隔是淋巴瘤好发部位，胸部 X 线检查可显示纵隔增宽，气管、大血管受累等，根据侵犯部位不同，临床可以表现出上腔静脉综合征、咳嗽、喘憋、呃逆（膈神经受侵）等。肺受侵可出现肺内不同形状阴影，胸膜、心包膜受侵则可出现胸水或心包积液。

（3）胃肠道受侵：原发于胃肠道的 ML 占结外淋巴瘤的 24%～37%，在胃及小肠中发病率高。胃淋巴瘤起源于胃黏膜下淋巴滤泡，在胃镜或钡餐下表现为黏膜光整，黏膜下隆起性病变，早期常无不适，随病变进展可逐步出现腹痛、消瘦、贫血、腹部包块甚至消化道出血。肠道淋巴瘤多表现为消化不良、贫血、腹痛、包块，严重的可出现肠梗阻或肠穿孔。

（4）肝脾侵犯：原发于肝、脾的淋巴瘤少见，但继发性肝、脾侵犯在进展期较为多见，常表现为肝脾大。一般脾大，约 2/3 受侵，脾大小正常者，仍有 1/3 受侵。肝受侵多继发于脾受累之后。

（5）骨髓侵犯：在 ML 晚期多合并有骨髓侵犯或白血病，绝大多数为 NHL。

（6）皮肤侵犯：ML 可原发或继发侵犯皮肤，以 NHL 为多见，如蕈样真菌病、Sezary 综合征等。

2.全身表现　恶性淋巴瘤常见的全身症状有发热、盗汗、体重减轻（B 症状），以及乏力、皮肤瘙痒等，多见于疾病中晚期。

（二）实验室及特殊检查

1.血常规、生化检查　血清乳酸脱氢酶（LDH）是反映肿瘤负荷和预后的重要指标之一，血清 β_2 微球蛋白的升高也和其不良预后呈正相关。外周血淋巴细胞比例异常升高或出现幼稚淋巴细胞往往提示骨髓受侵。其血沉、血清碱性磷酸酶均可有不同程度的升高。

2.骨髓检查　HL 有广泛病变时容易有骨髓侵犯，NHL 骨髓侵犯发生率更高，特别是小淋巴细胞型 50%～70% 有骨髓受侵，因此，骨髓穿刺细胞学检查应列为常规检查，必要时行骨髓活检。

3.腰穿及脑脊液检查　用以确认有无中枢神经系统受侵，并可作为治疗手段。

（三）其他检查

1.病理学检查　组织病理学检查是淋巴瘤确诊和分型的主要手段，也是制订临床治疗方案和判定预后的主要依据。应当注意的是，组织活检时应尽量切取完整淋巴结或足够组织，尽可能不用穿刺活检，以提高阳性率和准确性。

（1）HE 染色：ML 主要诊断依据，但有 20% 的病例难以根据组织形态学作出诊断，需结合免疫组化或分子生物学方法。

（2）免疫组织化学方法：应用多种淋巴细胞抗原的单抗，检测其免疫表型，识别 T、B 细胞谱系和分化程度。常用免疫标志物有：①LCA（CD45）：识别是否为白细胞来源，NHL 检测阳性率70％～80％。②全B细胞单抗:CD19、CD20、CD22、CD45RA等。③全T细胞单抗:CD2、CD3、CD5、CD45RO等。④T细胞亚群单抗:CD4、CD8等。

(3)分子生物学技术:应用Southern blot和PCR方法检测IgH或TCR基因重排,二者分别为B-NHL和T-NHL的分子标志,PCR法阳性率可达70％～80％。

2.影像学检查

(1)B超检查:能够发现盆腹腔内≥1cm的淋巴结,能够发现肝脾大及肝脾中明显实性结节,但无法证实肝脾侵犯,对于触诊所不能发现的深部淋巴结肿大,能够提高检出率。

(2)CT检查:能够发现B超所不能或不易探查的淋巴结组,如纵隔淋巴结、膈角淋巴结、髂窝淋巴结等,且更具客观性,便于治疗前后对比。

(3)磁共振(MRI):MRI在淋巴瘤分期中作用有待进一步研究,但对于脑脊髓病变和骨髓隐匿侵犯的评价有较高价值。

(4)PET-CT检查:有机地结合CT解剖学定位能力和FDG PET功能性分子影响显示技术,提高了诊断精确性,优于常规CT扫描和放射性核素镓扫描。

五、诊断与鉴别诊断

(一)诊断要点

恶性淋巴瘤的诊断主要依据病史、临床表现、影像学表现及病理诊断,其中病理学检查是确诊的主要手段,也是确定治疗原则和判定预后的主要参考因素。

(二)肿瘤分期诊断

参照美国癌症联合委员会(AJCC)第六版,目前国内外广泛使用的是Ann Arbot-Cotswolds分期:

Ⅰ期:侵及一个淋巴结区(Ⅰ),或一个淋巴组织(如脾、胸腺、咽淋巴环),或侵及1个单一的结外器官或部位(ⅠE)。

Ⅱ期:在横膈的一侧,侵及2个或更多的淋巴结区(Ⅱ),涉及的解剖部位数目应标明(如Ⅱ2)。

Ⅲ期:受侵犯的淋巴结区在横膈的两侧(Ⅲ)。

Ⅲ1:有或没有脾门、腹腔或门脉区淋巴结受侵。

Ⅲ2:有主动脉旁、髂部、肠系膜淋巴结受侵。

Ⅳ期:侵犯淋巴结以外的部位。

A:无症状。

B:无其他解释的发热(≥38℃,超过3天),盗汗,体重下降(6个月内下降10％以上)。

X:巨块病变:>纵隔的1/3;单个淋巴结肿块最大直径超过10cm。

E:局限性孤立的结外病变以"E"表示,如ⅠE,广泛性结外病变为Ⅳ期。

(三)西医鉴别诊断

本并主要应与以下疾病鉴别。

1.淋巴结炎　急性淋巴结炎表现为局部红肿热痛,或伴有发热,抗炎治疗有效。慢性淋巴结炎常有淋巴引流区域慢性炎症,直径一般不超过2～3cm,如有锁骨上或滑车上淋巴结肿大应特别引起重视,活检有助于鉴别。

2.淋巴结核　两者都可有淋巴结肿大,可伴有低热、盗汗、乏力等全身中毒症状,因而有时难以鉴别。淋巴结核以颈部为多见,其特点是淋巴结表面不光滑、凹凸不平,质地不均,活动性差,若伴有干酪性坏死可质软,而淋巴瘤的肿大淋巴结较丰满。质地较韧而均匀。OT 实验对鉴别两者有一定帮助,但应注意,结核患者免疫力低下时,OT 实验有时可表现为弱阳性或阴性,必要时需行淋巴结活检。

3.淋巴结转移癌　淋巴结增大,质地坚硬,活动差,若范围较大,表面凹凸不平,大多有原发肿瘤病史。

4.单核细胞增多症　为病毒感染引起的网状内皮系统增生性疾病,表现为不规则发热、咽峡炎、全身淋巴结肿大、脾大等。其血象异常,白细胞可达 $3\sim6\times10^9$/L,并出现异常淋巴细胞,嗜异性凝集反应阳性以资鉴别。

5.结节病　为全身性疾病,以多系统的非干酪性肉芽肿形成为特征。多侵及肺门淋巴结,纵隔淋巴结及浅表淋巴结,全身其他各系统各脏器亦可受累,病情发展缓慢,可自行缓解,亦可进展成纤维化,其结节病抗原(Kveim)试验阳性为其特点。

6.嗜酸性淋巴肉芽肿　为过敏性炎症性肉芽肿,好发于青壮年,表现为多处表淋淋巴结肿大,有时可伴双侧腮腺肿大,病变区皮肤可有干燥、色沉、脱屑、丘疹状角化增生及皮肤瘙痒,外周血白细胞可达 3×10^9/L,嗜酸性黏细胞占 $20\%\sim77\%$,病理切片示淋巴组织增生,伴大量嗜酸粒细胞及单核细胞。

(四)中医类证鉴别

1.瘰疬　多发于颈部,瘰瘰如串珠样,质较软,可伴有疼痛。

2.痈疡　表现肿块,局部红肿热痛明显,清热解毒治疗有效。

3.血瘤　肿物,多发于四肢,质软,无痛,皮色呈紫红或正常,抬高患肢可见肿物缩小或消失。

六、治疗

(一)治疗原则

根据患者的全身状况、肿瘤的病理分型、临床分期及可能的发展趋势,综合运用各种有效治疗手段,包括化疗、放疗、分子靶向治疗、中医药、生物治疗等。通过采用合理有计划的综合疗法,提高恶性淋巴瘤的疗效。

对于早期而恶性程度又较低的患者,局部放疗疗效很好,甚至可以根治;如病期已晚或已有全身播散倾向,应以化疗为主。霍奇金淋巴瘤较少侵犯结外器官或组织,多侵犯邻近淋巴区,故应对病灶局部较大面积的淋巴区行放疗;而非霍奇金淋巴瘤较易侵犯远处淋巴结或结外器官,故应行全身化疗。单一的消化道器官的非霍奇金淋巴瘤应尽可能做手术切除,术后再配合其他治疗。在手术前后,放疗或化疗的同时及其后应用中西医结合的扶正治疗可起到减毒、增效作用。临床上出现完全缓解,并不等于肿瘤细胞完全消灭,若不采取巩固治疗,一定时间内将会出现复发,故此在完全缓解后还必须序贯采用巩固与加强治疗,而未达完全缓解的患者则应尽量争取达到完全缓解。恶性淋巴瘤患者有的起病缓慢,机体状况尚好可重点抗肿瘤治疗以图本;如病情急骤引起上腔静脉综合征、白血病出血等则应急则治标,根据具体情况予以紧急处理治疗。

不同分期综合治疗方案如下:

1.HD 的治疗

(1)Ⅰa、Ⅱa 期:次全淋巴结照射(根治量 45～50cGY)+扶正中药+长期中医药调理。

(2)Ⅰb、Ⅱb、Ⅲa 期:联合化疗+全淋巴结照射+扶正中药+长期中医药调理。

（3）ⅢB 期和淋巴细胞削减型及纵隔大肿块（横径＞1/3 胸腔横径）：化疗为主＋放疗＋扶正中药＋长期中医药调理。

（4）Ⅳ期：联合化疗为主＋扶正中药＋长期中医药调理。

2. NHL 治疗

（1）低度恶性淋巴瘤：①Ⅰ、Ⅱ期：放疗±化疗＋扶正中药＋长期中医药调理。对于Ⅰ、Ⅱa 期可分别采用受侵淋巴结区和次全淋巴结照射 35～50cGY。无症状患者采用"等待和观察"原则，一般可以推迟化疗平均达 2～3 年。②Ⅲ、Ⅳ期：全身化疗＋扶正中药＋长期中医药调理。

（2）中度恶性淋巴瘤：①Ⅰ期：单用放疗（或加用化疗）＋扶正中药＋长期中医药调理。②Ⅱ期以上：以多柔比星为主的全身化疗（CHOP 方案）＋放疗（巨块病变）＋扶正中药＋长期中医药调理。

（3）高度恶性淋巴瘤：全身化疗＋局部放疗（必要时）＋自体骨髓移植（ABMT）或自体外周血造血干细胞移植（AHSCT）＋扶正中药＋长期中医药调理。

（二）西医治疗

1. 放射治疗　HD 生物学行为较稳定，很少呈跳站式播散，故多采用大野放疗。对于膈上病变采用斗篷野照射，膈下病变采用斗篷野和倒 Y 野，一般剂量为 40～50cGY/4～6 周。对于有不良预后的早期 HD 或中晚期 HD，多采用联合化疗加受侵野的放疗以提高治疗效果。对于儿童，为避免引起因放疗导致的发育障碍或停滞，放疗剂量和照射野应缩减。

2. 化学治疗　随着医学的飞速发展，淋巴瘤的化疗方案进步很快，不同类型的治疗方案区别很大，化疗方案的选择与患者的年龄、并发症、经济条件等密切相关。而且化疗方案常与分子靶向治疗相结合组成治疗方案。不能逐一列举，本篇只选择经典有效的方案介绍。

（1）HD 治疗：用标准方案治疗 50％以上晚期患者可以治愈，这主要归功于近几十年来化疗方案的发展。20 世纪 60 年代确立的 MOPP 方案可取得约 50％以上的治愈率，其后发现了 ABVD 方案，并被很多临床试验证实其疗效优于 MOPP 方案，并且副作用也较少。最近也出现了许多杂交方案如 MOPP 和 ABVD、MOPP 和 ABV 等，近几年，BEA－COPP 方案在远期生存有优势，但血液学毒性较大。因此，ABVD 方案仍被认为是晚期患者的标准方案。

近来发现，对于早期 HD（Ⅰ期、Ⅱ期）患者，采用化疗可以达到放疗的效果，并可避免放疗所造成的不可逆损伤（如放疗部位发育迟缓或停滞）。目前对于患 HD Ⅰ、Ⅱ期的儿童及不适用于放疗的成年人，倾向以化疗为主的治疗原则。

MOPP：HN 26mg/m², iv, d1、8；VCR 1. 4mg/m², iv, d1、8；PCB 100mg/m², po, d1～14；PDN 40mg/m², po, d1～14；4 周重复。

ABVD：ADM 25mg/m², iv, d1、15；BLM 10mg/m², iv, d1、15；VLB 6mg/m², iv, d1、15；DTIC 375mg/m², iv, d1、15。4 周重复。

（2）NHL 治疗

1）低度恶性淋巴瘤：①Ⅰ、Ⅱ期：放疗±化疗＋扶正中药＋长期中医药调理。对于Ⅰ、Ⅱa 期可分别采用受侵淋巴结区和次全淋巴结照射 35～50cGY。无症状患者采用"等待和观察"原则，一般可以推迟化疗平均达 2～3 年。②Ⅲ、Ⅳ期：全身化疗＋扶正中药＋长期中医药调理。

化学治疗常用方案有 COP、COPP、CHOP、FC 等，有效率 60％～90％。10 年生存率 20％～60％。

2)中度恶性淋巴瘤:①Ⅰ期:单用放疗(或加用化疗)+扶正中药+长期中医药调理。②Ⅱ期以上:以多柔比星为主的全身化疗(CHOP方案)+放疗(巨块病变)+扶正中药+长期中医药调理。CHOP方案目前仍是中度恶性淋巴瘤的标准治疗方案。

3)高度恶性淋巴瘤:全身化疗+局部放疗(必要时)+自体骨髓移植(ABMT)或自体外周血造血干细胞移植(AHSCT)+扶正中药+长期中医药调理。

NHL常用化疗方案:①COP:CTX 600mg/m², iv, d1、8;VCR 1.4mg/m², iv, d1、8;PDN 40mg/m², iv, d1～14;3～4周重复。②CHOP:CTX 600mg/m², iv, d1;ADM 40mg/m², iv, d1;VCR 1.4mg/m², iv, d1;PDN 100mg/m², iv, d1～5;3周重复。③FC:Fludarabine 30mg/m², iv, d1～3;CTX 250mg/m², iv, d1～3;3周重复。④DICE:DXM 40mg, iv, d1～4;IFO 1g/m², iv, d1～4;DDP 25mg/m², iv, d1～4;Vp16 100mg/m², iv, d1～4;3～4周重复。

3.手术治疗 现已证明根治性淋巴结切除是不可取的。胃和小肠的非霍奇金淋巴瘤在早期可行手术,但局部放疗也同样有效。

4.NHL靶向治疗

(1)抗CD20抗体:利妥昔单抗(Rituximab)为一抗CD20⁺的单克隆抗体(主要在B淋巴细胞表面表达),1997年11月FDA批准该药用于CD20阳性的复发性或难治性低度恶性或滤泡性B细胞非霍奇金淋巴瘤,成为世界上首个获批应用于肿瘤治疗的单克隆抗体。治疗复发或耐药性低度恶性B细胞NHL有效率50%,治疗进展期NHL有效率30%。与化疗同用可提高有效率10%～20%。

(2)其他单克隆抗体:CD52单抗(阿伦单抗),CD22单抗(Epratuzumab),CD30单抗,CD19单抗(HD37-dgRTA),CD23单抗(IDEC-152),CD80单抗(Galix-imab),目前有的进入临床,有些正在进行临床试验中。

5.局部微创治疗

(1)射频消融治疗:多用于肝、肺浸润灶的治疗。

(2)热疗:用于腹盆腔病灶的治疗,注意热疗野中避免金属物质。

(3)超声聚焦治疗:用于腹盆腔淋巴结灶的治疗。

6.骨髓移植 1978年Blood杂志首次报道了大剂量化疗加自体骨髓回输成功地治疗1例儿童Burkitts淋巴瘤,该文的重要性在于显示了自体骨髓移植(ABMT)治疗方法的合理性。此后ABMT逐渐盛行,每年ABMT的病例逐渐上升,20世纪80年代后期其增长速度大大加快。我国各大医院在80年代中后期也陆续开展ABMT治疗恶性淋巴瘤、实体瘤和部分白血病,并都获得较满意的疗效。

ABMT的主要原理是采集缓解期患者的骨髓细胞,在体外对残留肿瘤细胞进行适当的净化处理,并且低温保存,再给患者超过其骨髓毒性阈限剂量的抗肿瘤药物和全身放射治疗(TBI),尽可能地杀伤体内残留的肿瘤细胞,然后将体外保存的骨髓细胞通过静脉回输给患者,以挽救大剂量化疗或放疗对正常造血和免疫功能的损伤,从而达到治疗恶性淋巴瘤患者的目。实际上ABMT是一种根治性的强化治疗,对Ⅲ、Ⅳ期晚期淋巴瘤的患者,从确诊后就应将ABMT的治疗作为该患者整体治疗策略中的一个根治性巩固治疗而进行准备。

(三)中医治疗

1.常见辨证论治分型

(1)寒痰凝滞型

主症:为初起,颈项耳下肿核,不痛不痒,皮色不变,坚硬如石,不伴发热,或形寒怕冷,神倦乏力,面苍少华。脉沉细,苔白。

治法:温化寒凝,化痰解毒。

处方:阳和汤加减:熟地黄、麻黄、白芥子、肉桂、炮姜、生甘草、鹿角胶、皂刺、天南星、夏枯草,另加小金丹内服。

(2)气滞毒瘀型

主症:胸闷不舒、胁胀,全身多处淋巴结肿大或皮下硬结,局部疼痛有定处,小便短赤、舌质暗红,或舌有瘀点、薄黄苔、脉沉细或细弦。

辨证:气滞毒疬,石疽恶核。

治法:理气舒肝,化瘀解毒。

处方:舒肝溃坚汤加减:柴胡、青皮、当归、赤芍、香附、夏枯草、僵蚕、姜黄、鸡血藤、红花、穿山甲、莪术、山慈菇、蚤休、蒲黄、五灵脂。

(3)血燥风热型

主症:口干烦躁,发热恶寒,皮肤瘙痒,大便燥结,尿黄量少,皮肤红斑、硬结。脉沉细而数或细弦,舌红,苔白黄。

辨证:血虚内燥,风热瘀毒。

治法:养血润燥,疏风解毒。

处方:清肝芦荟丸加减:生地黄、当归、白芍、黄连、青皮、蛤粉、昆布、牙皂、芦荟、天花粉、沙参、女贞子、牡丹皮、牛蒡子、干蟾。

(4)肝肾阴虚型

主症:午后潮热,口干咽燥,腰酸腿软,头晕眼花,手足心热,夜间盗汗,多处淋巴结肿大,脉细弦或沉细略数,舌质红,薄白苔。

辨证:肝肾阴虚,热毒内结。

治法:滋补肝肾,解毒散结。

处方:知柏地黄汤加减:熟地黄、山萸肉、山药、牡丹皮、知母、黄柏、女贞子、土茯苓、枸杞子、蚤休、白花蛇舌草、鳖甲、生牡蛎。

(5)气血双亏型

主症:面白唇淡、疲乏无力、纳少胃呆、面肢虚肿、心悸气短、多处淋巴结肿大、脉细弱无力、舌淡胖齿迹、薄白苔。

辨证:气血双亏,正虚邪实。

治法:气血双补,扶正祛邪。

处方:八珍汤加减:熟地黄、当归、白芍、川芎、人参、白术、茯苓、炙甘草、夏枯草、浙贝母、半枝莲、草河车、蛇舌草、砂仁、鸡内金、生黄芪。

2.常见症状的对症治疗

发热:低热加白薇、青蒿、地骨皮、银柴胡;高热用寒水石及紫雪散、水牛角、熊胆粉、牛黄清热散等。

盗汗:锻龙骨、牡蛎、浮小麦、山萸肉、五倍子、五味子、六味地黄丸等。

皮痒:秦皮、白藓皮、地肤子、苦参、丹参、蝉蜕、赤芍、乌梢蛇、干蟾皮、全蝎等。

肝脾大:用鳖甲煎丸、大黄䗪虫丸、三棱、莪术等。

贫血:何首乌、生黄芪、阿胶、鹿角胶、紫河车、枸杞子、黄精、仙鹤草、鸡血藤等。

骨骼酸痛者,加桑寄生、杜仲、仙鹤草、羌活等。

3.治疗恶性淋巴瘤常用中草药

土茯苓、七叶一枝花、白花蛇舌草、石上柏、墓头回、半枝莲、羊蹄根、狗舌草、金刚藤、莪术、水红花子、夏枯草、僵蚕、猫爪草、黄药子、天花粉、泽漆、鲜商陆、马鞭草。

4.常用中成药

(1)抗肿瘤针剂:艾迪注射液:适用于正虚邪恋的淋巴瘤患者。

(2)口服中成药:根据辨证可选择西黄丸、复方斑蝥胶囊、小金丹等。

(四)中西医结合治疗

1.放疗期间中药应用　放疗期间伍用中医药治疗,膈上病变的斗篷放疗主要影响头、颈及肺部,中药以益气活血养阴生津为主(沙参、麦冬、石斛、天花粉、五味子、女贞子、鸡血藤、丹参、生黄芪、西洋参等);如病变在膈下行倒 Y 野照射时,主要影响腹腔盆腔及腹股沟,中药即以调理脾胃,益气活血为主(生黄芪、太子参、白术、茯苓、赤白芍等)。如放疗期间出现严重的放射损伤,则应按中医辨证施治。

2.化疗期间中药应用　在化疗的同时及结束后的一段时间内,可伍用中药治疗以减少化学药物的毒副作用及增强化疗效果.提高患者的免疫功能,改善机体的一般状况。由于化学药物的毒性作用引起机体的不同反应及损伤,导致临床上出现气虚血亏、脾胃不和、脾肾虚亏等证候,如乏力、疲倦、面苍、脱发、纳少、恶心呕吐、腹泻、尿少、腹胀、腰酸腿软、月经衍期及肝肾功能障碍等。故伍用化疗的中医治疗应以益气养血、调和脾胃、滋补肝肾为主要法则,常用中药有生黄芪、党参、太子参、白术、女贞子、枸杞子、菟丝子、补骨脂、山萸肉、紫河车、当归、鸡血藤、丹参、甘草、大枣、砂仁、鸡内金、山栀、阿胶等以及四君子汤、六君子汤、八珍汤、十全大补汤、补中益气汤等方法。

3.西医治疗后的维持性治疗　在恶性淋巴瘤化放疗结束后,对未发生疾病进展的患者进行中医辨证维持巩固的治疗方法,其可能延缓疾病进展、预防症状恶化、维持体能状态以使患者能接受更多的治疗,并最终延长总生存期。

七、预后及随访

1.预后　淋巴瘤预后总体来说相对较好,采用适当治疗方法,有 70%～80% HD 患者以及 50% 的 NHL 患者可以获得治愈,影响淋巴瘤预后的因素较多,主要包括病理类型、分期、就诊时一般状况、症状有无、有无巨块以及首次治疗效果等。

Shipp 等应用多因素回归分析显示年龄、临床分期、行为状况、血清乳酸脱氢酶(LDH)及结外受侵部位数目是 NHL 的独立预后因素。根据这些预后因素,提出了 NHL 的国际预后指数模型(IPI),将 NHL 的预后危险性分为低危(0 或 1 分)、低中危(2 分)、中高危(3 分)和高危(4 或 5 分)4 组。IPI 对判定 NHL 预后,指导个体化治疗具有重要意义。

2.随访　病史和体检,浅表淋巴结,胸、腹、盆、头颅 CT 或 MRI,必要时骨穿或腰穿。PET-CT:如经济条件允许,推荐检查。每 3～6 个月 1 次,共 2 年,然后每 6 个月 1 次,总共 5 年,5 年后每年 1 次。

(卢亚巍)

第十二章 肿瘤患者的护理

第一节 肿瘤患者的心理护理

一、患者的心理需求

（一）尊重的需要

肿瘤患者的自我评价往往较低，但却对别人如何看待自己极为敏感，自尊心极易受伤害。患者希望得到他人的理解和尊重，特别是希望得到医护人员的关心和重视，从而获得较好的治疗和护理。尊重的需要若不能满足会使人产生自卑、无助感，或者变为不满和愤怒。因此，医护人员应当尊重患者，避免伤害患者的自尊心，不应以床号代替姓名呼唤患者、避免在公开场合议论患者的隐私、无视患者的存在等。

（二）接纳和关心的需要

患者入院后，原来的生活规律和习惯发生改变，进入一个陌生的环境，需要尽快地熟悉环境，被新的群体接纳；需要与病友沟通，在情感上被接纳。

（三）信息的需要

患者需要了解自己所患疾病、病情的变化、治疗手段以及预后，但往往不能从医护人员处得到足够的信息。患者入院后在适应新环境中需要大量信息，首先需要了解住院制度、诊疗程序、疾病的进展与预后以及如何配合治疗等；其次需要及时知晓家人的生活、工作情况；同时还需要得到工作及事业等方面信息。总之，患者需要得到来自医院、社会及家庭等多方面的信息和情感支持。

（四）安全的需要

安全感是患者最基本、最重要的心理需要，患者因受到疾病的威胁，易产生不安全感，患者需要了解自己的病情，希望生命不再受到威胁，希望得到可靠、确切、安全的治疗等。患者把安全感和早日康复视为求医的最终目的。医护人员在对患者进行任何重要的诊疗措施前都应事先耐心细致地解释，以增强患者的安全感。

（五）环境及活动的需要

住院患者被束缚在病房这个窄小单调的"小天地"里，往往会产生单调乏味感。加之活动范围小，平日的工作和生活习惯被不同程度限制而处于被动状态。因此，患者不仅需要安静和舒适的休息环境，同时还需要适当的活动，以调节和改善自己的情绪。医护人员可根据患者的具体情况和医院的客观条件，尽量满足患者的需求，以调动其积极情绪。

二、肿瘤患者心理变化的过程

1. 体验期 当患者得知自己得了恶性肿瘤，顿时惊呆，神情呆滞，思维和语言混乱，甚至晕厥，这种震惊称为"诊断休克"。很多患者都会用"不知道是什么感觉"来描述当时的情形，此期持续时间较短，一般只持续数小时或数日。

2. 怀疑期 患者对诊断极力否认，寻求多家医院以证实结果，并对多数医生不信任，既希望确诊,又希望不是恶性肿瘤。患者的否认态度是一种对创伤或应激事件的保护性心理反应,这种心理可降低患者的恐惧程度,缓解痛苦的体验,逐渐适应应激事件。

3.恐惧期 当确定诊断为恶性肿瘤时,患者会产生恐惧感,恐惧死亡,恐惧将要离开亲人,表现为恐慌、哭泣、挑衅性行为、冲动性行为等,同时会出现一系列生理反应,如颤抖、尿急、心悸、血压升高等。

4.幻想期 当患者经历了各种痛苦经历,接受疾病现实后,仍存在许多幻想,如希望能出现一种新药治疗自己的疾病,或者希望手术后的病理结果能推翻原来的诊断。通过幻想可以支持患者与疾病进行抗争,同时此期患者容易接受别人的劝告与安慰,并且表现出良好的依从性。

5.绝望期 当各种治疗的结果均不令人满意,病情进一步恶化,出现一系列并发症时,会让患者产生绝望,对治疗失去信心,听不进去别人的劝慰,甚至产生自杀的念头。此期患者的依从性非常差,并容易出现过激行为,如伤害自己或他人。

6.平静期 患者已能正视现实,情绪稳定,配合治疗,对死亡已不再恐惧。此期患者将处于消极状态,不再承担自己原来的角色,忽略家人的感受,只专注自己的症状,处于无望无助的状态。

三、影响肿瘤患者心理行为的因素

1.年龄及生命周期 人在不同的生长发育阶段具有不同的身心特点和任务,因此不同年龄阶段的患者具有不同的心理反应特征。如儿童正处在身心不断成熟和发展的特殊时期,也是进行社会化的关键时期。疾病及其治疗将对其生长发育产生暂时的、甚至永久的影响。治疗会导致患儿与学校及父母分离,在一定程度上引起社交或学习能力受损,躯体症状的不适、对死亡的恐惧等。而老年患者则可能面临疾病和其他生活事件的多重打击,如退休、亲友的亡故、经济来源的减少、社会支持网络的缩小等,使其更多地关注死亡。

2.自身心理特点 个体的性格特征、应对方式、情绪状态、对压力的反应等会在癌症的发生前后起到一定的作用。如有研究表明,一些经常压抑自己愤怒的人更容易罹患癌症。

3.疾病及治疗状况 不同癌症及手术类型对患者的心理行为将产生不同的影响。如乳腺癌根治术后患者需适应乳房缺如的身体形象;肠造口术后的患者会认为个人卫生状况很差、不被社会接纳;经过去势治疗、激素或内分泌治疗,会使得患者第二性征发生改变,出现男性女性化或女性男性化的表现,进而影响其心理行为。此外,治疗环境也会对个体产生一定影响,如骨髓移植或器官移植患者进入隔离病房可能产生分离焦虑和感觉剥夺体验。

4.其他 如性别、社会支持及其他应激事件均可能影响患者的心理行为。如男性更容易表现出"泰山压顶不弯腰""喜怒不形于色"。重返工作岗位后,领导和同事过分关心,有时会使患者产生一种远离社会的感觉。

四、肿瘤患者常见的心理问题

肿瘤患者的心理变化过程往往较为复杂,且波动较大,极易受外界不良刺激的影响。肿瘤患者的心理反应与自身个性特征、病情严重程度以及对肿瘤认识程度有关。

(一)痛苦

绝大部分患者当得知自己患有肿瘤时,难以承受如此沉重的打击,往往认为患了肿瘤就等于被判了死刑,常出现悲痛欲绝的情绪。大部分患者经过治疗,病情出现好转,并得到了抗癌知识宣传和成功病友的介绍,情绪会逐渐开朗起来。一旦病情反复或复发,或病友去世时,又会给他们带来沮丧、焦虑、紧张和恐惧。

（二）紧张、恐惧

紧张、恐惧是确诊初期患者的主要心理反应。就诊时医生的详细检查、关切的眼神等,在患者看来这是预示患病的可能,心情极度紧张、惶惶不安。一经确诊后,当想到可怕的结果,便不寒而栗。住院期间亲戚、朋友、同事均给予关心或到医院探望,都会让患者会产生自己即将了离开人世的感觉,同时加剧了恐惧心理。

（三）焦虑

焦虑是对恐惧的自然反应,是绝大多数肿瘤患者在疾病过程中都会经历的体验。对疾病的恐惧得不到及时有效地解除,就会发展到无法克制的焦虑。大多数患者会考虑到家庭的种种负担,因此更加忧心忡忡。焦虑的强度与患者的个性特征、文化程度、生活体验、应对能力有关。护士应避免在言谈举止中将焦虑传递给患者和家属,还要积极采取有效措施缓解患者的焦虑情绪。

（四）抑郁

焦虑、恐惧情绪得不到及时缓解,持续时间过长则容易导致抑郁。肿瘤患者大多存在强烈的孤独感,他们时常感到生存无望,前景一片黯淡,因此情绪抑郁,甚至对周围的一切采取冷漠的态度,不愿意和医护人员、家属、病友交流,甚至产生自杀的念头。抑郁常常导致患者食欲减退、睡眠障碍等症状。抑郁反应的强度与患者个性特征有关,并与应激原的强度和持续时间有关。对诊断缺乏思想准备、肿瘤恶性程度较高、病程已在晚期等均会加重患者的抑郁情绪。家庭负担过重、缺乏家人的关心、经济负担过重、社会支持力度不够、缺乏交流渠道、负性情绪得不到及时宣泄,也会加重抑郁反应的程度。

（五）自责和自我否定

由于疾病和治疗等影响,一些肿瘤患者不得不面对自我形象的改变、身体的虚弱、需要被人照顾等。患者会对自己失去信心、对家人充满愧疚感,经常表达出"我没有用了""没有我,你们就没有负担了"等类似的想法。

（六）退化和依赖

肿瘤患者一旦认同了诊断,往往会情绪低落,专注于治疗,尤其是不良反应较重时,会出现行为上的退化和心理上的依赖,没有精力顾及自己的家庭和社会角色,患者情感脆弱,意志衰弱,依赖家人,例如希望家人夜间陪护,否则无法入睡等。

（七）其他

长期带病生存者还将产生很多心理问题,如担心疾病恶化或复发、变得怀疑病情或为身体的轻微症状担心、反复体验创伤性事件出现的认知和情感症状,如创伤后应激障碍综合征、对性及生育方面的担忧等。

五、肿瘤患者的心理护理

对肿瘤患者的治疗应当强调整体治疗,不可忽视心理干预,同时心理干预应贯穿于整个疾病治疗的全过程,这对疾病的康复和预后具有重要意义。心理干预主要是通过传授患者有关的知识,纠正过高的期望和不良行为,调整患者的情绪,增强自信心,提高患者对治疗的依从性,改善躯体症状,减弱应激反应,提高生存质量。

(一)肿瘤患者的心理评估

1.临床心理评估常用方法

(1)观察法:可在诊疗活动中进行,患者不受干扰。观察内容包括患者的仪表、举止、姿势与运动、语言、人际距离、眼神、情绪反应等,基于此再结合其他评估方法,进而推断患者的心理状态,如患者频繁如厕,可能反映了其紧张焦虑的情绪。

(2)访谈法:在与患者建立良好关系的基础上,结合访谈目的及内容,选择开放式或封闭式提问方法。访谈内容依据个体情况可以包括:躯体状况、个人情况、存在的问题、家庭情况、情绪等。在交谈过程中需掌握一些技巧,如积极专注地倾听、准确理解对方的语言及非语言性信息、必要时适当的自我表露等。

(3)测验法:即通过标准化的方法对患者进行测评,简要了解其心理状态。最常用的测验工具为量表及问卷,可由患者自我评价,也可由经常与其接触的人进行评价,如医护人员、患者亲属等。

2.常用的心理测验工具

(1)一般心理评估问卷

1)症状评定量表:包括一般症状评估、焦虑或抑郁评定量表(如焦虑自评量表、状态－特质焦虑问卷、汉密尔顿焦虑量表、汉密尔顿抑郁量表)等。

2)应激及相关问题评定:包括生活事件量表、应对方式问卷、医学应对问卷、社会支持量表、领悟社会支持量表等。

3)其他:如心理控制源测量、孤独感、自我效能、生存质量评估等。

(2)针对性心理评估问卷:如肿瘤患者心理适应问卷、癌症行为调查问卷、癌症应对问卷、肿瘤患者生存质量问卷等。

(二)沟通的方法和技巧

1.语言沟通

(1)语言使用的技巧

1)规范性:在与患者的沟通中,尽量使用普通话,避免使用方言,使患者能听清、听懂,达到促进情感交流的目的。在交流过程中做到清楚、明白,词能达意。避免造成误解、增加护患交流的困难。护士在语言沟通中,表达一定要清晰,逻辑性强,时间概念明确,使患者听后就明白该怎样做和不该怎样做。

2)情感性:语言是情感的外在表现,对患者会产生重要影响。护士在护理服务中要采取温和的语气,轻柔的语调,适当的语音和语速,体现出护士对患者的关心和爱护。

3)道德性:在护患交往中,护士要采用文明用语,不非议他人,不参与患者的嬉笑打闹,同时对粗俗的言行要敢于制止。

(2)谈话的技巧

1)认真聆听患者的倾诉:在与患者交谈时,应保持一定距离,身体面向患者稍前倾,双眼注视患者,在聆听后,应给予反馈,表示对谈话内容感兴趣。

2)积极解决问题:①采取开放式谈话收集信息:护士不能用命令的语气,应使患者自愿回答问题,尽量应用非暗示性的开放性提问。②集中反馈:是帮助患者回答问题的一个方法,例如患者陈述很多,但不得要领,护士应将问题总结集中,再反馈给患者,以求证实。③归纳和分析问题:将患者所谈内容归纳出一个小结,使患者感觉到护士将帮助其解决问题。

3)应用沉默的技巧:谈话过程中,允许患者沉默,给患者充分的时间来考虑问题。此时可应用非语言的沟通方式,如轻轻拍肩膀,给患者安慰和鼓励。

2.非语言沟通

(1)眼神:眼神是非语言沟通的重要来源之一。目光可显示个性的某些方面,也能影响对方的行为。人们在交谈、倾听和沉默的同时,常采用眼神辅助沟通。持续的目光接触能引起强烈的情绪反应,可以是消极的,也可以是积极的。目光转移常暗示恐惧或拒绝。

(2)姿势:姿势能传递信息,并有强化的作用。有人提出,身体运动提供的是情绪的强度,而面部表情提供的是情绪的本质。护士可以通过观察姿势了解患者心理状态。例如,搓手、挠头、踱步常表示紧张,疼痛患者常愿意采取特殊姿势来减轻痛苦。

(3)语调、语速:语调、语速等被统称为副语言。医护人员可从副语言中获取有关患者的情绪状态及紧张度的信息,如激动的患者说话语速较快,抑郁的患者说话缓慢而单调等。

(4)表情:面部表情可反映人的情绪,通过它在某种程度上可了解到患者的内心感受。面部表情在信息传递及人的情绪表达中占有重要地位。护士应面带亲切、真诚的微笑,就容易得到患者的好感与信任。

(5)距离:在人际交流中两者之间的距离也具有一定的意义。交谈时的距离取决于双方关系的密切程度和会见的场合。护患交往中根据不同对象应注意保持合适的距离,有助于沟通。

(6)其他:皮肤接触与心理状态有着密切的关系,是人体直接感知外部世界的重要媒介。比如,经常给患者翻身、按摩和擦浴等,都会使患者感到舒适、愉快,从而促进治疗效果。

(三)肿瘤患者心理干预

1.合理运用各种心理治疗技术 护士作为与患者接触最为密切的专业人员,有很多机会了解和处理患者的心理问题。如护患沟通中,有时会出现保持沉默和短暂的静息状态,护士不需急于打破这种沉默,而应评价中断的原因和意义,合理把握介入的时机。患者表情木然、发愣、流泪、玩弄手指或衣服等时,内心可能正发生着深刻、激烈的认知、情感变化。此外,护士需正确理解患者行动的意义,如患者抱怨食物太烫,或为一些小事发脾气时,不应只是简单地对患者的言行做出反应,为食物过烫而道歉,而应寻找出患者愤怒的原因,如"我知道你很生气,谁都不愿意生这样的病,我为此感到难过"。对于一些无法控制的情况,有时通过发泄愤怒能帮助患者获得一种控制感,有助于其心理适应。

2.信息告知 对已确诊的恶性肿瘤患者隐瞒病情的做法往往弊大于利。选择恰当的时机、以恰当的方式告知患者疾病信息,既是对其知情权的尊重也是医护人员应尽的义务。信息告知需结合患者的年龄、性别、文化程度、疾病种类及预后等因素,根据其接受能力及心理状态,可采取分段、循序渐进的告知方式。还需注意:

(1)护士应尊重患者的隐私权,避免向他人透露患者的疾病信息。

(2)护士应准确了解患者的疾病及治疗情况,及时与医生沟通,保证在医疗护理活动中,为患者提供的信息与医生一致,增加患者的信任度。

(3)告知疾病情况后,需随时观察患者心理反应,及时给予疏导和鼓励。

(4)鼓励患者及家属以积极的心态面对疾病与治疗。

3.常见情绪、行为问题的护理

(1)恐惧:恐惧是人类最基本的情感之一,也是一种重要的适应性心理反应,患者往往高估了肿瘤的死亡率,低估了治愈率,将肿瘤视为最令人恐惧的疾病。过度的恐惧会导致患者出现过激的行为,同时也会导致生理功能异常,故应及早帮助患者从恐惧的状态中恢复。首先,应鼓励患者多与他人沟通,包括家人、医护人员、病友等,这不仅可以得到情感上的支持,同时也会得到信息上的支持。其次,安排患者感兴趣的集体活动,分散其注意力,让活动的轻松情绪取代对疾病的恐惧心理。同时可定期组织健康教育讲座,让患者正确认识疾病,了解有关康复的基本知识,消除其对疾病的错误理解。

(2)焦虑:是机体的一种心理防御机制,是一种迫在眉睫而又不知所措的、与危险体验有关的不愉快情绪。恶性肿瘤患者在诊疗的各阶段均可能出现焦虑。护士应理解、安慰、鼓励患者,倾听并尽量满足其需求,指导其采取各种方式分散注意力,帮助其树立战胜疾病的信心。症状严重者需遵医嘱服用抗焦虑药物。

(3)抑郁:由于疾病对身心的长期折磨以及经济负担的加重等,大多恶性肿瘤患者均伴有不同程度的抑郁,产生自卑感或者自信心丧失、无用感和无望感等,表现出悲观、无助、冷漠、绝望等不良情绪。护士应特别关注自罪自责、消极厌世的患者,防止自伤、自杀事件。并与家属配合,共同给予患者心理支持,鼓励其培养新的兴趣爱好,帮助其重新树立生活的信心。如持续时间较长或疾病程度严重者需寻求专业精神心理治疗。

(4)孤独感:是与分离相关联的一种消极心理反应。由于治疗及康复需要,患者不得不暂时或长期脱离原有的工作、学习环境,与社会、朋友之间的关系也不同程度地发生改变,加之医院陌生的环境、监护病房等紧张的氛围等,会使一些患者变得敏感多疑、情绪低落。随着病情的迁延,来自各方面的关心逐渐减少,伴随着疾病及治疗痛苦的增加、生活能力受限等,更容易加剧患者的孤独感和被遗弃感。护士应多与患者接触,及时了解其心理状态,推荐其参加相关的组织团体、鼓励亲友给予更多的社会支持等。

(5)自责和自我否定:指对自身认识的消极改变或不适应。如化疗引起脱发、手术所致的身体缺陷或功能改变等,均可能引起患者对于自身形象、自尊及个人身份的认知等产生消极改变。护士应寻找并纠正患者的不合理认知,给予恰当的情绪支持,引导其应用适当的自我防御机制,建立积极的自我认知。并通过病友现身说法等鼓励患者使其逐渐回归社会。

(6)退化和依赖:由于对疾病的担心,患者在行为上产生退化,心理上产生依赖,这是一种消极的情绪。这种负性情绪可降低患者的自身免疫功能,因此护士应在认真评估后,采取积极的护理措施,尽量鼓励患者在力所能及的情况下做一些事情,如洗漱、吃饭、与他人沟通等,使他们在日常生活中恢复信心,找回自信。

(7)预感性悲哀:由于疾病进展,同时加之治疗效果的不佳及并发症的出现,确定无生存希望,感觉生命即将结束,患者会表现出沮丧、漠视、丧失信心等。护士应及时与患者沟通,倾听患者内心的想法,并鼓励其及时将哀伤的情绪表达出来;与患者一起回顾以往治疗的效果,讲述治疗成功的案例,增强患者与疾病做斗争的信心;鼓励患者积极参与到自我护理中,当治疗效果有改善时,及时给予鼓励与肯定。

4.根据患者的个体特征给予心理支持

(1)年龄差异

1)儿童和青少年:年龄较小的幼儿由于心理活动尚比较幼稚,往往没有形成复杂的心理活动,心理问题表现得比较直观,一般不担心疾病的愈后,可鼓励父母参与患儿的住院治疗,在探视制度的制定上体现一定的灵活性,并通过温馨的环境布置、增加各种活动等缓解患儿的焦虑与恐惧。如可给予轻拍、抚摸、拥抱等身体接触,也可将游戏与治疗相结合;学龄期和青春期的患儿,当得知癌症诊断时,对癌症的严重性有所知晓,所以往往会出现很强烈的情绪反应,由于自我控制能力较低,多表现为巨大的恐惧、依赖,以自我为中心、情绪波动强烈、易受家长和外界情绪的干扰。护士应促其与同龄伙伴交往,以减少孤独感,并促进社会技能和能力的持续发展。尽可能维护其自主性,鼓励其像健康儿童一样生活、学习。并可教会青少年一些新的应对技能,如渐进性肌肉放松训练、情绪想象等。密切观察患者的情绪变化,给予充分的关爱,并指导家长控制消极情绪的方法。

2)中年人:中年人担任的社会角色较多,一旦被诊断为癌症,常产生角色冲突甚至角色紊乱、焦虑、抑郁等。他们考虑自己的事业可能中断,家庭的负担重,而不能继续承担家庭角色,使自己陷入极度的焦虑中。因此应多给予开导,帮助患者处理角色冲突,动员家属和单位多给予患者关怀和支持。

3)老年人:由于老年人有强烈的独立感,会对住院后多方面的限制感到不适,对家属、子女是否常来探望十分敏感,担心自己被冷落,对"死亡"产生恐惧,对治疗缺乏信心。护士应充分理解老年人的个性,尽量满足其需要,不能直呼其名或床号,可根据不同身份给予亲切称呼,及时解除悲观情绪,开导患者按照治疗计划进行检查和治疗,动员家属子女多来看望老人。可与老年人共同分享生活经历,帮助老年患者回忆生命中积极、开心的片段,应鼓励其保持或发展社会支持网络,寻找有意义的爱好和娱乐方式,如垂钓、绘画、花卉等。还应尊重其宗教信仰、允许讨论死亡和葬礼等。

(2)不同社会文化背景:护士应充分掌握不同社会和文化背景患者的一些共同性和个性,在不同教育背景的患者面前,采用适合的沟通形式和技巧,例如文化水平低的患者,应用通俗的语言,配合一定的手势、动作和图解帮助患者理解;而对文化程度较高的患者,可提供一些健康教育和知识性材料供其阅读。对于不同饮食、风俗习惯的患者,应充分尊重其要求,在制度允许的条件下安排患者的生活,患者之间可能因背景的差异出现一些矛盾,护士应做好协调工作,鼓励患者互相尊重、互相理解、互相帮助。

(3)不同人格特征:不同人格特征的患者,对疾病的反应各不相同,可分为:①精神衰弱型:对疾病充满不安、恐惧,常常被不愉快的情绪困扰。②疑病型:通过间接了解或看书,虽然自己的疾病没有某种症状,但经常想象自己有这种症状。③歇斯底里型:这类患者往往夸大病情,指责别人不关心自己,易怒、忍耐性差。④漠不关心型:对自己所患疾病采取无所谓的态度,对检查治疗不积极、不主动,甚至否认自己患癌的事实。因此应正确评估患者的人格特征,根据其特征给予相应的心理支持。

(邢艳丽)

第二节 肿瘤患者的营养支持

一、肿瘤患者的营养状况及评价

肿瘤相关性营养不良的代谢紊乱包括影响三大营养物质代谢的改变。代谢亢进是最普遍的形式。肿瘤生长需要消耗大量的葡萄糖、脂肪酸、氨基酸等营养以分裂生长,因而造成巨大的营养需求。能量消耗增加和能量摄入不足与低效率的利用是肿瘤机体营养不良的重要原因。

(一)肿瘤患者的营养状况

1.营养不良是肿瘤患者死亡的重要原因之一。主要表现为进行性消瘦,体重减轻或水肿、低蛋白血症、各项人体测量指标均低于正常、骨骼肌与内脏蛋白质下降、内源性脂肪储备空虚等,严重者可影响心脏、肝脏、肾脏等重要器官功能,从而导致感染及其他并发症的发生率增高,预后不良。

2.不同类型肿瘤营养不良发生率见表12—1。

表12—1　不同类型肿瘤营养不良发生率

肿瘤类型	营养不良发生率(%)
胰腺癌	80～85
胃癌	65～85
头颈部肿瘤	65～75
食管癌	60～80
肺癌	45～60
结、直肠癌	30～60
泌尿系统肿瘤	10
妇科肿瘤	15

(二)肿瘤患者常见的营养问题

1.消瘦　消瘦是恶性肿瘤重要的临床表现之一,在肿瘤患者中很常见。30%～80%的肿瘤患者会有不同程度的体重减轻,约15%的患者出现严重消瘦甚至恶病质。

2.恶病质　当蛋白质和能量的摄入减少、消耗增加、利用不合理时,就会导致恶病质的发生。长期以来,恶病质被视作肿瘤患者预后不良因素之一。肿瘤恶病质患者常伴有食欲下降、体重减轻,并因此变得疲劳和虚弱,更有可能进一步导致各种代谢紊乱。

3.肿瘤相关性贫血　贫血是肿瘤患者的常见并发症之一。临床研究显示,大约50%的肿瘤患者发生贫血。肿瘤患者发生贫血的原因复杂,对患者的生存期、生存质量及放疗、化疗的疗效产生负面影响,被认为是恶性肿瘤预后不良因素之一。通常由肿瘤直接破坏引起或因肿瘤对机体的侵害和消耗而间接引起,以及由于抗肿瘤治疗导致的贫血,统一称为肿瘤相关性贫血(cancer—relate anemia)。

4.白细胞减少　肿瘤患者营养不良也可表现为肿瘤相关性白细胞减少,是继发于肿瘤本身异常代谢、手术、放疗、化疗及肿瘤相关治疗手段之后而引起的白细胞减少。白细胞减少可导致各系统感染,如呼吸系统、消化系统及泌尿系统的感染,甚至发生败血症而危及生命。同时白细胞减少也可以限制肿瘤放、化疗的治疗,甚至加重肿瘤的发生。

(三)影响肿瘤患者营养状况的因素

1.肿瘤疾病因素

肿瘤疾病本身影响营养状况的方式主要表现在:

(1)消化道肿瘤的阻塞会影响食物的通路,使患者感觉不适。

(2)部分肿瘤会产生某种物质,影响脑部味觉神经中枢,降低食欲。

(3)肿瘤也会结合或滞留某些相关的矿物质,改变味觉,导致食欲降低。

(4)患者得知癌症确诊后,精神上的压力刺激影响食欲。

2.抗肿瘤治疗因素

(1)手术治疗的影响：手术创伤、失血、禁食等因素导致患者水、电解质平衡失调、贫血、营养不良、体重下降，从而影响患者手术伤口愈合。某些胃肠道手术后的并发症也会影响肿瘤患者的营养状况，如胃部手术后的患者，进食后短时间内会出现饱胀感及反流；肠道手术会影响吸收功能等。

(2)化疗的影响：许多化疗药物本身会对患者食欲产生负面的影响，如使用化疗药物后会引起恶心、呕吐、食欲不振、厌食反应等。化疗过程中，一些消化道的正常细胞受到损害引起的厌食症状，会使患者感到焦虑，但由于细胞具有复原功能，因此症状会随着药物的代谢而缓解。

(3)放疗的影响：头颈部及胸腹部的放疗会因接受剂量不同，而有不同程度的消化道症状出现，如疼痛、黏膜破溃、水肿等。但停止放疗后，消化道有机会再生、修复，放疗所致的不适症状便会逐渐消失。

(四)肿瘤患者营养状况的评估方法

营养不良是一种持续性的、由简单的需求和摄食之间失衡发展到整体功能和机体结构改变的过程。对肿瘤患者进行早期营养筛查和正确评估营养状况，有利于尽早发现营养不良，及时给予营养支持，从而改善预后。

目前，常用的营养状况评定以实际体重与理想体重比(IBW)为主要指标，辅助指标有身体质量指数(BMI)、血清白蛋白(ALB)、转铁蛋白(TFN)、前白蛋白(PA)、淋巴细胞总数(TLC)、肱三头肌皮褶厚度(TSF)、上臂肌围(MMC)、肌酐身高指数(CHI)、预后营养指数(PNI)等(表12-2)。

表12-2　肿瘤患者营养状况常用评价指标及标准

分类	IBW(%)	BMI(kg/m²)	ALB(g/L)	TFN(g/L)	PA(mg/L)	TLC(×10⁹/L)
正常值	>90	>18.5	35~55	2.2~4.0	250~400	>2.0
轻度	80~90	17~18.5	30~35	1.5~2.2	200~250	1.2~2.0
中度	60~80	16~17	21~30	1.0~1.5	150~200	0.8~1.2
重度	<60	<16	<20	<1.0	<150	<0.8

1.身高　测量方法：晨起，患者赤足直立于地面，两脚跟部靠紧，脚尖分开呈40°~60°，膝伸直，两手自然下垂，肩放松，头正。测量者立于患者右侧，读数。

2.体重　体重是营养评价中最简单、直接而又可靠的指标，它通常反映能量及细胞蛋白质丢失的情况。测量方法：清晨，空腹，排空大小便，着短裤，女性可着背心，读数精确到0.1kg。

(1)成人理想体重：我国常用Broca改良公式，即理想体重(kg)=身高(cm)-105。

(2)2岁以上儿童的理想体重(kg)=年龄×2+8。

(3)常用指标的测量公式：IBW=实际体重/理想体重×100%。

(4)评价标准：IBW在90%~110%为体重正常，0~69%为重度营养不良，70%~79%为中度营养不良，<80%为消瘦，80%~90%为偏轻，110%~120%为超重，>120%为肥胖。

3.体质指数(BMI)

(1)计算公式：BMI=住院或就诊时的体重(kg)/身高²(m²)

(2)评价标准：18岁以上中国成人BMI标准，即BMI18.5~24.0为正常，<18.5为营养

不良,24.0～28.0 为超重,≥28.0 为肥胖。

4.肱三头肌皮褶厚度(TSF)　皮褶厚度反映体内脂肪的储备情况。

(1)测量方法:患者肩峰与尺骨鹰嘴连线的中点处,测量者用左手拇指和中指、示指将皮肤连同皮下组织捏起呈皱褶,用皮褶计测量距离拇指 1cm 处的皮褶根部厚度,记录以毫米(mm)为单位,精确到 0.1mm。

(2)正常参考值:男 11.3～13.7mm,女 14.9～18.1mm。

(3)评价标准:实测值相当于参考值的 90%～110%为正常;介于 80%～90%为体脂轻度亏损;介于 60%～80%为体脂中度亏损;60%以下为体脂重度亏损;若皮褶厚度<5mm,表示无皮下脂肪;超过参考值 120%以上则为肥胖。

5.上臂肌围(AMC)　上臂肌围反映体内肌肉蛋白的储备情况。

(1)上臂围:上臂中点周长,即肩峰与尺骨鹰嘴中点处的臂围。用卷尺测量。参考值:男 22.8～27.8cm,女 20.9～25.5cm。

(2)上臂肌围:上臂肌围(cm)=上臂围(cm)-3.14×三头肌皮褶厚度(mm)。参考值:男 25.3cm,女 23.2cm。

(3)评价标准:测量值大于参考值的 90%为营养正常;80%～90%为轻度肌蛋白消耗;60%～80%为中度肌蛋白消耗;<60%为重度肌蛋白消耗。

6.肌酐身高指数(CHI)　是观察肌蛋白消耗的指标,可用来评价机体肌肉组织的状况。

(1)计算公式:CHI(%)=被测者 24 小时尿中肌酐排出量(mg)/24 小时相同性别身高标准肌酐值(mg)×100%。

(2)评价标准:CHI>90%为正常;80%～90%表示轻微虚弱;60%～80%表示中度虚弱;<60%表示重度虚弱。

7.预后营养指数(PNI)

(1)计算公式:PNI(%)=158-16.6(ALB)-0.78(TSF)-0.20(TFN)-5.8(DHST),公式中 DHST 为迟发型皮肤超敏试验。

(2)评价标准:PNI<30%表示术后并发症的发生和死亡概率均较低,预后危险性小;30%～40%表示存在轻度手术危险性;40%～50%表示存在中度手术危险性;若>50%则表示并发症发生和死亡的概率显著升高,预后危险性大。

二、肿瘤治疗阶段的营养支持

(一)围手术期的营养支持

1.围手术期营养支持的目的　由于恶性肿瘤患者本身代谢异常、消耗多、摄入量少、手术后创伤,因此患者营养不良概率增加,使围手术期肿瘤患者的营养不良风险加大。在治疗期间,维持能量平衡、预防体重减轻是最主要的营养目标,尤其是对已经发生营养不良或接受消化道治疗的患者。

2.围手术期营养支持的时机　围手术期营养支持按时机可分为 3 类:

(1)术前需要营养支持,术后不需要营养支持,该情况不常见。

(2)术前开始营养支持,并延续至手术后,该情况比较常见。

(3)术前不需要营养支持,术后需要营养支持。该情况常见于术前营养状况良好,术后发生并发症、手术创伤大、术后不能经口进食的时间较长、术后摄入的营养量不足而需要营养支持的患者。对于营养不良的患者而言,围手术期通过适当的营养支持,可改善患者的营养状况,对提高手术耐受力、减少并发症、促进术后康复有重要意义。

3.围手术期营养支持的途径　围手术期营养支持的途径有口服、管饲及肠外营养。

(1)口服:口服是生理途径,是第一选择。虽然口服是最简便,最容易接受的方法,但其往往受患者的食欲、食物被消化和吸收的程度或某些疾病所限。

(2)管饲:管饲途径包括:①经鼻途径:鼻胃管、鼻肠管。②经胃途径:胃造瘘、内镜下经皮胃、肠造瘘术。③经肠途径:空肠造瘘。若患者消化功能障碍,口服或管饲有困难,如梗阻、出血,或经胃肠道途径难以达到营养目标时,应考虑给予肠外营养支持。

(3)肠外营养:即静脉途径包括:①外周静脉途径。②中心静脉途径:经外周静脉穿刺置入中心静脉导管(PICC)、中心静脉导管(CVC)、输液港(PORT)。手术前营养支持多选用口服或静脉途径补充,手术后可考虑静脉、管饲或口服途径。

4.手术前营养支持　由于肿瘤消耗、食欲下降、胃肠道解剖结构异常或功能性障碍以及诊断、处理措施(如禁食、肠道准备、胃肠减压等)都会影响患者的营养状况,所以肿瘤患者都存在不同程度的营养问题。然而并非所有患者都需要术前营养支持,术前营养支持是否需要,取决于患者的营养状况和手术时间及手术类型。

(1)手术前营养支持的适应证:术前营养支持的目的是改善患者的营养状况,增强机体抗病能力,增加患者对麻醉、手术的耐受力,减少术后并发症,缩短住院时间,促进患者康复。其适应证如下:

1)患者存在严重营养不良。

2)营养支持能够给患者带来益处,尤其是消化系统肿瘤根治术的患者需术前营养支持 7～10 日,短时间的营养支持难以达到预期效果。

3)择期大手术术前切实有效的营养支持应自术前 7～10 日开始,可以提高手术耐受力及安全性。

4)预计术后不能进食的时间超过 5 日者。

以上适应证仅供参考,临床治疗中,应根据患者的病情实施个体化营养支持。

(2)手术前禁食、禁饮:为了避免围手术期及麻醉状态下发生胃内容物的反流、呕吐和误吸,择期手术前禁食、禁饮、排空胃肠道已成为外科术前的常规准备。成人择期手术从术前 12 小时开始禁食,术前 4 小时开始禁饮,是术前准备的重要内容。

5.手术后营养支持

(1)手术后营养支持的适应证

1)术前给予营养支持者,术后仍需给予营养支持。

2)术前需要营养支持,但由于各种原因未给予,术后则需要营养支持。

3)术前不需要营养支持,术后不能进食超过 5 日。

4)术后出现并发症,如肠瘘、胃肠道功能障碍、严重感染等。

5)术后化疗、放疗导致恶心、呕吐、厌食等不能正常摄入食物获得足够营养。

6)高代谢并发症。

(2)手术后营养支持的主要途径

1)肠内营养:为主要营养支持途径。具有安全、经济、有效的优点。因此,若治疗需要,小肠又具有吸收功能且能耐受时,在病情允许的情况下优先选择肠内营养。

(2)鼓励患者少量多餐,可不限定进餐时间,并进食高热量饮食。

(3)轻度体育锻炼如散步,有助于刺激食欲。

(4)进食高营养密度流食,避免无营养价值液体过多摄取。

9.微量元素异常

(1)补充维生素、矿物质。

(2)肠外营养患者应定期监测血电解质水平及凝血功能,每周补充一次维生素 K。

(3)钙、磷、锌、镁、钾等矿物质易受药物和胃肠道副作用的影响,应及时予以补充。

综上所述,肿瘤患者的营养状况既受肿瘤本身的影响,还受抗肿瘤治疗等因素的干扰。而营养问题会使肿瘤患者对手术、抗肿瘤治疗不耐受、不敏感,导致生存期缩短,生存质量下降。因此,肿瘤患者的营养支持尤为重要。护理人员在此过程中应正确评估肿瘤患者的营养状况,针对存在的营养问题实施有效的护理干预并给予正确的饮食护理与指导,改善肿瘤患者的营养状况,提高患者对抗肿瘤治疗的耐受力,进而提高生存质量。

(邢艳丽)

第三节　肿瘤放射治疗的护理

一、放射治疗的概述

放射治疗(radiation therapy)是治疗恶性肿瘤的主要并且极为有效的手段之一,与手术和化疗并列为恶性肿瘤治疗的三大基石。放射治疗在头颈部肿瘤、宫颈癌、膀胱癌、前列腺癌、非小细胞肺癌以及皮肤癌的治疗中,能够替代手术治疗并且使患者能够获得良好的疾病控制,并能最终转化为患者的长期生存。同时除了以上列举的部分可以根治的恶性肿瘤以外,放射治疗可以使大量的其他类型的肿瘤患者获得明显的姑息治疗效果,最常见的就是疼痛症状的缓解。

DeVita 等和 Souhami 等学者的报告中指出,对于所有实体肿瘤患者而言,放射治疗能够实现长期的肿瘤控制的比率也仅仅为 15% 左右,而手术的比例为 20%。因此,放射治疗是较为重要的治疗之一。相反,尽管很多患者均接受了化学治疗,但化疗对总的肿瘤治愈率的贡献极为有限,仅为 5%~10%。这也是化学治疗能够治愈的恶性肿瘤比率偏低的原因。Tubiana 在 1992 年指出,并不是忽略了化学治疗的意义,而是有必要认识到放射治疗作为根治性治疗技术之一的重要性。

(一)放射治疗的历史

1895 年,伦琴发现了 X 线;1896 年,居里夫妇发现了元素"镭",3 年后,第一例肿瘤患者经放射治疗而治愈。1913 年,Coolidge 研制成功了 X 线管,1922 年,深部 X 线机投入生产。在同年召开的巴黎国际肿瘤会议上,Coutard 和 Hautant 报告晚期喉癌可以通过放射治疗治愈,但是产生了较为明显的并发症。从 20 世纪 50 年代开始,随着钴-60 远距离治疗设备的制造生产,放射治疗也逐渐发展成为独立的医学学科。在 60 年代,电子直线加速器投入生产,70 年代以镭为射线源的近距离治疗系统建立。近 20 年来,随着科学技术的进步,放射肿瘤学逐步开展了三维适形放射治疗(three dimensional conformal radiation therapy, 3DCRT)、调强放射治疗(intensity modulated radiation therapy,IMRT)以及立体定向放射治疗(stereotactic body radiation therapy,SBRT)等高新技术。近年来,图像引导放射治疗(image guided radiation therapy,IGRT)、容积调强放射治疗(volume modulated radiation therapy,VMAT)和自适应放射治疗(adaptive radiation therapy,ART)等技术成为学科研究和发展的热点。同时,质子加速器和重离子加速器的生产并投入使用,将使肿瘤放射治疗学进入到一个更为崭新的境界。

(二)放射治疗的目的

放射治疗是给予一定的肿瘤靶区准确而均匀的放射剂量,同时尽可能地减少周围正常组织的受照射剂量的治疗方式。

1. 根据其治疗目的的区别,可以分为两类

(1)根治性放射治疗:目的在于达到治愈肿瘤,同时尽可能提高生存质量。对放射线敏感的肿瘤,如果肿瘤靶区的放射剂量足够高,就可以达到根治肿瘤的效果。在根治性放射治疗过程中或者治疗结束后,可能发生一些不可避免的放射性毒副作用,但是这些毒副作用应该在可以接受的限度之内。

(2)姑息性放射治疗:目的在于缓解患者的临床症状,在一定程度上控制肿瘤的生长,并且尽可能地延长生存。这一类治疗的放射剂量较低,一般不会产生较为严重的正常组织放射性毒副作用。

2. 根治性治疗 在特定情况下,姑息性治疗时,肿瘤消退较好,患者耐受性较佳,可以将姑息性治疗改为根治性治疗。下面列举部分根治性放射治疗的具体应用。

(1)乳腺癌:早期乳腺癌(已知无转移病灶),手术治疗可以达到50%～70%的肿瘤局部控制率,术后胸壁以及淋巴结引流区的放射治疗可以使局部控制率上升至70%～90%。

(2)膀胱癌:放射治疗也能根治膀胱癌,据报道最高的5年生存率可以超过50%。

(3)非小细胞肺癌:早期肿瘤($T_{1\sim2}N_0M_0$),应用立体定向放射治疗的技术,予以肿瘤靶区较高且均匀的放射剂量,可以实现肿瘤局部控制率类似于手术治疗的效果,达到90%以上。

(4)宫颈癌:除了原位癌,其余期别的宫颈癌可以通过腔内放射技术和外照射放射技术联合进行治疗。根据肿瘤分期的不同,肿瘤局部控制率也不同,Ⅰ期肿瘤可以达到70%而Ⅳ期肿瘤仅仅为5%。

(5)前列腺癌:即使临床出现了局部侵犯的征象,放射治疗仍然可以达到和手术相似的治疗效果,即10年局部控制率为50%左右,而化疗的作用极为有限。

(6)淋巴瘤:对于霍奇金淋巴瘤,放射治疗可达到对肿瘤的50%左右的局部控制率,如果同时配合化疗,这个比率可以上升至80%左右。

(7)鼻咽癌:放射治疗是鼻咽癌的主要治疗手段,早期鼻咽癌仅仅通过放疗就能治愈。对于出现颈部淋巴结转移的晚期病患,放疗联合全身化疗或者单克隆抗体治疗,也能获得满意的长期局部控制率。

(三)放射治疗的放射源及设备

现在最理想的放射治疗设备是光子能量为5～18MeV、电子能量为4～22MeV且能量可调的高能线性直线加速器(linear accelerator,LA),以及以^{60}Co、^{137}Cs、^{125}I等为放射源的局部插植近距离治疗机。这些放射源的照射可以做到完全符合肿瘤体积的治疗需要,从而最大限度的杀灭肿瘤细胞,提高治疗效果。

1. 放射源的种类 放射使用的放射源现共有三类。

(1)X线治疗机和各种加速器产生的不同能量的X线。

(2)放射性核素发出的α、β和γ射线。

(3)各种加速器产生的电子束、质子束、中子束、负π介子束及其他重粒子束等。

这些放射源可以内照射和外照射两种基本照射方式进行治疗。除此之外,还有一种方式是核素治疗,即利用人体不同器官对某种放射性核素的选择性吸收,将该种放射性核素注入人体内进行治疗,如^{131}I治疗甲状腺癌、^{32}P治疗癌性腹水等。

2.放射治疗设备

(1)X线治疗机:治疗的X线机根据其能量高低分为临界X线(6～10kV)、接触、X线(10～60kV)、浅层X线(60～160kV)以及高能X线(2～50MeV)。除高能X射线主要由直线加速器产生以外,其余普通X线机由于深度剂量低、能量低、易于散射、剂量分布差等缺点,目前已被钴-60治疗机和直线加速器取代。

(2)^{60}Co治疗机:钴在衰变中释放的γ射线平均能量为1.25MeV,和一般深部X线机相比,具有以下优点:①最大剂量点在皮下5mm,所以皮肤反应轻;②在骨组织中的吸收量低,因而骨损伤轻;③穿透力强,深部剂量较高,适用深部肿瘤治疗;④旁向散射少,射野外组织量少,全身积分量低;⑤与直线加速器相比,结构简单,维修方便,经济可靠。

其不足之处是存在着物理学方面的半影问题。造成^{60}Co治疗机的半影问题的原因有3种,即几何半影、穿射半影和散半影。半影的存在造成了射野放射剂量的不均匀性。前2种半影是由机器设计造成的。临床上,采用复式限光筒或在限光筒与患者皮肤上放遮挡铅块,可以相对消除几何半影;采用同心球面遮光机可以相对消除穿射半影。目前,^{60}Co治疗机有固定式和螺旋式两种类型。

(3)医用直线加速器:加速器的种类很多,在医疗上使用最多的是电子感应加速器、电子直线加速器和电子回旋加速器。它们既可产生高能电子束,又能产生高能X线,其能量范围在4～50MeV。其中的电子回旋加速器既有电子感应加速器的经济性,又有电子直线加速器的高输出特点,而且也克服了两者的缺点,其输出量比直线加速器高许多,其能量也容易调制较高。无疑,电子回旋加速器将成为今后医用高能加速器发展的方向。

现今,利用质子或重离子组成的射线作为治疗媒介,聚焦能量作用于肿瘤组织的医用治疗加速器已经在世界范围内出现,在放射肿瘤学界,形象地称此为"质子刀"或者"重离子刀"。目前,全球有质子/重离子中心46个,其中33个中心具备治疗肿瘤的现代化设施。2014年6月,随着上海市质子重离子医院(附属于复旦大学肿瘤医院)成功完成首例临床试验,为一名71岁的前列腺癌患者进行首次治疗,标志着中国第一家拥有质子重离子放疗技术的医疗机构诞生了。

3.临床对放射线的合理选择 从物理和剂量学角度来看,临床上理想的射线在组织中造成的剂量分布,应尽量符合放射剂量学原则。

(1)照射肿瘤的剂量要求准确。

(2)对肿瘤区域内照射剂量的分布要求均匀。

(3)尽量提高肿瘤内照射剂量,降低正常组织受量。

(4)保护肿瘤周围的重要器官不受或少受照射。

浅表肿瘤如皮肤癌、蕈样霉菌病、乳腺癌胸壁复发等,可以用穿透力较强的深部X线或低能电子线治疗;一侧的头颈部肿瘤也可用电子线,以保护深部的正常组织。对于大多数胸腹部病灶,深部剂量往往是首先考虑的重点,往往需要应用高能 X 线。

二、放射治疗的敏感性与影响因素

(一)肿瘤内在因素

不同组织学来源的肿瘤对放疗的敏感性是不同的,如恶性淋巴瘤及精原细胞瘤等对放射线敏感性较高,而脑胶质瘤及恶性黑色素瘤等对放射线较为抵抗。细胞凋亡是放疗致使肿瘤细胞死亡的主要机制之一。淋巴瘤等原本即具有凋亡倾向的肿瘤细胞在放疗后更易发生凋亡,而脑胶质瘤细胞等无凋亡倾向故其放疗后也不易发生凋亡。

不同分化程度的肿瘤细胞对放疗的敏感性也是不同的,因放疗主要作用于增殖中的未成熟的细胞,故肿瘤分化程度越低、细胞增殖越快其对放疗的敏感性越高。但因肿瘤分化程度越低其恶性程度越高,此类肿瘤虽然对放疗敏感但其也更易复发及转移,故患者的预后多较差。

处于不同细胞分裂周期的肿瘤细胞对放疗的敏感性是不同的,细胞的分裂周期包括:DNA 合成前期(G_1 期)、DNA 合成期(S 期)、DNA 合成后期(G_2 期)及有丝分裂期(M 期)。就中国仓鼠细胞所作的体外实验的研究结果显示,对于放疗最敏感的细胞时相是 G_2 期和 M 期,G_1 期和早 S 期的放射敏感性次之,晚 S 期的放射敏感性最差。这种不同细胞周期时相中放射敏感性的差异较富氧细胞与乏氧细胞之间放射敏感性的差异更大。肿瘤体积的大小对其放疗敏感性也有较大的影响,较小的肿瘤瘤体内血运好、乏氧细胞少对放疗较为敏感;反之,肿瘤体积较大则对放疗较为抵抗。

(二)肿瘤所处微环境的外在因素

富氧和乏氧是影响肿瘤放疗敏感性最为重要的外在因素之一。氧在放射线及生物体相互作用中所起的作用叫做氧效应。在乏氧及空气情况下达到相同生物效应所需的放疗剂量之比为氧增强比(oxygen enhancement ratio,OER)。氧效应只发生在照射期间及照射后数毫秒内,随着氧水平的增高放射敏感性有梯度性的增高,最大的变化出现在 0~20mmHg。氧效应的机制比较公认的理论为"氧固定假说"。带电粒子通过组织后产生很多电子对,但电子对的寿命只有 10m 秒,生物物质吸收射线后会形成自由基,自由基为高度活性分子可击断化学键造成 DNA 的损伤,在有氧存在的情况下,氧与自由基形成有机过氧基并在靶分子上形成 ROOH,于是损伤被固定下来。氧在肿瘤基质中扩散时将被肿瘤细胞所消耗,当肿瘤细胞层厚度超过了氧的有效扩散距离后细胞将会死亡,但在坏死边缘部位的细胞仍具有一定的活性,是慢性乏氧的肿瘤细胞。同时肿瘤血管还可以周期性的开放和关闭,导致短暂的一过性的急性乏氧。直径<1mm 的肿瘤是充分氧合的,超过这个大小即会出现乏氧。肿瘤富氧时对放疗多较敏感,而乏氧时因无放疗损伤氧固定则肿瘤对放疗较为抵抗。其他一些细胞因子及信号转导通路等对肿瘤的放射敏感性也有较大的影响。如酪氨酸信号转导通路、生长因子、NF－κB、肿瘤坏死因子(tumor necrosis factor,TNF)、肿瘤坏死因子受体(tumor necrosis factor receptor,TNFR)及 p53 等。

三、放射治疗的原则与禁忌证

(一)放射治疗的原则

放射治疗的原则是在多学科综合治疗的大前提下,根据患者肿瘤的分期、放射敏感性,患者治疗愿望、社会经济水平等因素综合考虑,在没有放射治疗禁忌证的情况下,予以根治性或者姑息性放射剂量,以不造成严重放射性毒副作用为前提,实现对肿瘤的治疗。下面为常见肿瘤的放射治疗适应证。

1.头颈部肿瘤

(1)鼻咽癌各期:以根治性放疗为主。早期病例仅需要单纯放疗,局部晚期病例则以放疗为基础,联合全身化疗或者单克隆抗体治疗。同时视情况行辅助手术治疗。

(2)舌癌:Ⅰ、Ⅱ期可行放疗或手术治疗达到根治目的,但放疗可保存功能,应该以放疗为主;Ⅲ、Ⅳ期可考虑化疗、放疗和手术的综合治疗。

(3)鼻腔恶性肿瘤(未分化癌、鳞癌、腺癌、恶性淋巴瘤和恶性肉芽肿等):Ⅰ、Ⅱ期,手术或放疗均可以实施;Ⅲ期,术前放疗＋手术＋术后放疗;Ⅳ期,姑息放疗＋化疗或手术＋放疗＋化疗(未分化癌、恶性淋巴瘤等可先行化疗)。

(4)扁桃体癌:以放疗为主,早期局限于扁桃体窝可行手术＋放疗。病理类型为放疗不敏感的肿瘤考虑术前放疗＋手术。

(5)喉癌:Ⅰ期声门癌,首选放疗(与手术效果相当),能够尽可能保护患者发声功能;Ⅱ、Ⅲ、Ⅳ期,以手术为主,选择术前或术后放疗。

(6)眼部肿瘤:眼睑基底细胞癌和鳞癌,手术或放疗均可;而眼球内肿瘤考虑立体定向放射治疗或三维适形放射治疗。

2.胸部肿瘤

(1)肺部肿瘤

1)小细胞肺癌:局限期,以同步放化疗为主要的根治性治疗模式,局部病灶较大,可以实施诱导化疗后再辅以同步放化疗,少量病例诱导化疗后,可以考虑有无手术指征;广泛期,以全身化疗为主,化疗后病灶疗效评价达到完全消退或者部分消退的病例,可以补充胸部放疗,化、放疗后完全缓解患者需要补充全脑预防性放疗。

2)非小细胞肺癌:手术治疗为主。肺上沟瘤可以行术前放疗,提高手术切除率;对于术后残端阳性或者纵隔淋巴结出现多站转移的病例,需要术后补充放疗;拒绝或不能耐受手术的Ⅰ、Ⅱ、Ⅲ期均可行放疗。对于Ⅳ期病例,放疗的目的在于缓解症状,如咯血、明显咳嗽,胸背部疼痛等。

3)肺转移瘤:三维适形放疗或者立体定向放射治疗,尤其是立体定向放疗能够实现与手术类似的治疗效果,目前在世界范围内应用广泛。

(2)食管癌和贲门癌:颈段和胸上段肿瘤手术难度大,手术切缘常不能保证充分,应首选放疗;而对于术后分期为 $T_{3\sim4}N_{1\sim3}$ 的病例,术后辅助放疗可提高肿瘤局部控制率,减少纵隔瘤床的复发。

(3)乳腺癌:Ⅰ期,保留乳房的局部手术＋术后根治性放疗或改良根治术;Ⅱ期,改良根治术±放疗±化疗±内分泌治疗;Ⅲ期,新辅助化疗±放疗＋改良根治术(或根治术)＋术后放疗＋化疗±内分泌治疗;Ⅳ期,化疗和内分泌治疗为主±局部放疗±局部手术。保乳手术后的放疗区域为同侧乳腺及瘤床,而改良根治术后放疗的范围包括同侧乳腺所在的胸壁及锁骨上淋巴结引流区。

3.腹部恶性肿瘤

(1)胃癌:早期胃癌以手术为主;中晚期胃癌术前放疗和新辅助化疗可以提高手术切除率

和患者生存率,术中和术后放疗也是常用的辅助治疗手段,采用三维适形或者调强放射治疗技术可减轻放疗的毒副作用和保护周围正常组织。

(2)结肠癌:Ⅰ期结肠癌以手术治疗为主,可以不补充术后放化疗;Ⅱ、Ⅲ期,手术,术中放疗+术前或术后放疗+化疗可提高肿瘤局部控制率和患者长期生存率;Ⅳ期,以全身化疗为主,手术和姑息放疗可以缓解肠道梗阻等症状。

(3)直肠癌和肛管癌:早期邊例,单纯手术或腔内放疗、适形放疗即可,并能保留肛门功能;而 Dukes B$_2$ 和 C 期,术前放疗可提高手术切除率,为低位直肠癌创造保肛手术治疗机会。对于直肠癌术后证实肿瘤穿透肠壁(T$_{3/4}$),周围有淋巴结转移(N$_{1+}$),有相邻脏器受累以及术后有残留病灶者(R$_1$ 切除),均需采用术后辅助放疗。

(4)胰腺癌:确诊时常常已属晚期,根治放疗仅应用在肿瘤能手术切除,但由于其他原因患者不能耐受手术或拒绝手术者;但是姑息性放疗可应用于晚期患者已有远处转移,局部疼痛较重者的姑息止痛治疗。

(5)肝癌:三维适形放疗或者调强放射治疗配合介入放疗,肿瘤缩小后可再手术。对于体积较小的肝脏原发肿瘤或者转移肿瘤,应用立体定向放射治疗技术,可以取得较高的局部控制率,而对周围正常肝脏及其他腹腔脏器影响较轻。

(6)胆道癌:放疗主要应用于不宜手术的胆管癌,对术后残存或复发患者可起到姑息减症作用。

4.泌尿系统肿瘤

(1)肾癌:肿瘤恶性程度高或瘤体过大,估计初期手术有难度的病例可以选择术前放疗。术后有肿瘤残存,肿瘤体积较大或病灶穿透肾包膜,有区域淋巴结转移,或肾静脉受侵宜选择术后瘤床区域放疗。

(2)膀胱癌:浸润性膀胱癌需手术、放疗和膀胱灌注化疗结合的综合治疗;而术前、术中及术后放疗均可以取得较好的疗效。

(3)前列腺癌:由于三维适形放疗、调强放射治疗以及弧形调强放射治疗技术的进展,放疗已成为中晚期前列腺癌的主要治疗手段。A$_1$、A$_2$、B$_1$ 期:前列腺癌根治术或放疗+内分泌治疗;B$_2$ 期:前列腺癌根治术+盆腔淋巴结清扫术+内分泌治疗,若淋巴结阳性加用术后放疗或放射治疗+内分泌治疗;C 期:放射治疗+内分泌治疗或内分泌治疗+前列腺癌根治术;D 期:根治性放疗或姑息性放疗+内分泌治疗。

近年来,自适应放射治疗技术(ART)的提出和更新,已经逐步应用于临床。而前列腺癌正是 ART 应用的研究热点。ART 是在三维适形放射技术、调强放射技术和图像引导放射技术的基础上发展而来的综合新技术,利用 CT 图像引导实现肿瘤治疗计划在线更新,使整个放疗过程成为一个自我修正的动态循环系统,实现了更为精确的放射治疗。

(4)阴茎癌:放疗为其主要治疗手段之一,早期可首选放疗,中晚期病例可采用局部放疗+手术的治疗模式。

5.女性生殖系统肿瘤

(1)宫颈癌:各期均可放疗。但是需要注意的是,宫颈癌的放射治疗是外照射和内照射技术联合应用的范例。对于未能手术的患者或者术后病变残留的患者,常常需要的普通外照射一定放射剂量后,补充腔内放射剂量,尽可能地保护患者的邻近器官及其功能。

(2)子宫内膜癌:各期均可放疗,注意事项同宫颈癌。

（3）卵巢恶性肿瘤：诊疗以手术和全身化疗为主，晚期或顽固病灶可行局部姑息放疗；而全腹腔照射由于化疗的进展已很少应用。

（4）外阴阴道癌：各期均可放疗。

6.中枢神经系统肿瘤

（1）浸润性生长的恶性胶质瘤等：该类型肿瘤常常出现局部复发，应尽量切除肿瘤后给予瘤床区域的放疗。

（2）髓母细胞瘤、生殖细胞瘤、恶性淋巴瘤等化疗敏感肿瘤：放疗＋化疗。

（3）深部肿瘤或主要功能区肿瘤：若手术难度大和危险性较大，或患者因其他原因不能耐受手术者，肿瘤边界清晰的实体瘤（如颅咽管瘤、听神经瘤等），其直径小于 3cm 及垂体瘤，可行适形放疗、X 刀或者 γ 刀。

7.造血系统恶性肿瘤

（1）霍奇金淋巴瘤：ⅠA、ⅡA 期，部分患者仅仅放疗即可治愈，视患者情况可以予以全身化疗；而ⅠB、ⅡB、Ⅲ期，则需要放化疗联合的治疗模式；对于Ⅳ期患者，治疗以化疗为主，局部淋巴结引流区域可以补充辅助性放疗。

（2）非霍奇金淋巴瘤

1）低度恶性：Ⅰ、Ⅱ期患者，以放疗为主，视情况予以全身化疗；Ⅲ、Ⅳ期，则以全身化疗为主，补充局部放疗。

2）中度恶性：Ⅱ期以上化疗＋局部放疗。

3）高度恶性：以化疗为主，局部病灶区域补充局部放疗。

（3）多发性骨髓瘤：化疗为主。放疗仅用于病变局限的骨髓瘤、病理性骨折固定术后、脊髓压迫综合征或者难治性局部剧痛患者的姑息止痛治疗。

（4）白血病：放疗主要用于中枢神经系统白血病（全脑、全脊髓放射治疗）、睾丸白血病和慢性白血病的巨脾症。

8.软组织肿瘤　软组织肉瘤的治疗已从单一的外科治疗转变为手术为主的综合治疗。术前放疗可应用于肿瘤生长较快，肿瘤较大，估计手术切除困难或者分化差的复发性肿瘤；术后放疗可应用于局部肿瘤切除术后且不准备再做更彻底的手术时，估计手术切除可能不彻底者，广泛性切除术后仍有残留病变者或者多次术后复发的病例；单纯放疗可应用于肿瘤较小，患者因其他原因不能手术或拒绝手术者，术后复发但肿瘤较小者或者病变晚期的姑息减症放疗。

9.皮肤癌　多数皮肤癌对放疗敏感，放疗可以取得较高的治愈率，同时对美容和功能的影响较小。

10.转移瘤

（1）骨转移瘤：对局部骨转移的放疗，80%～90%的患者可较快缓解疼痛，同时可不同程度控制局部肿瘤增殖，减少骨相关事件的发生，防治病理性骨折。

（2）脑转移瘤：只要病情允许，均需做全脑放疗。全脑放疗前后针对颅内局部病灶可以加用三维适形放疗、X 刀、γ 刀等局部治疗。

（3）肝转移病灶、肺转移病灶、肾上腺转移病灶：三维适形放疗或者立体定向放射治疗可取得很好疗效。

11.肿瘤急症

（1）上腔静脉综合征：胸部及纵隔肿瘤体积较大压迫上腔静脉，从而导致的一系列颜面水肿、颈静脉怒张、呼吸困难等症状和体征。其引发因素常常为肺癌或者淋巴瘤。对于这类患者，往往需要进行急症放疗，照射压迫上腔静脉的局部区域，杀伤肿瘤，缓解症状和体征。

（2）脊髓压迫征：恶性肿瘤侵犯椎体，导致其骨质结构破坏，稳定性失衡，压迫椎管内的脊髓，导致肢体感觉麻木、运动障碍，甚至是大小便失禁等。部分肿瘤直接侵犯脊髓亦可出现上述症状和体征。这类型患者也需要行急症放疗，尽早缓解患者壶状和体征，尽可能减少如椎体病理性骨折、截瘫等严重事件的发生。

（二）放射治疗的禁忌证

放射治疗没有绝对的禁忌证，根据患者的病情、身体状况、常规血液学指标、放射治疗的目的等因素综合决定。同时，相对禁忌证随时间、经验、设备等不断变化而有所改变。除各种肿瘤的特殊禁忌证外，下列情况可视为禁忌证：①患者一般情况差，已经呈现恶病质者；②血常规检查结果中，A细胞低于$3.0 \times 10^9/L$，血小板低于$50 \times 10^9/L$，血红蛋白低于80g/L者；③重要器官（如心、肺、肝、肾等）功能严重不全者；④对放射线中度敏感的肿瘤已有广泛远处转移，或经足量放疗后近期内复发者；⑤肿瘤在已有严重放射性损伤部位出现的复发；⑥空腔脏器伴有深部溃疡或者已经穿孔，以及放射治疗部位出现大量积液者。

另外，部分特定的放射治疗存在特有的禁忌证。例如，在肺部肿瘤的立体定向放射治疗中，环绕"支气管树"2cm的区域内是不适宜行SBRT治疗的。在现有的经验中，这部分患者实施SBRT治疗有可能导致气管或者支气管破裂，难以修补，进而影响患者长期生存。

四、放射治疗常见的并发症

（一）皮肤反应

皮肤中的表皮和真皮对放疗的反应是有所区别的。

表皮为早反应组织，放疗后较快的出现放射并发症，但随着表皮基底层干细胞的增殖分化和对损耗功能细胞的再补充，其并发症多可自愈。

低能X线放疗机（kV级）应用时，射线的最大剂量沉积点临近皮肤表面，因此表皮通常成为了剂量限制性器官。放疗开始后的第2~3周（10~15次放疗）皮肤可出现红斑，继而出现的表皮基底层干细胞群耗竭可导致干性及湿性脱皮，严重的湿性脱皮可进一步发展为溃疡。

高能X线加速器应用时（MeV级），其最大剂量沉积点在皮下0.5~4cm，在总剂量60~66Gy（表皮基底层的放射剂量为40~50Gy）的常规分割放疗方案中，表皮的放射损伤通常为干性脱皮和色素沉着。疗程的总时间对表皮放射并发症的发生有较为明显的影响。在标准的6~8周分割放疗的总剂量不变的情况下，总疗程每缩短1周则皮肤的总耐受剂量将降低3~4Gy。

根据美国国立癌症研究所（NCI）的治疗相关性反应分级指南（CTC AE），皮肤的急性放疗反应分为Ⅳ度：Ⅰ度，为皮肤红斑、充血，伴有烧灼感，后变为暗红伴有脱屑，为干性脱皮；Ⅱ度，皮肤红斑、色素沉着、充血、水肿、疼痛、瘙痒、片状脱屑；Ⅲ度，为皮肤水肿、水疱形成，可伴有糜烂和渗出，为湿性脱皮；Ⅳ度，为皮肤的放射性溃疡，为严重的皮肤急性放疗反应，其临床表现为皮肤放射区域内出现边界清楚并有灰白色坏死组织覆盖的溃疡伴有剧痛。

轻—中度的皮肤放射性并发症如红斑、干性脱皮、色素沉着等往往不需要进行特殊处理即可自行好转；重度的皮肤放射性并发症如湿性脱皮、溃疡等则需保持创面干燥、清洁、预防局部感染，创面局部可用促表皮生长因子等局部外用，如溃疡经久不愈可考虑行手术切除及植皮治疗。

真皮属于晚反应组织,同时其位于兆伏级 X 线最大剂量沉积点的范围内,因此放片后真皮可能出现晚期放射并发症,表现为放射区域皮肤的萎缩、纤维化及毛细血管扩张等。在关节活动部位的皮肤严重纤维化,会影响正常的关节活动功能,致使患者的生活质量下降,如头颈部肿瘤患者放疗后,面部及颈部皮肤的严重纤维化将导致患者张口及颈部活动的障碍。目前尚无有效药物可逆转纤维化,因此避免这种情况发生的最好方法为预防和放疗过程中患者的功能锻炼,如头颈部患者在放疗疗程中注意进行张口练习及转颈练习等。

(二)口腔黏膜反应

口腔黏膜的急性反应是限制头颈部肿瘤患者放疗剂量提高的主要因素之一。其机制为放疗导致黏膜基底层干细胞快速凋亡,从而无足够的干细胞向成熟细胞分化,使得黏膜层正常细胞代谢死亡后即表现出相应的症状。

主要表现为黏膜红斑、斑片状黏膜炎、假性黏膜以及融合性黏膜炎等,患者可出现为口腔疼痛、发热、口腔黏液分泌增多等症状。口腔黏膜的晚期反应多为黏膜变薄、柔韧性消失及黏膜下硬化,但其对多数患者的日常生活并无明显影响。口腔放疗后组成味蕾的细胞及相应的神经纤维会有所损伤,味觉会出现异常或减退,但多数组成味蕾的细胞会在放疗数月后增生而使患者味觉有所恢复。

黏膜细胞的更新速度较皮肤的细胞更快,因此放疗导致的黏膜急性反应也较皮肤反应更早。通常 6～7 周的常规分割方案放疗可在疗程开始后的 2 周出现口腔黏膜红斑及斑片状的黏膜炎。

同表皮一样,口腔黏膜的急性反应程度同总疗程时间及单位时间的总放疗剂量关系密切。当总放疗剂量不变而总疗程时间缩短 1 周时,多数患者会出现持续 4 周的斑片状黏膜炎,少数患者甚至出现融合性黏膜炎;当总疗程时间缩短至 4 周时,所有患者皆会于放疗的第 3 周出现融合性黏膜炎并持续 3～6 周。大部分头颈部肿瘤患者行常规分割方案(60～70Gy,30～35 次,6～7 周)放疗后皆会出现斑片状或融合性的黏膜炎,这也反映了口腔黏膜的最大耐受剂量。

(三)唾液腺反应

唾液腺对放疗极为敏感,当给予(10～15)Gy/5 次放疗后,唾液腺中浆液细胞即出现快速凋亡而使唾液的分泌量减少,当双侧腮腺的受照剂量超过 40Gy 后,腮腺的唾液分泌即会停止并可持续 4 周以上。永久性的口干是临床上唾液腺功能丧失的主要指标,其原因为浆液细胞和黏液细胞的凋亡导致浆液分泌及黏液分泌减少。M 胆碱受体激动剂毛果芸香碱可促进唾液腺中浆液和黏液的分泌从而减轻口干的症状,临床研究显示其在放疗前及放疗中使用可保护部分的唾液腺功能的药物。其他如阿米福丁等对唾液腺也有一定的保护作用。

唾液腺的毒性反应分度为:Ⅰ度,唾液轻微增稠,轻微味觉改变;Ⅱ度,浓稠黏液性唾液,显著的味觉改变,饮食习惯改变以及分泌唾液引起的相关症状;Ⅲ度,急性唾液腺坏死,唾液分泌引起严重症状(浓稠唾液/口分泌物或作呕),需要鼻饲或全肠外营养,影响个人日常生活活动。

(四)消化道反应

按照发生的时间,放疗后 90 日内发生的为急性反应,90 日后发生的为晚期反应。

胸部肿瘤放疗过程中常会伴发有食管的放疗并发症。食管的急性反应为放疗后食管黏膜基底层干细胞耗竭所致,表现为食管黏膜的局部炎性反应。患者多存胸骨后烧灼感、吞咽疼痛、吞咽梗阻等,并多发生于(20～40)Gy/(10～20)次时,同步化疗可使急性反应发生时间提前且症状加重。轻度的食管急性反应可不予特殊处理,中一重度的急性反应可加强营养支持(胃肠内或胃肠外营养)、抑酸药,加用局部麻醉药及激素,症状严重时可暂停放疗待其好转。

食管的晚期反应为肌层坏死及黏膜下层纤维化所引起的食管良性狭窄,患者多表现为吞咽困难,主要的治疗方式为食管扩张或食管支架置入。

在腹腔肿瘤的放疗中,大部分胃肠道组织都在放疗野内。当放疗剂量超过40Gy时常会伴有一定程度的胃肠毒性反应。胃肠的黏膜组织同皮肤一样属于早反应组织,根据放疗部位的不同,急性放射性胃肠黏膜炎的临床表现可为胃炎或肠炎(表现为恶心、呕吐、腹痛、腹泻)。当应用(50～54)Gy/(25～27)次的放疗分割方案时,胃肠黏膜的早期反应通常不是剂量限制性因素,即使发生了较严重的早期反应,停止几次放疗往往能够使患者症状明显好转并在一定程度上恢复胃肠道的功能。胃肠黏膜急性反应的根本原因在于黏膜前体增殖细胞(如小肠隐窝细胞)的耗竭,当无增殖功能的分化成熟的绒毛细胞死亡后无新生细胞加以补充,从而导致相应症状的出现。

胃肠的晚期反应主要为黏膜下组织的纤维化及溃疡的形成,表现为胃肠道管腔的狭窄、慢性溃疡、消化功能减退及排便习惯的改变,主要的治疗为对症支持及外科手术治疗。目前研究认为应用可溶性受体阻断 TGF－P,的活性及应用生长抑素类似物抑制胰酶分泌对胃肠道放射性炎症的发生有一定的预防和治疗作用。

胃肠道黏膜的毒性分度为:Ⅰ度,无症状,仅临床检查或诊断所见,无需治疗;Ⅱ度,进食困难/疼痛,腹痛,腹泻,出现黏液便或血便;Ⅲ度,剧烈腹痛,需要肠内营养或者肠外营养支持,需要内科治疗。

(五)神经系统反应

脑的放疗并发症主要发生在放疗后的数月至数年内,不同的损伤类型在发生时间上可有重叠。一过性的脱髓鞘(嗜睡综合征)及脑白质病通常发生在放疗后的最初 6 个月内,放射性脑坏死可发生于放疗后 6 个月,也可发生于放疗结束 2～3 年后。放疗后第 1 年内脑的组织病理学改变通常发生于脑白质,在放疗结束 6～12 个月后脑灰质也可出现组织病理学改变并可伴有毛细血管扩张及局部出血等明显的血管损伤,而放疗后 1～2 年内出现的放射性脑坏死通常显示出混杂性的组织病理学改变。

脊髓放射性损伤的潜伏时间、组织病理学改变及耐受剂量等同脑很相似。脊髓的亚急性放疗反应通常为可逆的脊髓脱髓鞘改变,可发生于 36Gy/18 次的分割方案放疗后,但通常出现于放疗结束数月后并可持续至 1 年以上。脊髓脱髓鞘改变主要表现为低头屈颈触电样征(Lhemitte 征),患者放疗后发生脊髓脱髓鞘改变并非预示着患者以后会发生永久性放射性脊髓病。化疗、热疗、外科手术等都可能使放疗造成的脊髓损伤进一步加重。脊髓晚期放疗反应的表现为永久性放射性脊髓病或是脊髓截瘫等。其组织病理学改变包括两种:第一种发生于放疗后的 6～18 个月,主要为脊髓白质的脱髓鞘和坏死;第二种发生于放疗后的 1～4 年,主要表现为血管损伤。

外周神经的放疗反应主要发生于神经丛及神经根,其较脊髓的放疗反应更为常见,但通常在临床上未得到足够的重视。60Gy/30 次分割剂量的放疗可造成外周神经 5％以下的放射损伤,但如继续增加放疗剂量则其发生放疗反应的概率会明显上升。例如,乳腺癌患者腋窝及锁骨上区域放疗可能损伤臂丛,表现为感觉和运动功能的缺失,多发生于放疗后 6 个月到数年内。其组织病理学的改变主要是进行性的血管损伤、纤维化及神经纤维的脱髓鞘。

神经系统的放疗并发症无特效药物解救,临床上可加用激素及神经营养药物缓解症状。

(六)肺放疗反应

肺的放疗反应包括两种不同的综合征。急性放射性肺炎:放疗后 2~6 个月出现;慢性放射性肺炎:放疗后数月至数年内缓慢进展的肺纤维化。

急性放射性肺炎的临床表现通常为肺顺应性下降、气体交换能力的下降、进行性的气紧和干咳,当残留肺组织的储备功能不足时心肺衰竭可能会在短时间内发生。治疗上以吸氧、扩张支气管、预防感染及应用激素减轻炎症为主。肺纤维化目前无有效的治疗措施,临床上以对症支持治疗为主。放疗导致急性放射性肺炎和肺纤维化所损伤的靶细胞是不同的。在急性放射性肺炎中,放疗主要作用的靶细胞是肺泡 II 型细胞和血管内皮细胞;而在放射性肺纤维化中,放疗主要作用的靶细胞是血管内皮细胞和成纤维细胞;除此之外炎性及纤维源性的细胞因子也是其损伤发生的重要原因之一。

放射性肺炎的毒性分度为:I 度,无症状,仅临床检查或诊断所见,无需干预;II 度,有咳嗽、气紧等症状,需要干预,影响工具性日常生活活动;III 度,症状加重,需要吸氧,影响个人日常生活活动。

(七)泌尿系统反应

肾脏同肺一样也属于最敏感的晚反应器官之一,其放射性损伤发展缓慢,可能在放疗数年后才会出现明显的症状。放疗导致的肾脏损伤主要有:临床表现为蛋白尿、多尿(尿液浓缩障碍)及高血压的放射性肾病;因溶血及红细胞生成素的生成减少所致的贫血;临床表现为持续性蛋白尿的轻度肾炎。研究显示,肾部分照射的患者可能在 10 年后发生肾性高血压。

肾脏的放疗晚期反应的形成机制非常复杂,目前的研究显示肾小球内皮细胞损伤是导致肾小球硬化和晚期肾间质纤维化的关键因素。放疗后肾素－血管紧张素系统激活了血纤维蛋白溶酶原活化抑制因子－1(PAI－1),并促进了血纤维蛋白单体在肾小球中的沉积,从而导致了肾小球硬化的发生。同时放疗后肾小管上皮细胞的丢失会导致血纤维蛋白单体渗漏进肾间质并诱发了肾间质纤维化。治疗上以对症和减轻肾脏负担为主。

肾脏毒性的分度为:I 度,肌酐水平增加大于 0.3mg/dl,或者超过基线的 1.5~2.0 倍;II 度,肌酐超出基线 2~3 倍;III 度,肌酐超出基线 3 倍或大于 4.0mg/dl,需要住院治疗。

相对于其他组织的上皮细胞来说,膀胱及尿路上皮细胞更新较慢,因此放疗导致尿路上皮细胞丢失的损伤反应也要经过较长的时间才会表现出来。在放疗开始 4~6 周后膀胱可出现急性反应,其组织病理学改变为膀胱黏膜的充血和肿胀,如同时伴有感染则可使损伤加重,甚至出现黏膜剥脱和溃疡;放疗后 6 个月至 2 年内膀胱可出现亚急性反应,其组织病理学改变为血管性的局部缺血、进行性的黏膜剥脱、溃疡甚至是瘘管形成;放疗 10 年内膀胱可出现晚期反应,其组织病理学改变为膀胱壁的纤维化并导致膀胱容积减少。研究证实应用阿司匹林及黏多糖(如肝素)可减轻膀胱的急性放射反应及晚期纤维化并恢复黏膜的屏障功能。

膀胱毒性的分度为:I 度,显微镜可见的血尿,轻度增加尿频,尿急,排尿困难,夜尿,尿失禁;II 度,中度血尿,尿频,尿急,排尿困难,夜尿,尿失禁,需要导尿和膀胱冲洗;III 度,大量血尿/需要输血治疗,需要静脉输注药物和住院,需要择期内镜、放射学或手术治疗。

（八）心脏放疗反应

心脏对放疗的耐受性高于肾和肺，但低于脑和脊髓，心耳及冠状动脉的近心段对放疗最为敏感。在放疗后的 6 个月至 2 年内，最常见的心脏放疗损伤是放射性心包炎并伴有不同程度的心包积液，在大部分患者中这种放射性心包炎是无症状的并可自发消失。在放疗后的 10 ～20 年内，最常见的心脏放射损伤是缓慢进展的放射性心肌病，其临床表现为心室射血分数降低及传导阻滞。在组织病理学上，心肌的放疗损伤反应主要表现为广泛的心肌间质及血管周围间质纤维化同时伴有心肌细胞的丢失。血浆心房促尿钠肽（ANP）可在心脏放射性损伤的早期即出现升高，其可成为预测心脏放射性损伤的标志物。

心脏毒性的分度为：Ⅰ度，无症状或轻微，仅临床检查或诊断所见，无需治疗；Ⅱ度，中度症状和体征，需要轻微，局部或非侵入性治疗，影响年龄相适应的工具性日常生活活动；Ⅲ度，重症或医学上明显但不会立即危及生命，需要住院治疗或延长住院时间，影响个人日常生活活动。

（九）肝脏放疗反应

肝脏的放疗耐受性稍高于肾和肺，其功能亚单位的排列同样成平行结构，因此肝脏局部对放疗的耐受性要远高于全肝对放疗的耐受性，只有在全肝受照时肝脏的放疗耐受性才是限制放疗剂量大小的关键因素。肝脏的放射性损伤主要有急性期和晚期两个阶段：急性期的放射性肝炎主要发生于放疗后的 2～6 周，其临床表现为肝大、肝功能异常及腹水，其组织病理学改变为小叶中心静脉的血栓形成和阻塞、肝细胞的丢失及萎缩；晚期的放射性肝病多发生于放疗后的 6 个月至 1 年以后，其组织病理学改变为小叶中心和门脉周围区域的进行性纤维化。实验室检查显示氨、胆红素、LDH 和碱性磷酸酶异常升高。治疗上以保肝治疗为主。

肝脏毒性分度：Ⅰ度，轻微症状，无需治疗；Ⅱ度，有症状；需要内科治疗；Ⅲ度，重症或医学上表现明显但不会立即危及生命，需要住院治疗或延长住院时间，影响个人日常生活活动。

（十）骨髓抑制

骨髓中的各种造血细胞属于早反应组织，放疗后骨髓中造血细胞的丢失会激发加速再增殖的过程。在单次 4Gy 的全身放疗后造血干细胞的恢复需经 2～4 周才能达到正常水平。在更高剂量的放疗后干细胞可能出现持续减少，但此时通过造血干细胞的加速增殖还可使外周血细胞组成成分维持于正常水平。因此，此时检查外周血情况并不能反应造血干细胞放射性损伤的严重程度。再程放疗也可使干细胞持续减少并使其低于临界水平，残存干细胞反复放疗后自我更新的能力也会明显下降，在这种情况下任何额外的放射损伤（即使是很低的放疗剂量）也可能造成骨髓衰竭的严重后果。造血生长因子如 G－CSF、GM－CSF、红细胞生成素及白介素－11 等可加速造血干细胞的再增殖，促进造血细胞的恢复，对放化疗中的骨髓造血细胞有一定的保护作用。

骨髓毒性表现为相关血液学指标下降。Ⅰ度、Ⅱ度和Ⅲ度分别对应白细胞、血小板、血红蛋白等指标不同程度的下降。

五、肿瘤放疗患者的护理

肿瘤患者在接受放射治疗过程中，会出现不同程度的毒性反应和心理问题。有针对性的程序化护理能减轻患者的毒性反应，预防并发症，提高放疗患者的依从性及治疗效果。

(一)放疗前后的护理

1.放疗前准备

(1)放疗知识宣教及心理护理

1)放疗知识宣教:简明通俗地向患者及家属介绍放疗的作用、放疗的实施步骤、放疗时间及疗程、可能的不良反应及需要配合的注意事项,放疗过程中的饮食和生活指导等。

2)心理护理:加强护患沟通;鼓励患者表达自身感受,鼓励患者家属和朋友给予患者关心和支持;进行个体化的心理护理,教会患者自我放松,消除焦虑、恐惧心理,使患者积极配合治疗。

3)制作放疗知识及护理方法的宣教手册和影像资料。

(2)饮食指导:放疗前鼓励患者进食高热量、高蛋白、高维生素、易消化的饮食,以增强体质,嘱患者戒烟、忌酒,忌食辛辣、过热、过硬等刺激粗糙的食物。对全身状况差的患者进行对症支持治疗,使其能耐受放疗。

(3)身体准备

1)摘除金属物质:放疗时金属物质可形成次级电子,使其相邻的组织受量增加,出现溃疡且不易愈合,所以接受头颈部照射的患者在放疗前应摘除金属牙套,气管切开的患者将金属套管换成塑料套管或硅胶管,避免造成损伤。

2)口腔预处理:头颈部肿瘤放疗会影响牙齿、齿龈、颌骨,故放疗前必须做好口腔的处理。保守治疗照射范围内的患齿、充填龋齿、拔除短期内难以治愈的患牙和残根,如有严重的牙龈炎,要积极对症处理,避免诱发放疗并发症。

3)评估全身状况,纠正贫血、控制感染。如有伤口,应妥善处理,一般待伤口愈合后开始放疗。

2.治疗配合

(1)照射野皮肤护理:在放疗过程中,照射野皮肤会出现放疗反应,其程度与放射源种类、照射剂量、照射野的面积及部位等因素有关。护士应做好健康宣教,使患者充分认识皮肤保护的重要性,并指导患者掌握照射野皮肤保护的方法。

1)充分暴露照射野皮肤,避免机械性刺激,建议穿柔软宽松、吸湿性强的纯棉内衣,颈部有照射野的患者应穿柔软的衣领或低领开衫,减少刺激,便于穿脱。

2)保持照射野皮肤的清洁干燥,特别是多汗区皮肤如腋窝、腹股沟、外阴等处。照射野皮肤可用温水软毛巾温和地清洗,瘙痒时切忌抓挠,禁用碱性肥皂搓洗;不可涂乙醇、碘酒及对皮肤有刺激性的药物;局部禁贴胶布,禁用冰袋和暖具。

3)剃毛发宜用电动剃须刀,以防损伤皮肤造成感染。

4)外出时防止暴晒、风吹雨淋及冷热等物理刺激,使用遮阳伞或衣服遮挡。

5)保持照射野标记清晰,以保证治疗准确。

(2)饮食指导及营养支持:对于全腹或盆腔放疗引起的腹泻,宜进少渣、低纤维、不易产气的食物。严重腹泻时需暂停放疗,给要素饮食或完全胃肠外营养。放疗期间嘱患者多饮水,以增加尿量、增加毒素排泄,减轻全身放疗反应。

(3)放疗患者造血系统反应的护理:放疗可使造血系统受到影响致外周血常规下降,尤其是大范围照射如颅骨、脊柱、骨盆、肋骨、脾等部位时,可造成骨髓抑制,使白细胞下降,以致出现严重感染。因此,应密切观察、定期检查血常规变化并注意有无发热现象。

(4)头颈部肿瘤放疗护理:头颈部放疗患者由于射线的影响,唾液分泌减少,口腔自洁能力下降,容易发生龋齿及口腔感染,从而诱发更严重的放疗并发症或后遗症,因此,做好口腔清洁是放射治疗中的重要环节。

1)饮食以软食易消化为宜,禁烟酒,避免过冷、过热及辛辣饮食对口腔黏膜的刺激。

2)每日用软毛牙刷刷牙,建议用含氟牙膏。

3)保持良好的口腔卫生,餐后睡前漱口,清除食物残渣,预防感染和龋齿的发生。

4)鼻咽癌患者每日用生理盐水冲洗鼻腔1~2次,鼻腔干燥者可滴无菌液状石蜡湿润,鼻塞可用麻黄碱。口腔照射应摘掉义齿,加强口腔卫生,每次饭后用软毛牙刷刷牙,生理盐水含漱每日3次。

5)喉癌患者由于反射功能降低,嘱其尽量将痰液及脱落的坏死组织吐出,预防误吸引起肺部并发症。如因肿瘤压迫或放疗后喉头水肿引起呼吸不畅甚至窒息,需备好气管切开包、吸痰器及氧气以应急。同时密切观察血压、呼吸的变化以防止大出血。

6)指导患者进行张口训练,预防放射性张口困难。张口训练是预防放疗后颞颌关节纤维化的重要方法。通过被动张口、咬合、支撑、搓齿等动作,活动颞颌关节和咀嚼肌群,防止颞颌关节强直和咀嚼肌萎缩。

张口训练的方法:①大幅度张口锻炼,口腔迅速张开,然后闭合,幅度以可忍受为限,2~3分钟/次,3~4次/日;②支撑锻炼,根据患者门齿距选择不同大小的软木塞或木质开口器(直径25~45cm),置于上、下门齿之间或双侧磨牙区交替支撑锻炼,张口强度以能忍受为限,保持或恢复理想开口度(>3cm),10~20分钟/次,2~3次/日;③搓齿及咬合锻炼,活动颞颌关节,锻炼咀嚼肌,每日数次。放疗期间即开始张口锻炼,长期坚持,作为永久性功能锻炼。

7)颅脑肿瘤患者放疗期间观察有无颅内压增高症状,预防癫痫发作。

(5)胸部放疗护理

1)食管癌放疗护理:食管癌照射后局部黏膜反应较重,会出现暂时的疼痛和吞咽困难,并非病情加重,应做好解释以减轻患者的焦虑。指导患者进食软食,避免刺激性食物及烟酒,每次进食后可饮温开水冲洗食管以减轻炎症和水肿。对于严重吞咽困难或进食后呕吐者应遵医嘱补液。注意观察有无呛咳及生命体征的变化,发现食管穿孔、出血,应立即禁饮禁食并报告医生。

2)肺癌放疗护理:肺癌患者放疗期间,注意预防感冒,以免诱发放射性肺炎。放射性肺炎一般发生在放疗结束后,少数病例可发生于放疗中,注意观察放射性肺炎的早期症状。发生放射性肺炎应遵医嘱对症处理。

3)乳腺癌放疗护理:保持照射野清洁干燥,不宜穿戴内衣,避免局部受压与摩擦。患肢体避免采血、注射、负重,肩部忌挎包。在放疗过程中肺也会受一定的影响,应注意观察放射性肺炎的症状。

(6)腹部、盆腔放疗护理:腹部照射后会出现胃肠功能紊乱,发生放射性肠炎,表现为腹痛、腹泻、黏液血便等症状。腹泻较重的患者应遵医嘱给予调整胃肠功能药物,记录大便次数,应特别注意并发症的发生,如肠源性感染、肠道大出血、肠穿孔。严重的放射性肠炎应注意患者的一般情况、生命体征和水电解质等的变化,及时合理补充液体。同时注意饮食护理,给予高蛋白清淡饮食,少食多餐。厌食或不能进食者,应补充肠外营养液。

盆腔放疗可能引起放射性直肠炎、膀胱炎、小肠溃疡、出血等反应。如果出现放射性膀胱炎应嘱患者多饮水,重度放射性膀胱炎应遵医嘱膀胱灌注。如出现尿路刺激征,应进行抗感染治疗,嘱患者不憋尿,保持外阴及尿道清洁,预防尿路逆行感染。为避免直肠狭窄和肠黏膜溃疡出血,应嘱患者放疗中保持体位不变,避免对直肠的损伤。

(7)全身反应的护理:部分患者出现疲劳、虚弱、食欲缺乏、恶心呕吐、睡眠障碍等全身症状,机体免疫力下降。应对症处理并注意加强饮食营养、改善全身状况。为患者提供安静的休养环境,睡眠障碍者可使用药物帮助睡眠,防止跌倒、坠床的发生。

(8)心理护理:当放疗反应出现时,会使患者的心理负担加重。应加强护患之间沟通,根据患者具体情况,有针对性地做好阶段性健康教育,引导患者参与治疗,使患者对放疗每一阶段出现的不没反应有所了解,减少惊慌恐惧,指导患者掌握应对方法。通过进行床边护理、健康宣教小讲课、召开公休座谈会,增加护患、患患之间交流的机会,介绍成功病例、宣传肿瘤防治知识,使患者增强战胜疾病的信心,从而顺利地完成治疗。

(9)营养支持:放疗后患者会出现食欲缺乏,头颈部放疗患者会出现口干、味觉改变、口咽疼痛等不同程度的口腔黏膜反应,影响进食;放疗后消耗增加,患者体重下降,全身反应加重,严重者可导致治疗中断。科学合理的营养饮食可促进组织修复,提高治疗效果。放疗患者饮食要注意以下几方面。

1)放疗开始的7~10日内,饮食应清淡,尽量避免酸、甜等增加唾液分泌的饮食,减少唾液分泌,减轻腮腺急性反应症状。

2)饮食品种丰富,搭配合理,保证高蛋白、高热量、高维生素、低脂饮食。多吃煮、炖、蒸等易消化的食物,禁烟酒,忌冷硬、过热、油腻、辛辣食物。

3)根据放疗反应进行饮食调整,少食多餐,保证足够营养和水分的摄入。

3. 放疗后健康指导

(1)放疗结束后,告诉患者后期仍可能出现放射反应,以免出现反应时患者误认为病情复发或加重,感到惊慌,做好放疗后的宣教工作?

(2)放疗结束后应注意照射野皮肤的保护,避免感染、损伤及物理性刺激,防止风吹及雨淋、阳光暴晒。

(3)养成良好的口腔卫生习惯,预防龋齿。放疗后2~3年内不能拔牙,如需要拔牙,需向牙医提供头颈部放疗史,采取相应措施,以免诱发颌骨骨髓炎或骨坏死。

(4)预防感冒,及时治疗头面部感染,以免诱发放射性肺炎、头颈部蜂窝织炎,因反复发作的蜂窝织炎可加重日后张口困难和皮肤软组织纤维化。

(5)头颈部放疗患者应坚持张口训练,放疗时及放疗后鼓励说话,锻炼咬肌,避免放疗后说话困难。

(6)气管切开需要带管出院的患者,指导患者和家属掌握气管套管自行处理的正确方法。

(7)禁烟酒,科学合理营养,注意劳逸结合,生活有规律。

(8)定期复查 住院患者出院后1个月复查,以后根据情况每3个月或6个月复查。如病情变化,应及时就诊。

(二)急性放射反应的护理

1. 照射野皮肤反应 放射治疗常采用外照射,皮肤反应不可避免。皮肤放射毒性反应分为四级,皮肤放射反应的分级与护理,见表 12-3。

表 12-3　皮肤放射反应分级与护理

分级	临床表现	治疗	护理措施
Ⅰ级	皮肤瘙痒、红斑、轻度色素沉着及干性脱皮	局部涂薄荷淀粉	保持局部干燥、清洁,避免局部刺激,禁用肥皂、毛巾擦洗,切勿用手抓挠
Ⅱ级	皮肤红斑、色素沉着,充血、水肿、疼痛、瘙痒、片状脱屑	局部涂比亚芬软膏、止痒霜、紫草油、清鱼肝油、炉甘石洗剂;促进表皮生长的药物局部喷涂	保持局部清洁、干燥,避免衣领等粗糙物对照射皮肤的损伤,宜穿宽松、无领、柔软的上衣
Ⅲ级	局部红肿、疼痛、水疱形成、糜烂和结痂,湿性脱皮	消炎软膏或硼酸溶液、湿润烫伤膏等湿敷;局部可外用金因肽、贝复济促进表皮生长的药物;应酌情暂停放疗	尽量保持局部干燥、暴露,切勿覆盖或包扎,外出注意防晒;皮肤出现结痂、脱皮时,禁用手撕剥,防止继发感染
Ⅳ级	溃疡坏死性皮炎,溃疡深达肌肉、骨骼、剧痛	切除坏死组织加植皮	应尽量避免此类反应出现

2.头颈部放疗患者的口咽黏膜反应　根据美国放射肿瘤协作组(RTOG)急性放射损伤分级标准,将黏膜放射毒性反应分为Ⅳ级。口腔黏膜反应的分级与护理,见表 12-4。

表 12-4　口腔黏膜反应的分级与护理

分级	临床表现	护理措施
Ⅰ级	口腔黏膜充血,唾液分泌减少,轻度口干,稍有疼痛、进食减少	避免进食过热、过硬及刺激性食品,建议进软食,适当增加水分摄入;餐后睡前用口泰或朵贝尔漱口液漱口 经常用清水含漱使口腔湿润,增加舒适度
Ⅱ级	片状黏膜炎,有小片状假膜,明显充血,咽部灼热疼痛,能进半流或流质	根据患者口腔细菌培养结果选择适宜的漱口液,如1%碳酸氢钠、0.5%过氧化氢液、淡盐水、口泰漱口液等;用金喉健或氯酮液喷于口腔,口腔溃疡冻涂口腔创面,丁卡因糖块于餐前15分钟含服,用0.1%~0.2%利多卡因含漱液于餐前含服。用法:每次饮入漱口水后需在口腔中包含5~10分钟,每日4~5次;可改善进食引起的疼痛症状,可适当应用镇痛药 雾化吸入2次/日,20分钟/次,雾化吸入可以使口咽湿润舒适,可起到保护口咽黏膜、消炎止痛、促进溃疡愈合的作用
Ⅲ级	融合的纤维性黏膜炎,可伴重度疼痛、发热	禁食,给予鼻饲饮食或静脉营养支持 应用麻醉性漱口水或利多卡因喷雾 口腔自洁困难者,由护士完成口腔护理遵医嘱应用抗生素预防感染,口腔局部用药同Ⅱ级黏膜反应 酌情暂停放疗,积极支持治疗 疑有真菌感染者可用5%碳酸氢钠液漱口及抗真菌治疗
Ⅳ级	溃疡、出血、坏死	此期应暂停放疗 局部对症处理和静脉应用抗生素 积极支持治疗,促进溃疡愈合

3.消化道反应的护理措施

(1)对恶心、呕吐患者,可给予止吐药物,于放疗前 1 小时应用可起到预防作用。

(2)对腹痛患者可予以 654-2、阿托品行解痉治疗。

(3)应用保护肠黏膜的药物,如蒙脱石散,蒙脱石散对放疗引起的消化道黏膜损伤有保护和治疗作用。

（4）服用乳酸杆菌制剂如丽珠肠乐，抑制肠道病原菌繁殖，防止蛋白质发酵。

（5）并发肠道感染者可细诺氟沙星、小檗碱、新霉素。

（6）腹泻患者可配合应用洛哌丁胺或复方樟脑酊加颠前合剂。

（7）放射性直肠炎的局部治疗蒙脱石散 3g＋肾上腺素 0.5mg＋氢化可的松 100mg＋维生素 B，20.3g＋生理盐水 30ml，保留灌肠，2 次/日。

4. 急性放射性肺炎的护理

（1）大剂量肾上腺皮质激素：常用药物为甲泼尼龙。在大剂量激素冲击治疗时应预防性使用抗胃肠道应激性溃疡药物。在疗程结束后继续给予中等剂量泼尼松口服，50mg，一日 3 次，待病情缓解后逐步转入低剂量维持治疗，逐渐停药。

（2）给予维生素 C、维生素 B_6、肌苷、ATP、辅酶 A 等药物，以给予营养支持治疗，促进肺组织的修复。

（3）必要时吸氧，止咳化痰，同时给予支气管扩张剂等对症治疗，以保持呼吸道通畅。

5. 骨髓抑制　当造血系统受照射后，表现为外周血的白细胞和血小板下降，贫血出现较晚。护理措施如下。

（1）当白细胞低于 $3\times10^9/L$、血小板低于 $50\times10^9/L$ 时，暂停放疗，同时使用药物，注意观察用药后反应，护理患者时注意严格无菌操作。

（2）注意休息，经常开窗通风，保持室内空气清新。

（3）合理营养：少吃多餐（每日 4～6 餐），进食瘦肉、豆制品、菠菜等，有助于血常规的恢复。饮食上以流质或半流质为主，高蛋白饮食，如牛奶、鸡蛋等。

（4）减少探视，避免去公共场所，避免接触传染病患者、动物及其排泄物，室内禁养盆栽植物。

（三）心理支持

心理干预和心理治疗配合放疗是肿瘤康复治疗中的重要一环。在整个放射治疗周期，适当的心理干预是非常重要的。主要的心理支持包括以下几个方面。

1. 加强护患沟通，建立良好关系。引导患者倾诉焦虑、恐惧，释放情绪。

2. 开展多样化的健康宣教，提高认知，减轻焦虑。医务人员向患者介绍肿瘤放疗的相关知识，以正确的态度对待放疗的不良反应，积极配合治疗。让已顺利完成放疗的患者谈治疗体会和经验，引导患者正确认识肿瘤，调整好应对治疗的心态。开展以家庭为中心的健康教育，利用家庭及社会相关成员，鼓励患者，减轻了因恐惧肿瘤而产生的焦虑、抑郁心理。

3. 开展各种形式的娱乐活动，转移患者注意力，丰富社交活动，调节心理状态，减轻患者的心理压力，提高生存质量。

（边丽）

参考文献

[1]许亚萍,毛伟敏.胸部肿瘤放射治疗策略[M].北京:军事医学科学出版社,2013.

[2]林超鸿,秦环龙.胃肿瘤治疗学[M].上海:上海交通大学出版社,2013.

[3]戴宇翃,王建华,付强,陈元.盐酸埃克替尼治疗190例晚期非小细胞肺癌疗效及不良反应[J].中国肿瘤,2014(02):149-154.

[4]樊代明.肿瘤研究前沿 第12卷[M].西安:第四军医大学出版社,2013.

[5]倪克樑,林万隆.消化道肿瘤诊治新进展[M].上海:上海科学技术文献出版社,2012.

[6]祝鹏,刘慧颖,金凯舟,胡志前,王伟军.黏蛋白4在胰腺上皮内瘤变和胰腺癌中的表达差异性分析[J].临床肿瘤学杂志,2014(10):891-895.

[7]梁彬.临床肿瘤学相关进展[M].沈阳:辽宁科学技术出版社,2012.

[8]程永德,程英升,颜志平.常见恶性肿瘤介入治疗指南[M].北京:科学出版社,2013.

[9]杨葛亮,翟笑枫.原发性肝癌系统性化疗的临床进展[J].肿瘤,2014(01):91-96.

[10]李少林,吴永忠.肿瘤放射治疗学[M].北京:科学出版社,2013.

[11]王玉栋,杜玉娟,王龙,韩晶,吕雅蕾,刘巍.浸润性乳腺癌早期骨转移的预后影响因素分析[J].肿瘤,2014(07):616-622.

[12]周际昌.实用肿瘤内科治疗[M].北京:北京科学技术出版社,2013.

[13]于世英,胡国清.肿瘤临床诊疗指南[M].北京:科学出版社,2013.

[14]刘俊,李洪选,方文涛,程妍,吕长兴.胸段食管癌左胸路径手术后小T型野辅助放疗的结果分析[J].肿瘤,2014(07):657-661+677.

[15]韩晓红,石远凯,袁慧.恶性肿瘤[M].北京:北京科学技术出版社,2014.

[16]李乐平,靖昌庆.结直肠肿瘤[M].济南:山东科学技术出版社,2011.

[17]徐冬云,何晓静,王杰军,房文铮,钱建新,王湛,于观贞.Prdx1在胃癌中的表达及临床意义[J].临床肿瘤学杂志,2014(05):417-420.

[18]于世英,胡国清.肿瘤临床诊疗指南[M].北京:科学出版社,2013.

[19]李少林,周琦.实用临床肿瘤学[M].北京:科学出版社,2013.

[20]纪元,谭云山,樊嘉.肝胆胰肿瘤病理、影像与临床[M].上海:上海科学技术文献出版社,2013.

[21]丁丹红,王修身,卜珊珊,宋志刚.无功能性胃肠胰神经内分泌肿瘤的临床特征和预后分析[J].中国肿瘤,2014(09):785-789.

[22]汤钊猷.现代肿瘤学[M].上海:复旦大学出版社,2011.

[23]赵丽中,王宏磊.大肠癌早期诊断研究进展[J].中国肿瘤,2014(02):103-108.